역동정신의학 진단 매뉴얼 성인편

정신의학신문

Vittorio Lingiardi · Nancy McWilliams

Psychodynamic
Diagnostic **M**anual

PDM-2

역동정신의학 진단매뉴얼 성인편

첫째판 1쇄 인쇄 | 2020년 2월 29일
첫째판 1쇄 발행 | 2020년 3월 15일

지 은 이 Vittorio Lingiardi, Nancy Mcwilliams
역   자 정신의학신문
발 행 인 장주연
출 판 기 획 장희성
편   집 박미애
편집디자인 조원배
표지디자인 김재욱
제 작 담 당 신상현
발 행 처 군자출판사(주)
　　　　　등록 제4-139호(1991. 6. 24)
　　　　　본사 (10881) **파주출판단지** 경기도 파주시 회동길 338(서패동 474-1)
　　　　　전화 (031) 943-1888　　　팩스 (031) 955-9545
　　　　　홈페이지 | www.koonja.co.kr

* 파본은 교환하여 드립니다.
* 검인은 저자와의 합의 하에 생략합니다.

ISBN 979-11-5955-529-9
　　　　979-11-5955-528-2 (set)
정가 40,000원

Second Edition

역동정신의학
진단 매뉴얼 성인편

정신의학신문

About the Editors

Vittorio Lingiardi, MD, is Full Professor of Dynamic Psychology and past Director (2006–2013) of the Clinical Psychology Specialization Program in the Department of Dynamic and Clinical Psychology of the Faculty of Medicine and Psychology, Sapienza University of Rome, Rome, Italy. His research interests include diagnostic assessment and treatment of personality disorders, process–outcome research in psychoanalysis and psychotherapy, and gender identity and sexual orientation. He has published widely on these topics, including articles in *The American Journal of Psychiatry, Contemporary Psychoanalysis, The International Journal of Psychoanalysis, Psychoanalytic Dialogues, Psychoanalytic Psychology, Psychotherapy, Psychotherapy Research, and World Psychiatry.* Dr. Lingiardi is a recipient of the Ralph Roughton Paper Award from the American Psychoanalytic Asso- ciation. From 2013 to 2016, he served on the technical committee for the eligibility of the training programs of the psychotherapy private schools of the Italian Ministry of Educa- tion, University and Research.

Nancy McWilliams, PhD, ABPP, is Visiting Professor in the Graduate School of Applied and Professional Psychology at Rutgers, The State University of New Jersey, and has a private practice in Flemington, New Jersey. She is on the editorial board of *Psychoanalytic Psychology* and has authored three classic books on psychotherapy, including the award- winning *Psychoanalytic Diagnosis, Second Edition: Understanding Personality Struc- ture in the Clinical Process.* Dr. McWilliams is an Honorary Member of the American Psychoanalytic Association and a former Erikson Scholar at the Austen Riggs Center in Stockbridge, Massachusetts. She is a recipient of the Leadership and Scholarship Awards from Division 39 (Psychoanalysis) of the American Psychological Association (APA) and the Hans H. Strupp Award from the Appalachian Psychoanalytic Society, and delivered the Dr. Rosalee G. Weiss Lecture for Outstanding Leaders in Psychology for APA Division 42 (Psychologists in Independent Practice). She has demonstrated psychodynamic psychotherapy in three APA educational videos and has spoken at the commencement ceremonies of the Yale University School of Medicine and the Smith College School for Social Work.

Chapter Editors

Robert F. Bornstein, PhD, Derner Institute of Advanced Psychological Studies, Adelphi University, Garden City, New York

Franco Del Corno, MPhyl, DPsych, President, Society for Psychotherapy Research— Italy Area Group, Italy

Francesco Gazzillo, PhD, Department of Dynamic and Clinical Psychology, Faculty of Medicine and Psychology, Sapienza University of Rome, Rome, Italy

Robert M. Gordon, PhD, ABPP, Institute for Advanced Psychological Training, Allentown, Pennsylvania

Vittorio Lingiardi, MD, Department of Dynamic and Clinical Psychology, Faculty of Medicine and Psychology, Sapienza University of Rome, Rome, Italy

Norka Malberg, PsyD, Yale Child Study Center, New Haven, Connecticut

Johanna C. Malone, PhD, Department of Psychiatry, Massachusetts General Hospital and Harvard Medical School, Cambridge, Massachusetts

Linda Mayes, MD, Yale Child Study Center and Office of the Dean, Yale School of Medicine, New Haven, Connecticut

Nancy McWilliams, PhD, Graduate School of Applied and Professional Psychology, Rutgers, The State University of New Jersey, Piscataway, New Jersey

Nick Midgley, PhD, Research Department of Clinical Education and Health Psychology, University College London, London, United Kingdom

Emanuela Mundo, MD, Residency Program in Clinical Psychology, Faculty of Medicine and Psychology, Sapienza University of Rome, Rome, Italy

John Allison O'Neil, MD, Department of Psychiatry, McGill University and St. Mary's Hospital, Montréal, Québec, Canada

Daniel Plotkin, MD, Department of Psychiatry and Biobehavioral Sciences, David Geffen School of Medicine, University of California at Los Angeles, Los Angeles, California

Larry Rosenberg, PhD, Child Guidance Center of Southern Connecticut, Stamford, Connecticut

Jonathan Shedler, PhD, University of Colorado School of Medicine, Denver, Colorado

Anna Maria Speranza, PhD, Department of Dynamic and Clinical Psychology, Faculty of Medicine and Psychology, Sapienza University of Rome, Rome, Italy

Mario Speranza, MD, PhD, Department of Psychiatry, Versailles General Hospital, and Faculty of Medicine and Health Sciences, University of Versailles Saint Quentin en Yvelines, Versailles, France

Sherwood Waldron, MD, Psychoanalytic Research Consortium, New York, New York

Consultants

Consultants who are also Chapter Editors appear in the "Chapter Editors" list.

Allan Abbass, MD, Halifax, Nova Scotia, Canada

John S. Auerbach, PhD, Gainesville, Florida

Fabia E. Banella, MA, Rome, Italy

Tessa Baradon, MA, London, United Kingdom

Jacques Barber, PhD, Garden City, New York

Kenneth Barish, PhD, Hartsdale, New York

Thomas Barrett, PhD, Chicago, Illinois

Mark Blais, PsyD, Boston, Massachusetts

Corinne Blanchet-Collet, MD, Paris, France

Anthony Bram, PhD, ABAP,
    Lexington, Massachusetts

Line Brotnow, MSc, Paris, France

Emanuela Brusadelli, PhD, Milan, Italy

Giuseppe Cafforio, DPsych, Aosta, Italy

Mark Carter, MA, MSc, London, United Kingdom

Irene Chatoor, MD, Washington, D.C.

Richard Chefetz, MD, Washington, D.C.

Manfred Cierpka, MD, Heidelberg, Germany

John F. Clarkin, PhD, White Plains, New York

Antonello Colli, PhD, Urbino, Italy

Christine A. Courtois, PhD, Washington, D.C.

Jacques Dayan, MD, PhD, Rennes, France

Martin Debbané, PhD, Geneva, Switzerland

Ferhan Dereboy, MD, Aydin, Turkey

Kathryn DeWitt, PhD, Stanford, California

Diana Diamond, PhD, New York, New York

Jack Drescher, MD, New York, New York

Karin Ensink, PhD, Québec City, Québec, Canada

Janet Etzi, PsyD, Philadelphia, Pennsylvania

Giovanni Foresti, MD, PhD, Pavia, Italy

Sara Francavilla, DPsych, Milan, Italy

Glen O. Gabbard, MD, Houston, Texas

Michael Garrett, MD, Brooklyn, New York

Federica Genova, PhD, Rome, Italy

Carol George, PhD, Oakland, California

William H. Gottdiener, PhD,
    New York, New York

Brin Grenyer, PhD, Sydney, Australia

Salvatore Gullo, PhD, Rome, Italy

George Halasz, MS, MRCPsych,
    Melbourne, Australia

Nakia Hamlett, PhD, New Haven, Connecticu

Alexandra Harrison, MD,
    Cambridge, Massachusetts

Mark J. Hilsenroth, PhD, Garden City, New York

Leon Hoffman, MD, New York, New York

Per Høglend, MD, Oslo, Norway

Steven K. Huprich, PhD, Wichita, Kansas

Marvin Hurvich, PhD, New York, New York

Lawrence Josephs, PhD, Garden City, New York

Horst Kächele, MD, PhD, Berlin, Germany

Richard Kluft, MD, Bala Cynwyd, Pennsylvania

Guenther Klug, MD, Munich, Germany

Brian Koehler, PhD, New York, New York

Melinda Kulish, PhD, Boston, Massachusetts

Jonathan Lachal, MD, PhD, Paris, France

Michael J. Lambert, PhD, Provo, Utah

Douglas W. Lane, PhD, Seattle, Washington

Alessandra Lemma, MA, MPhil, DClinPsych,
London, United Kingdom

Howard Lerner, PhD, Ann Arbor, Michigan

Marianne Leuzinger-Bohleber, PhD,
Frankfurt, Germany

Karin Lindqvist, MSc, Stockholm, Sweden

Henriette Loeffler-Stastka, MD, Vienna, Austria

Loredana Lucarelli, PhD, Cagliari, Italy

Patrick Luyten, PhD, Brussels, Belgium

Eirini Lympinaki, MSc, Athens, Greece

Janet A. Madigan, MD, New Haven, Connecticut

Sandra Maestro, MD, Pisa, Italy

Steven Marans, PhD, New Haven, Connecticut

Matthias Michal, MD, Mainz, Germany

Robert Michels, MD, Ithaca, New York

Hun Millard, MD, New Haven, Connecticut

Kevin Moore, PsyD, Philadelphia, Pennsylvania

Seymour Moscovitz, PhD, New York, New York

Filippo Muratori, MD, Pisa, Italy

Laura Muzi, PhD, Rome, Italy

Ronald Naso, PhD, Stamford, Connecticut

John C. Norcross, PhD,
Clarks Summit, Pennsylvania

Massimiliano Orri, PhD, Paris, France

J. Christopher Perry, MPH, MD, Montréal,
Québec, Canada

Humberto Persano, MD, PhD,
Buenos Aires, Argentina

Eleonora Piacentini, PhD, Rome, Italy

Piero Porcelli, PhD, Castellana Grotte (Bari), Italy

John H. Porcerelli, PhD,
Bloomfield Hills, Michigan

Timothy Rice, MD, New York, New York

Judith Rosenberger, PhD, LCSW,
New York, New York

Babak Roshanaei-Moghaddam, MD,
Tehran, Iran

Jeremy D. Safran, PhD, New York, New York

Ionas Sapountzis, PhD, Garden City, New York

Lea Setton, PhD, Panama City, Panama

Golan Shahar, PhD, Beersheba, Israel

Theodore Shapiro, MD, New York, New York

Caleb Siefert, PhD, Dearborn, Michigan

George Silberschatz, PhD,
San Francisco, California

Gabrielle H. Silver, MD, New York, New York

Steven Spitz, PhD, New York, New York

Miriam Steele, PhD, New York, New York

Michelle Stein, PhD, Boston, Massachusetts

Matthew Steinfeld, PhD, New Haven, Connecticut

William Stiles, PhD, Miami, Ohio

Danijela Stojanac, MD, New Haven, Connecticut

John Stokes, PhD, New York, New York

Annette Streeck-Fischer, MD, PhD,
Berlin, Germany

Karl Stukenberg, PhD, Cincinnati, Ohio

Guido Taidelli, MD, Milan, Italy

Annalisa Tanzilli, PhD, Rome, Italy

Pratyusha Tummala-Narra, PhD,
Boston, Massachusetts

Kirkland Vaughans, PhD, Garden City, New York

Fred Volkmar, MD, New Haven, Connecticut

Charles H. Zeanah, MD, New Orleans, Louisiana

Alessandro Zennaro, PhD, Turin, Italy

Alessia Zoppi, PhD, Urbino, Italy

PDM-2 Honorary Scientific Committee

John S. Auerbach, PhD

Anthony W. Bateman, MA, FRCPsych

Sidney J. Blatt, PhD (deceased)

Eve Caligor, MD

Richard A. Chefetz, MD

Marco Chiesa, MD, FRCPsych

John F. Clarkin, PhD

Reiner W. Dahlbender, MD

Jared DeFife, PhD

Diana Diamond, PhD

Jack Drescher, MD

Peter Fonagy, PhD, FBA

Glen O. Gabbard, MD

John G. Gunderson, MD

Mark J. Hilsenroth, PhD

Mardi J. Horowitz, MD

Steven K. Huprich, PhD

Elliot L. Jurist, PhD

Horst Kächele, MD, PhD

Otto F. Kernberg, MD

Alessandra Lemma, MA, MPhil, DClinPsych

Marianne Leuzinger-Bohleber, PhD

Henriette Loeffler-Stastka, MD

Karlen Lyons-Ruth, PhD

Patrick Luyten, PhD

William A. MacGillivray, PhD

Robert Michels, MD

Joseph Palombo, MA

J. Christopher Perry, MPH, MD

John H. Porcerelli, PhD

Jeremy D. Safran, PhD

Allan N. Schore, PhD

Arietta Slade, PhD

Mary Target, PhD

Robert J. Waldinger, MD

Robert S. Wallerstein, MD (deceased)

Drew Westen, PhD

PDM-2 Sponsoring Organizations

American Academy of Psychoanalysis and Dynamic Psychiatry

American Association for Psychoanalysis in Clinical Social Work

American Psychoanalytic Association

Association Européenne de Psychopathologie de l'Enfant et de l'Adolescent

Confederation of Independent Psychoanalytic Societies

Division of Psychoanalysis (39), American Psychological Association

International Association for Relational Psychoanalysis & Psychotherapy

International Psychoanalytical Association

International Society of Adolescent Psychiatry and Psychology

Italian Group for the Advancement of Psychodynamic Diagnosis

역자소개

역자명단 (가나다 순)

강동우	분당 강동우 정신건강의학과의원
김성화	마마라 정신건강의학과의원
김정민	정신건강의학과 전문의
려원기	노재원 려원기 정신치료연구소
반유화	연세필 정신건강의학과
이정한	정신건강의학과 전문의
정자현	정신건강의학과 전문의
조진우	정신건강의학과 전문의

(번역 총괄)

조장원	정신건강의학과 전문의

목차

PSYCHODYNAMIC DIAGNOSTIC MANUAL

PART I. Adulthood

Part II.　Later Life

PART III. Assessment and Clinical Illustrations

PART I

Adulthood

CHAPTER 1

성격 증후군, P축

| 강동우 |

서론

성격의 모형은 궁극적으로 지도의 한 형태이다. 지도의 목적은 사용자들이 방향을 찾고, 인식할 수 있는 주요지형물의 관점에서 자기 위치를 알게 하고, 길을 찾도록 도와주는 것이다. 각각의 다른 지도는 각각의 목적을 가지고 있다(예: 도로 지도, 지형도, 행정구역도). PDM-2의 P축 "지도"는 임상가들이 환자를 더 잘 이해할 수 있도록 하며 그들을 치료의 지역으로 안내하는 데 돕는 것을 목표로 한다.

우리의 성격지도는 DSM이나 ICD와 같은 종류의 진단분류체계와는 다른 목적을 가지고 있다. DSM이나 ICD와 같은 진단분류체계는 각각의 장점과 단점들이 있지만, 일반적으로 임상가들은 이러한 체계들이 치료를 끌어나가는 데 충분할 정도의 심리학적인 이해를 제공해준다고 느끼지는 못한다. 분명히 P축 지도는 이러한 목적을 위해 만들어졌다.

DSM, ICD와 P축 지도는 근본적인 차이가 있는데, 전자가 질병의 분류체계라면 후자는 사람의 유형을 묘사하기 위한 노력이다(PDM-2 체계와의 차이점과 근거에 대한 더 이상의 논의는 이번 장의 끝에 첨부된 부록 1.1을 참고). PDM-2는 임상 사례 공식화 작업을 돕기 위함이 그 목적이다. 다시 말해서, 임상가들이 성격 기능의 더 큰 맥락에서 개인의 어려움을 이해하는 데 도움을 주고자 한다. 이러한 이해는 정신치료가 효과적인지, 언제 정신치료가 효과적일 수 있는지, 그리고 개별적인 환자에게 어떻게 그것을 가장 효과적으로 수행할 수 있는지에 관한 결정을 내리는 데 정보를 줄 수 있다. 사례 공식화는 정신치료를 받지 않는 환자에게도 역시 도움이 될 수 있다. 예를 들면, 임상가가 치료 순응도가 떨어지는 것을 이해하고 다룰 수 있도록 도움을 주고 외상과 슬픔을 다루는 것이나 재활 환경에서 효율적으로 작업하는 것 등의 영역에 서 도움을 줄 수 있다. 비록 여기서 우리가 제시하는 개념은 정신역동적인 배경을 가지고 있는 임상가들에게 가장 친숙할 수도 있지만, 우리의 목표는 어떠한 학문적 배경을 가진 임상가들에게도 치료의 효과를 높이고 환자를 더 깊게 이해할 수 있도록 정보를 주는 것이다(Lingiardi & Mcwilliams, 2015).

P-축의 주요한 조직 원리는 (1) 성격 조직의 수준 그리고 (2) 성격의 스타일 혹은 유형이다. 전자는 성격적 역기능의 심각도를 표현하는 스펙트럼인데, 이것의 범위는 건강한 수준에서부터 명백하게 신경증적인 수준 그리고 경계선적인 수준을 거쳐 정신병적인 수준의 성격 조직에까지 이른다. 성격 스타일의 개념은 본질적으로 건강함이나 병리적임을 의미하는 것이라기보다는 중요한 심리학적 주제와 조직원리를 의미한다. 한 개별 환자가 위치한 성격 조직의 수준과 성격 스타일을 평가해 봄으로써 임상가는 효과적인 치료를 이끄는 데 충분히 심리학적으로 풍부한 사례 조직화를 시작할 수 있다.

성격 개념화

성격은 개인이 어떤 병을 가지고 있는지보다는 그 개인이 누구인가에 관한 것이다. 그것은 행동만을 통해서 손쉽게 관찰할 수 있는 것보다 더 이상의 것들로 구성되는데, 그것은 내면의 심리적 과정(동기, 환상, 사고와 감정의 특정적인 경향, 자신과 다른 사람을 경험하는 방식, 대처방식과 방어 등)을 포함한다. 명백한 '문제 제시'와 관계없이 치료에 참여하는 많은 환자들은 그들의 어려움은 '그들이 누구인가' 하는 것과 불가분하게 묶여 있다는 것을 알게 된다. 그들의 그들의 치료자가 그들이 왜 어떤 종류의 고통에 반복적으로 취약해지는지 이해하는 데 도움이 되는 심리학적으로 체계적인 어떤 것을 알기를 원한다. 심리적인 문제는 종종 성격과 복잡하게 얽혀 있으며, 이는 그 사람의 감정 뒷면일 수도 있고 그 사람이 속해 있는 더 큰 관계와 문화적 맥락과 마찬가지로 전체적인 맥락에서 사람을 이해하는 데 필요하다('인격'이라는 용어의 사용은 역사적으로 '개성'이라고 불려왔다. 이 장의 끝 부분에 있는 부록 1.2의 정의를 참조한다. 성격, 개성, 기질, 특성, 유형, 스타일 및 방어).

심리 치료의 목적을 위해 심리학적으로 근본적인 무언가를 전환하는 것을 목표로 삼고, 사람의 전반적인 심리적 구성과 발달 궤도를 이해하는 것은 궁극적으로 증상을 분류하거나 특정 기술을 연마하는 것보다 더 중요할 수 있다(American Psychological Association, 2012, Norcross, 2011). 결과적으로 임상 면담을 진행하는 숙련된 치료자는 환자의 현재 증상 및 정신 상태를 평가하고 사회 문화적 맥락을 평가하며 즉각적인 문제에 대해서 이야기하며, 뿐만 아니라 환자의 강점, 약점 및 주요 구성 주제 등이 포함되는 성격에 대한 느낌을 갖기 위해 역시 노력한다. 심리 치료 결과 연구에서 연구자들은 임상가들에게 중요하지만, 대부분의 경험적 연구에서 빠져있는 성격 차이의 역할에 주목하기 시작했다(Blatt, 1990, 1992, 1993, 2008; Duncan, Miller, Wampold, & Hubble, 2010; Gabbard, 2009a, 2009b; Horowitz et al., 1996; Roth & Fonagy, 2005; Westen, Novotny, & Thompson-Brenner, 2004).

성격 스타일 대 성격 장애

성격 유형이나 스타일과 성격 장애 사이에는 단호하고 빠른 구분이 없다. 모든 사람들은 성격 스타일을 가지고 있다. '장애'라는 용어는 심각한 기능 장애, 고통 또는 손상을 초래하는 극단성 또는 강직성의 정도를 나타내는 임상가를 위한 편의적 언어이다. 예를 들어 자기애적 성격 장애가 없어도 자기애적 성격 스타일을 가질 수 있다.

성격 장애를 진단할 때 반드시 고려해야 할 사항은, 사람의 심리는 자기나 다른 사람들에게 심각한 고통을 초래하고, 오랜 기간 지속되며, 자신이 기억할 수 없거나 쉽게 상상할 수 없고 분류될 수 없는 그 사람의 경험의 상당부분이라는 것이다. 성격병리를 가진 일부 개인은 문제가 되는 패턴을 인식하지 못하거나 관심이 없으며 다른 사람들의 성화로 치료를 받게 된다. 어떤 사람들은 종종 성격 패턴이 아닌 불안, 우울증, 신체 장애, 중독, 공포증, 자해, 외상 및 관계 문제와 같은 좀 더 구체적이고 국한된 고통에 대한 치료법을 찾는다.

성격을 증상 증후군과 기질적 뇌손상 증후군과 정신병 스펙트럼 장애와 구별하는 것이 중요하다. 의식화된 행동은, 예를 들면, 성격과 무관한 강박 장애를 나타내거나, 만연한 강박성 성격 장애에 대한 한 증거일 수도 있고, 혹은 정신병적 망상의 표현이거나 기질적 뇌손상 증후군의 결과일 수도 있다.

또한 성격 장애로 보이는 것이 진행중인 상황 스트레스에 대한 반응인지 아닌지를 평가하는 것이 중요하다. 예를 들어, 고향을 떠나기 전에 눈에 띄는 심리적 문제가 없었지만 언어를 모르는 사회로 이사한 사람은 편집증, 의존성 또는 혼란스러운 성격 기능을 보일 수 있다 (Akhtar, 2011). 상당한 긴장이나 외상하에 우리 중 누구라도 경계선이나 정신병적으로 보일 수 있다. 그러므로 환자의 행동을 설명할 수 있는 다른 가능성을 고려하지 않고 성격 장애를 진단하는 것은 불가능하다.

마지막으로 치료자에게 익숙하지 않은 문화권의 사람들은 성격장애가 있는 것으로 오해되기도 한다. 정상과 병리적인 상태 사이의 경계는 고정되지 않았으며 보편적이지 않은데, 그것들은 문화 시스템에 따라 다양하다(Alarcon & Foulks, 1995a, 1995b; Kakar, 2008; Kitayama & Markus, 1999; Lewis-Fernandez et al., 2014; Tummala-Narra,2016).

성격 구조의 수준(장애의 심각도)

성격 건강의 연속체

성격이 건강한 상태에서 장애에 이르는 것에 대한 인식은 하나의 차원 또는 연속체인데, 이는 수십 년 동안 임상 관찰 및 연구를 통해 진화해왔다. 연속체의 건강한 말단에 해당한다면 모든 또는 대부분의 영역에서 훌륭한 기능을 발휘하는 사람들이다. 그들은 일반적으로 만족스러운 관계에 참여할 수 있고, 연령대의 전 범위에서 각각 해당하는 상대방을 경험하고 이해할 수 있으며, 외부 사건이나 내부 갈등으로 인해 강조되는 감정과 생각은 비교적 유연하게 기능하며, 개인의 정체성에 대한 상대적으로 일관된 감각을 유지하며, 상황에 적합한 방식으로 충동을 표현하고, 그들 자신의 내면화된 도덕적 가치에 따라 행동하며, 그리고 과도한 고통을 겪지 말아야 한다. 심한 장애의 말단은 엄격하게 융통성없는 방식으로 고통에 반응하는 사람들인데,

예를 들어, 노력이 많이 들고 부적응적인 제한된 방어에 의존하거나, 기본 정신 기능; M 축에 서술된 많은 영역에서 중대하고 심각한 결손을 가진다(예: 현실 검증력, 자기-객체의 구분, 정동 조절, 주의력 및 학습; 2 장, 표 2.1, pp. 117-118).

성격 구조 수준의 역사적 맥락

19세게 후반 무렵에, 정신과적 분류는 다음과 같이 (1) 신경증: 가벼운 것부터 중한 정신병리를 모두 일컫는 용어로 현실을 온전하게 인식할 수 있는 상태, (2) 정신증: 현실검증력에 상당한 손상이 존재하는 상태로 일반적인 문제 유형으로 구분되었다.

뒤이은 수십 년 동안 임상가들은 많은 사람들이 국한된 증상으로만 고통을 받는 것이 아니라 그들의 삶 전체에 깔려 있는 사안들로부터 고통받는 다는 것을 서서히 인식하기 시작했다. 그들은 또한 신경증적 증상과 우리가 현재 성격장애로 부르는 신경증적 증상을 구분하기 시작했다. 20세기 동안 임상 저술가들은 신경증적이라고 여기기에는 너무 손상되었고 정신증적이라고 여기기에는 상당히 현실에 기반을 두고 있는 사람들에 대한 기술을 시작했다. 서서히 경계선상의 그룹 또한 식별되었다. 신경증과 정신증의 경계선상에 있는 어려움이라는 개념은 그 뒤에 나중에 경험적으로 탐구되었고 이론적으로 정교화 되었다. 심리학적으로 경계선상으로 구조화되었다고 이해되는 환자들은 종종 더 건강한 환자들에게 유용한 종류의 치료에서 더 악화되기도 한다. 그들은 예상 밖에도 치료자들에게 강렬하고 문제적이며 급격한 태도변화를 보인다. 치료 밖에서 정신병적인 경향을 보이지 않았던 사람 중 일부는 아주 다루기 힘든 정신병적인 전이를 보인다(예: 그들은 치료자들을 전지전능한 좋은 대상으로 경험하거나 악의적으로 사악한 대상이나 그 외에는 달리 설명될 없는 그들 과거의 사람과 거의 같다고 경험하기도 한다). 성격 증후군이 비교적 건강한 수준에서 심각하게 장해가 있는 수준에 이르는 심각도의 연속선 상에 있다는 합의가 점진적으로 발전되었다. 이 연속선은 관습적이며 다소 임의적으로, 건강한, 신경즉적인, 경계선, 정신병적 성격구조로 나누어졌다.

경계선이라는 용어를 성격구조의 수준에서 정신역동적 임상가들이 이를 사용할 때에는 DSM에서 사용하는 경계선과 다른 의미를 가지는데, 이는 경계선 성격장애라고 칭하는 경계선 성격 구조의 한 특정한 이형일 뿐이다. 우리가 사용하는 경계선이라는 용어는 DSM에서

사용하는 의미보다 더 넓으며 그 용어가 탄생하고 널리 퍼지고 전문적으로 채택되게 되는 임상 관찰과도 더 일치한다.

각 성격 스타일은 원칙적으로 모든 조직 수준에 존재할 수 있지만, 일부 성격 스타일은 보다 건강한 심각도 스펙트럼의 끝(예: 신경증), 일부는 더 심한 말단(예: 경계선, 정신병)에서 나타난다. 예를 들어, 히스테리성 또는 강박성 성격의 스타일을 가진 환자는 신경증적 수준으로 조직화되어 있다. 편집증 환자 또는 정신병 환자 스타일은 경계선 수준에서 조직 될 가능성이 더 크다. 조직화 수준과 성격 스타일 간의 구분은 다음의 구분을 가능하게 하는데, '조용한 경계선' 환자 (Sherwood & Cohen, 1994)와 경계선 수준에서 심리적으로 조직화된 조현성의 인격 성향을 가진 개인 사이의 구분을 예로 들 수 있겠다. 대조적으로, 경계선 성격장애의 DSM 진단은 본질적으로 경계선 수준으로 조직화된 히스테리성 성격장애를 포함한다. 그러나 우리는 1980년 DSM-III에 포함된 이래로 발전해온 DSM의 정의에 기초한 경계선 성격장애에 관연 연구를 인용하고 있다. Kernberg는 '경계선' 이라는 용어의 불일치, 즉 경계선 인격장애(DSM의 개념)와 경계선 성격조직(정신분석적 개념) 사이의 불일치 문제를 언급했다. 우리는 그의 해결책을 채택하는데, 여기에 성격 조직의 경계선 수준을 기술하고 추가 적으로 경계선 성격으로 진단 가능한 P-축 성격 스타일 또는 유형을 포함했다. 경계선 성격을 P-축 성격 스타일로 포함시키는 것이 불완전한 해결책이며 우리가 이 장에서 제시한 개념적 틀과 완전히 일치하지 않는다는 것을 알고 있다. 그러나 DSM에 구성된 경계선 인격 장애와 그것의 광범위한 임상적 수용성을 볼 때 우리는 그것을 포함할 필요가 있다고 느꼈다.

조직화 수준에 있어서 최근의 발견들

연구 결과에 따르면 경계선 범위에 있는 환자의 일부 문제에는 유전적 요소가 있다. 쌍둥이 연구에 따르면 남성과 여성 모두에서 유전적 영향이 경계선 성향 심각도의 다양성에서 약 40%를 차지한다(Distel et al., 2008; Leichsenring, Leibing, Kruse, New, & Leweke, 2011, Torgersen et al., 2008). 실제로 유전적 대인관계 과민성은 내적표현형으로 생각이 된다(Gunderson, 2007). 뇌신경영상 연구는 이 과민성 진단 그룹에서 환자의 전형적인 과민성, 혼자됨을 견디지 못하는 것, 그리고 애착에 대한 공포와 관련된 경계선 장애의 기능적 신경해부를 밝혀냈다(Buchheim et al., 2008; Fertuck et al., 2009; King-Casas etal . 2008)

과거 세대의 정신 분석들은 특정 발달상의 도전이나 단계에 고정되거나 회귀하여 중증도를 바라보는 경향이 있었지만 현대의 이론가들은 성격 병리는 유전성, 기질, 초기 삶의 경험(예: 외상, 방임), 애착 등의 요인들이 함께 반영되는 것이라고 본다. 예를 들어 Leichsenring과 동료(2011) 또는 Paris (1993)와 같은 성격의 '생물정신사회적' 모델에 대한 논의를 참조하라.

다음과 같은 사람들이 발견한 바를 바탕으로, Clarkin, Kernberg 및 그의 동료(예: Clarkin et al., 2001; Clarkin, Levy, Lenzenweger, & Kernberg, 2004, 2007; Clarkin, Yeomans, & Kernberg, 1999), Greenspan과 그의 동료들 (예: Greenspan & Shanker, 2004), 우리는 제2장에서 더 자세하게 다룰 다음 영역을 평가하여 개인의 성격이 심각도 차원의 어디에 위치하는지 평가할 것을 권장한다.

1. 조절, 집중 및 학습을 하는 능력
2. 정동의 다양성, 의사소통 및 이해 능력
3. 정신화 및 되돌아보는 능력
4. 정체성을 감별하고 통합하는 능력
5. 관계 및 친밀함을 형성하는 능력
6. 자존감의 조절 그리고 내적인 경험의 질
7. 충동을 억제하고 조절하는 능력
8. 방어기능
9. 적응 및 회복탄력성과 자아강도
10. 자신을 관찰하는 능력(psychological mindedness)
11. 내적 기준과 이상을 형성하고 사용하는 능력
12. 수단과 목적을 위한 능력

제2장에서는 개인의 정신기능을 평가하는 방법을 설명하고 있는데 이는 그 혹은 그녀의 성격이 건강한, 신경증적, 경계선의 혹은 정신병적인 범위 어디에 위치해 있는지 알아보기에 유용하다.

건강한 수준의 구조

정신병리는 스트레스 원과 개인의 심리 사이의 상호작용을 표현한다. 스트레스로 증상을 보이는 몇몇 사람들은 전반적으로 건강한 성격을 가지고 있다. 이는 기본 정신 기능 요약(M Axis)에 의해 평가될 수 있다(제2장 참조, 표 2.1 pp. 117-118). 그들은 어떤 대처 방법을 선호할지 모르지만, 그들은 까다로운 현실에 적절하게 적응할 수 있는 충분한 유연성을 가지고 있다. 우리 모두는 성격적 스타일, 취향, 혹은 성격 유형을 가지고 있거나 혹은 안정적인 스타일들이 혼합된 형태를 가진다. 예를 들어, 한 사람이 끊임없이 비관적이라는 사실은 우울한 성격 장애를 가졌다고 진단하기에 충분한 기준은 아니다.

신경증적 수준의 구조

M Axis의 끝단에는 많은 능력이 있지만, 신경과민 수준의 성격 조직을 가진 개인은 상대적인 경직성으로 유명하다(Shapiro, 1965년, 1989년). 즉, 그들은 상대적으로 제한된 범위의 방어와 대처 전략으로 특정 스트레스에 반응하는 경향이 있다. 심각한 연속성의 이 시점에서 흔한

성격 스타일과 장애는 우울한 성격, 히스테리성 성격, 공포성 성격, 그리고 강박적인 성격이 있다.

이러한 집단들 중 하나에 있는 어떤 개인의 고통의 패턴은 상실, 거부, 그리고 우울한 성격의 자기 처벌적 성향과 같은 특정한 영역으로 제한되는 경향이 있다; 성과 성욕에 관한 문제, 그리고 히스테리성 성격의 힘과 강박증적 성격의 조절하려는 경향 또한 그러하다. 신경증적 수준의 구조를 가진 개인은 내부의 불화나 갈등과 관련된 그들의 문제를 자주 경험한다. 예를 들어, 그들은 성적 유혹을 느낄 수도 있고, 내적 금기와 상충되는 소망을 느끼거나, 혹은 그들은 그들 스스로 끊임없이 화가 나 있을 수도 있으며 동시에 그들이 '과민반응'하고 있다고 느끼기도 한다.

신경증적 범위 내 개인의 부적응적 방어 패턴은 특정한 어려움의 영역으로 제한될 수 있다. 예를 들어, 현실에 대해 전반적으로 왜곡시키는 경향이 있는, 심각도 수준에서 경계선으로 조직된 환자와는 대조적으로, 신경증적 수준의 환자들은 모든 관계에서 문제가 아니라 예를 들어 권위적인 관계에서의 문제만 가지고 있을 수 있다. 그들이 가진 어려움의 영역 외에서는 직업적 경력이 만족스러울 수 있고, 다른 사람들과 좋은 관계를 유지하고, 충동적이거나 잘못 판단하지 않고 부정적인 정동을 견뎌내고, 치료 관계에서 협업할 수 있는 능력을 갖추고 있을 수도 있다.

신경증 수준의 환자는 종종 그들의 반복되는 어려움에 대해 어느 정도 견해를 가지고 있으며 그들이 어떻게 변화하기를 원하는지를 상상할 수 있으며, 그들은 보통 그들의 임상가와 적절한 협력관계를 형성한다. 초기 인터뷰에서 치료자들은 그들에게 편안하고, 존경하며, 동정심이 있고, 협력적인 파트너쉽에 대한 기대감을 가지고 반응하는 경향이 있다.

경계선 수준의 구조

경계선 성격 구조를 가진 사람들은 정동의 조절에 어려움을 겪으며 결과적으로 극심한 우울증, 불안, 분노를 포함한 압도적인 정동의 극한에 취약하다. 그들은 반복되는 관계적 어려움을 가지고 있을 수 있고, 정서적 친밀감, 업무상의 문제, 그리고 약물 남용과 다른 중독적 행동(도박, 쇼핑, 폭식, 인터넷 중독 등)을 포함한 충동조절 문제들을 가지고 있다. 애착 관계가 위협받는 디스트레스를 경험하는 시기에는 자해, 위험한 성관계, 과도한 대출 및 기타 자기 파괴 활동을 포함한 자신을 위험에 빠트리는 행동을 보일 가능성이 높다(Bourke & Grenyer, 2010, 2013; Clarkin et al., 1999; Yeomans, Clarkin, & Kernberg, 2015).

그러한 행동은 견딜 수 없는 정동, 충동조절의 실패 또는 둘 다를 규제하려는 필사적인 노력을 반영할 수 있다. 일반적으로 말해서, 특정 DSM 성격 장애 진단에 관계 없이 DSM 성격 장애 진단 을 보장할 수 있을 정도로 심각한 개인(예: Yeams et al., 2015)이다. 성격 조직의 경계 수준은 더 높은 수준(신경증 및 경계), 전체적인 성격특징이 신경증적인 성격조직(Caligor,

Kernberg, and Clarkin, 2007)에 더 가까운 더 높은 수준의 환자와 더 낮은 수준(정신증 및 경계)으로 나눌 수 있다(Clarkin et al., 2006; Kernbern, 1984). 더 높은 경계선 수준과 더 낮은 경계선 수준을 가진 환자들은 각각 다른 치료 방법을 요구할 수 있다. 즉, 더 높은 수준의 환자에게 더 많은 탐색적(즉, 해석적, 통찰 지향적) 치료가 필요하며 낮은 수준의 경계선 환자에 대해 더 많은 지지적인 치료가 필요하다.

Sheedler-Westen 평가 절차(SWAP; Lingiardi, Sedler, & Gazzillo, 2006; Sedler, 2015; Westen & Sedler, 1999b, 2007; Westen, Sedler, Bradley, 2012)로 환자에 대해 기술하고 연구한 임상가들은 경계선 구조를 가진 개인들의 정동과 충동 조절의 문제를 강조하였다. 그들은 이러한 내담자들의 극단적이고 미숙한 감정과 '원시적', '미성숙', '소모적'이라고 많은 학자들이 말했던 방어기제에 대한 의존에 대해 언급한다(see, e.g., Cramer, 2006; Kernberg, 1984; Kramer, de Roten, Perry, & Despland, 2013; Laughlin, 1979; Perry & Cooper, 1989; Perry & Presniak, 2013; Perry, Presniak, & Olson, 2013; Vaillant, Bond, & Vaillant, 1986). 신경증적 구조 수준의 개인들도 스트레스를 받는 상황에서 원시적인 방어를 사용할 수 있다는 점을 고려할 때, 경계선 수준과 신경증 수준을 구분하는 것은 미성숙한 방어의 존재보다 성숙한 방어의 부재와 더 관련이 있을 수 있다는 것은 논란의 여지가 있다(Mc Williams, 2011).

가장 흔하게 언급되는 소모적 혹은 원시적인 방어는 분열과 투사적 동일시이다. '분열'은 긍정적인 것과 부정적인 것으로 모든 인식과 감정을 구분하고, 결과적으로 자기 자신과 다른 사람을 단순화시켜서 흑백, 절대선 또는 절대악의 범주로 보는 경향성을 의미한다. 분열은 특정 사람을 '절대선'으로 보고 다른 사람을 '절대악'으로 보는 것 그리고 같은 사람에 대한 상호 모순된 인식을 교대로 반복하는 상태를 포함할 수 있다(예: Gairdner, 2002; Main, 1957). 분열의 결과는 정체성의 이질적인 측면을 일관성 있는 전체로 통합하지 못하는 것이다. 결과적으로, 경계선 수준으로 조직된 환자들은 '정체성의 혼란'을 보여준다. 즉, 자신에 대한 태도, 가치, 목표, 감정은 불안정하고 변용적이며, 자기 인식은 양극화된 극단 사이에서 동요될 수 있다. 이러한 환자들은 서로 다른 구분되는 정체성의 양상이 나타나기 때문에 다른 경우에 매우 다르게 보일 수 있다. 예를 들어, 기분이 좋을 때, 그들은 그들이 지난 주에 한시적으로 우울했다는 사실에 전혀 무관심한 것처럼 보일 수도 있고, 우울할 때는, 그들은 어떠한 긍정적인 감정이나 자기인식에 대해서는 어떠한 접근도 하지 못하는 것처럼 보일 수도 있다.

'투사적 동일시'는 한 개인의 성격에 대한 방해 요소를 인식하지 못하여 다른 사람(예: 임상의사)에게 잘못 적용하고 그에 따라 그 사람을 처리하는 것을 포함한다. 결국 그들이 그런 확신을 가지고 보여준 감정과 태도를 상대방으로부터 일깨워준다. 이러한 투사적 동일시를 받는 임상가는 자신의 경험이 외부의 어떤 요소에 의해 식민지화 된 것이거나 잠식당했다는 느낌을 받게 된다(Gabbard, 2009a).

경계선적인 사람들의 다른 방어적 특징으로는 '부정(존재하지 않은 것처럼 방해되는 것을 무시)'; '철수(판타지 속으로)'; 구분되지 않는 형태로의 '내사(때로는 '내사적 동일시' - 다른 사람의 특징, 태도, 그리고 심지어 매너리즘까지도 포함하는)'; '전능적 조절(다른 사람이 별개의 인간이라는 것을 거의 인식하지 못한 채 다른 사람을 자기 확장으로 삼는 것)'; '행동화'(반복적으로 기억하거나, 느끼고, 개념화할 수 없는 내부 드라마에서 살아가는 것)'; '신체화(스트레스를 신체적 증상으로 표현)'; 심각한 '해리(경험의 서로 다른 측면 또는 연속성에 대한 어떤 느낌도 없는 자기 상태의 변화 사이의 모순)'; '원시적 이상화(작은 아이가 동경하는 어른을 보는 것처럼, 다른 사람을 인생보다 더 크고 좋은 것으로 보는 것)'; 그리고 '원시적 펌하(우수한 것은 전혀 없고 완전히 쓸모 없는 것으로 보는 것)'를 포함한다. 1992년 Vaillant는 자신의 연구에서 건강염려증 그리고 수동 공격성을 더 심한 성격장애를 시사하는 신호로 보고 심리학적으로 소모적인 방어기제에 추가시켰다.

충분히 연구되지 못했음에도 불구하고 방어를 '원시적' 혹은 '미성숙한' 수준 그리고 '성숙한' 혹은 '상위 단계의' 수준으로 나누는 것은 심각한 성격장애에 관한 문헌과 심리학적 실험에서 흔한 일이 되었다(e.g., Cramer, 2006, 2015; Di Giuseppe, Perry, Petraglia, Janzen, & Lingiardi, 2014; Drapeau, De Roten, Perry, & Despland, 2003; Hibbard & Porcerelli, 1998; Lingiardi, Lonati, Fossati, Vanzulli, & Maffei, 1999; Perry, 1990, 1993; Perry & Kardos, 1995; Perry, Kardos, & Pagano, 1993; Porcerelli, Cogan, Kamoo, & Miller, 2010; Porcerelli & Hibbard, 2004)(이 주제에 대한 자세한 내용은 이 장의 끝에 있는 부록 1.2의 방어에 대한 논의를 참조).

신경증 환자들로부터 느껴지는 허용할 만한 연민과 대조적으로 특히 낮은 수준의 경계선으로 조직된 성격장애 환자들은 임상가들이 억제하고 조절하는 데 어려움을 겪을 수 있는 강렬한 감정을 불러일으킨다. 종종 이러한 것들은 공포, 혼란, 무력감, 적대감 등 부정적인 것이지만, 강력한 구조 공상과 성적 욕망, 그리고 사랑으로 환자를 치료하고 싶어하는 것 또한 흔하다(Betan, Heim, Zittel Conklin, & Westen, 2005; Bourke & Grenyer, 2010; Colli, Tanilli, Dimaggio, Li, Li, Li, 2014; Dahrandingi, 2014년 Gazzillo 등, 2015; Lingiardi, Tanzilli, & Colli, 2015b; Røssberg, Karterud, Pedersen, 2007). 심각한 성격 장애를 가진 환자들은 치료사에게 그들의 전문적인 역할과 일치하지 않는 방법으로 강한 행동 경향을 유발하는 경향이 있다. 의료진은 환자를 '구조'하기 위해 이러한 환자를 공격하거나 전문적 경계를 건너고자 할 수 있다(Groves, 1978; Guthiel, 2005; Kernberg, 1984).

정신증 수준의 구조

정신증의 전통적인 개념은 현실과의 단절과 관련이 있다. 정신질환을 진단받은 적이 없거나 빠르게 완전히 회복되는 정신질환을 경험한 적이 있는 일부 환자들은 그럼에도 불구하고 지나치게 일반화되고 구체적이며 기괴한 사고와 같은 정신질환적 특징(부적절한 행동; 만연하고 심각한 전멸 불안; 그리고 다른 사람이 말하거나 행할 수 있는 어떤 것이든 간에, 누군가에 대한 그들 자신의 속성이 정확하다는 확고한 신념)을 가지고 있을 수 있다. 성격장애가 가장 심한 사람들은 자신의 생각과 감정을 다른 사람에게 돌리고, 가장 잘못된 인식의 정당성을 확신하며, 이러한 인식에 기초하여 행동할 수 있다. 그들은 무시무시한 불안감에 대응하여 정신증 수준의 거부, 자폐적 철수, 왜곡, 망상적 투사, 단편화 및 혼합 등의 원시적 방어를 사용할 지도 모른다(Berney, De Roten, Beretta, Kramer, 2014; Vaillant, 1971).

정신증 수준의 성격 구조는 정체성의 혼동, 자아 표상과 타인의 표상의 빈약한 구분, 판타지와 외부 현실 사이의 빈약한 구분, 원시 방어에 대한 의존, 그리고 현실 감각의 심각한 결손을 의미한다. 정신증적 성격 구조를 가진 사람의 한 예는, 한 사람이 모든 반대에도 불구하고, 어떤 사람이 그를 '진실로' 사랑한다는 확신 속에서 그의 사랑 대상을 스토킹하는 것이다. 그러한 행동은 현실 감각의 부족과 자신과 타인 간의 구분의 어려움 둘 다를 보여준다.

노련한 치료사들은 비록 정신증을 진단 받은 적이 없다 할지라도 심하게 손상된 환자들은 정신증 수준에서 구조화되어 있다고 오랫동안 보고해왔다. 정신증적 기능의 범위를 정하는 임상적 고찰은 Bion (1967), Kernberg (1984), McWilliams (2015), Rosenfeld (1987), Steiner (1993, 2011) 등의 저술을 포함한다. 대조적으로, 연구원들은 정신병을 별개의 질병으로 생각하는 경향이 있다. 첫 번째 PDM이 발표된 이후, 개인 기능의 정신병 범위를 개념화하는 임상적 효용성은 추가적인 연구 지원을 얻었다(참고 Lingiardi, McWilliams, Bornstein, Gazzillo, & Gordon, 2015a). 이와 관련하여 DSM-5는 '성격장애'와 '조현병 스펙트럼 및 기타 정신 질환' 장에 조현형 성격장애를 포함하고 있다(3장 S축에 대한 설명 참조).

정신증 범위에서 기능하는 것으로 이해될 수 있는 개인의 유용한 예로는 위험할 정도로 기아에 가깝지만 과체중이라고 믿는 거식증 환자, 자신만의 의식을 고수하고 강박에 복종하지 않을 것을 요청할 때 소멸 불안을 느끼는 극단적인 강박증 환자(예: 극단적인 저장강박), 자신의 몸을 가학적인 박해자로 여기는 신체화 환자들, 과거의 트라우마를 현재의 현실과 구별할 수 없는 해리 환자들, 심각한 허구적 장애를 가진 환자들, 환각이나 환각에 빠진 상태에서도 반복적이고 심각한 편집증적 반응을 겪는 개인들을 들 수 있다. 이 모든 경우에, 환자의 '고정된 생각'은 너무 절대적인 나머지 망상적 범위에 접근한다. 고정된 믿음에 의문을 제기하려는 시도는 종종 환자들이 불안과 적대감으로 반응하게 하거나 그들의 임상가들을 위험한 존재로 경험하게 만든다.

정신치료를 위한 심각도 차원의 임상적 의미

숙련된 치료자의 경우, 심각도 차원 속 각 환자의 위치를 파악한다는 것은 치료 초점, 치료사 개입의 수준, 제한 설정, 세션의 빈도 및 기타 개입 측면에 중요한 의미를 가진다. 때로는 환자에 대한 이러한 적응이 직관적이며, 때로는 어떤 수준에서 조직되었는지에 따라 탐색적 치료에서부터 지지적 치료의 연속선에서 치료 효과를 반영하기도 한다. PDM-2의 평가 도구에 대한 장(8장 참조)과 각 M축의 '가장 관련성이 높은 평가 도구'에 대한 논의(제2장 참조)는 보다 구체적인 영역의 특정한 장점과 약점을 활용하여 임상가가 각 환자의 전반적인 기능 수준을 쉽게 평가할 수 있도록 하는 목표를 가지고 있다.

어떤 추론은 전형적으로 성격장애의 심각성 정도에 대한 평가에서 비롯된다. 첫째로 몇 가지 주의사항이 있는데, 우리는 많은 예외가 존재하는 일반적인 권고안을 제시한다. 그것들은 "규칙"이 아니다. 이러한 범위에는 분명히 구분되는 경계선이 없으며, 많은 임상 기록자들이 지적했듯이, 심리적으로 건강한 개인들조차 심각하게 잘못 이해되거나 심한 스트레스를 받았을 때 경계선이나 정신증으로 보일 수 있다. 문화적 차이를 모르는 것은 치료자들이 낯설지만 그들 자신의 문화적 규범에 맞는 행동을 하는 사람들을 병적으로 만들도록 이끌 수 있다. 마지막으로, 특정 환자의 고유한 특성은 심각도 수준과 관련한 일반적인 임상적 견해를 의미가 없는 것을 만들 수도 있다.

신경증 수준에서부터 건강한 범위까지 심리적으로 구조화된 사람들은 자기 이해 및 통찰을 강조하는 정신역동 및 정신분석적인 치료법에 의해 도움을 받는 경향이 있다(Grenyer, 2012; Health and Medical Research, Council, 2012; National Institute for Health and Clinical Excellen National ce, 2009; Project Air Strategy, 2015; Zanarini, 2009). 치료 동맹을 맺을 수 있는 능력이 치료의 예후를 향상시켜주기 때문에 그들은 약물 치료, 인지행동치료(CBT), 정서중심치료 등 다른 어떤 치료를 통해서 도움을 받을 수도 있다.

성격장애를 가진 사람들에게 장기 또는 종결을 정하지 않은 치료는 상당한 도움을 줄 수 있다(Caligor et al., 2007). 또한 단기적이고 집중적인 정신역동치료가 유익할 수 있다는 증거가 있는데(Abbass, 2015; Abbass et al., 2014; Abbass, Town, Abbass, & Driessen, 2011; Town, Abbass, and Hardy, 2011), 장기치료에 비해 우위에 있다는 연구도 있다(Grenyer, Deane, & Lewis, 2008). 치료자는 보통 신경증 수준의 환자와 함께 신뢰할 만한 치료 동맹을 빠르게 발전시킬 수 있고, 그 사람의 자기 관찰 능력과 치료에 대한 협조를 느낄 수 있다. 퇴행은 치료 시간 내에 나타날 수 있는데 다시 말해, 이 환자들은 그들의 치료자를 포함한 다른 사람들에 대한 강력하고 원시적인 감정을 인지하게 될 수 있다. 그러나 그들은 세션의 마지막에, 보통 "그들 자신을 함께 현실로 끌어당겨서" 정상적인 기능을 재개할 수 있다.

덜 손상된 환자는 치료자에 대한 특정 반응이 전이라는 것을 고려할 수 있는 정도의 능력이 있으며 그러한 맥락에서 전이를 이해한다. 따라서 대개는 환자의 자존감에 허용할 수 없는 손상을 입히지 않고 임상의가 해석할 수 있다. 예를 들어, 불안해하는 여성은 마치 치료자를 그녀의 어머니처럼 인식한다. 치료자가 그러한 반응을 지적했을 때, 그녀는 상처보다는 흥미를 느낀다. 높은 지능수준을 가진 사람들에 대한 역전이는 경한 경향이 있으며, 대개 치료자들은 정서적으로 파괴적인 느낌보다 흥미로움을 경험한다(Gazzillo et al., 2015 참조). 덜 손상된 환자들은 일반적으로 불안과 모호함에 대한 충분한 인내심을 가지고 있기 때문에, 장기적인 탐색은 발견, 숙달, 진보를 촉진하고, 그들의 기관 의식(sense of agency)을 지원하고, 그들이 발견한 것에 대한 그들의 분노를 상쇄하는 경향이 있다. 그들의 현재 감정과 행동에 대한 과거력을 조사하는 것은 대개 동기부여와 변화에 기여한다.

경계선 범위에 있는 환자들은 그들의 극도의 불안감, 강렬한 반응성, 해체적 퇴행의 가능성, 자기와 대상에 대한 항상성 부족, 그리고 그들의 깊은 애착 욕구와 공존하는 심오한 두려움을 고려하는 치료적 관계가 필요하다. 경계선 범위에 있는 환자들은 명확한 한계와 구조에 의해 도움을 받고, 그들은 대개 상대적으로 적극적인 임상의가 필요하다. 그래서 그들에게는 임상의가 "실질적인 사람"으로 발전할 수 있다(카우치나 긴 침묵은 보통 도움이 되지 않는다). 비록 경계선 심리를 가진 환자들이 고통스럽게 고통을 겪으며, 따라서 그들의 고통과 노력에 대한 가용성과 특별한 적응으로 그들의 요구에 대응하고자 하는 바람을 임상가로부터 불러일으킬 수 있다. 지정된 치료 틀에 자신을 확장하거나 예외를 두는 치료사들에 의해(예: 비정상적으로 길거나 빈번한 세션을 제공하거나, 정상 근무 시간 이외의 약속 일정을 잡거나, 비상사태에 대해 언제든지 이용할 수 있는 경우) 대개 비생산적이다. 치료 틀에서의 이탈은 환자에게 조절 불가능한 퇴행과 고통스러운 수준의 감정적 분열을 야기시킬 수 있으며 치료자들이 지치거나 과중한 부담을 느끼게 할 수 있다. 간단히 말해서 치료적 틀은 양측이 치료 작업에 참여하는 데 필요한 안전과 보안을 제공한다.

환자-치료자 양 당사자들이 어떤 치료틀을 채택하든(세션 빈도, 비용, 길이 등) 치료법을 일관되게 유지하고 환자가 자신의 제약에 대해 부정적인 감정을 표현하도록 도와야 한다. 많은 임상가들은 지속적인 치료 관계가 환자의 자발적 행동 통제 능력에 좌우되는 자기 파괴 행위에 대한 구체적인 계약적 합의를 채택한다. 임상가는 또한 장기간의 치료에 대한 자신의 헌신을 유지할 수 있어야 한다. 경계선 조직을 가진 환자들은 치료사들의 어조의 변화에 정교하게 민감하게 반응할 수 있고 그들이 버리게 될 것을 두려워할 수도 있다. 그들의 가장 혼란스러운 증상은 임상의사와 분리될 때 다시 발생할 수 있다. 그리고, 아이러니하게도, 치료 위기에서 더 나은 변화를 위해 야기되고 치료 관계에 대한 신뢰와 희망을 느끼기 시작한다(Bion, 1967; Grotstein, 2009; Rosenfeld, 1987 참조).

그러한 환자의 전이는 환자가 전이의 맥락으로 보기 힘들고 강렬한 경향이 있다. 예를 들어, 한 남성은 그의 치료자가 방임과 통제를 번갈아가면서 하고 있는 것으로 본다. 그 남성에게 임상가가 당신의 어머니의 속성을 가지고 있는 것처럼 임상가를 대하고 있다고 하면, 그는 "그래, 명백하게 엄마와 같은 치료자를 갖게 된 것은 단지 내 불운이다"라고 결론지을 수 있다. 종종 경계선 상에 있는 환자의 비언어적 행동과 치료자의 역전이 반응은 환자의 구두 의사 소통보다 더 유용한 정보를 제공한다. 경계 성격 조직에 있는 환자의 현재 행동에 대한 과거력을 조사하는 것은 변화를 조장하지 않을 수 있다. 사실, 그것은 변하지 않는 것을 합리화하는 데 사용될 수 있다 (예를 들어, "비틀어져 버린 내 배경을 생각해봤자 달라질 것이 있나?"). 따라서 일반적으로 치료는 특히 환자가 치료자를 경험하는 방식에 초점을 맞춰야 한다 (Grenyer, 2012; Stern et al., 1998).

경계선 구조를 가진 환자에게 도움이 되는 치료법은 적극적이고 구조적인 경향이 있으며 환자와 임상가 둘 다의 정서적 표현을 포함한다(McCarthy, Mergenthaler, Schneider, & Grenyer, 2011). 그러한 환자들은 종종 그들이 다른 사람들에게 강한 반응을 일으킨다는 것을 알고 있고, 그들이 중립적인 자극을 부정적으로 해석하는 경향이 있기 때문에, 무반응으로 보이려고 하는 치료자들은 불성실하거나 위험하게 접촉하지 않는 것으로 경험할 수 있다.

경계선 범위에 있는 환자에 대한 특정 치료법을 개발한 임상 이론가(DSM으로 진단되는 경계선 성격장애 포함)에는 Peter Fonagy, John Gunderson, Otto Kernberg, Marsha Linehan, Giovanni Liotti, James Masterson, Russell Meares, Jeffrey Young, 그리고 그 동료들이 포함된다. 특정 권고사항은 다르지만 모두 치료 관계에 일차적으로 주의를 기울이고, 자기 파괴적 행동에 대한 계약, 경계에 대한 명료화 및 존중, 환자에게 외상 및 정서적 규제와 같은 문제에 대해 교육하고, 현재 당면 과제에 초점을 맞추고, 자기를 돌아보는 능력을 개발할 것을 권고한다. 이 그룹에 있는 사람들은 분리되는 것과 관련한 문제에 특별히 민감한 취약성을 가지는데, 모두 치료자들이 강력한 역전이(특히 무력감과 압도당하는 느낌)을 견딜 필요가 있다는 것에 주목하고, 대부분은 임상가들이 지속적인 상담과 지원을 받는 것의 중요성을 강조한다.

정신증 수준에서 구조화된 환자들은 그들의 임상가들이 특히 존경스럽고, 대화할 수 있으며, 현실적이기를 바란다. 이 범위의 환자들의 경우에는 언어빈곤을 보일 수 있고 과거에 대한 회상은 손상되어 있을 수 있다(Carter & Grenyer, 2012). 전통적인 정신분석적 사고에서 정신증 수준의 개인들은 탐색적인 치료보다 지지적인 치료가 필요한 것으로 보았는데, 즉 자아 방어를 느슨하게 하는 것보다 자아 기능과 방어를 지지하는 치료법이 필요한 것으로 보였다(Federn, 1952). 하지만 현실적으로 탐색적인 작업 안에 지지적인 요소가 있고 지지적인 치료 안에 탐색적인 요소가 있다. 여러 임상 문헌에서, 지지적 치료와 탐색적 치료의 차이를 구분하려는 노력은 문제가 있다는 것이 제기되었다(Apelbaum, 2005, 2008; Hellerstein, Pinsker, Rosental, 1994; Pinsker, 1997; Rockland, 1989 참조).

그러나 우리는 정신증 성향의 환자와 함께 일하는 임상가들이 절제나 금욕적인 행동을 하기 보다는 질문에 대답하는 경향이 있다는 것을 관찰했다(충고, 환자의 고통스런 경험을 정상화하고 문맥화시키는 것, 그들의 최악의 정신 상태가 유발된 요인을 확인하는 것, 그들이 혼동을 느낄 수 있는 감정과 인지 그리고 행동에 대해 교육하는 것, 환자들이 더 완전히 이해되고 덜 미친 것처럼 느끼게 할 수 있는 그들 자신의 성격과 경험적인 부분을 공개하는 것). 임상가들은 그러한 환자들에게 관심이 있고 굴욕을 주지 않으며, 솔직하고, 친절한 '현실의 사람'이 되기 위해 애쓴다(Atwood, 2011; Garrett & Turkington, 2011; Karon & VandenBos, 1981; Lotterman, 1996, 2015; Silver, 1989, 2003; Sullivan, 1962).

이러한 치료자들은 또한 정신증 수준의 환자들이 겪을 수 있는 극도의 불안감(예: 전멸 불안)에 적응되어 있다(예: Hurvich, 2003; Pores, 2011 참조). 그들은 약물 준수 여부를 감시하고 기본적인 자가 관리를 강화할 방법을 찾을 필요가 있다. 그들은 이 상처받기 쉬운 사람들을 두렵게 할 수 있는 탐색적인 태도를 취하기 보다는, 환자의 힘을 확인하고 강화해야 한다. 그들의 전반적인 입장은 환자들이 안심할 수 있을 정도로 충분히 권위적이며 임상가들은 환자가 정신병리에 의해 파괴되지 않을 것이라고 안심시킨다. 동시에 임상가는 깊은 존경과 깊은 평등한 태도를 전달하여 증상에 대한 환자의 굴욕감을(또는 단순히 도움이 필요한 것) 최소화할 수 있다. 그들은 안전을 강조하며, 치료자 자신들이 문제라고 생각하는 영역이 아닌 환자들이 염려하는 부분에 초점을 둔다(Garrett, 2012; Sullivan, 1953, 1962).

성격스타일 및 장애에 대한 추가 의견

한 사람과 다른 사람을 심리학적으로 구별하는 많은 방법이 있다. 물론 그것들은 모두 지나치게 단순하다. 환자를 친밀하게 알게 되는 임상의는 시간이 지나면서 그 사람이 더 이상 명확한 진단 구조에 맞지 않는 것처럼 보인다는 것을 알게 된다. 즉, 환자의 개성은 결국 더욱 두드러지게 된다. 이는 특히 성격 스타일의 조합을 흔히 보여주는 심각도 스펙트럼의 건강한 끝에 있는 개인에게 해당된다. 성격 스타일의 '순수한' 예들은 주로 중증도 연속체의 '위중한' 끝에 나타난다. 그럼에도 불구하고, 임상적으로 사람을 가장 잘 특징짓는 지배적인 성격 스타일이나 스타일을 고려하는 것은 가치가 있다. 이러한 이해는 불만사항과 증상을 나타내는 맥락과 일치할 수 있으며, 그 사람의 내부 지형에 대한 주요 '지형적 특징'의 예비 지도를 제공할 수 있다. P축에 포함된 성격 스타일 또는 증후군(또는 기능장애의 정도가 해당 용어를 보증하는 '장애')은 수 세대에 걸쳐 발생하는 경험적 연구, 임상 지식 및 이론의 종합이다.

우리가 묘사한 증후군이 환자가 '속하거나 속하지 않는' 뚜렷한 범주가 아니라는 것을 아무리 강조해도 지나치지 않다. 오히려, 이러한 묘사는 개인이 더 크거나 더 적은 범위에 가까운 것보다는 원형 혹은 '이상형으로 더 잘 이해된다(Sedler, 2015; Westen et al., 2012 참조). 즉, 성격 신드롬은 '흐릿한 종합' 또는 명확한 경계선이 없는 연속체이며, 성격증후군이 적용되는 정도는 항상 적용할 수 없거나 관련이 없는 정도에서 아주 적용 가능한 수준에까지 이른다.

P축에 포함된 증후군은 중증도의 상대적으로 건강한 수준에서 심각하게 손상된 수준에 이르는 스펙트럼 상에 존재하기 때문에, 일반적으로 설명에서 '장애'라는 용어로 포괄하는 것을 피하고 대신 이러한 용어를 성격 '스타일', '경향', '유형' 또는 '증후군' 등의 용어로 상호교환하여 지칭한다. 그렇긴 하지만, 증후군 중 일부는 우리가 전에 언급했던 것과 같이, 더 건강한 범위의 성격 조직과 더 교란된 범위의 다른 것에서 더 흔하게 발견된다. 예를 들어, 전지전능한 통제, 투사, 부정 및 분열(Meloy, 1997년)을 포함한 방어가 작동하는 정신증적 개인들은 주로 성격 조직의 경계선 및 정신증 수준에서 발견된다(Gacono & Meloy, 1994). 덜 "소모적인" 방어에 의해 특징지어지는 성격 신드롬은 신경증 범위에서 더 흔히 발견된다. 경계선 인격장애는 특별한 경우로서, 증후군이 본질적으로 경계선 수준의 성격조직과 연관되어 있고, 반드시 '장애'라는 용어를 보증하는 기능장애의 수준을 나타내기 때문이다.

내부화 및 외부화 스펙트럼

어떤 성격 증후군은 다른 것들에 비해 서로 비슷하다. 심리적 증후군과 증상을 상위위의 구조로 조직하기 위한 다양한 계획이 존재한다(예: DSM은 성격병리를 "Cluster" A, B, C로 분류했다). 임상적 및 경험적 인지 모두를 기반으로 P축 증후군(경계선 성격장애 제외)을 경험적으로 식별된 두 개로('내부화'와 '외부화') 묶거나 스펙트럼화한다(Westen et al., 2012). 우리는 먼저 일반적으로 더 내향적이라고 여겨지는 성격과(우울한, 의존적, 불안하고 회피적이며 공포를 두려워하는, 강박적, 신체화하는, 조현성) 그리고 결과적으로 더 외부화하는 것 같은 성격을(히스테릭하고 연극적인, 자기애적인, 편집적인, 정신병적인, 가학적인) 고려한다.

일반적으로 내면화-스펙트럼의 성격병리에 속하는 환자는 내면적으로 고통을 받는다. 그들은 어려움을 스스로 탓하는 경향이 있고 만성적으로 우울증과 불안감에 취약하다. 외부화-스펙트럼 성격병리를 가진 환자들은 다른 사람들에게 고통을 가하기 더 쉽다. 그들은 그들의 어려움 때문에 다른 사람들을 비난하는 경향이 있고 분노와 공격성을 더 많이 가지고 있다. 경계선 성격장애는 어느 스펙트럼에도 쉽게 반영될 수 없다. 안정적인 내부화 또는 안정적인 외부화 방식을 가진 환자들과 대조적으로, 경계선 성격장애를 가진 환자들은 "안정적으로 불안정"이라고 더 잘 묘사될 수 있는데(Schmideberg, 1959), 종종 내부화와 외부화 방식 양쪽을 오간다(예: 우울증, 불안, 분노) (For further discussion of internalizing and externalizing spectra, Westen et al., 2012 참조).

일관된 성격적 주제, 일관성 없는 행동

임상 경험과 연구 결과에 따르면 특정 무의식적 주제는 성격 스타일과 증후군(예: Silberschetz, 2005; Weiss, 1993; Weiss, Sampson, Mount Zion Psychotherapy Research Group, 1986)의 기초가 된다. 이 주제들은 일관성이 없어 보이는 행동을 만들기도 하지만, 동일한 주제를 표현하는 다른 방식들이다. 예를 들어 무의식적으로 공격성 통제 문제에 몰두하는 강박적인 사람은 대부분의 영역에서 강박적으로 신속하거나 정기적으로 지각하며, 일부 영역에서는 아주 깔끔할 수 있으나 다른 많은 영역에서는 말도 안되게 지저분할수도 있고, 일부 영역에서는 아첨한다 할 정도로 순응하거나 완고하게 대립할 수 있는데, 이러한 행동들은 현재 그가 어떻게 타인에 의해 통제되는 감정 문제를 해결하려 하는지에 따라 달라진다(See also the discussions of the terms "personality" and "character" in Appendix 1.2 at the end of this chapter).

무의식적으로 성생활, 젠더, 그리고 그들의 권력과의 관계에 사로잡힌 히스테리 성격 역동을 가진 여성은 문란하거나 보수적이거나 둘 다일 수 있다(예: 매우 유혹적이지만, 남성 배우자의 힘에 대한 두려움이나 질투로 인해 실제 성 관계에서 반응이 없거나 불만족할 수 있다). 편집증적인 성격을 가진 사람은 다른 사람을 공격하려는 느낌과 다른 사람에 의한 공격에 대한 두려움 사이를 번갈아가며 느낄 수 있다. 성향(예: 깔끔함, 성적 표현, 위의 예에 대한 도발)은 종종 그들의 겉으로 보이는 반대의 것들과 공존한다. 성격 차이는 무의식적인 집착의 특정한 표현으로 나타나는 행동적 차이보다 내제된 주제, 스키마 또는 내적 갈등과 더 관련이 있다(McWilliams, 2012).

P축 성격 증후군

우울한 성격(경조증적 표현과 피학성을 포함한 언급)

우울한 성격은 임상 현장에서 가장 흔한 성격 증후군일 수 있다(Sheadler & Westen, 2004). 우울한 성격을 가진 개인들은 삶의 활동에서 즐거움을 거의 느끼지 못하고 특히 우울, 죄책감, 수치심, 그리고 불충분한 느낌과 같은 고통스런 영향에 만성적으로 취약하다. 그들은 기쁨을 경험하는 것에 대해 문제가 있는 것처럼 보이고, 기쁨, 흥분, 자부심과 같은 긍정적인 감정을 억누르거나 억제하는 것으로 보인다. 주요한 심리적인 주제는 내부적으로 발생하는 자기 공격(예: '내부로 향하는 적개심'), 거부와 상실 또는 둘 모두에 초점을 맞춘다.

억압적인 성격을 가진 개인들은 비현실적인 기준을 고수하고 일이 잘못되었을 때 자신을 탓하면서 매우 자기 비판적이거나 자기 처벌적일 수 있다. 그들은 거절이나 버림받음을 두려워하거나, 다른 사람들이 있는 곳에서도 외로움을 느끼거나, 자신의 행복을 위해 필요한 누군가나 어떤 것이 영원히 그들에게 없어졌다는 지배적인 감각을 가지고 있다. 우울한 성격을 가진 사람들은 종종 내재된 분노와 적대감을 인식하지 못한다. 우울, 자기 비난 또는 자기 처벌성은 종종 내재된 적개심을 인식하지 못하게 막는다(자세한 설명은 Westen et al, 2012 참조).

우울한 성격을 가진 개인은 진단할 수 있는 정동장애의 강도에 도달하는 우울한 기분 상태를 경험할 수도 있고 경험하지 않을 수도 있다. 게다가, 만성적으로 우울증에 취약한 모든 개인이 지금까지 설명한 주제의 범위에서 구조화된, 우울한 성격을 가지고 있는 것은 아니다. 증상 증후군으로서 우울에 도달하는 여러 가지 성격적 경로가 있다는 것을 분명히 설명한 연구가 있다(Huprich, DeFife, and Westen, 2014).

정동장애를 연구하는 일부 조사자들은 우리가 주로 만성적 기분장애라고 논의했던 것을 현상이라고 설명한다 (예: 반복적 주요 우울증 및/또는 만성적인 역치 이하의 우울; e.g., Gwirtsman, Blehar, McCullough, & Kocsis, 1997). 비록 기분 장애와 우울한 성격은 일반적으로 공존하지만, 우울한 성격은 기분 장애 자체와 구별될 수 있다(자세한 내용은 이 장의 부록 1.2 참조). 성격은 더 일정하지만, 기분 장애는 삽화적이며, 급성기와 관해기를 보인다. 전자의 경우 스트레스가 심해지면서 강조되는 뿌리 깊은 반복적인 성격 주제가 임상가에게 영향을 미친다. 후자의 경우, 임상가는 식물성 증상(예: 식욕 저하, 수면 장애, 성적 관심 감소), 불쾌한 정동의 강도, 그리고 기분 장애의 심각성과 전반적인 심리적 기능 사이의 상대적 불일치에 더 깊은 인상을 받는다. 항우울제는 그 자체로 기분에 장애가 있는 일부 환자들의 고통을 완화하는 데 도움이 될 수 있지만, 그것들은 우울한 성격 스타일을 가진 많은 사람들의 자기 처벌성이나 거절에 대한 민감성을 개선하는 데 효과적이지 않은 경향이 있다.

Blatt과 그의 동료들(Blatt, 2008; Blatt & Bers, 1993)은 두 가지 종류의 우울한 정동을 구분했다. 자기 비난, 자기 처벌성, 그리고 죄책감으로 특징지어지는 "내향적"과(초기 정신분석가들이 melancholic으로 불렀던) 그리고 상실과 거절에 대한 민감성, 그리고 공허함, 부적절함, 수치로 특징지어지는 "의존적" 두 가지가 바로 그것이다.

내향적으로 우울한 개인들은 실제적이거나 상상된 결점에 대해 스스로를 질책하고, 그들은 어떻게든 그들이 비난받아야 한다는 신념으로 좌절감에 대응한다(인지 치료사들이 "귀속적 스타일"으로 묘사한 경향; 예를 들어, Peterson & Seligman, 1984). 자신을 비난하려는 이러한 준비는 어려운 가정 상황에 있는 아이들이 그들의 양육자들이 부주의하고, 학대적이며, 취약하다는 것을 부인하는 익숙한 경향의 잔여물로 볼 수도 있지만 대신에 그들의 고통을 그들 자신의 나쁜 일, 즉 그들이 통제할 수 있는 것으로 여기려는 경향으로 볼 수 있다. 따라서 내향적으로 우울을 느끼는 사람들은 '좋은' 사람이 되기 위해 열심히 일하지만, 만족감을 얻는 경우는 드물다.

의존성 우울에 속하는 개인들은 상실과 분리에 직면하면 고통과 분열을 경험하는 것이 특징이다. 그들의 심리는 관계, 애정, 신뢰, 친밀감, 따뜻함의 주제를 중심으로 조직된다. 완벽주의적이거나 지나치게 자기 비난적이기보다는 공허하고, 외롭고, 불완전하고, 무력하고, 약하다고 느낀다. 그들은 종종 실존적 절망과 삶이 공허하고 무의미하다는 느낌을 불평한다. Shedler (2015)와 Westen (2012)과 동료(2012)는 내향적 특성과 의존적 특성이 모두 두드러질 수 있는 우울한 성격 증후군을 경험적으로 확인했다.

우울한 성격을 가진 환자, 특히 더 높은 수준의 구조(예: 신경증)을 가진 환자에 대한 역전이는 긍정적인 경향이 있다. 치료 세션은 종종 협력적이고 협업적으로 느껴진다. 환자와 치료사는 종종 서로에 대해 따뜻한 감정을 발전시킨다; 그리고 임상의사들은 종종 그들 자신과 일에 대해 좋은 감정을 보고한다. 그들은 이 환자들을 '좋은' 환자들로 본다. 치료가 지속적인 이익을 가져다 주기 위해서는 환자가 바로 그 패턴을 변화시키는 것이 필요하다는 것이 필요하다는 긍정적 인식을 환자가 인식하는 것이 치료의 과제다. 좀 더 구체적으로 말하면, 치료자는 환자가 자신의 필요를 다른 사람의 것(이 경우 치료사의 것)에 종속시키고, 치료 과정에서 발생하는 피할 수 없는 실망과 좌절에 대한 책임과 비난을 받아들이거나, 치료과정에서 발생하는 실망과 분노에 대한 방어를 치료자가 느끼기 때문에 치료자는 기분이 좋을 수도 있다.

우울한 성격을 가진 환자를 치료하는 데 있어서 임상의는 환자의 부정적인 감정, 특히 적대감과 비난을 인식하고 환영하는 것이 중요하다. 자기 비난적이고 자기 처벌적인(내향적인)

주제가 중요한 경우, 환자들은 그들이 다른 사람에 대한 분노와 비판적 감정으로부터 방어하고 그것들이 자신을 향하는 방식 대한 통찰을 가지는 것으로 도움을 받는다. 거절와 상실에 대한 집착이 중요한 경우(의존적 주제), 환자는 자신이 부적절하다고 인지하고 '나쁨'을 관계적 맥락에서 수용한 경험에서 이익을 얻는다. 상실에 집착하는 경우, 환자들은 현재 삶이 제공할 수 있는 것에 감정적으로 투자하기 전에 잃어버린 것을 애도하기 위해 임상가의 도움이 필요할 수 있다. 따라서 우울증을 앓고 있는 환자들은 정신치료의 해석적 측면과 관계적 측면 모두에서 이득을 얻는다.

우울한 정동에 대한 경조증적 방어

임상 문헌은 또한 전통적으로 '경조증적 성격'이라고 불리던 현상을 묘사하는데, 이 현상은 내제되어 있는 우울한 주제를 추진적이고 의무적인 낙관주의와 에너지로 방어하는 것이다. '경조증'이라는 용어는 방어 스타일(정신분석적 문헌)과 양극성 정동 장애의 한 극(보다 일반적인 정신과적 문헌)과 같은 다른 것을 가리키는 데 사용되었기 때문에 쉽게 혼동을 일으킨다.

전통적으로 생각되었던 대로, 경조증적 성격은 가벼운 감정 팽창, 높은 에너지, 눈에 죄책감의 현저한 부재, 지나친 자존감, 약물 남용에 대한 취약성, 그리고 다소 피상적인 관계의 맥락에서 대인관계에서 위트와 매력을 보이는 것으로 특징지어진다(Akhtar, 1992). 이런 특성들이 우울한 사람들의 특징과 극성이라는 사실에 대해 일부 사람들에게 그러한 임상적 표현은 반드시 양극성 정동 장애를 의심해야 한다고 제안하게 했지만, 그러나 우리는 주의 깊게 평가하면 일부 환자들에게는 양극성의 원인 그리고 다른 사람들에게는 성격 스타일을 발견할 수 있다고 제안한다. 이런 행동이 피상적인 양극성 문제가 아닌 방어 스타일을 반영하는 경우, 방어적인 기능에 대한 통찰력(예: "슬픔을 피하기 위해 많은 에너지를 사용하는 것 같다")으로 이어지는 해석은 오래된 심리적 문제에 대한 새로운 해결책으로 가는 길을 열 수 있다. 만약 그 대신 양극성 정동 장애의 표현이라면, 그러한 개입은 거의 이루어지지 않을 것이다.

치료자들은 처음에는 경조증 성격을 가진 환자들에게 마음을 사로잡히는 경향이 있지만, 곧 혼란스럽고, 과도하게 자극되고, 짜증나게 "고취"되고, 거리감을 느낄 수도 있다. 경조증적인 성격을 가진 사람들은 탐색적인 정신 요법에 저항하는 경향이 있다. 사실, 그들은 그들의 의존을 유발하는 관계에서 벗어나려는 경향 때문에 치료를 지속하기가 어렵다. 그들은 버려지는 것에 대해 무의식적으로 두려워하고 다른 사람들을 버리는 것을 통해 그 두려움을 극복하려고 할 수도 있다. 경조증적 성격은 모든 수준의 기능에 존재할 수 있다. 다른 심리적 요인과 상황에 따라, 경조증적 방어는 매우 '소모적'이거나 또는 매우 적응적이거나 혹은 둘 다일 수 있다.

많은 치료자들은 환자의 경조증적 성격 스타일을 진단한 후, 환자의 과거력 속 관계에 산재된, 갑작스러운 들뜸과 관련된 일생 동안의 패턴에 대해 환자의 주의를 환기시킨다. 그런 다음 그들은 환자가 치료를 중단하기로 갑작스럽고 일방적인 결정을 내린 후 일정 수의 세션을 계속 진행하기로 합의함으로써 치료로부터 유사한 비행을 선점하려고 한다. 치료는 느리며 강렬한 부정적 정동과 염려되는 실연(enactment)이 갑작스럽게 출연하는 것과 관련하여 걱정스러운 것들 투성이일 수 있다.

피학적 성격 역동과 우울한 성격 역동의 차이

정신분석적 문헌 속에는 자신의 행복과 현저하게 상반되는 방식으로 행동하고 무의식적으로 고통과 고통받는 것에 끌리는 것처럼 보이는 환자들의 이야기가 풍부하다. 겉으로 봤을 때, 피학적인 역동은 감정적 고통의 극명함 때문에 우울한 성격 역학을 닮을 수 있다. 그러나 피학적 역동과 우울한 역동은 서로 다른 현상이며 종종 다른 치료적 접근법을 요구한다.

'피학성(masochism)'은 하나의 구조가 아니다. 이 용어는 고통에 대한 명백한 투자(무의식적인)를 공통 분모로 하는 각기 다른 심리학적 기원을 가지고 있는 다른 심리적 기능을 하는 일련의 현상을 지칭하기 위해 사용되어 왔다. 피학성은 다양한 성격 스타일(예: Huprich & Nelson, 2014)과 연관될 수 있기 때문에, 우리는 개념에 대한 간략한 검토와 논의를 제공하되, 그것을 진단이나 단일 신드롬으로 여기 포함하지 않기로 결정했다. 포괄적인 논의는 이 장의 범위를 벗어난다. 오히려, 우리는 단순히 임상 문헌에 기술된 몇 가지의 다양한 현상에 주목하고, 주제를 좀 더 깊이 탐구하고자 하는 독자들을 위해 인용문을 제공한다.

교대로 나타나는 지배-복종, 학대에 대한 가해자-피해자 관계에 대한 빈번한 개입에 기초하여 (친밀함 그리고 임상가와 함께), 일부 작가(예: Brenner, 1959; Kernberg, 1991)는 피학성의 성격을 가학성의 역동과 연관시켰다. 다른 이들은 자기애적(e.g., Cooper, 1988; Glickauf-Hughes, 1997), 의존적(Bornstein, 1993; Waska, 1997), 편집증적(Bak, 1946; Nydes, 1963) 성격 역동과 연관시켜 설명하였다. 아래에, 우리는 의존적인 성격 주제, 또 다른 자기애적 성격 역동 그리고 다른 편집증적 성향과 관련된 피학성의 역동을 간략하게 설명한다. 모든 것은 부인된 가학적인 요소들을 포함한다.

의존적인 성격과 중복되는, 피학성 역동의 좀 더 의존적인 형태는, 자신의 필요를 다른 사람들에게 종속시키고 고통을 애착관계 유지의 전제조건으로 보는 것처럼 보이는 환자들에게 적용된다. 애착 관계는 절실히 필요한 것으로 경험될 수 있다. 애착을 잃는 것에 대한 두려움은 그 또는 그 자신의 안전과 복지에 대한 환자의 우려를 무시한다. 명백한 복종에도 불구하고, 종종 의식하지 못하는 적개심의 저류가 있는데, 이는 환자가 다른 사람들로부터 학대를 유발하거나 유발하는 수동적이고 공격적인 방식으로 표현한다(경험적 증거는, Westen et al., 2012가 제공하는 '독립적으로 평가된 성격'에 대한 설명 참조). 더 손상된 성격 구조의 수준에서 환자는 자신의 가학성을 인식하는 것을 방어하기 위해 투사적 동일시에 의존하면서 동시에 다른 사람이 그것을 행동화 하도록 유도할 수 있다.

자기 포기와 고통을 미덕과 동일시하는 환자에게 더 내향적인 형태의 피학성 역동이 적용된다. 자존감은 자기 고갈과 고통으로 이어진다. 이 패턴은 자신의 고통이 다른 사람들보다 도덕적으로 우월하다는 것을 스스로 증명하려는 환자를 포함한다(Reich의 [1933/1972] "피학성 성격" 또는 Reik의 "1941] "도덕적 피학성"). 이런 '도덕적 피학성'은 자신의 요구를 무시하고 남의 요구를 들어주는 이른 바 '봉사자, 헌신자'에 끌리는 사람들에게 흔하지 않다. 부인된 가학성은 자신의 도덕적 가치를 공유하지 않는 사람들에 대한 비관용(또는 노골적인 공격)을 통해 드러날 수 있다.

세계가 그들의 고통에 비례하여 보상을 받아야 한다는 무의식적인 신념을 가지고 있는 것처럼 보이는 환자들에게 또 다른 변형이 적용된다("aggrieved pattern" Millon & Grossman, 2007). 고통이 상상의 보상을 보장한다면, 그러한 환자들은 도움을 주려는 임상의들의 노력을 좌절시키는 것에 몰두할 수 있다(cf. the "help-rejecting complainer" of Frank et al., 1952). 현대의 치료자들이 "피해자의 자격"이라고 부르는 태도는 종종 짜증나고, 비판적이며, 심지어 가학적인 반론을 불러 일으킨다. 임상가는 그들이 과거의 불운에 대해 애도하는 것을 돕고 그들의 힘들었던 과거와 상관없이 현재의 선택에 책임을 질 수 있는 능력에 초점을 맞추는 것으로 도움이 될 수 있다. 견고한 치료적 동맹이라는 맥락에서, 그들이 세상으로부터 부당한 취급을 받았고 그들의 슬픔에 비례하여 보상을 받으려는 확신과 노력의 부정적인 결과를 환자가 인식하는 것을 임상가는 도울 수 있다.

피학적 역동의 편집증적인 버전은 어떤 끔찍한 일이 일어나기 마련이라는 확신을 포함한다. 예를 들어, 어린 시절에 질투하고 보복적인 양육자를 경험한 일부 환자들은 개인적인 성공을 기대하면 공격을 받을지도 모른다는 생각에 불안으로 마비될 수 있다. 무의식적으로, 그들은 피할 수 없는 것으로 예상하는 공격을 유발함으로써 그것을 '극복하려고' 할 수도 있다. 이러한 패턴은 자기 파괴적인 행동화 후에 발생하는 안도감으로 확인할 수 있다. 이러한 패턴이 환자와는 치료에서 인내심을 갖고 일할 필요가 있는데 그러한 환자는 자기 파괴적인 행동에 대한 열망 뒤에 있는 불안을 천천히 참을 수 있을 뿐이다.

우울한 성격 역동을 가진 환자들은 일반적으로 그들의 임상의사의 동정적인 보살핌과 관심으로부터 이익을 얻는다. 대조적으로, 피학적 역동을 다룰 때 너무 명백히 공감하거나 관대하게 하는 것은 일반적으로 현명하지 못하다. 명백한 동정심과 관대함은 고통이 연결의 최선 또는 유일한 길이라는 환자의 무의식적인 확신을 강화시킬 수 있고, 또는 자격이 없다고 느끼는 보살핌을 수용한 것에 대해 죄책감을 느끼는 환자에게 자기 파괴적인 행동화를 일으킬 수 있다. 대신에, 환자 자신의 어려움에 대한 기여에 대한 재치 있는 직면은 자기 파괴적인 패턴의 의미에 대한 호기심을 자극할 수 있다.

마지막으로, 피학적 성격 역동을 가진 환자들은 자신의 임상가들이 단지 환자들이 고통을 받고 있기 때문에 그것들에만 관심이 있다는 무의식적인 확신을 가질 수 있다; 그러한 믿음은 건강을 회복하는데 강력한 장벽이 될 수 있다. 임상가는 환자가 이러한 무의식적인 기대를 인식하도록 도울 수 있을 뿐만 아니라 환자가 임상가 관심과 주의가 환자 자신들의 고통에 좌우되지 않는다는 것을 인식하고 느낄 수 있도록 도울 수 있다.

KEY FEATRUES

체질적 성숙에 기여하는 패턴: 우울을 가능하게 하는 유전적 성향.

주요한 긴장/집착: 자기 비판과 자기 처벌성, 또는 관련성과 손실(또는 둘 다)에 대한 집착.

주요한 영향: 슬픔, 죄책감, 수치심. 자신에 대한 병적인 믿음: "나에게는 본질적으로 나쁘거나 부적절한 무언가가 있다", "well-being을 위해 필요한 누군가 혹은 무언가가 돌이킬 수 없을 정도로 상실되었다"

다른 사람들에 대한 특색 있는 믿음: "나를 정말 알게 되는 사람들은 나를 거부할 것이다"

주요한 방어: 함입, 역전, 타인에 대한 이상화, 자기 평가 절하

의존적 성격

어떤 사람들은 그들의 성격이 지나치게 의존적인 필요를 중심으로 특징지어지기 때문에 치료를 받는다. 심하게 의존적인 심리를 가진 사람들은 자신들이 착취적이거나 심지어 학대하는 관계를 떠날 수 없다고 생각할 수 있기 때문에, 그러한 현상은 때때로 '자기 파괴적' 또는 '피학적'이라고 불렸다. 이전 분류법에서 '부적절'과 '유아적'의 범주는 우리가 '의존적 성격'이라는 용어를 사용하는 것과 거의 같은 구조를 의미한다.

성격적으로 지나치게 의존하는 사람들은 모든 수준의 심각도상에서 발견된다. 그들은 주로 다른 사람들과의 관계에서 자신을 정의하고, 주로 대인관계에서 안전과 만족을 추구한다. 1차 애착관계에서 무언가가 잘못되었을 때 심리적인 증상들이 나타날 수 있다. 신경증적인 수준에서, 의존적인 성격을 가진 사람들은 중년 이후에, 사별이나 이혼 후에, 또는 은퇴 후 규칙과 기대치가 명확하지 않은 상황을 직면하게 되면 그들은 치료를 찾게 될 수 있다. 경계선과 정신증 수준에서, 의존적인 환자들은 그들 자신의 자원에 의존할 것으로 예상될 때 불안정해지거나, 치료를 유도하기 위한 필사적인 시도에서, 신체화 그리고 행동화 같은 소모적인 방어를 사용할 수도 있다.

지나치게 의존적인 사람들은 혼자 남겨졌을 때 무능하다고 느낄 수도 있다. 그들은 다른 사람들을 강력하고 효과적이라고 생각하는 경향이 있다. 그들이 순종적인 양육 관계를 유지하는 것을 중심으로 그들의 삶을 조직하는 것은, 그들이 성공적으로 그러한 관계를 발전시켰을 때 만족감을 느낄 수 있으며 그들이 그렇게 하지 않았을 때 심각한 고통을 받는다. 감정적

집착에는 수행에 대한 불안과 비판과 유기에 대하 두려움이 포함된다(Bornstein, 1993). 의존적인 성격을 가진 사람들은 약하고 무력하게 느끼고, 수동적이고 주장이 없으며, 다른 사람들에게 쉽게 영향을 받는 경향이 있다. 그들은 종종 순진해 보인다. 그들은 쓸모 없다고 느낄 수도 있고 화를 표현하는 데 어려움을 겪을 수도 있다. 그들은 치료를 받을 준비가 되어 있을지도 모르고, 그들은 결에 순응할 수도 있다. 그들은 치료자를 이상화하고 조언을 구하고 '좋은 환자'라는 확신을 얻으려는 경향이 있다. 특별해지려는 시도로, 그들은 치료자와 임상가가 가정한 필요를 '읽고' 충족시키려 할 수 있다. 어떤 이들은 심지어 직업적인 경계에 대해 알게 된 후에도, 호의를 베풀고 선물을 가져온다.

　　Bornstein(1993, 2005)은 우리에게 알려진 병리적 의존성에 대한 유일한 포괄적인 경험적 검사를 실시했다. 그의 연구결과는 그것이 과잉보호 및/또는 권위주의적 양육, 성역할 사회화, 그리고 성취 대 관련성에 대한 문화적 태도 등 어떤 또는 모든 것에서 발생할 수 있다는 것을 암시한다. 그의 연구 참가자들은 환심사기, 간청, 예시, 자기 홍보, 위협과 같은 '관계 형성 전략'을 보여주었다. 비록 대중의 편견이 여성 환자가 남성보다 과도하게 의존할 가능성이 더 높다고 가정하지만, Bornstein은 여성들이 단순히 의존적인 갈망을 보다 더 인정할 수 있다고 지적한다.

　　현대 페미니스트 정신분석가들은(Benjamin, 1988, 1995; Chodorow, 1994, 1999; Dimen, 2003; Dimen & Goldner, 2002, 2012) 여성성에 대한 프로이드 이론들을 여성성과 여성의 정상적인 관계 지향성을 평가절하하고 그것을 정상화시킨다고 비판했다. 그들은 이러한 남성주의적 편견이 여성에 대한 문화적 편견과 성별 고정 관념에 불을 붙였다고 주장한다. 임상가는 이 문제에 민감할 뿐만 아니라, 서로 다른 문화가 얼마나 '너무 많은' 의존성을 가지고 있는지에 대한 다른 개념을 가지고 있다는 것을 인식해야 한다. 의존성 성격장애의 진단은 항상 문화적 맥락을 고려해야 한다.

　　지나치게 의존적인 환자, 특히 두드러지게 자기 파괴적인 환자에 대한 임상가의 역전이는 처음에는 일반적으로 양성적이며, 그 다음에는 점점 더 자극과 부담감으로 특징지어진다. 의존적인 성격을 가진 환자는 임상가가 환자의 자율성을 향한 초기 노력을 지원하는지 또는 환자가 전문가와 조언자의 역할을 맡도록 초대에 응하는지 여부에 대해 무의식적으로 시험할 수 있다(Bugas & Silberchettz, 2000; Weiss, 1993). 전문가의 권위적 역할 속으로의 유혹에 저항하고, 환자가 자율 기능을 하도록 권장하고, 환자가 느끼는 불안감을 억제하는 것이 중요하다. 그 과정에서 비록 의존적인 성격을 가진 환자를 치료하는 임상가들은 부정적인 정동을 피하기 위해 결탁하고 싶어할 수 있지만, 만약 그들이 환자의 분노와 다른 더 공격적인 감정에 대해 여지를 준다면, 그들은 환자가 궁극적인 개인 기관에 대한 감각과 성취에 대한 자부심을 가지는 것을 도울 수 있다.

　　의존성 심리의 중요한 변형은 환자의 관계가 적대적 의존에 의해 특징지어지는 수동적 공격적 패턴이다. 수동적이고 공격적인 사람들은 부정적인 가치(예: "나는 그 년의 남편이다")

를 가지고 다른 사람들과 그들 자신의 관계를 정의한다. 심리적으로 타인에 반하는 자기 자신을 발견하기 때문에 자기 자신의 자율적인 목표를 생각하고 추구하는 것은 어렵다. 편집증 환자들과 마찬가지로, 그들은 다른 사람들의 예상된 공격을 막기 위해 공격할 수도 있지만 간접적으로 그렇게 한다. 그들의 간접적이고 근본적인 공격은 종종 다른 사람들로부터 학대를 유발하여 악순환을 지속시킨다. 분노와 원한을 품고 있는 것은 수동적이고 공격적인 행동을 야기하고, 다른 사람들로부터 공격성과 학대를 유발하며, 결과적으로 더 많은 분노와 분노를 부채질한다. 이러한 자기영구적인 패턴은 분노를 경험하거나 직접 표현해서는 안 된다는 핵심적인 확신을 강화시킨다.

연결하려는 노력에 수동-공격적으로 반응하는 사람과 연결하는 것은 치료적으로 어려운 일이다. 임상가는 환자가 일으킬 가능성이 있는 성급함과 분노의 감정에 대항하기 위한 유머 감각이 필요하다. 부정적인 감정은 치료에서 빠르게 발생하며 힘겨루기는 피할 수 있는 위험이다. 때때로 그들이 표출하는 적개심에 대해 놀라울 정도로 순진할 때 수동적이고 공격적인 환자들은 그들의 부정적인 감정을 명명하고 분노의 행동적 표현과 언어를 구별하는 것을 도울 필요가 있다. 임상가가 원하는 결과를 환자가 파괴할 기회를 피하기 위해, 임상가는 그들의 과정에 많은 투자를 하지 않도록 주의해야 한다. 대신에 임상가들은 환자가 수동적인 공격 행위에 대해 지불하는 대가에 초점을 맞추어 그들의 도발과 불일치를 단계적으로 짚어 나갈 필요가 있다.

마지막으로, 의존성 심리에는 반대되는 버전이 있다. Bornstein (1993)은 건강한 상호의존성(연결성)에서 경직된 독립성(연결되지 않은 분리)까지 연속체를 설명한다. 그 스펙트럼의 융통성 없이 독립적인 끝에 있는 일부 개인은 거부 및 반응 형성을 통해 인지하지 못하는 강력한 의존적 갈망을 가지고 있다. 따라서 그들은 부정과 반동형성에 의해 가려진 의존적 성격 역동에 상당하는 양을 가지고 있다. 그들의 관계에서, 그들은 자신을 다른 사람들이 의지하는 사람으로 규정할 수도 있고, 그들은 스스로를 돌볼 수 있다는 것에 자부심을 가질 수도 있다.

역의존적 개인은 필요의 표현을 들여다볼 수 있고 그들 자신이나 다른 사람들에게서 감정적 취약성의 대해 경멸적 증거를 발견할 수도 있다. 그들의 어린 시절 애착 스타일은 회피로 평가될 가능성이 있다. 종종 그들은 어떤 물질, 파트너, 멘토, 이데올로기에 의존의 비밀 영역을 가지고 있다. 어떤 사람들은 다른 사람들이 돌봐야 하는 '합법적인' 이유를 주는 질병이나 상해에 대한 경향을 가지고 있다. 공포를 스스로 찾는 환자들처럼, 의지하지 않는 사람들은 좀처럼 정신치료를 받으려 하지 않지만, 진정한 정서적 친밀감에 굶주린 파트너들에 의해 치료를 시작하는 수도 있다. 치료에서, 그들은 연결성과 분리성 사이의 건강한 균형을 발전시키기 전에 그들의 의존적인 필요를 인간이 되는 것의 정상적인 측면으로 받아들이는 데 도움이 필요하다. 치료 동맹을 발전시키기 위해 그들의 역의존적 방어적인 항의를 충분히 참는 치료자들은 의존을 하지 않으려는 방어를 포기하면, 일찍 그리고 충족되지 않은 종속적인 것에 대한 애도의 기간이 뒤따른 다음, 더 진정한 자율성이 뒤따른다고 보고한다.

체질적 성숙에 기여하는 패턴: 알려진 바 없음.

주요한 긴장/집착: 관계를 잃느냐 유지하느냐에 관한 것.

자신에 대한 병리적인 믿음: "난 부적절하고, 도움을 필요로 하고, 무능력하다"(수동적 공격적 및 역의존적 개인에서 의식적인 대화를 포함)

다른 사람들에 대한 병리적인 믿음: "다른 사람들은 힘이 세고, 나는(그러나 화가 날 수도 있지만) 그들의 보살핌이 필요하다.

주요한 방어: 퇴행, 역전, 회피, 신체화

불안-회피 그리고 공포성 성격

현재 DSM에서 정의된 범불안장애로 진단된 많은 개인들은 아마도 불안이 심리적으로 조직된 성격적인 스타일을 가지고 있는 것으로 더 잘 이해될 것이다. 우울증과 마찬가지로, 일부 학자들은 성격 스펙트럼보다는 기분 스펙트럼에서 만성적인 불안감을 찾는 것을 선호하기 때문에 이 구조는 논란이 많다(S축의 3장의 불안 장애에 대한 논의도 참조). 회피성 성격장애는 DSM에 나타나지만, Shedler 와 Westen (2004)의 연구는 불안감이 성격을 지배하는 더 넓은 스펙트럼이 있음을 시사한다. 첫 번째 PDM에서는 공포의 성격을 걱정스러운 성격과는 별개로 설명했지만, SWAP에 기반한 연구(예: Sedler, 2015; Westen et al., 2012)와 성격 구성의 인위적으로 분리된 하위 유형보다는 전체적인 연속성을 강조하기 위한 노력의 일환으로 불안, 회피, 회피, 그리고 하나의 일반적인 불안의 집단에 공포증이 있고 여기서 특정한 차이를 묘사한다.

성격상의 불안은 경계선 범위의 신경증에서 발견된다. 정신증적 차원에서는 불안심리를 가진 사람들이 두려움으로 가득 차서 원시적인 외향적 방위에 의존하게 된다. 그러한 환자들의 전반적인 심리는 편집증적 영역과 중복되는 것으로 더 잘 이해될 수 있다.

더 높은 기능 범위에서, 불안 성격 구조를 가진 환자들은 처음에는 그들이 그들의 포괄적 두려움에 어떻게 대처하려 하는지에 따라 히스테리적이거나 강박적인 것으로 보인다. 그러나 히스테리적이거나 강박적인 심리를 가진 사람들과는 달리, 그들은 방어하려는 그들의 노력이 그들의 불안감을 의식하지 못하게 하는 데 실패하기 때문에 만성적으로 그들의 불안을 인식한다. 공포증과 회피하려는 환자들은 그들이 멀리하려는 특정 물체나 상황에 이러한 불안감을 붙인다; 다른 성격적으로 불안해하는 사람들은 무엇이 그들을 두렵게 하는지 전혀 모르고 자유롭게 떠다니며 세계적인 불안감을 경험한다.

공포증과 회피하려는 환자들은 수줍어하고 내성적일 수 있고, 열등하고, 불충분하고, 우유부단하며, 위축되었다고 느끼는 경향이 있으며, 그들의 감정을 인식하고 설명하는 데 어려움을 겪을 수 있다. 현대의 인지 이론가들은 그러한 환자들이 어떻게 그들의 불안으로 가득한 생각을 확인하고, 그들을 환경적인 자극에 연결하고, 그것들을 마스터하고, 불안감을 유발하는 상황에 대해 '상황에 적절한' 관점을 가정하는 데 어려움을 보이는지를 강조한다.

장기간의 임상경험에 따르면 '분리불안(애착 대상을 잃는 것에 대한 공포)', '거세불안(신체 손상에 대한 공포, 특히 성적 훼손에 대한 두려움)', '도덕적 불안'(핵심 가치위반으로 인한 공포)', '소멸불안' 등 인간들 사이에 보편적으로 나타나는 여러 가지 다른 종류의 불안감이 확인됐다. 소멸불안은 분열의 공포와 그에 따른 자아감각 상실(Cf. Kout의 '해체불안'이라는 개념) 또는 이전의 외상성 경험에 기초한 파괴의 공포를 포함할 수 있다. 이런 유형의 불안 중 하나가 더 우세하게 되는 환자들과 달리, 불안의 다른 주관적인 경험은, 불안으로 인해 정상생활을 못하는 수준의 성격장애로 진단되는 환자들에게서 모두 인식될 수 있을 것이다.

일반적으로, 더 손상된 수준의 불안 성격 구조일수록, 소멸불안이 지배적인 임상표현을 나타낼 가능성이 높다(Hurvich, 2003). 연구는 이러한 성격적 불안이 치료를 방해할 수 있는 발달 궤적을 가지고 있으며, 가장 중요한 것은 흔히 불안요인을 치료하기 위한 '경험적으로 뒷받침되는' 접근법으로 언급되는 기존의 노출 치료법보다 더 깊은 형태의 치료가 필요하다는 것을 확인하였다 (Boulanger, 2007; Kirsten, Grenyer, Wagner, and Manicavasagar, 2008).

성격학적인 불안의 근원지는 정동조절 부전(Schore, 2003)와 그에 따른 정상적인 발달상의 두려움을 완화시키는 대처 전략 또는 방어를 개발하지 못한 결과일 수 있다. 불안한 성격을 가진 개인은 양육자의 불안감 때문에 자신을 충분히 위로할 수 없거나 안전에 대한 감각을 전달하거나 기관 의식을 뒷받침할 수 없는 1차 양육자가 있다고 종종 보고한다. Mikulincer와 Shaver (2012, 2016)는 성격상 불안을 가진 대부분의 사람들은 아마도 어린 시절에 불안한 애착을 가졌을 것이라고 지적한다. 그들의 연구는 생애에 걸친 애착 방식의 지속성에도 불구하고, 불안정한 애착 방식은 특히 집중적인 정신 요법에서 장기적이고 헌신적인 관계라는 맥락에서 더 안전한 애착 방식으로 서서히 변할 수 있다는 것을 암시한다(Cf. Sroufe, 2005).

경계선 혹은 증신즉 수준을 포함하여 만성적으로 불안해하는 환자들에 대한 역전이에는 반응적 불안이 포함될 수 있으며, 여기에는 치료자들이 압도당했다고 느끼도록 충분히 강렬한 소멸 불안이 포함되어 있으며, 따라서 환자에게 안심을 제공하기 위해 어떤 것을 "할" 것을 강요한다. 예비 조사 결과에 따르면 임상가는 부모같은 및 무관심한 감정을 모두 발전시키는 경향이 있는 반면, 특히 공포증 환자는 주로 부모같은 감정을 유발하는 경향이 있다(Colli et al., 2014; Gazzillo et al., 2015; Gordon et al., 2016). 치료에서, 불안해하는 환자들은 안도를 요구하면서, 순종적이고, 걱정스러운 방법으로 연결될 수 있다. 불안감의 견딜 수 없는 성질 때문에, 그들은 종종 이미 항불안제에 중독되어 있을 수도 있다. 비록 임상의들이 부모와 같은 역전이 감정을 바탕으로 한 약물적 도움을 제공하려고 할 수도 있지만, 중독의 위험은 성격적인 불안감을 가진 사람들에게 매우 조심스럽게 항불안제를 처방해야 한다는 것을 암시한다.

특히 성격적으로 공포증이 있는 환자들의 경우, 그들이 어떤 위험으로부터 안전할 수 있도록, 치료자들이 환자들은 직면할 필요 없이 걱정을 해결할 수 있는 방법이 있을 것이라고 믿고 싶어할 수도 있다. 불안한 환자들은 혼자 있을 때 작고, 부적절하고, 위협을 느끼는 경향이 있으며, 그들은 권력을 휘둘렀던 사람들로부터 보호를 받으려고 노력함으로써 그러한 감정을 다룬다. 이런 환자들의 임상가들은 구조 환상을 행동화하지 않고 공포증 환자들에게 두려움의 대상과 상황에 대한 단계적 노출을 장려하는 것이 중요하다(Sadock & Sadock, 2008; Weinberger, 2014).

치료자는 불안감을 참거나 줄이는 환자의 고유한 능력에 대한 자신감을 유지해야 한다. 또한 환자가 이전에 진행 중이던 감정 상태를 말하도록 돕는 것이 중요하다(Stern, 1997). 불안해하는 많은 환자들은 언어적으로나 행동적으로 회피적일 수 있는데, 그들의 의식에 어떤 방해물이 들어오면 주제를 바꾼다. 그들이 전면적인 위험을 선언할 때, 그들은 세부적인 것("그러면 어떻게 될까?")을 요구 받아야 하고 구체적인 환상을 요구해야 한다. 일단 안전한 치료 동맹이 이루어지면, 공포증 환자들은 그들이 두려워하는 것에 직면할 필요가 있다. 노출 및 반응중단 치료는 마음챙김에 대한 교육 및 명상 훈련(Wallin, 2007)뿐만 아니라 이전에 공식화되지 않은 감정 상태를 이해하고, 명명하고, 숙달하는 데 유용한 보조물이 될 수 있다.

상대적으로 드물게, 치료자들은 성격상 역공포적이 환자를 본다. 임상 기록에서 그들의 희귀성은 도움을 요청하는 것과 같은 취약한 행동을 회피하기 때문일 수 있다. 그러나, 그들은 파트너에 의해 촉구되거나 충격적인 사건의 여파로 치료를 받기 위해 올 수 있다. 역공포증 환자들은 그들의 두려움에 대한 방어를 중심으로 조직된 심리적 구조를 지녔다. 그들은 위험한 상황을 찾고, 위험을 감수하며 잘 버티며, 위험에 직면했을 때 침착함을 지녔다는 평판을 얻을지도 모른다. 그들은 자신의 근심을 털어놓고 자신의 걱정을 표출한 후, 치료자에게 불안한 역전이를 일으키며, 치료자들은 자신의 위험을 감수할 때 실제적인 위험을 본다. 그들과 천천히 일하고 그들의 허세를 얼마간 참는 것이 매우 중요하다. 그리고 심지어 정상적인 두려움, 훨씬 덜 신경증적인 불안감을 인정하도록 그들을 밀어붙이기 시작한다. 불안이 만연된 모든 환자들의 경우, 불안으로 인한 심리와 함께 마법적인 생각의 일부를 포기하는 것에 대한 우울한 반응을 겪는 치료 기간이 있을 수 있다.

KEY FEATURES

체질적 성숙에 기여하는 패턴: 불안 혹은 소심할 수 있는 기질.

주요한 긴장/집착: 안전 대 위험.

자신에 대한 병리적인 믿음: "나는 항상 어떻게든 빠져나가야 할 위험에 처해 있다."

다른 사람들에 대한 병리적인 믿음: "다른 것들은 상상하지 못한 위험이나 마법적 보호의 원천이다."

주요한 방어: 상징화, 전치, 회피, 합리화; 초창기 불안은 더 혼란스러운 특정 불안감을 가릴 수 있다(즉, 불안감 자체는 방어적일 수 있다).

강박적 성격

강박적인 성격을 가진 사람들은 정서적으로 구속되고 엄격하다. 그들은 마치 감정과는 무관한 것처럼 행동하고 경직, 엄격함, 그리고 지식화를 통해 위협적인 감정과 욕망으로부터 보호하는 것을 선호한다. 그들은 규칙, 절차, 명령, 조직, 일정 등에 지나치게 관심이 많은 경향이 있으며 일과 '생산성'에 지나치게 전념하여 여가 및 관계에 손해를 입힐 수 있다. 그들은 방어로서 지식화에 의존하고 있으며, 그들 자신을 감정에 영향을 받지 않고 논리적이고 이성적인 것으로 보는 경향이 있다. 그들이 어떻게 느끼는지 물으면, 그들은 그들이 어떻게 생각하는지 묘사할 것이다. 그들은 추상적인 생각을 하거나 세부사항에 집착하는 경향이 있다. 질서정연한 외관과 잘 짜여진 외부 속에서 그들은 통제에 대한 근본적인 문제에 사로잡혀 있고, 그들이 다른 사람들의 요구에 복종해야 한다는 느낌들사이에서 무의식적인 갈등에 휩싸이게 되거나(그것은 분노와 치욕을 유발한다), 반항하고 그들을 무시한다(그것은 불안, 공포에 대한 복수를 유발한다.) 완고함, 질서, 지식화는 근본적인 갈등과 그에 수반되는 감정들의 인식을 방어한다.

강박 심리의 중심은 '통제 불능'에 대한 저항이다. 이 문제는 양육자/권위 대상들과의 초기 투쟁에서 비롯될 수 있다. 프로이트(1913)는 강박적이고, 답답하고 고집스러운 성인의 반응이 배변 훈련에 대한 저항력이 강한 어린이의 반응과 비슷한 경향에 인상을 받았다. 이 경향은 동시대 사람들의 상상력을 사로잡고 이런 심리의 서술자로써 '항문성'이라는 단어를 우리에게 주었다. 그는 이런 성격적인 경향과 배변 훈련을 어렵게 만들 수 있는 높은 수준의 기질적 공격성을 연관시켜, 충동과 욕구(식욕, 성욕, 일반적인 복종)를 통제해야 하는 상황을 심화시킬 수도 있다. 지배적인 경향을 가진 부모들은 이러한 성격 스타일과 주는 것 대 주지 않는 것, 관대함 대 이기적임 그리고 순종 대 반항 사이의 성격적 갈등에 기여할 수 있다.

Reich(1933/1972)가 '살아있는 기계'라고 표현한 강박적인 성격을 가진 사람들은, 그들의 나이보다 더 어른이 될 것이라고 기대했던 양육자들과 동일시하는 것 같다. 그들은 대부분의 정동 표현을 '미성숙함'으로 간주하고, 합리성을 과대평가하며, 유치하게 행동했다고 느낄 때 굴욕을 당한다. 감정이 논리적으로 방어할 수 있거나 도덕적으로 정당화될 수 있을 때만(예: 정의로운 분노) 그들은 그것을 받아들일 수 있다고 생각한다.

정신분석학자들의 문헌에서는(Fisher & Greenberg, 1985; Salzman, 1980; Shapiro, 1965) 강박적인 성격 스타일을 가진 사람들은 그들의 충동, 특히 공격적인 욕구가 걷잡을 수 없게 되는 것을 두려워한다고 제안한다. 대부분의 강박적 사고와 강박적 행동들은 파괴, 탐욕, 엉망진창에 대한 충동을 되돌리거나 대항하기 위한 노력을 포함한다. 받아들일 수 없는 소망에 대한 죄책감이 심하기 때문에, 병적으로 강박적인 사람의 양심은 아주 엄격하고 가혹하기로 유명하다. 자기 비판은 가혹하다. 그런 사람들은 이상적인 기준을 고수한다. 그들은 문자 그대로 규칙을 따르고, 세부 사항에서 길을 잃고, 완벽한 결정을 하고 싶어하기 때문에 결정을 연기한다. 그들은 지나치게 꼼꼼하지만, 긴장을 풀고, 농담을 하고, 친하게 지내는 데는 문제가 있을 수 있다.

강박적이고 강박적인 성질은 비슷한 무의식적인 집착을 표현하고 함께 나타나지만, 어떤 사람들은 강박관념이 거의 없는 강박적인 특징을 보이는 반면, 다른 사람들은 집착이 거의 없는 강박적인 특징을 보인다. 강박적인 사람들은 생각, 추리, 판단, 의심이 만성적으로 "그들의 머리 속에" 있다. 강박정 행동의 심리는 청소, 수집, 완벽이라는 만성적인 '행동과 실패'이다. 강박적 사고를 가진 환자들은 반추적이며 지적인데, 그들의 자존감은 생각에 달려 있을 수 있다. 강박적인 행동을 하는 사람들은 바쁘고, 세심하고, 완벽주의적인 경향이 있는데, 그들의 자부심은 행동에 달려 있다.

강박적인 성격을 가진 사람은 협력하려고 열심히 노력하지만 환자의 정서적 세계를 탐구하려는 치료자의 노력에 은밀하게 저항할 수 있다. 환자가 늦게 와서 무의식적인 반대를 표현하고, "그래, 하지만..."으로 치료사의 언급에 대해 그 사람은 치료자를 방해하고 이기려고 할 수 있다. 임상가에게 있어서, 그 관계는 계속되는 권력 투쟁처럼 미묘하게 느껴질 수 있다. 환자가 보다 진실된 감정적 참여보다는 성급한 논쟁을 고집하는 것처럼 느껴져서, 치료자는 참을 수 없고 분노할 수 있다. 효과적인 치료법은 강박적인 성격을 가진 개인이 억제하려고 노력하는 데 과도한 에너지를 소비하는 성격의 그런 측면을 지속적이고 참을성 있게 탐구하는 것을 요구한다.

KEY FEATURES

체질적 성숙에 기여하는 패턴: 공격성, 자극성, 질서정연함.

주요한 긴장/집착: 통제하려는 권위자에 대한 저항에 대한 복종.

주요한 정동: 분노, 죄책감, 수치심, 공포.

자신에 대한 병리적인 믿음: "대부분의 감정은 위험하고 통제되어야 한다"

다른 사람들에 대한 병리적인 믿음: "다른 사람들은 나보다 덜 정밀하고 통제력이 떨어지기 때문에, 나는 그들이 하는 일을 통제하고 그들에 의해 조종되는 것을 거부해야 한다"

주요한 방어: 정동의 고립, 반동형성, 지식화, 도덕화, 취소

조현성 성격

'조현성'이라는 용어는 현저하게 다른 심리들을 설명하기 위해 동일한 용어를 사용했기 때문에 임상 문헌에서 더 혼란스러운 것 중 하나이다. 조현성 성격 장애의 DSM 진단을 받은 사람들은 종종 기본적인 심리적 자원과 능력의 심각한 결핍에 의해 특징지어진다. 어떤 사람들은 '음성 증상(예: 정동의 둔마, 빈곤한 언어 및 사고)'이 두드러지는 역치 이하의 조현병 스펙트럼 장애를 가질 수도 있다. 환자의 조현형 표현이 많을수록 심각도 수준이 더 심각하다는 증거(예:

Lenzenweger, Clarkin, Kernberg, & Foelsch, 2001)가 있다. 우리는 조현형을 조현성 성격에서 흔히 볼 수 있는 특징으로 보고 있으며 성격의 유형은 아니라고 본다. Westen과 동료(2012년)는 '조현성-조현형'이라고 이름 붙인 임상 샘플에서 "지배적인 빈곤, 대인 관계, 정서적 경험 및 사고 과정에서의 특이성"을 특징으로 하는 환자의 그룹을 경험적으로 확인했다(p. 280).

비록 이 결핍을 기반으로한 버전의 '조현성'이 임상에 더 친숙할 수 있지만, 정신분석적 필자들은 '조현성'이라는 용어를 사용한 다른 심리학을 관찰하고 기술했다. 이 버전의 분열성 성격 스타일을 가진 개인은 전형적으로 DSM 진단과 관련된 생각과 느낌의 내부적 빈곤의 특징이 아니며, 그들의 심리적 구성은 단순히 결핍을 기반으로 하기보다는 갈등에 기반을 둔 것으로 더 잘 이해될 수 있다. 여기서는 정신분석가들이 묘사한 덜 친숙한 성격 증후군에 초점을 맞추고, 단순히 '조현성'이라는 용어가 더 넓은 임상(특히 정신의학) 문헌에서 다르게 사용되었다는 것을 주목한다.

분열성의 성격 스타일을 가진 개인들은 다른 사람들과 관계를 맺는 것과 관련 있는 위험들(Klein, 1946년)에 사로잡히고, 얽히고, 통제하고, 간섭하고, 과도하게 자극받고, 정신적 충격을 받을 위험에 대해 쉽게 느낀다. 그들은 눈에 띄게 고립되어 보이거나, 주변 인간 세계보다 내적 세계에 개인적으로 더 많이 관심을 기울이면서 사회적으로 적절한 방식으로 행동할 수 있다(Fairbairn, 1952). 일부 분열성의 사람들은 고립된 환경에 빠져들고, 심지어 은둔한 것처럼 은둔한 상태로 빠져든다. 다른 사람들은 그들의 마음속에 있는 환상의 삶에 더 많은 심리적 방법으로 후퇴한다 (Winnicott, 1971).

심각한 조현성 환자들, 특히 조현형을 가진 사람들은 다른 사람들에게 기이한 행동을 보일 정도로 사회적 수용이나 거부에 무관심한 것처럼 보일 수 있지만, 이러한 명백한 무관심은 사회적 기대에 대하 무시보다는 자신과 타인 간에 허용 가능한 수준의 공간을 설정하는 것과 더 관련이 있을 수 있다. 이러한 방식에서, 그들은 자폐증 스펙트럼에 관한 개인과 상당히 다르다(Ridenour, 2014) 임상 문헌은 갈등(근접성과 거리 유지에 대한 요구 사이의) 관점에서 조현성 심리를 볼 것인지 아니면 결핍(대인관계의 달성을 방해하는 발달상의 중지)에서 볼 것인지를 두고 엇갈리고 있다. 우리는 두 종류의 조현성 심리가 건강한 상태에서부터 병적인 스펙트럼에까지 발견될 수 있다고 의심하고 있으며, 고기능 범위의 조현성 개인의 경우 갈등의 심리가 더 많을 것이다.

조현성인 사람들은 종종 외톨이로 보여지고 다른 사람들과 함께 있는 것보다 그들 스스로 더 편안해지는 경향이 있다. 동시에, 그들은 친밀함에 대한 깊은 열망을 느낄 수 있고 감정적이고 성적인 친밀함에 대한 공상을 가지고 있다(Doidge, 2001; Guntrip, 1969; Seinfeld, 1991). 그들은 다른 종류의 성격을 가진 개인들 사이에서 무의식적인 경향이 있는 그들의 내면의 삶의 특징들에 놀랄 수 있고, 결과적으로 그들은 다른 사람들이 그들 자신에 대해 알지 못하는 것을 발견했을 때 혼란스러울 수 있는데, 조현성인 사람들에게는 명백해 보인다. 일부 조현성의 사람들은 고립된 상태에서 만족해 보이지만, 회피적인 방어들이 감추고 있는 친밀함에 대한 열망이 종종 있다 (Shedler & Westen, 2004). 조현성 성격으로 진단받은 사람들이 강한 감정을 거의 느끼지 못한다고 말하는 DSM의 일반화는 임상 경험이나 연구에서 뒷받침되지 못했다(Shedler & Westen, 2004). 일부 조현성의 사람들은 그것을 견디기 위해 그들의 방어적인 분리를 요구할 정도로 극도로 극심한 고통을 느낀다. 그러나 그들은 좀처럼 강한 즐거움을 느끼지는 않을 것이다. 게다가, 만약 그들이 낮은 수준의 경계선이나 정신증적 성격 구조를 가지고 있다면, 그들은 사고 장애, 피해사고적 불안, 경직된 사고의 징후를 보일지도 모른다.

조현성의 개인들은 감정적인 친밀함과 충분한 대인관계 공간에 대한 그들의 필요를 존중하는 치료를 잘 받아들일 수 있다(Khan, 1974; Ridenour, 2014). 그들은 은유와 감정적으로 의미 있는 문학, 예술, 그리고 신학과 같은 추상적인 현실이나 비디오 게임과 같은 좀 더 평범한 추구에서 그들이 열정적으로 오롯이 관심 있는 분야에 대한 언급을 통해 가장 친밀하고 편안하게 그들의 관심사를 전달할 수 있다. 경우에 따라서는, 특히 그들의 조현성적인 특징이 대인관계를 둘러싼 갈등보다는 대인관계에서 핵심적 결손을 나타내는 것으로 보이는 경우가 있는데, 그들은 이러한 의사소통의 심리적 의미를 의식적으로 인식하지 못할 수도 있다. 이런 종류의 조현성 심리를 가진 사람들, 특히 성격 구조의의 경계선 수준에 있는 사람들은 그들 자신과 다른 사람들의 행동을 이해하는 데 심각한 결손의 증거를 보여줄지도 모른다.

KEY FEATURES

체질적 성숙에 기여하는 패턴: 아주 민감하며, 수줍고, 쉽게 자극됨. 정신증에 대한 취약성을 의미할 가능성
주요한 긴장/집착: 가까워짐에 대한 공포 대 가까워짐에 대한 소망
주요한 정동: 과도한 자극이 주어졌을 때 느끼는 일반적인 고통; 이러한 사람들은 그것들은 너무 고통스러워서 억제해야 한다고 생각한다.
자신에 대한 병리적인 믿음: "의존과 사랑은 위험하다"
다른 사람들에 대한 병리적인 믿음: "사회적인 세계에는 잡아 먹힐 위험이 도사리고 있다"
주요한 방어: 신체적으로도 특이한 집착과 판타지 속으로 철수

신체화 성격

정신건강의학과 의사들과 다른 의사들은 다른 치료자들보다 신체화 환자들을 더 많이 경험할 수 있다. 시간이 지남에 따라 신체적인 어려움으로 문제를 표출하는 일련의 개인 집단은 SWAP 도구를 사용하여 Sedler (2015)와 Westen 및 동료(2012)가 수행한 연구에서는 드러나지 않았는데, 아마도 주로 정신건강의학과 의사들과 심리사들의(즉, 환자 모집단, 그들의 어려움을 의학적, 건강상의 문제라기보다는 정신적인 문제로 확인한) 담당자를 대상으로 표본 추출했기 때문일 것이다. 첫 번째 PDM에서, 우리는 신체화 성격 장애를 보았고, 우리는 이 구조의 가치에 대한 우리의 인식을 유지한다. 하지만, 우울한 심리와 마찬가지로, 일부 학자들은 이런 종류의 임상적 표현을 성격 스펙트럼에서 논외로 여긴다. 그럼에도 불구하고, 치료자들은 신체적인 어려움이 그들의 주된 관심사이자 심리적 고통의 표현인 개인들을 자주 다루므로, 우리는 이 그룹에 대해 언급하는 것이 중요하다고 생각한다. 신체화 및 신체적 집착은 심각도 차원에서 공통적으로 나타나지만 특히 치료의 연속성을 방해할 수 있는 경계선 범위의 환자들과 정신증적 집착이 신체적인 망상으로 표현될 수 있는 정신증 범위의 환자들의 경우 치료가 어려울 수 있다.

신체화에 대한 경험적 문헌이 거의 없다. 만성적이고 의학적으로 혼란스러운 신체적인 불만의 심리적 측면에 대한 조사는 방어적으로 신체화를 보인다고 진단받은 일부 사람들이 신체적 집착을 설명하는 자가면역이나 전염병과 같은 진단되지 않은 병에 걸릴 가능성에 의해 복잡해진다. 임상적으로 설명할 수 없고 다루기 힘든 병을 가진 사람들 사이에서 흔한 자기 연루적이고 불평하는 스타일이 기존의 성격 특성을 나타내는지 아니면 만성 신체적 불편 상태의 심리적 결과를 나타내는지 구별하기가 어렵다(MacKinnon, Michels, 1971; MacKinnon, Michels, & Buckley, 2006).

이러한 문제에도 불구하고, 임상 경험은 신체적인 불만에 대한 불쾌감을 표출하는 경향이 있는 성격의 존재를 시사한다(McDougall, 1989). 일부 신체화 환자들은 건강 염려증적인 집착, 스트레스와 관련된 신체적 질병, 그리고 너무 고통스러워서 말로 옮길 수 없는 생각과 정동을 표현하는 신체 증상 사이에서 혼동을 일으킬 수 있다. 종종 신체화 환자는 자신을 치료하는 데 실패한 의료 전문가들을 성가시게 하면서, 마지못해 그리고 우울한 상태로, 정신치료자에게 상담한다. 이런 식으로 치료에 "보내진" 환자는 분개하고 방어적인 상태에 빠질 수 있다. 이런 환자들에게 진통제 중독은 흔한 합병증이다.

비록 두 가지 고통 사이에 어느 정도 중복되는 부분이 있지만, 신체화하는 사람들은 신체적인 불편함에 대한 낮은 한계치, 신체적인 걱정과 관련된 의식들, 다른 개인과의 의미 있고, 깊은 관계를 몸에 대한 집착으로 대치하는 것 등 몸에 대한 과도한 걱정으로 특징지워지는 더 심각한 상태인 건강염려증과 구별되어야 한다. 집중적인 정신치료에서, 치료사가 전이 반응에 대해 탐색하려고 할 때, 건강염려증적 성향을 가진 환자들은 편집적으로 될 수 있다. 신체화 환자들은 그들의 '감정인식불능증' 즉, 감정을 말로 표현할 수 없는 것으로 유명하다(McDougall, 1989; Sifneos, 1973). 비록 모든 신체화 환자들이 신체화와 감정을 말로 표현하는 것 간의 어려움이 반드시 나타나는 것은 아니지만, 임상의사들은 이러한 관찰에 대해 자주 보고해왔다. 그것은 또한 유아와 어린 아이들을 대상으로 한 연구에서도 추론할 수 있다. 예를 들어 Greenspan (1992)은 감정을 말로 표현할 수 없는 아이들은 행동하거나 신체화하는 경향이 있다는 것을 발견했다. Marty and M'Uzan (1963)은 신체화 환자는 '조작적 사고'를 한다고 했는데 이는 환상이 없고 상징적 표현이 불가능하며 상상력보다는 사물에 더 많이 투자하는 것을 말한다. 이들의 집착은 구체적이고 반복적인 경향이 있다(Joyce, Fujura, Cristall, Rudy, and

Ogrodniczuk, 2013).

아마도, 신체화 환자를 돌보는 초기 양육자들은 감정을 표현하는 능력을 배양하는 데 실패했고, 그들의 몸이 그들의 마음이 할 수 없는 것을 전달하도록 내버려두었다(cf. vander Kolk, 1994). 그들의 감정인식불능증은 상담 치료를 어렵게 하지만 또한 그들의 발전을 위해 필수적인 것이다. 비록 그들이 한 때 환자 역할로 인해 2차적인 이득을 얻었을지라도, 그들이 겪는 고통은 실제적이고 쇠약하며, 성인이 되었을 때, 그들이 장애가 있는 지위를 유지하는 데 법적으로 몰두하지 않는 한, 그들의 심리를 보상하는 것은 거의 없다.

그들의 자기에 대한 감각은 깨지기 쉬운 경향이 있다. 그들은 의도에 얽매이지 않고 무력하다고 느낄지도 모른다. 만성적인 신체화를 겪는 사람들은 종종 자신들이 계속해서 자신들의 말에 아무도 귀를 기울인 적이 없다고 느낀다고 보고한다. 물론, 듣는 사람이 좌절감을 느끼면서 방어적으로 귀를 기울이기 때문이기도 하지만, 어쩌면 의사소통에 대응하지 못한 양육자들과의 초기 경험 때문일 수도 있다. 전문가들과 함께, 그들은 무력하고 적대적인 행동을 할 수도 있다. 인터뷰 대상자들, 특히 경계선에 있는 환자들의 신체화에서 종종 느껴지는 말로 표현되지 않는 증오는 짜증나는 불평꾼으로 취급되어 왔고 "그것은 모두 당신 머릿속에 있다"는 메시지를 받았던 그들의 반복된 경험에서 비롯될 수 있다. 또한, 그들의 관계에 대한 내부 작업 모델은 그들에게 중요한 누군가가 그들을 보살피는 조건으로 그들에게 병이 들 것을 요구하는 수도 있다.

신체화 하는 환자에 대한 일반적인 역전이는 무의미, 조급함, 그리고 짜증을 포함할 수 있다. 지루함, 내적 사망, 분리 또한 드물지 않다. 신체화 하는 성향으로 개인을 치료하는 것은 어렵고 그들의 불분명성과 부정성에 대한 인내심이 필요하다. 그들의 고통이 진짜라는 것을 공감하는 것은 매우 중요하다. 그렇지 않으면, 그들은 꾀병 취급을 당한다고 느낄지도 모른다. 감정 표현을 향한 움직임은 그들에게 스트레스를 주기 때문에, 그들은 자주 병에 걸리고 치료자들이 진보를 보기 시작할 때 약속을 취소한다. 그들의 개선을 위한 핵심은 그들 스스로 감정 상태를 느끼고 이름을 짓고 받아들이도록 치료자들이 재치있게 격려하는 것이다.

KEY FEATURES

체질적 성숙에 기여하는 패턴: 신체적 약함, 지독한 병약함, 초기 신체적 및/또는 성적 학대에 대한 일부 임상 보고

주요한 긴장/집착: 통합 대 신체적 자기의 분절화

주요한 정동: 전반적 고통; 추론할 수 있는 분노; 감정인식불능은 감정을 인정하는 것을 막는다.

자신에 대한 병리적인 믿음: "나는 연약하고, 취약하며, 죽음에 처할 위험에 놓여 있다"

다른 사람들에 대한 병리적인 믿음: "다른 사람들은 강력하고, 건강하며, 무관심하다"

주요한 방어: 신체화, 퇴행

히스테리-연극성 성격장애

히스테리-연극성 성격 스타일을 가진 사람들은 성별, 성, 그리고 힘과 그것들의 관계에 사로잡혀 있다. 무의식적으로, 그들은 그들 자신의 성을 약하고, 결함이 있거나, 열등하며, 그 반대의 성을 강력하고, 흥미롭고, 무섭고, 부러울 만하다고 본다(Horowitz, 1991, 1997; Mc-Williams, 2011). 외향적 행동에 관해서, 그들은 전형적으로 화려하고, 주의를 끌며, 유혹적으로 다가온다(그러나 역설적으로 그들 중 한 부류는 천진난만하며, 보수적이고 억제된 모습으로 임상가의 호기심을 자극한다). DSM-III가 연극성 성격 장애의 진단을 도입하기 전에 대부분의 정신분석 학자들은 신경증 수준으로 조직된 이러한 성격 역학을 가진 사람들을 위해 '히스테리적인(hysteric)'이라는 용어를, 그리고 경계선과 정신증 범위의 사람들을 위해 hysteroid(히스테리 비슷한)'이라는 용어를 사용했다. 경계선 성격 장애에 대한 DSM 진단은 본질적으로 경계선 수준의 심각도로 조직된 히스테리-연극성 성격을 묘사한다(cf. Zetzel, 1968).

히스테리-연극성 성격을 가진 사람들은 과대평가된 성에 대한 유혹을 통해 권력을 추구하는 경향이 있다('pseudohypersexuality'). 이러한 성적 이용(혹은 오용)은 방어적인 기능을 가지고 있어서 약함, 결함 또는 두려움의 감정을 방지하고, 흥미로운(그러나 부러움과 두려움) 이성을 정복하거나 힘을 얻는 데 도움이 된다. 그러나 성적인 친밀감은 한 사람의 육체에 대한 무의식적인 수치심과 더 강력한 신체에 의해 피해를 입는 것에 대한 두려움 때문에 충돌의 근원이 된다. 히스테리-연극성 심리의 사람들은 종종 무의식적인 수치심과 두려움에 대항하기 위한 무의식적인 노력으로 그들의 성을 과시한다. 많은 관찰자들은 히스테리-연극성 심리는 엄격하고 계층적인 성 역할을 가진 문화에서 더 흔하다고 지적했다. 문화적 요인들이 히스테리적인 표현의 본질에 영향을 미친다. 예를 들어, 서구 사회에서는 히스테리-연극성 성격의 개인이 표현될 가능성이 더 높은 반면, 그들의 성성을 통제하려는 문화권에서는 프로이트가 빅토리아 이후의 비엔나에서 일했던 '히스테리 발작'과 같이 억제되기 쉽다.

임상경험에 따르면 동성의 부모에게 실망하고 이성의 부모에게 과대평가된 이성애자 개개인은 히스테리-연극성 성격 성향이 생길 수 있다. 따라서 히스테리-연극성 성격 역동을 가진 여성들은 그들의 어머니를 차갑고, 우울하고, 서투르고, 그들의 아버지를 실제 삶보다 더 크게 묘사하는 경향이 있다. 이성 간병인이 유혹적이거나 때로는 성추행에 이르기까지 성적으로 부적절했을 수 있다.

히스테리-연극성 성격을 가진 환자들은 조현성 환자들처럼 과도한 자극을 두려워한다. 하지만 밖에서가 아니라 내부에서 그러하다. 그들의 감정과 욕망은 불안을 불러 일으킨다. 감정에 압도당하는 것에 대한 두려움은 마치 무의식적으로 과장된 감정으로 인해 비웃음을 당하는 것처럼 자기모순적인 말투로 표현될 수 있다. 인지적 스타일은 인상적일 수 있다(Shapiro, 1965). 관련 없는 갈등을 나타내는 의학적으로 설명할 수 없는 신체적 증상(변환)이 존재할 수 있다. 행동, 특히 성적 행동은 충동적이거나 충동적일 수 있지만, 이러한 사람들은 인식가능한 내부 상태와 무관한 것으로 간주한다. 자기애적 개인들처럼, 히스테리-연극성 성격을 가진 환자들은 그들의 가치를 확신시켜주는 관심을 얻기 위해 경쟁할 수도 있지만, 그들의 보여주기식 특성과 경쟁적인 특성은 성적인 것에 한정된다. 무대 밖에서, 그들은 따뜻하고 안정된 애착을 가질 수 있을 것이다.

치료에서 양측이 모두 이성애자일 때, 히스테리 성격 역동을 가진 고기능의(신경증-수준) 여성 환자들은 적어도 초기에 남성 치료자를 매혹하고 사로잡을 수 있지만, 여성 치료자를 성가시게 할 수 있다(비록 이런 현상은 보편적인 것은 아니다). 이러한 역동을 가진 신경증 수준의 남성 환자의 경우, 그 반대의 현상이 벌어진다. 치료가 진행됨에 따라, 성별, 권력 및 성적인 문제에 대한 임상가 자신의 갈등과 불편함이 나타날 수 있다. 그들의 성이 평가 절하된 치료자들은 짜증이 나고 비하를 느낄 수 있다. 성이 과대평가된 사람들은 처음에 자기애적으로 부풀어 올랐다고 느낄지도 모른다(그러나 곧 조종되었거나 속았다고 느낄지도 모른다). 경계선 수준에서 구조화된 환자들은 그들의 극심한 무의식적 불안이 그들이 말보다는 행동으로 옮기도록 하기 때문에 공포와 분노를 일으키는 경향이 있다. 그들이 강하다고 생각하는 성별의 치료사가 있다면, 그들은 치료사들이 놀랍고 불안하게 경험하는 방식으로 극도로 유혹적일 수 있다.

히스테리-연극적 성격 역동을 가진 환자는 정신 요법의 관계적, 해석적(탐색적) 측면 모두에서 이득을 볼 수 있다. 치료 관계는 새롭고 다른 종류의 관계를 구성하는데, 이는 과대평가된 성별의 치료사가 유혹적이지도 않고 유혹하기 쉬운 것도 아니고, 과소평가된 성별의 치료사는 환자와 경쟁하지도 않고 힘도 없으며 능력이 부족한 것도 아닌 것이다. 치료자의 신뢰성과 정서적 가용성, 그리고 치료 체계의 안전과 안정성은 환자가 성별, 권력, 성과 관련된 갈등에 대한 통찰력을 얻을 수 있는 자기 검토와 해석을 위한 바탕을 제공한다. 신경증으로 조직된 신경학적으로 히스테리-연극적 성격 스타일을 가진 환자들은 치료의 해석적 또는 통찰력 지향적인 측면에 잘 반응한다. 경계선 수준에서 구조화된 환자들에 대한 치료는 경계 문제에 대한 보다 신중한 처리, 파괴적인 행동에 대한 직면 및 명시적인 정신 교육을 필요로 할 수 있다.

KEY FEATURES

체질적 성숙에 기여하는 패턴: 민감성, 사회중독자

주요한 긴장/집착: 성별과 권력; 자신의 성에 대한 무의식적인 평가절하, 반대 성에 대한 질투와 공포.

주요한 정동: 공포, 수치심, 죄책감(과도한 경쟁)

자신에 대한 병리적인 믿음: "내 성별과 그것의 의미에 무언가 문제적인 것이 있다"

다른 사람들에 대한 병리적인 믿음: "세계는 성 2분화와 성 갈등 측면에서 가장 잘 이해되고 있다"

주요한 방어: 억압, 퇴행, 전환, 성적 행동화, 행동화

자기애적 성격

문제가 있는 자기애적 집착을 가진 개인들은 신경증에서부터 정신증 구조의 심리학적 수준에 이르기까지 중증도 연속체를 따라 존재한다. 신경증적 스펙트럼의 끝부분에서 자기애적인 개인들은 그들의 가족환경, 일, 관심사에 적절히 적응하면서 개인적으로 성공적이고 매력적일 수 있다(비록 친밀함을 형성하는 능력에는 다소 결핍이 있지만). 반대로, 더 병적인 수준에서 자기애적인 성격을 가진 사람들은 그들이 개인적인 성공을 하든 아니든 정체성의 혼란으로 고통 받고(종종 과장된 자기 표현으로 숨겨진), 내면의 도덕성이 부족하며, 다른 사람들에게 매우 파괴적이고 독한 방식으로 행동할 수 있다. Kernberg (1984)는 가장 문제가 많은 유형의 자기애적 개인을 '악성 자기애(즉, 가학적인 공격성과 혼합된 자기애)'를 가진 사람으로 특징짓는데, 이 상태는 그 사람이 명백하게 사이코패스적인 성격의 연속체 위에 있는 것을 말한다(Meltzer, 1973; Rosenfeld, 1987).

자기애적 개인들의 특징적인 주관적 경험은 그들의 중요성과 가치에 대해 반복된 외부 확인이 유입되기를 필요로 하는 공허함과 무의미한 느낌이다. 지위, 존경, 부 또는 성공의 형태로 그러한 확언을 이끌어내는 데 성공한 자기애적 개인들은 내부적인 의기양양함을 느낄 수 있고, 거만하게 행동하며, 특권의식을 불러 일으키며, 다른 사람들을 경멸할 수 있다. 환경이 그러한 증거를 제공하지 못할 때, 자기애적 사람들은 자신이 결여된 지위를 얻는 데 성공한 사람들을 보면서 우울하고, 부끄러워하고, 부러워할 것이다. 그들은 종종 무한한 성공, 아름다움, 영광, 권력에 대한 환상을 가지고 있으며, 일이나 사랑에 있어서 진정한 기쁨이 부족하다는 것을 발견하는 것은 고통스러울 수 있다. 이러한 것들을 고려할 때, 그들은 Blatt (2008)의 연속체 중 함입의 끝에 속하게 될 것이다. 왜냐하면 그들의 패턴은 자율, 통제, 자기 가치, 정체성 문제에 대한 자기감각을 세우고 유지하려는 시도와 그들의 선입관을 반영하기 때문이다.

DSM의 자기애적 성격장애는 좀 더 과대하거나 거만한 버전의 자기애적 성격을 묘사한다(1933/1972, Reich에 의해 처음 설명됨, "성기적 자기애적 성격"). 이러한 묘사에는 치료자에게 오는 많은 사람들은 수줍고 부끄러움을 느끼고, 관계를 피하고, 소심한 사람처럼 보이는 것들에 대한 생각이 누락되어 있다. 비록 종종 이런 심리를 가진 거만한 사람들보다 덜 성공적이지만, 그들은 내부적으로 웅대한 환상에 사로잡혀 있다.

Rosenfeld(1987)은 '두꺼운 피부'와 '얇은 피부'로 자기애를 구분했는데, '명시적'과 '은밀한(수줍은)' 환자 사이, Akhrar (1989); "의식하지 못하는"과 "과잉 각성된" 유형 사이, Gabbard(1989); "과시적인"과 "드러나지 않는" 유형 사이, Masterson(1993); "과대적인"과 "취약한" 상태 사이, Pincus와 동료들(Pincus, Cain, & Wright, 2014; Pincus & Roche, 2011) 등의 구분도 있다. Russ, Shedler, Bradley, and Westen (2008)은 "과대적인/악성의", "취약한", "고기능적/과시적인"이라는 이름을 붙인 3가지 종류의 자기애적 환자를 확인했다. 그들은 마지막

하위 유형을 과대적, 관심 추구, 유혹적 또는 도발적인 태도에서 주목할 뿐 아니라 중요한 심리적 강점에서도 주목할 만한 것으로 묘사했다. 거만하게 행동할 수 없는 자기애적 경향을 가진 환자들은 치료자가 그들에게 "정상"이나 "인기 있는" 사람처럼 되게 가르쳐 달라고 요구할 수도 있다. 그들은 더 운이 좋은 사람들이 가진 것을 원한다면서 불평한다. 자기애적인 사람들은 종종 건강염려증적인 집착과 신체적인 불만을 가지고 있다.

최근, 자기애적 성격 장애와 경계선 성격 장애가 결합된 환자들의 애착과 정신화는 Diamond와 동료들에 의해 광범위하게 다루어졌다(2013, 2014). 이 문헌에 따르면 자기애적인 사람들은 혼란스럽고, 예측할 수 없으며, 숨겨진 의제로 가득 찬 다른 사람들과의 초기 관계에서 발생할 수 있는 불안한 애착 스타일을(애착불안과 회피 둘다) 가지고 있다(cf. Diamond et al., 2014; Fossati, Feeney, Pincus, Borroni, 2015; Kealy, Ogrodniczuk, Joyce, Steinbergberg, & Piper, 2013; Miller, 1979/1981). 이런 상황에서, 아이들은 다른 사람들에게 의미 있는 감정적 투자를 하고 대신에 자신들과 그들의 신체적인 완전함에 사로잡히는 것으로 반응할 수 있다.

자기애적 성격을 가진 개인들은 다른 사람들에 비해 자신의 지위를 평가하는 데 상당한 에너지를 소비한다. 그들은 다른 사람들의 이상화와 가치 하락의 결합을 통해 그들의 상처받은 자존심을 보호하는 경향이 있다(Bradley, Heim, and Westen, 2005). 그들이 누군가를 이상화할 때, 그들은 그 사람과의 연관성 때문에 더 특별하거나 중요하게 느낀다; 그들이 누군가를 평가절하할 때, 그들은 우월감을 느낀다. 그러한 개인들과 함께 일하는 치료자들은 불합리하게 이상화되거나, 비합리적으로 평가절하되거나, 단순히 무시당한다고 느끼는 경향이 있다. 치료자에게 미치는 영향에는 지루함, 거리감, 주의 산만함(공상에 집중하고 치료 대화를 추적할 수 없음), 가벼운 짜증, 조급함, 그들이 보이지 않는다는 느낌이 포함될 수 있다(Collli et al., 2014). 또한 특히 이러한 환자의 자존감 대한 상처가 명백할 경우 부모와 같은 감정을 가질 수 있다(Gazzillo et al., 2015; Gordon et al., 2016). Gabbard (2009b)는 특히 과대적이고 과시하는 유형의 자기애적 환자인 경우 '치료자에게' 말하는 것이 아니라 '치료에서' 말하는 것으로 경험할 수 있으며, 그것은 치료자 관계에 감정적으로 투자할 수 없게 하고 진정한 '참여 관찰자'가 되게 할 수 있다고 지적했다(p.528).

자기애적 성격장애에 대한 임상 기록에는 원인에 다양한 추측과 그에 따른 다양한 치료 권고사항이 포함된다. Kohut (19711, 1977년)는 치료자의 불가피한 공감 실패에 대한 공감적 조율과 탐구를 강조했고, 환자가 분석가를 이상화해 완벽하고 모든 힘을 가진 부모의 모습(이하 '이상화된 전이'라 한다)으로 취급하는 치료 기간에 대해서도 묘사했다. 그는 이 시기 동안 치료사의 주된 과제는 이 패턴을 너무 빨리 직면시키고 싶은 유혹을 물리치는 것이라고 느꼈다. 반면에, Kernberg (1975, 1984)는 수치심, 시기심, 정상적인 의존에 대한 재치있지만 체계적인 방어의 노출을 권고했다. 현대의 임상가들은 자기애적 개인들과 함께 일하는 통합된 접근방식을 채택할 가능성이 더 높다. 즉, 방어들이 중요할 때 맞서고, 그러한 감정에 접근할 수 있을 때 근본적인 상처와 취약성에 대해 공감적으로 조율하는 것이다.

자기애적인 질투는 치료의 진행에 대한 미묘한 두려움을 만들 수 있는 반면(왜냐하면 개선이라는 것은 원래 무언가 개선할 것이 있었다는 것을 드러낼 것이기 때문이다), 이상화는 치료사에게 훌륭해야 한다고 압박한다(그렇지만 비교했을 때 환자의 지능을 위협할 만큼 똑똑하지는 않다). 따라서 진보는 느릴 수 있지만 자기애적 심리를 가진 환자에게 개선은 환자와 그와 관련된 사람들에게 모두 중요하다. 성격 구조가 더 사이코패스적인 사람들처럼, 자아도취적인 사람들은 아름다움, 명성, 부, 권력에 대한 그들의 투자가 실망했을 때, 그리고 그들의 과대함에 있어 실질적인 한계에 부딪혔을 때, 중년 혹은 나중에 치료적 도움을 주기에 더용이할 수 있다.

KEY FEATURES

체질적 성숙에 기여하는 패턴: 알려진 바 없음

주요한 긴장/집착: 자존감의 팽창 대 하락

주요한 정동: 수치심, 창피함, 경멸, 부러움.

자신에 대한 병리적인 믿음: "나는 괜찮다고 느끼기 위해 완벽해야 한다"

다른 사람들에 대한 병리적인 믿음: "다른 사람들은 부, 아름다움, 힘, 명성을 누린다. 내가 그것들을 더 많이 가지면 나는 더 나아질 것이다"

주요한 방어: 이상화, 평가절하

편집성 성격

재발하거나 만성적으로 편집증적이어서 진단할 수 있는 성격 장애를 가진 사람들은 주로 경계선과 정신증적 범위에서 발견된다. 참을 수 없는 정동, 충동, 그리고 다른 사람들에게서 부인되고 유래된 후 두려움과/또는 분노로 나타나게 되는 생각들로 특징지어진다. 관련성에서부터 자기정의까지에 이르는 Blatt의 연속체 중 그들은 내향적이고 자기정의의 끝 부분을 차지한다.

예상된 감정에는 적개심이 포함될 수 있는데, 이는 한 사람이 적대적인 다른 사람에 의해 박해를 당하고 있다는 일반적인 피해망상적 신념, 다른 사람에 의해 고의적으로 굴욕적으로 종속된다는 의미, 그리고 다른 사람이 자기 자신이나 한 사람이 연결된 사람들에 대한 성적 디자인을 가지고 있다는 믿음에서와 같은 매력이다(예, 편집증적 질투나 색정망상 증후군의 일반적인 현상). 증오, 시기, 수치심, 경멸, 혐오, 두려움과 같은 다른 고통스런 정동도 또한 박탈되고 투사될 수 있다. 편집증은 DSM에서 다소 1차원적인 방법으로 설명되지만, 편집증적 심리를 가진 사람들은 그들의 공포에서 신뢰를 중심으로 조직된 복잡한 주관적 경험을 가지고 있을 수 있다.

병적으로 편집증적인 사람들은 수치심과 굴욕으로 특징지어지는 과거력을 가지고 있기 때문에 (Gilbert, Boxall, Cheung, & Irons, 2005; Meissner, 1978), 그들은 다른 사람들로부터 굴욕을 당할 것을 기대하며 그들 스스로 외부로부터 피할 수 없는 공격을 기다리는 고통을 피하기 위해 먼저 공격할 수 있다. 학대에 대한 그들의 예상은 그들이 알고 있는 의심과 과민증을 유발한다. 즉, 그들이 두려워하는 적대적이고 굴욕적인 반응을 유발하는 경향이 있다. 그들의 성격은 위험과 권력을 주제로 방어적으로 구성되어 있다(다른 사람의 박해나 자기 자신에 대한 과대망상적 힘 중 하나).

편집적인 환자들은 다소 가벼운 사고 장애를 가지고 있고 생각이 행동과 다르다는 것을 자각하는 데 어려움을 겪는 경향이 있다. 이는 마치 감정이 행동과 동등한 것처럼 느끼는 것과 같은데, 실제적이거나 추정된 태도에 대해 비판받았던(또는 느꼈던) 어린 시절부터 유래될 수 있는 믿음이다. 일부 임상 보고서(Bonime, 1979; Stern, 1989)는 부모를 매력적이거나 교활한 사람으로 경험했으며, 결과적으로 치료사와 다른 사람들이 유혹하고 착취당하는 위험에 대해 경고한다. 그들은 혼자 있을 때 공황을 느끼는 것(예상치 않은 공격에 의해 피해를 입을 것을 두려워하고, 그들의 파괴적인 환상이 다른 사람들을 손상시키거나 이미 다른 사람들을 손상시킬 것을 두려워함)과 관계에서의 불안(그들이 다른 사람들의 계획에 의해 사용되고 파괴될 것을 두려워 함) 사이의 불안한 갈등에 존재할 수 있다. 마지막으로, 편집적인 사람들은 다른 사람의 입장이 되어 경험들을 검토하는 데 심각한 어려움을 겪는다. 즉, 그들은 '인식의 중심 이탈'에 문제가 있다(Dimaggio & Semerari, 2004).

치료사의 역전이는 강하며, 환자가 자신의 감정적 반응에 대해 분노한 면만 표현하고 두려움이나 취약점을 보이지 않을 때 피해망상증 환자가 부인하고 투사하는 무력감, 두려움, 비난 등을 반영하는 감정이다. 임상 경험은 병적으로 편집증적인 사람의 경직성을 입증한다(Shapiro, 1981). 치료사의 역전이는 강하고, 환자가 자신의 감정적 반응에 대해 분노한 면만 표현하고 두려움이나 취약점을 보이지 않을 때 편집증적인 환자가 부인하는 감정과 비판의 식과 같은 프로젝트들을 반영한다. 그러한 반응은 편집증적인 사람들과 상호작용하는 다른 사람들에서도 일어난다.

임상 문헌은 환자를 사실적으로 존중하는 태도를 유지하는 것의 중요성을 강조한다. 힘에 대한 의사소통(편집적인 환자는 무의식적으로 그 혹은 그녀의 부정적인 정동이 치료자를 파괴할 수 있다고 걱정하지 않도록), 환자가 질문할 때 사실에 입각한 정보로 대답할 의향(환자가 거절이나 조롱당했다고 느끼지 않도록), 그리고 공격성, 의존성 및 성적 욕망, 그리고 이러한 모든 언어 표현은 본질적으로 위험하다는 환자의 개인적인 확신에 주목한다. 퇴행에 대한 공포를 불러일으킬 수 있고 왜 치료자가 "진짜" 친절하게 구는지에 대한 의혹을 불러일으킬 수 있기 때문에 너무 따뜻하고 배려하지 않는 것이 가장 좋다.

체질적 성숙에 기여하는 패턴: 자극과민성/적개심

주요한 긴장/집착: 공격하는 것과 모욕으로 공격을 당하는 것

주요한 정동: 두려움, 분노, 수치심, 경멸

자신에 대한 병리적인 믿음: "나는 항상 위험에 놓여 있다"

다른 사람들에 대한 병리적인 믿음: "세상은 나를 공격하고 이용하려는 사람들로 가득 차 있다."

주요한 방어: 투사, 투사적 동일시, 부정, 반동형성

싸이코패스적 성격

우리는 현재의 "반사회적인"보다 "싸이코패스"라는 용어를 더 선호한다(Cleckley, 1941; Hare, 1991; Meloy, 1988, 1997). 싸이코패스 성격을 가진 많은 사람들은 명백히 반사회적이지만은 않다. 즉 그들은 사회적 기준에서 주목할 만하게 벗어나지 않는다. 사실, 싸이코패스 성격을 가진 많은 사람들은 인정 그리고 심지어 존경이라는 사회적 맥락 안에서 그들의 목표를 추구할 수 있다. 일부 직업에서는 사이코패스적 행동이 인정된다(예: 고위 금융계에서 일어난, 2008-2009년 미국 경제 붕괴를 초래한 사건에 대한 저널리즘 보도). 비록 많은 싸이코패스적 개인들이 당국과 문제를 겪지만, 몇몇은 다른 사람들에게 피해를 주는 것에 대한 책임을 회피하는 데 꽤 능숙하다.

한 때 '도덕적 광기'라고 불렸던(Prichard, 1835) 싸이코패스 성격을 가진 사람들은 보통 심한 정신증의 범위와 경계선에서 발견된다(Gacano & Meloy, 1994). 그들의 독특한 성향은 그 자체로 힘을 추구하는 것이다. 그들은 다른 사람들을 속이고 조종하는 것을 즐긴다. Deutsch(1955년)의 '불감증'이라는 고전적 개념은 사이코패스적 영역에 잘 들어맞는다. 반사회적 성격의 고정관념은 공격성과 폭력을 포함하지만, 수십 년 동안의 임상 기록(Henderson과 함께 시작, 1939)은 또한 관계적 매트릭스 내에서 사기나 피라미드 조직을 운영하는 사람과 같이 보다 수동적이고 기생적인 싸이코패스 버전도 지적했다.

싸이코패스적인 사람들은 다른 사람들보다 덜 빈번하고 덜 강하게 두려움을 느낀다(Ogloff & Wong, 1990; Zuckerman, 1999). 반사회적 성격 장애로 진단받은 사람들은 자극에 대한 욕구가 정상보다 더 높으며 중독적으로 그것을 추구할 수 있다(Raine, Venables, & Williams, 1990; Vitacco & Rogers, 2001). 다른 성격 유형의 사람들에게 있어서는 권력에 대한 투쟁을 비난하며 그것을 사회적으로 가치 있는 목적들로 향하게 하는 공감과 도덕적 무게 중심이 싸이코패스 개인들에게는 부족하다.

싸이코패스적인 사람들은 매력적이고 카리스마적일 수 있으며, 그들은 다른 사람들의 감정 상태를 아주 정확하게 읽을 수 있다(Dolan & Fullam, 2004). 그들은 주변 환경에 대해 지

나치게 의식하고 있을 수도 있지만, 자기주도적인 자세와 이기주의적인 목적으로 생각하고 행동한다. 그들의 정서적 삶은 가난한 경향이 있고, 그들의 표현되는 정동은 종종 불성실하고 조작하려는 의도였다. 다른 사람들과의 그들의 정서적인 관계는 아주 미미하다. 그들은 일반적으로 더 이상 유용하지 않다고 여기는 사람들에게 흥미를 잃는다. 그들은 그들의 감정적 반응을 어떤 깊이나 뉘앙스로도 묘사할 수 없다. 타인의 감정과 요구에 대한 그들의 무관심은, 다른 사람을 해친 후 그들의 특유의 후회의 결여를 포함하여, 이른 애착의 심각한 장애를 반영할 수도 있다. 아동의 기질과 책임 있는 성인의 기질 사이의 부정, 학대, 중독, 혼란스러운 의존성, 그리고 심각한 불협화음 등이 나중의 싸이코패스와 연관되어 있지만, 기질적인 원인이 되는 요소들도 있는 것으로 보인다.

싸이코패스 환자들과 함께 일하는 치료자들은 처음에는 매혹되고 그 후에는 깊은 불안감을 느낄지도 모른다. 치료자들은 그들에게 일반적인 감정적 연관성이 부족하다고 느끼는데, 그들의 싸이코패스 환자들로부터 이유없이 불안하고, 초조하고 심지어 "엄청난" 감정을 느낄 수도 있다. 이 모든 역전이는 많은 정보를 제공한다. 최근의 경험적 연구는 싸이코패스 환자와 함께 작업하는 동안 비판받고 압도되는 임상가의 정서적 반응을 확인했다(Colli et al., 2014; Gazzillo et al., 2015). 이러한 고통스러운 감정적 반응과 공존하는 환자에서 알려진 폭력의 과거력은 치료자가 자신의 안전 문제에 대해 우선적으로 고려하도록 강요한다.

치료자들이 지속적으로 동정심을 가지고 손을 내밀려고 애쓰는 치료법은 친절을 약점의 표시로 간주하는 싸이코패스 환자들로 인해 슬픔에 빠질 수 있다. 그러나 임상가가 강력한 존재감을 전달하고, 양심적인 성실성을 가지고 행동하며, 이러한 환자의 동기가 주로 권력에 대한 욕망을 중심으로 움직인다는 것을 인식하고 있을 때, 싸이코패스 환자들에게 치료적으로 영향을 미칠 수 있다. 싸이코패스 환자가 중년 또는 그 이후에 도달하여 신체적 힘의 감소를 느끼고 전지전능적인 분투의 한계에 직면한다면 치료적 영향의 전망은 더 긍정적이다.

KEY FEATURES

체질적 성숙에 기여하는 패턴: 타고난 적개심과 정서적 자극에 대한 높은 역치

주요한 긴장/집착: 조작되는 것에 대한 공포

주요한 정동: 분노, 부러움

자신에 대한 병리적인 믿음: "나는 내가 원하는 것은 뭐든지 할 수 있다"

다른 사람들에 대한 병리적인 믿음: "모든 사람은 이기적이고, 조작적이며, 불명예스럽고, 약하다"

주요한 방어: 전지전능한 통제에 대한 도달

가학적 성격

가학적 성격 조직은 주로 경계선이나 정신증 수준에서 발견되며 지배를 주제로 하여 조직된다. 내부적으로, 가학적인 사람은 죽음과 정동의 불모상태를 경험할 수도 있는데, 이것은 환상에서, 그리고 종종 현실에서 고통과 굴욕을 주는 것으로 완화된다. 가학적 성격 장애의 진단은 DSM-III-TR의 잠정적 범주로 기록되었으나, Meloy(1997, p. 631)는 "지도를 태우는 것이 영역을 없애는 것은 아니다"라고 언급했다. "DSM에서 이 증후군을 제거하는 이유는 분명하지 않지만, 아마도 이러한 연유에는 가학적인 병리와 반사회적 병리 사이에 상당한 중복이 있다는 우려가 포함될 수 있다" 그러나, 가학성과 싸이코패스가 밀접하게 연관되어 있다는 사실에도 불구하고(Holt, Meloy, & Strack, 1999), 그 둘은 동일한 것이 아니다. 모든 싸이코패스적 사람들이 눈에 띄게 가학적인 것도 아니고, 가학적인 사람들도 모두 싸이코패스인 것도 아니다.

범죄적 가학성에 대한 연구를 제외하고, 가학적인 성격 패턴이나 장애에 대한 경험적인 연구는 거의 없었다. Millon(1996)의 연구는 몇 안 되는 포괄적인 설명 중 하나를 제공한다. 가학적인 사람들은 주로 범죄 수사 환경에서 보여지는데, 전문가들은 우선적인 동기부여가 다른 사람들을 통제하고, 속이고, 고통과 굴욕을 강요하는 것과 관련된 수많은 사람들을 직면할 수도 있다. 가학적인 성격은 쉽게 알아볼 수 있다. Meloy (1997)는 아내를 때리는 동안 활짝 뻔뻔하게 웃는 남자와, "화가 나서 애완 동물을 발로 차는 것이 아니라 무심한 즐거움으로 동물을 고문하는 아이"라고 말한다. 다른 사람에 대한 완전한 통제에 관한 연구-Fromm 프로젝트(1973, p. 323)에서는 "불능이 전지전능으로 변한다"고 했다. 가학적인 사람은 항상 종속적이고, 약하며, 비교적 힘이 없는 사람들을 대상으로 선택한다(Shapiro, 1981).

남을 학대하는 사람들 중 극히 일부만이 성격상 가학적이다. 비록 많은 사람들이 화가 나거나 공격을 당했다고 느낄 때 공격을 하지만, 가학적인 사람들은 냉정하게 고문을 가하는 경향이 있다. 따라서 범죄 과학자들은 '정서적인(catathymic)'과 '포식성의' 폭력을 구분한다(예: Serin, 1991년). 가학성의 특징은 지배와 통제를 추구하는 정서적 분리나 죄책감 없는 열정이다. 가학적인 시나리오의 체계적이고 단계적인 준비를 포함할 수 있는 이 분리는 다른 분들의 인간성을 말살시키는 효과를 가지고 있다(Bollas, 1995). 가학성 성격장애가 있는 모든 개인이 선호하는 성적 표현들은 가학적일 가능성이 높지만, 성적 환상이나 성적 행동이 가학성 주제와 관련이 있는 많은 사람들은 일반적으로 가학성이 없으며 따라서 성격 증후군을 가진 것으로 간주될 수 없다.

가학적인 개인들을 치료하는 전문가들은 전형적으로 본능적인 방해, 막연한 불안, 위협, '미움' 그리고 강한 부정적인 감정에 압도당한다고 보고한다. Meloy (1997)는 소름이 돋는 것, 머리 끝에 서 있는 느낌, 그리고 포식자-희생자 상황에 대한 다른 파괴적인 반응을 언급한다. 가학성의 개인은 진실을 말하지 않고(Stone, 1993) 그들의 가학적인 집착에 대해 거짓말을 하거나 말로 표현하지 않음으로써 면접관들을 괴롭히는 것을 즐길 수 있기 때문에, 그러한 역전이는 근본적인 가학성의 주요 지표가 될 수 있다. 치료자는 이러한 종류의 심각하게 방해받는 반응을 항상 받아들여야 하며, 이는 그 사람의 가능한 위험성을 고려하는 치료 계획과 더 철저한 평가가 필요하다는 것을 나타낸다.

우리는 성격적인 새디즘에 대한 성공적인 정신치료에 대한 어떤 보고도 모른다. 살인자들의 일대기적인 진술을 세심하게 분석해 온 Stone(1993, 2009)은 자신이 공부한 가학적인 개인들이 치료의 범위를 벗어난다고 생각한다. 다른 존재를 존중할 대상이 아니라 장난칠 대상으로 취급함으로써 나타나는 애착 결핍은 치료적 동맹을 위한 능력이 만들어지는 것을 방해할 수 있다. 게다가, 가학적인 행동들, 특히 성적인 가학적성의 쾌락은 가학적인 패턴을 감소시키려는 노력들이 소용없을 정도로 강화될 수 있다. 그럼에도 불구하고, 가학성 인성의 정확한 진단은 사법 당국에 권고안을 만들고, 해를 끼칠 수 있는 기회를 줄이고, 가학성 인물의 영향을 받는 사람들을 돕고, 현실적으로 자원을 할당하는 데 중요한 의미를 가진다.

KEY FEATURES

체질적 성숙에 기여하는 패턴: 밝혀진 바 없음.

주요한 긴장/집착: 모욕에 대한 고통/그런 고통을 주는 것.

주요한 정동: 냉정한 증오, 경멸, 즐거움(가학적으로 신이 남)

자신에 대한 병리적인 믿음: "나는 다른 사람들을 다치게 하고 모욕할 권리가 있다"

다른 사람들에 대한 병리적인 믿음: "다른 것들이 나의 지배를 위한 물건으로 존재한다"

주요한 방어: 분리, 전능적 조절, 역전, 행동화.

경계선 성격

첫 번째 PDM에서는 임상적으로 추론한 성격구조를 지칭하기 위해 '경계선'이라는 용어를 사용했다. DSM 기준으로 정의되는 특정 경계선 유형의 성격장애에 대한 개념이 너무 널리 보급되어 경계선 성격구조와 경계선 성격장애를 구분하는 Kernberg의 해법을 따르게 되었다. 또한, Shedler(2015)와 Westen 그리고 동료들은(2012) 임상가가 경계선 성격 장애의 DSM 진단 구조와 Kernberg의 경계선 구조 개념 둘 다와 중복되는 경계선 수준으로 이상 조절되고 있는 성격 장애의 구성을 동일시 하고 있다는 것을 발견했다.

애착 연구에서, 학자들은 관련성이 있는 와해된/혼란스러운 또는 '타입 D'의 불안정한 애착 스타일을 확인했다(예, Fonagy, Target, & Gergely, 2000; Liotti, 2004; Liotti, Pasquini, & Cirricone, 2000; Main & Solomon, 1986). 이 패턴은 정동을 관용하고 조절하는 데 있어 만성적이고 장기적인 어려움으로 특징지어지며, 애착 대상을(치료자 같은) 안전의 대상과 두려움의 대상 둘 다로 간주하여, 필사적인 매달림, 적대적 공격, 그리고 해리 상태와 같은 분리의 혼란스러운 조합으로 다루게 한다. 신경과학 연구(Fertuck, Lenzenweger, Hoermann, & Stanley, 2006; Van der Kolk, 2003; Van der Kolk, 2003)는 조기 외상이 고위 실행 기능을(정동 조절) 훼손할 수 있다는 것을 보여준다.

경계선 성격을 가진 사람들의 심리를 이해하려는 노력은 수 십 년 동안 지속되어 왔고 많은 관점에서 수행되어 왔다. 그 개념은 항상 복잡하고 다면적인 것으로 보여져 왔다. 학자들은 분열, 투사적 동일시 및 기타 소모적인 방어에 대한 관련성 측면에서 경계선 성격을 관찰했다. (Kernberg 1967, 1984); problems in psychiatric management (Gunderson & Singer, 1975; Main, 1957; Skodol, Gunderson, et al., 2002a; Skodol, Siever, et al., 2002b); disorganized attachment (Fonagy et al., 2000; Holmes, 2004; Liotti, 2004); inability to mentalize (to recognize internal states in self and others that underlie behaviors) and regulate affect (Fonagy, Gergely, Jurist, & Target, 2002); and inability to experience continuity of self and others (Bromberg, 1998; Chefetz, 2015; Meares, 2012).

원인론적인 측면에서는, 유전적 취약성에 대한 증거가 있는데(Kernberg & Caligor, 2005; Paris, 1993; Siever & Davis, 1991; Stone, 1980; Torgersen, 2000), 초기 애착 장애의 기원 (Guidano & Lioti, 1983), 발달의 정체, (Bateman & Fonagy, 2004; Fonagy et al., 2002; Masterson, 1972, 1976, 1988) 그리고 관계에 있어서 심각한 트라우마의 영향(Meares, 2012) 등이 포함된다. 이들 각 요인의 상대적 가중치는 사람마다 다르다. 경계선 성격 장애를 가진 개인들은, 일부는 그들이 일반적인 치료 경계에 도전하고 강한 역전이 반응을 일으킬 수 있고, 그들 중 일부는 치료자들이 훈련해 온 치료 모델의 수정을 요구하기 때문에, 악명 높게 어려운 환자들이다.

경계선 성격 장애를 가진 환자들은 쉽게 통제할 수 없게 되는, 극도의 강도에 이르며 적응력을 손상시키는 감정을 느낀다. 그들은 격변하는 경향이 있고, 결과적으로 그들은 그들의 정동을 조절하고 진정시키기 위해 다른 사람의 존재를 필요로 한다. 그러나 이 사람과의 관계가 가까워지면, 그들은 쉽게 통제되고, 사로잡힌다고 느끼며, 동시에 거부당하고 버려지는 것에 대한 깊은 두려움을 느낀다. 이러한 내적 혼란은 그들이 다른 사람들의 태도와 행동을 현재 혹은 미래의 거부와 버려짐의 표시로 오해하게 만든다.

그러한 환자들은 그들의 행동과 감정을 그들이 생각하고 있는 것, 그리고 일어나고 있는 일과 연결시키는 데 어려움을 겪는 경향이 있다. 그들은 다른 사람들의 행동, 의도, 욕망, 감정을 이해하는 데 어려움을 겪으며(즉 정신화의 실패), 종종 투사를 통해 그들을 잘못 해석하거나, 다른 사람들이 그렇게 생각하고 느끼는 것을 당연하게 받아들인다. 그들은 다른 사람들의 입장이 되어 보는 데 어려움을 겪는다. 결과적으로, 그들은 다른 사람들을 이분법적이고(좋음 혹은 나쁨) 자기중심적인 방식으로 보는 경향이 있다. 그들은 자기 자신과 다른 사람들의 행동, 의도, 욕망에 대한 진부한 설명을 발전시키는 경향으로 고지식할 수도 있고, 너무 의심스럽고 너무 복잡해서 그들의 경험 자체와의 연관을 잃게 될 수도 있다.

그들은 자신의 경험에서 연속성을 느끼는 데 추가적으로 어려움을 겪는다. 그들은 이러한 서로 다른 정동, 표현, 상태 간의 불일치를 인식하지 않고, 한 정동에서 다른 정동으로, 한 가지 자기 표현으로에서 다른 것으로, 그리고 한 가지 자기 상태에서 다른 것으로 이동할 수 있다. 결과적으로, 그들은 그들 자신의 행동에 의해 방향감각을 잃게 될 수도 있고 그들과 교류하는 사람들의 방향감각을 잃게 될 수도 있다. 그들은 그들이 경험하고 있는 것과 유사한 감정이나 혹은 그들이 그들 스스로에 대해 부인하는 감정들을 자극하는 경향이 있다.

그들은 내적 "공허함"을 느끼는 경향이 있고, 해리되고, 몽롱한 의식 상태로 들어갈 수도 있다. 그들은 스스로를 달래기 위해 자해 행동을 할 수도 있다. 종종 그들은 이러한 자기 손상적인 행동이 그들을 살아 있게 하거나 그들의 몸과 다시 연결시켜준다고 보고한다. 그들은 이러한 이유로 자살 위협이나 제스처를 취하거나, 또는 다른 사람들의 관심을 끌거나, 그들을 조종하기 위해(또는 둘 다) 할 수 있다. 그들은 애착이 필요할 때 성적으로나 공격적으로 행동할 수 있다. 그들은 종종 충동적일 수도 있지만, 항상 그렇지는 않을 수도 있고, 그들은 오래 지속되고, 가까운 관계를 만족시키며, 안정적이고 만족스러운 직장 생활을 만드는 데 어려움을 겪는 경향이 있다.

심각도 경계선 범위에 있는 개인과 작업하기 위해 본 매뉴얼의 일반 권고사항은 진단 가능한 경계선 성격 장애 환자들에게 적용된다. 우리가 아는 바로는, 경계성 성격 장애를 가진 개인을 돕는 모든 접근법은 치료 동맹의 중심성과 그것이 손상되었을 때 그것을 회복하는 것의 중요성, 경계의 중요한 역할과 경계가 유지되었을 때 환자의 분노를 참을 수 있는 치료자의 의지에 초점을 맞추고; 퇴행을 방지하고; 강렬함에 대한 예상; 혹은 딜레마의 필연성; 정서적으로 진실한 사람으로 치료자를 인식하는 감각의 중요성; 그리고 자기 반성의 능력, 정신화 발달 혹은 마음챙김 등이다. 치료자들에게는 또한 지속적인 임상 감독과 상담의 필요성을 강조한다.

흥미롭게도, 경계성 성격 장애의 치료에 대해 글을 쓴 정신분석 이론가들은 그들의 치료가 표준 정신치료법에서 어떻게 벗어났는지 강조한다(예, Bateman & Fonagy, 2004; Clarkin et al., 2006; Kernberg, 1989; Masterson, 1976, 1983). 그리고 인지 행동 치료자들은 그들의 치료법이 어떻게 표준 CBT를 벗어나는지 강조한다(예: Linehan, 1993; Young, Closko, and Weishaar, 2003).

KEY FEATURES

체질적 성숙에 기여하는 패턴: 정동의 조절, 강렬함, 공격성, 달래는 능력의 선천적인 어려움.

주요한 긴장/집착: 자기 응집 대 분절화; 애착 대 버려짐에 대한 절망.

주요한 정동: 일반적으로 강렬한 정동, 특히 분노, 수치심, 공포.

자신에 대한 병리적인 믿음: "나는 내가 누군지 모른다; 나는 연속성을 지니기 보다는 해리된 자기 상태에서 산다"

다른 사람들에 대한 병리적인 믿음: "다른 것들은 복잡한 개인 심리보다는 1차원적이고 나에게 미치는 영향에 의해 정의된다"

주요한 방어: 분리, 투사적 동일시, 부정, 해리, 행동화 그리고 다른 원시적인 방어들.

■■■ 참고문헌

Abbass, A. A. (2015). *Reaching through resistance: Advanced psychotherapy techniques.* Kansas City, MO: Seven Leaves Press.

Abbass, A. A., Kisely, S. R., Town, J. M., Leichsenring, F., Driessen, E., de Maat, S., . . . Crowe, E. (2014). Short-term psychodynamic psychotherapies for common mental disorders. *Cochrane Database of Systematic Reviews, 7,* CD004687.

Abbass, A., Town, J., & Driessen, E. (2011). The efficacy of short-term psychodynamic psychotherapy for depressive disorders with comorbid personality disorder. *Psychiatry, 74*(1), 58–71.

Achenbach, T., & Edelbrock, C. (1978). The classification of child psychopathology: A review and analysis of empirical efforts. *Psychological Bulletin, 85,* 1275–1301.

Adler, G. (1985). *Borderline psychopathology and its treatment.* New York: Aronson.

Ainsworth, M., Blehar, M. C., Waters, E., & Wall, S. (1978). *Patterns of attachment: A psychological study of the Strange Situation.* Hillsdale, NJ: Erlbaum.

Akhtar, S. (1989). Narcissistic personality disorder: Descriptive features and differential diagnosis. *Psychiatric Clinics of North America, 12,* 505–529.

Akhtar, S. (1992). *Broken structures: Severe personality disorders and their treatment.* Northvale, NJ: Aronson.

Akhtar, S. (1999). *Immigration and identity: Turmoil, treatment, and transformation.* Lanham, MD: Jason Aronson.

Akhtar, S. (Ed.). (2009). *Freud and the Far East: Psychoanalytic perspectives on the people and culture of China, Japan, and Korea.* Lanham, MD: Jason Aronson.

Akhtar, S. (2011). *Immigration and acculturation: Mourning, adaptation, and the next generation.* Lanham, MD: Jason Aronson.

Alarcón, R. D., & Foulks, E. F. (1995a). Personality disorders and culture: Contemporary clinical views (Part A). *Cultural Diversity and Mental Health, 1,*3–17.

Alarcón, R. D., & Foulks, E. F. (1995b). Personality disorders and culture: Contemporary clinical views (Part B). *Cultural Diversity and Mental Health, 1,* 79–91.

Allport, G. W. (1937). *Personality: A psychological interpretation.* New York: Holt.

American Psychiatric Association. (1980). *Diagnostic and statistical manual of mental disorders* (3rd ed.). Washington, DC: Author.

American Psychiatric Association. (1987). *Diagnostic and statistical manual of mental disorders* (3rd ed., rev.). Washington, DC: Author.

American Psychiatric Association. (1994). *Diagnostic and statistical manual of mental disorders* (4th ed.). Washington, DC: Author.

American Psychiatric Association. (2000). *Diagnostic and statistical manual of mental disorders* (4th ed., text rev.). Washington, DC: Author.

American Psychiatric Association. (2013). *Diagnostic and statistical manual of mental disorders* (5th ed.). Arlington, VA: Author.

American Psychological Association. (2012). Recognition of psychotherapy effectiveness. Retrieved from *www.apa.org/about/policy/resolutionpsychotherapy.aspx*.

Anstadt, T., Merten, J., Ullrich, B., & Krause, R. (1997). Affective dyadic behavior, core conflictual relationship themes and success of treatment. *Psychotherapy Research, 7*, 397–417.

Appelbaum, A. (2005). Supportive psychotherapy. In J. M. Oldman, A. E. Skodol, & D. S. Bender (Eds.), *Textbook of personality disorders* (pp. 335–346). Washington, DC: American Psychiatric Association.

Appelbaum, A. (2008). Supportive psychotherapy for borderline patients. *Social Work in Mental Health, 6*, 145–155.

Aron, L. (1991). Working through the past—working toward the future. *Contemporary Psychoanalysis, 27*, 81–108.

Atwood, G. E. (2011). *The abyss of madness*. New York: Routledge.

Bak, R. (1946). Masochism in paranoia. *Psychoanalytic Quarterly, 15*, 285–301.

Bakan, D. (1966). *The duality of human existence: Isolation and communion in Western man*. Boston: Beacon Press.

Bateman, A., & Fonagy, P. (2004). *Psychotherapy for borderline personality disorder: Mentalizationbased treatment*. New York: Oxford University Press.

Beck, A. T. (1983). Cognitive therapy of depression. New perspectives. In P. J. Clayton & J. E. Barrett (Eds.), *Treatment of depression: Old controversies and new approaches* (pp. 265–290). New York: Raven Press.

Bender, D. S., Morey, L. C., & Skodol, A. E. (2011). Toward a model for assessing level of personality functioning in DSM-5: Part I. A review of theory and methods. *Journal of Personality Assessment, 93*, 332–346.

Benjamin, J. (1988). *The bonds of love: Psychoanalysis, feminism, and the problem of domination*. New York: Pantheon.

Benjamin, J. (1995). *Like subjects, like objects: Essays on recognition and sexual difference*. New Haven, CT: Yale University Press.

Berney, S., de Roten, Y., Beretta, V., Kramer, U., & Despland, J. N. (2014). Identifying psychotic defenses in a clinical interview. *Journal of Clinical Psychology, 70*, 428–439.

Betan, E., Heim, A. K., Zittel Conklin, C., & Westen, D. (2005). Countertransference phenomena and personality pathology in clinical practice: An empirical investigation. *American Journal of Psychiatry, 5*, 890–898.

Bion, W. R. (1967). *Second thoughts*. London: Karnac.

Blatt, S. J. (1990). Interpersonal relatedness and selfdefinition: Two personality configurations and their implications for psychopathology and psychotherapy. In J. L. Singer (Ed.), *Repression and dissociation* (pp. 299–336). Chicago: University of Chicago Press.

Blatt, S. J. (1992). The differential effect of psychotherapy and psychoanalysis with anaclitic and introjective patients: The Menninger Psychotherapy Research Project revisited. *Journal of the American Psychoanalytic Association, 40*, 691–724.

Blatt, S. J. (1993). Different kinds of folks may need different kinds of strokes: The effect of patients' characteristics on therapeutic process and outcome. *Psychotherapy Research, 3*, 245–259.

Blatt, S. J. (2004). *Experiences of depression: Theoretical, clinical and research perspectives*. Washington, DC: American Psychological Association.

Blatt, S. J. (2006). A fundamental polarity in psychoanalysis: Implications for personality development, psychopathology, and the therapeutic process. *Psychoanalytic Inquiry, 26*, 494–520.

Blatt, S. J. (2008). *Polarities of experience: Relatedness and self-definition in personality development, psychopathology, and the therapeutic process*. Washington, DC: American Psychological Association.

Blatt, S. J., & Auerbach, J. S. (1988). Differential cognitive disturbances in three types of "borderline" patients. *Journal of Personality Disorders, 2*, 198–211.

Blatt, S. J., & Bers, S. A. (1993). The sense of self in depression: A psychodynamic perspective. In Z. V. Segal & S. J. Blatt (Eds.), *The self in emotional distress: Cognitive and psychodynamic perspectives* (pp. 171–210). New York: Guilford Press.

Blatt, S. J., & Blass, R. B. (1990). Attachment and separateness: A dialectic model of the products and processes of psychological development. *Psychoanalytic Study of the Child, 45*, 107–127.

Blatt, S. J., & Luyten, P. (2010). Reactivating the psychodynamic approach to classify psychopathology. In T. Millon, R. F. Krueger, & E. Simonsen (Eds.), *Contemporary directions in psychopathology. Scientific foundations of the DSM-V and ICD -11* (pp. 483–514). New York: Guilford Press.

Blatt, S. J., & Zuroff, D. C. (1992). Interpersonal relatedness and self-definition: Two prototypes for depression. *Clinical

Psychology Review, 12, 527–562.

Blatt, S. J., Zuroff, D. C., Hawley, L. L., & Auerbach, J. S. (2010). Predictors of sustained therapeutic change. *Psychotherapy Research, 20*, 37–54.

Bollas, C. (1995). *Cracking up: The work of unconscious experience*. New York: Hill & Wang.

Bollas, C. (2012). *China on the mind*. London: Routledge.

Bonime, W. (1979). Paranoid psychodynamics. *Contemporary Psychoanalysis, 15*, 514–527.

Bornstein, R. F. (1993). *The dependent personality*. New York: Guilford Press.

Bornstein, R. F. (2005). *The dependent patient: A practitioner's guide*. Washington, DC: American Psychological Association.

Boulanger, G. (2007). *Wounded by reality: Understanding and treating adult onset trauma*. Mahwah, NJ: Analytic Press.

Bourke, M. E., & Grenyer, B. F. S. (2010). Psychotherapists' response to borderline personality disorder: A core conflictual relationship theme analysis. *Psychotherapy Research, 20*, 680–691.

Bourke, M. E., & Grenyer, B. F. S. (2013). Therapists' accounts of psychotherapy process associated with treating patients with borderline personality disorder. *Journal of Personality Disorders, 27*, 735–745. Bowlby, J. (1969). *Attachment and loss: Vol. 1. Attachment*. London: Hogarth Press.

Bradley, R., Heim, A., & Westen, D. (2005). Transference patterns in the psychotherapy of personality disorders: Empirical investigation. *British Journal of Psychiatry, 186*, 342–349.

Brenner, C. (1959). The masochistic character: Genesis and treatment. *Journal of the American Psychoanalytic Association, 7*, 197–226.

Bromberg, P. M. (1998). *Standing in the spaces: Essays on clinical process, trauma and dissociation*. Hillsdale, NJ: Analytic Press.

Bucci, W. (1997). *Psychoanalysis and cognitive science*. New York: Guilford Press.

Buchheim, A., Erk, S., George, C., Kachele, H., Kircher, T., Martius, P., . . . Walter, H. (2008). Neural correlates of attachment trauma in borderline personality disorder: A functional magnetic resonance imaging study. *Psychiatry Research: Neuroimaging, 163*, 223–235.

Bugas, J., & Silberschatz, G. (2000). How patients coach their therapists in psychotherapy. *Psychotherapy: Theory, Research, Practice, Training, 37*(1), 64–70.

Bursten, B. (1973). *The manipulator: A psychoanalytic view*. New Haven, CT: Yale University Press.

Caligor, E., Kernberg, O. F., & Clarkin, J. F. (2007). *Handbook of dynamic psychotherapy for higher level personality pathology*. Washington, DC: American Psychiatric Association.

Carter, P., & Grenyer, B. F. S. (2012). Expressive language disturbance in borderline personality disorder in response to emotional autobiographical stimuli. *Journal of Personality Disorders, 26*(3), 305–321.

Chefetz, R. A. (2000). Disorder in the therapist's view of the self: Working with the person with dissociative identity disorder. *Psychoanalytic Inquiry, 20*, 305–329.

Chefetz, R. A. (2015). *Intensive psychotherapy for persistent dissociative processes: The fear of feeling real*. New York: Norton.

Chodorow, N. J. (1994). *Femininities, masculinities, sexualities: Freud and beyond*. Lexington: University Press of Kentucky.

Chodorow, N. J. (1999). *The reproduction of motherhood* (2nd ed.). Berkeley: University of California Press.

Cierpka, M., Grande, T., Rudolf, G., von der Tann, M., Stasch, M., & OPD Task Force. (2007). The operationalized psychodynamic diagnostics system: Clinical relevance, reliability and validity. *Psychopathology, 40*, 209–220.

Clarkin, J. F., Foelsch, P. A., Levy, K. M., Hull, J. W., Delaney, J. D., & Kernberg, O. F. (2001). The development of a psychodynamic treatment for patients with borderline personality disorder: A preliminary study of behavioral change. *Journal of Personality Disorders, 15*, 487–495.

Clarkin, J. F., Levy, K. N., Lenzenweger, M., & Kernberg, O. F. (2004). The Personality Disorders Institute/ Borderline Personality Research Foundation randomized control trial for borderline personality disorder: Rationale, methods, and patient characteristics. *Journal of Personality Disorders, 18*, 51–72.

Clarkin, J. F., Levy, K. N., Lenzenweger, M. F., & Kernberg, O. F. (2007). Evaluating three treatments for borderline personality disorder: A multiwave study. *American Journal of Psychiatry, 16 4*, 922–928.

Clarkin, J. F., Yeomans, F. E., & Kernberg, O. F. (1999). *Psychotherapy for borderline personality: Focusing on object relations*. Washington, DC: American Psychiatric Association.

Cleckley, H. (1941). *The mask of sanity: An attempt to clarify some issues about the so-called psychopathic personality*. St.

Louis, MO: Mosby.

Colli, A., Tanzilli, A., Dimaggio, G., & Lingiardi, V. (2014). Patient personality and therapist response: An empirical investigation. *American Journal of Psychiatry, 171*, 102–108.

Compton, W. M., & Guze, S. B. (1995). The neo Kraepelinian revolution in psychiatric diagnosis. *European Archives of Psychiatry and Clinical Neuroscience, 245*, 196–201.

Cooper, A. M. (1988). The narcissistic–masochistic character. In R. A. Glick & D. I. Meyers (Eds.), *Masochism: Current psychological perspectives* (pp. 189–204). Hillsdale, NJ: Analytic Press.

Cramer, P. (2006). *Protecting the self: Defense mechanisms in action*. New York: Guilford Press.

Cramer, P. (2015). Defense mechanisms: 40 years of empirical research. *Journal of Personality Assessment, 97*, 114–122.

Czubak, K. (2014). Attachment styles and personality disorders. *Personality and Individual Differences, 60*(Suppl.), S51.

Dahl, H. (1988). Frames of mind. In H. Dahl, H. Kachele, & H. Thomae (Eds.), *Psychoanalytic process research strategies* (pp. 51–66). New York: Springer-Verlag.

Dahl, H. S. J., Rǿssberg, J. I., Bǿgwald, K. P., Gabbard, G. O., & Hǿglend, P. A. (2012). Countertransference feelings in one year of individual therapy: An evaluation of the factor structure in the Feeling Word Checklist–58. *Psychotherapy Research, 22*, 12–25.

Daros, A. R., Zakzanis, K. K., & Ruocco, A. C. (2013). Facial emotion recognition in borderline personality disorder. *Psychological Medicine, 43*,1953–1963.

Davis, K. L., & Panksepp, J. (2011). The brain's emotional foundations of human personality and the Affective Neuroscience Personality Scales. *Neuroscience and Biobehavioral Reviews, 35*, 1946–1958.

Deutsch, H. (1955). The impostor: Some forms of emotional disturbance and their relationship to schizophrenia. *Psychoanalytic Quarterly, 11*, 301–321.

Diamond, D., Levy, K. N., Clarkin, J. F., Fischer-Kern, M., Cain, N. M., Doering, S., . . . Buchheim A. (2014). Attachment and mentalization in female patients with comorbid narcissistic and borderline personality disorder. *Personality Disorders, 5*, 428–433.

Diamond, D., Yeomans, F. E., Stern, B., Levy, K. N., Hörz, S., Doering, S., . . . Clarkin, J. F. (2013). Transference focused psychotherapy for patients with comorbid narcissistic and borderline personality disorder. *Psychoanalytic Inquiry, 33*, 527–551.

Di Giuseppe, M. G., Perry, J. C., Petraglia, J., Janzen, J., & Lingiardi, V. (2014). Development of a Q-sort version of the Defense Mechanism Rating Scales (DMRS-Q) for clinical use. *Journal of Clinical Psychology, 70*, 452–465.

Dimaggio, G., & Semerari, A. (2004). Disorganized narratives: the psychological condition and his treatment. How to achieve a metacognitive point of view order to chaos. In L. Angus & J. McLeod (Eds.), *Handbook of narrative psychotherapy: Practice, theory and research* (pp. 263–282). Thousand Oaks, CA: SAGE.

Dimen, M. (2003). *Sexuality, intimacy, power*. Hillsdale, NJ: Analytic Press.

Dimen, M., & Goldner, V. (Eds.). (2002). *Gender in psychoanalytic space*. New York: Other Press.

Dimen, M., & Goldner, V. (2012). Gender and sexuality. In G. O. Gabbard, B. E. Litowitz, & P. Williams (Eds.), *Textbook of psychoanalysis* (2nd ed., pp. 133–154). Arlington, VA: American Psychiatric Publishing.

Distel, M. A., Trull, T. J., Derom, C. A., Thiery, E .W., Grimmer, M. A., Martin, N. G., . . . Boomsma, D. I. (2008). Heritability of borderline personality disorder features is similar across three countries. *Psychological Medicine, 38*, 1219–1229.

Doi, T. (1981). *The anatomy of dependence: The key analysis of Japanese behavior* (2nd ed.). Tokyo: Kodansha International.

Doidge, N. (2001). Diagnosing *The English Patient*: Schizoid fantasies of being skinless and being buried alive. *Journal of the American Psychoanalytic Association, 49*, 279–309.

Dolan, R., & Fullam, R. (2004). Theory of mind and mentalizing ability in antisocial personality disorders with and without psychopathy. *Psychological Medicine, 34*, 1093–1102.

Dozier, M., Stovall-McClough, K. C., & Albus, K. E. (2008). Attachment and psychopathology in adulthood. In J. Cassidy & P. R. Shaver (Eds.), *Handbook of attachment: Theory, research, and clinical applications* (2nd ed., pp. 718–744). New York: Guilford Press.

Drapeau, M., De Roten, Y., Perry, J. C., & Despland, J. N. (2003). A study of stability and change in defense mechanisms during a brief psychodynamic investigation. *Journal of Nervous and Mental Disease, 191*, 496–502.

Duncan, B. L., Miller, S. D., Wampold, B. E., & Hubble, M. A. (Eds.). (2010). *The heart and soul of change: Delivering what works in therapy* (2nd ed.). Washington, DC: American Psychological Association.

Fairbairn, W. R. D. (1952). *An object-relations theory of the personality*. New York: Basic Books.

Federn, P. (1952). *Ego psychology and the psychoses*. New York: Basic Books.

Feighner, J. P., Robins, E., Guze, S. B., Woodruff, R.A., Winokur, G., & Munoz, R. (1972). Diagnostic criteria for use in psychiatric research. *Archives of General Psychiatry, 26*, 57–63.

Fertuck, E., Bucci, W., Blatt, S. J., & Ford, R. Q. (2004). Verbal representation and therapeutic change in anaclitic and introjective patients. *Psychotherapy: Theory, Research, Practice, Training, 41*, 13–25.

Fertuck, E. A., Jekal, A., Songa, I., Wyman, B., Morris, M. C., Wilson, S. T., . . . Stanley, B. (2009). Enhanced "reading the mind with the eyes" in borderline personality disorder compared to healthy controls. *Psychological Medicine, 39*, 1979–1988. Fertuck, E. A., Lenzenweger, M. F., Hoermann, S.,& Stanley, B. (2006). Executive neurocognition, memory systems, and borderline personality disorder. *Clinical Psychology Review, 26*, 346–357.

Fisher, S., & Greenberg, R. P. (1985). *The scientific credibility of Freud's theories and therapy*. New York: Columbia University Press.

Fonagy, P., Bateman, A. W., Lorenzini, N., & Campbell, C. (2014). Development, attachment, and childhood experiences. In J. M. Oldham, A. E. Skodol, & D. Bender (Eds.), *Textbook of personality disorders* (2nd ed., pp. 55–78). Washington, DC: American Psychiatric Association.

Fonagy, P., Gergely, G., Jurist, E., & Target, M. (2002). *Affect regulation, mentalization, and the development of the self*. New York: Other Press.

Fonagy, P., Target, M., & Gergely, G. (2000). Attachment and borderline personality disorder: A theory and some evidence. *Psychiatric Clinics of North America, 23*, 103–122.

Fonagy, P., Target, M., Gergely, G., Allen, J. G., & Bateman, A. W. (2003). The developmental roots of borderline personality disorder in early attachment relationships: A theory and some evidence. *Psychoanalytic Inquiry, 23*, 412–459.

Fossati, A., Feeney, J., Pincus, A., Borroni, S., & Maffei, C. (2015). The structure of pathological narcissism and its relationships with adult attachment styles: A study of Italian nonclinical and clinical adult participants. *Psychoanalytic Psychology, 32*, 403–431.

Frank, J. D., Margolin, J., Nash, H. T., Stone, A.R., Varon, E., & Ascher, E. (1952). Two behavior patterns in therapeutic groups and their apparent motivation. *Human Relations, 5*, 289–317.

French, T. (1958). *The integration of behavior: Vol. 3. The reintegrative process in a psychoanalytic treatment*. Chicago: University of Chicago Press.

Fromm, E. (1973). *The anatomy of human destructiveness*. New York: Fawcett.

Frosch, J. (1964). The psychotic character: Clinical psychiatric considerations. *Psychiatric Quarterly, 38*, 91–96.

Freud, S. (1913). The disposition to obsessional neurosis. *Standard Edition, 12*, 311–326.

Gabbard, G. O. (1989). Two subtypes of narcissistic personality disorder. *Bulletin of the Menninger Clinic, 53*, 527–539.

Gabbard, G. O. (2009a). *Textbook of psychotherapeutic treatments*. Washington, DC: American Psychiatric Association.

Gabbard, G. O. (2009b). Transference and countertransference: Developments in the treatment of narcissistic personality disorder. *Psychiatric Annals, 39*, 129–136.

Gacono, C., & Meloy, J. R. (1988). The relationship between cognitive style and defensive process in the psychopath. *Criminal Justice and Behavior, 15*, 472–483.

Gacono, C., & Meloy, J. R. (1994). *Rorschach assessment of aggressive and psychopathic personalities*. Hillsdale, NJ: Erlbaum.

Gairdner, W. (2002). The ailment: 45 years later. *Clinical Child Psychology and Psychiatry, 7*, 288–294. Garrett, M. (2012). Cognitive behavioral therapy for psychosis. In H. L. McQuistion, W. E. Sowers, J.M. Ranz, & J. M. Feldman (Eds.), *The American Association of Community Psychiatrists handbook of community psychiatry* (pp. 153–162). New York: Springer.

Garrett, M., & Turkington, D. (2011). CBT for psychosis in a psychoanalytic frame. *Psychosis, 3*,1–13.

Gazzillo, F., Lingiardi, V., Del Corno, F., Genova, F., Bornstein, R. F., Gordon, R., & McWilliams, N. (2015). Clinicians' emotional responses and *Psychodynamic Diagnostic Manual* adult personality disorders: A clinically relevant empirical investigation. *Psychotherapy, 52*(2), 238–246.

Gilbert, P., Boxall, M., Cheung, M., & Irons, C. (2005). The relation of paranoid ideation and social anxiety in a mixed clinical population. *Clinical Psychology and Psychotherapy, 12*(2), 124–133.

Glickauf-Hughes, C. (1997). Etiology of the masochistic and narcissistic personality. *American Journal of Psychoanalysis, 57*, 141–148.

Gordon, R. M., Gazzillo, F., Blake, A., Bornstein, R.F., Etzi, J., Lingiardi, V., . . . Tasso, A. F. (2016). The relationship between theoretical orientation and countertransference awareness: Implications for ethical dilemmas and risk management. *Clinical Psychology and Psychotherapy, 23*(3), 236–245.

Gordon, R. M., & Stoffey, R. W. (2014). Operationalizing the *Psychodynamic Diagnostic Manual*: A preliminary study of the Psychodiagnostic Chart (PDC). *Bulletin of the Menninger Clinic, 78*(1), 1–15.

Grant, B., Chou, S., Goldstein, R., Huang, B., Stinson, F., Saha, T., . . . Ruan, W. (2008). Prevalence, correlates, disability, and comorbility of DSM-I V borderline personality disorder: Results from the wave 2 National Epidemiologic Survey on alcohol and related conditions. *Journal of Clinical Psychiatry, 69,* 533–545.

Greenspan, S. I. (1992). *Infancy and early childhood: The practice of clinical assessment and intervention with emotional and developmental challenges.* Madison, CT: International Universities Press.

Greenspan, S. I., & Shanker, S. (2004). *The first idea: How symbols, language, and intelligence evolve from primates to humans.* Reading, MA: Perseus Books.

Grenyer, B. F. S. (2012). The clinician's dilemma: Core conflictual relationship themes in personality disorders. *ACPAR IA N (Australian Clinical Psychologist), 4,* 20–26.

Grenyer, B. F. S., Deane, F. P., & Lewis, K. (2008). Treatment history and its relationship to outcome in psychotherapy for depression. *Counselling and Psychotherapy Research, 8,* 21–27.

Grinker, R. R., Werble, B., & Drye, R. C. (1968). *The borderline syndrome: A behavioral study of ego functions.* New York: Basic Books.

Group for the Advancement of Psychiatry. (2002). *Cultural assessment in clinical psychiatry.* Washington, DC: American Psychiatric Association.

Grotstein, J. (2009). *". . . But at the same time and on another level . . . "* London: Karnac.

Groves, J. E . (1978). Taking care of the hateful patient. *New England Journal of Medicine, 298*(16), 883–887.

Guidano, V., & Liotti, G. (1983). *Cognitive processes and emotional disorders: A structural approach to psychotherapy.* New York: Guilford Press.

Gunderson, J. G. (2007). Disturbed relationships as a phenotype for borderline personality disorder. *American Journal of Psychiatry, 16 4,* 1637–1640. Gunderson, J. G., & Singer, M. T. (1975). Defining borderline patients: An overview. *American Jour-nal of Psychiatry, 133,* 1–10.

Guntrip, H. (1969). *Schizoid phenomena, object relations and the self.* New York: International Universities Press.

Guthiel, T. G. (2005). Boundary issues and personality disorders. *Journal of Psychiatric Practice, 11,* 88–96.

Gwirtsman, H. E ., Blehar, M. C., McCullough, J. P.,& Kocsis, J. H. (1997). Standardized assessment of dysthymia: Report of a National Institute of Mental Health conference. *Psychopharmacology Bulletin, 33,* 3–11. Hare, R. (1991). *The Hare Psychopathy Checklist: Revised manual.* Toronto, ON, Canada: Multi-Health Systems.

Hartocollis, P. (Ed.). (1977). *Borderline personality disorders: The concept, the syndrome, the patient.* New York: International Universities Press.

Hellerstein, D. J., Pinsker, H., Rosenthal, R. N., & Klee, S. (1994). Supportive therapy as the treatment model of choice. *Journal of Psychotherapy Practice and Research, 3,* 300–306.

Henderson, D. K. (1939). *Psychopathic states.* London: Chapman & Hall.

Herman, J. L ., Perry, J. C., & van der Kolk, B. A. (1989). Childhood trauma in borderline personality disorder. *American Journal of Psychiatry, 146,* 490–495.

Hibbard, S., & Porcerelli, J. C. (1998). Further validation of the Cramer Defense Mechanisms Manual. *Journal of Personality Assessment, 70,* 460–483. Hillenbrand, L . (2003, July 7). A sudden illness. *The New Yorker,* pp. 56–65.

Hilsenroth, M., Callahan, K., & Eudell, E . (2003). Further reliability, convergent and discriminant validity of overall defensive functioning. *Journal of Nervous and Mental Disease, 191,* 730–737. Hirschfeld, R. M. A. (1991). Depressive illness: Diagnostic issues. *Bulletin of the Menninger Clinic, 55,*144–155.

Holmes, J. (2004). Disorganized attachment and borderline personality disorder: A clinical perspective. *Attachment and Human Development, 6,* 181–190.

Holt, S., Meloy, J. R., & Strack, S. (1999). Sadism and psychopathy in violent and sexually violent offenders. *Journal of the American Academy of Psychiatry and the Law, 27,* 23–32.

Horney, K. (1950). *Neurosis and human growth: The struggle toward self-realization.* New York: Norton. Horowitz, L ., Gabbard, G. O., Allen, J. G., Frieswyk, S. H., Colson, D. B., Newsom, G. E ., & Coyne, L. (1996). *Borderline personality disorder: Tailoring the psychotherapy to the patient.* Washington, DC: American Psychiatric Association.

Horowitz, M. J. (1991). *Hysterical personality style and the histrionic personality disorder.* Northvale, NJ: Aronson.

Horowitz, M. J. (1997). Psychotherapy for histrionic personality disorder. *Journal of Psychotherapy Practice and Research,*

6, 93‒104.

Horowitz, M. (1998). *Cognitive psychodynamics: From conflict to character*. New York: Wiley.

Huprich, S. K. (1998). Depressive personality disorder: Theoretical issues, clinical findings, and future research questions. *Clinical Psychology Review*, *18*, 477‒500.

Huprich, S. K. (2014). Malignant self-regard: A selfstructure enhancing the understanding of masochistic, depressive, and vulnerably narcissistic personalities. *Harvard Review of Psychiatry*, *22*, 295‒305.

Huprich, S. K., DeFife, J., & Westen, D. (2014). Refining a complex diagnostic construct: Subtyping dysthymia with the Shedler‒Westen Assessment Procedure‒II. *Journal of Affective Disorders*, *152‒154*, 186‒192.

Huprich, S. K., McWilliams, N., Lingiardi, V., Bornstein, R. F., Gazzillo, F., & Gordon, R. M. (2015). The *Psychodynamic Diagnostic Manual* (PDM) and the PDM-2: Opportunities to significantly affect the profession. *Psychoanalytic Inquiry*, *35*(9), 60‒73.

Huprich, S. K., & Nelson, S. M. (2014). Malignant self-regard: Accounting for commonalities in vulnerably narcissistic, depressive, self-defeating, and masochistic personality disorders. *Comprehensive Psychiatry*, *55*, 989‒998.

Hurvich, M. (2003). The place of annihilation anxiety in psychoanalytic theory. *Journal of the American Psychoanalytic Association*, *51*, 579‒616.

Joyce A. S., Fujiwara, E., Cristall, M., Ruddy, C., & Ogrodniczuk, J. S. (2013). Clinical correlates of alexithymia among patients with personality disorder. *Psychotherapy Research*, *23*, 690‒704.

Jung, C. G. (1971). *The collected works of C. G. Jung: Vol. 6. Psychological types* (H. B. Baynes, Trans.). London: Routledge. (Original work published 1921)

Kagan, J. (1994). *Galen's prophecy: Temperament in human nature*. New York: Basic Books.

Kakar, S. (2008). *Culture and psyche: Selected essays*. London: Oxford University Press.

Karon, B. P., & VandenBos, G. R. (1981). *Psychotherapy of schizophrenia: The treatment of choice*. New York: Aronson.

Kealy, D., Ogrodniczuk, J. S., Joyce, A. S., Steinberg, P. I., & Piper, W. E. (2013). Narcissism and relational representations among psychiatric outpatients. *Journal of Personality Disorder*, *27*, 1‒5.

Kendler, K. S., Prescott, C. A., Myers, J., & Neale, M. C. (2003). The structure of genetic and environmental risk factors for common psychiatric and substance use disorders in men and women. *Archives of General Psychiatry*, *60*, 929‒937.

Kernberg, O. F. (1967). Borderline personality organization. *Journal of the American Psychoanalytic Association*, *15*, 641‒685.

Kernberg, O. F. (1975). *Borderline conditions and pathological narcissism*. New York: Aronson.

Kernberg, O. F. (1983). Object relations theory and character analysis. *Journal of the American Psychoanalytic Association*, *31*, 247‒271.

Kernberg, O. F. (1984). *Severe personality disorders: Psychotherapeutic strategies*. New Haven, CT: Yale University Press.

Kernberg, O. F. (1988). Clinical dimensions of masochism. *Journal of the American Psychoanalytic Association*, *36*, 1005‒1029.

Kernberg, O. F. (1989). *Psychodynamic psychotherapy of borderline patients*. New York: Basic Books.

Kernberg, O. F. (1991). The psychopathology of hatred. *Journal of the American Psychoanalytic Association*, *39*(Suppl.), 209‒238.

Kernberg, O. F. (1992). Psychopathic, paranoid, and depressive transferences. *International Journal of Psycho-Analysis*, *73*, 13‒28.

Kernberg, O. F. (2014). An overview of the treatment of severe narcissistic pathology. *International Journal of Psychoanalysis*, *95*, 865‒888.

Kernberg, O. F., & Caligor, E. (2005). A psychoanalytic theory of personality disorders. In M. F. Lenzenweger & J. F. Clarkin (Eds.), *Major theories of personality disorders* (2nd ed., pp. 114‒156). New York: Guilford Press.

Khan, M. R. (1974). *The privacy of the self*. London: Karnac.

King-Casas, B., Sharp, C., Lomax-Bream, L., Lohrenz, T., Fonagy, P., & Read Montague, P. (2008). The rupture and repair of cooperation in borderline personality disorder. *Science*, *321*, 806‒810.

Kirsten, L. T., Grenyer, B. F. S., Wagner, R., & Manicavasagar, V. (2008). Impact of separation anxiety on psychotherapy outcomes for adults with anxiety disorders. *Counselling and Psychotherapy Research*, *8*, 36‒42.

Kitayama, S., & Markus, H. R. (1999). Yin and yang of the Japanese self: The cultural psychology of personality coherence. In D. Cervone & Y. Shoda (Eds.), *The coherence of personality: Social cognitive bases of personality consistency, variability, and organization* (pp. 242‒302). New York: Guilford Press.

Klein, M. (1946). Notes on some schizoid mechanisms. *International Journal of Psychoanalysis*, *27*, 99‒110.

Klerman, G. L. (1978). The evolution of a scientific nosology. In J. C. Shershow (Ed.), *Schizophrenia: Science and practice* (pp. 99–121). Cambridge, MA: Harvard University Press.

Knight, R. (1953). Borderline states in psychoanalytic psychiatry and psychology. *Bulletin of the Menninger Clinic, 17,* 1–12.

Kohut, H. (1971). *The analysis of the self: A systematic approach to the psychoanalytic treatment of narcissistic personality disorders.* New York: International Universities Press.

Kohut, H. (1977). *The restoration of the self.* New York: International Universities Press.

Kramer, U., de Roten, Y., Perry, J. C., & Despland, J. (2013). Beyond splitting: Observer-rated defense mechanisms in borderline personality disorder. *Psychoanalytic Psychology, 30,* 3–15.

Krueger, R. F. (1999). The structure of common mental disorders. *Archives of General Psychiatry, 56,* 921–926.

Laughlin, H. P. (1979). *The ego and its defenses* (2nd ed.). New York: Aronson.

Leary, T. (1957). *Interpersonal diagnosis of personality: A functional theory and methodology for personality evaluation.* New York: Ronald Press.

Leichsenring, F., Leibing, E ., Kruse, J., New, A., & Leweke, F. (2011). Borderline personality disorder. *Lancet, 377,* 74–84.

Lenzenweger, M. F., Clarkin, J. F., Kernberg, O. F., & Foelsch, P. A. (2001). The Inventory of Personality Organization: Psychometric properties, factorial composition, and criterion relations with affect, aggressive dyscontrol, psychosis proneness, and self-domains in a nonclinical sample. *Psychological Assessment, 13,* 577–591.

Levy, K., & Blatt, S. J. (1999). Attachment theory and psychoanalysis. *Psychoanalytic Inquiry, 19,* 541–575.

Levy, K. N., Edell, W. S., & McGlashan, T. H. (2007). Depressive experiences in inpatients with borderline personality disorder. *Psychiatric Quarterly, 78,* 129–143.

Lewis, K., Caputi, P., & Grenyer, B. F. S. (2012). Borderline personality disorder subtypes: A factor analysis of the DSM-I V criteria. *Personality and Mental Health, 6*(3), 196–206.

Lewis, K., & Grenyer, B. F. S. (2009). Borderline personality or complex posttraumatic stress disorder?: An update on the controversy. *Harvard Review of Psychiatry, 17*(5), 322–328.

Lewis-Fernández, R., Aggarwal, N. K., Bäärnhielm, S., Rohlof, H., Kirmayer, L . J., Weiss, M. G., . . . Lu, F. (2014). Culture and psychiatric evaluation: Operationalizing cultural formulation for DSM-5. *Psychiatry: Interpersonal and Biological Processes, 77,* 130–154.

Linehan, M. M. (1993). *Cognitive-behavioral treatment of borderline personality disorder.* New York: Guilford Press.

Lingiardi, V., Gazzillo, F., & Waldron, S. (2010). An empirically supported psychoanalysis: The case of Giovanna. *Psychoanalytic Psychology, 27*(2), 190–218.

Lingiardi, V., Lonati, C., Fossati, A., Vanzulli, L ., & Maffei, C. (1999). Defense mechanisms and personality disorders. *Journal of Nervous and Mental Disease, 187,* 224–228.

Lingiardi, V., & McWilliams, N. (2015). The *Psychodynamic Diagnostic Manual*—2nd edition (PDM-2). *World Psychiatry, 14*(2), 237–239.

Lingiardi, V., McWilliams, N., Bornstein, R. F., Gazzillo, F., & Gordon, R. (2015a). The *Psychodynamic Diagnostic Manual* version 2 (PDM-2): Assessing patients for improved clinical practice and research. *Psychoanalytic Psychology, 32,* 94–115.

Lingiardi, V., Shedler, J., & Gazzillo, F. (2006). Assessing personality change in psychotherapy with the SWAP-200: A case study. *Journal of Personality Assessment, 86*(1), 36–45.

Lingiardi, V., Tanzilli, A., & Colli, A. (2015b). Does he severity of psychopathological symptoms mediate the relationship between patient personality and therapist response? *Psychotherapy, 52*(2), 228–237.

Liotti, G. (1999). Disorganization of attachment as a model for understanding dissociative psychopathology. In J. Solomon & C. George (Eds.), *Attachment disorganization* (pp. 291–317). New York: Guilford Press.

Liotti, G. (2004). Trauma, dissociation, and disorganized attachment: Three strands of a single braid. *Psychotherapy: Theory, Research, Practice, Training, 41,* 472–487.

Liotti, G., Pasquini, P., & Cirricone, R. (2000). Predictive factors for borderline personality disorders: Patients' early traumatic experiences and losses suffered by attachment figures. *Acta Psychiatrica Scandinavica, 102,* 282–289.

Lotterman, A. (1996). *Specific techniques for the psychotherapy of schizophrenic patients.* New York: International Universities Press.

Lotterman, A. (2015). *Psychotherapy for people diagnosed with schizophrenia: Specific techniques.* New York: Routledge.

Luborsky, L ., & Crits-Cristoph, P. (1996). *Understanding transference* (2nd ed.). Washington, DC: American Psychological Association.

Luyten, P., & Blatt, S. J. (2013). Interpersonal relatedness and self-definition in normal and disrupted personality development: Retrospect and prospect. *American Psychologist*, *68*, 172‒183.

Luyten, P., Blatt, S. J., & Mayes, L. C. (2012). Process and outcome in psychoanalytic psychotherapy research: The need for a (relatively) new paradigm. In R. A. Levy, J. S. Ablon, & H. Kächele (Eds.), *Psychodynamic psychotherapy research: Evidence-based practice and practice-based evidence* (pp. 345‒359). New York: Springer.

Lyons-Ruth, K. (1999). The two-person unconscious: Intersubjective dialogue, enactive relational representation, and the emergence of new forms of relational organization. *Psychoanalytic Inquiry*, *19*, 576‒617.

MacKinnon, R. A., & Michels, R. (1971). *The psychiatric interview in clinical practice*. Philadelphia: Saunders.

MacKinnon, R. A., Michels, R., & Buckley, P. J. (2006). *The psychiatric interview in clinical practice* (2nd ed.). Washington, DC: American Psychiatric Association.

Main, M. (1995). Recent studies in attachment: Overview, with selected implications for clinical work. In S. Goldberg, R. Muir, & J. Kerr (Eds.), *Attachment theory: Social, developmental, and clinical perspectives* (pp. 407‒474). Hillsdale, NJ: Analytic Press.

Main, M., & Solomon, J. (1986). Discovery of an insecure disorganized/disoriented attachment pattern: Procedures, findings and implications for classification of behaviour. In M. W. Yogman & T. B. Brazelton (Eds.), *Affective development in infancy* (pp. 95‒124). Norwood, NJ: Ablex.

Main, T. F. (1957). The ailment. *British Journal of Medical Psychology*, *30*, 129‒145.

Malan, D. H. (1976). *The frontier of brief psychotherapy*. New York: Plenum Press.

Markon, K. E., Krueger, R. F., & Watson, D. (2005). Delineating the structure of normal and abnormal personality: An integrative hierarchical approach. *Journal of Personality and Social Psychology*, *88*, 139‒157.

Markus, H. R., & Kitayama, S. (1991). Culture and the self: Implications for cognition, emotion, and motivation. *Psychological Review*, *98*, 224‒253.

Marty, P., & M'Uzan, M. de. (1963). La pensé opératoire. *Revue Française de Psychoanalyse*, *27*(Suppl.), 345‒356.

Masterson, J. F. (1972). *Treatment of the borderline adolescent: A developmental approach*. New York: Wiley.

Masterson, J. F. (1976). *Psychotherapy of the borderline adult: A developmental approach*. New York: Wiley-Interscience.

Masterson, J. F. (1983). *Countertransference and psychotherapeutic technique: Teaching seminars on psychotherapy of borderline adult*. New York: Other Press.

Masterson, J. F. (1988). *Search for the real self*. New York: Free Press.

Masterson, J. F. (1993). *The emerging self: A developmental, self and object relations approach to the treatment of closet narcissistic disorder of the self*. New York: Brunner/Mazel.

McAdams, D. P. (1988). *Power, intimacy, and the life story: Personological inquiries into identity*. New York: Guilford Press.

McCarthy, K. L., Mergenthaler, E., Schneider, S., & Grenyer, B. F. S. (2011). Psychodynamic change in psychotherapy: Cycles of patient‒therapist interactions and interventions. *Psychotherapy Research*, *21*, 722‒731.

McCrae, R. R., & Costa, P. T., Jr. (2003). *Personality in adulthood: A five-factor theory perspective* (2nd ed.). New York: Guilford Press.

McDougall, J. (1989). *Theaters of the body: A psychoanalytic approach to psychosomatic illness*. New York: Norton.

McWilliams, N. (2011). *Psychoanalytic diagnosis: Understanding personality structure in the clinical process* (2nd ed.). New York: Guilford Press.

McWilliams, N. (2012). Beyond traits: Personality as intersubjective themes. *Journal of Personality Assessment*, *94*, 563‒570.

McWilliams, N. (2015). More simply human: On the universality of madness. *Psychosis: Psychological, Social and Integrative Approaches*, *7*, 63‒71.

Meares, R. (2012). *A dissociation model of borderline personality disorder*. New York: Norton.

Meissner, W. (1978). *The paranoid process*. New York: Aronson.

Meloy, J. R. (1988). *The psychopathic mind. Origins, dynamics, and treatment*. New York: Aronson. Meloy, J. R. (1997). The psychology of wickedness: Psychopathy and sadism. *Psychiatric Annals*, *27*, 630‒633.

Meltzer, D. (1973). *Sexual states of mind*. London: Karnac.

Mikulincer, M., & Shaver, P. R. (2012). An attachment perspective on psychopathology. *World Psychiatry*, *11*, 11‒15.

Mikulincer, M., & Shaver, P. R. (2016). *Attachment in adulthood: Structure, dynamics, and change* (2nd ed.). New York: Guilford Press.

Miller, A. (1981). *Prisoners of childhood: The drama of the gifted child and the search for the true self.* New York: Basic Books. (Original work published 1979)

Millon, T. (1996). *Disorders of personality: DSM-IV and beyond.* New York: Wiley.

Millon, T., & Grossman, S. (2007). *Moderating severe personality disorders: A personalized psychotherapy approach.* Hoboken, NJ: Wiley.

Morse, J. Q., Robins, C. J., & Gittes-Fox, M. (2002). Sociotropy, autonomy, and personality disorder criteria in psychiatric patients. *Journal of Personality Disorders, 16,* 549–560.

National Health and Medical Research Council. (2012). *Clinical practice guideline for the management of borderline personality disorder.* Melbourne, Australia: Author.

National Institute for Health and Clinical Excellence. (2009). *Borderline personality disorder: Treatment and management.* London: British Psychological Society and Royal College of Psychiatrists.

Norcross, J. C. (2011). *Psychotherapy relationships that work* (2nd ed.). New York: Oxford University Press.

Nurnberg, G. H., Raskin, M., Levine, P. E., Pollack, S., Siegel, O., & Prince, R. (1991). The comorbidity of borderline personality disorder and other DSM-III Axis II personality disorders. *American Journal of Psychiatry, 148,* 1371–1377.

Nussbaum, A. M. (2013). *The pocket guide to the DSM-5 diagnostic exam.* Washington, DC: American Psychiatric Association.

Nydes, J. (1963). The paranoid–masochistic character. *Psychoanalytic Review, 50,* 215–251.

Ogloff, J., & Wong, S. (1990). Electrodermal and cardiovascular evidence of a coping response in psychopaths. *Criminal Justice and Behavior, 17,* 231–245.

Ouimette, P. C., Klein, D. N., Anderson, R., Riso, L. P., & Lizardi, H. (1994). Relationship of sociotropy/autonomy and dependency/self-criticism to DSM-III-R personality disorders. *Journal of Abnormal Psychology, 103,* 743–749.

OPD Task Force (Ed.). (2008). *Operationalized psychodynamic diagnosis – OPD -2: Manual of diagnosis and treatment planning.* Cambridge, MA: Hogrefe & Huber.

Panksepp, J. (1998). *Affective neuroscience: The foundation of human and animal emotions.* New York: Oxford University Press.

Panksepp, J. (2001). The long-term psychobiological consequences of infant emotions: Prescriptions for the twenty-first century. *Neuro-Psychoanalysis, 3,* 149–178.

Panksepp, J., & Biven, L. (2012). *The archeology of mind: Neuroevolutionary origins of human emotions.* New York: Norton.

Paris, J. (1993). *Borderline personality disorder: Eti-ology and treatment.* Washington, DC: American Psychiatric Association.

Paris, J. (2012). *The bipolar spectrum: Diagnosis or fad?* New York: Routledge.

Perry, J. C. (1990). *The Defense Mechanism Rating Scale manual* (5th ed.). Cambridge, MA: Author. Perry, J. C. (1993). Defenses and their affects. In N. E. Miller, L. Luborsky, J. P. Barber, & J. P. Docherty (Eds.), *Psychoanalytic treatment research: A handbook for clinical practice* (pp. 274–306). New York: Basic Books.

Perry, J. C. (2001). A pilot study of defenses in adults with personality disorders entering psychotherapy. *Journal of Nervous and Mental Disease, 189,* 651–660.

Perry, J. C. (2014). Anomalies and specific functions in the clinical identification of defense mechanisms. *Journal of Clinical Psychology, 70,* 406–418.

Perry, J. C., & Cooper, S. H. (1989). An empirical study of defense mechanisms. *Archives of General Psychiatry, 46,* 444–452.

Perry, J. C., & Høglend, P. (1998). Convergent and discriminant validity of overall defensive functioning. *Journal of Nervous and Mental Disease, 186,* 529–535.

Perry, J. C., & Kardos, M. E. (1995). A review of Defense Mechanism Rating Scales. In H. R. Conte & R. Plutchik (Eds.), *Ego defenses: Theory and measurement* (pp. 283–299). New York: Wiley.

Perry, J. C., Kardos, M. E., & Pagano, C. J. (1993). The study of defenses in psychotherapy using the Defense Mechanism Rating Scales—DMRS. In U. Hentschel, G. J. W. Smith, W. Ehlers, & G. Draguns (Eds.), *The concept of defense mechanisms in contemporary psychology: Theoretical, research and clinical perspectives* (pp. 122–132). New York: Springer.

Perry, J. C., & Presniak, M. D. (2013). Conflicts and defenses in narcissistic personality disorder. In J. S. Ogrodniczuk (Ed.), *Understanding and treating pathological narcissism* (pp. 147–166). Washington, DC: American Psychological Association.

Perry, J. C., Presniak, M. D., & Olson, T. R. (2013). Defense mechanisms in schizotypal, borderline, antisocial, and narcissistic personality disorders. *Psychiatry: Interpersonal and Biological Processes*, *76*, 32–52.

Peterson, C., & Seligman, M. E. (1984). Causal explanations as a risk factor for depression: Theory and evidence. *Psychological Review*, *91*, 347–374.

Pincus, A. L. (2005). A contemporary integrative interpersonal theory of personality disorders. In M. F. Lenzenweger & J. F. Clarkin (Eds.), *Major theories of personality disorder* (2nd ed., pp. 282–331). New York: Guilford Press.

Pincus, A. L., Cain, N. M., & Wright, A. G. C. (2014). Narcissistic grandiosity and narcissistic vulnerability in psychotherapy. *Personality Disorders: Theory, Research, and Treatment*, *5*, 439–443.

Pincus, A. L., & Roche, M. J. (2011). Narcissistic grandiosity and narcissistic vulnerability. In W. K. Campbell & J. D. Miller (Eds.), *Handbook of narcissism and narcissistic personality disorder* (pp. 31–40). Hoboken, NJ: Wiley.

Pinsker, H. (1997). *A primer of supportive psychotherapy*. Hillsdale, NJ: Analytic Press.

Porcerelli, J. C., & Hibbard, S. (2004). Projective assessment of defense mechanisms. In M. Hersen, M. J. Hilsenroth, & L. D. Segal (Eds.), *Comprehensive handbook of psychological assessment: Vol. 2. Personality assessment* (pp. 466–475). Hoboken, NJ: Wiley.

Porcerelli, J. H., Cogan, R., Kamoo, R., & Miller, K. (2010). Convergent validity of the Defense Mechanisms Manual and the Defensive Functioning Scale. *Journal of Personality Assessment*, *92*, 432–438.

Porges, S. W. (2011). *The polyvagal theory: Neurophysiological foundations of emotions, attachment, communication and self-regulation*. New York: Norton.

Prichard, J. C. (1835). *A treatise on insanity*. London: Gilbert & Piper.

Project Air Strategy. (2015). *Treatment guidelines for personality disorders* (2nd ed.). Wollengong, Australia: New South Wales Health and Illawarra Health and Medical Research Institute. Retrieved from *www.projectairstrategy.org/content/groups/public/@web/@ihmri/documents/doc/uow1890 05.pdf*.

Raine, A., Venables, P., & Williams, M. (1990). Relationships between central and autonomic measures of arousal at age 15 and criminality at age 24. *Archives of General Psychiatry, 47*, 1003–1007.

Reich, W. (1972). *Character analysis*. New York: Farrar, Straus & Giroux. (Original work published 1933)

Reik, T. (1941). *Masochism in modern man*. New York: Farrar & Rinehart.

Ridenour, J. M. (2014). Psychodynamic model and treatment of schizotypal personality disorders. *Psychological Assessment, 13*, 577–591.

Rockland, L. H. (1989). *Supportive therapy: A psychodynamic approach*. New York: Basic Books.

Roland, A. (1988). *In search of self in India and Japan: Toward a cross-cultural psychology*. Princeton, NJ: Princeton University Press.

Rosenfeld, H. (1987). *Impasse and interpretation*. London: Routledge.

Rosenstein, D. S., & Horowitz, H. A. (1996). Adolescent attachment and psychopathology. *Journal of Consulting and Clinical Psychology, 64*, 244–253.

RØssberg, J. I., Karterud, S., Pedersen, G., & Friis, S. (2007). An empirical study of countertransference reactions toward patients with personality disorders. *Comprehensive Psychiatry, 48*, 225–230.

Roth, A., & Fonagy, P. (2005). *What works for whom?: A critical review of psychotherapy research* (2nd ed.). New York: Guilford Press.

Russ, E., Shedler, J., Bradley, R., & Westen, D. (2008). Refining the construct of narcissistic personality disorder: Diagnostic criteria and subtypes. *American Journal of Psychiatry, 165*, 1473–1481. Sadock, B. J., & Sadock, V. A. (2008). *Kaplan & Sadock's concise textbook of clinical psychiatry* (3rd ed.). Philadelphia: Lippincott Williams & Wilkins.

Salzman, L. (1980). *Treatment of the obsessive personality*. New York: Aronson.

Samuel, D. B., & Widiger, T. A. (2008). A metaanalytic review of the relationships between the five-factor model and DSM-IV-TR personality disorders: A facet level analysis. *Clinical Psychology Review, 28*, 1326–1342.

Sanders, J. L. (2011). A distinct language and an historic pendulum: The evolution of the *Diagnostic and Statistical Manual of Mental Disorders*. *Archives of Psychiatric Nursing, 25*, 394–403.

Saulsman, L. M., & Page, A. C. (2004). The fivefactor model and personality disorder empirical literature: A meta-analytic review. *Clinical Psychology Review, 23*, 1055–1085.

Schmideberg, M. (1959). The borderline patient. In S. Arieti (Ed.), *American handbook of psychiatry* (Vol. 1, pp. 398–416). New York: Basic Books.

Schore, A. N. (2003). *Affect dysregulation and disorders of the self*. New York: Norton.

Seinfeld, J. (1991). *The empty core: An object relations approach to psychotherapy of the schizoid personality*. Northvale, NJ: Aronson.

Serin, R. (1991). Psychopathy and violence in crimi-nals. *Journal of Interpersonal Violence, 6*, 423–431.

Shapiro, D. (1965). *Neurotic styles*. New York: Basic Books.

Shapiro, D. (1981). *Autonomy and rigid character*. New York: Basic Books.

Shapiro, D. (1989). *Psychotherapy of neurotic character*. New York: Basic Books.

Shapiro, D. (2002). *Dynamics of character: Selfregulation in psychopathology*. New York: Basic Books.

Shedler, J. (2015). Integrating clinical and empirical perspectives on personality: The Shedler–Westen Assessment Procedure (SWAP). In S. K. Huprich (Ed.), *Personality disorders: Toward theoretical and empirical integration in diagnosis and assessment*. Washington, DC: American Psychological Association.

Shedler, J., & Westen, D. (2004). Refining personality disorder diagnosis: Integrating science and practice. *American Journal of Psychiatry, 161*,1350–1365.

Sherwood, V. R., & Cohen, C. P. (1994). *Psychotherapy of the quiet borderline patient: The as-if personality revisited*. Northvale, NJ: Aronson.

Shira, G., & Gardner, W. L. (1999). Are there "his" and "hers" types of interdependence?: The implications of gender differences in collective versus relational interdependence for affect, behavior, and cognition. *Journal of Personality and Social Psychology, 77*, 642–655.

Siever, L. J., & Davis, K. L. (1991). A psychobiological perspective on the personality disorders. *American Journal of Psychiatry, 148*, 1647–1658.

Sifneos, P. (1973). The prevalence of "alexithymia" characteristics in psychosomatic patients. *Psychotherapy and Psychosomatics, 22*, 255–262.

Silberschatz, G. (Ed.). (2005). *Transformative relationships: The control–mastery theory of psychotherapy*. New York: Routledge.

Silver, A.-L. (Ed.). (1989). *Psychoanalysis and psycho-sis*. Madison, CT: International Universities Press. Silver, A.-L. (2003). The psychotherapy of schizophrenia: Its place in the modern world. *Journal of the American Academy of Psychoanalysis and Dynamic Psychiatry, 31*, 325–341.

Singer, J. A. (2005). *Personality and psychotherapy: Treating the whole person*. New York: Guilford Press.

Skodol, A. E., Bender, D. S., & Morey, L. C. (2013). Narcissistic personality disorder in DSM-5. *Personality Disorders: Theory, Research, and Treatment, 5*, 422–427.

Skodol, A. E., Gunderson, J. G., Pfohl, B., Widiger, T.A., Livesley, W. J., & Siever, L. J. (2002a). The borderline diagnosis: I. Psychopathology, comorbidity, and personality structure. *Biological Psychiatry, 51*, 936–950.

Skodol, A. E., Siever, L. J., Livesley, W. J., Gunderson, J. G., Pfohl, B., & Widiger, T. A. (2002b). The borderline diagnosis: II. Biology, genetics, and clinical course. *Biological Psychiatry, 51*, 951–963.

Sperling, M. B., Sharp, J. L., & Fishler, P. H. (1991). On the nature of attachment in a borderline population: A preliminary investigation. *Psychological Reports, 68*, 543–546.

Spiegel, H., & Spiegel, D. (1978). *Trance and treatment: Clinical uses of hypnosis*. New York: Basic Books.

Spitzer, R. L., First, M. B., Shedler, J., Westen, D., & Skodal, M. D. (2008). Clinical utility of five dimensional systems for personality diagnosis: A "consumer preference" study. *Journal of Nervous and Mental Disease, 196*, 356–374.

Sroufe, L. A. (2005). Attachment and development: A prospective, longitudinal study from birth to adulthood. *Attachment and Human Development, 7*, 349–367.

Sroufe, L. A., Carlson, E. A., Levy, A. K., & Egeland, B. (1999). Implications of attachment theory for developmental psychopathology. *Development and Psychopathology, 1*, 1–13.

Steiner, J. (1993). *Psychic retreats: Pathological organizations in psychotic, neurotic, and borderline patients*. London: Routledge.

Steiner, J. (2011). *On seeing and being seen*. London: Routledge.

Stern, A. (1938). Psychoanalytic investigation and therapy in borderline group of neuroses. *Psychoanalytic Quarterly, 7*, 467–489.

Stern, D. N. (1985). *The interpersonal world of the infant: A view from psychoanalysis and developmental psychology*. New York: Basic Books.

Stern, D. N. (1997). *Unformulated experience: From dissociation to imagination in psychoanalysis*. Hillside, NJ: Analytic Press.

Stern, D. N., Sander, I. W., Nahum, J. P., Harrison, A. M., Lyons-Ruth, K., Morgan, A. C., . . . Tronick, E. Z. (1998).

Non-interpretive mechanisms in psychoanalytic therapy: The "something more" than interpretation. *International Journal of Psycho-Analysis, 79,* 903‒921.

Stern, E. M. (1989). *Psychotherapy and the grandiose patient.* New York: Hawthorn Press.

Stone, M. H. (1980). *The borderline syndromes: Constitution, personality, and adaptation.* New York: McGraw-Hill.

Stone, M. H. (Ed.). (1986). *Essential papers on borderline disorders: One hundred years at the border.* New York: New York University Press.

Stone, M. H. (1993). *Abnormalities of personality: Within and beyond the realm of treatment.* New York: Norton.

Stone, M. H. (2009). *The anatomy of evil.* Amherst, N Y: Prometheus Books.

Sullivan, H. S. (1953). *The interpersonal theory of psychiatry.* New York: Routledge.

Sullivan, H. S. (1956). *Clinical studies in psychiatry.* New York: Norton.

Sullivan, H. S. (1962). *Schizophrenia as a human process.* New York: Norton.

Thomas, A., Chess, S., & Birch, H. G. (1968). *Temperament and behavior disorders in children.* New York: New York University Press.

Tomkins, S. (1995). Script theory. In E . V. Demos (Ed.), *Exploring affect: The selected writings of Silvan Tomkins* (pp. 312‒388). New York: Cambridge University Press.

Torgersen, S. (2000). Genetics of patients with borderline personality disorder. *Psychiatric Clinics of North America, 23,* 1‒9.

Torgersen, S., Czajkowski, N., Jacobson, K., Reichborn-Kjennerud, T., Roysamb, E ., Neale, M. C., & Kendler, K. S. (2008). Dimensional representations of DSM-I V cluster B personality disorders in a population-based sample of Norwegian twins: A multivariate study. *Psychological Medicine, 38,* 1617‒1625.

Town, J. M., Abbass, A., & Hardy, G. (2011). Shortterm psychodynamic psychotherapy for personality disorders: A critical review of randomized controlled trials. *Journal of Personality Disorders, 25*(6), 723‒740.

Trull, T. J. (2012). The five-factor model of personality disorder and DSM-5. *Journal of Personality, 80,* 1697‒1720.

Trull, T. J., Widiger, T. A., & Frances, A. (1987). Covariation of criteria sets for avoidant, schizoid, and dependent personality disorders. *American Journal of Psychiatry, 14 4,* 767‒771.

Tummala-Narra, P. (2016). *Psychoanalytic theory and cultural competence in psychotherapy.* Washington, DC: American Psychological Association.

Vaillant, G. E . (1971). Theoretical hierarchy of adaptive ego mechanisms: A 30 -year follow-up of 30 men selected for psychological health. *Archives of General Psychiatry, 24,* 107‒118.

Vaillant, G. E . (1992). *Ego mechanisms of defense: A guide for clinicians and researchers.* Washington, DC: American Psychiatric Press.

Vaillant, G. E ., Bond, M., & Vaillant, C. O. (1986). An empirically validated hierarchy of defense mechanisms. *Archives of General Psychiatry, 42,* 597‒601.

van der Kolk, B. (1994). The body keeps the score: Memory and the evolving psychobiology of posttraumatic stress. *Harvard Review of Psychiatry, 1,* 253‒265.

van der Kolk, B. (2003). The neurobiology of childhood trauma and abuse. *Child and Adolescent Psychiatric Clinics of North America, 12,* 293‒317.

Vitacco, M. J., & Rogers, R. (2001). Predictors of adolescent psychopathy: The role of impulsivity, hyperactivity, and sensation seeking. *Journal of American Academy of Psychiatry and the Law, 29,* 374‒382.

Wachtel, P. L . (1997). *Psychoanalysis, behavior therapy, and the relational world: Psychotherapy integration.* Washington, DC: American Psychological Association.

Wachtel, P. L . (2008). *Relational theory and the practice of psychotherapy.* New York: Guilford Press.

Wachtel, P. L . (2011). *Inside the session: What really happens in psychotherapy.* Washington, DC: American Psychological Association.

Wallin, D. (2007). *Attachment in psychotherapy.* New York: Guilford Press.

Waska, R. T. (1997). Precursors to masochistic and dependent character development. *American Journal of Psychoanalysis, 57,* 253‒267.

Weinberger, J. (2014). Common factors are not so common and specific factors are not so specified: Toward an inclusive integration of psychotherapy research. *Psychotherapy, 51,* 514‒518.

Weiss, J. (1993). *How psychotherapy works: Process and technique.* New York: Guilford Press.

Weiss, J., Sampson, H., & the Mount Zion Psychotherapy Research Group. (1986). *The psychoanalytic process: Theory, clinical observations, and empirical research.* New York: Guilford Press.

West, M., & Keller, A. (1994). Psychotherapy strategies for insecure attachment in personality disorders. In M. B. Sperling & W. H. Berman (Eds.), *Attachment in adults: Clinical and developmental perspectives* (pp. 313–330). New York: Guilford Press.

Westen, D., Novotny, C. M., & Thompson-Brenner, H. (2004). The empirical status of empirically supported psychotherapies: Assumptions, findings, and reporting in controlled clinical trials. *Psychological Bulletin, 130,* 631–663.

Westen, D., & Shedler, J. (1999a). Revising and assessing Axis II: Part I. Developing a clinically and empirically valid assessment method. *American Journal of Psychiatry, 156,* 258–272.

Westen, D., & Shedler, J. (1999b). Revising and assessing Axis II: Part II. Toward an empirically based and clinically useful classification of personality disorders. *American Journal of Psychiatry, 156,* 273–285.

Westen, D., & Shedler, J. (2007). Personality diagnosis with the Shedler–Westen Assessment Procedure (SWAP): Integrating clinical and statistical measurement and prediction. *Journal of Abnormal Psychology, 116,* 810–822.

Westen, D., Shedler, J., Bradley, B., & DeFife, J. A. (2012). An empirically derived taxonomy for personality diagnosis: Bridging science and practice in conceptualizing personality. *American Journal of Psychiatry, 169,* 273–284.

Westen, D., Waller, N. G., Shedler, J., & Blagov, P. S. (2014). Dimensions of personality and personality pathology: Factor structure of the Shedler–Westen Assessment Procedure–II (SWAP-II). *Journal of Personality Disorders, 28,* 281–318.

Westen, D., & Weinberger, J. (2004). When clinical description becomes statistical prediction. *American Psychologist, 59,* 595–613.

Widiger, T. A., & Costa, P. T. (2002). Five-factor model personality disorder research. In P. T. Costa & T. A. Widiger (Eds.), *Personality disorders and the five-factor model of personality* (2nd ed., pp. 59–87). Washington, DC: American Psychological Association.

Winarick, D. J., & Bornstein, R. F. (2015). Toward resolution of a longstanding controversy in personality disorder diagnosis: Contrasting correlates of schizoid and avoidant traits. *Personality and Individual Differences, 79,* 25–29.

Winnicott, D. W. (1971). *Playing and reality.* New York: Routledge.

World Health Organization. (2000). *The ICD-10 classification of mental and behavioural disorders: Diagnostic criteria for research.* Geneva: Author.

Yeomans, F. E., Clarkin, J. F., & Kernberg, O. F. (2015). *Transference-focused psychotherapy for borderline personality disorder: A clinical guide.* Washington, DC: American Psychiatric Association.

Young, J. E., Klosko, J. S., & Weishaar, M. E. (2003). *Schema therapy: A practitioner's guide.* New York: Guilford Press.

Young-Bruehl, E., & Bethelard, F. (2000). *Cherishment: A psychology of the heart.* New York: Free Press.

Zanarini, M. C. (2009). Psychotherapy of borderline personality disorder. *Acta Psychiatrica Scandinavica, 120,* 373–377.

Zetzel, E. (1968). The so-called good hysteric. *International Journal of Psycho-Analysis, 49,* 256–260. Zimmerman, M., Rothschild, L., & Chelminski, I. (2005). The prevalence of DSM-IV personality disorders in psychiatric outpatients. *American Journal of Psychiatry, 162,* 1911–1918.

Zuckerman, M. (1999). *Vulnerability to psychopathology: A biosocial model.* Washington, DC: American Psychological Association.

부록 1.1

PDM-2와 다른 진단 시스템의 비교

이 장의 초반에 언급했듯이, PDM-2 분류 시스템은 미국정신학회 DSM 시스템 및 세계보건 기구의 ICD 시스템과 다른 목적을 제공한다. 특히 정신치료가 합리적인 치료 권고 사항인 경우 사례구성 및 치료계획을 세우는 목적을 위해 보다 심도 있는 임상적 이해를 제공하기 위한 것이다.

DSM과 ICD 시스템은 연구목적을 위해 지정된 범주의 신뢰성에 맞추어져 있다. 연구원들이 운용하는 서로 다른 표본, 현장 및 이론적 프레임워크에 대한 연구 집단을 비교하기 위한 목적이 있다. 청구 및 보험 보상 목적을 위해, 어떤 것을 보험으로 적용하고 어떤 것을 제외할지에 대해 무엇이 서로 관련이 있는지 구별하기 위한 것이다. 역학적인 목적 및 선별된 치료 목적(예: 약물사용에 대한 결정을 용이하게 하기 위해) 등도 포함된다. 우리의 진단 접근법은 개인의 심리적 경험의 전체 범위와 깊이를 해결하려는 치료에 대한 개별화된 사례구성과 치료계획에 맞춰져 있다.

DSM과 ICD 분류법은 진단에 대해 대체로 범주적(있느냐-없느냐) 접근법을 계속 제공하고 있다. 반면 PDM-2 진단은 스펙트럼 또는 연속성을 의미한다. 일부 성격 패턴이나 신드롬은 신경증과 경계선 범위를 통해 '정상' 또는 건강한 수준의 기능을 가진 스펙트럼에서 사고 장애 기능 수준과 명백한 정신증에 이르기까지 존재한다. 편집증적이고 가학적인 심리와 같은 다른 것들은 주로 경계선이나 정신증적 범위에서 발견된다.

임상적 이론화는 성격 패턴(P축)과 전반적인 정신 기능(M축)을 포함한 많은 조건들을 상호 배타적인 범주라기보다는 연속된 범주에 속한다. 예를 들어, 히스테리적이고 강박적인 스타일은 때때로 극성의 두 부분으로 해석되었다(Shapiro, 1965; Sullivan, 1956). 분열성에서 편집적인 심리에 이르는 스펙트럼을 설명할 수 있으며(Klein, 1946), 또 다른 스펙트럼은 우울하고 자학적인 지향으로 연결된 것으로 묘사되었다(Kernberg, 1988). 자기애적이고 싸이코패스적인 성격은 남을 돌볼 수 없는 무능력함의 연속체에서 형성될 수 있다(Gacono & Meloy, 1988, Kernberg, 1992, Meloy, 1988). 흥미롭게도, 성격 장애가 차원적이라는 영향에 대한 이전 DSM의 비판에 대응하여, DSM-5 성격장애 작업 그룹의 구성원들은 차원 특성 모델을 통해 성격병리를 재분류하려고 시도했다. 비록 그들의 권고는 결국 거부되었지만 (아마도 특성 모델, 심지어 차원 모델도 주제적인 성격 차이를 포착하지 못할 수 있기 때문에; McWilliams, 2012 참조), 그들은 DSM-5의 부록에서 살아남는다.

성격의 유형과 장애를 볼 수 있는 렌즈가 많이 있기 때문에, 이론가와 연구자들은 그것들을 개념화하기 위한 많은 다른 방법들을 제안했다. 학문적 성격 심리학에서는 외향, 신경증, 경험의 개방성, 합의성, 양심성 등의 요인-분석에 초점을 맞춘 5인자 모델(Markon, Krueer, &

Watson, 2005; McCrae & Costa, 2003; Singer, 2005; Widiger & Costa, 2002)에 관한 방대한 문헌이 있다. 성격장애를 위한 '대안적인 DSM-5 모델'은 그 모델에 크게 의존한다(Samuel & Widiger, 2008; Samsman & Page, 2004; Truell, 2012). 진단은 (1) 성격 기능의(자신 또는 대인 기능 장애 포함) 손상 수준 평가 (2) 병적인 성격 특성의(부정적 정서, 분리, 적대감, 억제, 정신증 등 5개의 넓은 영역에서 조직되고 25개의 특성 '측면'으로 구성) 평가를 포함한다. 이 접근법은 반사회적, 회피적, 경계선, 자기애적, 강박적, 조현성을 포함하는 성격병리 분류를 도출할 수 있도록 하며, 또는 성격장애가 존재하지만 특정 정신병리적 진단의 기준이 충족되지 않는 경우 명시된 특성으로(PD-TS) 성격장애의 진단도 가능하다.

과학적 연구자들과 관찰적 임상가 양쪽에게 영향을 받아온 우리의 분류 체계는 임상 심리학과 정신과학으로부터 더 많은 것을 얻는다. 차원적 시스템이지만 DSM-5 대안 모델과 달리, 그것은 논의되었던 별개의 변수 중심(vs. 사람 중심) 특성 차원보다는 근본적인 심리적 주제와 긴장을 반영하는 그룹화를 강조한다. 임상 문헌에서 이러한 주제는 "internalized object relations" (Fairbairn, 1952), "repetitive structures" (French, 1958), "inner working models" (Bowlby, 1969), "nuclear conflicts" (Malan, 1976), "representations of internalizations that have been generalized" (Stern, 1985), "fundamental and repetitive emotional structures" (Dahl, 1988), "internal relational models" (Aron, 1991), "nuclear scenes" (Tomkins, 1995), "emotion schemas" (Bucci, 1997), "core conflictual relationship themes" (Luborsky & Crits-Cristoph, 1996), "implicit relational knowing" (Lyons-Ruth, 1999), "personal schemes" (Horowitz, 1998), and "individual schemas" (Young et al., 2003) 등에서 다양하게 논의되었다.

DSM 시스템은 비주관적인 것으로서, 기본적인 정신적 과정이나 의미에 영향을 주지 않고 사람들이 공통적으로 가지고 있는 증상과 속성을 동일한 진단에 넣기 위해 구성되었다. 실제로 DSM-III를 시작으로 DSM의 최근 판의 편집자들은 비이론적이었는데, 즉, 가장 중요한 정신 기능 이론을 고려하지 않고 현상을 설명했다(American Pythics Association, 1980, 1987, 1994, 2000, 2013). 더욱이 DSM-III는 이전의 것보다 정신병리 연구자들에게 더 유용하도록 의도되었기 때문에, 그것의 신드롬은 비임상적이고 현재 존재하지 않는 기준 집합으로 기술되었으며, 비임상가가 쉽게 알아볼 수 있다.

이 "Neo-Kraepelinian" 모델(Compton & Guze, 1995; Feighner et al., 1972; Clerman, 1978; Sanders, 2011)은 정신 건강 전문가들이 이론적 성향의 차이에 대해 토론하는 것을 더 쉽게 만들어주었고, 특정한 분류의 정신병리에 관한 다양한 접근에 대한 무작위 비교연구 실험들을 가능하게 했다. 그러나 그것은 일반적으로 더 많은 차원, 추론, 맥락에 따른 진단적 접근을 선호해 온 치료자들에게 그다지 유용하지 않았다. 우리의 의도는, 우리의 질병분류학적 배열을 구성하는 다양한 차원으로 인간의 문제를 차원적으로 설명하고, 우리가 그것들을 식별할 수 있는 최선의 방법으로 -증상, 행동, 특성, 정동, 태도, 생각, 환상 등- 인간의 전체 정신 기능의 범위로 설명하는 것이다.

하나의 분류 시스템이 임상적으로 관련된 차원에 따라 인간이 변화하는 모든 방법을 포착할 수는 없다. 그러나 치료 선택에 대한 그것의 중요성 때문에, 우리는 여기서 Kernberg (1984)가 성격병리에서 "심각도 차원"이라고 부르는 것에 중점을 두었다. 성격과 정신병리에서 개인의 차이를 구별하는 다른 정신역동적 방법에 관심이 있는 독자들은 전통적인 DSM과 ICD 범주의 축과 관계의 심각성을 포착하기 위한 다른 축들을 포함하는 Operationalized Psychodynamic Diagnosis (OPD; Cierpka et al., 2007; OPD Task Force, 2008)를 살펴볼 것이 권장된다. 이 분류는 기존의 DSM 및 ICD 범주와 기타 축의 축이 포함되며, 이 축은 관계, 충돌 및 성격병리의 구조적 특성들의 심각도를 정신역동적 관점에서 포착한다.

DSM의 최근 판에서 치료자에게 알려진 일부 성격 신드롬과 질환은 일반적인 임상 현장에서 흔히 볼 수 없기 때문에 누락되었는데(예: 가학적이거나 역의존적인 성격을 가진 개인들은 정신과적인 도움을 피하므로), 그리고 그 진단들에 대한 경험적 조사가 거의 없기 때문에(예: 우울한 성격 장애는 일반적이지만, 불충분한 연구에 근거하여 DSM-III와 후속 판에서 제외; 참조, Hirschfeld, 1991; Kernberg, 1984) 우리는 덜 연구된 장애들을 생략하기보다는, 앞으로의 연구가 우리의 공식을 다듬을 것이라는 희망으로 광범위한 임상적 합의가 있는 질병을 포함한다. PDM-2에서는 DSM-5에서 발생한 것처럼 더 많은 진단 실체를 계속 생성하려는 유혹에 저항하면서 통합과 단순화도 시도하고 있다.

DSM의 성격 범주는 증상 및 특성의 개별 군집들을 설명하려고 하지만, "현장에서" 이들의 불연속적인 장애는 다른 DSM 범주의 증상 및 속성 군집과 부분적으로 중복되는 경우가 많다. 그래서 최근 수십 년 동안 한 개인의 어려움을 두 가지 이상의 질병 카테고리에 포함시키고 그 사람을 두 가지 이상의 '공존' 질환으로 묘사하는 것은 관례적이었다. 대조적으로, 우리는 각 개인에게, 일관되고 의미 있는 성격의 조직체 하나를 강조한다. 이는 두 개 이상의 성격 조직과 증상 패턴의 특성을 정의하는 독특한 집합 또는 특정 혼합을 나타낼 수 있다. Robert Michels은 (personal communication to the P-Axis chairs, July 14, 2014) 많은 성격 이론가들에게 말할 수 있는 하나의 이미지를 묘사하는데;

나는 각 개인별로 한 관점에서 성격과 성격장애의 다차원적 개념공간을 생각한다. 많은 관점들이 분산되어 있지만 특정 유형이라는 일부 군집들을 형성한다. 그러나, 나는 많은(대부분) 사람들이 가까이 있지만, 군집 안에 있지 않은 반면, 다른 사람들은 어떤 군집에도 가까이 있지 않다는 것을 강조하고 싶다. 가까운 군집이 있는 경우 임상적으로 도움이 되지만, 종종 없는 경우 이를 인식하는 것이 중요하다.

비록 정신역동 중심의 임상가들은 다른 이론적 성향의 임상의들보다 PDM 개념에 더 친숙할 것이지만, 우리는 PDM이 광범위한 임상가들에게 사용되기를 바란다. 우리는 대안적인 용어와 개념화에 대한 우리의 존중과 다양한 관점 체계와 치료적 전통을 지닌 치료자들에게 도움이 되기 위한 우리의 노력을 강조하고 싶다.

부록 1.2

관련된 용어와 개념에 대한 정의

우리의 분류의 목적상, 특히 '특징'과 '기질'과 비교하여 '성격'이라는 단어의 경계를 정의하는 것이 유용할 수 있다. 비슷하게, 우리는 '스타일', '성향', '유형'이라는 용어의 개념적 비교를 시도하며 '방어'의 의미에 대한 언급을 임상 현장과 연구에 사용해 왔다. 우리는 이러한 개념들, 그리고 그것들을 구별하는 뉘앙스는 서양의 지적, 의학적인 전통의 산물이라는 것을 강조한다. 그렇기 때문에 우리가 나중에 다루어야 할 몇 가지 한계가 있다.

성격(Personality)

우리는 '성격'을 생각, 감정, 행동, 그리고 다른 사람들과의 관계에서 비교적 안정된 방법으로 정의한다. 이런 맥락에서, '생각'은 한 개인의 믿음 체계와 자기 자신과 다른 사람들을 이해시키는 방법뿐만 아니라 한 사람의 도덕적 가치와 개인적인 이상을 포함한다. 우리들 각각은 우리의 경험을 이해하려고 노력하는 일련의 개별적 가정과 템플릿, 우리가 가치있는 것으로 여기는 것을 추구하는 일련의 가치들과 방법, 친숙한 감정과 그것들을 다루는 방법의 개인적인 레퍼토리, 그리고 특히 개인적인 관계에서 행동의 몇몇 특성 패턴들을 가지고 있다. '성격'은 한 개인의 적응과 생활양식을 의미하는데, 이는 체질적인 요소, 발전, 사회적, 문화적 경험의 융합에서 비롯되는 패턴이다. 이러한 과정 중 일부는 의식적이고 자발적인 것으로 경험된다. 다른 일부는 무의식적이고, 자동적이며, 자기성찰을 통해 쉽게 접근할 수 없다(현재 인기 있는 용어로, 그것들은 '암시적'이다).

우리는 '성격'과 '개성(아래 참조)'이라는 용어를 기본적으로 동의어로 사용하지만, 그 용어는 서로 다른 어원을 가지고 있다. '성격'은 극장의 사회적 마스크인 페르소나에서 유래한다(예: Allport, 1937 참조). '개성'은 전통적으로 뚜렷이 새겨진 정신적 구조를 지칭한다. 즉, 역사적으로 '성격'은 관찰된 현상학, 즉 추론된 정신의 내부에 대한 '개성'을 지칭하는 것이다. DSM-III의 출현과 그것의 이론의 붕괴와 함께, '성격'이라는 용어는 임상 문헌에서 '개성'이라는 용어를 대체했다. 우리는 '성격'을 '성격'과 '개성'의 역사적 개념을 포함시키면서 '성격'을 포괄적으로 사용하는 현대 관례를 따른다.

비록 그 용어가 안정성과 연속성의 중요한 요소들을 의미하지만, 성격은 변하지 않고, 평생 동안 진화한다. 게다가, 우리가 "안정적"이라고 부르는 것은 종종 행동에서 지속적으로 표현되지 않는다. 오히려, 안정된 것은 근본적인 심리적 패턴과 조직적인 주제인데, 그 표현은 특정한 상황에 달려 있다. 예를 들어 자기애적인 성격 병리를 가진 사람들은 무시당한 느낌에 반응하여 분노하고 공격적이 될 수 있다. 안정되고 인정받을 때 협조적이고, 상냥하며, 심지어 공감할 수 있다. 마찬가지로, 경계선 성격 조직을 가진 개인은 애착 관계가 위협을 받을 때 자해(자해 및 자살위협)에 참여할 수 있지만, 애착 관계에 있어 안전하다고 느낄 때 상대적으로 안정적으로 작동할 수 있다. 즉, 안정된 것이 반드시 행동 그 자체만이 아니라 특정 시점에서 활성화되거나 휴면될 수 있는 심리적 경향이다. 따라서 성격 연구는 특정 개인에게 적용되고 의미가 없는 명목적 요소(모집단과 비교했을 때 의미 있게 연구 및 토론할 수 있는 특성, 특징, 행동 방식 등)와 관용적 요소(모집단과 비교했을 때 의미 있게 설명할 수 없는 심리학적인 특징, 경험 및 의미) 모두에 관심을 기울여야 한다.

기질(Temperament)

'기질'은 성격, 특히 출생부터 존재하는 비교적 안정적인 태도에 대한 체질적 요소를 가리킨다 (Kagan, 1994; Thomas, Chess & Birch, 1968). 자기 경험과 자기표현의 이러한 측면의 대부분은 유전적으로 또는 후생적으로 결정되지만, 기질의 일부 불변의 측면은 산모의 스트레스 호르몬이 높은 수준으로 산전에 노출되는 것과 같은 일생동안 영향을 주는 결과와 같은 자궁 내 사건으로부터 발생할 수 있다(Panksepp, 2001).

개성(Character)

'개성'은 고대 그리스어 kharássein에서 유래한다('새기는 것, 추적하는 것, 쓰는 것'). 이 용어는 개인의 '브랜드'라는 독특한 특징을 나타낸다. 이 용어는 초기 정신 분석학자(예: Abraham)에 의해 광범위하게 사용되었는데 정신성발달과 고착에서(구강, 항문, 남근 혹은 성기적 개성) 언급되었다. Reich(1933/1972)는 오늘날 우리가 일반적으로 '성격'을 사용하는 것처럼 이용어를 사용했다. 그러나 현대의 일상적인 용법에서 '개성'은 "그녀는 최고의 개성을 가진 사람이다"에서와 같이 도덕성이나 "그는 꽤 개성적이다"와 같이 기이한 것을 의미하는 경향이 있다. 후자의 용법은 집단에 포함되는 것보다는 고유성을 두드러지게 암시한다.

특성(Trait)

'특성'은 모집단 또는 규범적 기준을 가진 표본의 상대적인 연속체에(즉, '낮음' 또는 '높음'으로 표현되는) 위치할 수 있는 모집단 기준으로 연구될 수 있는 비교적 범위의 심리적 속성이다. '알맞음' 또는 '성실함'과 같은 개념이 특성의 예들이다. 5요소 모델은 사람들을 이해하고 다른 사람들과 비교해서 잘 정리된 차원에 그들을 위치시키는 특성 기반 방법으로, 특히 학술적인 심리학에서 널리 사용된다. 특성은 광범위한 사회적, 개인적 맥락에서 발생한다. '특성'의 개념은 이론적 맥락에 따라 다르며, 대개 안정성을 나타낸다. 최근의 인지-상호작용론 분야의 발언은 이 용어가 제시했던 본질주의의 제거를 촉구했고, 우리가 그러한 현상을 '건설 중'으로 간주할 것을 요청해왔다. 다시 다른 모집단에서 그들의 징후의 가변성에도 불구하고, 일부 특성 개념은 다문화 연구에서 신뢰성 있게 나타난다.

성격의 유형(Type of personality)

'유형'이라는 용어는 사람들의 집단을 설명하는 여러 개의 상호 관련 심리 및 행동 특성의 복잡하지만 인식할 수 있는 구성을 설명할 수 있다. 그 용어는 정신병리를 암시하지 않고 알아볼 수 있는 일반적인 기능의 패턴을 의미한다. Jung (1921/1971, p. 612)은 '유형'을 '많은 개별적인 형태로 재발하는 일반적인 태도의 개성적인 패턴'으로 정의했다. 일상적인 언어에서, 이러한 함축은 '유형 A' 대 '유형 B' 개인 (Horney, 1950; Leary, 1957) 또는 '그는 통제하려는 유형의 사람이다'와 같은 표현으로 유지된다.

성격의 스타일(Style of personality)

'스타일'은 "유형"과 유사하며, 정신병리로 인지될 수 있는 패턴으로 칭하는 것을 의도적으로 피한다는 점에서 서로 유사하다. 그것은 종종 '장애'라는 용어를 보증할 만큼 문제가 되지 않는 성격의 유형을 나타내기 위해 사용된다. 예를 들어 강박적인 '스타일'을 가진 여성은 그들의 극단적이고 잘못된 형태의 강박적 성격 장애를 특징짓는 비교적 적응력 있는 특징과 방어를 가지고 있다. 다른 말로 하자면, 그녀는 강박적인 성격을 가지고 있지만 강박적인 성격장애는 가지고 있지 않다. '스타일'이라는 용어는 널리 사용되어 왔는데, DSM의 여러 판에서 개인의 성격에 대해 다소 안정적이고 "늘" 나타나는 형태로 설명한다.

원래 이 용어의 사용을 대중화한 Shapiro (1965)는 '특정 특성 또는 증상의 매트릭스 역할을 하는 스타일'을 언급했는데, "예상하건데, 변화하기 느리고, 따라서 개인의 일관성뿐만 아니라 장기간에 걸친 상대적인 안정도 보장한다" (p. 4)는 부분이 있다. 좀 더 최근에는, 아마도 그것의 병리적이지 않다는 함축적 의미 때문에, '스타일'의 개념은 또한 애착 패턴의 평가에 적용되었다(예: "이 아이는 회피적인 애착 스타일을 가지고 있다").

방어(Defence)

'방어'란 심리적 위협과 혐오적인 정동으로부터 스스로를 보호하고 도전과 고난에 직면하여 심리적 균형과 항상성을 유지하려는 독특한 방식을 말한다. '대처' 기제와는 대조적으로 방어는 부분적으로 또는 전체적으로 무의식적인데 대부분 자동적으로 작동한다. 정신분석적 욕동이나 갈등 이론의 역사적 맥락에서, 방어란 한 편으로는 욕구, 충동, 욕망의 상호작용, 그리고 다른 한 편으로는 그것을 반대하는 고통스런 현실이나 금지 등의 고통을 주는 내부의 또는 정신내부의 갈등으로부터 발생한다.

모든 사람은 방어적인 과정의 레퍼토리를 가지고 있는데, 이것은 다소 적응력이 떨어지거나 비용이 많이 들 수 있다. 효과적인 기능에 기여하는 더 많은 '성숙한' 또는 적응적 방어(예: 유머, 이타주의, 승화 및 억제)가 있으며, 보다 덜 적응적인 방어(예: 거부, 행동, 투사적 식별 및 분열)는 심리적으로 비용이 많이 들고 효과적인 기능을 상당히 방해할 수 있다. 덜 성숙한 방어는 눈에 띄는 수준의 자기 왜곡, 다른 사람 또는 외부 현실을 포함한다(Cramer, 2015; Perry, 1990, 2014; Vaillant, 1992).

'방어적 스타일'은 성격과 얽혀 있다. '장애'라고 불릴 정도로 심각한 증상 형성과 성격 장애의 배경에는 비적응적인 방어의 전반적인, 완고한 그리고 강력한 사용이 기초하고 있다 (Hilsenroth, Callahan, & Eudell, 2003; Kramer et al., 2013; Lingiardi et al., 1999; Perry, 2001; Perry & Høglend, 1998; Perry & Presniak, 2013; Perry et al., 2013).

의존적이고-함입적인 극성 (관련성 대 자기 정의)

'의존적이고-함입적인'(또는 '관련성 대 자기 정의')는 Blatt와 동료(Blatt, 2008; Blatt & Blass, 1990; Blatt & Luyten, 2010)가 제안한 성격의 두 가지 극성 모델을 가리킨다. 외향적/긴장이 외부로 향하는/외부화-내향적/긴장이 내부로 향하는/내면화 및 많은 유사한 극성의 차원과 개념적으로 겹친다(예, Jung's [1921/1971] introversion–extraversion, Bakan's [1966] and Pincus's [2005] communion–agency, Beck's [1983] sociotropic–autonomous dimension, McAdams's [1988] relationship–independence, Spiegel & Spiegel's [1978] Nietzsche-inspired Dionysian–Apollonian dimension, and Westen et al.'s [2012] internalizing–externalizing personality disorders).

보다 구체적으로, 관련성과 자기 정의는 (1) 상호적이고 의미 있고 만족스러운 관계를 수립하고 유지하기 위한 역량 개발 및 (2) 일관성 있고, 현실적이며, 차별화된, 긍정적인 자아 감각에 관여한다. 이러한 두 가지 발달 과정은 서로에게 영향을 미친다; 잘 기능하는 성격 조직은 스펙트럼의 양쪽 끝에서 편안함을 표현한다. 대조적으로, 성격병리는 하나의 발달적 차원에 있어서 방어적이고 과장된 강조로 특징지어진다.

다양한 성격장애는 두 가지 기본 구성으로 조직될 수 있다. 하나는 관련성 문제('의존성')와 다른 하나는 자기 정의 문제('함입적')에 초점을 맞춘 것이다(Luten & Blatt, 2013). 이러한 개념화는 대안적인 성격장애 진단인 DSM-5 모델에 영향을 미친 것으로 보이는데, DSM-5 부록 1.1에서 논의된 성격장애 진단기준의 A 항목에(자기 자신과 대인관계에 보통 혹은 심각한 손상을 주는) 영향을 준 것으로 보인다(Bender, Morey, & Skodol, 2011).

Blatt의 극성은 모든 정신 건강 수준에서 환자를 구별하고 우울증, 성격장애, 기타 정신병리의 이해와 치료에 중요한 영향을 미치는 것으로 밝혀졌다(Blatt, 2004, 2008; Blatt & Zuroff, 1992; Fertuck, Bucci, Blatt, & Ford, 2004; Morse, Robins & Gittes-Fox, 2002; Ouimette, Klein, Anderson, Riso, & Lizardi, 1994). 예를 들어, 지지-표현적 치료법이 적어도 초기에는 의존적 심리를 가진 환자에게 더 효과가 있다는 새로운 연구 증거가 있는 반면, 함입적인 성격 구조를 가진 환자에게는 해석적 개입이 바람직하다(Blatt, 2006; Blatt, Zuroff, Hawley, and Auerbach, 2010).

정신 기능의 개요, M축

| 강동우 |

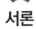

서론

이 장에서는 임상가가 각 환자의 복잡성과 개성을 파악하는 데 도움이 될 수 있는 12가지 기본적인 정신 기능에 대해 설명한다. 우리는 보다 손상된 것부터 더 기능적인 것까지 다양한 수준의 심리적 기능 및 적응에 대한 설명을 제공하며, 임상가에게는 환자 개개인의 능력을 평가할 수 있는 설명을 제공한다. 임상적 유용성은 가장 효과적이고 균형 잡힌 치료 개입을 계획하고 치료 중에 발생할 수 있는 과제를 예측하며 치료 목표를 기술하며 치료 진행 상황을 평가하기 위해 적응형 기능과 부적응 기능을 모두 고려하도록 요구한다.

P축은 임상가가 전체적인 기능 및 특정한 성격 패턴/장애를 모두 고려하도록 장려하지만, M축은 정신 기능의 특정 영역을 고려하고 평가하도록 권장한다. P축은 성격 기능 및 원형 안에서 환자의 적합성 수준을 확인하며, M축은 환자의 성격 조직에 기여하는 특정 기능을 보완적으로 다듬는다. 예를 들어, 두 환자 모두 경계 조직을 가지고 있는 경우를 생각해 보자. 한 사람은 인지적 스키마와/혹은 미숙한 방어의 빈번한 사용 때문에 경계선 구조를 가질 수 있는 반면, 다른 한 사람은 열악한 대인 기능, 불충분한 자기 통합 및 중간 수준의 방어의 사용과 관련된 경계선 구조를 가지고 있다. 두 사람 모두 표면상으로는 유사한 성격 조직을 가지고 있지만, M축은 각 환자에 대해 가장 중요한 구조를 형성하고 그것에 기여하는 기전을 세밀한 수준에서 살필 수 있도록 돕는다.

M축 영역은 이러한 체제와 관련된 연구뿐만 아니라 광범위한 정신역동, 인지 및 발달 모델을 기반으로 구축된다. 복수의 모델을 포함하면 성격, 임상 증상 및 치료 과정에 대한 심층적인 접근이 가능하다. DSM 진단이 연구 목적에 유용하고 정신 건강 전문가들에게 공통된 어휘를 제공하긴 했지만, 그것들은 개인의 전반적인 성격 기능, 근본적인 심리적 역동, 치료

과정과 치료 관계에 대해 더 많은 생각을 하도록 권장하지는 않는다.

본 장에 포함된 PDM-2와 정신기능에 대한 설명은 본 매뉴얼의 초판과 비교하여 임상가에게 맞춤이며 실증적이며, 평가 관련 방식으로 수정 및 수정되었다. 또한 임상 의사가 환자의 각 정신 기능이 표현되는 수준을 5점 척도로 나타낼 수 있는 평가 절차(**표 2.1, pp. 117~118**)도 도입했다(기능 5, 3 및 1 수준의 핵심 특성에 대한 설명이 각 정신 기능에 대해 제공됨). 더욱이, M축은 타고난 것과(기질, 유전적 성향, 기본적인 기본 특성) 양육에서(학습, 경험, 애착 스타일, 문화적, 사회적 맥락) 비롯되는 성격과 정신 기능을 명시적으로 개념화한다. 우리는 서로 다른 정신적 역량에 대한 우리의 설명에서 이러한 통합을 명확히 하고 각 영역에서 개념화되는 것의 복잡한 성격을 명확히 함으로써 그러한 복잡한 현상에 대한 평가를 합리화하는 작업이 계속될 수 있도록 하기 위해 노력한다.

12개의 M축 능력들은 다음 두 가지 기본적인 질문을 염두에 두고 개념화된다. (1) 각 능력에서 어떤 프로세스가 평가되고 있는가? (2) 정신치료를 잘 수행하기 위해 이러한 과정을 어떻게 체계적으로 그리고 실질적으로 평가하는가? 또한 능력의 기본 구성을 더 잘 이해하기 위해 각 설명을 관련 임상 및 경험 문헌과 연결한다.

PDM-2 M Axis는 12가지 별개의 능력으로 정신 기능을 설명하지만, 개념적으로 구별되더라도 이러한 능력들이 완전히 분리되지 않는다는 점을 인식하는 것이 중요하다. 정신 기능은 아리스토텔레스의 관점에서 운영상 연속적인 범주로 구분할 수 있는 통일되고 통합된 프로세스 집합(전체, 단일 프로세스)으로 개념화해야 한다. 후속 정의가 보여주듯이, 이러한 12가지 능력들은 다양한 영역과 광범위한 심리적 과정을 포함한다. 필연적으로 겹치는 부분이 존재한다. 특정 능력들 사이에 내재된 중복에도 불구하고, 각 범주는 다른 능력으로 완전히 설명될 수 없는, 중요하고 정신 기능의 특징을 강조한다. 버지니아 울프(Virginia Woolf)가 "사람들을 합치려는 것은 아무 소용이 없다"고 진지하게 관찰했듯이, 개요나 점수는 각 개인의 정신적 삶을 완전히 풍성하게 포착할 수 없지만, 다음 12가지 중요한 영역은 4가지 영역으로 도식적으로 분류할 수 있다.

- 인지와 정동 과정
    1. 조절, 주의 집중 및 학습 능력
    2. 정동의 범위, 의사소통 및 이해를 위한 능력
    3. 정신화 및 반영 기능을 위한 능력
- 정체성과 관계
    4. 차별화와 통합을 위한 능력(정체성)
    5. 관계 및 친밀감을 위한 능력
    6. 자존감 조절 및 내부 경험의 질을 위한 능력
- 방어와 대처
    7. 충동조절 및 조절 능력

8. 방어 기능을 위한 능력

9. 적응, 회복력 및 강도를 위한 능력

● 자기 인식과 자기 방향

10. 자기관찰능력(심리적 사고능력)

11. 내부 표준 및 이상을 구축하고 사용하는 능력

12. 의미 및 목적을 위한 능력

12 M-축에 대한 정의

규제, 주의 집중 및 학습 능력은 인간이 정보에 참여하고 정보(내부 및 외부)를 처리할 수 있도록 하고, 주의 집중을 조절하며, 여러 작업을 동시에 수행하는 데 필요한 주의를 분산하며, 적절한 경우 의식에서 관련 없는 정보를 걸러내는 기본 프로세스와 그들의 경험으로부터 배우는 것을 포함한다.

정동의 범위, 의사소통 및 이해를 위한 능력은 특정 상황에 적합하고 개인의 문화적 환경의 기대와 규범과 일치하는 방식으로 정동의 모든 전 현존적 및 대표적 패턴을 경험하고, 표현하고, 이해하는 능력을 반영한다. 이 능력은 또한 정동적으로 의미 있는 경험을(즉, 신체나 행동 형태보다는 정신적으로 그것을 표현하는 것) 상징하고 정동 상태를 언어로 표현하는 개인의 능력을 반영한다. 이 영역의 장애는 환자의 감정인식불능적 경향에 반영될 수 있다.

정신화와 반영 기능의 능력은 다른 사람의 것과 마찬가지로 자신의 정신 상태를 추론하고 반영하는 개인의 능력과 사회적 상호작용에 이 능력을 사용하는 능력과 관련이 있다. 정신화는 상상력이 풍부한 것으로 간주되는 정신 활동의 한 형태로서(우리가 생각할 때, 우리는 다른 사람이 생각하고 느끼는 것을 "마음속으로 그리기" 때문에) 주로 전의식과(일반적으로 주의의 초점이 아닌 곳에서 발생), 자신과 다른 사람들의 행동을 이해하고 해석하는 것을 목표로 한다(예: 필요, 욕구, 감정, 신념, 목표, 의도, 동기). 이 능력은 개인이 내부 생활을 경험하고, 묘사하고, 표현하기 위해 아이디어를 사용하고, 정동을 규제하고, 일관된 자아 감각을 개발하고, 다른 사람의 정신적 상태에 대해 정확한 추론을 할 수 있게 해준다. 정신화는 감정 상태에 대한 이해와 다른 사람의 정신 상태에 대해 암묵적으로 생각하는 능력을 포함하여 몇 가지 관련 인지 기술에 의해 뒷받침된다. 반영 기능의 구조는 정신화를 위한 능력을 조작하는 것을 나타낸다. 즉, 우리가 정신화를 측정하는 방법이다.

차별화와 통합의 능력은 자신과 다른 사람, 현실과 환상을 구분하고 외부 존재와 상황으로부터 내부 표상을 구분해 내며 과거와 미래에서 현재를 구분하고, 그것들 사이에서 혼동을 일으키지 않고 연결하는 능력을 포함한다. 그것은 구체적으로 자기와(정체성) 다른 사람들의 차별화되고 현실적이며 일관성 있고 복잡한 표현을 구성하고 유지하는 능력과 이러한 표상들의 집합을 연결할 수 있는 능력을 반영한다.

인간관계와 친밀감을 위한 능력은 문화적 기대치에 따라 사람관계의 깊이, 범위, 일관성(즉, 안정성)과 다른 관계에 필요한 대인관계의 거리와-가까움을 반영한다. 건강한 대인관계 관계는 개인이 안정적이고 상호 만족적인 관계를 가지고 있는 정도뿐만 아니라 그 개인의 내면화된 대상 관계의 질, 즉 자신과 다른 사람들에 대한 정신적 표상과 자신과-타인과의 상호작용을 반영한다. 이 능력은 욕망과 감정의 인식에 반영된 사람의 성, 즐거운 성적 환상과 활동에 참여하는 능력, 그리고 성행위와 감성적인 친밀함을 혼합하는 능력을 포함한다. '내적 경험의 질'이 자신감, 자존감의 잣대라면 '인간관계와 친밀감을 위한 능력'은 관련성의 잣대이다.

자존감과 내부 경험의 질을 조절하는 능력은 한 개인의 자아, 다른 사람들과 더 큰 세계와의 관계를 특징짓는 자신감과 자기평가의 수준을 반영한다. 이 능력에서 최적의 기능은 자신의 긍정적인 특징과 성취에 대해 현실에 근거한 인식을 바탕으로한 자신감과 자존감과 균형을 포함하는데, 이는 비현실적으로 높지도 않고 비현실적으로 낮지도 않다. 또한 이 능력은 개인이 내부통제, 자기효능, 기관의 감각을 경험하는 정도를 포함한다.

충동 제어 및 조절 능력은 충동을 조절하고 적응적이고 문화에 적합한 방식으로 표현하는 개인의 능력을 반영한다. 이 능력의 결핍은 충동의 조절되지 않은 표현(충동성) 또는 충동의 엄격한 과잉조절(억제)로 이어질 수 있으며, 이에 수반되는 정동의 위축이 있을 수 있다. 이 능력의 높은 기능은 적절하거나 필요할 때 좌절감을 견딜 수 있는 능력을 포함하며, 충동을 자기 통제의 수단으로 인식하고 설명할 수 있다.

방어 기능에 대한 능력은 개인이 희망, 정동 및 기타 내적 경험에 대처하고 표현하려는 방법을 강조하고, 내부 갈등, 외부적 도전 또는 자기 자신에 대한 위협에서 기인하는 불안을 과도한 자기 인식과 현실 검증력의 왜곡 없이 조정할 수 있는 능력과 과도한 행동화를 표현하지 않는 것을 포함한다. 이 영역의 높은 기능은 현실 검증에서 약간 왜곡된 형태로만 방어를 효과적으로 사용할 수 있도록 하며, 이 영역의 낮은 기능은 덜 효과적인 방어 스타일과 더 큰 왜곡을 수반한다.

적응, 회복탄력성 및 강도를 위한 능력은 예상치 못한 사건과 상황 변화에 적응하는 사람의 능력과 불확실성, 손실, 스트레스 및 도전에 직면했을 때 효과적이고 창조적으로 대처할 수 있는 능력을 반영한다. 그러한 적응은 기대에 대해 무비판적이거나 순응적인 적응과 동일하지 않지만, 가장 잘 대응하는 방법에 대한 사려 깊은 선택을 반영한다. 이 능력은 다른 사람의 필요와 감정에 대한 감정과 민감성, 대안적인 관점을 인식하는 능력, 적절한 주장성과 같은 개인의 강점을 포함할 수 있다. 최적화가 되면, 그것은 한 개인이 장애물을 뛰어넘어 후퇴를 성장과 긍정적인 변화의 기회로 바꾸게 하는 것을 가능하게 한다.

자기 관리 능력(심리학적 마음가짐)은 자신의 내부 생활을 의식적이고 현실적으로 관찰하고 이 정보를 적응적으로 사용할 수 있는 개인의 능력에 관한 것이다. 이 능력은 또한 그 사람이 더 나은 자기 이해에 대한 본질적인 관심을 보여주는 정도인 자기성찰을 할 수 있는 정도를 반영한다.

내부 기준과 이상을 구축하고 사용하는 능력은 개인의 도덕성의 지표다. 내적 가치와 이상을 형성할 수 있는 능력은 한 문화의 맥락에서 한 사람의 자신에 대한 고려와 일련의 일관성 있고, 유연하며, 내부적으로 일관된 도덕적 원칙에 기초하여 현명한 결정을 내릴 수 있는 능력을 반영한다. 이 영역에서 높은 기능을 발휘하려면 한 사람의 도덕적 추리는 일련의 응집력 있는 핵심 원칙뿐만 아니라 한 사람의 도덕적 결정이 다른 사람에게 미치는 영향에 대한 인식에 기초해야 한다.

의미와 목적을 위한 능력은 개인의 선택에 일관성을 부여하고 의미를 부여하는 개인적인 이야기, 방향성과 목적의식, 다음 세대에 대한 관심, 그리고 자신의 삶을 의미와 결합시키는 영적(전통적인 종교로 표현될 필요는 없음)을 구성하는 개인의 능력을 반영한다. 이 능력에 대한 높은 기능은 한 사람의 태도, 신념 및 행동의 광범위한 의미를 고려하기 위해 즉각적인 우려를 넘어 생각할 수 있는 능력을 필요로 한다.

실증에 근거한 M축 능력에 대한 평가

진행중인 연구들은 이러한 12가지 정신 기능의 요소를 평가하는 것이 가능하다는 것을 입증한다. 임상적으로 유용한 진단 및 사례 개념화를 용이하게 하기 위해 M축 능력 평가는 방향 전체에 걸쳐 임상가가 사용할 수 있는 진단 구성, 치료 계획 및 치료 구현을 위한 유용성과 함께 실질적으로 적용 가능한 결과를 산출해야 한다. 따라서 각 능력에 대해, 우리는 평가에 도움이 될 수 있는 잘 검증된 임상 도구의 목록을 제공한다. 일반적으로 우리는 임상가 평가 및 수행에 근거한 평가를 선호하지만, 많은 경우 사례 보고는 임상가 평가 및 수행에 근거한 척도를 통해 얻은 데이터를 보완하고 풍부하게 할 수 있다.

이 잘 검증된 평가 도구 목록에는 다음이 포함된다.

- The Adult Attachment Interview (AAI; George, Kaplan, & Main, 1985; Main, Goldwyn, & Hesse, 2002), the Adult Attachment Projective (AAP; George & West, 2012; George, West, & Pettem, 1997; Jones-Mason, Allen, Hamilton, & Weiss, 2015), and the Reflective Functioning Scale (RFS; Fonagy, Target, Steele, & Steele, 1998).
- The Defense Mechanism Rating Scales (DMRS; Perry, 1990).
- The Object Relations Inventory (ORI) and the Differentiation–Relatedness cale (D-RS) (Blatt & Auerbach, 2001; Blatt, Auerbach, & Levy, 1997; Blatt, Stayner, Auerbach, & Behrends, 1996; Diamond, Kaslow, Coonerty, & Blatt, 1990; Huprich, Auerbach, Porcerelli, & Bupp, 2016).

- The Severity Indices of Personality Problems–118 (SIPP-118; Verheul et al., 2008).
- The Shedler–Westen Assessment Procedure–200 (SWAP-200; Westen & Shedler, 1999a, 1999b), and the related Personality Health Index (PHI, which provides a single overall index of personality functioning) and RADIO Index (which delineates an individual's strengths and difficulties within five key domains of personality functioning: reality testing, affect regulation and tolerance, defensive organization, identity integration, and object relations; see aldron et al., 2011).
- The Social Cognition and Object Relations Scale (SCORS; Stein, Hilsenroth,
- Slavin-Mulford, & Pinsker, 2011; Westen, 1995; Westen, Lohr, Silk, & Kerber, 985).
- The Structured Interview of Personality Organization (STIPO; Clarkin, Caligor, Stern, & Kernberg, 2004; Stern et al., 2010).
- The Wechsler Adult Intelligence Scale—Fourth Edition (WAIS-IV; Wechsler, 2008).

이 외에도, Rorschach Inkblot Test, Rorschach Performance Assessment System(Meyer, Viglion, Mihura, Erard, and Erdberg, 2011) 또는 Exner의 Comprehensive System(Exner, 2003)는 임상가가 성격, 심리적 능력 및 인지 능력 등의 다양한 구성요소를 평가할 수 있도록 한다. Rorschach에 대한 설명은 본 매뉴얼의 8장에서 찾을 수 있다(청소년편 pp. 607-609). 검사를 수행에는 적어도 1시간이 필요하다. 채점과 해석에는 약 2시간이 더 필요하다. 12개의 M축 용량 대부분에 대한 평가의 관련성에도 불구하고, 관리, 점수 및 해석이 매우 복잡하고 상당한 공식 훈련과 경험이 필요하기 때문에 각 정신 능력에 대해 가장 관련성이 높은 Rorschach 범주에 대한 구체적인 설명을 포함하지 않기로 결정했다.

각 능력에서 환자의 기능을 좀 더 미묘한 뉘앙스에서부터 상세하게 파악하기 위해, 이러한 경험적으로 검증된 평가 도구는 다른 방법으로 얻은 정보(예: 임상 인터뷰, 개인사에 대한 기록, 환자와 친숙한 개인의 보고)와 통합할 수 있으며 통합되어야 한다. 이러한 평가에서 얻은 정보를 통합하기 위한 전략과 평가 도구들은 8장을 참조하면 광범위하게 나열되어 있다.

1. 조절, 주의 집중 및 학습 능력

조절 주의 집중 및 학습 능력은 청각 처리 및 언어, 시각적 공간적 처리, 운동 계획 및 순서 및 감각 조절 영역에서 나타나는 바와 같이 개인의 전반적인 심리적 기능에 대한 체질적 및 성숙적 기여의 범위를 포함한다. 이 능력에 관련된 다른 과정으로는 고위실행 기능, 주의력, 지적 능력, 정동적 및 사회적 단서 처리, 다양한 형태의(단기적, 의미적, 자서전적/삽화적, 암묵적/비서술적) 기억들이 있다. 이러한 정신적 기능은 사람들이 내부 및 외부 정보에 주의를 기울이고 처리하며, 자기 자신과 환경의 경험을 조절하고, 적절한 경우에는 의식의 외부 입력을 걸러내고, 적응과 극복을 강화하기 위해 그들의 경험으로부터 배울 수 있게 해준다.

이 능력을 평가할 때, 조절, 주의 집중 및 학습의 유전적 성향, 기질 및 신경생물학적 기질의 다양성이 초기 아동-양육자 상호 작용에서 시작하여 발달 전반에 걸쳐 개인의 사회적 정서적 맥락에 의해 수정된다는 점에 유의해야 한다. 개인은 이러한 (그리고 다른) 초기 경험의 결과로 주의 집중 및 고위실행 기능에 특유한 성향과 편향을 발전시키고, 이러한 성향과 편향은 자신이 나중에 다른 사람과 외부 환경과 어떻게 상호작용하는지에 분명히 드러날 것이다. 더욱이 이 능력은 개인이 현재 경험하고 있는 상태(불안감, 괴로움, 두려움 등)에 의해 영향을 받을 수 있으므로, 수행은 상황 및 설정에 따라 달라질 수 있다.

이 능력은 M축의 다른 능력과 다소 다르며, 이 영역에서 환자의 기능 평가는 외부 증거에 의해 강화된다. 조절, 주의 집중 및 학습에 있어서 환자의 능력에 대한 임상가의 초기 결론은 주로 자가 보고 및 의뢰한 기관에서 보낸 데이터에 기초할 수 있지만, 환자에 관한 기록, 일기 또는 환자를 잘 아는 정보원(예: 형제 또는 파트너)에 의해 어려움이 보고될 때, 환자에 관한 보고서는 정확도 면에서 신뢰가 증가한다.

평가 척도

이것과 다른 M축 용량 각각에 대해, 각 정신 기능을 5에서 1까지 평가할 수 있는 5점 평가 척도를 본장 끝의 표 2.1에 제시한다. 각 능력에 대한 레벨 5, 3, 1의 기준에 관한 설명이 본문에 수록되어 있다.

가장 관련성 있는 평가 도구

광범위한 평가 도구는 조절, 주의 집중 및 학습 평가와 관련이 있다. 그 중 가장 중요한 것은 (1) 지능, (2) 작업기억 및 자서전적/삽화적 기억, (3) 신경심리적 기능, (4) 학습 능력과 학습 장애(예: 주의력, 집중력), (5) 주의력 조절와 그 결핍(해리 증상의 지수 포함), 그리고 (6) 고위실행기능 (순서, 선택적 여과 등) 이상의 여섯 가지를 들 수 있다.

규제, 주의력 및 학습에 대한 공식적인 평가는 많은 임상가들이 인지 및 신경심리검사를 수행하고 해석하는 데 완전히 훈련되지 않았다는 점에서 다른 M축의 능력을 평가하는 것과는 다소 다르다. 게다가, 그러한 많은 조치들이 자주 개정되고 업데이트 되고 있어, 지속적인 재교육이 요구된다. 우리는 적절한 배경과 경험을 가진 임상가들이 그들의 능력 영역에 속하는 인지 및 신경심리검사를 관리하고 점수를 매길 것을 권고한다. 좀 더 전문적인 해석이 필요할 때, 환자는 더 발전된 평가를 위해 적절하게 훈련된 신경심리학자에게 의뢰되어야 한다.

아래에 기술된 검사들은 조절, 주의력 및 학습을 평가하는 데 유용할 수 있는 방법의 예로서, 종합적이거나 최종적인 목록을 구성하도록 의도된 것은 아니다.

웩슬러 성인용 지능 검사(Wechsler Adult Intelligence Scale—Fourth Edition)

웩슬러 성인 지능 검사-Fourth Edition (WAIS-IV; Wechsler, 2008)은 가장 널리 사용되는 지능 검사이다. 16-90세 개인을 대상으로 하여 유사성(추상, 연상, 범주형 추론, 언어형성), 어휘(단어 지식, 언어 발달, 장기기억), 정보(실제적 지식), 이해(판단, 관습적 지식, 행동의 표준)에 관한 세부시험과 언어이해를 포함한다. 지각적 추론, 블록 설계(비언어적 개념 형성 및 추론), 행렬 추론(광역적 시각 지능, 분류 및 공간적 능력), 시각 퍼즐(비언어적 추론), 그림 완성(시각적 지각과 조직, 집중, 시각 인식), 그림 가중치(유사성 추론, 귀납적 및 연역적 논리, 정량적 추론; 숫자 범위(문자 학습, 기억, 주의, 정신 조작, 시각-공간적 이미지화), 산술(관심 및 집중, 각성, 단기 기억, 수치 추론, 장기 기억) 그리고 문자-숫자 순서(주의 및 집중, 기억의 폭, 단기 청각 기억), 기호 검색(주의 및 집중), 코딩(학습, 시각-운동 조정, 시각 인식), 취소(관심 및 집중)의 하위 검사와 처리 속도를 포함한다. 검사는 약 1시간이 소요되며, 코딩과 요약은 약 2시간이 소요된다.

개정된 간이 정신 상태 검사(Modified Mini-Mental State Examination)

개정된 간이 정신 상태 검사(3MS; Teng & Chui, 1987)는 원래의 간이 정신 상태 검사(MMSE; Folstein, Folstein, & McHug, 1975)를 연장하는 간단한 정신 상태 검사다. 주의, 단기 기억력, 지남력 및 일부 기본적인 실행 과제를 포함하여 인지 기능의 핵심 영역에 대한 간략한 선별 평가를 제공한다. 3MS는 보다 광범위한 신경심리검사 배터리를 대체하기 위한 것이 아니라, 임상가에게 전반적인 인지 장애 영역을 검사할 수 있는 쉬운 방법을 제공한다.

몬트리올 인지 검사(Montreal Cognitive Assessment)

몬트리올 인지평가(MoCA; Nasreddine et al., 2005)는 MMSE에서 24점에서 30점 사이의 점수를 받는 환자들에게서 가벼운 인지장애를 감지하기 위해 개발된 10분, 30점짜리 검증된 인지 검사 시험이다. MMSE와 비교하여, MoCA는 고위실행기능, 더 높은 수준의 언어능력, 기억력 및 복잡한 시각적 공간 처리를 평가하기 위해 더 많고 까다로운 작업을 사용한다.

Conners 연속적 수행 검사(Conners Continuous Performance Test)

Conners 연속적 수행 검사(CPT; Conners, 2008; Conners & Multi-Health Systems Staff, 2000)는 산만성, 선택적 주의 및 충동 제어와 관련된 과제 중심의 컴퓨터화된 검사이며 가볍게 두드리는 방법으로 응답하도록 구성되어 있다. 부주의, 충동성, 지속적인 주의 및 경계 영역에서 응답자의 성과를 지수화함으로써 Conners CPT는 주의력 결핍/과잉행동 장애(ADHD) 및 주의와 관련된 기타 신경학적 상태를 진단하는 데 유용할 수 있다. Conner CPT 3은 등급 척도에서 얻은 정보를 보완하여 주의력 과제에서 개인의 성과에 관한 객관적인 정보를 제공한다.

위스콘신 카드 분류 검사(Wisconsin Card Sorting Test)

위스콘신 카드 분류 검사(WCST; Berg, 1948; Grant & Berg, 1948)는 의사결정 및 문제 해결에 특히 주의를 기울이면서 일반적으로 '고위 실행 기능'이라고 불리는 다중 인지 능력을 신경심리학적으로 평가하는 널리 사용되고 있는 검사이다. 참가자의 과제는 64개의 대응카드 2세트를 정렬하는 것으로, 정렬 과정에서 바뀌는 형태, 색상, 번호 등을 기준으로 분류하는 것이다. 피검사자는 정렬이 올바른지 또는 잘못됐는지만 말하는 검사자의 제한된 피드백을 통해 올바른 정렬 원칙을 유추해야 한다. 점수는 몇 가지 차원에 따라 집계될 수 있지만, 달성된 범주 수와 보속 오류의 수는 가장 흔히 보고되는 결과들이다(Rhodes, 2004).

Barkley 고위 실행 기능 결핍 검사(Barkley Deficits in Executive Functioning Scale)

Barkley 고위 실행 기능 결핍 검사(BDEFS; Barkley, 2014)는 성인의 고위 실행 기능 차원을 평가한다. 89개 항목 버전은 시간 관리 문제, 조직 문제, 자제력 문제, 자기 동기 문제, 감정 규제 문제 등 5개 영역 내에서 고위 실행 기능의 문제를 평가한다. 참가자들은 각 품목에 대해 1-4 리커트 척도로 등급을 매긴다(전혀 아니다, 가끔 그렇다, 자주 그렇다, 거의 늘 그렇다).

Rivermead 행동 기억력 검사–제3판(Rivermead Behavioural Memory Test—Third Edition)

Rivermead 행동 기억력 검사-제3판(RBMT-3; Wilson, Cockburn, Baddeley, & Hiorns, 1989; Wilson et al., 2008)은 언어 및 공간 정보에 대한 장기 및 단기 기억력 뿐만 아니라 예상 기억력과(즉, 미래에 해야 될 어떤 것을 기억하는 것) 시각 기억력 및 얼굴 기억력을 검사한다. 그것은 이름, 소속, 약속, 사진, 즉석 이야기, 지연된 이야기, 얼굴, 즉석 경로, 지연된 경로, 즉시 메시지, 지연된 메시지, 방향, 날짜 등의 하위 테스트를 포함한다. RBMT-3는 기술을 습득할 수 있는 능력을 평가하기 위해 고안된 새로운 하위 테스트를 포함하고 있으며, 암묵기억에 대한 별도 측정치를 추가한다. 일상적인 작업을 시뮬레이션하기 때문에, RBMT-3는 '생태 기억력 배터리'로 간주된다. 뇌손상(Makatura, Lam, Leahy, Castillo, & Kalpakjian, 1999), 간질(Perez & Godoy, 1998), 알츠하이머 병(Cockburn & Keene, 2001), 나이와 관련된 뇌 변화(Ostrosky-Solis, Jaime, & Ardila, 1998) 등 서로 다른 신경심리학적 프로파일을 가진 환자들의 기억력 결핍을 찾아내는 효과적이고 신뢰할 수 있는 도구라는 연구결과도 있다. 재시험 안정성과 평가자간 신뢰도가 높다(Wilson 등, 1989).

Benton 시각 유지 검사(Benton Visual Retention Test)

벤톤 시각 유지 검사(BVRT; Benton, 1974년)는 시각 회상, 지각, 시공간 능력을 평가하는 잘 확립된 도구다(Strauss, Sherman, & Spreen, 2006). 수행은 시각-운동 반응, 시각-공간 인식 및 유지, 시각 및 언어 개념화, 즉각적인 기억 범위(Lezak, Howieson, Bigler, & Tranel, 2012)를 포함한다. BVRT에는 여러 가지 관리 형식이 있으며, 각각은 지각-운동 기능의 다른 측면을 측정한다(Strauss 등, 2006). 모든 형식에는 기하학과 추상적인 수치가 포함된 카드가 사용되며,

피검자는 이를 구성하거나 인식해야 한다. 가장 자주 사용하는 형식과 덜 사용하는 형식 모두 시각 기억을 검사한다. 각각의 카드는 10초 동안 노출되며, 그 후에 수험자는 즉시 기억에서 수치를 끌어낸다. 다중선택형식(BVRT-MC)에서는 인식기억을 측정하기 위해 4개 선택형 응답카드로 자극카드를 사용한다.

고위 실행 기능 이상 증후군의 행동 평가(Behavioural Assessment of the Dysexecutive Syndrome)

고위 실행 기능 이상 증후군의 행동 평가(BADS; Wilson, Aldman, Burgess, Emslie, & Evans, 1996)는 "고위 실행 기능 이상 증후군(Wilson et al., 1996, p. 4)에서 발생하는 일상적 문제들을 예측하고 계획, 조직, 문제해결, 주의력의 장애를 평가하기 위한 것이다. 고위 실행 기능 이상 증후군은 기능 회복과 재활 프로그램에 대한 대응 능력을 저해할 수 있는 인지적 결핍의 주요 영역이다. 4개의 하위 테스트는 문제 해결, 구성 및 계획, 전통적인 작업 시스템, 감독 주의 시스템, 그리고 실제 행동 평가 등을 측정한다. 그것은 일반적이고 구체적인 고위 실행기능의 결핍 모두를 찾아내기 위해 고안되었다. BADS와 표준 집행 시험과 대부분의 하위 시험들의 중요한 상관관계는 그것이 적절한 동시 유효성을 가지고 있다는 것을 나타낸다. 구성 타당도 면에서는 뇌손상이 있는 사람과 없는 사람을 구별하는 표준 고위 실행 기능 검사(Norris & Tate, 2000)에 필적한다.

스트룹 검사(Stroop Color and Word Test)

스트룹 검사(Golden & Freshwater, 2002; Jensen & Rohwer, 1966; Stroop, 1935)는 관련 정보를 향해 주의를 기울이는 능력을 판단하는 데 사용된다. 자극의 제시와 행동 반응 사이의 시간을 측정한다. 일반적인 임상 사용에는 몇 가지 시험 변형이 있으며, 하위 작업 수, 자극 유형과 횟수, 작업에 대한 시간 및 채점 절차에 차이가 있다. 가장 널리 사용되는 버전은 20개 항목의 5개 열에 걸쳐 각각 100개의 항목으로 구성된 3개의 시험으로 구성된다.

2. 정동의 범위, 의사소통 및 이해를 위한 능력

두 번째 능력은 특정 상황에 적합하고 자신의 문화적 환경과 일치하는 방식으로 정동을 경험하고 이해하고 표현하는 능력을 반영한다. 임상가들은 이 능력 구성 요소 세 가지를 모두 고려해야 한다. '정동의 범위'란, 강도의 정도가 다른 상태에서 긍정적 상태는 물론 부정적인 상태 등, 광범위한 정동과 감정을 경험하는 능력이다. '정동의 의사소통'은 다른 양태(즉, 언어, 비언어)를 통해 다른 사람에게 효과적이고 적응적으로 정서적 경험을 전달하는 능력이다. 그것은 의도적이든 의도적이든 의도적이든 의도하지 않은 내면 감정 경험의 질을 포함한다. (즉, 정동과 감정의 표현이 당면한 상황에 대한 질과 강도에 적절한 경우, 그 정동이 특히 가변적이나 불안정하다면) "정동의 이해"란 자기 자신의 감정을 인식하고 적응력, 공감력, 반응력, 관계를 형성하는 방법에서 다른 사람의 정서적 의사소통(언어적, 비언어적 의사소통)을 읽고 해석하는 능력이다. 이 영역에서 기능이 매우 낮으면 감정을 식별하고, 구별하고, 소통하는 데 어려움이 있을 수 있으며, 상상력의 부족과, 그리고 외적으로 제한된 사고방식(즉, 감정인식불능적인 경향)을 초래할 수 있다.

초기 유아-양육자 상호 작용의 영향을 크게 받는 이 능력은 사람이 대인관계 상호작용을 이해하고, 행동하며, 이익을 얻을 수 있도록 해주는 한 사회 인식과 관련이 있다. 어떤 개인들은 한 요소에는 비교적 강하지만 다른 요소에는 약할 수 있다. 이 능력의 개별적인 차이는 부분적으로 문화적 배경, 규범, 경험 때문일 수 있다. 일반적으로 이러한 독특한 패턴은 그 사람의 특징을 묘사하는 서술에서 포착되어야 한다.

평가 척도

5. 이 정도 수준의 개인은 광범위한 미묘한 감정을 효과적으로 사용하고, 표현하고, 소통하고, 이해할 수 있다. 그들은 스트레스를 받는 상황에서도 대부분의 감정 신호를 유연하고 정확하게 해독하고 대응할 수 있다. 감정적인 의사소통은 거의 항상 그 순간에 경험했던 것에 대한 질과 강도에 있어 적절해 보인다.

3. 이 수준의 개인은 제한된 범위의 감정 상태를 경험하고 의사소통하는 것 같으며/또는 특정한 정동(예: 분노)을 경험하는 데 어려움을 보인다. 그들은 다른 사람의 감정 상태를 어렵게 해독하고, 특히 도전하거나 스트레스를 받을 때, 조절이 안 되고 비동기적인 방법으로 감정 신호에 반응할 수 있다. 또는 그들은 상황과 사회적 기대에 비례하지 않는 부적절한 방법으로 감정을 표현할 수도 있다.

1. 이 정도 수준의 개인은 대부분 단편적이고 혼란스러운 감정 표현을 보여주거나 감정을 전혀 전달하지 못한다(예: 얼굴 표정을 나타낼 수 없거나, 목소리 톤을 조절하거나, 상황에 맞는 자세를 유지할 수 없을 수 있다). 이 능력에서 낮은 기능은 다른 사람의 감정 신호를 왜곡하는 것을 포함하며(예: 오독 신호의 결과에 따른 의심, 학대, 미움, 분노, 기타) 또는 감정을 식별하고 신체적 감각과 구별하는 데 어려움이 있다. 정동적인 반응은 다른 사람들에 의해 이상하거나 어울리지 않는 것으로 인식될 수 있다.

가장 관련성 있는 평가 도구

Shedler-Westen 평가 절차-200 (Shedler–Westen Assessment Procedure–200)
Shedler-Westen 평가 절차-200에(SWAP-200; Westen & Sheadler, 1999a, 1999b) 대해 8장에 기술한다. SWAP-200은 PHI (Personality Health Index) 및 RADIO Index와 함께 M-Axis 평

가에 유용하다(Porcerelli, Cogan, & Bamberty, 2011). 정동의 범위, 의사소통 및 이해 능력은 12가지 항목으로 구성되어 있다. 감정은 걷잡을 수 없이 소용돌이치는 경향이 있어, 불안, 슬픔, 분노, 흥분 등의 극단으로 이어진다; 57. 죄책감을 느끼는 경향이 있다; 74. 감정을 과장되고 연극적인 방법으로 표현한다; 106. 당면한 상황에 적절한 품질과 강도에 영향을 주는 경향이 있다; 126. 제한적이거나 제한된 범위의 감정을 가지고 있는 것으로 보인다; 131. 강한 쾌감을 주는 감정(예: 흥분, 기쁨, 자부심)을 스스로 경험하도록 하는 데 어려움을 겪는다. 자신을 이성적이고 이성적이며 감정에 의해 영향을 받지 않는 경향이 있다. 감정이 무관하거나 중요하지 않은 것처럼 행동하는 것을 선호한다; 157. 강한 감정이 자극될 때 비이성적이 되는 경향이 있다. 그리고 관습적인 기능 수준으로부터 현저한 감소를 보일 수 있다; 191. 감정은 급변하는 경향이 있고 예측할 수 없다.

사회적 인식 및 대상 관계 척도(Social Cognition and Object Relations Scale)

사회적 인식 및 대상 관계 척도(SCORs; Stein, Hilsenth, Slavin-Mulford, & Pinsker, 2011; Westen, 1995; Westen, Lohr, Silk, & Kerber, 1985)는 대상 관계의 인지 및 정서적 차원을 서술적 데이터에 기초하여 평가하는 복수 척도를 포함하고 있다(예: The Matic Appersion Testing Test; Stein 등). 최초의 SCORS는 네 가지 척도를 가지고 있다. 첫 번째 개정판인 Q-Sort 버전(SCORS-Q; Westen, 1995)은 다섯 가지, 가장 최근의 SCORS 전반적 평가 방법(SCORS-G; Stein et al., 2011)은 여덟 가지의 척도를 가지고 있다. 이 능력과 특히 관련이 있는 것은 "표현에 있어서 정동의 질"을 평가하는 척도인데, 이 척도는 정서적 의사소통과 관련된 대응적 서술의 요소들을 코드화하는 데 사용될 수 있다. 임상 의사들은 수험자들의 내러티브를 평가하고 다른 사람이 어떻게 감정적으로 영향을 미칠지, 다른 사람이 어떻게 감정적으로 응답자를 경험하는지, 그리고 그들이 전형적으로 다른 사람의 정서적 경험을 어떻게 개념화하는지에 대한 그들의 기대를 주목한다.

정동 조절 및 경험 Q-sort-설문 버전(Affective Regulation and Experience Q-sort-Questionnaire Version)

정동 조절 및 경험 Q-sort-설문 버전(AREQ-QV; Westen, Muderisoglu, Fowler, Sheadler, 1997)은 경험이 풍부한 임상가들이 환자들을 정동 경험과 조절의 구성요소에 대한 등급을 매기는 98개 항목 설문지이다. 전문용어를 최소화하여 평가 전반의 미묘한 과정에 대한 신뢰할 수 있는 설명을 가능하게 하기 위해 작성된 항목들은 연구 및 이론적 문헌과 영향에 관한 자체 보고 질문서의 항목 내용에서 도출되었다. 비교적 직설적이고 행동적인 언어(Zittel-Conklin, Bradley, & Westen, 2006)로 명시적인 인지 극복 전략, 정동을 조절하기 위한 행동 전략(예: 약물 사용) 및 암묵적 정동 조절 전략(방어)을 평가한다.

정서적 의사소통 질문(Affective Communication Questionnaire)

정서적 의사소통 질문(ACQ; Meehan, 2004; Meehan, Levy, & Clarkin, 2012)은 28개 항목의 자체 보고서로, 치료자들이 환자에 의해 얼마나 활력을 부여하고 관여했는지, 세션에 영향을 미치는 특성, 그리고 언어에 영향을 미치는 정도를 평가하도록 한다. 각각의 진술은 치료 작업의 특징을 얼마나 잘 나타내는지 반영하여 1에서 5까지 등급이 매겨진다. 항목은 치료에서의 영향의 암묵적 의사소통에 관한 임상적·경험적 문헌에서 도출되었다(즉, Bucci, 1997; Kernberg, 1984). ACQ는 공동으로 만든 정서적 경험을 평가하도록 설계되었으며, 모든 방향의 치료자들에게 모호하지 않게 작성되었으며, 환자와 치료자가 어떻게 느끼고, 생각하고, 행동하는지를 평가한다.

감정 인식 수준 척도(Levels of Emotional Awareness Scale)

감정 인식 수준 척도(LEAS; Lane & Garfield, 2005; Lane, Quinlan, Schwartz, Walker, & Zeitlin, 1990)은 자신과 다른 사람들에게 복잡한 감정 경험을 설명할 수 있는 능력을 평가하는 서면 수행 도구로, 감정 인식의 명시적(의식)과 암묵적(무의식) 수준의 차이를 평가한다(Lane & Schwartz, 1987). 응답자들은 감정을 유발시키는 상호작용의 각 20명의 2인 시나리오에서 예상된 감정과 다른 사람의 감정을 설명해야 한다. 용어집에는 적절한 수준의 정동 관련 단어들이 연결되어 있다. LEAS는 최대 점수가 100이고, 0에서 20 사이의 점수는 레벨 1을 나타내고, 81과 100 사이의 점수는 레벨 5를 나타낸다. 미국 집단 표본의 표준 데이터는 좋은 평가적 특성을 보였다(Lane 등, 1990). 손채점은 시간이 많이 걸리기 때문에 Barchard, Bajgar, Duncan, 그리고 Lane (2010)은 컴퓨터 채점 시스템을 개발, 검증했다. 차별성이 가장 높은 오리지널 20의 4개 항목을 사용해서 Subic-Wrana, Beutel, Brahler, and Stobel-Richter (2014)가 짧은 형태를 만들었다. 이 LEAS 버전의 내적 일관도는 적절했고(Cronbach's alpha 0.67) 원본의 20개 항목과 강하게 관련되었다(r = 0.85).

긍정적이고 부정적인 정동 계획-확장된 양식(Positive and Negative Affective Schedule—Expanded Form)

긍정적이고 부정적인 정동 계획—확장된 양식(PANAS-X; Watson & Clark, 1994)은 60개 항목 자체 보고서 설문지로 원래 PANAS의 확대 버전이다(Watson, Clark, & Tellegen, 1988; Leue & Beaducel, 2011 참조). PANAS-X는 원래 상위 등급의 두 가지 척도(PA-Positive Affect와 NA-Negative Affect)와 공포, 슬픔, 죄책감, 적개심, 수줍음, 피로, 놀라움, 흥분, 자기 확신, 주의력, 평온함 이상의 구체적인 정동을 평가한다. 평가 항목은 단일 기분 설명자로 구성된다. 응답자들은 1에서 5까지(매우 약간 또는 전혀 그렇지 않은) 척도를 사용하여 특정 기간 내에 이러한 감정을 가졌던 정도를 평가한다. 연구에서는 PANAS-X를 단기적인 정동의 척도로 지원하고, 외부 및 내부 조건의 변동에 대한 민감도에 주목한다(Husong & Hicks, 2003).

상태-특성 감정 측정(State–Trait Emotion Measure)

상태-특성 감정 측정(STEM; Levine et al., 2011)은 애정, 분노, 불안, 주의력/에너지, 만족, 시기심, 죄책감, 수치심, 기쁨, 자부심, 슬픔 등 다섯 가지 긍정적인 감정과 다섯 가지 부정적인 감정을 평가한다. 이러한 감정의 정의는 수많은 출처를 바탕으로 하고 있다. 각각의 감정이 발생할 수 있는 몇 가지 잠재적인 상황들이 제공된다. 응답자들은 강도의 수준을 나타내는 10점 척도로 특정 시간과(상태) 일반적으로에서(특성) 각각의 감정을 어느 정도 느꼈는지를 진술하도록 요청 받는다. 고차원의 감정은 상태 및 특성 지표에 대해 각각 긍정적인 감정과 부정적인 감정을 합산하여 측정된다. Cronbach's alpha 신뢰도는 긍정적인 감정의 경우 0.83(상태), 0.86(특성)이며 부정적인 감정의 경우 0.63(상태), 0.65(특성)이다.

정서적 신경과학 성격 척도(Affective Neuroscience Personality Scales)

정서적 신경과학 성격 척도(ANPS, Davis & Panksepp, 2011; Davis, Panksepp, & Normansell, 2003)는 동물 모델에서(놀이, 탐색, 두려움, 분노, 슬픔) 확인된 6개의 1차 신경 감정 시스템 및 이전의 신경학적 기초가 없는 7차 구성의(정신적) 행동 상관관계를 나타낸 112개 항목이다. 각 세부 척도들은 1차적 정서 성향을 나타내는 문장 형태의 14개 항목으로 구성된다. 많은 지주 항목들이 타당성과 사회적 만족도를 확인한다. 심리학적 특성은 양호하며(Davis 등, 2003), ANPS는 임상적으로 검증되었다(Savitz, van der Merwe, & Ramesar, 2008).

공감 상수(Empathy Quotient)

공감 상수(EQ; Baron-Coen & Wheelwright, 2004). 성인의 공감을 평가하는 60항목 설문지이다(짧은 40항목도 있다). 명백하게 임상 응용을 위해 고안된, 그것은 정신병리적인 특징으로서의 공감의 부족에 대해 민감하게 평가한다. '강하게 찬성한다'부터 '강하게 반대한다'의 4점 척도로 대응한다. 참가자는, '비공감'의 응답에 대해서 0점을 받고, 그 규모가 얼마가 되든 간에, '공감적 반응'에 대해서는, 회답의 강도에 따라서 1 혹은 2점을 받는다. 항목들은 20개의 지주 항목으로 증가하여, 끊임없는 공감의 집중으로부터 응답자들의 주의를 산만하게 한다. 예비 연구들은 좋은 신뢰성과 타당성을 시사한다.

감정 조절 설문(Emotion Regulation Questionnaire)

감정 조절 설문(ERQ; Gross & John, 2003)은 감정규제를 위한 습관적인 표현억제(4개 항목) 및 재평가(6개 항목) 전략의 10개 항목 자기보고 대책이다. 품목은 1에서(강력히 동의하지 않음) 7까지(강력히 동의함) 리커트 등급이다. 샘플 질문에는 '지금 처한 상황을 생각하는 방식을 바꿔 감정을 조절한다(재평가)', '표현하지 않음으로 감정을 조절한다(억압)' 등이 있다. 내부 일관성은 연구 전반에 걸쳐 적절하고 일관적이었다(Melka, Lancaster, Bryant, & Rodriguez, 2011; Spaapen, Waters, Brummer, Stopa, & Bucks, 2014; Wiltink et al., 2011).

감정 조절 어려움 척도(Difficulties in Emotion Regulation Scale)

감정 조절 어려움 척도(DERS; Gratz & Roemer, 2004)는 전반적인 감정 조절 불능에 대한 종합적인 평가를 제공하는 36개 항목의 자기보고 척도로, 부정적 감정의 수용 불가, 고통스러울 때 목표 지향적인 행동에 관여하는 어려움, 충동적인 행동을 통제하는 어려움, 괴로울 때 효과적인 감정 조절 전략에 대한 제한적인 접근, 감정 인식의 부족, 그리고 정서적 명확성의 결여 등 6가지 구체적인 차원을 제시하고 있다. 항목들은 1에서(대부분 그렇지 않은, 0-10%) 5까지(대부분 항상 91-100%) 등급을 매겨 총 36에서 180까지 총점이 매겨지며 이 점수가 높을 수록 감정 조절에 있어 손상 정도가 더 크다는 것을 나타낸다. DERS는 내적 일치도가 우수하고 반복시험 신뢰도가 우수하다(Fowler 등, 2014). 그것은 정신 병리의 예측 변수, 치료 실험의 중재 변수, 그리고 주요한 결과 변수로 광범위하게 사용된다.

3. 정신화 및 반영 기능을 위한 능력

자기 자신과 타인의 정신 상태를 유추하고 반성하는 능력인 '정신화'는 상상력이 풍부하다고 여겨지는 일종의 정신 활동이다(정신화 시 다른 사람의 생각이나 감정을 '상상'하기 때문이다). 정신화는 주로 전의식이며, 일반적으로 주의의 초점 밖에서 발생하며, 정신 상태의(예: 필요, 욕망, 감정, 신념, 목표, 의도 및 동기) 관점에서 자기 자신과 타인의 행동을 이해하고 해석하는 것을 목표로 한다. 이 능력은 개인이 내면의 생활을 경험하고, 묘사하고, 표현할 수 있도록 해주고, 그들 자신의 영향을 조절하고, 일관된 자아 의식을 발달시키며, 다른 사람의 정신 상태에 대해 정확한 추론을 할 수 있게 해준다. 그것은 그들이 내면과 외부의 현실을 구별할 수 있게 해주며, 정신적, 감정적 과정과 현실적 상호작용을 구별할 수 있게 해준다. 정신화는 감정 상태에 대한 이해와 다른 사람의 심리 상태에 대해 암묵적으로 생각하는 능력을 포함한 몇 가지 인지 능력으로 뒷받침된다. Allen, Fonagy, and Bateman (2008)은, 정신화를 "마음을 염두에 두라", "오해를 이해한다", "외부로부터, 또 다른 것으로부터의 '자신'을 참조하라", "마음의 질을 사물에 '귀속'시키거나 정신적인 관점을 발전시킨다."라고 기술하고 있다(p. 3). 반영 기능의 구성은 정신화를 측정하는 방법, 즉 정신화를 측정하는 방법의 정신화의 조작 능력을 나타낸다.

　　정신화와 반영 기능의 능력은 정서적으로 의미 있는 경험을 상징화하는 것(즉, 육체적으로나 행동적으로가 아니라 정신적인 표현을 통해 경험을 조직하는 것)을 반영하고, 이 경험을 자기 조절과 대인관계에 있어서 효과적으로 사용하는 능력을 반영한다. 그것은 언어적 행동에서 명백할 수 있지만 비언어적으로 그리고 신체를 통해 보다 미묘하고 간접적인 방법으로도 나타날 수 있다. 경험을 표현할 수 있는 능력 -정신화의 중요한 측면- 개인이 내면의 생활을 경험, 묘사, 표현하기 위해 아이디어를 사용하고 다른 사람의 정신 상태에 대해 정확한 추론을 할 수 있게 한다.

양육자와의 교류가 암호화되고 내면화되기 때문에 정신화와 반영 기능의 토대는 생애 초기에 마련된다. '정신적 자아'는 아이가 아이를 정신 상태를 가진 개인으로 생각하는 양육자를 경험하면서 발전한다. 따라서 정신화적 입장을 발전시키는 능력은 부모의 정신화 능력에 크게 좌우된다. 부모들은 아이의 관점을 취할 수 있어야 하며, 다른 내용들에 의해 채워진 정신의 내재적 분리를 이해하면서, 그 아이를 정신 상태에 의해 행동하도록 동기를 부여 받는 '심리적 대리인'으로 취급해야 한다. 이 부모의 능력은 유아의 강력한 정동 상태와 비언어적으로 표현된 내부 세계의 다른 측면들을 이해할 수 있는 능력을 포함한다.

자식의 내면적 경험에 대해 공감적으로 반영하지 못하고 그에 따라 반응하는 부모는 아이에게 응집력 있는 자기감을 쌓기 위해 필요한 핵심 경험을 박탈한다. 고도로 부적응적인 양육은(예: 경계선 성격 조직을 가진 어머니) 특히 스트레스를 받는 상황에서 정신화 능력의 붕괴에 취약하거나 초정신화를(지나친 정신 상태 추론) 포함한 정신화 능력의 심각한 왜곡을 조장할 수 있다. 이와는 대조적으로, 동조적인 보살핌은 자기 자신과 타인의 주관성을 경험할 수 있는 능력을 갖추면서, 감정적 자기 상태의 정교화, 차별화, 통합을 촉진한다. 다른 사람이 자신의 경험에 정확하게 참여하고 반응한다는 인식은 유아에게 언어를(즉, 비공개 및 공유 기호) 통해 이러한 경험을 성찰할 수 있는 능력을 심어주고, 궁극적으로는 정신화의 능력을 높인다.

평가 척도

이 수준의 개인은 다른 사람의 행동과 반응의 기초가 되는 도전이나 괴로움에도 불구하고, 내면의 정신 상태를(예: 감정, 생각, 욕망, 필요) 이해하고 반영할 수 있다. 그들은 내면과 외부 현실을 구별할 수 있고, 그들 자신의 동기, 영향, 행동을 심리적으로 통찰할 수 있고, 자기 자신에 대해 생각할 수 있다. 그리고 자기와 다른 사람들에 대해 섬세하고 정교한 방법으로 생각할 수 있다. 또한 노골적이고 미묘한 단서(예: 흥분, 행동, 맥락)를 모두 사용하여 내부 정신 상태를 나타내는 능력을 보여준다. 감정은 사회 감정적 관계와 행동 패턴의 맥락에서 복잡하고 미묘한 방법으로 경험되고 대표된다. 내적 표상은 충동을 조절하고 억제하며 충동을 적응적이고 적절하게 표현할 수 있도록 하기 위해 사용된다.

이 수준의 개인은 일반적으로 정신 상태(예: 필요, 욕망, 감정)의 관점에서 자신의 행동과 반응을 이해하고 반영할 수 있으며, 행동과 맥락의 단서로부터 다른 사람의 내부 경험을 추론할 수 있으며, 자기와 다른 사람들의 일치된 감각을 경험하기 위해 내적 표상을 구성하고 사용할 수 있다. 그러나 갈등이나 강렬함의 상황에서는 평소 자기 자신과 타인의 정신 상태에 대한 의식수준에서 현저한 감소가 나타나며, 그 순간 감정을 인지하고 표현하는 데 어려움이 있다. 그들은 자신의 권리를 가지고 있는 감정에 대해 상세히 설명할 수 있는 제한된 능력을 가지고 있고, 외부의 정당화를 지향할 수 있다; 소망과 감정은 행동화되거나(즉 충동적인 행동으로) 혹은 신체화될 수 있다(예: "나의 위장이 아프다")

이 정도의 개인은 자신의 정서적 경험을 추론, 이해, 반성할 수 없거나 타인의 정신 상태를 상징할 수 없다. 그들은 내면과 외부 현실을 구별하는 것과 정신적, 감정적 과정과 현실적 상호작용을 구별하는 데 심각한 어려움을 겪고 있다. 그것은 마음 속에 존재하는 것이 '그 밖에' 존재하고, 그 반대도 마찬가지인 것처럼 보인다. 흔히 타인의 행동과 반응에 오해하거나 오해하거나 혼란스러워하며, 일반적으로 경험하면서 감정을 나타낼 수 없다. 그들은 그 경험을 말로 표현하거나 정서 상태를 효과적으로 규제할 수 없을 정도로 그 정동 속에 남아 있다. 이 능력에서 기능하는 수준이 극도로 낮을 때, 내부 경험과 자기 관찰의 가능성 사이에 연결의 경험이 없다; 특히 스트레스하에서, 그 자신은 일관성이 없거나, 결여되어 있거나, 완전히 없는 것으로 경험될 수 있다.

가장 관련성 있는 평가 도구

반영 기능 척도(Reflective Functioning Scale)

반영 기능 척도(RFS; Fonagy, Target, Stele, 1998)는 성인 애착 인터뷰(AAI; George, Kaplan, & Main, 1985)의 결과에 적용되는 정신화 능력을 정량화한 지표다. AAI 질문은 (1) 화자가 반사 능력을 보여줄 수 있는 '답변 질문 허용'과 (2) 반영 반응이 필요한 '요구 질문'의 두 그룹으로 나뉜다. 답변은 정신적 기능에 대한 이해의 표시들을 포함하고 있는지 여부에 의해 평가된다. 진술은 명확해야 하며(일반적이지 않아야 하며), 식별할 수 있는 정신 상태를 참조해야 하며, 첨부 파일과 관련된 예를 포함하고, 자기와 다른 상호작용을 참조해야 한다. 반영 기능은 –1부터 +9까지의 점수로 평가된다. 또한 RFS는 부모의 자녀 표현과 부모로서의 관계, 자녀와의 관계를 조사하는 반구조적 임상 인터뷰인 부모 발달 인터뷰를(PDI, Aber, Slade, Berger, Berger, Bresgi, 1985; Slade, 2005) 통해 부모의 반영 기능을 측정하는 데 사용될 수 있다.

Shedler - Westen 평가 절차-200 (Shedler–Westen Assessment Procedure–200)

SWAP-200 (Westen & Sheadler, 1999a, 1999b)에서는 정신화 및 반영 기능을 29항목으로 다룬다. 타인의 행동을 이해하는 데 어려움을 겪는다; 종종 오해하거나, 오해하거나, 다른 사람의 행동과 반응에 혼란을 겪는다; 41. 중요한 다른 사람을 사람으로서 묘사할 수 없는 것처럼 보인다; 다른 사람에 대한 설명은 2차원적이고 풍부한 것으로 이해된다; 87. 빠르게 추측할 수 있다. 모자 다른 사람들은 그 또는 그녀를 해치거나 이용하기를 원한다; 다른 사람들의 말과 행동에서 악의적인 의도를 인식하는 경향이 있다; 105. 배신을 두려워하여 다른 사람에게 비밀을 털어놓는 것을 피하는 경향이 있다; 그가 말하거나 행하는 것을 기대하다; 148. 자신의 동기나 행동 등에 대한 심리적 통찰력이 거의 없고; 자신의 경험에 대한 다른 해석을 고려할 수 없다; 183은 심리적으로 통찰력이 있고; 미묘하고 세련된 방식으로 자기 자신과 다른 사람들을 이해할 수 있다.

SWAP 통찰 척도(SWAP Insight Scale)

SWAP 통찰 척도(SIS; Rhmann & Hilsenroth, 2011)의 저자들은 6개의 SWAP-200 항목을 크론바흐의 알파 0.78로 환자 통찰력 평가에 최적이라고 확인했다. SIS의 구성 타당성은 동적 프로세스 규모 용량의 독립적인 비디오 테이프 등급, 특히 "성찰적인 것 같은"과 "통찰력이 보이는" 항목에 기초하였다. 작가들은 또한 SCORS-G의 SIS 등급과 독립적인 임상 비디오 테이프 등급, 특히 '표상의 복잡성'과 '사회적 인과성'의 등급 간의 관계를 조사했다. 결과는 SIS 점수와 5가지 모든 기준 측정 사이의 중요한 긍정적인 상관관계를 보여주었다; 부분적인 상관관계는 전세계 정신의 심각성의 영향이 통제되었을 때 조차도 SIS가 환자의 통찰력에 대한 독립적인 임상 비디오테이프 평가와 상당히 관련이 있다는 것을 보여주었다. 관련 SIS 항목에는 75(R)가 포함된다. 구체적인 용어로 생각하고 지나치게 문자 그대로 해석하는 경향이 있다; 은유, 비유, 뉘앙스를 감상하는 능력이 제한적이다; 82. 감정적으로 위협적인 정보를 (예: 소중한 믿음, 인식, 자기 인식에 도전하고 있는 정보) 듣고 이용할 수 있고 그것으로부터 이익을 얻을 수 있는 정보; 89. 과거로부터 고통스러운 경험을 가진 용어들; 그런 경험으로부터 의미를 발견했고 성장해왔다; 111; 강한 감정을 유발하는 문제에서도; 148 (R)의 대안적인 관점을 인식할 수 있는 능력을 가지고 있다. 자신의 동기, 행동 등에 대한 심리적 통찰력이 거의 없고, 자신의 경험에 대한 대체적인 해석을 고려할 수 없다; 183. 심리학적으로 통찰력이 있다; 자신과 다른 사람들을 섬세하고 정교한 방법으로 이해할 수 있다.

부모가 담고 있는 정신화(Parental Embodied Mentalizing)

부모가 담고 있는 정신화(PEM; Shai & Belsky, 2011; Shai & Fonagy, 2013)는 비디오로 녹화한 부모-유아 상호작용에 대한 코딩 시스템으로서, 정신화에 대한 부모의 능력과 쌍의 상호작용 오류를 고칠 수 있는 부모의 능력을 평가하기 위해 고안되었다. "부모가 담고 있는"는 (1) 유아의 전신 운동 표현에서 암묵적으로 상상, 이해, 유아의 정신 상태를(희망, 욕망 또는 선호 등) 추론하고 (2) 그에 따라 자신의 운동학적 패턴을 조절하는 부모의 능력으로 기술된다. PEM은 오로지 부모-영아 상호작용 동안 전신 운동학적 패턴의 동적, 순간-순간 변화의 품질에 초점을 맞춘다. 평가는 관찰자가 신뢰성 있게 해석할 수 있는 정신 상태를 반영하는 몇 가지 운동학적 특성을 고려해야 한다. 즉, '방향성'은 개인의 신체 중심과 관련된 움직임의 방향을 가리키며, '긴장 흐름'은 쾌락이나 괴로움/불안감을 반영하는 근육의 수축과 이완의 순서와 구속을 의미한다. 그리고 "템포"는 시간 단위 내 맥박의 움직임을 의미한다.

4. 차별화와 통합을 위한 능력(정체성)

차별화와 통합의 능력은 자기와 다른 것을 구별하는 능력, 현실과 환상, 외부 사물 및 상황으로부터 내부 사물 및 표현을 구별하는 능력, 그리고 과거와 미래로부터 현재를 나타내며 이들을 혼동하지 않고 이들 요소 사이의 연결을 기술하는 능력을 포함한다. 자기(정체성)와 타인에 대한 차별화되고 현실적이며 일관성 있고 미묘한 표현을 구축하고 유지하며, 이러한 내실화된 표현을 적응과 기능을 용이하게 하는 방식으로 연결하는 능력을 반영한다.

차별화 및 통합 능력의 핵심 특징은 다른 것과 관련하여 현실적이고 일관성 있는 정체성을 구축하고 유지하는 능력이다. 이 능력의 높은 수준은 한 사람이 복잡한 역할 요구와 영향을 정리하고 관리할 수 있다는 것을 의미한다. 낮은 수준은 자신과 다른 사람 사이의 경험이나 혼란, 환상과 현실, 그리고 과거와 현재, 미래를 제한하고 지나치게 단순화한다는 것을 의미한다. 높은 수준의 능력은 일반적으로 새로운 경험에 대한 개방성과 복잡하고 애매한 환경에서 유연하게 이동하거나 조정할 수 있는 동반 능력을 야기한다.

평가 척도

5.   이 수준의 개인은 서로 다른 정동 상태, 동기 및 자기 자신과 다른 사람들의 바람의 분리성과 관련성을 이해할 수 있으며, 시간이 지남에 따라(즉, 과거, 현재, 미래) 그리고 대조적인 역할 요구(예: 관련된 배우자 대 부모) 맥락에 걸쳐 경험 및 사회적 감정적 요구를 구성할 수 있다. 그들은 방어를 사용하고 적절한 안정성, 유연성 및 자발성으로 자원을 다루면서 점점 더 복잡하고 까다로운 환경과 상호작용할 수 있다.

3.   이 수준의 개인은 경험을 차별화하고 통합할 수 있지만, 특히 스트레스를 받는 상황에서 약간의 제약과 과잉 단순화도 할 수 있다. 일반적이면서도 맥락에 따라 강한 감정이나 바람은 내부 경험의 일시적 분열이나 양극화(전부 또는 전무한 극단)로 이어질 수 있다. 차별화와 통합을 위한 능력은 소수의 감정적 영역으로(예: 피상적인 관계) 제한된다. 이러한 영역 밖의 도전은 기능 저하와 대처 능력 저하로 이어지는 경우가 많다.

1.   이 수준에서, 내부 경험은 조각화되거나 엄격히 구분되고 대부분의 경우 지나치게 단순화된다; 극단적인 경우, 그것은 외부적 맥락에서 분리될 수 있고, 자신과 다른 사람들이 혼동할 수 있다. 현실 검증에 부수적인 손상을 입으면서, 강렬한 불안감(가끔 죄책감이나 수치심으로 표현), 행동, 부적응 방어(예: 심각한 분열과 분리에 대한 의존) 없이, 또는 다른 사람들과의 상호작용에서 다양한 감정 상태를 자율적으로 통과할 수 있는 능력은 거의 없다.

가장 관련성 있는 평가 도구

차별화-관련성 척도(Differentiation–Relatedness Scale)

차별화-관련성 척도(D-RS; Blatt, Stayner, Auerbach, & Behinds, 1996; Diamond, Blatt, Stayner, Stayner, & Kaslow, 1991)는 자기표현의 두 가지 기본 차원을 파악한다. '자신의 다른 사람과의 차별화'라는 것은, 공고화된, 통합된, 개인화된 자기에 대한 인식을 암시한다. 그리고 '성숙한 관계성'은 대인관계 내에서 자신의 자신을 다른 사람들과 통합하는 능력으로 이해된다. 이 두 개의 독립적이면서도 상호 연관성이 있는 심리적 발전성은 각각 1에서 10까지의 전반적인 점수로 평가된다. 1점 또는 2점이면 자신과 다른 사람의 차별성이 부족하다는 것을 의미한다. 증가 지점은 반영(mirroring) (3), 자기 다른 이상화 또는 폄하(4), 이상화와 폄하 극 사이에서의 진동(5)의 사용을 인정한다. 6과 7에서 더 차별화되고 관련된 자아와 다른 감각들이 포착된다. 8과 9의 점수는 상호 강화 관계에 대한 인식이 증가하면서 자신과 다른 사람들이 감정적으로 관련이 있다는 것을 나타낸다. 10점 만점은 자기 자신과 다른 사람의 감정 이입적 관계에서 통합된 구조를 의미한다. 이러한 표현들은 자신과 다른 사람 사이의 관계가 객관적 과정을 통해 진화하고 있다는 의식적인 인식을 반영한다.

심리적 능력의 척도(Scales of Psychological Capacities)

심리적 능력의 척도(SPC; DeWitt, Hartley, Rosenberg, Zilberg, & Wallerstein, 1991; Wallerstein, 1996)는 '심리적 능력'으로 정의되는 일련의 구성을 측정하기 위해 고안된 전문가 등급 척도 집합이다. 세 번째 능력인 '자신의 조직'은 차별화와 통합의 능력을 평가하는 데 도움이 될 수 있다. 세부 척도들은 자기감의 통합부터 단편화까지의 범위와 자기 통합의 통합부터 단편화까지의 범위를 평가한다.

대상 관계 목록(Object Relations Inventory)

대상 관계 목록(ORI; Blatt, Auerbach, & Levy, 1997; Blatt et al., 1996; Huprich, Auerbach, Porcerelli, & Buff, 2016)은 다른 사람과의 관계와 그들의 내부 표현을 평가하도록 설계되었다. 선행 의식의 기억이나 꿈 이야기 등의 보고뿐 아니라, 수행 기반 테스트(서술과 로르샤흐)에 제공되는 답안에 적용할 수 있는 3개의 도구로 구성되어 있다. 임상의사는 자기 및 기타 설명의 개념 수준, 해당 설명의 차별성-상대성 수준, 그리고 의미 있는 다른 사람의 설명의 주제적 질적 치수를 평가한다.

Shedler - Westen 평가 절차-200 (Shedler–Westen Assessment Procedure–200)

SWAP-200 (Westen & Sheadler, 1999a, 1999b)에서는 차별화와 통합에 대해 다음과 같은 항목을 다루고 있다: 10. 어떤 중요한 다른 사람들은 자신의 가장 깊은 생각과 감정을 이해하는 특별하고 거의 마법 같은 능력을 가지고 있다고 생각한다; 15. 누가 되거나 되고 싶은지에 대한 안정된 이미지를 결여한다(예: 자신에 대한 태도, 가치관, 목표 또는 감정이 불안정하고 변화할 수 있다); 38. 다른 사람들과의 진정한 자아가 아니라고 느끼는 경향이 있고, 거짓이나 사기라고 느끼는 경향이 있다; 47. 그 혹은 그녀가 이성애자인지 동성애자인지 양성애자인지 확실치 않다; 89. 과거의 고통스러운 경험을 받아들이고, 그 속에서 의미를 찾고, 그러한 경험에서 성장해 온 것으로 보인다; 92. 표현이 명확하고, 말로 자신을 잘 표현할 수 있다.

사회적 인식과 대상관계척도(Social Cognition and Object Relations Scale)

SCORS (Stein, Hilsenroth, Slavin-Mulford, & Pinsker, 2011; Westen, 1995; Westen, Lohr, Silk, & Kerber, 1985)은 '자신의 정체성과 일관성', '사람들의 표상의 복잡성'과 같은 차별화와 통합을(정체성) 위한 능력을 평가하는 데 유용하다는 것을 보여주었다.

성격 문제 심각도 지표 -118 (Severity Indices of Personality Problems-118)

성격 문제 심각도 지표 -118 (SIPP-118; Verheul et al., 2008)은 성격 기능의 핵심 요소를 망라한 자가 보고 설문지이다. 임상적으로 관련된 5개 상위 영역의 4점 리커트 척도로 평가된 118개 항목(1 = 완전히 동의하지 않음 - 4 = 완전히 동의함)으로 구성된다. 이 용량에 특히 중요한 것은 정체성 통합 영역이다.

성인 애착 면접(Adult Attachment Interview)

성인 애착 면접(AAI, George, Kaplan, & Main, 1985)은 애착에 대한 '마음 상태'를 평가하는 반구조화된 면접이다. '마음 상태'를 공유하는 것은 내부 작업 모델의 의식적 측면뿐만 아니라 의식이 충분히 접근할 수 없는 깊은 경험과 관련하여 내부 작업 모델의 역사를 서술하는 것을 의미한다. 주된 업무는 면접관과의 일관성 있고 협력적인 대화를 유지하면서 애착 이력에서 관계를 만들고 바영하는 것이다. 코딩 시스템(Main, Goldwyn, & Hesse, 2002)은 차별화와 통합 문제를 평가하는 데 관련된 척도를 포함한다. '대화록의 일관성'과 '마음의 일관성'은 분리, 이상화, 부인에 의존하지 않고 애착 경험에 대한 생각과 감정을 정리하는 능력을 평가하고, 그 일관성을 시험한다. 어린 시절의 추억에 대한 내적 표현 관련 면접 질문에는 다음의 질문들이 포함되어 있다. "어린 시절부터 부모님과의 관계를 묘사해 주었으면 한다"; "일반적으로 부모님과의 전반적인 경험이 성인 성격에 어떤 영향을 미쳤다고 생각하는가?"; "어린 시절 이후 부모님과의 관계에서 많은 변화가 있었나?"; "어른이 된 지금 부모님과의 관계는 어떠한가? 지금 당신의 관계에 대해 묻고 있다."

자율성의 상호관계 척도(Mutuality of Autonomy Scale)

가장 널리 사용되고 암묵적인 정신적 표현의 질과 구조를 측정하는 잘 검증된 평가 체계 중

하나인 자율성의 상호관계 척도(MOA; Urist, 1977; Urist & Shill, 1982)는 로르샤흐 잉크 반점 검사에서 도출한 척도이다. 그것은 상호관계를 확립하고 지속할 수 있는 능력과 개인의 자율성에 기초한 관련성의 수준이나 단계를 도출한다. 생물 또는 무생물 사이의 관계를 포함하는 모든 로르샤하 응답은 7점 리커트 척도로 채점된다; 점수는 상호의 능력과 상대방의 자율성을 존중하는 능력으로 표시된 건강한 관계에서부터(1-2점) 건강하지 않은, 경계가 없고 점점 더 악의적인 관계에(5-7점) 이르는 범위를 다룬다. MOA의 신뢰성 및 임상적 효용성이 잘 확립되어 있으며(Bombel, Mihura, & Meyer, 2009; Graceffo Mihura, & Meyer, 2014), 메타 분석은 대상 관계 평가 점수의 기준 타당도를 확인했다(Monroe, Diener, Fowler, Sexton, & Hilsenroth, 2013).

5. 관계 및 친밀감을 위한 능력

다섯 번째 능력은 다른 사람과 적응하기 위한 두 가지 핵심 영역을 반영한다. 첫째, 그 사람의 대인관계의 깊이, 범위, 일관성(즉 안정)을 포착한다. 건강한 관련성은 개인이 다른 사람과 안정적이고 상호 만족스러운 관계를 갖는 정도뿐만 아니라 내면화된 대상 관계 즉 자기, 다른 사람의 정신적인 표상과 자기-타인의 상호작용을 반영한다. 대상 관계가 발달적으로 성숙하고, 긍정적으로, 그리고 시간이 지남에 따라 진화할 수 있을 때, 개인들은 일반적으로 관계와 친밀감을 위한 좋은 능력을 보여준다. 반대로, 대상 관계가 개발적으로 원시적(즉, 뉘앙스가 부족하고), 부정적 톤이 강하며 경직된(즉, 새로운 경험에 대응하여 변경할 수 없는) 경우, 개인은 일반적으로 이 영역에서 장애를 보인다.

관계와 친밀감 능력의 두 번째 요소는 각각의 특정한 관계에 기초하고 문화적 기대와 일치하는 상황적 요구에 대응하여 대인관계 거리와 친밀감을 조정하는 능력을 반영한다. 개인이 이 요소에서 잘 기능할 때, 관계의 안정성은 자발성과 균형을 이루며, 개인은 대인관계 및 대인관계 요구와 상황에 따라, 대인관계 행동과 태도를 유연하면서도 안정적으로 조정할 수 있다. 이 능력에서 적응하는 기능은 또한 개인이 특히 장기적인 관계에서 호혜적인 상호관계를 할 수 있음을 암시한다. 즉, 그 또는 그녀는 다른 사람의 지원을 받아들일 수 있고 상황이 요구하는 대로 다른 사람에게 지원을 제공할 수 있다.

이 능력에는 욕망과 감정의 인식에 반영된 사람의 성적 취향, 유쾌한 성적 환상과 활동을 하는 능력, 그리고 성적, 정서적 친밀감을 혼합하는 능력 등이 포함된다. "자존감 조절과 내부 경험의 질"이 활력과 자치의 지표인 것처럼, "관계와 친밀감의 능력"은 관계성 지수 즉, 자연에서 관계를 촉진하는, 성적 행동을 포함한 폭넓은 행동에 관여를 함으로써 관계를 발전시키고 유지하는 능력이다.

관련성의 깊이는 관계마다 다르다. 성인기에 적응하는 기능에는 친밀도의 수준에서(예:

가벼운 지인, 전문적 관계, 우정, 친밀한 우정, 낭만적 관계) 서로 다른 관계를 탐색하고 용이하게 하는 것이 포함된다. 대인간의 욕망과 욕구에는 개인적인 차이가 있지만, 이 수용능력의 적응기능은 전형적으로 핵심관계(장기적 우정과 낭만적 관계), 다양한 친밀도의 관계적 네트워크의 배양, 그리고 대인관계 행동의 적응적 조정을 수반하고, 한계 설정을 포함한다.

평가 척도

5. 이 정도의 개인은 감정이 격렬하거나 스트레스를 받을 때조차도 친밀감, 배려, 공감능력이 깊고 정서적으로 풍부하다. 개인은 변화하는 사회적 감정적 요구에 적응할 수 있고 상황이 변화함에 따라 조정될 수 있으며, 상황적 필요에 따라 타인에게 지원을 제공하고 다른 사람의 지원을 수락할 수 있다.

3. 이 수준에서는 친밀감, 배려심, 공감능력이 존재하지만 분노, 수치심, 이별의 불안감 등 강한 감정으로 인해 지장을 받을 수도 있다. 그러한 상황에서, 그 사람은 철수하거나, 행동하거나, 지나치게 궁핍해지고, 집착하고, 의존하게 될 수 있다. 개인은 상황적 요구에 적응하는 것이 어렵다는 것을 알게 되고, 다른 사람의 지원을 받아들이는 능력이나 다른 사람에게 지원을 제공하는 능력에는 어느 정도 결손이 있다.

1. 이 정도 수준의 개인들은 피상적이고, 자기 중심적이며, 요구 지향적이며, 친밀함과 공감을 결여하고 있는 것처럼 보인다. 그들은 다른 사람들의 요구에 무관심하고, 냉담하고, 철수하고, 사회적으로 고립되고, 고립된 것처럼 보인다. 상호 작용은 일방적이고 상호성이 결여된 경향이 있는데, 이는 다른 사람을 지원하거나 그들로부터 지원을 받을 수 있는 능력의 현저한 결손으로 특징지어진다.

가장 관련성 있는 평가 척도

핵심 갈등 관계 테마(Core Conflictual Relationship Theme)
핵심 갈등 관계 테마(CCRT) 평가는(Luborsky & Crits-Christoph, 1998) 치료 세션의 보고에 기초한 대인관계 관련성의 제도 기술하는 임상적으로 확립된 체계적인 도구다. CCRT는 (1) 주체의 욕망, 필요성 또는 의도, (2) 타인의 답변 또는 보류 중인 답변, (3)자신의 답변(즉, 감정, 행동, 증상 등을 포함할 수 있는 타인의 답변에 대한 반응 등)의 3가지 요소를 사용하여 관계적 제도나 갈등을 기술한다. CCRT와 관련된 것은 중심 관계 질문이다(CRQ, Foltz, & Weinryb, 1998; McCarthy, Gibbons, & Barber, 2008). 중심 관계의 패턴을 측정하는 자기 보고 기구 또한 CCRT와 관련된 것은 RAP (Relations Angotes Paradigms) 인터뷰(Luborsky, 1998)로, 거의 모든 표본에 적용할 수 있고 치료에서 도출한 내러티브와 유사한 목적을 위한 데이터로 활용하도록 내러티브를 도출할 수 있다.

Karolinska 정신역동 개요(Karolinska Psychodynamic Profile)

Karolinska 정신역동 개요(KAPP; Weinryb, Rossel, & Asberg, 1991a, 1991b), Kernberg의 구조 면접에서 유래한, 자기 인식과 대인 관계에서 나타난 정신적인 과정의 측정을 제안한다. 그것의 18개의 세부척도들은 대인관계의 질, 성격 기능의 보다 구체적인 측면, 경험과 표현의 영향의 차별화를 포함하는 복잡한 현실, 자존감의 요소로서의 신체, 대인관계의 특정한 측면으로서의 성, 그리고 그들 자신의 성격과 사회적 의미에 대한 개인의 인상에 대해 개념화하고 기능 수준을 묘사한다.

대상 관계 기법(Object Relations Technique)

대상 관계 기법(ORT; Del Corno & Lang, 2006; Knafo, 2010; Phillipson, 1955)은 14세 이상의 청소년과 성인을 위한 수행 기반 방법이다. 경험으로부터 습득한 대상 관계의 의식적인 경험과 초기 대상 관계의 무의식적인 환상을(초기 대상 관계의 산물, 항상 적극적으로 만족을 추구하는 것) 조화시키려는 시도를 나타낸다고 가정해 관계 유형과 수준을 조사한다.

대상 관계 목록(Object Relations Inventory)

ORI (Blatt, Auerbach, & Levy, 1997; Blatt, Stayner, Auerbach, & Behrends, 1996; Huprich, Auerbach, Porcereli, & Bupp, 2016)는 앞서 언급한 바와 같이 대상 관계와 그 표현을 평가한다. 수행 기반 평가에 제공되는 답안과 전의식의 기억과 꿈 이야기 보고에 적용할 수 있는 3가지 도구로 구성되어 있다. 임상가들은 자기 및 타인에 대한 설명의 개념 수준, 그러한 설명의 차별성-관계성 수준 및 주제의 질적 차원을 평가한다.

성인 애착 면접 및 성인 애착 투사(Adult Attachment Interview and Adult Attachment Projective)

AAI와 (George, Kaplan, & Main, 1985) 성인 애착 투사(AAP; George, West, & Pettem, 1997; Jones-Mason, Allen, Hamilton, & Weiss, 2015)는 애착의 내부 작업 모델을(IWM) 평가하는 방법들이다. IWM은 "관계 속에서 사는 방법"에 대한 암묵적인 규칙을 포함하고 있다. 이는 자기 자신과 애착 쌍(예: 부모-자녀, 로맨틱한 커플)의 구성원들이 상호작용을 예측하고 해석하고 적절히 관여할 수 있도록 하는 다른 것들의 '지도(정신적 표상)'이다. 안정된 애착(AAI 또는 AAP에 의해 평가됨)은 IWM을 갱신하고 유연하고 창의적이며 방어적이지 않은 방법으로 가까운 관계에 접근하는 능력과 연결되어 있다.

Shedler - Westen 평가 절차-200 (Shedler–Westen Assessment Procedure–200)

SWAP-200 (Westen & Sheadler, 1999a, 1999b)에서는 관계와 친밀도를 5항목으로 다룬다. 감정적으로 거슬리는 경향, 자율성, 사생활 등에 대한 타인의 요구를 존중하지 않는 경향, 11. 신속하고 강력하게 애착되는 경향, 관계의 역사나 맥락에 의해 보증되지 않는 감정, 기대 등을 전개하는 경향, 17. 환심을 얻거나 복종하는 경향(예: 동의하지 않는 경향) 지지나 승인을 얻기 위해서; 18. 연애나 성적으로 끌릴 때, 다른 사람이 답례하면 흥미를 잃는 경향이 있다; 23. 로맨틱하거나 성적인 "삼각관계"에 관여하는 경향(예를 들어, 이미 애착을 갖고 있는 파트너에게 가장 관심이 많은 사람); 26. 그 혹은 그녀가 감정적으로나 육체적으로 학대 받는 관계에 빠지거나 남아 있는 경향; 32. 진정한 친밀감과 보살핌으로 특징지어지는 의미 있는 연애관계를 유지할 수 있다; 58; 다른 사람과 성경험을 하는 것에 거의 또는 전혀 관심이 없다; 65. 폭력이나 협박을 통해 중요한 다른 사람(예: 배우자, 연인, 가족)을 지배하려는 욕구; 77. 지나치게 요구하거나 의존적인 경향이 있다; 과도한 안심과 인정을 필요로 한다; 94. 활발하고 만족스러운 성생활을 하고 있다; 98. 감정적으로 중요한 사람들에 의해 거부되거나 버려질 것을 두려워하는 경향이 있다; 153; 대인 관계는 불안정하고 혼란스럽고 빠르게 변하는 경향이 있다; 158; 장기적인 사랑 관계에 대한 헌신을 두려워하는 것처럼 보인다.

사회인식과 객체관계척도(Social Cognition and Object Relations Scale)

SCORS (Stein, Hilsenroth, Slavin-Mulford, & Pinsker, 2011; Westen, 1995)는 임상적 맥락에서 적응성과 부적응 기능을 평가하는 데 유용한 몇 가지 척도를 포함하고 있다. 임상가의 평가는 시험이나 방법에 의해 제공되는 내러티브(예: "초기 기억" 프로토콜) 또는 임상 데이터에 기초한 내러티브를 기초로 한다. SCORS-G (Stein et al., 2011)는 표현의 복잡성, 관계에 대한 감정적 투자, 사회적 인과관계에 대한 이해, 공격적인 충동에 대한 경험과 관리를 포함하여 대인관계의 기능을 평가하는 데 유용한 것으로 입증된 몇 가지 분야를 다룬다.

사회적 행동의 구조 해석(Structural Analysis of Social Behavior)

사회적 행동의 구조 해석(SASB; Benjamin, 1996; Benjamin, Rothweiler, & Critchfield, 2006)은 (1) 초점(타인, 자기, 합입), (2) 유대-적개심(사랑-증오), (3) 상호의존성-독립성(얽힘-차별)의 관점에서 대인관계 및 편협적 상호작용을 평가한다. 설문지의 자체 등급은 0부터 100까지(항상 완벽하게/항상 적용되지 않는다) 점수를 산출한다.

상호간의 문제 목록—순환복합(Inventory of Interpersonal Problems—Circumplex)

상호간의 문제 목록—순환복합(IIP-C; Alden, Wigins, & Pincus, 1990; Horowitz, Alden, Wigins, & Pincus, 2000)은 관계적 기능의 문제 측면을 식별하기 위한 64개 항목 자가 보고 목록이다. 항목들은 응답자들이 너무 많이 하는 일과, 응답자들이 하기 힘들다고 생각하는 것의 두 세트로 구성된다. 각 항목은 0(전혀 아님)부터 4(극단적으로)까지의 척도로 등급을 매긴다. IIP-C는 8개의 항목별 소척도를(지배성, 복수심, 냉정함, 사회적으로 회피적, 비단정적, 착취적, 지나친 돌봄, 참견하는) 제공한다. 도구의 심리학적 적합성은 잘 확립되어 있다 (Gurtman, 1996; Hilsenroth, Menaker, Peters & Pincus, 2007 참조).

친밀한 관계에서의 경험(Experiences in Close Relationships)

친밀한 관계에서의 경험(ECR) 목록(Brennan, Clark, & Shaver, 1998)은 개인의 현 상황에 따른 특이적 영향과는 별도로 성인 애착의 패턴을 평가하기 위해 고안된 36개 항목의 자기보고 척도이다. 응답자들은 1에서 7까지(강력히 반대)의 리커트형 척도를 사용한다. 참가자들은 각각의 진술이 그들의 전형적인 연애 감정을 얼마나 잘 묘사하고 있는지를 평가한다. Brennan과 동료(1998)의 요인 분석 결과 '불안(18개 항목)'과 '회피(18개 항목)'라고 표시된 비교적 명백한 연속 애착 차원 2개 발견되었다. 불안과 회피대상 항목별 매출에 대한 점수가 높을수록 애착 불안과 애착 회피 수준이 높아진다. 지문들은 현재 낭만적인 관계에 있지 않은 응답자들의 유효한 응답을 허용한다. ECR은 매우 신뢰성이 높고 유효해 보이며 널리 사용되어 왔지만, 그 양(36개 항목)은 일부 적용에서 문제가 있을 수 있다. 이에 따라Wei, Russell, Mallinckrodt, 그리고 Vogel 2007은 12항목 ECR인 단축형을 도입했다. 그들은 이것이 단독으로 관리되었든 원래 36항목 버전의 일부였든 원래의 ECR과 유사한 심리학적 속성을 유지하였음을 발견했다.

6. 자존감 조절 및 내부 경험의 질을 위한 능력

여섯 번째 능력은 자기 자신, 다른 사람들, 그리고 더 큰 세계와의 관계에 대한 신뢰의 수준을 반영한다. 이러한 자질들은 일차적인 양육자와의 관계에서 처음 나타난다: 양육자들이 서로 협력할 때 행복, 자존감, 생명력, 현실적인 자존심의 경험이 내실화 되어, 유아의 가치 있는 자아 의식을 낳고, 그나 그녀의 삶이 의미 있고 다른 사람들에 의해 가치있게 평가될 것이라는 믿음과 함께 한다.

이 능력에서 최적의 기능은 비현실적으로 높지도 않고 비현실적으로 낮지도 않은 자존감과 상황에 따라 현실적으로 변화하는 신뢰와 균형을 포함한다. 자존감 조절에 대한 좋은 능력은 "한 사람이 '충분히 좋다'는 느낌을 표현한다. 개인은 단순히 자신이 가치있는 사람이라고 느낀다. (중략) 그는 반드시 자신을 다른 사람보다 우월하다고 생각하지 않는다"(Rosenberg, 1989, p 31). 이 능력에는 개인이 내부 통제의식, 자기 효능, 행동의 과정을 정리하고 실행하는 능력이 포함된다. 따라서 중요한 요소는 자신의 행동을 효과적으로 개시, 실행 및 제어할 수 있는 능력에 대한 주관적 인식인 '기관(agency)'이다.

평가 척도

5. 이 정도의 개인은 다양한 맥락과 스트레스 속에서도 안정된 행복감, 자신감, 활력, 현실적인 자부심을 유지한다. 그들의 자신감은 대내외 상황에 적합하다. 그들은 참신한

상황을 포함한 광범위한 도전에 대처할 수 있는 능력에 대한 현실 기반의 신뢰를 보여준다.

3. 이 수준에서 개인의 행복감, 자신감, 활력, 자존감은 일반적으로 적절하지만 강한 감정과 스트레스 상황에 의해 쉽게 방해 받을 수 있다. 자신감 표현된 자긍심은 취약성과 불충분함의 내면에 의해 완화되어 특정 업무를 처리할 때 신뢰도가 떨어질 수 있다.

1. 이 수준의 개인은 고갈, 공허, 불완전성 및/또는 지나친 자기 참여의 느낌을 가진다. 자존감은 비현실적으로 낮거나 비이성적으로 부풀어 있으며, 이 극들 사이에서 진동할 수 있다. 내부 경험과 외부 행동(예: 취약성의 기본 느낌에 대한 과도한 보상) 및 암묵적 및 명시적 자존감 사이에는 불일치가 있을 수 있다. 둘 다 적응력과 회복력 저하와 관련이 있다.

가장 관련성 있는 평가 척도

Rosenberg 자존감 척도(Rosenberg Self-Esteem Scale)

10개 항목의 리커트형 척도인 Rosenberg 자존감 척도(RSES; Rosenberg, 1989; see also Donnellan, Ackerman, & Breechen, 2016; McKay, Boduszek, & Harvey, 2014)는 전반적인 자존감을 평가하는 데 널리 사용된다. 응답자는 각 항목과의 합의수준을 1(강력히 동의하지 않는다)에서 4까지(강력히 동의한다)로 표시한다. 따라서 총점은 10점에서 40점까지 다양하며, 더 높은 점수는 자신에 대한 더 많은 긍정적인 평가를 반영한다.

Shedler - Westen 평가 절차-200 (Shedler–Westen Assessment Procedure–200)

SWAP-200 (Westen & Sheadler, 1999a, 1999b)에서는, 자존감 조절은 다음과 같은 항목에서 다루어진다. 4. 자만심이 과장되어 있다; 36. 무력감을 느끼는 경향이 있거나, 무력하거나, 통제 불능의 힘에 좌우되는 경향이 있다; 54. 그가 불충분하거나 열등하거나 실패했다고 느끼는 경향이 있다; 63. 필요할 때 효과적이고 적절하게 자신을 주장할 수 있다; 199. 수동적이고 자신감이 없는 경향이 있다.

성인 애착 면접 및 성인 애착 예측(Adult Attachment Interview and Adult Attachment Projective)

AAI (Main, Cassidy, & Hesse, 2002)와 AAP (George, West, & Pettem, 1997; Jones-Mason, Allen, Hamilton, & Weiss, 2015)에서, 안전한 IWM은 일반적으로 애착 인물을 사랑, 보호, 그리고 사랑, 보살핌을 받을 만한 것으로 표현하는 것과 관련이 있다. 안전하지 않은 IWM은 거부, 무시 또는 미움으로 다른 이의 표현을 수반할 수 있으며, 그 자신은 돌볼 가치가 없다고 느낀다. 핵심 특징은 피험자가 애착 관계에서 어떻게 받아들일 수 있는지 또는 받아들일 수 없는지에 있다. 내부 경험의 이런 측면의 질은 안전한 심리 상태부터 불안정한 심리 상태까지 다양하다.

심리적 능력의 척도(Scales of Psychological Capacities)

SPC (DeWitt, Hartley, Rosenberg, & Zilberg, 1991; Wallerstein, 1996)는 집중적이고 장기적인 정신분석적 정신치료에서 비롯된 성격구조와 성격조직의 변화를 모두 측정하기 위해 고안된 반구조적이고 임상의학적인 인터뷰를 구성한다. 7점 리커트형 척도는 심리적 기능의 38가지 측면을 평가하기 위해 사용되며, 성격과 정신적인 기능에 대한 종합적인 설명으로 마무리된다. '능력'은 낮은 수준의 구조로서, 보고될 수 있는 정신 상태와 감정을 자극하는 관찰 가능한 행동으로부터 쉽게 추론할 수 있다. 이 능력과 특히 관련이 있는 것은 SPC의 자기 일관성, 자부심, 주장, 신뢰 등이다.

핵심 자기 평가 척도(Core Self-Evaluations Scale)

핵심 자기평가 척도(CSES; Gardner & Pierce, 2010; Judge, Erez, Bono, & Thoresen, 2003)는 "핵심 자기 평가"를 측정하기 위한 12항목의 자기평가 도구로서, 자존감, 일반화된 자기효능, 통제의 위치, 신경증적 성질의 4가지 특성의 차이를 설명하는 고차적인 성격 특성으로 이해된다(Judge, Erez, & Bono, 1998). Judge와 동료(2003)는 이러한 경향이 하나의 요인에 부하되는 경향이 있다는 것을 밝혀내 공통적인 잠재적 구성의 특징임을 시사했다. CSES 견본 항목에는 "인생에서 마땅히 받아야 할 성공을 거둘 자신이 있다", "노력할 때 일반적으로 성공한다" 등 5점짜리 리커트형 척도로 각각 평가된다.

7. 충동조절 및 조절 능력

다음 능력은 개인의 충동을 조절하고 필요, 동기, 충동을 융통성 있고 적응력이 있고 문화에 적합한 방법으로 표현하는 능력을 반영한다. 이 능력의 결함은 비변조적 충동성 또는 충동의 엄격한 과잉 조절로 나타나며 이에 수반되는 부작용으로 나타난다. '충동성'은 정동의 유연성이나 불안정성의 존재(예: 분노 관리의 어려움), 괴로워하거나 감정적으로 압도되었을 때 경솔하게 행동하는 경향, 사전 계획 및 계획상의 어려움(행동하기 전에 행동의 결과에 관해 실패라고 생각하는), 인내력 부족(과제나 의무를 지속하는 데 실패) 또는 만족을 지연시키는 상황을 견디기 어려움 등으로 다양하게 정의되어 있다. 이러한 특징은 말로 표현할 수 없는 분노, 불안 및 정신적 고통을 표현, 외부화 또는 통제하려는 시도와 관련된 자기 파괴적인 행동 또는 타인에 대한 충동적인 공격과 동반될 수 있다. 충동 조절은 영향을 엄격하게 억제하는 것, 공격적인 충동과 감정을 부인하는 것, 융통성 없는 것, 혹은 자신과 다른 사람들을 통제하려는 가혹한 요구를 포함할 수 있다.

다양한 성격 스타일과 장애는 부분적으로 스펙트럼의 통제되지 않는/조절에 이상이 있는 끝에 있는 경계선 및 히스테리성 병리에서부터 과도한 통제된 끝에 있는 강박적인 특성 및 강박적인 성격 장애에 이르기까지 이 능력의 변화에 뿌리를 두고 있다.

신경생리학적인 수준에서, 억제 제어는 주로 뇌의 오른쪽 반구에 있는 시각 전전두 영역의 기능이다. 감정 생성과 감정 처리 '우뇌'는 주 양육자의 순간순간 유아와의 교감 속에서 발달한다(Schore, 2003). 아기의 양육자에 의한 초기 각성 조절의 암호화는 성인의 충동을 조절하는 능력의 기초가 된다. 외상, 방임 또는 안정적인 유아-양육자 결합을 형성하지 못하는 것은 IWM의 자기 개념, 애착 및 개발에 어려움을 초래하여 이 영역에서 기능할 수 있는 능력을 손상시킬 수 있다.

평가 척도

5. 이 단계에서, 사람은 당면한 상황과 문화 환경에 적합한 방식으로 자극을 적절하게 표현할 수 있다. 충동 조절은 유연하고 효과적이다; 충동 조절과 정동은 대인관계를 강화하는 방식으로 조절되고 적응하는 방식으로 표현된다.

3. 그 사람은 충동을 어느 정도 조절하고 규제할 수 있지만, 특정 정동과 갈등에 시달리는 상황(예: 로맨틱한 파트너, 직장 상사 또는 가족과의 관계)에서 어려움을 겪을 수 있다. 이 수준의 개인은 많은 상황에서 과잉 통제(엄격함)나 과소 통제(규제실조)의 특성 패턴을 보일 수 있다.

1. 충동을 적절히 통제하거나 규제할 수 없어 사회, 성적, 직업적 관계에 심오한 어려움을 초래한다. 충동 조절은 너무 약해서 개인이 분노와 다른 강한 정동을 조절하지 못할 수 있다; 대신에, 충동 조절은 너무 경직되어 거의 완전히 표현되지 않은 채로 남아 있을 수 있다.

가장 관련성 있는 척도

Shedler - Westen 평가 절차-200 (Shedler–Westen Assessment Procedure–200)

SWAP-200 (Westen & Sheadler, 1999a, 1999b)에서, 충동조절과 규제는 다음과 같은 항목들로 설명할 수 있다: 109. 자기 훼손적인 행동을 하는 경향(예: 칼로 자해, 불을 이용한 자해); 119 억제 또는 위축되는 경향, 희망과 충동을 스스로 인정하거나 표현하는 데 어려움이 있다; 134. 결과를 고려하지 않고 충동적으로 행동하는 경향이 있다; 142. "도움을 갈구" 혹은 다른 사람을 조종하기 위한 노력으로, 반복적인 자살 위협이나 몸짓을 하는 경향이 있다; 166. 욕구와 충동에 대한 절제력 부족과 과잉 통제 사이에서 동요하는 경향(즉, 필요와 소망은 충동적으로, 결과에 대해 거의 고려하지 않고 표현되거나 사실상 표현되지 않음); 192. 규칙, 절차, 질서, 조직, 일정에 지나치게 신경을 쓰는 경향이 있다.

Barratt 충동성 척도—11판(Barratt Impulsiveness Scale—Version 11)

Barratt 충동성 척도—11판(BIS-11; Patton, Stanford, & Barratt, 1995; Weinstein, Crocker, Al-lon, & Caron, 2015)은 일반적인 충동성과 다양한 충동성을 평가하는 30개 항목의 자가 보고형 설문지이다. 등급은 1점부터 4점까지 4점짜리 리커트 척도로 이루어진다. Patton과 동료들은 별도의 부주의, 운동 및 비계획적인 충동 요인에 대한 증거를 발견했다; 다른 이들은 BIS-11에 대한 반응이 충동성의 인지적 측면과 행동 측면을 반영하는 2요소 해결책에 더 적합하다는 것을 발견했다.

긴급, 예지, 인내, 감각-추구 충동 행동 척도(Urgency, Premeditation, Perseverance, and Sensation-Seeking Impulsive Behavior Scale)

긴급, 예지, 인내, 감각-추구(UPPS) 충동 행동 척도(Whiteide & Lynamic, 2001)는 충동적인 행동에 대한 경로를 측정하기 위해 고안된 44개 항목의 목록이다. 성격의 5요소 모델을 (Costa & McCrae, 1992) 바탕으로, 성격의 4가지 면을 평가한다: 즉, 긴급성, 예지(부족), 인내력(부족), 감각의 추구. '긴급함'은 강한 충동을 경험하고 행동하는 경향을 말하며, 종종 강렬한 정동의 조건(예: "나는 내 갈망에 저항하는 데 어려움을 겪는다"). "예지"의 부족은 어떤 행위에 관여하기 전에 그 결과에 대해 생각하고 반성할 수 없음을 의미한다; 그것은 "나는 보통 신중한 추론을 통해 결정을 한다"와 같은 항목들에 동의하지 않는 경향에 반영된다. '인내력'의 부족이란, 어떤 일에 계속 집중할 수 없는 것(예를 들어, 쉽게 포기하는 경향이 있다)을 가리킨다. '감각 추구'에는 (1) 신나는 활동을 즐기고 추구하는 경향과 (2) 위험할 수 있는 새로운 경험을 시도하는 개방성(예: "한 번이라도 해 보겠다"는 두 가지 측면이 있다. UPPS 충동 행동 척도는 내적 일관도 및 수렴 타당도가 뛰어나다(Whiteide & Lynamic, 2001). 그것의 세부척도들은 다른 장애에 독특한 기여를 하며, 이러한 충동성의 포착 측면이 다른 충동성 측정에서 평가되지 않음을 암시한다(Whiteside, Lynam, Miller, & Reynolds, 2005).

간략한 자기-제어 척도(Brief Self-Control Scale)

간략한 자기-제어 척도(BSCS; Tangney, Baumister, & Boone, 2004)는 5점 리커트 척도로 등급이 매겨진 13개 항목을 1(나와는 전혀 아닌)부터 5점(나와 매우 많이 비슷한)까지로 평가하여 기질적 자기-조절 행동을 측정하는 자가 보고형 도구이다. 자기 통제의 5가지 영역을 평가한다: 사고 통제, 감정 통제, 충동 조절, 행동/수행 규제, 습관 고치기. 견본 항목으로 "사람들은 내가 강인한 자기-절제력이 있다고 말할 것이다", "모든 대안을 생각하지 않고 행동하는 경우가 많다" 등을 들 수 있다. M축 103의 정신 기능 개요의 신뢰도에 대한 예비 근거와 구성 타당성(Lindner, Nagy, & Retelsdorf, 2015; Maloney, Graitch, & Barber, 2012)이 존재한다.

인지 감정 조절 질문(Cognitive Emotion Regulation Questionnaire)

인지적 감정 조절 질문(CERQ; Garnefski & Kraaij, 2007; Garnefski, Kraaij, & Spinhoven, 2002)은 부정적인 경험 후에 사람이 사용할 수 있는 인지적 대처 전략을 식별하기 위해 구성된 36개 항목의 다차원 질문이다. 생각과 행동을 명확하게 구분하지 않는 설문지와는 대조적으로, 이 도구는 부정적인 사건 이후의 개인의 생각을 배타적으로 주목한다. 그것은 위협적이거나 스트레스를 많이 받는 삶의 사건을 경험한 후에 누군가가 생각할 수 있는 것을 언급하는 네 가지 항목의 항목 9개의 항목들로 구성되어 있다: 즉, 자기 탓, 남 탓, 반추, 재앙화, 문제 해결을 위한 균형감 가지기, 긍정적인 재집중, 긍정적인 재평가, 수용, 그리고 계획. 개별 인지 감정 조절 전략은 1점부터 5점까지 5점짜리 리커트 척도로 측정되며, 항목별 점수는 특정 항목별 점수를 합산하여 구한다(4점부터 20점).

순간적인 충동성 척도(Momentary Impulsivity Scale)

순간적인 충동성 척도(MIS; Tomko et al., 2014)는 실제 환경에서 사용하도록 설계된 순간적인 충동성에 대한 9개 항목으로 구성된 자가 보고 척도이다. 그것은 시간에 따른 충동의 변동성에 대한 정보를 제공하고, 충동성의 잠재적 전조(예: 하루 중 시간, 스트레스 요인, 기분, 영양, 수면량, 약물)와 결과(예: 대인 갈등, 기분 변화, 건강 관련 우려)에 대한 검사를 허용하기 위한 것이다.

8. 방어 기능을 위한 능력

방어적인 기능을 위한 능력은 외부의 도전이나 자신에 대한 위협으로 야기되는 불안감에 대한 개인의 대응과 함께 동기, 정동, 충동, 갈등, 기억, 생각 및 기타 잠재적으로 불안과 관련된 내면의 경험을 관리하려는 개인의 시도에 관한 방법을 강조한다. 이 영역에서 높은 기능은 현실 검증력에서 최소한의 왜곡으로 효과적으로 방어를 사용한다는 것을 의미한다. 낮은 기능은 더 큰 왜곡과 함께 덜 적응적인 방어를 사용하는 것을 포함한다.

　제1장에서 논했듯이, '방어'는 내적 또는 외부의 스트레스와 감정적 충돌에 대한 자동 심리적인 대응이다. 과도한 불안감으로부터 한 사람을 보호하고, 상충되는 바람, 영향, 아이디어, 기억, 그리고 다른 내면의 경험으로부터 한 사람을 보호하고, 외부 세계에 적응시킨다. 그것들은 부분적으로 혹은 완전히 의식에서 일어난다. 사람들은 그들의 방어에 대한 통찰력이 어느 정도인지에 있어서 다양하며, 더 심리적인 자세를 갖춘 사람들은 더 많은 통찰력을 가지고 있다. 비록 개인들이 서로 다른 스트레스 요인들에 걸쳐 같은 방어를 사용하는 경향이 있

지만, 방어력은 그 당시에 활동했던 동기나 충돌의 기능으로써 그리고 그 사람의 기분과 불안감의 수준으로 다양할 수 있다. 대부분은 적어도 어떤 상황에서는 적응할 수 있지만 전반적인 적응 수준에 따라 다르다. 일반적으로 사용되는 방어망은 적응의 계층을 형성한다. 방어는 의식적인 대처 전략과 중복된다.

평가 척도

5. 적응적 방어가 우세하면, 일부 신경증 수준의 방어와 함께 개인이 광범위한 영향을 경험하고, 두드러진 아이디어와 동기를 인지하며, 적응형(심지어 창의적이기까지)에서 다른 세계와 상호작용할 수 있도록 하는 것이다. 신경증 수준의 방어(예: 고립, 지식화, 억압, 천치)를 이 수준에서 기능하는 사람이 사용할 경우, 개인은 불안, 갈등, 스트레스가 줄어들 때 전형적으로 더 적응적인 방어(예: 이타주의, 제휴, 기대, 유머, 자기주장, 억제, 승화)로 되돌아갈 것이기 때문에, 그 기능을 크게 손상시키지 않는다.

3. 이 정도 수준의 개인은 스트레스를 받을 때 갈등을 겪는 경우가 많으며 문제를 외부로 보고 내부 출처를 최소화하거나 무시하는 경향이 있다. 결과적으로, 그들은 특히 위협을 느낄 때 어느 정도 현실을 왜곡할지도 모른다. 그들은 방어적으로 보일 수 있고 부정, 합리화 또는 투사를 통해 내부 경험의 측면을 부인할 수 있다. 또는 그들은 자기 자신이나 다른 사람들을 평가절하하거나 이상화함으로써 또는 전지전능함의 환상을 유지함으로써 부정적인 경험(예: 무력함, 실망, 수치)을 가릴 수도 있다. 그들은 신경증적 방어를 사용할 수도 있지만, 가장 큰 스트레스가 있을 때는 미성숙한 방어로 되돌아갈 수도 있다.

1. 그 개인은, 뚜렷한 이유 없이, 자기자신의 해체나 소멸, 신체적 손상, 혹은 죽음에 대한 두려움에 압도당한다. 외부 현실은 심각하게 왜곡되고, 불안감을 억제하지 못하고, 적응력이 저하될 수 있다. 일반적인 방어에는 망상적 투사, 왜곡, 정신증적 부인, 분절화, 구체화, 무감각적 철회가 포함된다. 이것들은 다른 사람들을 물리치거나 개인이 불안을 억제하고 관리하도록 그들을 통제하도록 유도할 수 있다. 낮은 갈등과 최소한의 스트레스 상황에서 개인은 중간 수준의 방어(예: 합리화, 부인)를 사용할 수 있으며, 갈등과 스트레스가 증가하면 궁극적으로 하위 수준의 방어로 되돌아간다.

가장 관련성 있는 평가 척도

방어 기제 평가 척도(Defense Mechanism Rating Scales)

방어 기제 평가 척도(DMRS; Perry, 1990)는 임상적인 치료 현장에서 발생하는 방어 패턴을 파악하고 평가하는 정량적인 관찰자 평가 척도이다. 30개의 방어를 정의하고, 서로 유사

I. Adulthood

한 다른 것들로부터 각각을 차별화하는 방법을 기술하고 있다(8장). 7가지 방어수준은 건강의 오름차순으로 특징지어져 있다(정신증적 방어, 행동화 방어, 주요 이미지 왜곡 방어, 부인 방어 및 자폐적 판타지, 경미한 이미지 왜곡 방어, 기타 신경증적 방어, 강박적 방어, 높은 수준의 적응적인 방어). 점수 매기는 3단계(개인 방어 점수, 방어 수준 점수, 전체 방어 기능 또는 ODF)는 전체 7점 위계에서 각각의 예시 수준(1-7점)으로 곱하고, 모든 방어에 대한 결과를 합산하고, 식별된 총 방어 수로 나눈 값이다. 전체 계층구조에 대한 수렴 및 판별 타당도 모두 양호하며(Hilsenroth, Callahan, & Eudell, 2003; Perry & Høglend, 1998), 평가자 간 신뢰도는 매우 양호하다(Perry & Bond, 2012). 최근에는 레벨 0에서 점수를 매긴 6개의 정신 방어체(위 척도의 1점 참조)가 추가되어 ODF 척도가 0-7 (Berney, de Roten, Beretta, Kramer, & Despland, 2014)으로 만들어 지고 있다.

방어 기능 척도(Defensive Functioning Scale)

방어 긴능 척도(DFS; American Specialty Association, 1994)는 DSM-IV의 잠정 축이었다. 그것은 DMRS를 모델로 하고 있으며 4개의 추가 정신증적 방어를 포함하고 있다. ODF 점수를 계산할 수 있다. 신뢰도가 우수하고 증상·기능의 다른 측정치와 상관관계가 있다(Hilsenroth et al., 2003).

방어 기제 등급 척도 Q-유형(Defense Mechanism Rating Scales Q-Sort)

DMRS Q-유형(Di Giuseppe, Perry, Petraglia, Janzen, & Lingiardi, 2014)은 DMRS 정의, 기능 및 차별에 기초하고 있다(위 참조). 여기에는 150개의 낮은-추론 진술이 포함되어 있으며, 각 방어 기제에 대해 5개씩이며, 개인의 정신 상태, 관계적 역동, 언어 및 비언어적 표현, 행동과 대처 능력, 그리고 인식의 왜곡을 기술하고 있다. 150항목에서 물리적 분포를 이용한 등급은 7개의 서수열로 분류되어, 서술문의 서술 수준에 대응하며, 강도나 빈도(1부터-전혀 사용하지 않고, 7까지-엄격하거나 항상 사용)로 평가한다. 3단계 양적 점수(각 방어에 대한 비례 점수, 각 수준에 대한 방어 기능의 비율, ODF 점수)와 한 개인의 가장 관련성이 높은 방어표현 (DPN)의 정성적 개요를 제공한다.

Vaillant Q-유형(Vaillant Q-Sort)

Vaillant Q-유형(Roston, Lee, & Vaillant, 1992)은 15개 방어가 포함된 51개 항목으로 구성되어, 성숙도 3단계로 나뉜다. 어떤 진술은 Haan Q-유형 도구(Haan, 1977년)에서 나온 것이고, 다른 진술들은 Vaillant가 도입한 방어들을 묘사한다. 정신증 수준의 방어는 포함되지 않는다. 고정된 분포에 따라 각 항목은 그 설명에 따라 9개의 서수열 중 하나에 할당된다. 처음 4개 열의 항목은 개인의 방어적 기능 중 가장 대표적인 것으로 간주된다. 이 도구는 방어 기능의 3단계에 대한 각 방어에 대한 점수와 방어 성숙도에 대한 전반적인 점수를 제공한다.

방어-Q (Defense-Q)

방어-Q (Davidson, Johnson, & Woody, 1995)는 25개의 방어 기제의 상대적인 사용과 전체적인 자기 강점을 평가하기 위해 고안된 관찰자 평가 Q-유형이다. 각각의 방어는 최소에서 가장 특징적인 것까지 7개의 부류로 분류된다. 각 부문의 방어의 수는 미리 정해져 있다. 이 기능의 단일 지수를 제공하는 7점짜리 리커트 척도로 채점한 자아 강도를 평가하는 3항목 척도가 있다. 이 항목들의 내적 일관도는 .71에서 .89까지이다(Davidson & Mac- Gregor, 1996). 저자들은 각 방어에 대한 모든 참가자의 평균 평가자 신뢰도, 각 참가자에 대한 모든 방어에 대한 평균 평가자 신뢰도, 모든 참가자에 대한 신뢰도와 각 평가자에 대한 모든 방어에 대한 신뢰도가 좋다는 것을 발견했다.

방어 스타일 질문(Defense Style Questionnaire)

방어 스타일 질문(DSQ; Bond, Gardner, Christian, & Sigal, 1983)은 일상 생활에서 방어의 의식적 파생물을 평가하는 방어 평가용 자가 보고 설문(Bond, 2004 참조)으로 널리 이용되고 있다. 방어가 군집, 즉 '방어 스타일'로 분류되는 경향이 있다는 가정하에 개발되었다. DSQ(Bond et al., 1983)의 원래 요인 분석 연구는 부적응, 이미지 왜곡, 자기 희생, 적응의 네 가지 스타일을 확인했다. 연속적인 연구는 이러한 요인 구조를 부분적으로만 확인시켰고 (San Martini, Roma, Sarti, Lingiardi, & Bond, 2004; Thygesen, Drapeau, Trijsburg, Lecours, & de Roten, 2008), 종종 부적응, 신경증, 그리고 성숙한 세 가지 스타일을 발견한다. 신뢰도는 다른 판의 척도마다 크게 다르다.

반응 평가 방법-71 (Response Evaluation Measure–71)

대응 평가 방법–71 (REM-71; Steiner, Araujo, & Koopman, 2001)은 선천적 기질 특성 및 학습된 대처 전략 간의 접점에서 무의식적이고 계획되지 않은 반응으로 간주되는 방어 모델을 바탕으로 성인과 청소년의 방어를 평가하기 위한 71개 항목, 자기 평가 도구이다. DSM 정의에 가까운 방어(예: 물질의 소비)와 대처 전략(예상)에 관련된 방어를 제외한 DSQ 등 기존 대책의 심리평가적 한계를 극복하기 위해 개발되었다. 항목들은 애매한 의미와 명백하게 병적인 표현을 피하기 위해 쓰여졌다. 각각의 방어는 최소 3개, 최대 4개 항목으로 대표된다. REM-71은 교외의 두 고등학교와 지방 공항의 공공 대기 구역(평균 연령=21.0세, SD=11.9세, 범위=13–89)에서 뽑아낸 비임상 환자 1,875명에게 시행되었으며, 또한 인구통계학적 변수와 생활에 대한 만족도를 포함하는 간단한 선별 도구로 평가되었다. 성숙하고 미성숙한 방어에 대한 Vaillant의 이론적 모델과 비교되는 두 가지 요소가 나타났다. 후자는 심리적 고통과 상당히 관련이 있었다. 설문 항목의 내적 일관성도 좋았다.

Shedler - Westen 평가 절차-200 (Shedler–Westen Assessment Procedure–200)

SWAP-200 (Westen & Sheadler, 1999a, 1999b)에서는 방어 기능을 다음과 같은 항목으로 다룬다: 45. 비현실적인 방법으로 다른 사람을 이상화하는 경향이 있으며, 공통적인 인간의 결함을 배제하는 "모든 좋은 것"으로 본다; 76. 자신이 경험하고 있는 것과 유사한 감정을 다른 사람에게 끌어내는 방식(예: 화가 났을 때 다른 사람에게 분노를 유발하는 방식으로 행동하고, 불안할 때는 다른 사람에게 불안감을 유발하는 방식으로 행동함); 78. 공격성을 수동적이고 간접적인 방식으로 표현하는 경향(예를 들어 실수를 하거나 미루거나 잊거나 토라지는 것 등); 79. 특정인을 '전혀 나쁜 사람'으로 보는 경향이 있고, 그 사람이 가질 수 있는 어떤 긍정적인 자질을 인지할 능력을 상실한다; 100. 개인적인 수입의 문제에서도 추상적이고 지적인 용어로 생각하는 경향이 있다; 116. 자기 자신 대신 다른 사람에게서 자신의 용납할 수 없는 감정이나 충동을 보는 경향; 152. 고통스러운 사건을 억압하거나 "잊어버린다"거나, 고통스러운 사건에 대한 기억을 몰라보게 왜곡하는 경향; 154. 극단적인 반응을 이끌어내거나 다른 사람들에게 강한 감정을 불러일으키는 경향이 있다; 165. 용납할 수 없는 소망이나 감정을 반대로 변형시켜 왜곡하는 경향이 있다(인식되지 않은 적대감을 드러내면서도 지나친 우려나 애정을 표출할 수도 있음, 관심이나 흥분하는 기색을 보이면서도 성적 문제에 대한 혐오감).

성인 애착 면접 (Adult Attachment Interview)

AAI (George, Kaplan, & Main, 1985)와 코딩 체계(Main, Goldwyn, & Hesse, 2002)는 방어 과정('방어적 제외'의 개념과 관련됨; Bowlby, 1980)을 평가하고 의식적인 인식으로부터의 거부 또는 무시의 실제 어린시절 애착 경험을 유지하는 것을 목적으로 하는 일부 항목별 점수를 포함한다. '부모에 대한 이상화'는 인터뷰 대상자의 애착 수치에 대한 예상 경험과 긍정적인 일반화 또는 '의미적' 묘사의 차이를 평가하고, '회상 부족에 대한 고집'은 대상자가 어린 시절의 경험을 기억하지 못하는 것에 대한 직접적인 언급에 초점을 맞추고, '묵살적인 폄하'는 애착 관계/경험과 그 중요성에 대한 냉정한 평가절하를 의미한다. 다른 세부 항목들은 '사로잡힌' 개인들의 전형적 메커니즘에 대한 정보를 제공한다. 이러한 메커니즘은 종종 '인식의 단절'(George & West, 2012)이라고 불리며, 인식에 대처하는 방어의 실패와 어린 시절의 애착 곤란에 대한 정동을 반영해 면접관이 과거의 사건이나 과거의 관계에 압도되거나 강박적으로 초점을 맞추게 한다. '분노가 포함된/사로잡힌'은 특정 형태의 언어(예: 계속적인/문법적으로 얽힌 문장, 명백히 중요하지 않은 최근의 부모의 공격에 대한 비합리적 광범위한 논의)를 평가한다. '대화의 수동성 또는 모호성'은 깊은 의미를 지닌다; 단어를 찾거나 의미를 이해하거나 주제에 집중하지 못함으로써 어린 시절의 기억으로 흡수되는 것, 그리고 애매한 표현, 아무 의미가 없는 단어 또는 유치한 언어를 포함할 수 있는 진술들. 마지막으로, '해결되지 않은 손실'과 '해결되지 않은 학대'는 원시적인 방어 과정(예: 동결, 흡수, 해리)으로 귀결될 수 있는 사고나 진술의 분열 및/또는 지남력의 혼란을 평가한다.

9. 적응, 회복력 및 강도를 위한 능력

적응력, 회복력, 강도 불확실성, 손실, 스트레스 및 도전에 직면했을 때 효과적이고 창조적으로 대처할 수 있는 능력과 함께 예상치 못한 사건과 상황 변화에 적응하는 능력을 반영한다. '적응'은 변화하고 불확실한 상황에 대처하는 능력을 반영하는 반면, '회복력'은 불리한(심각한) 사건에 직면했을 때 생존할 수 있는 능력을 나타낸다. 덜 격식을 차린 용어인 '강도'는 적응력과 회복력을 함께 고려하는 능력이다.

이 능력을 평가하는 임상가는 개인의 적응 능력이 사회적 기대에 무비판적이거나 순응적인 적응을 반영하는 것이 아니라, 도전을 다루는 평범하고 창의적인 방법을 포함할 수 있다는 점에 유의해야 한다. 이 능력은 또한 공감, 타인의 필요와 감정에 대한 민감성, 대안적인 관점을 인식하는 능력, 그리고 적절히 주장할 수 있는 능력과 같은 개별 영역 고유의 강점을 포함할 수 있다. 최적의 적응력, 회복력, 강도를 가진 사람은 장애물을 뛰어넘어 좌절을 성장과 긍정적인 변화의 기회로 바꿀 수 있다.

복잡한 사회-감정 환경에 적응하고 역동적으로 변화하는 자신의 내부 상태를 수용하는 능력은 부분적으로 무의식적이고 의식적인 인지 과정에 기초한다. 그것은 본질적으로 새롭고, 본질적으로 모호하며, 유동적인 광범위한 감정적 경험과 상황을 관리하는 능력을 포함한다.

평가 척도

5. 높은 수준의 복원력과 적응은 상당한 스트레스에 직면하더라도 긍정적인 영향과 부정적인 영향의 상태 사이에서 전환하기 위한 좋은 능력을 의미한다. 이 수준에서 기능하는 개인은 복잡한 사회적-감정적 맥락과 새로운 상황에 적응할 수 있으며, 사고의 명확성이나 타협된 대인관계 기능 없이도 감정 상태 이동을 관리할 수 있다.

3. 이 수준의 개인은, 정동이 가벼운 수준에서 중등도 수준이라면, 긍정적인 정동과 부정적인 정동 사이에서 움직일 수 있다; 정동이 강할 때, 그 사람의 기능은 떨어진다. 개인은 복잡한 사회적 감정적 맥락과 새로운 상황에 어느 정도 적응할 수 있지만, 도전할 때 사고 과정과 대인관계 기능에서 어느 정도 장애를 겪을 수 있다.

1. 인지적으로 매개되는 방어와 조절 기제가 심각하게 결여되어, 단편적인 정동과 함께 분열 및 투사적 동일시와 같은 원시적 방어에 의존하게 된다. 이 수준에서 기능하는 개인들은 복잡한 사회적 감정적 상황을 관리할 수 없고, 사고 과정과 대인관계 기능 모두를 현저히 손상시키는 통제되지 않고, 변덕스러운 감정 상태를 경험한다.

가장 관련성 있는 평가 척도

Shedler - Westen 평가 절차-200 (Shedler–Westen Assessment Procedure–200)

SWAP-200 (Westen & Sheadler, 1999a, 1999b)에서는 적응력, 회복력, 강도는 다음의 항목들로 다룬다: 2. 자신의 재능, 능력, 에너지를 효과적이고 생산적으로 사용할 수 있다; 19. 도전을 즐기고, 무언가를 성취하는 기쁨을 누린다; 32. 진정한 친밀감과 보살핌으로 특징지어지는 의미 있는 연애관계를 유지할 수 있다; 37. 더 큰 공동체(예: 조직, 교회, 이웃)에 소속되고 기여하는 의미를 발견한다; 59. 감정이입적이다; 다른 사람의 필요와 감정에 민감하고 반응한다; 63. 필요할 때 효과적이고 적절하게 주장할 수 있다; 82. 감정적으로 위협적인 정보(예: 소중히 간직하는 신념, 인식, 자기 인식에 도전하는 정보)를 들을 수 있으며, 그 정보를 이용하고 이익을 얻을 수 있다; 89. 과거의 고통스러운 경험을 받아들이고, 그 속에서 의미를 찾고, 그러한 경험에서 성장해 온 것으로 보인다; 101. 일반적으로 삶의 활동에서 만족과 행복을 찾는다; 111. 강한 감정을 불러일으키는 문제들에서 조차 대안적인 관점을 인식할 수 있는 능력을 가지고 있다; 179. 활달하고 외향적인 경향이 있다; 183. 심리적으로 통찰력이 있으며, 자신과 타인을 섬세하고 정교한 방법으로 이해할 수 있다; 196. 장기적인 목표와 야망을 추구함에 있어서 의미와 만족을 찾을 수 있다; 200. 상호 지원과 경험의 공유로 특징지어지는 친밀하고 지속적인 우정을 형성할 수 있다.

건강-질병 평가 척도(Health–Sickness Rating Scale)

전반적인 정신 건강을 평가하기 위해 널리 사용되는 것은 건강-질병 평가 척도이다(HSRS; Luborsky, 1962). 척도는 연속체로 구성된다. 100점은 완전한 기능 통합, 스트레스에 직면한 복원력, 행복과 사회적 효과의 이상적인 상태를 나타내는 반면, 0점은 정신적 기능의 적응이나 개요가 거의 없음을 나타낸다. 즉, M축 109 독립적 기능(즉, 방치하지 않으면 환자가 사망한다; Luborsky, 1975)을 말한다. HSRS의 신뢰도는 잘 확립되어 있다(Luborsky, 1962, 1975).

대처 방식 질문(Ways of Coping Questionnaire)

대처 방식 질문(WCQ; Folkman & Lazarus, 1988)은 아마도 기본적인 대처 전략을 평가하는 데 가장 자주 사용되는 도구일 것이다. Folkman과 Lazarus's (1988)에 근거한 50항목의 자가 보고형 도구로, 대처는 "고통스러운 감정을 조절하는 것(감정중시 대처)"과 "고통을 유발하는 문제 상태를 더 나아지게 하는 변화를 위한 어떤 행동(문제중시 대처)"의 2가지 주요 기능을 가지고 있다(p. 19). WCQ는 0부터 3까지의 4점 리커트 척도를 사용한다. 요인 분석은 (a) 직면적 대처, (b) 거리두기, (c) 자기조절, (d) 사회적 지원을 모색하는 것, (f) 탈출-회피, (g) 계획적 문제 해결, 그리고 (h) 긍정적 재평가 등 각각 8가지 척도의 구축을 지원했다.

대처 목록(COPE Inventory)

대처 목록(Carver, Scheier, & Weintraub, 1989)은 대처 전략을 평가하기 위한 60개 항목의 자가 보고형 도구이다. Lazarus와 Folkman 고려했던 대처방식의 보다 폭넓은 범위를 평가하기 위해, 15개의 척도와 4개 차원의 도구를 개발했다. 한 요인은 문제에 초점을 맞춘 대처와 밀접하게 일치한다. 두 번째 요인은 주로 감정 중심의 전략(원래 문제 중심 전략으로 여겨지는 전략, 또한 이 요인에 따라 부과됨), 세 번째 요인은 조언이나 감정을 표현하기 위한 사회적 지원을 구하는 것과 관련된 것, 그리고 네 번째 요인은 문제를 다루는 것을 회피하려는 관련 시도로 정의되었다. 관련 참가자는 각 대처 전략을 얼마나 자주 사용하는지를 "보통 이것을 전혀 하지 않는다"부터 "보통 이것을 많이 한다"까지의 4점 척도로 평가하도록 지시받는다.

자아 회복력 척도-89 (Ego Resiliency Scale–89)

자아 회력 척도–89 (ER89; Block & Kremen, 1996)는 4점 리커트 척도에서 주관적인 자기 평가를 통해 자기 회복력을 측정하는 14개 항목 자기 보고 척도이다. lock과 Block (1980)의 성격 모델에서, '성격 회복력'의 구성은, 개인의 외부·내부 스트레스 요인에의 유연하고 자원이 풍부한 적응력을 가리킨다. Block과 Kremen (1996)은 자기 회복력을 '성향 회복력' 즉, 변화하는 상황에 신속하게 적응할 수 있는 개별적인 능력이라고 확인했다. Letzring, Block, Funder (2005)는 단일 차원성, 내적 일관도, 척도의 구성 타당도를 밝혀내었다. 이 척도의 개정판인 ER89-R (Alessandri, Vecchione, Capraara, & Letzring, 2012; Vecchione, Alessandri, Barbaranelli & Gerbino, 2010)은 10개 항목이며, 참가자가 1(전혀 해당되지 않는다)부터 7(매우 강하게 해당된다)까지의 척도로 각 진술에 동의하는 정도를 나타내도록 안내받는다.

Connor - Davidson 회복력 척도 (Connor–Davidson Resilience Scale)

Connor-Davidson Resilience Scale (CD-RISC; Connor & Davidson, 2003)은 역경을 변화시키고 대처할 수 있는 능력으로 개념화된 25개 항목의 자가 보고형 도구이다. 응답은 5점 리커트 척도를 사용하며, 점수가 높으면 회복력이 더 높아진다. CD-RISC는 아동학대 및 성인 정신질환 증상(Campbell-Sills, Cohan, & Stein, 2006)의 심리적 자원의 척도로 임상 및 비임상적 인구에 함께 사용되었고 성공적인 회복력 훈련의 지표로 사용되었다(Davidson et al., 2005).

성인 애착 면접 및 성인 애착 예측(Adult Attachment Interview and Adult Attachment Projective)

AAI (George, Kaplan, & Main, 1984)와 AAP(George, West, & Pettem, 1997)에서, 애착에 관한 자유/자율 대 불안한 '마음 상태'에 대한 평가는, 해로운 또는 외상 사건에 직면했을 때, 대인관계를 통한 지원(보다 더 혹은 덜 적응적인 방법으로)을 사용하고, 그러한 경험들을 취급하고 의미를 찾을 수 있는(예: 개인이 어려운 애착 경험에 대한 일관성 있는 설명을 할 수 있을 때), 그리고 자신과 다른 사람들에 대해 진지하게 생각하는 자극으로 고독을 사용하는("내면화된 안정에 기반"; George & West, 2012) 개인의 능력에 대해 평가할 수 있다.

대부분의 자극은 면접 대상자에게 스트레스를 받는 상상된 상황에 대한 이야기를 들려주고, 어린 시절의 역경에서 그 사람의 애착 행동에 대한 기억을 찾는 질문들에 이어 "어린 시절이었다면, 무엇을 했을까?"; "어렸을 때 감정적으로 화가 났을 때, 어떻게 했을까? 당신은 그 일이 일어났던 특정한 시간을 생각할 수 있는가?; "당신은 신체적으로 상처를 입었을 때 어떤 일이 일어 났었는지 기억할 수 있는가? 다시 한 번, 어떤 특정한 사건들이 떠오르는가?; "부모와 분리된 것을 기억하는 첫 번째 기억은 무엇인가? 어떻게 대응했나?"; "어렸을 때 거부감을 느낀 적이 있나? 물론 지금 생각해보면, 여러분은 그것이 정말로 거절당하지 않았다는 것을 알지도 모르지만, 여기서 내가 묻고자 하는 것은 여러분이 어린 시절에 거절당했다고 느낀 적이 있는가이다. 처음 이렇게 느꼈을 때는 몇 살이었고, 무엇을 했는가? 어렸을 때 겁먹거나 걱정해 본 적이 있는가?"

10. 자기관찰능력(심리적 사고능력)

"자기 관찰 능력", 혹은 "심리적 사고 능력"이라는 용어는 개인의 능력과 성향으로 자신의 내적 생활을 마음과 현실적으로 관찰하고, 자신의 생각, 감정, 행동의 이질적인 측면 간의 관계를 보고, 타인의 내적 요구, 동기, 경험을 정확하게 추론하는 것을 말한다. 그것은 내부 경험을 이해할 수 있도록 이 개념들 사이의 양식을 식별하는 능력과 대인관계 상호작용에서 이 정보를 효과적으로 사용하는 능력을 포함한다.

심리적 사고 능력은 자기 의식과 자각과 관련이 있고, 개개의 사람들이 자기반성을 하고 통찰력을 찾도록 동기를 부여하는 정도, 즉 자신을 더 깊이 이해하는 데 내재적인 관심을 갖는 정도를 반영한다. 자기 관찰 능력은 자신의 감정적 경험을 정리하고 일관성 있게 반성함으로써 내적 정서적 변화를 평가하는 데 중요한 역할을 할 수 있다. 그것들은 경험이 강렬하거나 불편할 때조차도 개인이 잠시 멈추고 반영할 수 있게 해준다. 자기 관찰 능력은 마음 이론, 정신화 능력, 그리고 상호주관성과 관련이 있다. 낮은 수준의 심리적 사고 능력은 '감정인식불능증'과 관련이 있다.

'감정인식불능증'은 심리적 사고 능력의 몇 가지 주요 특징, 즉 정서적 인식의 부족, 내면의 경험의 부족, 꿈에 대한 최소한의 관심, 구체적 사고방식, 그리고 외부화된 생활양식의 반대되는 특징들의 군집을 아우른다. 그것은 주로 감정 영역에 초점을 맞춘 더 좁은 구조인 반면, 심리적 사고 능력은 인지, 감정, 그리고 인간의 경험의 행동적 차원을 포함한다

평가 척도

5. 이 정도의 개인은 타인과 관련하여 자신을 관찰하고 이해하며 자신과 타인의 경험 및 느낌(감정의 미묘한 차이 포함)의 전 범위에 대해 성찰하려는 의욕이 강하다. 그들은 심리적 구조를 이해한다. 이 범위에서 사람은 자기, 가치관, 목표에 대한 장기적인 시각으로 현재와 과거에 대해 성찰할 수 있고, 새로운 도전이라는 맥락에서, 나이 예상 경험의 전체 범위에 걸쳐 감정, 생각, 행동 사이의 복잡한 패턴과 관계를 감상할 수 있다.

3. 이 단계에서 개인은 명시적인 말과 행동에 깔려있는 의미에 대해 인식하고 성찰하려는 다소의 동기를 가지고 있는 것처럼 보이며, 자기 자신과 타인의 동기와 의도를 어느 정도 통찰하고 과거와 현재의 연계를 볼 수 있는 의미를 인식하고 반성할 수 있는 것으로 보인다. 스트레스 하에서 타인의 주관적 경험에 대한 인식처럼 자기 인식, 자기반성, 자기고찰 능력이 요동치거나 악화될 수 있다.

1. 이러한 개인들은 현재와 과거 둘 다 의욕이 없거나 감정, 생각, 행동에 대해 성찰할 수 없는 것 같다. 그들은 심리적 구조를 개념화하지 않을 수도 있다. 자아 인식은 불충분하며, 일반적으로 미묘한 감정 변화를 인식하지 않고 양극화된 정동 상태나 단순한 감정적 반응으로 구성된다. 타인의 주관성에 대한 인식은 부족하고, 분절화 경향도 있다. 그 사람은 특정한 감정적 경험 혹은 정동에 대해 심지어 그렇게 하라고 해도 성찰할 수 없거나, 강렬한 정동 앞에서 원시적인 방어를 사용하거나 충동적으로 행동하거나 또는 해리를 일으킬 수 있다.

가장 관련성 있는 척도

심리적 사고 능력 척도(Psychological Mindedness Scale)

심리적 사고 능력 척도(PMS; Conte et al., 1990; Shill & Lumley, 2002)는 자기 관찰과 통찰 (Conte & Ratt) 능력을 주로 평가하며 융통성, 쉬운 채점, 전도 유망한 심리 평가적 특성이 특징적인, 정신치료의 적합성을 평가하기 위해 개발된 45개 항목의 자가 보고형 설문이다 (Conte & Ratto, 1997). Conte와 동료들(1990)은 예비 면담에서 정신과 환자와의 심리치료 결과에 대해 양호한 내부 신뢰도와 구체적인 예측 타당도를 보고했다. 구성 타당도 조사를 통해 전체 분산의 38%를 차지하는 5요소 구조가 밝혀졌다(Conte, Ratto, & Karasu, 1996). 그 요인은 (a) 자기와 타인을 이해하려고 노력하는 의지, (b) 새로운 아이디어와 변화할 수 있는 능력에 대한 개방성, (c) 자신의 문제를 토론하는 것의 이점에 대한 믿음, 그리고 (e) 자신과 타인의 행동의 의미와 동기에 대한 관심이었다.

심리적 사고 능력 균형 지수(Balanced Index of Psychological Mindedness)

심리 사고 능력 균형 지수(BIPM; Nykli1ek & Denollet, 2009)는 "강력히 동의하지 않는다"(1) 부터 "강력하게 동의한다"(5)까지 5점짜리 리커트 척도를 이용한 14개 항목의 설문지이다. Hall의 모델(1992년)을 반영해 (a) 내면의 심리현상에 대한 관심과 (b) 이런 현상에 대한 통찰력 등 7개 항목의 항목으로 구성된 2개의 소척도를 가지고 있다. 내적 일관도과 재검사 신뢰도는 적절하다(Giromini, Brusadelli, Di Noto, Grasso, & Lang, 2015); 자아 의식, 감정 지능, 감정인식불능증(부정적) 등은 관련 구성과의 높은 상관관계(Nyklí¹ek, Poot, & van Opstal, 2010)는 수렴 및 차별 타당도를 확립했다.

심리적 사고 능력 평가 절차(Psychological Mindedness Assessment Procedure)

심리적 사고 능력 평가 절차(PMAP; McCallum & Piper, 1990)는 모의 실험 환자-치료자의 상호작용으로 구성된 심리적 사고 능력을 비디오로 녹화한 인터뷰를 평가하는 것이다. 첫 번째 시나리오에서, 최근에 이혼한 한 여성은 그녀의 전 남편과의 예상치 못한 만남에 대해 그녀의 치료사에게 말한다. 둘째는 환자가 남자친구와 말다툼을 시작하는 것이다. 검사자들은 환자의 문제에 대해 이해한 바를 설명하도록 요청받는다. 반응들은 심리학적 사고 능력의 정신역동적 사고들에 따라 평가된다: 더 높은 점수를 받는 사람들은 환자의 내부 경험을 확인할 수 있고(척도에서 가장 낮은 수준의 기준), 환자의 감정들의 상충되는 성격을 인식할 수 있고(척도의 중단 기준), 그리고 이러한 감정들로부터 자신을 방어하기 위한 환자의 노력을 확인할 수 있다(척도에서 가장 높은 수준의 기준).

Shedler - Westen 평가 절차-200 (Shedler–Westen Assessment Procedure–200)

SWAP-200 (Westen & Sheadler, 1999a, 1999b)에서는 자기 관찰 능력이 다음과 같은 항목들로 다뤄진다; 25. 분노를 인정하거나 표현하는 데 어려움을 겪는다; 82. 감정적으로 위협적인 정보(예: 소중히 간직하는 신념, 인식, 자기 인식에 도전하는 정보)를 들을 수 있으며, 그 정보를 이용하고 이익을 얻을 수 있다; 100. 개인적인 수입의 문제에서도 추상적이고 지적으로 생각하는 경향이 있다; 119. 억제되거나 구속되는 경향이 있다. 희망과 충동을 스스로 인정하거나 표현하는 데 어려움이 있다; 148. 자신의 동기와 행동에 대한 심리적 통찰력이 거의 없고, 자신의 경험에 대한 다른 해석을 고려할 수 없다; 183. 심리학적으로 통찰력이 있으며, 자신과 다른 사람들을 섬세하고 정교한 방법으로 이해할 수 있다.

토론토 감정인식불능증 척도-20 (Toronto Alexithymia Scale-20)

토론토 감정인식불능증 척도-20 (TAS-20; Bagby, Parker, Taylor, 1994a; Bagby, Taylor, & Parker, 1994b)은 리커트 척도를 1(전혀 동의하지 않는)에서 5까지(강력히 동의) 사용하는 20 항목의 자가 보고 척도이다. 점수가 높으면 감정인식불능증의 수치가 더 높다는 것을 나타낸다. TAS-20은 (1) 감정 식별 및 감정 구별의 어려움(7개 항목), (2) 다른 사람에게 감정을 설명하는 어려움(5개 항목), (3) 외부 지향적인 사고 방식(8개 항목)을 평가하는 항목별 점수를 3개 가지고 있다. 성인의 TAS-20의 유효성과 신뢰성이 크게 뒷받침되어 왔다(Bagby et al.).

토론토 알렉시미아 스케일-20 (Toronto Alexithymia Scale-20)

토론토 알렉시티미아 스케일-20 (TAS-20; Bagby, Parker, Taylor, 1994a; Bagby, Taylor, & Parker, 1994b)은 리커트 척도를 1에서 5까지(강력히 동의) 사용하는 20항목의 자기신고 조치다. 점수가 높으면 알렉시티미아의 수치가 더 높다는 것을 나타낸다. TAS-20은 (1) 감정 식별 및 감정 구별의 어려움(7개 항목), (2) 다른 사람에게 감정을 설명하는 어려움(5개 항목), (3) 외부 지향적인 사고 방식(8개 항목)을 평가하는 항목별 점수를 3개 가지고 있다. 성인의 TAS-20의 유효성과 신뢰성이 크게 뒷받침되어 왔다(Bagby et al.).

토론토 구조화된 감정인식불능증 면접(Toronto Structured Interview for Alexithymia)

토론토 구조화된 감정인식불능증 면접(TSIA, Bagby, Taylor, Dickens, Dickens, Parker, Inslegers, 2015)는 다음과 같은 4가지 분야를 다루는 24개 문항으로 구성된 면접이다: (1) 감정 식별 및 감정과 감정과 감정 감정의 구별이 어렵다; (2) 다른 사람에게 감정을 설명하는 것은 어렵다; (3) 제한된 상상 과정(환상의 결핍); 그리고 (4) 자극에 매인, 외부 지향의 인지 스타일. 각 문항은 0부터 2까지의 리커트 척도로 채점된다. 총점수가 높으면 감정인식불능증이 더 커진다는 것을 의미한다.

캘리포니아 심리학 목록의 심리적 사고 능력 척도(Psychological Mindedness Scale of the California Psychological Inventory)

캘리포니니아 심리학 목록(CPI; Gough, 1975)의 심지적 사고 능력(PM) 척도는 일상생활, 특히 사회생활과 관련된 심리적 특성의 자가 보고 척도로 널리 이용되고 있다(Gough & Bradley, 1992). 보통 20개의 "일반적인 척도"와 3개의 "매개체 척도"를 사용해 점수를 매긴다. 일반적인 척도는 사회적 기능과 관련된 자질(예: 사회적 존재와 유연성)을 평가한다. 각 매개체 척도는 몇 가지 일반적인 척도에 공통적인 주제(예: 규준-호의, 규준-의심)를 평가한다. 심리적인 사고 능력에 대한 점수가 높은 사람들은 왜 사람들이 그들이 하는 일을 하는지에 관심을 보인다; 그들은 사람들이 어떻게 느끼고 생각하는지에 대한 좋은 판단자이다. 낮은 점수를 받는 사람들은 덜 추상적이고 왜 그렇게 하는지보다는 사람들이 하는 일에 집중하는 경향이 있다.

11. 내부 표준 및 이상을 구축하고 사용하는 능력

다음 능력은 도덕적인 믿음과 관련된 감정과 동기를 포함한 개인의 도덕성을 지수화한다. 내부적 가치와 이상을 형성할 수 있는 능력은 한 문화의 맥락에서 자신에 대한 고려와 일련의 일관성 있고 내부적으로 일관된 기본 도덕 원칙에 기초해 신중하게 결정할 수 있는 능력을 반영한다. 이 능력은 이론적으로 자기 이상과 근접한 자기 승인과 불만에 관련된 정신 기관인 "초자아(Superego)"의 정신 분석 구조와 관련이 있다.

양육자와의 정서적 상호작용은 이상적인 내면화에 영향을 미치며, 결과적으로 도덕적 능력, 윤리적 행동 및 공감의 발달에 영향을 미친다. Schore (2003)는 초기 수치심 경험에서 내부 표준이 발전한다고 가정한다: 양육자의 조화가 부족하거나 혼란을 회복할 수 없을 때 수치스러운 경험이 굴욕감이 될 경우, 유연하고 통합적이며 현실적인 내부 표준의 구축과 함께 안전한 애착이 훼손된다. 거울 뉴런에 대한 연구를 포함한 신경과학 연구는 초기 관계 경험의 중요성을 뒷받침한다: 도덕적 결정의 기초가 되는 신경 네트워크는 다른 사람의 의도를 나타내는 네트워크(즉, 마음 이론; Lagattuta & Weller, 2014 참조)와 대리적으로 경험하는 다른 사람의 감정상태(즉, 공감)를 나타내는 네트워크와 중복되는 것으로 보인다.

양육자와의 상호작용을 통해 생활 초기에 내재된 내부 기준과 이상을 동료 및 모델(예: 교사, 멘토)과의 상호작용에서, 그리고 한 문화의 가치, 규범 및 기대에 몰입함으로써 정교하고 복잡하게 다듬는다. 이 능력을 평가함에 있어 임상가는 개인 자신의 행동과 타인의 행동을 해석하는 유연성을 고려해야 한다. 높은 기능을 발휘하려면 개인의 도덕적 추리는 일련의 응집력 있는 핵심 원칙뿐만 아니라 자신의 결정이 다른 사람에게 미치는 영향에 대한 인식에 기초해야 한다.

평가 척도

5. 개인의 내부 기준은 유연해 보이고, 개인의 능력, 가치관, 이상, 사회적 맥락에 대한 현실적인 감각과 통합된다. 내부 기준은 의미 있는 노력과 진정성과 자부심에 대한 감정을 으뜸으로 한다. 죄책감은 자기 연민의 척도와 균형을 이루며, 따라서 자신의 행동을 다시 평가하는 신호로 사용된다. 다른 사람들은 동정심, 공감, 객관적인 비평의 균형을 가지고 본다.

3. 내부 기준과 이상은 다소 경직되고 융통성이 없거나 문맥에 걸쳐 가변적이고 일관성 있는 일련의 도덕적 지침보다는 개인의 요구, 욕망, 감정에 의해 더 많이 추진된다. 그것들은 개인의 능력, 가치, 이상에 대한 현실적인 감각이나 사회적 맥락과 완전히 통합되지 않는다. 개인의 자존감은 요동치고, 죄책감은 행동을 다시 제기하는 신호라고 하기보다 자기비판을 마비시키는 것처럼 경험된다.

1. 내부 기준과 이상은 가혹하고 징벌적인 기대를 바탕으로 한 부재 또는 경직되고 융통성이 없어 보인다. 그 사람은 자신의 능력, 가치관, 이상에 대한 현실적인 감각이 부족하고, 사회적 맥락과 문화적 환경과 통합되지 않는다. 도덕적 감각은 자기 경험을 조직하고 그 사람이 자기 자신과 다른 사람의 행동을 어떻게 해석하는지에 있어서 보잘것 없거나 전제적인 역할을 가지고 있는 것 같다. 죄책감에 대한 감정은, 만약 존재한다면, 동정심과 객관적인 비판과 균형을 이루지 못한다; 자신과 다른 사람들은 종종 "전적으로 나쁘다" 또는 "전적으로 좋다"로 여겨진다.

가장 관련성 있는 평가 척도

친사회적 이유 목적 평가(Prosocial Reasoning Objective Measure)

친사회적 이유 목적 평가(PROM; Carlo, Iisenberg, & Knight, 1992)은 친사회적 도덕 추론(쾌락적, 요구 지향, 승인 지향, 정형화된 또는 내면화)의 수준을 평가하는 지필형으로 구성된 구조화된 인터뷰다. 도덕적 딜레마에 대한 7개의 이야기는 주인공들의 필요와 의지, 욕망 사이의 충돌을 보여준다. 각 이야기들을 읽은 후에, 피검자들은 어떻게 주인공들이 행동해야 한다고 밝힌다. 각 결정마다 6가지 동기가 도입된다. 대상자들은 각 동기의 중요성을 평가한다. 검사-재검사 신뢰도는 70에서 79까지 다양했고, Cronbach's alpha의 범위는 .56에서 .78까지 다양했다. PROM은 여러 언어로 번역되고 검증되었다.

사이코패스 체크리스트—개정판(Psychopathy Checklist—Revised)

사이코패스 체크리스트—개정판(PCL-R; Hare, 2003)은 연구, 임상 및 법의학 환경에서 20개 항목에서 임상가에 의해 평가된 사이코패스의 측정값이다. 반구조화 면접과 생활기록에 대한 폭넓은 검토를 바탕으로 3점 만점으로 항목별 점수를 매긴다(0 = 존재하지 않음, 1 = 다소 있음, 2 = 확실히 있음). 사이코패스의 4요소 모델(Hare & Neumann, 2008)에 따르면 20개 항목 중 18개 항목은 기만적이고 조작적인 요소, 감정적 이탈(감정적 요소), 무모하고 충동적이며 무책임한 요소(생활적 요인), 그리고 사회적 규범(반사회적 요인)을 위반하는 경향을 나타낸다. 한편으로는 대인관계와 정서적 요소, 또 다른 한편으로는 생활습관 및 반사회적 요소들이, 2차적인 요소들에 부과된다. PCL-R은 신뢰도과 타당도가 우수하며, 사이코패스적 성격특성을 평가하는 데 가장 널리 사용되는 도구이다(Hare, 1999; Patrick, 2006).

도덕 기초 설문(Moral Foundations Questionnaire)

도덕 기초 설문(MFQ; Graham 등, 2011)은 개인들이 도덕적 기초이론에 의해 전제된 5가지 직관적 시스템 즉 손상/보살핌, 공정성/상대성, 권위/존중, 순수/존엄(Shweder, Much, Mahapatra, 1997 참조)을 각각 지지하는 30개 항목의 자가 보고형 척도이다. 그것은 두 개의 15

개 항목을 지닌 소척도로 구성된다. 첫 번째 항목에는 7개 항목별 반응 척도(1 = 전혀 관련되지 않음, 7 = 극도로 관련됨)에서 각 기초에 설명한 관련성을 측정한다. 표본 항목으로 "어떤 사람이 다른 사람과 다르게 취급되었는지 여부"를 들 수 있다. 두 번째는 구체적인 도덕적 판단 항목으로 구성되어 있다. 참가자들은 그들이 일련의 도덕적인 진술에 동의하는지 아니면 동의하지 않는지 7점 척도로 표시한다. 이 소척도의 표본 항목으로는 "정신은 중요하고 가치 있는 미덕이다"를 들 수 있다.

Levenson의 자가 보고 심리 척도(Levenson's Self-Report Psychopathy Scale)

Levenson의 자가 보고 사이코패스 척도(LSRP; Levenson, Kiehl, & Fitzpatrick, 1995)는 범죄자가 아닌 및 범죄자 인구에서 사이코패스적 특성을 평가하는 데 널리 사용되는 26종류의 자기보고 도구다. 1차 사이코패스(16개 항목)과 2차 사이코패스(10개 항목)의 두 가지 양립적 상관성 척도로 구성된다. 각 항목은 1(전혀 동의할 수 없는)에서 5까지(강력하게 동의)의 리커트 타입으로 평가한다. 연구는 두 개의 소척도(Levenson 등, 1995)가 적합한 신뢰도를 가지고 있다고 증명하였으며, 도구의 요인 구조와 수렴성 및 차별성 타당도에 대한 새로운 증거를 밝혀냈다(Brinkley, Diamond, Magaletta, & Heigel, 2008; Lynamin, Whitside, 1999; Salekin, Chen, Sellbom, Lester, Lester, Lester, Mac&Dougall, 2014).

Shedler - Westen 평가 절차-200 (Shedler–Westen Assessment Procedure–200)

SWAP-200 (Westen & Sheadler, 1999a, 1999b)에서는 내부 표준 및 이상을 다음과 같은 항목으로 다룬다; 3. 타인을 이용하고, 1위를 다투고, 도덕적 가치에 대한 투자를 최소화한다; 15. 누가 되거나 되고 싶은지에 대한 안정된 이미지를 결여한다(예: 자신에 대한 태도, 가치관, 목표 또는 감정이 불안정하고 변화할 수 있다); 20. 기만하는 경향이 있고, 거짓말을 하거나 오도하는 경향이 있다; 31. 타인의 권리, 재산 또는 안전에 대한 무분별한 경시를 보이는 경향; 39. 다른 사람에게 가학적이거나 공격적이면서(의식적이든 무의식적이든) 기쁨이나 만족감을 얻는 것으로 보인다; 57. 죄책감을 느끼는 경향이 있다; 91. 자기 비판적인 경향이 있고, 비현실적으로 높은 자기 기준을 세우고, 자신의 결함에 대해 참을 수 없는 경향이 있다; 113. 타인에게 끼친 상처나 상처에 대한 반성이 없는 것 같다; 120. 도덕적이고 윤리적인 기준을 가지고 있으며, 그것에 부응하기 위해 노력한다; 114. 타인에 대해 비판적인 경향이 있다; 163. 자신을 "즐겁게" 하고 싶어하는 것처럼 보인다. 불행으로 이끌거나 기쁨과 만족을 위한 기회를 적극적으로 피하는 상황을 만든다; 164. 독선적이거나 도덕적인 경향이 있다.

12. 의미 및 목적을 위한 능력

끝으로 이야기할 능력은 개인적인 선택에 응집력과 의미를 부여하는 서술력을 반영한다. 개별화의 느낌, 후대에 대한 걱정, 심리적 성장 능력, 그리고 자신의 삶을 방향과 목적에 스며드는 영성(전통적인 신앙심)을 포함한다. 그것은 즉각적인 우려를 넘어 사고하고 태도, 신념, 가치관 및 행동의 광범위한 의미를 파악하는 능력을 포함한다.

이 능력의 높은 수준에서 기능하는 개인들은 강한 방향 감각과 목적을 보여준다; 결정을 안내하는 일관성 있는 개인 철학; 기대한 결과를 얻지 못하는 것을 포함하여 개인적인 선택으로 위로; 이러한 관점이 자신과 상충하는 경우에도, 대체적인 관점의 수용; 타인의 태도, 가치관, 생각, 감정에 민감하게 반응하는 정신화의 잘 발달된 능력; 눈앞의 걱정을 뛰어넘어 '큰 그림'을 파악하는 능력; 그리고 어린이 같은 호기심, 놀라움, 그리고 시선의 신선함.

평가 척도

5. 이 정도 수준의 개인은 내재적인 기관 의식과 함께 자기 밖을 내다보고 눈앞의 상황적 우려를 초월하는 능력과 함께 명쾌하고 변함없는 목적과 의미를 보여준다. 주관성과 상호주관성은 높게 평가된다. 새로운 상황과 관계는 개방적이고 신선한 시각으로 접근한다.

3. 이 단계에서 개개인은 불확실성과 의심의 순간의 기간에 따라 어느 정도 목적과 의미에 대한 감각을 보여준다. 자기 밖을 내다보는 것은 노력이 필요하다. 다른 사람이나 세상과 어느 정도 연결되어 있다는 느낌이 있다. 태도와 신념의 광범위한 함의를 파악하며, 대립이 없는 특정 영역에서 대안적인 관점을 수용한다.

1. 이 정도 수준의 개인은 방향성이 부족하고, 목적이 없고, 목적 의식이 거의 없거나 아예 없다. 질문을 받았을 때, 그들은 응집력 있는 개인적인 철학이나 삶의 목표들을 표현할 수 없다. 주관성과 상호주관성은 거의 또는 전혀 중요하지 않다. 방향성이 부족하다는 것을 인지하고 있든 없든, 그들은 널리 고립, 무의미함, 소외감, 그리고 아노미를 경험한다.

가장 관련성 있는 평가 척도

기질의 흐름 척도-2 (Dispositional Flow Scale-2)

기질의 흐름 척도-2 (DFS-2; Jackson & Ecklund, 2002)는 36항목의 자가 보고형 설문으로서, 중심을 잃지 않는 것, 현재 살고 있는 것 그리고 '흐름(자기와 주위와의 조화를 이루는 느낌, 깊은 집중을 요하는 활동에서 내재적으로 보람 있는 몰입과 즐거움의 상태)'을 이용하기 위해 디자인된 것이다. Cikszentmihalyi(1990)의 9차원 흐름 개념에 기초해, 척도는 도전-기술 균형, 행동-인식 병합, 명확한 목표, 명확한 피드백, 업무에 대한 집중력, 통제의식 상실, 시간 변환, 그리고 자동 경험(목적과 호기심의 감각)을 평가한다. 이것들을 합치면 기질의 흐름에서 전반적인 점수를 얻는다. DFS-2의 구성 타당도를 뒷받침하는 증거는 설득력이 있다(Johnson, Kaiser, Skarin, & Ross, 2014참조).

개인의 지향 목록(Personal Orientation Inventory)

의무 선택 자가 보고형 검사인 개인의 지향 목록(POI; Shostrom & Knapp, 1966)은 Maslow의 자기 실현의 질을 평가 한다. 12개의 항목별 점수는 내향성, 실존성, 자발성, 자기 수용성, 친밀감 능력 등 다양한 특징을 반영한다. 구성 타당도의 증거는 강하다; POI 점수를 통해 개인의 자기실현 정도, 정신치료의 혜택을 받을 수 있는 능력 등에 대한 다양한 정보를 기대할 수 있다(Burwick & Knapp, 1991; Fogarty, 1994 참조).

자기 묘사의 질적 · 구조적 차원(Qualitative and Structural Dimensions of Self-Descriptions)

자기 묘사의 질적, 구조적 차원(QSDSD; Blatt, Bers, & Schaffer, 1993)은 자신에 대한 개방형 설명을 이용한 채점 시스템이다. 그것은 임상가가 자기 기여도와 자기 표현의 복잡성에 대한 등급을 생성할 수 있게 하고 시간이 지남에 따라 이러한 영역의 변화를 추적할 수 있게 한다(Bers, Blatt, Sayward, & Johnston, 1993; Blatt, Auerbach, & Levy, 1997 참조). 또한 과거, 현재, 미래의 사건에 대한 환자의 목표, 포부, 감정에 대해 토론하는 프롬프트로도 사용될 수 있다.

상대적 겸손도 척도(Relational Humility Scale)

상대적인 겸손도 척도(RHS; Davis et al., 2011)는 세 가지 항목별 점수를 산출하는 16개 항목 설문지로서, 전반적 겸손, 정확한 자기 시각, 우월성(반대적으로 다른 두 항목별 소척도와 관련됨)이다. 점수는 공감, 용서, 자기 지향(기관), 따뜻함, 양심 등 의미와 목적과 관련된 여러 분야에서 개인의 행동을 예측한다. RHS는 내적 일관도, 재시험 신뢰도, 관련된 구조의 척도들간 점수와도 수렴도가 높다.

기질 및 개성 목록—개정판(Temperament and Character Inventory—Revised)

기질 및 개성 목록—수정(TCI-R;Cloninger , 1999)에는 4가지 기질 차원(노새로움 추구, 위해 회피, 보상 의존, 지속성)과 3가지 문자 영역(자기 주도, 협동, 자기 전달)을 반영하는 240개 항목이 포함된다. 의미와 목적과 관련된 소척도들에는 자기 수용, 깨우친 제2의 천성, 동정심, 순수한 양심, 대인 식별, 영적 수용 등이 포함된다.

행동 속 가치(Values in Action)

VIA (Peterson & Seligman, 2004) 측정치에는 24개의 항목별 소척도가 포함되어 있는데, 그 중 상당수는 의미와 목적(예: 사랑의 능력, 희망/낙관성, 진실성/자주성, 관점/관성, 영성)에 밀접한 관계가 있다. 임상가들은 일부 또는 모든 항목별 소척도를 평가할 수 있다. 항목별 점수의 구성 타당도과 임상 효용에 대한 증거가 강하다.

Shedler - Westen 평가 절차-200 (Shedler–Westen Assessment Procedure–200)

SWAP-200 (Westen & Sheadler, 1999a, 1999b)에서 의미와 목적을 반영하는 항목은 다음과 같다: 37. 더 큰 공동체(예: 조직, 교회, 이웃 등)에 소속되고 기여하는 의미를 찾는다; 50. 삶은 의미가 없다고 느끼는 경향이 있다; 121. 창의적이고, 사물을 보거나 새로운 방식으로 문제에 접근할 수 있다; 149. 왕따나 아웃사이더처럼 느끼는 경향이 있다; 그 혹은 그녀는 진짜 속하지 않는 것처럼 느낀다; 151. 과거를 실망하거나 단절된 일련의 사건들로 경험하는 것으로 보인다; 그나 그녀의 인생 이야기를 일관성 있게 설명하는 것은 어렵다.

기본적인 정신 기능에 대한 요약

우리는 임상가가 기본적인 정신 기능을 양적으로 요약할 것을 권고한다(표 2.1 참조).

■ 표 2.1. 기본 정신 기능 요약 : M축

환자의 전반적인 정신 기능에 대한 등급을 얻으려면 임상가가 각 능력에 할당된 5-1 점수 등급을 합산해야 하며(표 2.1a) 전체 기능에 대한 단일 수치 지수가 12에서 60까지이다. 이로써 표 2.1b에 요약된 범주 중 하나에 환자를 임시로 배정할 수 있으며, 이 범주에서는 7가지 수준의 정신 기능에 대한 간략한 정성적 설명을 제공한다. 체계적으로 말하면, 건강한 정신기능은 M01; M02와 M03; M04, M05, M06(높은 것부터 낮은 것, 중간 정도의 손상에서 중대한 결함에 이르기까지), 그리고 정신증은 M07에 해당한다.

표 2.1a. M-축 기능: 총점

M-축 능력	평가 척도
1. 조절, 주의 집중 및 학습 능력	5 4 3 2 1
2. 정동의 범위, 의사소통 및 이해를 위한 능력	5 4 3 2 1
3. 정신화 및 반영 기능을 위한 능력	5 4 3 2 1
4. 차별화와 통합을 위한 능력(정체성)	5 4 3 2 1
5. 관계 및 친밀감을 위한 능력	5 4 3 2 1
6. 자존감 조절 및 내부 경험의 질을 위한 능력	5 4 3 2 1
7. 충동조절 및 조절 능력	5 4 3 2 1
8. 방어 기능을 위한 능력	5 4 3 2 1
9. 적응, 회복력 및 강도를 위한 능력	5 4 3 2 1
10. 자기관찰능력(심리적 사고능력)	5 4 3 2 1
11. 내부 표준 및 이상을 구축하고 사용하는 능력	5 4 3 2 1
12. 의미 및 목적을 위한 능력	5 4 3 2 1
	총점 = _____

표 2.1b. 정신 기능 수준

수준; 범위	제목	설명
		건강
M01; 54 – 60	건강한/ 최적의 정신 기능	모든 또는 대부분의 정신적인 능력에서 적절하거나 매우 우수한 기능이며, 맥락에 따른 유연성과 적응의 예상 가능한 변화를 가지고 있다.
		신경증
M02; 47 – 53	좋은/ 적절한 정신 기능과 일부 영역에서의 어려움	특정한 난이도의 영역(예: 세 개 또는 네 개의 정신 능력)을 가진 적절한 수준의 정신 기능. 이러한 어려움들은 특정한 삶의 상황이나 사건과 관련된 갈등이나 도전을 반영할 수 있다.
M03; 40 – 46	정신 기능의 경한 장해	정신적 기능의 일부 영역에서 완만한 제약과 융통성이 없는 영역으로, 자존감 규제, 충동 및 규제, 방어적 기능 및 자기 방어적 능력과 같은 영역의 경직성과 장애를 암시한다.
		경계선
M04; 33 – 39	정신 기능의 중등도의 장해	정신 기능의 대부분 또는 거의 모든 영역에서 중간 정도의 제한과 융통성 없는 영역이 관계의 질과 안정성, 정체성 및 정동을 인내하는 범위에 영향을 미친다. 기능은 많은 정신역동적 글에서 "경계 수준"으로 기술되고, 그 정도가 심해질수록 다음 두 단계에서 발견되는 현저하게 손상된 적응을 반영하기 시작한다.
M05; 26 – 32	정신 기능의 주요한 장해	주요 생활 영역(예: 사랑, 일, 놀이)에서의 감정 경험 및/또는 생각의 제한과 함께, 거의 모든 정신적 기능 영역(예: 자아-대상 분화의 어려움과 분절화 경향)의 주요 제약과 변화.

수준; 범위	제목	설명
M06; 19 - 25	기초 정신 기능의 현저한 결손	조직화의 문제 및/또는 자기와 사물의 통합–분화 등과 함께 대부분의 정신 기능 영역에서 중대한 결함이 있다.
		정신증
M07; 12 - 18	기초 정신 기능의 주요한/ 심한 결손	거의 모든 정신적 기능 영역에서 중대한 심각한 결함, 즉 현실 검증력의 손상; 자기-대상 구별의 어려움; 손상된 지각, 통합 및 정동과 사고 조절; 그리고 하나 이상의 기초 정신 기능(예: 지각, 통합, 운동, 기억, 조절, 판단)의 결함.

▬▬▬ 참고문헌

1. Capacity for Regulation, Attention, and Learning

Aiken, L . R., & Groth-Marnat, G. (2006). *Psychological testing and assessment* (12th ed.). New York: Pearson.

Barkley, R. A. (2014). The assessment of executive functioning using the Barkley Deficits in Executive Functioning Scales. In S. Goldstein & J. A. Naglieri (Eds.), *Handbook of executive functioning* (pp. 245 - 263). New York: Springer.

Benton, A. L . (1974). *The Revised Visual Retention Test* (4th ed.). New York: Psychological Corporation.

Berg, E . A. (1948). A simple objective technique for measuring flexibility in thinking. *Journal of General Psychology, 39,* 15 - 22.

Cockburn, J., & Keene, J. (2001). Are changes in everyday memory over time in autopsy-confirmed Alzheimer's disease related to changes in reported behaviour? *Neuropsychological Rehabilitation, 11,* 201 - 217.

Conners, C. K. (2008). *Conners 3 manual.* North Tonawanda, N Y: Multi-Health Systems.

Conners, C. K., & Multi-Health Systems Staff. (2000). *Conners' Continuous Performance Test (CP T II) computer programs for WindowsTM technical guide and software manual.* North Tonawanda, N Y: Multi-Health Systems.

Conway, F. (Ed.). (2014). *Attention deficit hyperactivity disorder: Integration of cognitive, neuropsychological, and psychodynamic perspectives in psychotherapy.* New York: Routledge. Folstein, M. F., Folstein, S. E ., & McHugh, P. R. (1975). Mini-Mental State: A practical method for grading the cognitive state of patients for the clinician. *Journal of Psychiatric Research, 12,* 189 - 198.

Golden, C. J., & Freshwater, S. M. (2002). *Stroop Color and Word Test: Revised examiner's manual.* Wood Dale, IL: Stoelting.

Gorman, J. M., & Roose, S. P. (2011). The neurobiology of fear memory reconsolidation and psychoanalytic theory. *Journal of the American Psychoanalytic Association, 59,* 1201 - 1219.

Grant, D. A., & Berg, E . A. (1948). A behavioural analysis of degree of reinforcement and ease of shifting to new responses in a Weigl-type card sorting problem. *Journal of Experimental Psychology, 38,* 404 - 411.

Groth-Marnat, G. (Ed.). (2000). *Neuropsychological assessment in clinical practice: A guide to test interpretation and integration.* New York: Wiley.

Groth-Marnat, G. (2009). *Handbook of psychologi-cal assessment* (5th ed.). Hoboken, NJ: Wiley. Hitchcock, C., Nixon, R. D., & Weber, N. (2014). A review of overgeneral memory in child psychopathology. *British Journal of Clinical Psychology, 53,* 170 - 193.

Hobson, P. (2004). *The cradle of thought: Exploring the origins of thinking.* New York: Oxford University Press.

Hunter, S. J., & Sparrow, E . P. (2012). *Executive function and dysfunction: Identification, assessment and treatment.* Cambridge, U K: Cambridge University Press. Jensen, A. R., & Rohwer, W. D. (1966). The Stroop Color - Word Test: A review. *Acta Psychologica, 25,* 36 - 93.

Lezak, M. D., Howieson, D. B., Bigler, E . D., & Tranel, D. (2012). *Neuropsychological assessment* (5th ed.). New York: Oxford University Press.

Makatura, T. J., Lam, C. S., Leahy, B. J., Castillo, M. T., & Kalpakjian, C. Z. (1999). Standardized memory tests and the appraisal of everyday memory. *Brain Injury, 13*(5), 355 - 367.

Minshew, R., & D'Andrea, W. (2015). Implicit and explicit memory in survivors of chronic interpersonal violence. *Psychological Trauma: Theory, Research, Practice, and Policy, 7*(1), 67 - 75.

Miyake, A., & Friedman, N. P. (2012). The nature and organization of individual differences in executive functions: Four general conclusions. *Current Directions in Psychological Science, 21*, 8–14.

Nasreddine, Z. S., Phillips, N. A., Bédirian, V., Charbonneau, S., Whitehead, V., Collin, I., . . . Chertkow, H. (2005). The Montreal Cognitive Assessment, MoCA: A brief screening tool for mild cognitive impairment. *Journal of the American Geriatrics Society, 53*, 695–699.

Norris, G., & Tate, R. L. (2000). The Behavioural Assessment of the Dysexecutive Syndrome (BADS): Ecological, concurrent and construct validity. *Neuropsychological Rehabilitation, 10*(1), 33–45. Ostrosky-Solis, F., Jaime, R. M., & Ardila, A. (1998). Memory abilities during normal aging. *International Journal of Neuroscience, 93*, 151–162. Pérez, M., & Godoy, J. (1998). Comparison between a "traditional" memory test and a "behavioral" memory battery in Spanish patients. *Journal of Clinical and Experimental Neuropsychology, 20*(4), 496–502.

Polak, A. R., Witteveen, A. B., Reitsma, J. B., & Olff, M. (2012). The role of executive function in posttraumatic stress disorder: A systematic review. *Journal of Affective Disorders, 14*, 11–21.

Porges, S. W. (2011). *The polyvagal theory.* New York: Norton.

Rhodes, M. G. (2004). Age-related differences in performance on the Wisconsin Card Sorting Test: A meta-analytic review. *Psychology and Aging, 19*(3), 482–494.

Schore, A. N. (2012). *The science of the art of psychotherapy.* New York: Norton.

Siegel, D. J. (2012). *The developing mind: How relationships and the brain interact to shape who we are* (2nd ed.). New York: Guilford Press.

Snyder, P. J., Nussbaum, P. D., & Robins, D. L. (Eds.). (2005). *Clinical neuropsychology: A pocket handbook for assessment.* Washington, DC: American Psychological Association.

Stanovich, K. E., & West, R. F. (2014). What intelligence tests miss. *The Psychologist, 27*, 80–83.

Strauss, E., Sherman, E. M. S., & Spreen, O. (2006). *A compendium of neuropsychological tests: Administration, norms, and commentary* (3rd ed.). New York: Oxford University Press.

Stroop, J. R. (1935). Studies of interference in serial verbal reactions. *Journal of Experimental Psychology, 18*, 643–662.

Teng, E. L., & Chui, H. C. (1987). The Modified Mini-Mental State (3MS) Examination. *Journal of Clinical Psychiatry, 48*, 314–318.

Todd, R. M., Cunningham, W. A., Anderson, A. K., & Thompson, E. (2012). Affect-biased attention as emotion regulation. *Trends in Cognitive Sciences, 16*, 365–372.

Verneau, M., van der Kamp, J., Savelsberg, G. J., & de Loose, M. P. (2014). Age and time effects on implicit and explicit learning. *Experimental Aging Research, 40*, 477–511.

Wechsler, D. (2008). *Wechsler Adult Intelligence Scale — Fourth Edition (WAIS-IV).* San Antonio, TX: Pearson.

Wilson, B. A., Alderman, N., Burgess, P. W., Emslie, H., & Evans, J. J. (1996). *Behavioural Assessment of the Dysexecutive Syndrome.* St. Edmunds, UK: Thames Valley Test Company.

Wilson, B., Cockburn, J., Baddeley, A. D., & Hiorns, R. (1989). The development and validation of a test battery for detecting and monitoring everyday memory problems. *Journal of Clinical and Experimental Neuropsychology, 11*(6), 855–870.

Wilson, B. A., Greenfield, E., Clare, L., Baddeley, A., Cockburn, J., Watson, P., . . . Nannery, R. (2008). *The Rivermead Behavioural Memory Test—Third Edition (RBMT-3).* London: Pearson.

2. Capacity for Affective Range, Communication, and Understanding

Allison, C., Baron-Cohen, S., Wheelwright, S. J., Stone, M. H., & Muncer, S. J. (2011). Psychometric analysis of the Empathy Quotient (EQ). *Personality and Individual Differences, 51*, 829–835.

Barchard, K. A., Bajgar, J., Duncan, E., & Lane, R.D. (2010). Computer scoring of the Levels of Emotional Awareness Scale. *Behavior Research Methods, 42*, 586–595.

Baron-Cohen, S., & Wheelwright, S. (2004). The Empathy Quotient: An investigation of adults with Asperger syndrome or high functioning autism, and normal sex differences. *Journal of Autism and Developmental Disorders, 34*, 163–175.

Bates, G. C. (2000). Affect regulation. *International Journal of Psychoanalysis, 81*, 317–319.

Boesky, D. (2000). Affect, language and communication. *International Journal of Psychoanalysis, 81*, 257–262.

Bradley, B., DeFife, J. A., Guarnaccia, C., Phifer, J., Fani, N., Ressler, K. J., & Westen, D. (2011). Emotional dysregulation and negative affects: Association with psychiatric symptoms. *Journal of Clinical Psychiatry, 72*, 685–691.

Bucci, W. (1997). *Psychoanalysis and cognitive science: A multiple code theory.* New York: Guilford Press.

Bucci, W. (2000). Biological and integrative studies on affect. *International Journal of Psychoanalysis, 81*, 141–144.

Bucci, W. (2001). Pathways of emotional communication. *Psychoanalytic Inquiry*, *21*, 40–70.

Charles, S. T., & Luong, G. (2013). Emotional experience across adulthood: The theoretical model of strength and vulnerability integration. *Current Directions in Psychological Science*, *22*, 443–448. Conklin, C. Z., Bradley, R., & Westen, D. (2006), Affect regulation in borderline personality disorder. *Journal of Nervous and Mental Disease*, *194*, 69–77.

Davis, K. L., & Panksepp, J. (2011). The brain's emotional foundations of human personality and the Affective Neuroscience Personality Scales. *Neuroscience and Biobehavioral Reviews*, *35*, 1946–1958.

Davis, K. L, Panksepp, J., & Normansell, L. (2003). The Affective Neuroscience Personality Scales: Normative data and implications. *Neuropsychoanalysis*, *5*(1), 57–69.

Ditzfeld, C. P., & Showers, C. J. (2014). Self-structure and emotional experience. *Cognition and Emotion*, *28*, 596–621.

Emde, R. M. (2000). Commentary on emotions: Ongoing discussion. *Neuropsychoanalysis*, *2*, 69–74.

Fonagy, P., Gergely, G., Jurist, E. L., & Target, M. (2004). *Affect regulation, mentalization and the development of the self*. London: Karnac.

Fowler, J. C., Charak, R., Elhai, J. D., Allen, J. G., Frueh, B. C., & Oldham, J. M. (2014). Construct validity and factor structure of the Difficulties in Emotion Regulation Scale among adults with severe mental illness. *Journal of Psychiatric Research*, *58*, 175–180.

Gratz, K. L., & Roemer, L. (2004). Multidimensional assessment of emotion regulation and dysregulation: Development, factor structure, and initial validation of the Difficulties in Emotion Regulation Scale. *Journal of Psychopathology Behaviour Assessment*, *26*, 41–54.

Greenberg, L. E., & Safran, J. D. (1987). *Emotion in psychotherapy*. New York: Guilford Press.

Gross, J. J., & John, O. P. (2003). Individual differences in two emotion regulation processes: Implications for affect, relationships, and wellbeing. *Journal of Personality and Social Psychology*, *85*, 348–362.

Hussong, A. M., & Hicks, R. E. (2003). Affect and peer context interactively impact adolescent substance use. *Journal of Abnormal Child Psychology*, *31*, 413–426.

Jurist, E. L. (2005). Mentalized affectivity. *Psychoanalytic Psychology*, *22*, 426–444.

Kernberg, O. F. (1984). *Severe personality disorders: Psychotherapeutic strategies*. New Haven, CT: Yale University Press.

Lane, R. D., & Garfield, D. A. S. (2005). Becoming aware of feelings: Integration of cognitivedevelopmental, neuroscientific, and psychoanalytic perspectives. *Neuro-Psychoanalysis*, *7*, 5–30. Lane, R. D., Quinlan, D. M., Schwartz, G. E., Walker, P. A., & Zeitlin, S. (1990). The Levels of Emotional Awareness Scale: A cognitive-developmental measure of emotion. *Journal of Personality Assess-ment*, *55*, 124–134.

Lane, R. D., & Schwartz, G. E. (1987). Levels of emotional awareness: A cognitive-developmental theory and its application to psychopathology. *American Journal of Psychiatry*, *14 4*, 133–143.

Lawrence, E. J., Shaw, P., Baker, D., Baron-Cohen, S., & David, A. S. (2004). Measuring empathy: Reliability and validity of the Empathy Quotient. *Psychological Medicine*, *34*, 911–919.

Le, B. M., & Impett, E. A. (2013). When holding back helps: Suppressing negative emotions during sacrifice feels authentic and is beneficial for highly interdependent people. *Psychological Science*, *24*,1809–1815.

Leue, A., & Beauducel, A. (2011). The PANAS structure revisited: On the validity of a bifactor model in community and forensic samples. *Psychological Assessment*, *23*, 215–225.

Levine, E. L., Xu, X., Yang, L. Q., Ispas, D., Pitariu, H. D., Bian, R., Ding, D., . . . Musat, S. (2011). Cross-national explorations of the impact of affect at work using the State–Trait Emotion Measure: A coordinated series of studies in the United States, China, and Romania. *Human Performance*, *24*(5), 405–442.

Meehan, K. B. (2004). *Affective Communication Questionnaire*. Unpublished manuscript, Cornell Medical Center, White Plains, N Y.

Meehan, K. B., Levy, K. N., & Clarkin, J. F. (2012). Construct validity of a measure of affective communication in psychotherapy. *Psychoanalytic Psychology*, *29*(2), 145–165.

Melka, S. E., Lancaster, S. L., Bryant, A. R., & Rodriguez, B. F. (2011). Confirmatory factor and measurement invariance analyses of the Emotion Regulation Questionnaire. *Journal of Clinical Psychology*, *67*, 1283–1293.

Porcerelli, J. H., Cogan, R., & Bambery, M. (2011).

The mental functioning axis of the *Psychodynamic Diagnostic Manual*: An adolescent case study. *Journal of Personality Assessment*, *93*, 177–184.

Porges, S. W. (2011). *The polyvagal theory*. New York: Norton.

Roth, G., Benita, M., Amrani, C., Shachar, B. H., & Hadas, A. (2014). Integration of negative emotional experience versus suppression: Addressing the question of adaptive functioning. *Emotion*, *14*, 908–919.

Savitz, J., van der Merwe, L ., & Ramesar, R. (2008). Dysthymic and anxiety-related personality traits in bipolar spectrum illness. *Journal of Affective Disorders*, *109*, 305–311.

Scherer, K. R., & Ekman, P. (1984). *Approaches to emotion*. Hillsdale, NJ: Erlbaum.

Schore, A. N. (1994). *Affect regulation and the origin of the self: The neurobiology of emotional development*. Hillsdale, NJ: Erlbaum.

Schore, A. N. (2003). *Affect dysregulation and disor-ders of the self*. New York: Norton.

Spaapen, D. L ., Waters, F., Brummer, L., Stopa, L.,& Bucks, R. S. (2014). The Emotion Regulation Questionnaire: Validation of the ERQ-9 in two community samples. *Psychological Assessment*, *26*, 46–54.

Stein, M., Hilsenroth, M., Slavin-Mulford, J., & Pinsker, J. (2011). *Social Cognition and Object Relations Scale: Global Rating Method* (SCORS-G; 4th ed.). Unpublished manuscript, Massachusetts General Hospital and Harvard Medical School. Stein, M. B., Siefert, C. J., Stewart, R. V., & Hilsenroth, M. J. (2011). Relationship between the Social Cognition and Object Relations Scale (SCORS) and attachment style in a clinical sample. *Clinical Psychology and Psychotherapy*, *18*, 6, 512–523.

Stein, M. B., Slavin-Mulford, J., Siefert, C. J., Sinclair, S. J., Renna, M., Malone, J., . . . Blais, M. A. (2014). SCORS-G stimulus characteristics of select Thematic Apperception Test cards. *Journal of Personality Assessment*, *96*(3), 339–349.

Subic-Wrana, C., Beutel, M. E ., Brahler, E ., & Stobel-Richter, Y. (2014). How is emotional awareness related to emotion-regulation strategies in the general population? *PLoS ONE* , *9*, e91843.

Trevarthen, C. (2009). The functions of emotion in infancy: The regulation and communication of rhythm, sympathy, and meaning in human development. In D. Fosha, D. J. Siegel, & M. F. Solomon (Eds.), *The healing power of emotion: Affective neuroscience, development, and clinical practice* (pp. 55–85). New York: Norton.

Tronick, E . (2007). *The neurobehavioral and socialemotional development of infants and children*. New York: Norton.

Watson, D., & Clark, L . A. (1994). *The PA NA S X: Manual for the Positive and Negative Affect Schedule — Expanded Form*. Unpublished manuscript, University of Iowa.

Watson, D., Clark, L . A., & Tellegen, A. (1988). Development and validation of brief measures of positive and negative affect: The PANAS scales. *Journal of Personality and Social Psychology*, *54*, 1063–1070.

Westen, D. (1995). *Social Cognition and Object Relations Scale: Q -sort for Projective Stories (SCOR S Q)*. Unpublished manuscript, Department of Psychiatry, Cambridge Hospital and Harvard Medical School.

Westen, D., Lohr, N., Silk, K., & Kerber, K. (1985). *Measuring object relations and social cognition using the TAT: Scoring manual*. Unpublished manuscript, University of Michigan.

Westen, D., Muderrisoglu, S., Fowler, C., Shedler, J., & Koren, D. (1997). Affect regulation and affective experience: Individual differences, group differences, and measurement using a Q-sort procedure. *Journal of Consulting and Clinical Psychology*, *3*, 429–439.

Westen, D., & Shedler, J. (1999a). Revising and assessing Axis II: I. Developing a clinically and empirically valid assessment method. *American Journal of Psychiatry*, *156*, 258–272.

Westen, D., & Shedler, J. (1999b). Revising and assessing Axis II: II. Toward an empirically based and clinically useful classification of personality disorders. *American Journal of Psychiatry*, *156*, 273–285.

Wiltink, J., Glaesmer, H., Canterino, M., Wolfling, K., Knebel, A., Kessler, H., . . . Buetel, M. E . (2011). Regulation of emotions in the community: Suppression and reappraisal strategies and its psychometric properties. *GM S Psycho Social-Medicine*, *8*, 1–12.

Zittel-Conklin, C., Bradley, R., & Westen, D. (2006). Affect regulation in borderline personality disorder. *Journal of Nervous and Mental Disease*, *194*, 69–77.

3. Capacity for Mentalization and Reflective Functioning

Aber, J. L ., Slade, A., Berger, B., Bresgi, I., & Kaplan, M. (1985). *The Parent Development Interview*. Unpublished manuscript.

Allen, J. G., Fonagy, P., & Bateman, A. W. (2008). *Mentalizing in clinical practice*. Washington, DC: American Psychiatric Publishing.

Bateman, A. W., & Fonagy, P. (2012). *Handbook of mentalizing in mental health practice*. Arlington, VA: American Psychiatric Publishing.

Bateman, A. W., & Fonagy, P. (2013). Mentalization based treatment. *Psychoanalytic Inquiry*, *33*, 595–613.

Bush, F. N. (2008). *Mentalization: Theoretical considerations, research findings, and clinical implications*. New York: Analytic Press.

Choi-Kain, L ., & Gunderson, J. G. (2008). Mental-ization: Ontogeny, assessment, and application in the treatment of borderline personality disorder. *American Journal of Psychiatry*, *165*, 1127–1135.

Fonagy, P., Gergely, G., Jurist, E . L ., & Target, M. (2002). *Affect regulation, mentalization, and the development of the self*. New York: Other Press.

Fonagy, P., Luyten, P., & Strathearn, L . (2011). Borderline personality disorder, mentalization, and the neurobiology of attachment. *Infant Mental Health Journal*, *32*, 47–69.

Fonagy, P., Steele, H., Moran, G., Steele, M., & Higgit, A. (1991). The capacity for understanding mental states: The reflective self in parent and child and its significance for security of attachment. *Infant and Mental Health Journal*, *13*, 200–217.

Fonagy, P., & Target, M. (1997). Attachment and reflective function: Their role in self-organization. *Development and Psychopathology*, *9*, 679–700.

Fonagy, P., Target, M., Steele, H., & Steele, M. (1998). *Reflective functioning manual, version 5.0, for application to adult attachment Interviews*. London: University College London.

Gabbard, G. O. (2005). Reflective function, mentalization, and borderline personality disorder. In B. D. Beitman (Ed.), *Self-awareness deficits in psychiatric patients: Neurobiology, assessment, and treatment* (pp. 213–228). New York: Norton.

George, C., Kaplan, N., & Main, M. (1985). *The Adult Attachment Interview*. Unpublished manuscript, University of California at Berkeley.

Hobson, P. (2004). *The cradle of thought: Exploring the origins of thinking*. New York: Oxford University Press.

Jurist, E . L. (2005). Mentalized affectivity. *Psychoanalytic Psychology*, *22*, 426–444.

Jurist, E . L ., & Slade, A. (Eds.). (2008). *Mind to mind: Infant research, neuroscience, and psychoanalysis*. New York: Other Press.

Krugman, S. (2013). Mentalization in group: Implicit and explicit. *Group*, *37*, 119–133.

Lehmann, M. E ., & Hilsenroth, M. J. (2011). Evaluating psychological insight in a clinical sample using the Shedler–Westen Assessment Procedure. *Journal of Nervous and Mental Disease*, *199*, 354–359.

Liljenfors, R., & Lars-Gunnar, L . (2015). Mentalization and intersubjectivity: Toward a theoretical integration. *Psychoanalytic Psychology*, *32*(1), 36–60.

Müller, C., Kaufhold, J., Overbeck, G., & Grabhorn, R. (2006). The importance of reflective functioning to the diagnosis of psychic structure. *Psychology and Psychotherapy: Theory, Research and Practice*, *79*, 485–494.

Schore, A. N. (2012). *The science of the art of psychotherapy*. New York: Norton.

Shai, D., & Belsky, J. (2011). When words just won't do: Introducing Parental Embodied Mentalizing. *Child Development Perspectives*, *5*(3), 173–180.

Shai, D., & Fonagy, P. (2013). Beyond words: Parental Embodied Mentalizing and the parent–infant dance. In M. Mikulincer & P. R. Shaver (Eds.), *Mechanisms of social connection: From brain to group* (pp. 185–203). Washington, DC: American Psychological Association.

Siegel, D. J. (2012a). *The developing mind: How relationships and the brain interact to shape who we are* (2nd ed.). New York: Guilford Press.

Siegel, D. J. (2012b). *Pocket guide to interpersonal neurobiology: An integrative handbook of the mind*. New York: Norton.

Slade, A. (2005). Parental reflective functioning: An introduction. *Attachment and Human Development*, *7*, 269–281.

Smith, J. D. (2014). Focusing on reflections: Mentalization and mirroring in brief dynamic therapy. *British Journal of Psychotherapy*, *30*, 212–228.

4. Capacity for Differentiation and Integration (Identity)

Blatt, S. J., Auerbach, J. S., & Levy, K. N. (1997). Mental representations in personality development, psychopathology and the therapeutic process. *Review of General Psychology*, *1*, 351–374.

Blatt, S. J., & Blass, R. B. (1996). Relatedness and selfdefinition: A dialectic model of personality development. In G. G. Noam & K. W. Fischer (Eds.), *Development and vulnerabilities in close relationships* (pp. 309–338). Hillsdale, NJ: Erlbaum.

Blatt, S. J., Stayner, D., Auerbach, J., & Behrends, R.S. (1996). Change in object and self-representations in long-term, intensive, inpatient treatment of seriously disturbed adolescents and young adults. *Psychiatry*, *59*, 82–107.

Blatt, S. J., & Zuroff, D. C. (1992). Interpersonal relatedness and self-definition: Two prototypes for depression. *Clinical*

Psychology Review, 12,527－562.

Bombel, G., Mihura, J. L., & Meyer, G. J. (2009). An examination of the construct validity of the Rorschach Mutuality of Autonomy (MOA) Scale. *Journal of Personality Assessment, 91*(3), 227－237.

DeWitt, K. N., Hartley, D., Rosenberg, S. E., Zilberg, N. J., & Wallerstein, R. S. (1991). Scales of Psychological Capacities: Development of an assessment approach. *Psychoanalysis and Contemporary Thought, 14*, 334－343.

Diamond, D., Blatt, S. J., Stayner, D., & Kaslow, N. (1991). *Self－other differentiation of object representations.* Unpublished research manual, Yale University.

Erikson, E. H. (1956). The problem of ego identity. *Journal of the American Psychoanalytic Association, 4*, 56－121.

Firestone, R. W., Firestone, L., & Catlett, J. (2013). *The self under siege: A therapeutic model for differentiation.* New York: Routledge.

Graceffo, R. A., Mihura, J. L., & Meyer, G. J. (2014). A meta-analysis of an implicit measure of personality functioning: The Mutuality of Autonomy Scale. *Journal of Personality Assessment, 96*, 581－595.

Horowitz, L. M. (2004). *Interpersonal foundations of psychopathology.* Washington, DC: American Psychological Association.

Horowitz, L. M. (2014). *Identity and the new psychoanalytic explorations of self-organization.* New York: Routledge.

Huprich, S. K., Auerbach, J. S., Porcerelli, J. H., & Bupp, L. L. (2016). Sidney Blatt's Object Relations Inventory: Contributions and Future Directions. *Journal of Personality Assessment, 98*(1), 30－43. Jankowski, P. J., & Hooper, L. M. (2012). Differ-entiation of self: A validation study of the Bowen theory construct. *Couple and Family Psychology: Research and Practice, 1*, 226－243.

Kernberg, O. F. (1984). *Severe personality disorders.* New Haven, CT: Yale University Press.

Kernberg, O. F. (2005). Identity diffusion in severe personality disorders. In S. Strack (Ed.), *Handbook of personology and psychopathology* (pp. 39－49). Hoboken, NJ: Wiley.

Kernberg, O. F. (2006). Identity: Recent findings and clinical implications. *Psychoanalytic Quarterly, 75*, 969－1004.

Main, M., Goldwyn, R., & Hesse, E. (2002). *Classification and scoring systems for the Adult Attachment Interview.* Unpublished manuscript, University of California at Berkeley.

Monroe, J. M., Diener, M. J., Fowler, J. C., Sexton, J.E., & Hilsenroth, M. J. (2013). Criterion validity of the Rorschach Mutuality of Autonomy (MOA) scale: A meta-analytic review. *Psychoanalytic Psychology, 30*(4), 535－566.

Reniers, R. L., Vollm, B. A., Elliott, R., & Corcoran, R. (2014). Empathy, ToM, and self－other differentiation: An fMRI study of internal states. *Social Neuroscience, 9*, 50－62.

Schore, A. N. (1994). *Affect regulation and the origin of the self: The neurobiology of emotional development.* Hillsdale, NJ: Erlbaum.

Schore, A. N. (2003). *Affect dysregulation and disor-ders of the self.* New York: Norton.

Siegel, D. J. (2012). *The developing mind: How relationships and the brain interact to shape who we are* (2nd ed.). New York: Guilford Press.

Slotter, E. B., Winger, L., & Soto, N. (2015). Lost without each other: The influence of group identity loss on the self-concept. *Group Dynamics, 19*, 15－30.

Stern, D. (1985). *The interpersonal world of the human infant.* New York: Basic Books.

Summers, F. (2014). Ethnic invisibility, identity, and the analytic process. *Psychoanalytic Psychology, 31*, 410－425.

Urist, J. (1977). The Rorschach test and the assessment of object relations. *Journal of Personality Assessment, 41*, 3－9.

Urist, J., & Shill, M. (1982). Validity of the Rorschach Mutuality of Autonomy Scale: A replication using excerpted responses. *Journal of Personality Assessment, 46*, 450－454.

Vanheule, S., & Verhaeghe, P. (2009). Identity through a psychoanalytic looking glass. *Theory and Psychology, 19*(3), 391－411.

Verheul, R., Andrea, H., Berghout, C. C., Dolan, C., Busschbach, J. J., van der Kroft, P. J., . . . Fonagy, P. (2008). Severity Indices of Personality Problems (SIPP-118): Development, factor structure, reliability, and validity. *Psychological Assessment, 20*(1), 23－34.

Wallerstein, R. S. (1996). *The Scales of Psychological Capacities, Version 1.* Unpublished manual. Westen, D., & Heim, A. K. (2003). Disturbances of self and identity in personality disorders. In M. R. Leary & J. P. Tangney (Eds.), *Handbook of self and identity* (pp. 643－664). New York: Guilford Press.

Wilkinson-Ryan, T., & Westen, D. (2000). Identity disturbance in borderline personality disorder: An empirical investigation. *American Journal of Psychiatry, 157*, 528－541.

5. Capacity for Relationships and Intimacy

Alden, L. E., Wiggins, J. S., & Pincus, A. L. (1990). Construction of circumplex scales for the Inventory of Interpersonal Problems. *Journal of Personality Assessment*, *55*, 521–536.

Aron, L. (1996). *A meeting of minds: Mutuality in psychoanalysis*. Hillsdale, NJ: Analytic Press.

Aron, L., & Anderson, F. S. (1998). *Relational perspectives on the body*. Hillsdale, NJ: Analytic Press.

Barber, J. P., Foltz, C., & Weinryb, R. M. (1998). The Central Relationship Questionnaire: Initial report. *Journal of Counseling Psychology*, *45*, 131–142.

Beebe, B., & Lachmann, F. M. (2002). *Infant research and adult treatment: Co-constructing interactions*. Hillsdale, NJ: Analytic Press.

Benjamin, J. (1995). *Like subjects, love objects: Essays on recognition and sexual difference*. New Haven, CT: Yale University Press.

Benjamin, L. S. (1996). *Interpersonal diagnosis and treatment of personality disorders* (2nd ed.). New York: Guilford Press.

Benjamin, L. S., Rothweiler, J. C., & Critchfield, K. L. (2006). The use of Structural Analysis of Social Behavior (SASB) as an assessment tool. *Annual Review of Clinical Psychology*, *2*, 83–109.

Blatt, S. J., Stayner, D. A., Auerbach, J. S., & Behrends, R. S. (1996). Change in object and self representations in long-term, intensive, inpatient treatment of seriously disturbed adolescents and young adults. *Psychiatry*, *59*, 82–107.

Bornstein, R. F. (2012). Dependent personality disorder. In T. A. Widiger (Ed.), *The Oxford handbook of personality disorders* (pp. 505–526). New York: Oxford University Press.

Bornstein, R. F., & Languirand, M. A. (2003). *Healthy dependency*. New York: Newmarket Press.

Brennan, K. A., Clark, C. L., & Shaver, P. R. (1998). Self-report measurement of adult attachment: An integrative overview. In J. A. Simpson & W. S. Rholes (Eds.), *Attachment theory and close relationships* (pp. 46–76). New York: Guilford Press.

Cassidy, J., & Shaver, P. R. (Eds.). (2008). *Handbook of attachment* (2nd ed.). New York: Guilford Press.

Cozolino, L. (2006). *The neuroscience of human relationships: Attachment and the developing social brain*. New York: Norton.

Del Corno, F., & Lang, M. (2006). *La diagnosi delle relazioni oggettuali con l'Object Relations Technique* [Object relations diagnosis with the Object Relations Technique]. Milan: Raffaello Cortina.

Denckla, C. A., Mancini, A. D., Bornstein, R. F., & Bonanno, G. A. (2011). Adaptive and maladaptive dependency in bereavement: Distinguishing prolonged and resolved grief trajectories. *Personality and Individual Differences*, *51*, 1012–1017.

Dimen, M. (2003). *Sexuality, intimacy, power*. New York: Routledge.

George, C., West, M., & Pettem, O. (1997). *The Adult Attachment Projective*. Unpublished manual, Mills College, Oakland, CA.

Gurtman, M. B. (1996). Interpersonal problems and the psychotherapy context: The construct validity of the Inventory of Interpersonal Problems. *Psychological Assessment*, *8*, 241–255.

Hilsenroth, M. J., Menaker, J., Peters, E. J., & Pincus, A. L. (2007). Assessment of borderline pathology using the Inventory of Interpersonal Problems Circumplex Scales (IIP-C): A comparison of clinical samples. *Clinical Psychology and Psychotherapy*, *14*(5), 365–376.

Horowitz, L., Alden, L., Wiggins, J., & Pincus, A. L. (2000). *Inventory of Interpersonal Problems*. San Antonio, TX: Psychological Corporation. Kernberg, O. F. (1984). *Severe personality disorders: Psychotherapeutic strategies*. New Haven, CT: Yale University Press.

Jones-Mason, K., Allen, I. E., Hamilton, S., & Weiss, S. J. (2015). Comparative validity of the Adult Attachment Interview and the Adult Attachment Projective. *Attachment and Human Development*, *17*(5), 429–447.

Kernberg, O. F. (2012). *The inseparable nature of love and aggression: Clinical and theoretical perspectives*. Washington, DC: American Psychiatric Publishing.

Knafo, D. S. (2010). The O.R.T. (the Object Relations Technique): A reintroduction. *Psychoanalytic Psychology*, *27*, 182–189.

Luborsky, L. (1998). The Relationship Anecdotes Paradigm (R AP): Interview as a versatile source of narratives. In L. Luborsky & P. Crits-Christoph (Eds.), *Understanding transference: The Core Conflictual Relationship Theme method* (2nd ed., pp. 109–120). Washington, DC: American Psychological Association.

Luborsky, L., & Crits-Christoph, P. (1998). *Understanding transference: The Core Conflictual Relationship Theme method* (2nd ed.). Washington, DC: American Psychological Association.

McCarthy, K. S., Gibbons, M. B. C., & Barber, J. P. (2008). The relation of rigidity across relationships with symptoms and functioning: An investigation with the revised Central Relationship Questionnaire. *Journal of Counseling Psychology, 55*(3), 346-358.

McWilliams, N. (2006). Some thoughts about schizoid dynamics. *Psychoanalytic Review, 93*, 1-24. Mikulincer, M., & Shaver, P. R. (2016). *Attachment in adulthood: Structure, dynamics, and change* (2nd ed.). New York: Guilford Press.

Mitchell, S. A. (2000). *Relationality: From attachment to intersubjectivity*. Hillsdale, NJ: Analytic Press.

Mitchell, S. A. (2002). *Can love last?: The fate of romance over time*. New York: Norton.

Phillipson, H. (1955). *The object relations technique (plates and manual)*. London: Tavistock.

Praeger, K. J. (2014). *The dilemmas of intimacy: Conceptualization, assessment, and treatment*. New York: Routledge.

Schore, A. N. (2012). *The science of the art of psychotherapy*. New York: Norton.

Siegel, D. J. (2012). *The developing mind: How relationships and the brain interact to shape who we are* (2nd ed.). New York: Guilford Press.

Slade, A. (1999). Attachment theory and research: Implications for the theory and practice of individual psychotherapy with adults. In J. Cassidy & P. R. Shaver (Eds.), *Handbook of attachment: Theory, research, and clinical applications* (pp. 575-594). New York: Guilford Press.

Triebwasser, J., Chemerinski, E., Roussos, P., & Siever, L. J. (2013). Schizoid personality disorder. *Journal of Personality Disorders, 26*, 919-926.

Wei, M., Russell, D. W., Mallinckrodt, B., & Vogel, D. L. (2007). The Experiences in Close Relationship Scale (ECR)—Short Form: Reliability, validity, and factor structure. *Journal of Personality Assessment, 88*, 187-204.

Weinryb, R. M., Rossel, R. J., & Asberg, M. (1991a). The Karolinska Psychodynamic Profile: I. Validity and dimensionality. *Acta Psychiatrica Scandinavica, 83*, 64-72.

Weinryb, R. M., Rossel, R. J., & Asberg, M. (1991b). The Karolinska Psychodynamic Profile: II. Interdisciplinary and cross-cultural reliability. *Acta Psychiatrica Scandinavica, 83*, 73-76.

Yoo, H., Bartle-Haring, S., Day, R. D., & Gangamma, R. (2014). Couple communication, emotional and sexual intimacy, and relationship satisfaction. *Journal of Sex and Marital Therapy, 40*, 275-293.

6. Capacity for Self-Esteem Regulation and Quality of Internal Experience

Abramson, L. Y., Seligman, M. E. P., & Teasdale, J.D. (1978). Learned helplessness in humans: Critique and reformulation. *Journal of Abnormal Psychology, 87*, 49-74.

Bandura, A. (2000). Exercise of human agency through collective efficacy. *Current Directions in Psychological Science, 9*, 75-78.

Bandura, A. (1986). The explanatory and predictive scope of self-efficacy theory. *Journal of Social and Clinical Psychology, 4*, 359-373.

Barnett, M. D., & Womack, P. M. (2015). Fearing, not loving, the reflection: Narcissism, self-esteem, and self-discrepancy. *Personality and Individual Differences, 74*, 280-284.

Beebe, B., & Lachmann, F. M. (2014). *The origins of attachment: Infant research and adult treatment*. New York: Routledge.

Beitman, B. D. (Ed.). (2005). *Self-awareness deficits in psychiatric patients: Neurobiology, assessment, and treatment*. New York: Norton.

Blatt, S. J., Auerbach, J. S., & Behrends, R. S. (2008).

Changes in the representation of self and significant others in the treatment process: Links between representation, internalization, and mentalization. In E. L. Jurist, A. Slade, & S. Bergner (Eds.), *Mind to mind: Infant research, neuroscience, and psychoanalysis* (pp. 225-263). New York: Other Press.

DeWitt, K. N., Hartley, D. E., Rosenberg, S. E., & Zilberg, N. J. (1991). Scales of psychological capacities: Development of an assessment approach. *Psychoanalysis and Contemporary Thought, 14*, 343-361.

Donnellan, M. B., Ackerman, R. A., & Brecheen, C. (2016). Extending structural analyses of the Rosenberg Self-Esteem Scale to consider criterion-related validity: Can composite self-esteem scores be good enough? *Journal of Personality Assessment, 98*(2), 169-177.

Gardner, D. G., & Pierce, J. L. (2010). The Core Self-Evaluation Scale: Further construct validation evidence. *Educational and Psychological Measurement, 70*(2), 291-304.

Hagememeyer, B., & Neyer, F. J. (2012). Assessing implicit motivation orientation in couple relationships: The Partner Related Agency and Communion Test. *Psychological Assessment, 24,* 114–128. Horowitz, L. M. (2004). *Interpersonal foundations of psychopathology.* Washington, DC: American Psychological Association.

Horvath, S., & Morf, C. C. (2010). To be grandiose or not to be worthless: Different routes to selfenhancement for narcissism and self-esteem. *Journal of Research in Personality, 4 4*(5), 585–592.

Judge, T. A., Erez, A., & Bono, J. E. (1998). The power of being positive: The relation between positive self-concept and job performance. *Human Performance, 11*(2–3), 167–187.

Judge, T. A., Erez, A., Bono, J. E., & Thoresen, C.

J. (2003). The Core Self-Evaluation Scale: Development of a measure. *Personnel Psychology, 56,* 303–331.

Kernberg, O. F. (1975). *Borderline conditions and pathological narcissism.* New York: Aronson.

Kohut, H. (1971). *The analysis of the self.* New York: International Universities Press.

Kohut, H. (1977). *The restoration of the self.* New York: International Universities Press.

Koren-Karie, N., Oppenheim, D., Dolev, S., Sher, E., & Etzion-Carasso, A. (2002). Mothers' insightfulness regarding their infants' internal experience: Relations with maternal sensitivity and infant attachment. *Developmental Psychology, 38,* 534–542.

Maxwell, K., & Huprich, S. (2014). Retrospective reports of attachment disruptions, parental abuse and neglect mediate the relationship between pathological narcissism and self-esteem. *Personality and Mental Health, 8*(4), 290–305.

McAdams, D. P., & McLean, K. C. (2013). Narrative identity. *Current Directions in Psychological Science, 22,* 233–238.

McKay, M. T., Boduszek, D., & Harvey, S. A. (2014). The Rosenberg Self-Esteem Scale: A bifactor answer to a two-factor question? *Journal of Personality Assessment, 96*(6), 654–660.

Rosenberg, M. (1989). *Society and the adolescent self-image* (rev. ed.). Middletown, CT: Wesleyan University Press.

Siegel, D. J. (2012). *The developing mind: How relationships and the brain interact to shape who we are* (2nd ed.). New York: Guilford Press.

Silverstein, M. L. (2007) *Disorders of the self: A personality-guided approach.* Washington, DC: American Psychological Association.

Strelan, P., & Zdaniuk, A. (2015). Threatened state self-esteem reduces forgiveness. *Self and Identity, 14,* 16–32.

Zeigler-Hill, V. (2006). Discrepancies between implicit and explicit self-esteem: Implications for narcissism and self-esteem instability. *Journal of Personality, 74,* 120–143.

7. Capacity for Impulse Control and Regulation

Bates, G. C. (2000). Affect regulation. *International Journal of Psychoanalysis, 81,* 317–319.

Berlin, H. A., Rolls, E. T., & Iversen, S. D. (2005).

Borderline personality disorder, impulsivity, and the orbitofrontal cortex. *American Journal of Psychiatry, 162,* 2360–2373.

Coffey, S. F., Schumacher, J. A., Baschnagel, J. S., Hawk, L. W., & Holloman, G. (2011). Impulsivity and risk-taking in borderline personality disorder with and without substance use disorders. *Personality Disorders: Theory, Research, and Treatment, 2,* 128–141.

Costa, P. T., & McCrae, R. R. (1992). *Revised NEO Personality Inventory (NEO – PI – R) and NEO Five-Factor Inventory (NEO – FFI) professional manual.* Odessa, FL: Psychological Assessment Resources.

Eretz, G., Pilver, C. E., & Potenza, M. N. (2014).

Gender-related differences in the associations between sexual impulsivity and psychiatric disorders. *Journal of Psychiatric Research, 55,* 117–125. Fonagy, P., Gergely, G., Jurist, E. L., & Target, M. (2002). *Affect regulation, mentalization, and the development of the self.* New York: Other Press. Gagnon, J., & Daelman, S. (2011). An empirical study of the psychodynamics of borderline impulsivity: A preliminary report. *Psychoanalytic Psychology, 28,* 341–362.

Garavan, H., Ross, T. J., & Stein, E. A. (1999). Right hemisphere dominance of inhibitory control: An event-related functional MRI study. *Proceedings of the National Academy of Sciences USA , 96,* 8301–8306.

Garnefski, N., & Kraaij, V. (2007). The Cognitive Emotion Regulation Questionnaire: Psychometric features and prospective relationships with depression and anxiety in adults. *European Journal of Psychological Assessment, 23,* 141–149.

Garnefski, N., Kraaij, V., & Spinhoven, P. (2002). *Manual for the use of the Cognitive Emotion Regulation Questionnaire.* Leiderdorp, The Netherlands: DATEC.

Garrett, K. J., & Giddings, K. (2014). Improving impulse control: Using an evidence-based practice approach. *Journal of Evidence-Based Social Work, 11,* 73–83.

Grant, J. E., & Potenza, M. N. (Eds.). (2012). *The Oxford handbook of impulse control disorders.* New York: Oxford

University Press.

Kernberg, O. F. (1984). *Severe personality disorders*. New Haven, CT: Yale University Press.

Lieb, K., Zanarini, M. C., Schmahl, C., Linehan, M. M., & Bohus, M. (2004). Borderline personality disorder. *Lancet*, *364*, 453–461.

Lindner, C., Nagy, G., & Retelsdorf, J. (2015). The dimensionality of the Brief Self-Control Scale: An evaluation of unidimensional and multidimensional applications. *Personality and Individual Differences*, *86*, 465–473.

Lynam, D. R., Miller, J. D., Miller, D. J., Bornovalova, M. A., & Lejuez, C. W. (2011). Testing the relations between impulsivity-related traits, suicidality, and nonsuicidal self-injury: A test of the incremental validity of the UPPS model. *Personality Disorders: Theory, Research, and Treatment*, *2*, 151–160.

Maloney, P. W., Grawitch, M. J., & Barber, L. K. (2012). The multi-factor structure of the Brief Self-Control Scale: Discriminant validity of restraint and impulsivity. *Journal of Research in Personality*, *46*, 111–115.

Moeller, F. G., Barratt, E. S., Dougherty, D. M., Schmitz, J. M., & Swann, A. C. (2001). Psychiatric aspects of impulsivity. *American Journal of Psychiatry*, *158*, 1783–1793.

Patton, J. H., Stanford, M. S., & Barratt, E. S. (1995). Factor structure of the Barratt Impulsiveness Scale. *Journal of Clinical Psychology*, *51*, 768–774. Plutchik, R., & van Praag, H. M. (1995). The nature of impulsivity: Definitions, ontology, genetics, and relations to aggression. In E. Hollander & D. J. Stein (Eds.), *Impulsivity and aggression* (pp. 7–24). New York: Wiley.

Potenza, M. N., Koran, L. M., & Pallanti, S. (2009). The relationship between impulse-control disorders and obsessive–compulsive disorder: A current understanding and future research directions. *Psychiatry Research*, *170*, 22–31.

Reise, S. P., Moore, T. M., Sabb, F. W., Brown, A. K., & London, E. D. (2013). The Barratt Impulsiveness Scale–11: Reassessment of its structure in a community sample. *Psychological Assessment*, *25*, 631–642.

Schore, A. N. (2003). *Affect dysregulation and disorders of the self*. New York: Norton.

Sher, K. J., Winograd, R., & Haeny, A. M. (2013). Disorders of impulse control. In G. Stricker, T. A. Widiger, & I. B. Weiner (Eds.), *Handbook of psychology: Vol. 8 Clinical psychology* (2nd ed., pp. 217–239). Hoboken, NJ: Wiley.

Tangney, J. P., Baumeister, R. F., & Boone, A. L. (2004). High self-control predicts good adjustment, less pathology, better grades, and interpersonal success. *Journal of Personality*, *72*, 271–324. Tomko, R. L., Solhan, M. B., Carpenter, R. W. Brown, W. C., Jahng, S., Wood, P. K., & Trull, T. J. (2014). Measuring impulsivity in daily life: The Momentary Impulsivity Scale. *Psychological Assessment*, *26*, 339–349.

Tragesser, S. L., & Robinson, R. J. (2009). The role of affective instability and UPPS impulsivity in borderline personality disorder features. *Journal of Personality Disorders*, *23*, 370–383.

Villemarette-Pittman, N. R., Stanford, M. S., & Greve, K. W. (2004). Obsessive–compulsive personality disorder and behavioral disinhibition. *Journal of Psychology*, *138*, 5–22.

Weinstein, K., Crocker, A. G., Ayllon, A. R., & Caron, J. (2015). Impulsivity in an epidemiological catchment area sample of the general population: A confirmatory factor analysis of the Barratt Impulsiveness Scale (version 11a). *The International Journal of Forensic Mental Health*, *14*, 120–131.

Whiteside, S. P., & Lynam, D. R. (2001). The fivefactor model and impulsivity: Using a structural model of personality to understand impulsivity. *Personality and Individual Differences*, *30*, 669–689.

Whiteside, S. P., Lynam, D. R., Miller, J. D., & Reynolds, S. K. (2005). Validation of the UPPS Impulsive Behaviour Scale: A four-factor model of impulsivity. *European Journal of Personality*, *19*, 559–574.

8. Capacity for Defensive Functioning

American Psychiatric Association. (1994). *Diagnostic and statistical manual of mental disorders* (4th ed.). Washington, DC: Author.

Beresford, T. (2012). *Psychological adaptive mechanisms: Ego defense recognition in practice and research*. New York: Oxford University Press.

Berney, S., de Roten, Y., Beretta, V., Kramer, U., & Despland, J. N. (2014). Identifying psychotic defences in a clinical interview. *Journal of Clinical Psychology*, *70*, 428–439.

Bond, M. (2004). Empirical studies of defense style: Relationships with psychopathology and change. *Harvard Review of Psychiatry*, *12*, 263–278.

Bond, M., Gardner, S. T., Christian, J., & Sigal, J. J. (1983). Empirical study of self-rated defense styles. *Archives of General Psychiatry*, *40*, 333–338.

Bond, M., & Vaillant, G. (1986). An empirical study of the relationship between diagnosis and defense style. *Archives of*

General Psychiatry, 43, 285-288.

Bowlby, J. (1980). *Attachment and loss: Vol. 3. Loss.* New York: Basic Books.

Cramer, P. (2006). *Protecting the self: Defense mechanisms in action.* New York: Guilford Press.

Davidson, K., Johnson, E. A., & Woody, E. Z. (1995). *Defense mechanisms assessment: The Defense-Q.* Unpublished manuscript.

Davidson, K., & MacGregor, M. W. (1996). Reliability of an idiographic Q-sort measure of defense mechanisms. *Journal of Personality Assessment, 66,* 624-639.

Di Giuseppe, M., Perry, C. J., Petraglia, J., Janzen, J., & Lingiardi, V. (2014). Development of a Q-sort version of the Defense Mechanism Rating Scales (DMRS-Q) for clinical use. *Journal of Clinical Psychology, 75,* 452-465.

George, C., & West, M. (2012). *The Adult Attachment Projective Picture System: Attachment theory and assessment in adults.* New York: Guilford Press.

Haan, N. (1977). *Coping and defending: Processes of self-environment organization.* New York: Academic Press.

Hilsenroth, M., Callahan, K., & Eudell, E. (2003). Further reliability, convergent and discriminant validity of overall defensive functioning. *Journal of Nervous and Mental Disease, 191,* 730-737.

Kramer, U. (2010). Coping and defence mechanisms: What's the difference?: Second act. *Psychology and Psychotherapy: Theory, Research and Practice, 83,* 207-221.

Kramer, U., de Roten, Y., Michel, L., & Despland, J. N. (2009). Early change in defence mechanisms and coping in short-term dynamic psychotherapy: Relations with symptoms and alliance. *Clinical Psychology and Psychotherapy, 16,* 408-417.

Lingiardi, V., Gazzillo, F., & Waldron, S. (2010). An empirically supported psychoanalysis: The case of Giovanna. *Psychoanalytic Psychology, 27,* 190-218. Lingiardi, V., Lonati, C., Fossati, A., Vanzulli, L., & Maffei, C. (1999). Defense mechanisms and personality disorders. *Journal of Nervous and Mental Disease, 187,* 224-228.

Olson, T. R., Perry, C. J., Janzen, J. I., Petraglia, J., & Presniak, M. D. (2011). Addressing and interpreting defense mechanisms in psychotherapy: General considerations. *Psychiatry, 74,* 142-165.

Perry, J. C. (1990). *The Defense Mechanism Rating Scales manual* (5th ed.). Cambridge, MA: Author. Perry, J. C. (2001). A pilot study of defenses in psy-chotherapy of personality disorders entering psychotherapy. *Journal of Nervous and Mental Disease, 189,* 651-660.

Perry, J. C. (2014). Anomalies and specific functions in the clinical identification of defense mechanisms. *Journal of Clinical Psychology, 75,* 406-418.

Perry, J. C., Beck, S. M., Constantinides, P., & Foley, J. E. (2009). Studying change in defensive functioning in psychotherapy, using the Defense Mechanism Rating Scales: Four hypotheses, four cases. In R. A. Levy & J. S. Ablon (Eds.), *Handbook of evidence-based psychodynamic psychotherapy* (pp. 121-153). New York: Humana Press.

Perry, J. C., & Bond, M. (2012). Change in defense mechanisms during long-term dynamic psychotherapy and five-year outcome. *American Journal of Psychiatry, 169,* 916-925.

Perry, J. C., & Høglend, P. (1998). Convergent and discriminant validity of overall defensive functioning. *Journal of Nervous and Mental Disease, 186,* 529-535.

Perry, J. C., & Ianni, F. (1998). Observer-rated measures of defense mechanisms. *Journal of Personality, 66,* 993-1024.

Perry, J. C., Petraglia, J., Olson, T. R., Presniak, M.D., & Metzger, J. (2012). Accuracy of defense interpretation in three character types. In R. Levy, S. Ablon, & H. Kachele (Eds.), *Psychodynamic psychotherapy research: Evidence-based practice and practice-based evidence* (pp. 417-447). New York: Humana Press/Springer.

Prunas, A., Preti, E., Huemer, J., Shaw, R. J., & Steiner, H. (2014). Defensive functioning and psychopathology: A study with the REM-71. *Comprehensive Psychiatry, 35,* 33-37.

Roston, D., Lee, K. A., & Vaillant, G. E. (1992). Q-sort approach to identifying defenses. In G. E. Vaillant (Ed.), *Ego mechanisms of defense: A guide for clinicians and researchers* (pp. 217-232). Washington, DC: American Psychiatric Press.

Roy, C. A., Perry, C. J., Luborsky, L., & Banon, E. (2009). Change in defensive functioning in completed psychoanalyses: The Penn Psychoanalytic Treatment Collection. *Journal of the American Psychoanalytic Association, 57,* 399-415.

San Martini, P., Roma, P., Sarti, S., Lingiardi, V., & Bond, M. (2004). Italian version of the Defense Style Questionnaire. *Comprehensive Psychiatry, 45,* 483-494.

Steiner, H., Araujo, K., & Koopman, C. K. (2001).

The Response Evaluation Measure (REM-71): A new instrument for the measurement of defenses in adults and adolescents. *American Journal of Psychiatry, 158,* 467-473.

Thygesen, K. L., Drapeau, M., Trijsburg, R. W., Lecours, S., & de Roten, Y. (2008). Assessing defense styles: Factor structure and psychometric properties of the new Defense Style Questionnaire 60 (DSQ-60). *International Journal of Psychology and Psychological Therapy, 8*, 171–181.

Vaillant, G. E. (1977). *Adaptation to life.* Boston: Little, Brown.

Vaillant, G. E. (1993). *The wisdom of the ego.* Cambridge, MA: Harvard University Press.

9. Capacity for Adaptation, Resiliency, and Strength

Alessandri, G., Vecchione, M., Caprara, G., & Letzring, T. D. (2012). The Ego Resiliency Scale revised: A cross-cultural study in Italy, Spain, and the United States. *European Journal of Psychological Assessment, 28*, 139–146.

Block, J. H., & Block, J. (1980). The role of egocontrol and ego-resiliency in the organization of behavior. In W. A. Collins (Ed.), *Minnesota Symposia on Child Psychology* (Vol. 13, pp. 39–101). Hillsdale, NJ: Erlbaum.

Block, J. H., & Kremen, A. M. (1996). IQ and egoresiliency: Conceptual and empirical connections and separateness. *Journal of Personality and Social Psychology, 70*, 349–361.

Bonanno, G. A. (2004). Loss, trauma, and human resilience: Have we underestimated the human capacity to thrive after extremely aversive events? *American Psychologist, 59*, 20–28.

Bonanno, G. A. (2012). Uses and abuses of the resilience construct: Loss, trauma, and health-related adversities. *Social Science and Medicine, 74*, 753–756.

Bonanno, G. A., Pat-Horenczyk, R., & Noll, J. (2011). Coping flexibility and trauma: The Perceived Ability to Cope With Trauma (PACT) scale. *Psychological Trauma: Theory, Research, Practice, and Policy, 3*, 117–129.

Bornstein, R. F., & Languirand, M. A. (2003). *Healthy dependency.* New York: Newmarket Press.

Campbell-Sills, L., Cohan, S. L., & Stein, M. B. (2006). Relationship of resilience to personality, coping, and psychiatric symptoms in young adults. *Behaviour Research and Therapy, 44*, 585–599.

Carver, C. S., Scheier, M. F., & Weintraub, J. K. (1989). Assessing coping strategies: A theoretically based approach. *Journal of Personality and Social Psychology, 56*, 267–283.

Charney, D. S. (2004). Psychobiological mechanisms of resilience and vulnerability: Implication for successful adaptation to extreme stress. *American Journal of Psychiatry, 161*, 195–216.

Connor, K. M., & Davidson, J. R. (2003). Development of a new resilience scale: The Connor–Davidson Resilience Scale (CD–RISC). *Depression and Anxiety, 18*, 76–82.

Davidson, J. R., Payne, V. M., Connor, K. M., Foa, E.B., Rothbaum, B. O., Hertzberg, M. A., & Weisler, R. H. (2005). Trauma, resilience, and saliostasis: Effects of treatment on posttraumatic stress disorder. *International Clinical Psychopharmacology, 20*, 43–48.

Denckla, C. A., & Mancini, A. D. (2014). Multimethod assessment of resilience. In C. J. Hopwood & R. F. Bornstein (Eds.), *Multimethod clinical assessment* (pp. 254–282). New York: Guilford Press.

Dickinson, P., & Adams, J. (2014). Resiliency, mental health, and well-being among lesbian, gay, and bisexual people. *International Journal of Mental Health Promotion, 16*, 117–125.

Duckworth, A. L., Peterson, C., Matthews, M. D., & Kelly, D. R. (2007). Grit: Perseverance and passion for long-term goals. *Journal of Personality and Social Psychology, 92*, 1087–1101.

Folkman, S. (Ed.). (2011). *The Oxford handbook of stress, health, and coping.* New York: Oxford University Press.

Folkman, S., & Lazarus, R. S. (1988). *Manual for the Ways of Coping Scale.* Palo Alto, CA: Consulting Psychologists Press.

Hatcher, R. L., & Rogers, D. T. (2012). The IIS-32: A brief Inventory of Interpersonal Strengths. *Journal of Personality Assessment, 94*, 638–646.

Letzring, T. D., Block, J., & Funder, D. C. (2005). Ego-control and ego-resiliency: Generalization of self report scales based on personality descriptions from acquaintances, clinicians and the self. *Journal of Research in Personality, 39*, 395–422.

Luborsky, L. (1962). Clinicians' judgment of mental health: A proposed scale. *Archives of General Psychiatry, 7*, 407–417.

Luborsky, L. (1975). Clinicians' judgment of mental health: Specimen case descriptions and forms for the Health–Sickness Rating Scale. *Bulletin of the Menninger Clinic, 39*, 448–480.

Luthar, S. S. (2006). Resilience in development: A synthesis of research across five decades. In D. Cicchetti & D. J. Cohen (Eds.), *Developmental psychopathology: Vol. 3. Risk, disorder, and adaptation* (pp. 739–795). Hoboken, NJ: Wiley.

Lynn, S. J., O'Donohue, W. T., & Lilienfeld, S. O. (Eds.). (2015). *Health, happiness, and well-being: Better living through psychological science.* Thousand Oaks, CA: Sage.

Masten, A. S. (2001). Ordinary magic: Resilience processes in development. *American Psychologist*, *56*, 227–238.

Northoff, G., Bermpohl, F., Schoeneich, F., & Boeker, H. (2007). How does your brain constitute defense mechanisms?: First-person neuroscience and psychoanalysis. *Psychotherapy and Psychosomatics*, *76*, 141–153.

Shedler, J. (2010). The efficacy of psychodynamic psychotherapy. *American Psychologist*, *65*(2), 98–109. Skodol, A. E., Bender, D. S., Pagano, M. E., Shea, M. T., Yen, S., . . . Gunderson, J. G. (2007). Positive childhood experiences: Resilience and recovery from personality disorder in early adulthood. *Jour-nal of Clinical Psychiatry*, *68*(7), 1102–1108.

Southwick, S. M., Litz, B. T., Charney, D., & Fried-man, M. J. (Eds.). (2011). *Resilience and mental health: Challenges across the lifespan*. New York: Cambridge University Press.

Taylor, Z. E., Sulik, M. J., Eisenberg, N., Spinrad, T. L., & Silva, K. M. (2014). Development of ego resiliency: Relations to observed parenting and polymorphism in the serotonin transporter gene during early childhood. *Social Development*, *23*, 433–450.

Tedeschi, R. G., & Calhoun, L. G. (2004). Posttraumatic growth: Conceptual foundations and empirical evidence. *Psychological Inquiry*, *15*, 1–18.

Vecchione, M., Alessandri, G., Barbaranelli, C., & Gerbino, M. (2010). Stability and change of ego resiliency from late adolescence to young adulthood: A multiperspective study using the ER89–R Scale. *Journal of Personality Assessment*, *92*, 1–10.

10. Self-Observing Capacities (Psychological Mindedness)

Appelbaum, S. A. (1973). Psychological-mindedness: Word, concept and essence. *International Journal of Psycho-Analysis*, *54*, 35–46.

Bagby, R. M., Parker, J. D. A., & Taylor, G. J. (1994a). The twenty-item Toronto Alexithymia Scale: I. Item selection and cross-validation of the factor structure. *Journal of Psychosomatic Research*, *38*, 23–32.

Bagby, R. M., Taylor, G. J., Dickens, S. E., & Parker, J. D. (2005). *The Toronto Structured Interview for Alexithymia Administration and Scoring Guidelines*. Unpublished manuscript.

Bagby, R. M., Taylor, G. J., & Parker, J. D. A. (1994b). The twenty-item Toronto Alexithymia Scale: II. Convergent, discriminant, and concurrent validity. *Journal of Psychosomatic Research*, *38*, 33–40.

Beitel, M., & Cecero, J. J. (2003). Predicting psychological mindedness from personality style and attachment security. *Journal of Clinical Psychology*, *59*, 163–172.

Beitel, M., Cecero, J. J., & Ferrer, E. (2004). Psychological mindedness and cognitive style. *Journal of Clinical Psychology*, *60*, 567–582.

Beitel, M., Cecero, J. J., & Prout, T. (2008). Exploring the relationship among early maladaptive schemas, psychological mindedness and self-reported college adjustment. *Psychology and Psychotherapy*, *81*, 105–118.

Beitel, M., Ferrer, E., & Cecero, J. J. (2005). Psychological mindedness and awareness of self and others. *Journal of Clinical Psychology*, *61*, 739–750.

Bourne, K., Berry, K., & Jones, L. (2014). The relationships between psychological mindedness, parental bonding and adult attachment. *Psychology and Psychotherapy: Theory, Research, and Practice*, *87*, 167–177.

Conte, H. R., Plutchik, R., Jung, B. B., Picard, S., Karasu, B., & Lotterman, A. (1990). Psychological mindedness as a predictor of psychotherapy outcome: A preliminary report. *Comprehensive Psychiatry*, *31*, 426–431.

Conte, H. R., & Ratto, R. (1997). Self-report measures of psychological mindedness. In M. McCallum & W. E. Piper (Eds.), *Psychological mindedness: A contemporary understanding* (pp. 1–26). Mahwah, NJ: Erlbaum.

Conte, H. R., Ratto, R., & Karasu, T. B. (1996). The Psychological Mindedness Scale: Factor structure and relationship to outcome of psychotherapy. *Journal of Psychotherapy Practice and Research*, *5*, 250–259.

Fonagy, P., Gergely, G., Jurist, E. L., & Target, M. (2002). *Affect regulation, mentalization, and the development of the self*. New York: Other Press.

Fonagy, P., & Target, M. (1997). Attachment and reflective function: Their role in self-organization. *Development and Psychopathology*, *9*, 679–700.

Ginot, E. (2012). Self-narratives and dysregulated affective states: The neuropsychological links between self-narratives, attachment, affect, and cognition. *Psychoanalytic Psychology*, *29*, 59–80.

Giromini, L., Brusadelli, E., Di Noto, B., Grasso, R., & Lang, M. (2015). Measuring psychological mindedness: Validity, reliability, and relationship with psychopathology of an Italian version of the Balanced Index of Psychological Mindedness. *Psychoanalytic Psychotherapy*, *29*, 70–87.

Gough, H. G. (1975). *Manual of the California Psychological Inventory*. Palo Alto, CA: Consulting Psychologists Press.

Gough, H. G., & Bradley, P. (1992). Delinquent and criminal behavior as assessed by the revised California Psychological Inventory. *Journal of Clinical Psychology, 48*, 298–308.

Hall, J. A. (1992). Psychological-mindedness: A conceptual model. *American Journal of Psychotherapy, 46*, 131–140.

Keefer, K. V., Taylor, G. J., Parker, J. D. A., Inslegers, R., & Bagby, M. R. (2015). Measurement equivalence of the Toronto Structured Interview for Alexithymia across language, gender, and clinical status. *Psychiatry Research, 228*, 760–764.

Levenson, L. N. (2004). Inhibition of self-observing activity in psychoanalytic treatment. *Psychoanalytic Study of the Child, 59*, 167–187.

McCallum, M., & Piper, W. E. (1990). The Psychological Mindedness Assessment Procedure. *Psychological Assessment: Journal of Consulting and Clinical Psychology, 2*, 412–418.

McCallum, M., & Piper, W. E. (Eds.). (1997). *Psychological mindedness: A contemporary understanding*. Mahwah, NJ: Erlbaum.

McCallum, M., Piper, W. E., Ogrodniczuk, J. S., & Joyce, A. S. (2003). Relationships among psychological mindedness, alexithymia and outcome in four forms of short-term psychotherapy. *Psychology and Psychotherapy: Theory, Research and Practice, 76*, 133–144.

Miller, A. A., Isaaks, K. S., & Haggard, E. A. (1965). On the nature of the observing function of the ego. *British Journal of Medical Psychology, 38*, 161–169.

Nemiah, J. C., Freyberger, H., & Sifneos, P. E. (1976). Alexithymia: A view of the psychosomatic process. In O. W. Hill (Ed.), *Modern trends in psychosomatic medicine* (Vol. 2, pp. 26–34). London: Butterworths.

Nyklíček, I., & Denollet, J. (2009). Development and evaluation of the Balanced Index of Psychological Mindedness (BIPM). *Psychological Assessment, 21*, 32–44.

Nyklíček, I., Poot, J. C., & van Opstal, J. (2010). Psychological mindedness in relation to personality and coping in a sample of young adult psychiatric patients. *Journal of Clinical Psychology, 66*, 34–45.

Shill, M. A., & Lumley, M. A. (2002). The Psychological Mindedness Scale: Factor structure, convergent validity and gender in a non-psychiatric sample. *Psychology and Psychotherapy: Theory, Research, and Practice, 75*, 131–150.

Taylor, G. J., Bagby, M., & Parker, J. (1989). Psychological-mindedness and the alexithymia construct. *British Journal of Psychiatry, 154*, 731–732.

Trudeau, K. J., & Reich, R. (1995). Correlates of psychological mindedness. *Personality and Individual Differences, 19*, 699–704.

11. Capacity to Construct and Use Internal Standards and Ideals

Bouchard, M. A., & Lecours, S. (2004). Analyzing forms of superego functioning as mentalizations. *International Journal of Psychoanalysis, 85*, 879–896.

Brinkley, C. A., Diamond, P. M., Magaletta, P. R., & Heigel, C. P. (2008). Cross-validation of Levenson's Psychopathy Scale in a sample of federal female inmates. *Assessment, 15*, 464–482.

Carlo, G., Eisenberg, N., & Knight, G. P. (1992). An objective measure of adolescents' prosocial moral reasoning. *Journal of Research on Adolescence, 2*, 331–349.

Cleckley, H. (1976). *The mask of sanity* (5th ed.). St. Louis, MO: Mosby.

Decety, J., & Howard, L. H. (2014). Emotion, morality, and the developing brain. In M. Mikulincer & P. R. Shaver (Eds.), *Mechanisms of social connection: From brain to group* (pp. 105–122). Washington, DC: American Psychological Association.

Dunn, J. (2006). Moral development in early childhood and social interaction in the family. In M. Killen & J. G. Smetana (Eds.), *Handbook of moral development* (pp. 331–350). Mahwah, NJ: Erlbaum.

Eisenberg, N., Duckworth, A. L., Spinrad, T. L., & Valiente, C. (2014). Conscientiousness: Origins in childhood. *Developmental Psychology, 50*, 1331–1349.

Frank, G. (1999). Freud's concept of the superego: Review and assessment. *Psychoanalytic Psychology, 16*, 448–463.

Glenn, A. L., Iyer, R., Graham, J., Koleva, S., & Haidt, J. (2009). Are all types of morality compromised in psychopathy? *Journal of Personality Disorders, 23*, 384–398.

Graham, J., Nosek, B. A., Haidt, J., Iyer, R., Koleva, S., & Ditto, P. H. (2011). Mapping the moral domain. *Journal of Personality and Social Psychology, 101*, 366–385.

Hare, R. D. (1999). *Without conscience: The disturbing world of the psychopaths among us*. New York: Guilford Press.

Hare, R. D. (2003). *The Hare Psychopathy Checklist—Revised* (2nd ed.). Toronto, ON, Canada: Multi-Health Systems.

Hare, R. D., & Neumann, C. S. (2008). Psychopathy as a clinical and empirical construct. *Annual Review of Clinical Psychology, 4,* 217–246.

Hausner, R. (2009). The superego in observing ego functioning. *Psychoanalytic Psychology, 26,* 425–446.

Holmes, J. (2011). Superego: An attachment perspective. *International Journal of Psychoanalysis, 92,* 1221–1240.

Jesperson, K., Kroger, J., & Martinussen, M. (2013). Identity status and moral reasoning: A metaanalysis. *Identity, 13,* 266–280.

Jurist, E. L. (2014). Whatever happened to the superego?: Loewald and the future of psychoanalysis. *Psychoanalytic Psychology, 31,* 489–501.

Kohlberg, L. (1984). *Essays on moral development: Vol. 2. The psychology of moral development.* San Francisco: Harper & Row.

Lagattuta, K. H., & Weller, D. (2014). Interrelations between theory of mind and morality: A developmental perspective. In M. Killen & J. G. Smetana (Eds.), *Handbook of moral development* (2nd ed., pp. 385–407). New York: Psychology Press.

Levenson, M. R., Kiehl, K. A., & Fitzpatrick, C. M. (1995). Assessing psychopathic attributes in a noninstitutionalized population. *Journal of Personality and Social Psychology, 68,* 151–158.

Loewald, H. W. (2007). Internalization, separation, mourning, and the superego. *Psychoanalytic Quarterly, 76,* 1113–1133.

Lynam, D. R., Whiteside, S., & Jones, S. (1999). Selfreported psychopathy: A validation study. *Journal of Personality Assessment, 73,* 110–132.

Narvaez, D., & Lapsley, D. K. (2005). Moral identity, moral functioning, and the development of moral character. In D. M. Bartels, C. W. Bauman, L. J. Skitka, & D. L. Medin (Eds.), *The psychology of learning and motivation* (Vol. 50, pp. 237–274). San Diego, CA: Academic Press.

Patrick, C. J. (Ed.). (2006). *Handbook of psychopathy.* New York: Guilford Press.

Peterson, C., & Seligman, M. E. P. (2004). *Character strengths and virtues.* Washington, DC: American Psychological Association.

Safran, J. D. (2014). A commentary on Elliot Jurist's "Whatever happened to the superego?": Loewald's conceptualization of the superego and the developmental basis of morality. *Psychoanalytic Psychology, 31,* 502–506.

Salekin, R. T., Chen, D. R., Sellbom, M., Lester, W. S., & MacDougall, E. (2014). Examining the factor structure and convergent and discriminant validity of the Levenson Self-Report Psychopathy Scale: Is the two-factor model the best fitting model? *Personality Disorders: Theory, Research, and Treatment, 5,* 289–304.

Schirmann, F. (2013). Invoking the brain in studying morality: A theoretical and historical perspective on the neuroscience of morality. *Theory and Psychology, 23,* 289–304.

Schore, A. N. (2003). *Affect dysregulation and disorders of the self.* New York: Norton.

Shen, Y. L., Carlo, G., & Knight, G. P. (2013). Relations between parental discipline, empathy-related traits, and prosocial moral reasoning: A multicultural examination. *Journal of Early Adolescence, 33,* 994–1021.

Shweder, R. A., Much, N. C., Mahapatra, M., & Park, L. (1997). The "big three" of morality (autonomy, community, and divinity), and the "big three" explanations of suffering. In A. Brandt & P. Rozin (Eds.), *Morality and health* (pp. 119–169). New York: Routledge.

Spezzano, C., & Gargiulo, G. J. (Eds.). (1997). *Soul on the couch: Spirituality, religion, and morality in contemporary psychoanalysis.* New York: Routledge.

12. Capacity for Meaning and Purpose

Benedik, E. (2009). Representational structures and psychopathology: Analysis of spontaneous descriptions of self and significant others in patients with different mental disorders. *Psychiatria Danubina, 21,* 14–24.

Bers, S. A., Blatt, S. J., Sayward, H. K., & Johnston, R. S. (1993). Normal and pathological aspects of self-descriptions and their change over long-term treatment. *Psychoanalytic Psychology, 10,* 17–37.

Blatt, S. J., Auerbach, J. S., & Levy, K. N. (1997). Mental representations in personality development, psychopathology, and the therapeutic process. *Review of General Psychology, 1,* 351–374.

Blatt, S. J., Bers, S. A., & Schaffer, C. E. (1993). *The assessment of self.* Unpublished manuscript, Yale University, New Haven, CT.

Burwick, S., & Knapp, R. R. (1991). Advances in research using the Personal Orientation Inventory. *Journal of Social Be-*

havior and Personality, 6, 311–320.

Cloninger, C. R. (1999). *The Temperament and Character Inventory — Revised*. St Louis, MO: Center for Psychobiology of Personality, Washington University.

Csikszentmihalyi, M. (1990). *Flow: The psychology of optimal experience*. New York: Harper & Row. Davis, D. E., Hook, J. N., Worthington, E. L., Van Tongeren, D. R., Gartner, A. L., Jennings, D. J., & Emmons, R. A. (2011). Relational humility: Conceptualizing and measuring humility as a personal-ity judgment. *Journal of Personality Assessment, 93*, 225–234.

Emmons, R. A., & McCullough, M. E. (Eds.). (2004). *The psychology of gratitude*. New York: Oxford University Press.

Fogarty, G. J. (1994). Using the Personal Orientation Inventory to measure change in student selfactualization. *Personality and Individual Differences, 17*, 435–439.

Greene, R. R., Graham, S. A., & Morano, C. (2010). Erikson's healthy personality, societal institutions, and Holocaust survivors. *Journal of Human Behavior in the Social Environment, 20*, 489–506. Habermas, T., & Bluck, S. (2000). Getting a life: The emergence of the life story in adolescence. *Psycho-logical Bulletin, 126*, 748–769.

Helm, F. L. (2004). Hope is curative. *Psychoanalytic Psychology, 21*, 554–566.

Hill, P. L., & Turiano, N. A. (2014). Purpose in life as a predictor of mortality across adulthood. *Psychological Science, 25*, 1482–1486.

Jackson, S. A., & Eklund, R. C. (2002). Assessing flow in physical activity: The Flow State Scale–2 and Dispositional Flow Scale–2. *Journal of Sport and Exercise Psychology, 24*, 133–150.

Johnson, J. A., Kaiser, H. N., Skarin, E. M., & Ross, S. R. (2014). The Dispositional Flow Scale–2 as a measure of auto-telic personality: An examination of criterion-related validity. *Journal of Personality Assessment, 96*, 465–470.

Liechty, D. (2003). Who in their right mind wants war?: Violence, death, and meaning. *Psychoanalytic Review, 90*, 440–456.

McAdams, D. P. (2013). The psychological self as actor, agent, and author. *Perspectives on Psychological Science, 8*, 272–295.

Midlarsky, E., & Kahana, E. (2007). Altruism, wellbeing, and mental health at midlife. In S. G. Post (Ed.), *Altruism and health: Perspectives from empirical research* (pp. 56–69). Oxford, UK: Oxford University Press.

Miller, L. (1998). Ego autonomy and the healthy personality: Psychodynamics, cognitive style, and clinical applications. *Psychoanalytic Review, 85*, 423–448.

Park, N., & Peterson, C. (2009). Achieving and sustaining a good life. *Perspectives on Psychological Science, 4*, 422–428.

Peterson, C., & Seligman, M. E. P. (2004). *Character strengths and virtues*. Washington, DC: American Psychological Association.

Shostrom, E. L., & Knapp, R. R. (1966). The relationship of a measure of self-actualisation (POI) to a measure of pathology (MMPI) and to therapeutic growth. *American Journal of Psychotherapy, 20*, 193–202.

Tangney, J. P., Stuewig, J., & Mashek, D. J. (2007). Moral emotions and moral behavior. *Annual Review of Psychology, 58*, 345–372.

Warner, M. S. (2009). Defense or actualization?: Reconsidering the role of processing, self, and agency within Rogers' theory of personality. *Person Centered and Experiential Psychotherapies, 8*, 109–126.

Wilson, T. D. (2009). Know thyself. *Perspectives on Psychological Science, 4*, 384–389.

CHAPTER 3

증상 패턴: 주관적 경험, S축

| 조진우 |

서론

이 장에서는 주로, 정신장애에 대한 진단 및 통계편람(DSM-5, American Psychiatric Association, 2013)과 국제질병분류체계, 10판 및 이전 판의 DSM에서 서술된 증상에 대해 설명할 것이다. 증상 패턴에 대한 환자의 주관적 경험을 상세히 설명하는 데 목적이 있다. 기분의 패턴이나 마음속에 있는 내용, 신체 상태, 그리고 관련된 대인관계 패턴 면에서 나타나는 개인적인 주체성을 묘사할 것이다.

정신 건강 분야에 대한 개관을 갖기 위해서는 단순히 증상을 나열하는 것 외에, 정신장애가 있는 사람들이 겪는 주관적인 경험을 고려하는 것이 필수적이다. 서술형 정신의학이나 범주형 정신의학에서 사용하는 방법론으로는 인간의 주관적인 경험의 복잡성을 잘 나타내기 어렵기 때문에, 주관적인 경험은 특히 무시되어 왔다. 그러나, 병적이든, 병적이지 않든 간에 인간의 주관적 경험은 관심을 갖고 치료되어야 할 중요한 부분이다. 같은 진단에 유사한 증상을 가진 환자들도 각각의 주관적 경험은 상당히 다를 수 있으며, 이 차이점은 치료에 영향을 미친다.

북미 및 국제적 분류

이 장에서 ICD-10과 DSM-5목록을 모두 제공하는 데는 여러 가지 이유가 있다. PDM-2는 이전 버전(PDM task force, 2006)과 마찬가지로 북미 협회 및 국제 협회와의 협업을 통해 개발되고 있다. DSM-5가 다양한 ICD-10의 혁신 사항을 받아들였으며, 미국은 기존의 ICD-9

대신에 DSM 진단과 유사한 ICD-10을 채택하였다. 최종적으로 ICD-11은 2017년에 발간될 예정이며 ICD-10에 익숙한 독자들은, ICD-11을 쉽게 받아들일 것이다. ICD가 그것의 첫번째 코딩 문자를 숫자에서 문자로 바꾸면서, 사용 가능한 코드의 수를 엄청나게 증가시켰다.

DSM-III, IV에서 사용된 다목적 코드 부호인 "달리 분류되지 않음"(NOS)이 DSM-5에서는 "달리 명시된" 및 "명시되지 않는" 코드로 변경될 때에도 반영되었다. 또한 DSM-5는 ICD-10을 따라 많은 진단을 재배치했는데, 그 예로 강박장애와 외상후 스트레스장애를 불안장애로부터 분리했다.

PDM-2의 S축은 이러한 DSM-5의 재분류를 따르는 것을 원칙으로 하되, 한 가지 주요한 변경사항으로 하위 수준에서의 분류를 도입했다. 하위 수준에서의 분류도 전반적으로는 DSM-5와 동일하다. 다만, ICD-10에서는 분명하게 언급되었으나, DSM-5에서 구체적으로 언급되지 않고 암시적으로 표현되었을 경우가 이에 해당한다. ICD와 DSM의 심리적 문제의 특징화는 정신적, 그리고 정서적 고통의 측면을 밝히는 데 유용한 출발점이 된다. 더 깊이 탐색하면 일부 진단 범주가 병합되고 어떤 범주는 구별될 것으로 예상된다.

이 장은, 전체적인 성격 구조와 정신적 기능 측면을 고려할 때 환자의 증상 패턴이 가장 잘 이해되기 때문에 성인에 대한 전체 진단 프로필에 세 번째로 기술된다. 불안, 우울 및 충동 조절 문제 같은 증상은 전체 감정적 어려움의 한 부분일 수 있다. 가령, 발달장애가 있어서 자신의 감정과 바라는 것을 표현하기 어려운 환자들에게 충동 조절 문제와 감정 기복은 흔하게 관찰된다.

본 장에서는 특히 오랜 기간 정신분석을 공부해 온 사람들에게, 주어진 증상 패턴에 대해 정신 역동적 이해를 언급하고 치료, 전이 및 역전이에 대한 일반적인 의미를 포함하도록 한다.

특정 주관적 경험의 감별진단

두려움, 불안, 슬픔과 같은 몇몇 증상들은 보편적이며, 결과적으로 대부분의 정신장애에서 관찰되지만 정신병리가 없는 상태에서도 흔히 나타날 수 있다. 반면 어떤 증상들은 드물고 특정하기 때문에(예:환촉) 주어진 증상이 감별 진단에 도움이 될 수 있다. 환각을 바탕으로 망상이 생기는 것처럼 증상들은 서로 상호작용이 있다. 이러한 변칙적인 주관적 경험은 대부분의 경우에 심리적으로 보이지만('심인성', '기능성'), 사실상 그 원인은 기질적일 수 있고, 모두 심리적 요인과 생물학적 배경 사이의 복잡한 상호 작용의 결과일 수 있다. 즉 물질로 유발된 증상과 다른 의학적 상태에 의해 야기된 물질 관련 증상과 증상을 항상 고려해야 한다. 다른 몇 가지 예는 다음과 같다.

● *불안과 우울*. 대부분의 질환에서 나타날 수 있는 가장 흔한 불쾌한 감정이다. 상대적으

로 단일증상이고, 확연하고 구체적인 경우에 불안장애나 우울장애로 진단될 수 있다. 우울, 불안이 없는 경우 당혹스럽지만, 그런 경우에는 그로 인해 얻을 수 있는 "일차 이득"을 찾아보거나, 특정 정신적 기능 상태(정동 둔마, 정서적 고립, 만족스러운 무관심(la belle indifference), 정서적 해리 상태 등) 순으로 고려해 보아야 한다.

- *불면.* 불면은 자주 나타난다. 이른 아침에 잠에서 깨는 것은 주요 우울장애를 강하게 시사한다. 잠드는 것에 어려움을 느끼는 증상은 불안장애(특히, 범불안장애)에서 흔하며, 잠들 때 환각 재현이 증가해서, 또는 악몽을 꿀 까봐 잠들기 두려워하는 것은 외상후 스트레스 장애를 진단하는 데 도움이 된다.

- *신체화 증상.* 이것들은, 특히 심리학적 사고방식이 없는 사람들에게는 감정적 고통의 신체적 표현일 수 있다. 실제 과거에 일어났던 트라우마 후에 생긴 촉각적 환각 재현이 이에 해당될 수 있는데, 과거 사건에 대한 정확한 기억과 그 맥락이 사라져 사건의 본질 자체는 흐려질 수 있기 때문이다. 고전적인 전환 장애에서처럼, 받아들일 수 없는 억압된 충동이 신체화되어 나타나는 일종의 '배신'일 수 있다. 심한 통증으로 인한 전환 무감각(conversion anesthesia)과 같은 부정적인 신체화 증상들은 보통 자해를 동반하고 예후를 악화시킨다.

- *환각.* 환각에는 광범위한 감별 진단이 따른다. 빈도순으로 환청, 환촉, 환시, 환후, 환미가 있다. 환청은 중독성 정신병 혹은 간질성 정신병, 조현병, 단기 정신병적 장애, 조증, 우울증, 외상후 스트레스장애, 해리성 정체성장애, 혹은 매우 심한 인격장애 등에서 일어난다. 환시 또한 위 질환들에서 보일 수 있으며 이인성장애(신체 이탈 경험)에서도 경험할 수 있다. 환촉은 외상후 스트레스장애와 해리성 장애에서 흔히 발생한다. 환후와 환미 또한 외상후 스트레스 장애와 해리성 병증에서 종종 관찰되나, 기질적인 원인에서 비롯되기도 한다.

- *망상.* 중독성 정신병 혹은 간질성 정신병, 단기 정신병적 장애, 조증, 우울증, 망상장애, 혹은 매우 심한 인격장애에서 발생할 수 있다. 일부 망상은 환각과 함께 나타난다. 괴롭히는 소리가 들리는 환청은 피해망상으로 이어질 수 있다. 자신의 생각이 소리내어 말하는 것처럼 들리는 환청은 사고전파 망상으로 이어질 수 있다. 비현실감을 느끼거나 외계인에 대한 부정적인 환각은 자신이 외계인이라는 망상으로 연결될 수 있다. 신체 환각은 기생충과 관련된 망상으로 이어질 수 있다.

- *기억 상실.* 기질적 문제로 인해 발생할 수 있으나, 외상후 스트레스장애, 해리성 장애, 경계성 인격장애 (일시적으로) 에서도 일어날 수 있다.

- *이인성/비현실감.* 이인성 장애, 비현실감 장애에서 일어날 수 있고, 심한 조현병, 심한 우울증, 외상후 스트레스 장애, 공황장애, 해리성 정체성 장애, 그리고 심한 인격장애(일시적으로)에서도 일어날 수 있다.

- *자살사고, 행동, 시도.* 이들은 전형적으로 "단편적인" 증상, 태도 및 행동들이며, 따라서 대부분의 정신역동 및 생물학적 연구에서 지적하듯이 다양한 질환에서 다른 시기에 나타날 수 있다. 환자의 진단명이나 환자의 치료요청 여부와 상관없이, 자살위험도는 어떤 환자에

게나 세심하게 평가되어야 한다. 또한, 환자의 삶이나 치료 과정에서, 자살사고나 자살행동에 대한 경험은 한 사람 내에서도 크게 다를 수 있고, 그것은 언제나 자살 시도에 대한 주요 위험 요소로 간주되어야 한다. (다양한 임상 조건에서) 자살 위험도에 대한 평가를 위한 몇 가지 지침은 다음과 같다.

- 자살 또는 타살사고, 의도 또는 계획의 존재
- 자살 수단에 대한 접근, 그리고 그 수단의 치사율
- 정신병적 증상, 특히 명령환각의 존재
- 해리성 정체성장애에서, 분신에 대한 자살이나 타살사고 존재
- 자살의도와 준자살의도(특히 자해) 사이의 거리
- 심각한 알코올 또는 기타 물질 남용의 징후
- 이전의 자해 시도의 과거력과 그 심각성
- 자살에 대한 가족력 또는 최근의 자살 목격여부
- 지지체계나 사회적 서비스와의 유의미한 네트워크 부재

주관적 경험의 전후관계: 시간

증상은 환자가 어떤 장애를 가졌는지를 가리키기도 하지만, 정신역동적 치료자는 이 밖에도 환자의 인생사에서 겪는 개인적인 경험에서 나타나는 역할 증상에도 관심을 갖는다. 증상은 진단과 연관되지만, 또한 환자의 이야기를 말해준다. 개인이 경험에 어떻게 대처하는지에 대한 특징이 드러난다. 그들은 시간요소를 나타낸다. 왜 현재인가? 그리고 개인의 과거와 미래에 어떻게 연관될 것인가?

발달 측면에서의 전후관계

심지어 성인에서도, 발달 단계와 인격 변수의 상호 작용에 따라 증상 패턴이 나타난다. 노년 여성의 우울증은 30대 여성의 우울증과는 사뭇 다르게 나타날 수 있고, 결과적으로 다른 치료적 접근을 요구할 수 있다. 치료 계획은 환자의 병력, 개인 생활/관계 사건 그리고 사회, 경제 및 문화적 맥락에 추가하여 연령에 따른 차이를 고려해야 한다.

현재 조건에서의 시간적 측면

왜 이런 증상들이 지금 일어나고 있으며, 그것들이 의미하는 바는 무엇인가? 한 가지 방법은 첫 번째, 그리고 가장 최악의 경우에 대해 생각해 보는 것이다. 만일 한 사람이 우울하다면, 언

제 처음으로 이렇게 우울했나? 그리고 이것이 그가 느껴 본 것 중 가장 우울한 것인가? 하고 기억해 보는 것이다. 첫 번째와 가장 나쁜 경우를 생각하는 것은, 생각이나 인간관계 문제로 확장시킬 수 있다. 그가 이 질문에 대해 처음 걱정했을 때를 기억하는가? 그리고 그는 지금보다 훨씬 더 그것에 대해 걱정했나? 그는 언제 이런 종류의 대인 갈등에 처음으로 휘말렸나? 그리고 그 갈등이 지금보다 더 심각했나?

두꼭대기 증상

어떤 증상들은 과거의 특정 시점에 보였다가 현재 다시 나타나기도 한다. 다시 나타나게 한 계기가 무엇일까? 이는 한 사람의 과거에 있었던 "끝나지 않은 일"에 관련되어 있다가 스트레스나 특정 사건에 의해 재활성화되어 그 일로 회귀하게 된다. 그 계기가 과거의 "끝나지 않은 일"과 비슷한 주제일 경우 특히 그렇다. 어린 시절에 성추행을 당한 것은 당황스러운 일 정도로 남아 있지만, 사춘기가 되어 갑자기 성적 관심이 분명해지면, 과거로 회귀하여 보다 명백한 트라우마가 될 수도 있고(프로이드의 사후작용, Nachtraglichkeit), 아니면 환자의 아이가 환자가 추행당했던 나이가 될 때까지 성공적으로 억압될 수도 있다.

대인관계 기능

직계 가족은 "객관적인 사실"로나 환자의 개인적 인지 안에서나 관계 패턴의 도가니라고 할 수 있다. 반복적인 관계 패턴으로부터 주관적 경험을 끌어내는 간단한 방법은 환자가 부모와 어떤 관계인지 그리고 어떻게 양육되었는지를 보면 된다.

모순처럼 보이지만, 동일시했을 때 가장 후회하는 쪽이 가장 임상적으로 의미 있는 사람이다. "나는 어머니가 항상 자기만 먼저 생각하는 걸 증오했는데, 나 역시 똑같다는 것을 알았어" 일부러 반대의 질문을 하는 것 또한 좋은 방법이다. "네 남자친구는 너희 아버지와 얼마나 닮았어?" 덜 명백한 경우, "네 남자친구는 너희 어머니와 얼마나 닮았어?"라고 물으면 "전혀 닮지 않았어! 말도 안 되는 소리하지 마. 내 남자친구는 내가 항상 꿈꿔왔던 엄마의 모습 그 자체야!"

형제자매에게는 "어머니가 가장 좋아하는 게 너희 중 누구야? 아버지가 가장 좋아하는 사람은? 그럼 그 다음으로 좋아하는 건? 누가 어머니와 가장 닮았어? 아버지와 가장 닮은 건?" 이런 유형의 질문은 환자의 현재 주관적 경험 상태에 일차 관계가 어떻게 영향을 주었는지 밝히는 데 도움을 준다.

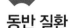

동반 질환

여러 증상을 나타낸다고 해서 다른 정신 질환과의 '동반 질환'을 나타내는 것은 아니다. 기본적으로 복잡한 정신기능의 장애가 다양하게 표현된 것으로 본다. 각 개인의 증상 패턴은 다른 사람들과 유사성을 공유하는 반면에 고유한 특징 또한 가지고 있다. 이 장의 각 절에 수록된 임상 사례는 일부 환자의 내부 경험에 대한 특정 패턴의 예를 제공하기 위한 것이다. 치료자는 해당 설명 패턴을 고려하여 각 환자의 고유한 주관적 경험을 서술 형식으로 파악하도록 권장된다. 일부 경우에, 연구 결과가 뒤따르는 관찰사항을 뒷받침하기도 한다. 또 다른 경우로 주제에 대한 경험적 연구가 없는 상황에서, 각 분야의 치료자들의 임상 경험을 결합한 것에 의지해 왔다. 예를 들어, 임상적 전문 지식을 통해 복합성 외상후 스트레스 장애를 진단에 포함할 수 있었다.

우리의 접근 방식에는 또한 이러한 패턴에 대한 생물학적 영향의 고려가 포함된다. 심리학적 요인과 생물학적 요인 사이의 복잡한 상호 작용뿐만 아니라, 다양한 정신 건강 질환에 대한 생물학적 상관 관계 탐색을 촉진할 수 있다. 우리는 정신과 뇌가 대화하는 것으로 본다.

임상적 주의를 요하는 심리 경험

이 매뉴얼의 목적은, 구성원이 병적 상태가 아닌 특정 상황에서 정신건강서비스를 필요로 하는 경우, 그 구성원이 겪은 주관적 경험에 대해 논의할 여지를 만들고자 함이다. 따라서 이 논의는 이 장의 S축 목록에 부록으로 추가된다. 세 가지 집단이 해당되는데, 인구통계학적(인종적, 언어적, 종교적) 소수자 집단; 레즈비언, 게이, 그리고 양성애자 집단; 성별부조화 집단이다. ICD-10와 DSM-IV/DSM-IV-TR의 성정체성장애는 DSM-5에서 젠더 불쾌감으로 진단명이 변경되었으며, 앞으로 이 책에서는 젠더 부조화로 부르고자 한다.

이제는 더 이상 질병으로 여겨지지 않게 되었으며, 이들에 대한 추가적 논의는 WPATH (World Professional Association for Transgender Health, 2011)을 참조한다.

표 3.1은 S축에 대한 개관을 나타내고 있으며 이 장에 서술된 다양한 조건들이 각 항목 및 세부항목에 적혀 있다.

S1　뚜렷한 정신병적 장애

PDM-2 분류와 ICD-10 및 DSM-5 분류(기분 장애와 관련된 정신증 제외)의 용어 색인(표 3.2, pp. 262-267)을 보면, DSM-IV 및 DSM-IV-TR에서 DSM-5까지 가장 두드러진 변화는 다음과 같다.

1. *조현병.* 더 이상 아형(편집형, 와해형/파과형, 긴장형, 미분화형, 잔류형)별로 진단되지 않는다.

2. *긴장증.* 이제 독립된 진단으로서 원인이 되는 '다른 정신장애'나 '다른 의학적 상태'를 명시한다. ICD-10 분류에서는 조현병 외의 정신 질환과 관련된 긴장증에 대한 조항이 없다.

3. *분열형 인격장애.* DSM-5와 ICD-10은 아직 분열형 인격장애를 어떻게 할지 결정하지 못했다. ICD-7,-8,-9및 DSM-II에는 단순 조현병에 포함되어 있으며; DSM-III에서 처음으로 분열형 인격장애로 명명되어 인격장애 범주로 옮겨졌다. 이 이동은 조현양상장애와 같이, 조현병을 섣불리 진단하는 것을 줄이기 위한 의도로 행해졌다. 그러나 대부분의 조현병 연구자들은 분열형 인격장애를 계속해서 "조현병 스펙트럼"내에 있는 것으로 간주했다. ICD-10에서는 여전히 단순 조현병으로 분류하고 있었지만, 인격장애 항목이 아닌, 조현병 항목 내에 Schizotypal disorder분열형 장애(같은 실체에 서로 다른 이름을 붙임)를 모호하게 추가했다. DSM-5에서는 결국 분열형 인격장애를 인격장애 항목과 조현병 스펙트럼 장애 항목, 양쪽 모두에 포함시켰다. 정신역동 관련 문헌에는 '분열형'과 관련된 용어가 없음을 반영하여, PDM-1에서는 '분열형'에 대해 전혀 언급하지 않았다. 그러나 분열성 인격장애에 대해서는 논의했었다. 최종적으로, PDM-2에서는 정신병적 인격장애와 주요 정신병적 장애의 존재를 인정하기 때문에, P축에서의 분열형 인격과 S축에서의 분열형장애를 포함하기로 했다. 과거에 이런 조건들이 진단적으로 연관된 적이 없었음에도 불구하고, PDM-2의 P축 내에서, 분열성 그리고 분열형 인격의 정신 역동이 함께 다루어지고 있다. 분열형장애는 그 뿌리가 단순 조현병에 있다는 점과, 현재 DSM-5와 ICD-10에서 현재 두 항목에 '이중'으로 올라가 있다는 점을 고려할 때 여기서는 매우 간단하게 언급된다.

4. *공유 정신병 장애(folie a deux).* ICD-10에서와 달리 DSM-5에서는 삭제되었다.

본 저자들은 가장 타당한 분류에 초점을 맞춘다: 단기 정신병적 장애(급성기 일과성 정신병적 삽화), 망상 장애(순수 편집증), 그리고 조현병과 조현정동장애. 다른 진단 범주를 서술하기 전에, 저자들이 본 책의 주요 독자로 간주하는 숙련되지 않은 전문가들에게 도움이 될 만한 방법론적 전제 조건을 제시한다.

정신증은 외부 관찰자들 사이에서 공포와 연민, 잔혹함과 관대함의 갈등을 불러 일으킨다. 겉보기에 도무지 이해가 되지 않는 정신병적 경험은 치료자로 하여금 환자의 주관적 경험에 귀를 기울이려는 노력을 단념하게 만든다. 치료자들은 환자의 주관적 경험에 대해서는 외면하고, 진단 기준을 분류하는 것에서 위안을 얻을 것이다. 성급하게 진단하는 것에만 매달리는 데서 벗어나도록 스스로 훈련하는 것이 현명하다. 환자의 주관적 경험에 대해 이해하려고 노력해야 한다. 참여자이자 관찰자로서, 치료자는 해리 스택 설리반(1962)의 "다른 그 무엇보다, 우리는 모두 인간이다."라는 말에 내포된 임상적 지혜를 재발견하기 위해 환자의 이상하고 당황스러운 경험에 몰두해야 한다.

표 3.1. 성인 증상 패턴: 주관적 경험 – S축

S1	**뚜렷한 정신병적 장애**	
	S11	단기 정신병적 장애(히스테리성 정신증, Bouffée Délirante Polymorphe Aigüe)
	S12	망상장애(순수 편집증)
	S13	분열형 장애(단순 조현병, 잔류형 조현병)
	S14	조현병 그리고 조현정동장애
S2	**기분장애**	
	S21	지속성 우울장애(기분저하증)
	S22	주요우울장애
	S23	순환성장애
	S24	양극성장애
	S25	모성 정동장애
S3	**주로 불안과 관련된 장애**	
	S31	불안장애
		S31.1 특정공포증
		S31.2 사회공포증
		S31.3 광장공포증 그리고 공황장애
		S31.4 범불안장애
	S32	강박 및 관련 장애
		S32.1 강박장애
		S32.2 신체이형장애(추형공포증)
		S32.3 수집광
		S32.4 발모광 그리고 피부뜯기장애
S4	**사고 및 스트레스 관련 장애**	
	S41	외상 및 스트레스 관련 장애
		S41.1 적응장애
		S41.2 급성 및 외상후 스트레스장애
		S41.3 복합성 외상후 스트레스장애
	S42	해리장애
		S42.1 이인성/비현실감 장애
		S42.2 해리성 기억상실/둔주
		S42.3 해리성 정체성장애 및 달리 명시된 해리장애
	S43	전환장애

S5	신체증상 및 관련장애	
	S51	신체증상장애
	S52	질병불안장애(건강염려증)
	S53	인위성장애
S6	특정 증상 장애	
	S61	급식 및 섭식 장애
	S62	수면–각성장애
	S63	성기능부전
	S64	변태성욕장애
	S65	파괴적, 충동조절 및 품행 장애
S7	중독 및 기타 의학적 상태 관련 장애	
	S71	중독
		S71.1 물질 관련 장애
		S71.2 행위 중독(도박, 인터넷중독, 성 중독)
	S72	기타 의학적 상태로 유발된 정신 장애
		S72.1 HIV 관련 신경인지장애
SApp	부록: 임상적 주의를 요하는 심리적 경험	
	Sapp1	인구통계학적 소수 인구(인종, 문화, 언어, 종교, 정치)
	Sapp2	레즈비언, 게이 그리고 양성애자 인구
	Sapp3	성별부조화

S11 단기 정신병적 장애(히스테리성 정신증, Bouffée Délirante Polymorphe Aigüe)

S11진단은 과거에 분류된 광범위한 정신병적 상태를 하나의 범주로 통합한다. 여기에는 양성 조현양상장애, 히스테리성 정신증, 심인성 정신증, 양성 의식혼탁, 급성기 반응성 정신증 등이 포함된다.

ICD-10은 F23, 급성기 일과성 정신병적 장애를 4개 아형으로 나누는데, 그 중 두 진단은 프랑스식 진단인 Bouffée Délirante Polymorphe Aigüe 급성 다형성 망상증 과 관련이 있고, 일부 에피소드는 경계성 인격장애의 '미세정신병적 삽화'로 재해석되었다. 다만 이것은 경계성 인격장애가 있거나 감정적으로 불안정한 경계성 성격패턴을 가진 경우에만 해당된다. 마치 '해리'가 과거에 사용된 '히스테리'란 용어를 대체하게 된 것처럼, 어떤 이들은 단기 정신병적 장애를 '해리성 정신병적 삽화'로 부르는 걸 선호한다.

이 진단의 특성을 정의하기 위해, ICD-10은 발병의 급작스러움(현재 앓고 있는 임상적 질병이 없고 별 전조증상 없이 2주 이내에 나타날 것); 증상의 다형성 특징(격동적이고, 불안정하며, 주관적 경험이 급속하게 변화하는); 촉발하는 스트레스 요인(사별, 실직, 이혼, 경제적 파탄, 교통사고, 고문 후유증, 테러, 전쟁과 같은 인생의 중요한 사건); 그리고 3개월 이내에 완벽히 회복될 것을 강조한다.

DSM-5의 단기 정신병적 장애는 갑작스러운 예기치 못하게 발병하여 지속 기간이 한 달 미만 이며, 망상, 환각, 사고 형태의 장애 또는 극도로 와해된 행동이 특징인 상태를 가리킨다.

위에 설명된 내용들은 공통점을 갖고 있다. (1) 급격하고, 다양한, 다형성의 임상 양상을 보이며 (2) 상대적으로 단기간 지속되며 자연 치유되는 경과를 보인다. 임상 경과는 정확하게 확인하기는 어렵지만, 감별 진단에 결정적이다.

증상의 발병은 보통 환자 자신이나 가족들로부터 정보를 얻어 추측하게 되지만, 이 정보들은 여러 요인에 의해 편향될 수 있으며, 질병의 관해 또한 환자가 정신병적 삽화를 감추고 싶어 한다거나 가족들이 덮어주고자 하는 등 여러 요인에 의해 영향을 받을 수 있다. 따라서 치료자가 이 진단을 바르게 하기 위해서는 유연할 것, 마음이 열려 있을 것, 그리고 항상 의심하고 주의할 것 등의 자세가 필요하다.

단기 정신병적 장애는 조현병의 증상(예: 망상, 환각, 와해된 사고, 말 또는 행동)들이 나타났다가 병전 기능 수준으로 돌아오는 데 최소 1일 이상 1개월 이내일 때 진단된다. 비록 지속 기간은 짧지만 이 질환은 심각할 수 있고 높은 자살 위험을 나타낸다. 사고 수준이 조직적이지 못하고 경계선 수준인 인격 장애에서 많이 발병하는 경향이 있다. 평균 발병 연령은 20대 후반에서 30대 초반이다.

히스테리성 정신증은 정신분석학 문헌에서는 보통(필수적이진 않지만) 히스테리성(현재는 '연극성'또는 '무절제한'으로 부른다.) 특징을 가진 사람들이, 심한 스트레스를 받거나 트라우마를 겪었을 때, 또는 강력한 정신분석치료 중 전이반응을 느낄 때(전이 정신증) 잘 발생한다고 설명된다.

히스테리성 정신증에서, 망상이나 심한 경우 환각까지, 현실감각이 매우 손상되었는데도 불구하고, 일반적으로 조현병에 잘 동반되는 징후나 증상(예: 사고 형태의 장애)은 발견하지 못할 수 있다. 이 상태가 치료 상황에서 발생할 경우, 이 상태가 단지 치료 상황에서만 나타나는 것으로 국한될 수도 있고, 환자의 전체 삶에 퍼져 지속될 수도 있다. 이런 경우는 정신분석적으로 다뤄질 수 있는 정신병적 문제이다.

다른 장애와 마찬가지로, 치료자는 가능성 있는 기저의 정신역동에 주의를 기울여야 한다: 환자의 감정 상태를, 증상들이 가리거나 왜곡하는 것처럼 보이는가? 일시적으로 현실 검증력이 떨어진 것이 부정(환자가 도망치고 있는 현실)에 의한 것으로 보이는가? 아니면 소망적 사고(도망쳐 가고픈 현실)에 의한 것은 아닌가?

Emil Kraepelin은 다섯 가지 주요 정신증(긴장증, 파과증, 조증, 멜랑콜리아, 편집증)을 임상 양상에 따라 조울증(조증과 멜랑콜리아), 조기 치매(긴장증, 파과증, 편집증) 두 그룹으로 나누었다. 조기 치매는 만성적으로 황폐화되는 과정을 보이고, 조울증은 각 삽화 사이에는 정상 상태로 돌아온다. 그러나 임상 경과상 조기 치매보다는 조울증에 가까운 환자들 중 일부는 병전 기능 수준으로 회복되지 않고 편집증이 남아 있는 사람들이 있다. ICD-7,-8,-9 및 DSM-II에서는 '편집증적 상태'가 순수 편집증과 중년이 지나 발생하는 퇴행기 편집성 상태(퇴행기 편집분열증)를 포함하는 개념이었다. 퇴행기 편집성 상태이라는 용어는 더 이상 사용되지 않으며, 순수 편집증은 현재의 망상 장애에 해당한다.

망상 장애는 개인이 한 달 이상 하나 이상의 괴이하지 않은 망상(그럴 듯한 주제, 있을 법한 상황에 대한 망상; 예: 따라오는 듯한 느낌)이나 괴이한 망상(비현실적이어서 절대 일어날 수 없는 상황에 대한 믿음)이 있을 때 진단된다. 조현병의 다른 양성 증상들은, 망상과 직접적으로 관련되는 것을 제외하고는 존재하지 않아야 한다. 기분 삽화가 동반되더라도, 기간이 짧거나 일시적이다. 기능과 행동 수준은 다양하며, 보통은 망상과 무관한 삶의 영역에서 상대적으로 온전한 것처럼 보인다. 그러나 기능 장애는 중요할 수 있다. 일반적으로 기능의 결함은 조현병 진단을 받은 사람에 비해 덜 손상되어 있고 덜 와해된다.

DSM-5의 망상장애는 명확한 5가지의 아형을 포함한다. (1) 색정형(예: 환자는 유명인이 자신을 사랑한다고 믿고, 종종 잘못된 육체적 관계를 좇다가 법적 문제에 휘말리기도 한다) (2) 과대형 (예: 환자는 자신이 특별한 재능을 가졌고 유명해져야 한다고 믿는다) (3) 질투형 (예: 배우자가 외도를 한다고 믿는다) (4) 피해형(예: 환자는 자신이 음모에 말려있다, 괴롭힘을 당한다, 인생의 목표를 방해 받고 있다고 믿는다. 그러한 환자들은 잘못된 상상에 대해 법적 보상을 받으려 할지도 모른다) (5) 신체형(예: 환자의 신체가 추하다, 혐오스럽다, 심한 말기의 병에 걸려있다, 기생충에 감염되어 있다고 믿는다) 혼합형과 명시되지 않는 유형 또한 포함되어 있다. 피해형이 가장 흔하며, 자신을 괴롭힌다고 생각하는 사람에 대한 폭력으로 이어질 수 있다. 폭력은 질투형과 색정형에서도 발생할 수 있다. 아형에 따라, 망상장애 환자에서 흔하게 관찰되는 기타 증상들은 관계사고, 난폭하거나 신경질적인 기분, 폭력적 행동이 있다.

망상 장애는 조직화된 사고를 하는 능력이 경계선 수준인 인격 장애 환자에서 더 흔하게 발생한다. 발병 연령은 청소년기부터 노년에 이르기까지 다양하다. 그 질병의 진행 과정 또한 일생동안 반복적으로 재발하는 경우부터 완전 관해까지 다양하다.

공유 망상장애(이중 정신증, folie a deux)는 일반적으로 함께 살고 있는 가까운 두 사람이 동일한 망상을 가지고 있을 때 진단한다. 전형적으로, 망상은 둘 중 더 주도적인 사람에 의해 시작되고, 보다 순종적이고 의존적이며 처음에는 건강했던 개인에게 내재화된다. 둘의 관계가 단절되면 순종적인 개인의 망상은 보통 사라진다. 이 장애의 유병률에 대해서는 알려진 바가 거의 없고, 많은 경우 노출되지 않는다. 경과는 다양하며, 두 사람의 관계의 길이와 강도에 따라 달라진다.

S13 분열형 장애(단순 조현병, 잔류형 조현병)

Kraepelin이 조기 치매(긴장증, 파과증, 편집증)의 급성기 증상에 초점을 맞춘데 이어, Eugen Bleur는 삽화사이에 보이는 비정신병적 잔류증상에 더 초점을 맞추었다. 이 내용은 Bleur의 "four A's"로 요약된다. 긴장증, 파과증, 편집증 모두에서 관찰되는, 둔화되거나 부적절한 정동(Affect); 잔류형 긴장증에서 나타나는 양가감정(Ambivalence: 결정을 못하는 것); 잔류형 파과증에서 보이는 연상이완(loosening of Associations); 특이한 생각을 하고 사회적으로 고립된 것이 특징인 자폐증(Autism)은 잔류형 편집증에서 관찰된다. 이 증상들이 단순 조현병 진단의 기초가 되었다. 급성 정신병적 삽화의 과거력이 없는 환자에서 잔류성 조현병의 조짐을 보여준다.

자세한 내용은 P축에 있는 제1장에 설명되어 있는 분열성(및 분열형) 인격에 대한 설명을 참조한다.

S14 조현병 그리고 조현정동장애

조현병은 징후와 증상이 임상 경과상 기능 장애로 이어지는 '기능적'증후군이다. '기능적'이라는 뜻은, 임상상을 설명할 만한 동반된 의학적 상태가 없음을 의미한다. 징후와 증상에는 "양성"(있지 말아야 할 것이 존재하는), "음성"(있어야 할 것이 없는)이 있다. 양성 징후와 증상으로는 망상, 환각, 와해된 언어, 와해된 행동 및 긴장증 등이 있다. 음성 징후와 증상들은 감정적 표현의 감소, 의지결여증(결정을 할 수 없음), 무감동, 위축 그리고 무쾌감증을 포함한다. 다양한 징후와 증상이 개인, 사회 및 직업 기능의 현저한 저하로 이어진다. 증상과 징후 및 기능 장애는 최소 6개월 동안 존재해야 한다.

정신병적 증상이 나타나는 환자들의 관심은 흔히 실제 현실 대신 내적 현실에만 초점을 두고 있어 그들의 감정과 몸짓이 외부 현실과 조화를 이루지 못하고 사회적으로 부적절해 보인다. 조현병의 기타 증상으로는 우울, 불안, 분노, 공포증, 이인증, 비현실감, 수면-각성 장애, 그리고 사회적 무능력 등이 있다.

조현병은 하나의 개별적인 질병이 아니라 여러 가지 병인을 가진 임상 증후군으로 보는 것이 좋다. 몇몇의 신경영상 연구에서, 통제군과 비교할 때 조현병 환자들 사이에 몇 가지 공통적인 변화가 일어난다고 지적했지만, 현재는 조현병에 특징적인 영상검사, 혈액검사 또는 심리검사는 없는 실정이다.

정신증의 "스트레스-취약성" 모델은 다양한 생물학적, 심리적, 사회적 취약성의 소인을 가진 개인이 생물학적, 사회적, 그리고 심리적 스트레스 요인을 받아, 그 상호작용으로 발병한다고 보고 있다. 어린 시절에 신체적, 성적 학대나 괴롭힘과 같은 사건들이 정신증 발병에 선행된다는 강력한 증거가 있다.

또한 조현병의 발생률 증가에는 주산기 이상과 어린 시절 발생한 신경학적 손상이 동반된 두개안면의 비전형적 형태가 연관되어 있다. 발병률은 여성이 남성보다 약간 더 낮은 경향이 있고, 예후는 약간 더 좋다. 1944-1945년 네덜란드 대기근(Dutch Hunger Winter)에서 살아남은 아이들의 영양실조는 수십 년 후 조현병의 증가와 관련이 있었다. 조현병은 아버지의 나이, 산모의 당뇨병, 주산기 저산소증, 도시 생활, 가난 그리고 비타민 D 결핍과 관련이 있다. 이 모든 결과는 태아기 및 주산기의 초기 뇌 발달 손상이 정신증 발생에 선행한다는 것을 암시한다. 소수의 유전자는 정신증 및 조현병과 밀접한 상관 관계를 보이고 100개 이상의 유전자가 정신증과 약한 연관성을 나타내는 것으로 나타나, 이 질환에 대한 유전적 감수성을 나타낸다. 이러한 유전적 상관 관계에도 불구하고, 조현병에 걸린 대부분의 사람들은 정신증의 가족력이 없다.

다른 한편으로 유전자 발현은 환경적 요인에 의해 후성적으로 변화한다. 예를 들어, Tienari 등(2002)은 조현병 어머니를 둔 아이들이 입양되어 다른 환경에서 자라게 된 아이들을 대상으로 코호트 연구를 진행했다. 이러한 입양아들에서, 조현병의 유병률은 1.49%였다(일반 인구의 1%유병률 보다 다소 높음). 이 발견은 정신병적 증상이 있는 부모와 유전자를 공유하는 것이 조현병에 걸릴 확률을 증가시킨다는 것을 암시한다. 그러나 "정신병적 증상이 있는" 부모에게 양육될 경우 정신병의 발병률이 13.04%로 높아져 유전자와 환경적 요인 사이의 강한 상호 작용을 나타냈다.

조현병은 보통 10대 후반에서 30대 중반 사이에 발병하며, 갑작스럽게 시작될 수도 있고 서서히 증상이 나타날 수도 있다. 대부분의 환자는 전구기를 경험하는데, 이때 환자의 주위 사람들은 환자에 대해 "나사가 살짝 빠진"것 같다고 표현한다. 조현병의 예후가 항상 나쁘다는 일반적인 오해와는 달리 결과는 매우 다양하다. 289명의 환자를 대상으로 37년간 추적한 연구에서, Ciompi (1980)는 약 50%의 환자가 회복되었거나 가벼운 증상만을 보이고, 나머지 50%의 환자만이 중등도 이상 심한 증상을 보이는 것을 발견했다. 약을 복용하고 있는 환자들은 약 복용을 멈추면 자주 재발한다. 그러나, 장기간의 추적 연구 결과에서는 장기적으로 증상 회복을 보이는 환자일수록 항정신병 약물을 중단한 것으로 나타났다. 이 명백한 모순에 대해 두 가지 가능한 설명은 다음과 같다. (1) 예후가 좋은 환자들은 악화 없이 약을 끊는 것이 가능하다. 또는 (2) 일부의 환자에서는 투약을 중단하는 것이 수십 년간 복용하는 것보다 장기적인 예후에 더 좋다. 조현병을 앓고 있는 환자들의 자살 위험도는 20퍼센트 정도로 높고,

5퍼센트 정도는 성공한 것으로 나타났다.

조현양상장애는 DSM-5에서 조현병과 조현정동장애를 설불리 진단하는 것을 최소화하도록 의도된 진단이다. 서술상으로, 짧은 기간과 사회직업적 기능장애가 덜 심각하다는 것을 제외하고는 조현병과 동일하다. 조현양상장애로 진단받은 환자의 약 2/3는 최종진단이 조현병이나 조현정동장애로 진행될 것이다.

시기 적절하고 좋은 치료법의 효과는 연구 진행시 통제하기가 어렵기 때문에 조심스럽게 해석되어야 한다. 대부분의 연구에서, 각 환자가 최선의 치료(예:정신사회적/가족의 지지, 약물, 정신치료/증상을 촉발시키는 스트레스요인 관리)로 접근되고 있는지 여부를 확인할 수 없다. 개발 도상국이 선진보다 조현양상장애 유병률이 더 높다.

조현정동장애는 조현병과 양극성장애 사이에 "위치"하고 있으며, 양극성장애보다는 조현병과 함께 임의 분류된다. 기분장애(조증, 우울증 또는 혼재성 삽화)의 진단기준을 충족하는 증상은 조현병 증상과 함께 질병의 활성기 또는 잔류기 기간 대부분에 존재해야 한다. 조증과 우울증에서도 정신병적 특징(환각, 망상 등)이 나타날 수 있기 때문에, 조현병의 요소에 적합하기 위해서는 기분 증상 없이, 최소 2주 이상의 환각, 망상을 보여야 한다.

사춘기부터 늦은 나이까지 발병할 수 있지만, 조현양상장애는 대부분 초기 성인기에 시작된다. 유병률은 조현병보다 덜 흔한 것으로 보인다. 조현병과 마찬가지로, 조현양상장애에 선행하는 유전적 구성 요소의 적응증이 있다.

조현병, 조현양상장애, 정신병적 증상을 동반한 양극성 장애를 가진 개인에 대한 최근의 유전학적 연구는, 관련된 진단 범주와 상관 없이, '정신증 증상'에 대한 많은 수의 공통 유전자가 있다는 것을 제시한다. 하지만 유전자는 병의 일부에 불과하다. 신경과학적 연구는 뇌의 가소성의 중요성을 강조한다. 뇌의 각기 다른 부분의 구조와 기능이, 개인의 환경적 요인이나 삶의 이벤트, 정신치료 등에 따라 다르게 변화한다. 즉 유전성은 한 가지 이슈이고 정신증 환자에서, 이것이 표현되는지 여부나 어떻게 표현되는지는 개인의 삶에 어떤 일이 일어나는지에 달려 있을 것이다.

조현병의 정신증상에 대한 주관적 경험

기분증상을 포함하지 않는 여러 정신병적 장애에 대한 과거의 서술은, 괴로워하는 환자들에게서 관찰할 수 있는 특성을 나타내지만, 그들은 내부 세계를 포착하지는 못한다. 심리치료는 환자의 일상으로부터 정신병리적 상태까지 모두 아울러, 치료자로 하여금 환자의 정신증에 대한 주관적 경험을 공감적으로 이해하는 데에 도움을 줄 것으로 여겨진다. 유아기 정신생활에서 가장 두드러지는 편집-분열적 자리에 대한 Melanie Klein의 기술은 정신병적 증상 유무와 상관없이 나타나는 원시적 정신 상태를 이해하는데 유용하다. 정신증의 주관적인 경험을 일반적으로 네 가지 하위 범주- 정동, 인지, 신체 상태 그리고 대인 관계-로 분류하는 것은 충분하지 않다.

자아 경계와 자기경험

일반적으로 사람은 현실 세계의 계속되는 경험에 담겨 있는 개인 관점을 가지고, 1인칭 "나"로 자기를 경험한다. 계속되는 경험과 자아 사이의 연관성을 확립하기 위해 초인지적으로 자의식적 성찰할 필요 없이, 생각, 감정 및 지각은 암묵적으로 스스로 느끼게 된다. 개인의 자기감과 세계에 대한 경험은 빈틈없이 얽혀 있다. 정신증에서는 사람의 내적 세계와 지각된 세계 사이의, 본연의 남을 의식하지 않는 관계가 방해를 받는다. 완전한 1인칭의 "나"는 점점 사라지고 거북하게도 실체 없는 "존재의 가벼움"으로 대체된다.

정신병적 증상을 보이는 개인들은 병의 전구기와 급성기 모두에서, 자신의 1인칭 경험을 통해 주관적으로 느끼는 다양한 변칙적인 상태와 장애에 대해 보고한다. 이러한 장애는 여러 영역의 연속선상에서 발생하며, 호전과 악화를 반복할 수도 있고, 장기간에 걸쳐 비교적 안정된 상태를 유지할 수도 있다. 전통적인 표현은 "자아의 경계를 모호하게 하는 것"이다. 이 경계에는 생각, 느낌, 인지 간에 차이가 포함된다. 그리고 자기와 환경 사이의 경계, 자기와 타인 사이-존재의 시작과 끝은 어디인가, "나"와 "나 아닌 것"은 무엇인가 등등에 대한 이해-의 경계도 해당된다. 자아의 경계는 투과성이 높아서 개인의 정체성이 다른 사람의 것과 합쳐지거나, 혹은 투명해지고, 쉽게 타인에 의해 침범될 수 있다. 사고와 지각 사이의 경계가 무너지게 되면 자신의 생각이 시끄럽게 들리게 되고, 이는 다른 사람들이 내 생각을 들을 수 있다는 망상(사고 전파)이나, 자신의 마음을 읽고 조절한다는 망상을 일으킬 수 있다.

정신병적 증상이 나타나는 개인들은, 그들 스스로가 자기 자신이 하는 생각의 창시자이자 작가라는 사실을 의심하면서 스스로에 대한 감각을 잃을지도 모른다. 더 극단적인 경우에, 그들은 외부 기관에 의해 타인의 생각이 자신의 마음 속에 주입되고 있다고 믿을지도 모른다. 그들은 "나는 귀신이 된 기분이야," 또는 "내가 실제로 존재하나?" 또는 "누군가 내 생각들을 생각하고 있는 것 같아"라고 말할 수도 있다.

자아가 점점 사라짐에 따라 병적으로 과다반사적인 자기인식이 강력해진다. 일상의 경험이 익숙하고 편안하게 당연시 되는 삶 대신에, 이제는 자동적인 것, 의심할 여지가 없이 자연스러운 것이 거의 없어진다. 모든 인생 경험에는, 조각나버린 내부 경험에 대한 끊임없는 언급이 동반된다. 예를 들어, 단순히 장미의 붉은 빛을 즐기는 대신에, 정신병을 앓고 있는 사람은 자신에게 "빨간색을 왜 빨간색이라고 할까?"라고 반사적으로 묻는다. 친숙한 것의 자연스러운 자동화가 손상되면, 의견, 동기 및 행동에 대한 심리적 근거가 없어진다. 아무것도 추정할 수 없다. 모든 것을 고려해야 한다. 그 사람은 선택으로 가득한 풀장에 잠긴 것처럼 느껴질 것이다. 심지어 아침 식사와 함께 커피를 마실 것인지 차를 마실 것인지와 같은 일상적인 결정을 내리지 못하게 될 수도 있다. 이러한 자기인식 과잉상태에서는, 생각하는 것과 감정을 느끼는 것 대신에 정신 활동이 지각된 대상의 질을 좌우한다. 생각은 묘한 청각적(또는 언어

성 환각의 경우에는 환청) 특성을 떠맡게 될 수 있고, 어떤 생각을 하는 짧은 경험과는 별 관련이 없는 공간적인 위치를 갖고 있는 것처럼 보인다. "나는 생각하는 대로 나의 생각을 듣는다", "나의 목소리와 생각이 내게 생소하게 느껴진다" 또는 "나의 모든 생각은 내 마음 속의 어떤 경로를 통해 전달되는 것 같다" 정신병적 증상이 없는 사람은 "나는 패배자다"라는 생각을 반복적으로 할 수 있는 반면, 정신병 증상이 있는 사람은 그 생각을 "너는 패배자다!"라고 말하며 괴롭히는 '목소리'로 인식할 수 있다.

약한 정도로 경험했을 때, 이렇게 자기의 기초에서 벗어나는 것은 만연한 불안감 지속이나 대인관계 불안의 악화가 동반될 수 있는 정도지만, 뚜렷한 정도로 느꼈을 때에는 그것은 정신 분석가들이 '소멸 불안'이라고 불러 오는 압도적인 공포감을 가져올 수 있다. 정신병적 상태에 있는 사람들은 그들 주변의 실제 사람들의 운명에 대해 걱정하기보다는 자아의 생존에만 몰두한다. 그들은, 그들을 인간 사회에서 배제시킨 그들 자신의 실패 때문에, 그들이 근본적으로 다른 인간들과 다르다고 느낄지도 모른다.

정동, 지각, 인지 및 신체 상태의 자세한 내용이 해석되어야 하는 것은 자기 경험이 변화된 이러한 배경에서 벗어나는 것이다.

정서적인 상태

정신병이 있는 사람들이 자신의 감정을 명명하는데 문제를 겪는 등 내적으로 모호할 수 있고, 관찰자에게는 환자의 정동이 둔해진 것처럼 보일 수 있지만, 때로 정동은 강렬하고 압도적일 수 있다. 정신증 환자는 강렬한 불안감이 밀려들어 그 결과로 세상으로부터 벗어나서 잠들고 싶어진다거나, 깨어있는 동안에도 아무 자극에도 반응하지 않는 것(긴장증), 끝내는 자살을 하는 것과 같은 생각으로 가득 차 있다. 정신병이 없는 사람에게는 '신호 불안'이 있어서 정신증 환자가 겪을 수 있는 이러한 것들로부터 방어를 작동시킨다. 공포는 자기 자신의 붕괴(Bion's [1962] "이름없는 두려움"), 그리고 자신을 해치려고 하는 가해자로부터 느끼는 핵심적인 감정 경험이다. 상상의 적들에 대한 분노와 발달 과정에서 겪는 충돌에서 비롯된 억압된 분노는 절망, 강렬한 수치심, 깊은 슬픔 그리고 끔찍한 외로움과 같은 흔한 것이다.

지각의 변화

정신병이 있는 대상자의 지각의 변화는 다양한 감각 양상과 그 주관적 해석에 영향을 미칠 수 있다. 정신병적 상태에 있는 사람들은 아마도 베일이나 안개에 둘러싸인 세상에 대해 비현실적인 경험을 할 수 있다. 다른 쪽 극단으로는, 외부 세계와 감각 변화에 대해 감각 의식이 고조될 수 있다. 색은 좀 더 선명하게 보일 수 있고, 인도에서 차도로 뛰어드는 것이 절벽에서 뛰어내리는 것처럼 느껴지게 공간 관계가 왜곡되어 있을 수도 있다. 소리는 더 강렬할 수도, 음이 너무 높을 수도, 낮을 수도, 이상할 수도 있다. 주변 환경에서 나는 소리는, 바람소리인지 속삭이는 소리인지 확실치 않은 것처럼 불확실한 언어 인식과 섞일 수 있다. 사람의 주의는 어떤 지각적 장면의 한 부스러기에도 끌릴 수 있는데, 일반적으로 눈에 띄지 않는 잔잔한 자극이 주의의 초점이 될 수도 있다. 처음에는 이러한 감각적 변화가 자아와 관련되지 않을 수 있지만, 결국 정신병 환자는 자신만의 의미로 받아들이게 된다.

환각은 어떤 사람이 존재하지 않는 것을 감지할 때 일어난다. 환각이란 "지각의 대상이 없는데 지각하는 것"이다. 환시도 있을 수 있지만, 가장 일반적인 환각은 자기 경계의 밖에서 비롯된 것으로 지각되는 언어성 환청('목소리')이다. 이 목소리는 해리 상태에서 일어나는 것과 비슷해 보일 수 있다. 그러나 정신증에서는 목소리가, 자신의 다른 자아의 목소리가 아닌 '응집되지 않은 자아'로부터 생겨나는 것으로 더 잘 이해된다. 환청은 보통 비판적이고 위협적이며 명령하는 투로 매우 고통을 준다. 비판적인 목소리는 사람을 조롱하고, 비하하고, 모욕한다. 위협적인 목소리는 가해나 처벌로 이어진다. 명령환청은 종종 자해나 자살을 지시한다. 드물게 다른 사람을 해치라고 하기도 한다. 전형적으로 두 번째 사람의 말투는 환자를 모욕하고 명령하는 투이고, 세 번째 사람은 환자에 관해 지적하고 평가한다. 목소리들은 일반적으로 전지전능하고, 깜짝 놀랄 만큼 환자의 통제력을 벗어난 것처럼 느껴진다.

소수의 경우에, 음성은 이러한 패턴을 벗어나기도 한다. 그 때에 감별 진단이 더욱 중요해진다. 긍정적이고 지지적인 환청, 환자에게 '특별한 사람이다, 또는 종교적 의미를 지닌다'와 같은 내용은 조증을 나타내는 경우가 많다(pp. 163). 대화가 가능한 환청(대구에 따라 말이 바뀜)은 해리성 정체성장애를 주로 시사하며(pp. 209), 정보를 제공하거나 충고를 해주는 목소리가 전형적이다. 그러나, 이전에 학대를 가한 가해자와 동일시된 자신의 상태를 나타내는 목소리로 모욕적이고, 위협적이며 명령투인 음성도 들릴 수 있다.

인지 기능저하

사고 형태 장애

정신병을 앓고 있는 사람들은 집중적이고, 조직적이며, 목표지향적인 일련의 사고 방식을 유지하는데 어려움을 겪을 수 있다. 그들은 어떤 생각이 떠오르지 않을 때는 사고두절을 경험할 수도 있고, 다른 때에는 사고의 압박으로 눈코 뜰새 없이 바쁜 느낌을 받을 수도 있다. 그들이 생각이나 감정을 표현하려고 할 때 단어에 접근하는 데 문제가 있을 수 있고 그들이 표현하고자 했던 주제에서 벗어날 수도 있다. 그들은 다른 사람들이 쉽게 이해하지 못하는 딱딱하거나 특이한 문구, 이미지, 은유로 자신을 표현할 수 있다. 예를 들어 "버스와 자전거에는 어떤 공통점이 있는가?"와 같은 질문에 대해 "바퀴"와 같이 딱딱한 대답을 하거나, 혹은 특이하게 "버스와 자전거 모두 후방 차축에 전달된 추진력에 의해 전진하려는 힘을 얻습니다."이와 같은 사고 형태의 장애는 이전에 파과증 혹은 긴장형 조현병이라고 불리던 질환에 특이적인 것이다.

완전 현실감각, 기억력, 지남력

단기 기억력이 손상될 수 있다. 시간은 속도가 빠른 것처럼, 혹은 느려진 것처럼, 또는 연속성이 깨진 것처럼 보일 수 있다. 환자는 완전히 깨어 있었던 적이 없다고 보고할 수도 있고, 정신적 피로, 사고의 혼탁, 그리고 즐거움이 결여된 것에 대해 불평할 수 있다. 환자는 여러 사건들로부터 영향을 쉽게 받지 않고 잘 참여하려고 하지 않을 수 있다. 세상에 대한 실존적 관점이 변할 수 있다. 이를 보완하기 위해, 형이상학적, 철학적 또는 종교적 주제에 대한 새로운 흥미에 사로잡힐 수 있으며, 때로는 환자가 일반 사람보다 더 깊이 있는 시각으로 바라본다고 생각되기도 한다. 이 주제들은 일반적으로 특이하고 다른 것들과 공유되지 않는다.

양성 인지 증상

사고 내용의 장애

사고 내용의 장애는 심각성이 광범위하다. 가벼운 경우, 실제 정신병에 이르기 전까지의 전구기 때에 주로 나타나는, 특이한 믿음, 몰두, 그리고 마술적 사고 등이 있다. 망상은, 종종 환각과 같은 이상한 경험에 대한 이유를 찾으려는 정신병적 상태의 환자로부터 비롯되거나, 또는 사회적으로 합의된 언어로 쉽게 설명하기에는 너무나 강력하고 갈등되는 감정을 표현하려는 경우에 일어나기도 한다. 사고 장애 초기에, '망상적 기분'상태라는 것이 있는데, 이는 어떤 일이 곧 일어날 것이라는 막연한 느낌이나, 어떤 중대한 변화가 일어나고 있다는 불안한 예상이다. 이러한 느낌과 생각이 망상으로 이어지는데, 이 망상은 정서적인 혼돈상태를 끝냄으로써, 혹은 환자에게 중요한 정신내적 주제에 의미부여를 함으로써 인지상의 질서를 가져다 준다.

관계사고에서는, 달리 정상적인 지각이 개인적인 의미를 가진 것으로 해석된다(예: "TV에 나오는 남자는 내가 불쌍하다고 말했고, 나는 그가 이 말을 할 때 내 눈을 똑바로 쳐다보고 있었기 때문에 그가 나에 대해 말하고 있었다는 것을 알아요"). 그리고 우연의 일치로 일어날 가능성은 무시한다. 아무 일도 우연히 일어나지 않는다고 여긴다. 어떤 사람은 이렇게 말할 수도 있다. "내가 이 블록을 걸어갈 때, 블록에 있는 차들이 나에게 메시지를 보내기 위해 특별한 패턴으로 배열된 것 같았어요"

망상적 지각

망상적 지각에서는, 명백하게 정상적인 지각이 망상적으로 해석된다. 어떤 사건에 대한 개인의 문자 그대로의 지각이 다른 사람들이 받아들이는 것과 일치하는 반면(예: 여기 있는 모든 사람들이 실제로 두 명의 남자가 엘리베이터에 탑승했다고 확인했다), 그 사건의 의미를 해석하는 데에 있어 완전히 다르다(예: 그 남자들은 그 사람을 감시하고 있는 FBI 요원이다). 망상적 지각은 다음 예시처럼 상당히 정교할 수도 있다. "그가 나를 화난 눈으로 보았을 때, 그의 눈이 빠르게 구르고 있었다(착각); 후에, 그의 친구들이 여러 대의 차로 나를 따라오고 있었다. 나는 분명히 알 수 있었다. 왜냐하면 그들의 차 바퀴가-그의 눈처럼 구르고 있었으니까! 그들 중 하나가 나를 바로 지나쳐갔고, 나는 그 즉시 알 수 있었다.-그는 나를 보지 못했어! 그는 자신이 나를 따라오는 사실을 내가 모르길 바라고 있군!"

이러한 망상적인 믿음은, 일반인에게는 비논리적이지만, 정신병 환자가 겪는 사건에 대해 겉보기에 논리적인 설명을 제공할 수 있다. 예를 들어, 자기 경험에 장애가 있고, 자기 생각이 큰소리로 귀에 들린다고 말하는 사람이 있는데, 이 사람은 정부가 발전된 스파이 기술을 사용해서 멀리서 자신의 생각을 읽고, 스파이 요원을 통해 그의 생각을 길거리에 숨겨져 있는 스피커를 통해 그에게 생각한 내용을 재생하는 거라고 결론지었다. 그렇게 함으로써 그를 화나게 만들어서, 테러작전에 대해 그가 알고 있는 것을 밝히도록 하고자 한다는 것이다. 그의 망상은 상식에 위배되지만, 나름의 내적인 논리를 지니고 있다.

병식

정신증에서의 병식은 그 자체가 증상이다. 한 가지 관점은 '병식의 결여'가 질병인식불능증과 유사하다고 보는 것이다. 질병인식불능증은, 신경학적 결손으로 인해 환자가 자신의 병을 인식하지 못하는 것이다(예: 뇌경색 발생 후 자신의 사지가 마비된 사실을 알지 못하는 것처럼 보이는 환자). 두 번째 견해는 그것이 단순히 망상적 사고의 한 요소라는 것이다. 세 번째는 정신증과 병식은 서로 별개라는 것이다. 정신병의 양성 증상을 보이는 대부분의 정신병 환자들은 그들의 상태에 대한 병식이 없거나 그들의 전체적인 상태에 대한 망상적 해석을 가지고 있다. 하지만, 어떤 사람들은 질병 경과의 후기에 특히, 심지어 환각이나 편집 망상을 경험하는 동안에도, 여전히 자신들의 상태에 대해 온전한 통찰력을 가질 수도 있다: 그들은 환각이나 편집증이 정신증의 산물이라는 것을 알고 있다.

신체 상태

정신병적 상태에 있는 사람들은 정신과 신체가 분리되어 있다는 느낌을 포함해; 신체 일부가 팽창 또는 수축하는 느낌, 맥빠진 느낌이나 기타 다른 식으로 이상한 신체 경험을 보고할 수 있다; 또는 저린 감각, 압각, 통증, 더위 혹은 추위; 또는 전기 감각을 보고할 수도 있다. 위장과 심장에 대한 증상 호소는 흔한 일이다. 어떤 사람이 "내 뱃속이 썩어 가고 있다", "내 머리가 폭발하고 있다" 또는 "내 피부 색깔이 변했다"라고 말할 수도 있다. 의도한 운동 동작을 할 때 내부에 방해가 있음을 경험할 수 있는데, 극단적으로, 일반적으로 칫솔질과 같은 습관적인 운동 동작과 같은 것을 수행하지 못할 수도 있다. 어떤 정신분석 이론에는, 통합된, 중심적인, 1인칭 "나"의 침식으로 인해 내부 경험의 균열이 발생되어, 자아의 조각들이 다양한 내적 심리적 대상으로 관심을 전환하게 된다고 서술되어 있다. 어떤 사람은 이렇게 말할 수도 있다. "내 몸의 오른쪽은 남자이고, 왼쪽은 여자다" 또는 "내 위 속에 고양이가 한 마리 있는데, 그 고양이가 내 생각을 조종하고 있다"

환각과 망상은 정교하게 발전되면 망상적 이야기가 된다. 흔히 박해자로부터 피해를 당해 스스로 사면 초가의 상태에 빠지는 것을 특징으로 한다. 일단 안정화되고 조직화된 망상이 형성되면, 일반 사람들의 믿음이나 합의된 현실과 대조되어, 다양한 갈등의 감정과 사회적 고립 감이 발생한다. 일부 정신병에 걸린 개인들은 그들의 개인적인 현실을 세상에 적용하기 위해 싸우게 되는데, 이 경우 그들은 그들의 신념의 결과를 반대하는 사회에 분노를 느낄 수 있다. 어떤 이들은 가족이나 정신 건강 시설로부터 숨기 위해 발버둥을 치다가 정신병적 세계로 물러나는데, 이 경우 그들은 타인을 의혹의 눈으로 보아, 그들의 사적인 망상 세계를 침해하지 않도록 경계한다. 전능 망상(다른 사람이 알아채지 못할 만큼 큰 힘을 가지고 중요한 사람이 된 것 같은 느낌, 또는 예언의 능력이나 타인의 마음을 읽고 조종할 수 있을 것 같은 느낌)과 관계 사고(모든 일들이 자신을 중심으로 일어나는 것 같은 느낌)는 둘 다 위안이 되기도 하고 한편으로 두렵기도 할 것이다. 그러한 힘을 부러워한 타인들에 의해 공격받을 것으로 예상되기 때문이다.

관계 패턴

그들의 정신 상태의 과거 역사와 현재 때문에, 정신병을 앓고 있는 사람들은 대인 관계에 대한 실망과 실패를 계속해서 경험해 왔고, 그러한 경험은 그들을 사회적으로 무능하게 느끼게 내버려뒀다. 방향을 잃은 느낌 혹은 다른 사람과 '맞지 않는'느낌이 만연할 수 있다. 정신 질환을 앓고 있는 사람들은 다른 사람들이 어떻게 생각하고 느끼는지를 정확하게 파악하는 것이 쉽지 않고, 사회적 상황에서 어떠한 협상을 하는 데 어려움을 느낀다. 이는 종종 그들의 '마음 이론'의 한계나 이상으로 표현된다. 정신병을 앓고 있는 사람은 자신의 존재가 비호감이라거나 해가 된다는 깊은 확신을 가질 수 있으며, 그 때문에 자살할 수도 있다. 강렬한 자기 혐오는 자신이 거절당하거나 버려질 것을 피할 수 없다는 믿음으로 이어질 수 있다. 정신병적 상태에 있는 사람들은 그들의 인간 관계에 대한 욕구가 충족될 수 없고 충족되지 않을 것이라고 추정한다. 그들은 그들 개인의 특성을 표현하고자 하는 희망을 포기하고 굴복할 수 있고, 굴복하도록 요청하는 사람들(예: 가족 구성원, 치료사, 친구)과 관계를 맺으려고 시도할 수도 있다. 그러나 여전히 회피적이고 의심이 많은 채로 남아 있을 수도 있다. 정신병 환자와 가까운 사람들은 환자를 진정시키려는 그들의 노력이 실패하고, 환자에게 실제 세상에 대해 설득하려고 시도한 것이 거절당했을 때, 공포, 무력함 또는 분노를 느낄 수 있다.

환자는 다른 사람과 너무 가깝게 지내면 극심한 고통을 겪을 수 있고, 너무 거리를 유지하면 외롭고 고립되게 만들어 영혼이 빈곤하게 된다. 마치 쇼펜하우어의 '호저 딜레마'와 같은 상황에 봉착한다고 볼 수 있다.

정신병 환자는, 과거 다른 사람들과 관계를 맺으려는 시도가 극심한 불안과 반복된 대인 관계 실패를 유발한다는 것을 알게 되고, 사람들이 대체로 동의하는 현실에서 물러나고 고립된 망상의 세계에 혼자 접촉한다.

항정신병 약물 복용에 대한 주관적 경험

1세대 및 2세대 항정신병 약물은 정신병적 증상을 개선할 수 있으나, 이러한 약물들은 주관적인 변화를 유발할 수 있다. 효과는 1세대 약물이 두드러지며, 2세대 항정신병 약물은 일반적으로 더 순하고, 더 다양하며, 따라서 더 예측하기 어렵다. 1세대 항정신병 약물의 1회 복용량을 일반인이 복용을 하면 조현병의 음성 증상과 유사하게 정신 상태가 둔해진다. 그들은 또한 다소 다른 것에 무관심해 보이는 상태(강렬한 감정적 고통을 경험하는 정신병 환자들에게는 환영받는 상태)를 유도하는 감정 마비 효과를 발휘할 수도 있다. 환자는 망상적 신념을 바꾼다기보다는 망상에 덜 시달리게 된다. "나는 여전히 그것을 믿지만, 나는 더 이상 그것에 대해 생각하지 않는다"고 말할 수 있다. 이렇게 정신병적 증상에 대해 상대적으로 무관심해 보이는 상태는 환자의 즐거움을 경험할 수 있는 능력의 감소, 사회적 위축을 유발할 수 있다.

'회복'에 대한 주관적 경험

지난 수십 년간, 조현병 진단을 받은 사람들이 '회복'에 대한 주관적인 경험을 밝혀 왔다. 이 용어는 과거의 전통적인 의미인 관해를 의미하는 게 아니고, 증상이 사라지고 사회적, 직업적, 관계적 영역에서 심각한 장애가 경감되는 주관적 경험을 말한다.

치료자의 주관적 경험

정신 질환을 앓고 있는 사람들의 내적 경험에 대한 치료자의 이해는 감정 교류와 언어 소통의 복잡한 과정에서 나온다. 개인적인 차원에서, 역전이 경험은 즉각적이고 비이성적인 혐오에서부터 헌신적이고 애정어린 관심에 이르기까지 다양한 연속선상에 있다. 지난 세기 초, Karl Jaspers는, 정신 질환은 심리학적으로 이해할 수 없다는 의견을 밝히며, 치료자는 환자로부터 도저히 이해가 불가능해 보이는 것들에 대한 거부감, 거리를 두게 만드는 반응을 끌어낼 경우,- H.C. RumKe가 이름 붙인 '프레콕스감(Praecox feeling)'이라는 역전이 반응- 조현병이나 조발성 치매를 진단할 수 있다고 주장했다. 프레콕스감에 대한 반대 반응은 '공감주의(Empathism)'(반대로 더 균형 잡히고 자발적인 느낌의 공감)로 설명되었으며, 환자-치료자 간의 상호적인 '자기애적 유혹(Narcissistic Seduction)'의 결과, 혹은 정신병 환자에 대한 역전이로부터 발생한 '증오'에 대한 Denial 부정의 효과에 의한 것으로 개념화되었다.

　유사한 극단적 반응을 집단 수준에서도 관찰할 수 있다. 정신병 환자는 집단 치료 방식으로 치료받는 경우가 많으며, 대부분 입원 시설에 소속된 치료 팀에 의해 치료된다. 'Basic-assumption group기본-가정 집단'의 기능을 수행하지 않을 경우, 치료 팀이 일차적으로 환자를 돌보는 임무에서 시설의 사무적인 일만 하는 그룹 자체로 바뀌어 버릴 수 있다. 그런 경우

치료 팀의 목적 상실, 집단 치료가 의미없다는 느낌, 직원을 낙담시키고 번아웃되게 하는 결과를 초래한다. 정신증에 반응하여 발생할 수 있는 감정적 동요를 이해하고. 이러한 동요가 임상적 판단에 어떻게 또는 어느 정도 영향을 미칠 수 있는지를 이해하기 위해, 치료자는 개인의 전이-역전이 역동만이 아니라 구세주적, 의존적, 또는 적대적인 집단 역동(여기서 환자집단은 팀의 결손이나 실패 예측의 표적, 즉 희생양이 될 수 있다)을 초래하는 집단의 태도 또한 고려해야 한다.

정신병 환자의 내적 경험을 특징짓는 기본 감정 및 정서적 장애는, 치료자의 깊은 수준의 정신적 기능과 상호 작용한다. 그 결과로 생기는 강렬한 반응과 원시적인 감정은 소중한 배움의 기회일 수도 있고, 반대로 개인적인 고통 및 직업적 기능저하의 원인이 될 수도 있다. 역전이 반응도 양극단 사이의 연속선을 따라 다음을 포함할 수 있다:

1. 환자 자신의 정신병적, 그리고 비정신병적 부분들 사이의 상호작용이, 치료자가 '정상'과 '정신병'을 판별하는 것을 흐리게 하고, 미쳐 버릴 수 있다는 공포를 불러일으킬 수 있다. 반면에, 이것은 우리의 공통된 인간성 차원에서 정신병적, 비정신병적 요소들의 중첩에 대해 더 잘 이해하게 할 수도 있다.

2. 가까운 관계를 맺는 환자의 능력을 심각하게 방해하는 환자의 '욕구-두려움'딜레마('호저 딜레마')는 친밀감에 대한 치료자의 양가감정을 부추기고 환자로부터 빠져나오고자 하는 마음을 부추길 수 있다. 반면에, 이를 통해 치료자의 능력을 향상시켜, 정신병 환자와의 거리상 균형을 맞추는 게 어렵지 않게 될 수 있다.

3. 정신증에서 보이는, 내부적으로 뒤틀린 사랑과 증오 사이의 양가감정은 치료자를 놀라게 하고 환자와 거리를 두게 할 수 있다. 반면에, 그것은 예기치 못한 의사 소통의 기회가 생길 수 있는, 관계에 대한 경험의 장이 될 수 있다.

4. 치료자가 환자의 내적 상황에 도달하지 못한 경우, 오히려, 경과와 증상이 쉽게 회복될 수 있다는, 잘못된 자만심을 발생시킬 수 있다. 반면에, 그것은 개인 치료와 재활 프로그램에 환자를 참여시키는 게 얼마나 중요한지에 대한 치료자의 혜안을 유도할 수 있다.

정신병 환자의 병식 부족은 치료자에게 불쾌한 역전이를 야기한다. 치료자는 명백한 현실을 파악하지 못하는 환자들을 보고 당황할 수 있다. 환자들은 종종 자신들이 정신 질환을 앓고 있다는 것을 깨닫지 못하고, 다른 사람들에게는 말 그대로 터무니 없는 망상을 진실로 믿는다. 명백한 현실을 인정하지 못하는 환자를 마주하면, 치료자는 환자의 일차 이득(예: 환자가, 왜 다른 망상이 아닌 그 망상을 심리적으로 택하게 되었는지에 대한 정신역동적 병인, 망상의 종류 무관)을 이해하기 위해 노력해야 하고, 환자에게는 "사회적으로 동의하는 실제 현실"을 표현하려고 시도할 수 있다. 사용 언어가 다른 환자와 의사소통을 하려고 할 때 단순히 목소리를 높이거나, 더 고집스러운 어조로 말하거나, 크게 몸짓만 해서는 안 된다.

위에 설명한 반응 외에도, 정신병 환자와의 관계 내에서 다른 역전이 감정이나 태도가 발생할 수 있다. 예를 들어, 정부의 지원이나 보호 프로그램을 위해, 치료자가 환자의 적합성을 증명해 달라는 요청을 받았을 때, 치료자는 이 환자의 일차적인 심리적 무능력(연민을 끌어낼 수 있는-그러나 일차 이득과는 다르다)을 이차 이득(부정적인 역전이 반응을 끌어내는)과 구분하는 것이 어려울 수 있다. 이차 이득은 종종 과장되고, 일차 이득은 종종 완전히 무시된다. 치료자는 환자의 경과를 인식하고 격려하며, 또한 면담 빈도를 줄이고 치료 종결을 선언하는 데 있어 어려움을 느끼지만, 이토록 고된 작업에서 깊은 만족감을 얻을 수 있다. 마지막으로, 극적으로 흥미로운 정신병의 불꽃이 희미해지고 양성 증상이 아닌 지루한 부정적 증상이 우세한 '정상 상태'가 더욱 강하게 방어됨에 따라, 치료자는 환자에 대한 관심이 줄어드는 것을 알아차릴 수 있다.

마지막으로, 정신병적 권태감과 함께 일하는 치료자들의 흔한 감정적 반응은, 꿈같은 느낌으로 생각과 이미지가 떠올랐지만 금세 다시 기억하기 어렵고, 깊은 권태감, 졸림을 느끼며, 깨어서 생각하는 것이 어렵고, 잠드는 경향이 있는 것이다.

임상적 예시

21살의 대학생이 남자친구와 헤어지면서 약혼을 취소했다. 그녀는 망연자실하고, 불안하고, 잠을 잘 수 없었고, 그리고 나서 임박한 운명에 대한 걷잡을 수 없는 느낌에 압박을 받았다. 그녀는 낯선 사람들이 그녀를 쳐다보는 것을 알아차리기 시작했다. 그녀는, 그들이 그녀와 전남자 친구의 관계에 대한 사적인 세부 내용을 알고 있다고 믿었다. 그녀는 다른 학생들이 전남자친구와 함께 그녀에 대해 이야기하는 것이 두려웠고, 자신이 패배자라고 말하는 '목소리'를 듣기 시작했다. 그녀의 친구들은 갑자기 그녀가 의사소통을 하지 않는다는 것을 알았다. 그녀는 자신의 감정을 설명할 필요성을 느끼지 못했다. 그녀는 사람들이 그녀의 마음을 읽을 수 있을 거라고 생각했다. 그녀의 룸메이트는 그녀를 응급실로 데려갔고 그곳에서 그녀는 조현양상장애를 진단 받고 입원했다.

S2 기분장애

PDM-2분류와 ICD-10및 DSM-5분류 사이의 용어 색인(**표 3.2**, pp. 262-267)이 제공되었다.

DSM-5는 기분장애를 '우울장애'및 '양극성 및 관련 질환'으로 나누어 분류한다. 우울(단극성) 장애는 주요우울장애, 지속성 우울장애(과거의 기분부전장애와 만성 주요우울장애를 모두 포함하는), 파괴적 기분조절부전장애, 그리고 월경 전 불쾌감장애로 더욱 세분된다. 양극성장애에는 제I형 양극성장애, 제II형 양극성장애, 그리고 순환성장애가 있다. 이런 명확한 서술에도 불구하고, 거의 모든 우울증과 양극성장애에 대한 임상양상은 경우마다 현저하게 다르고, '교과서적인 케이스'는 매우 드문 것으로 보인다.

DSM-II의 우울신경증은 DSM-III와 DSM-IV의 기분부전장애를 의미하며, DSM-5에서는 지속성 우울장애로 이름이 바뀌었으며, 이전 진단보다 임상적으로 더 광범위하고 유의미한 질환을 나타낸다.

위에서 언급한 바와 같이, DSM-5에서의 지속성 우울장애는 상대적으로 균일한 범주이지만, 증상의 지속성을 공통 분모로 하는 다양한 인종이 환자군으로 나타난다. 지속성 우울장애로 고생하는 사람들은 시간이 지나도 변동하지 않는 우울한 기분을 느낀다. 그들은 낮은 에너지와 진취성, 집중력 저하, 의사 결정의 어려움을 가지고 있다. 우울증 증상에는 낮은 자존감, 절망감, 죄책감, 그리고 자기 비난이 포함된다.

만성적인 우울 증상은 수면과 식욕 장애(증가, 감소 모두 가능), 피로, 두통, 만성 통증과 같은 신체적 증상에 의해 가려질 수 있으며, 흔히 일차 진료 의사에게 불만을 나타낼 수 있다. 우울 증상은 일정한 시간 간격에 걸쳐 점진적으로 누적되어 지속성 우울장애로 합쳐질 수 있다.

성격적인 비관론은 약한 수준의 지속성 우울장애의 선행요인이 될 수 있다. 인생의 여러 사건들, 스트레스 요인, 그리고 부모 양육 및 가족 기능의 실패 또한 지속성 우울장애에 선행될 수 있다. 급성 우울 증상은 종종 추가적인 외부 사건에 의해 촉발되고, 사회, 학업 또는 직업 활동과 건강에 심각한 손상을 일으킨다.

연구 논문들은 두뇌 발달, 스트레스가 많은 환경적 요인들, 그리고 우울한 상황 사이의 상관 관계를 강조한다.

이렇게 병인이 다양하기 때문에 우울증 환자를 평가할 때는, 심리 태도 및 성격적 특성에 대한 평가, 그리고 장기적으로 지속되는 우울한 상태의 악화 및 영구화 측면에서 가족 및 환경 요인을 고려해야 한다. 정신역동적으로, 이러한 요인들은 외로움, 무력함, 절망감, 공허감, 그리고 지루함의 원인이 되는 '상실'과 넓게 연관되어 있다(즉, 의존성 우울증과 연관 되어 있다). 자기 비판과 죄책감은 상실을 초래한 자신의 나쁨 때문이라는 무의식적인 결론에서 비롯될 수 있다. 이에 수반되는 방어기제는 내사(introjection), 그리고 적의가 자아를 향하게 하는 것이다. 오랜 우울 증상에 대해 언급된 모든 사례는 낮은 자존감과 정서 조절의 장애를 특징으로 한다. P축에 대한 제1장의 우울성 인격(경조증 징후 및 피학증 포함)의 설명을 참조하라.

지속성 우울장애의 복합적이고 다원적인 원인을 고려해 볼 때, 지속적인 증상이 있는 환자는 약물 요법에 적절하게 반응하지 않을 수 있다. 그들 대부분은 통합된 정신 치료적 접근이 필요하다.

우울증은 흔하다. 일반적으로 주요우울장애는 청소년기에 주로 시작된다고 여겨지지만, 역학 조사에 따르면 증상의 시작이 취학 전과 같이 이른 시기에 일어나는 것으로 본다. 어찌됐건 최근 진행된 연구에 따르면 주요우울장애의 발병이 사춘기부터 초기 성인기 사이에서 급증한 것으로 나타났다. 증상은 며칠부터 몇 주까지에 걸쳐 나타난다. 어떤 사람들은 단 한 번의 삽화만 있고, 병전의 기능으로 완벽하게 돌아오는 경우도 있다. 그러나 초기에 큰 우울 삽화를 경험했던 사람들의 50% 이상이 결국 또 다른 우울 삽화를 겪게 된다.

주요우울장애는 단순히 극단적인 형태의 슬픈 감정이 아니다. 인지, 행동, 면역 체계 그리고 말초 신경계를 포함하여, 뇌와 신체 모두에 영향을 미치는 장애다. 일시적인 슬픔과는 달리, 주요 우울장애는 직장, 학교 또는 관계에서 정상적인 기능을 방해하기 때문에 장애로 간주된다.

사랑하는 대상을 잃는 것은 주요우울장애의 흔한 원인 중 하나이다. 그러나 '병적 애도반응'과 혼동되지 않아야 한다. DSM-IV-TR에서는 사랑하는 대상과 사별한 후 2개월 이내인 경우, 주요우울장애를 진단할 수 없었다. DSM-5에서는 이러한 '애도반응 배제'를 없앴다. 애도반응이 우울증의 발병을 인위적으로 증가시킬 수 있기 때문에 다소 논란이 있지만, DSM-5는 사별이 주요우울장애를 촉진하게 하는 주요한 스트레스 요인이며, 결과로 생긴 임상 증후군이 아직 정확하지 않을지 모르는 병인보다 더 우선한다고 본다. 정신역동적 관점에서 볼 때, 사랑하는 사람을 잃기 전에 우울증에 걸리기 쉬운 사람들 사이에서 특히, 애도반응과 주요우울장애의 추정된 인과 관계는 의미가 통한다.

우울증이 사람의 기능에 치명적인 타격을 줄 수 있지만, 많은 사회 고위층의 사람들이 심하게 우울해 하고 그들의 곤란함을 과로, 알코올 중독, 공격성과 같은 행동 뒤에 숨긴다. 남성들 사이에 더 흔히 나타나는 '가리워진 우울증'은 '조증적 방어'와 '자기 도취적 분노'와 같은 정신역동적 개념들을 암시한다.

우울증의 의학적 정의는 한 개인의 기분이 비정상적인 상태 혹은 절망감을 느끼는 것, 희망이 없다고 느끼며, 자신과 세상에 대한 부정적 인지가 지속되는 이상상태이다. 주요우울삽화는 최소 2주 이상 지속되는, 우울감 혹은 즐거움의 상실이 있고, 다음과 같은 증상들이 동반된다. 수면 패턴의 변화, 식욕의 변화, 성욕의 변화, 이전에 흥미 있었던 것들에 더 이상 흥미를 느끼지 못함, 삶에 재미가 없음, 활력이 사라짐, 집중력 저하, 신체 움직임과 반사행동이 느려짐(정신운동지체), 죄책감, 그리고 자살 사고나 자살 계획

그 외의 행동과 증상에는 울기, 이전에 즐겼던 활동에 대한 흥미의 상실, 사회적 상호 작용에 대한 무관심, 개인 위생과 외모에 대한 무시, 수동적이거나 내향적인 행동, 그리고 안절부절 못함, 행동이나 생각 혹은 말이 느려짐 등이 포함된다.

우울증 증상의 질, 강도 및 일상 생활에 지장을 주는 성질이 임상적으로 가장 의미 있는 것

으로 보인다. 우울증은 비교적 경미한 경험부터 심각한 장애를 가진 임상 질환에 이르기까지 강도가 다양한 질환이다. 또한 우울증은 자살의 주요 원인으로 여겨진다. 마지막으로, 상대적으로 드물긴 하지만 망상(예: 내가 다른 누군가라는 믿음, 혹은 세상의 악을 제거하기 위해 내가 죽어야 한다는 믿음 등)이나 환청(예: 자기 자신을 거세게 비난하는 목소리, 혹은 죽으라고 명령하는 목소리 등)을 호소하는 '정신병적 우울증'이 발생할 수도 있다. 즉, 우울증에 수반되는 현실 왜곡의 정도는 매우 광범위한 스펙트럼 위에 있다.

주요우울장애에 대한 세심한 평가에는 의학적 문제에 대한 선별이 포함되어 있고 우울증과 같은 증상을 일으킬 수 있는 사람의 삶에 무슨 일이 벌어지고 있는지에 대한 질문이 포함되어 있다. 다양한 의학적 상태(암, 당뇨병, 고-갑상선, 다발성 경화증, 파킨슨 병, 머리 외상, 만성 통증, 간염, 기타 전염병과 유사한 질환) 스테로이드제를 사용하거나 코카인, 알코올 또는 암페타민을 중단하는 것도 우울한 반응을 이끌어 낼 수 있다. 마지막으로, 정상적인 사별은 우울증과 유사할 수 있다. 단, 정상적인 슬픔에서 고통스러운 기분 상태는 정상적인 기능을 하는 파도 속에 오는 경향이 있다.

주요 우울장애에 대해 정확하게 평가하기 위해서는, 내과적 문제에 대해 선별하고 우울증상을 일으킬 만한 삶의 변화에 대해 물어야 한다. 다양한 내과적 질환(암, 당뇨, 갑상선 질환, 다발성 경화증, 파킨슨씨 병, 두부 외상, 만성 통증, 간염, HIV 관련 질환 및 기타 감염병)은 우울증과 유사한 증상의 원인이 될 수 있다. 또한 스테로이드제를 사용하거나 코카인, 알코올 또는 암페타민의 금단증상으로 우울한 반응이 나타날 수 있다. 마지막으로, 정상 애도반응은 우울증과 유사하지만, 고통스러운 기분 상태와 정상 기능 상태를 왔다갔다 하는 경향이 있다. 또한 고통의 근원이 그 사람 자체가 아닌, 그 사람의 주변 세계에 있다.

상대적으로 보기 어려운, 주요우울장애의 다양한 형태가 있다. '계절성 정동장애 증후군'은 매년 우울증이 반복되며, 보통 겨울에 발생한다. '초조성 우울'은 원형적 '무기력 우울'과 반대로 신경 과민과 초조함이 동반되는 우울증을 의미하며, 양극성 장애 스펙트럼에 속하는 것으로 분류된다. '이중 우울증'은 지속성 우울장애에 주요우울삽화가 반복적으로 중첩되는 것을 의미한다. 마지막으로, '비정형 특징을 지닌 우울증'은 기분 반응성(긍정적인 일에 반응하여 기분이 좋아짐), 대인 거부 민감성을 특징으로 한다. 환자는 거부 민감성으로 인해 심각한 사회적 또는 직업적 장애가 발생할 수 있으며, 저코르티솔증이 생길 수 있다.

'계절성 정동장애 증후군'은 임상가로 하여금 우울증을 간과하게 할 수 있으며, 다른 세 가지는 환자가 '나는 치료할 수 없는 상태'라고 생각하게 할 수 있다. 이는 특히, 이중 우울증 환자의 경우에 심한데, 환자들이 급성기 우울 증세가 사라지고 평상시 상태인 불쾌한 기분으로 돌아오면, 의기소침해져서 "이게 나에 대한 치료의 전부인가?"라는 생각을 한다. 그 의기소침함은 적대적인 역전이 반응으로 이어질 수 있다.

우울장애에서의 주관적 경험

우울증이 있는 개인의 주관적인 경험은 복잡하다. 이에 덧붙여, 임상 양상이 종종 신체 상태에 의해 "가려져 있다."즉, 정서적, 인지적, 신체적 및 관계적 패턴 사이의 명확한 구분이 임상적으로 잘 되지 않는다. 우울증을 겪는 개인이 경험하는 감정 상태는 두 가지 심적 방향성을 갖는데, 각각 '의존성'과 '내사적'패턴으로 설명된다. 의존성 우울증 패턴은, 흔히 주 양육자와의 관계가 손상된 경우에 주로 나타나는데, 무력감, 허약감, 무능력함, 대인관계에서의 죄책감, 그리고 쇠약감을 특징으로 한다. 그 밖에도 유기 불안, 고립감, 사랑받지 못하는 것을 느낀다. 위로 받고 싶고, 도움을 받고 싶고, 먹여지고 싶고, 보호받고 싶은 욕구를 만족시키는 사람과 직접적인 접촉을 유지하기 위해 발버둥친다. 그리고 욕구 충족이 지연되거나 미뤄지는 것을 참지 못한다. (만족시켜줄 대상이 파괴될 지도 모른다는 두려움 때문에) 분노와 화를 표현하는 데 어려움이 있다. 또한 양육자를, 오로지 그들에게 만족감을 제공하는 대상으로만 가치를 둔다. 의존성이 강한 사람들은 타인('대상')을 믿을 수 없고 불안정한 존재로 판단하는 것처럼 보이고, 그들의 방어 기제는 대인 관계의 조화를 유지하기 위해 화를 억누르는 것이 특징이다.

내사적 우울 패턴은 가혹하고, 처벌적이며, 끊임없는 자기 비난, 열등감, 무가치감, 그리고 죄책감을 특징으로 한다. 그리고 기대에 부응하지 못한 것에 대한 실패감, 중요한 사람으로부터 사랑받지 못하고, 승인, 인정받지 못한다는 두려움, 자신의 적극적인 투쟁이 받아들여지지 못할 지도 모른다는 두려움이 있다. 그런 맹공격을 받으면 자존감에 큰 문제가 생긴다. 인지 패턴은 죄책감의 합리화; 승인, 인정 그리고 사랑의 상실에 대한 환상; 의사 결정 불가, 자존심 저하, 자살사고 그리고 기억 손상이 포함된다. 강력한 내사적 성향을 가진 개인들은 타인('대상')을, 가혹하고 비판적으로 경험하게 되어, 의존을 거부하고 자율과 분리를 확립하는 '반작용적'방어 기제를 사용하는 것으로 보인다.

의존성 및 내사적 경향이 일반 인구에서, 그리고 특정한 우울증에서 정신 병리에 관련되어 있는 반면에, 자기 비판은, 마치 자살 경향성과 같이 정신병리를 가진 모든 환자에게 위험성을 증가시킨다. 게다가, 연구 결과, 자기 비판이 특히 '활동적 취약성'을 증가시킨다는 것이 나타났다. 강한 자기비판적 경향이 있는 개인들은 부정적인 대인관계 상황(예: 스트레스를 유발하는 사건, 긍정적인 사건의 부족, 사회적 지지 결핍)을 초래하고, 우울증으로 이어진다. 치료 중에 이러한 과정이 발생하는 것은, 정신역동적 개념인 '투사적 동일시'그리고 '외재화'와 일치하며, 실험을 거쳐 확증되었다. 즉 자기 비판적이고 우울한 개인을 치료하는 것은 쉽지 않은 과정이며, 치료적 파열과 균열이 특징이다. 이는 치료자가 스스로 의심하고 비판하는 것을 포함하여, 강한 역전이 반응을 수반한다.

우울증 연구에서 또 다른 중요한 발전은 우울증의 흉터 효과를 입증한 것이다. 인지적 관점 안에 있고 정신 역학 이론과 일치하는 흉터 가설은, 우울증이 상처 주위에 형성되는 흉터와 유사하게 성격에 부정적인 영향을 미친다고 가정한다. 초기 연구는 이러한 가정을 확인하는 데 실패했지만, 지난 10년간 수많은 연구 결과가 자기비판과 자존감을 포함한 자아 개념에 대한 우울증의 부정적인 영향을 입증했다. 즉 병적인 자아가 우울증에 걸린다는 것뿐만 아니라, 우울증 자체가 가해자가 되어 자아를 손상시킬 수도 있다.

임상 사례

이전에 열렬한 독서광이었던 40대 후반의 한 여성이 무감동과 죄책감, 불신, 그리고 실패감을 나타냈다. 현재 13살인 그녀의 쌍둥이 아들들을 위해 간호사로서의 직업을 포기했기 때문이다. "저는 인생에서 즐길 것이 많다는 것은 알고 있어요. 그동안 아이들에게 좋은 엄마가 되어 왔다고 믿고 있어요. 아들들은 학교에서 공부를 잘하고, 남편이나 가족과의 관계는 정말 좋지만, 저는 여전히 아무런 이유 없이 행복하지 않아요"그녀는 덧붙였다. "책을 한 쪽도 읽을 수가 없어요. 노력하지만, 집중할 수가 없어요. 그리고 아이들은.. 저는 제가 아이들을 사랑한다는 걸 알아요. 그러나 가끔씩 제가 아이들에게 더 이상 아무런 감정이 없는 것처럼 느껴질 때가 있어요"그녀는 직장을 구하는 것에 대해 심사숙고 했지만, 일과 과정을 모두 하는 것이 불가능하다고 느꼈다. "저는 여자로서, 그리고 엄마로서 실패했어요. 전 이것을 받아들였고 제가 모든 사람들에게 짐이라고 생각해요. 저는 자기 존중감을 잃어버렸어요"그녀는 말했다.

S23 순환성장애

순환성장애는 지속적인 기분 변화가 있고 주목할 만하지만, 양극성장애로 분류될 정도로 심각하거나 지속적이지 않을 때 진단된다. 순환성장애는 사춘기에 나타날 수 있는데, 평균 발병 연령은 양극성장애와 유사하며(즉, 20대 초반), 성별에 따른 차이가 없다. 순환성장애를 앓고 있는 환자의 주관적인 경험은, 그들의 예상치 못한 기분 변화와 그에 따른 행동을 통제하는 것이 불가능하다는 것이다. 추가로, 자의식이 불안정한 경험을 한다. 순환성장애 환자들은 약하고 강하고, 유능하고 무능하다는 느낌 사이를 오간다. 일단 그들이 이 진동이 변동을 거듭하는 기분의 영향서 온다는 것을 이해하게 되면, 혼란은 가라앉는다. 증상과 행동의 심각성이 얼핏 보기에는 양극성장애처럼 심각하게 보이지는 않지만, 사회적 역할과 관련된 기능은 꽤 심각하게 영향을 받을 수 있다.

양극성 장애- Kraepelin이 본래 '조울 정신이상'이라고 칭했던-는 후에 '조울병'으로 좀 더 누그러뜨려졌다. 이는 일반적으로 경조증, 조증, 우울증 또는 혼재성으로 표현되는 기분 상태가 변동을 거듭하는 것이다. 양극성 장애의 우울증의 진단 기준은 주요 우울장애와 동일하며, 양극성 환자들은 그들의 우울삽화 기간 동안 초조성 혹은 비전형적 양상을 많이 나타내는 경향이 있다. 이는, 우울삽화 중에 동시에 조증의 특징이 나타나는 것으로 이해된다. DSM-5에 따르면, 조증 삽화는 최소 1주일 이상 지속되고, 경조증 삽화는 최소 4일 이상 지속되며, 우울삽화는 최소 2주간 유지된다. 양극성 환자들은 12개월 간 별개의 기분 삽화(조증, 경조증, 우울)가 4회 이상 발생한 경우에 '급속 순환성'으로 불린다(단, 경조증 증상과 조증 증상이 이어질 경우에는 1개의 삽화로 센다). 이보다 빠르게 순환하는 경우(삽화의 지속 기간이 요구된 시간 보다 짧을 때, 특히 하루에도 몇 개의 삽화가 나타날 때)는 다른 진단(예: 해리성 정체성 장애)을 암시하거나, 우울증과 조증 증상이 동시에 나타나는 혼재성 상태를 나타낸다. 이러한 경우에 해당하지 않은 환자는 처음에 나타난 병리에 따라 치료되어야 한다. '순수'조증은 질병 초기에 더 흔하며, 혼재성 삽화는 순수한 다행감이 점차 억압적인 적개심으로 대체되는 질병 후반기에 더 흔하다.

양극성 장애는 대개 한 번의 우울 삽화에 더하여, 최소 1회 이상의 조증 삽화(조증, 혼재성 특징, 혹은 경조증)가 있는 것이 특징이다. 조증 삽화는 구분된 기간 동안, 들뜨거나 혹은 과민한 기분, 부풀려진 자존감, 수면 장애, 언어 압박, 사고비약, 집중력 저하, 정신운동초조 및 고통스러운 결과를 초래할 가능성이 높은 활동에의 지나친 몰두(예, 과소비, 난잡한 성관계)와 같은 증상을 포함한다. 조증 삽화 기간에, 기분 상태와 일치하는 환청이나 망상을 포함한 정신병적 증상도 나타날 수 있다. 사고 형태 장애 또한 동반될 수 있다.

양극성 장애는 주로 주요우울 삽화부터 시작하는 경우가 많기 때문에, 진단을 위해서는 추적 관찰이 필요하다. DSM의 1형 양극성 장애는 환자가 조증과 주요우울 삽화 모두에 대한 기준을 만족할 때 진단된다. 2형 양극성 장애는 1회 이상의 주요우울 삽화와 1회 이상의 경조증 삽화의 존재 또는 병력으로 식별된다. 평균 발병 연령은 20대 초반이며 성별과 관련된 차이는 없다. 가족 연구에 따르면 양극성 장애는 유전적인 영향이 크다.

아마도 양극성 장애를 진단하는 데에 있어 가장 큰 어려움은 낮은 수준의 경계선 인격 구조(반사회성, 자기애성, 그리고 연극성 구조를 포함한)의 증상과 현상학적 표현이 유사하다는 점이다. 이런 성격 상태는 기분의 불안정함을 특징으로 하는데, 이는 모든 형태의 양극성 장애 환자들에게도 흔하게 나타나는 증상으로, 결과적으로 진단을 복잡하게 할 수 있다. 경조증 상태에서 생기는 환자의 통제되지 않는 행동을, 자기애성 인격이나 연극성 인격장애로 잘못 진단하는 경우가 흔하게 발생한다.

조증 상태에서의 주관적 경험

정동 상태

조증 상태에서, 사람은 강렬한 다행감이나 극도의 민감함을 느낄 수 있는데, 종종 모욕과 거절에 대한 과민 반응이나 일시적인 초조함을 보이기도 한다. 조증은 긍정적이건 혹은 부정적이건, 파괴적이고 미칠 것 같은 내부의 압력, 또는 무한한 힘, 능력, 그리고 창조성을 경험하며 넘치는 에너지를 특징으로 한다. 두 경우 모두, 내부의 과잉 반응은 충동적이고 위험한 행동으로 이어질 수 있다. 조증 환자들은 종종 강렬한 성적 욕망과 사회적 탈억제를 동반하는, 때로는 필사적인 갈망 수준에 이를 정도로 증가된 욕망을 보고한다.

조증인 사람들은 긴장하고, 분열되며 안절부절 못하는 느낌을 가질 수 있을 뿐만 아니라, 궁극의 다행감과 완벽한 행복의 느낌을 가질 수 있다. 그들의 급격한 기분 변화는 자아 경험에 있어서도 동일하게 빠른 변동을 동반한다. 따라서 개인은 한동안 음침하고, 쓸모 없고, 초조함을 느끼다가 갑자기 그 직후에 영웅, 예언자, 또는 무한한 힘과 에너지를 지닌 사람이 된 것 같이 느낄 수 있다. 이러한 변화는 갑작스럽고, 예측 불가능하고, 통제 불가능할 수도 있다. 조증이 소멸했을 때-감정적 강렬함, 황홀경, 그리고 생산성에 대한 갈망-는 상실감이 있을 수 있다.따라서 조증의 경향이 있는 많은 사람들이 조증적 다행감을 강화하거나 유지하기 위해 '각성제'약물을 찾는다.

인지적 패턴

인지적 패턴에는 천하무적이라는 환상 및 알려지지 않은 재능에 대한 환상, 전능한 능력을 가진 것 같은 느낌, 명성이나 숭배에 대한 소망이 포함될 수 있다. 명확하게, 논리적으로, 선형적으로 사고하는데 어려움을 겪는 것은 심각한 조증이나 혼재성 삽화 상태에서도 경험할 수 있다. 개인들은 그들의 들뜬 마음과 압박 사고를 유지하지 못하는 것에 대해 걱정할 수도 있다. 그들은 때때로 혼란을 느끼고 계속해서 떠오르는 생각 중 어느 것이 더 중요한지 파악하지 못할 수도 있다. 그들은 매우 즐거운 상태에서 사고의 혼란을 경험할 수도 있다. 또한 자기 검열이나 억제 없이 그들의 속마음을 자주 표현한다. 정신분석 이론과 연구는 이러한 과정을 부정과 자기애적 방어로 해석해 왔다. 이 일련의 조사는 위에서 언급한 것처럼, 경조증 기분 상태가 자기애적(및 연극적) 특성과 관련이 있다는 결과와 일치한다.

신체 상태

신체 상태에는 안절부절못함, 불면증, 에너지 증가 등이 포함될 수 있다. 조증 상태에 있는 일부 환자들은 수면이 말 그대로 시간 낭비라고 주장한다. 그들은 기운이 넘쳐 "절대 멈추지 마!"라고 말할 수 있다. 성적 욕구가 자주, 강렬하게 생긴다. 강렬한 조증 상태에 뒤따라오는 육체적 피로는 심각하게 위험한 정도의 우울증과 자살을 유발할 수 있다.

관계 패턴

관계 패턴은 종종 예측하기 힘들고, 혼란스럽고, 충동적이며, 매우 성적이다. 조증 상태에 있는 사람들 중 일부는 추종자들과 옹호자들로부터 영감을 얻는데, 이들의 기분은 조증 환자의 원대한 계획을 공유함으로써 고조된다. 이런 맥락에서, 양극성 장애에 대한 정신 역학적 치료가 쉽지 않을 것이라고 생각한다. 치료자들이 (경)조증 상태에 있는 사람들과 치료를 지속하는 것이 어렵고, (경)조증과 우울 상태를 빠르게 왔다갔다 하는 데에 당황할 수 있다. 그 결과로 생기는 혼란은 역전이성 적대감으로 소용돌이 칠 수 있다.

임상 사례

이전에 주요우울장애 진단을 받은 활기찬 28살 여성은 친밀한 관계가 끝나가면서 "처지는 기분"을 느끼기 시작했다. 커피와 허브 치료법의 도움으로 기운을 돋우고 기분이 좋아졌지만, 그녀는 또한 지나친 초조함을 가라앉히기 위해 술이 필요했다. 한숨도 자지 못한 어느 날 밤 이후, 그녀는 갑자기 과민해지고 의기양양해졌다. 그녀는 과잉 행동을 하게 되었고, 충동적으로 몇 번의 데이트 신청을 받아들이게 되었는데, 이 데이트에 그녀는 심한 성적 흥분을 느꼈다. 그녀는 큰 돈을 들여 급히 옷을 전부 바꿔 입었다. 그녀는 예언에 "특별한 능력"이 있다고 생각했고 친구들과 동료들에게 미래를 예언해 주었다. 그녀는 과활동성 때문에 제대로 집중할 수 없었고, 업무 기능이 현저하게 떨어졌다. 그녀의 가족들은 그녀가 입원해서 약물 치료를 받을 수 있도록 도와주었다. 그 당시에, 그녀는 정신치료 관계를 지속하는 것이 불가능했다.

S25 모성 정동장애

임신 중에, 산모는 보통 발달하는 태아에 대한 높은 민감도와 강한 동일시를 포함하는 '일차적 모성 몰두'의 정신 상태가 된다. 아기의 탄생과 함께, 그녀는 "모성 성좌(motherhood constellation)"라고 불리는 새로운 정신 체계를 발달시킨다. 어머니는 그녀의 아이를 자신의 첫 번째로, 그녀 자신은 두 번째로 생각하게 하면서, 그녀의 자아 정체성을 재조직한다.

산후기에는 우울증에 대한 취약성이 증가하는 것으로 잘 알려져 있다. 사회문화적 발전에 따라, 전통적으로 산모를 도왔던 대가족의 기능이 상대적으로 사라져 가고 있다. 이 지지는 어떠한 다른 사회 단위나 건강 구조에 의해 대체되지 않았다. 다만 최근의 연구에 따르면, 청소년인 산모의 가정을 방문하는 것이 모성 위험도를 줄이고 양육에 도움을 주며, 결과적으로 아이의 발달을 향상시킨다고 한다. 임신 기간과 산후 기간 중에 겪는 어려움이 산모와 아기의 정신 체계의 발달에 상당한 영향을 미치기 때문에 이 시기를 이해하는 것이 중요하다.

모성 정동장애 범주 안에는 심각도에 따라 세 가지 상태가 있는데, 산후 우울감, 산후 우울증 그리고 산후 정신병이다. 산후 우울감에는 전문가 상담이 권장되고, 산후 우울증과 산후 정신병에는 전문가 상담이 필수적인 것으로 간주된다.

산후 우울감

'산후 우울감'이라는 용어는 흔하고, 비교적 가볍고, 일시적인 기분 장애를 의미한다. 출산 후 3일에서 5일 사이에 불쾌감이나 기분 변화가 최고조에 달하는데, 약간의 문화적 차이가 있다.(예: 분만 후 10일 이상 지난 후에 증상이 생기는 등) 유병률은 문화와 배경(예: 이주민 vs. 비이주민, 사회경제적 스트레스요인, 사회적 지지의 정도, 희망 임신 여부, 결혼 여부, 그리고 부부 관계가 좋은 정도)에 따라 26%에서 80% 사이로 다양하게 나타난다. 우울증의 가족력, 우울증의 병력이 있는 경우가 많으며, 생리 전 불쾌감 증후군과도 연관이 있다. 위험 요소에는 스트레스, 사회 부적응, 가족 간의 양가감정, 경제적 빈곤, 계획에 없던 임신 등이 포함된다. 증상으로는 일시적인 울음, 불안, 두통, 피로, 감정적 불안정, 과민성, 개인화, 이인감/비현실감, 그리고 우울한 기분 등이 있다.

산후 우울감은 정상적으로 볼 수 있는 충분히 일반적인 상태이며, 따라서 DSM, ICD 또는 대부분의 정신 질환 교과서에서 볼 수 없다. 그러나, 산후 우울감은 정서적 친밀감과 모성 능력의 손상을 포함해 심각한 결과를 초래할 수 있다(청소년편 7장 참조). 산모들은 산후기에 정서적으로 취약해 질 수 있으며 일반적으로 가족 유대관계의 혜택을 받을 수 있는데, 특히 이전의 가족 갈등이 적을수록 더 좋다.

산후 우울증

산후 우울증은 매년 10-20%의 산모들에게 영향을 미치는 심각한 문제이다. 증상으로는 다음과 같다. 지속적인 슬픔, 빈번한 울음, 정서적 불안정, 집중력 저하, 기억력 감퇴, 무가치감, 부적응, 혹은 죄책감; 과민성; 개인 위생에 대한 무관심, 일상 업무를 할 힘이 없어짐, 기력 저하, 불안, 기이한 생각 그리고 두려움; 아이를 해치고 싶다는 강박적 사고; 주체할 수 없는 느낌; 성관계를 포함하여, 이전에 즐기던 활동에 대해 흥미를 잃게 됨. 다른 증상들은 전형적인 주요우울장애와 같다. 정신운동초조 또는 정신운동지체, 불면증이나 과수면증, 식욕의 현저한 저하 또는 증가, 그리고 신체적인 증상 등이 있다. 어머니는 아기에게 관심을 거의 보이지 않으며 애착이 매우 부족하다. 자살사고나 죽음에 대한 생각은 흔하며, 출산 후 2주 이상이 지나도 계속된다. 증상은 출생 직후에 발생할 수 있으며 출산 후 1년까지 지속될 수 있다. 출산 전 우울증에 취약했던 여성들은 산후 기간까지 우울증이 이어지는 경향이 있다. 임신 중 진단되지 않은 우울증이 가장 큰 위험 요소이다.

산후 우울증은 산모들뿐만 아니라 아이들에게도 즉각적으로, 또한 장기적으로도 악영향을 미친다(청소년편 7장 참조). 그것은 불안정한 애착 관계와 아이의 정서적 문제의 증가로 이어진다. 치료 방법을 정할 때에는 항우울제 사용과 수유의 상대적 위험과 이점을 따져서 임상적으로 결정해야 한다. 정신 치료뿐만 아니라 가족에 대한 정서적이고 실제적인 지지도 고려되어야 한다.

산후 정신병

산후 정신병은 다형성 망상, 의식의 변화, 그리고 정서적인 증상의 급성 발병을 특징으로 한다. 망상의 주제는 일반적으로 아이와 관련이 있다. 아이가 다른 아이와 바뀌었나? 아기의 성별이 바뀌었나? 망상은 주로 부정(denial)에 한정된다; 결혼이나 관계의 부정, 모성애의 부정, 또한 아이에 대한 부정. 범불안과 황홀경 상태 또한 관찰되며, 때때로 의식 혼미와 다른 긴장증 증상들이 뒤따를 수 있다. 또한 의식 수준이 떨어질 수도 있다. 정신병적 증상은 마치 꿈같은 특징을 가질 수 있고; 밤에 불안, 초조에 떠는 몽유병이 있을 수도 있다. 산모와 아기의 접촉에는 항상 문제가 발생하고, 수유는 보통 방해를 받는다.

산후 정신병의 80%에서 조증이나 우울 증상을 보인다. 정신 병원에 입원한 산모의 40%가 조증 증세를 보인 것으로 나타났다. 증상은 며칠에서 몇 주까지 지속되며 6개월 동안 이어질 수도 있다. 증상의 정도는 변동될 수 있으며 일반적으로 나쁘지 않은 예후를 보인다. 기분 장애 가족력이 있는 경우가 흔하다. 자살 위험은 낮지만 영아와 관련된 망상을 반영하여 유아 살해에 대한 위험이 증가하고 있다. 산모의 절망은 그녀의 가족에게도 퍼져 나갈 수 있고, 가족의 지지가 부족할 때, 보통의 경우 입원이 필요하다.

모성 정동장애의 주관적 경험

산부인과 의사와 소아과 의사는 산모의 슬픔과 불쾌감에 대해 질문해야 한다. 산후 우울감은 흔하고 심각하지는 않지만, 산후 우울증이나 산후 정신병은 산모와 아이 모두에게 심각한 위험을 암시한다.

정서적 상태

모성 정동장애를 앓고 있는 산모의 정서적 상태는 산후 우울감으로 일시적으로 눈물이 나는 정도에서 산후 우울증이나 산후 정신병에 이르기까지 우울증의 연속선상에 다양하게 위치할 수 있다. 산후 우울증이나 산후 정신병의 경우에는 우울증, 혼재성 삽화 또는 조증 상태를 보일 수 있다. 불안 증상은 출산 우울감에서 보이는 두려움과 가벼운 신체적 증상에서부터, 산후 정신병의 정신병적 초조까지 다양하게 나타날 수 있다. 흔한 감정들로는 슬픔("왜 내가 슬픈지 모르겠어, 나는 행복해야 해, 그런데 난 너무 슬퍼"); (특히 아기에게)흥미 저하; 무력감과 피곤; 죄책감 ("내가 좋은 엄마가 될 수 있을지 모르겠어"); 극도의 불안감("나는 쉬어야 해, 그렇지만 그럴 수가 없어"); 그리고 주체할 수 없는 느낌("너무 지쳐서 아무 것도 잘 할 수 없어")이 있다.

인지 패턴

인지 패턴은 정체성 장애, 이인증 또는 아기에 대한 강박 관념과 두려움이 포함된다. 산후 정신병은 망상, 혼동, 정체성의 혼란, 정신 혼미를 포함하여 더 극적인 의식의 붕괴를 나타낸다. 산모들은 이렇게 말할 수도 있다. "나한테 큰 책임이 있어..내가 아기를 먹이지 않으면, 아기는 죽을 수도 있어"혹은 "출산은 이상한 느낌이었어, 나는 내가 동물 같다고 느꼈어"한 사례로, 옆에서 아기가 매우 심하게 울고 있었는데도 산모는 반응하지 않고, 허공을 향해 웃고 있었다. 또 다른 산모는 이런 망상을 가지고 있었다. "저 아기는 내 아기가 아니야, 내 아기는 도둑맞았어"

신체 상태

신체 증상에는 두통, 흉통, 심장 두근거림, 식욕부진, 손발 저림, 그리고 과호흡이 포함될 수 있다. 우울하거나 조증 상태는 불면, 식욕부진, 정신운동지체 또는 정신운동초조를 유발할 수 있으며, 특히 밤에 심해진다.

관계 패턴

신생아와 관계를 맺을 때는 공감이 요구된다. 모성 정동장애를 앓고 있는 엄마들은 그들의 아기들과 접촉하는 데 어려움을 겪는데, 이러한 어려움은 진정한 감정적 친밀감을 방해한다. 새로운 엄마들은 그들의 새로운 역할에 대처하기 위해 남편과 대가족의 지지가 필요하다. '모성 성좌'는 주로 자신의 어린 시절에 느꼈던 어머니에 대한 인식과 자신이 경험한 육아의 질에 기초를 두고 있다. 출산 직후의 어머니-아기 관계에 있어 흔히 나타나는 어려움은 다음과 같다. (심각도 순) : 수유 곤란, 어색한 모자 관계, 아기를 어르고 달래는 게 어려움, 아기와의 접촉을 거부하고, 아이의 실존을 부정하는 것

이 밖에도 새로 엄마가 된 사람들이 친밀한 관계를 갖는 데 겪는 어려움은 다음과 같다. (1) 부부 사이에 생긴 변화; 아이가 첫 번째, 엄마가 두 번째, 아빠는 10번째가 된 것 같은 느낌을 받는다. (2) 동생이 생길 경우, 상대적인 무관심 때문에 기존의 아이와 겪게 될 갈등 (3) 아빠의 경우 심하지 않지만, 엄마는 직장에서의 커리어에 타격을 입게 된다.

치료자의 주관적 경험

모든 의료 전문가들은 차이가 있긴 하지만, 대부분 적절한 어머니 밑에서 태어나고 자란다.

많은 경우 친어머니 밑에서 직접 양육되었다. 치료 시 발생하는 역전이 감정은 환자가 겪는 임상적 어려움과 치료자 개인의 과거사 간의 유사점과 차이점에 의해 불가피하게 영향 받는다. (모든 치료자는 위험에 처한 유아를 감시해야 한다) 이러한 배경에 반한 것이 환자의 전이에 대항하여 발생하거나, 심한 경우, 환자의 원시적인 방어기제 사용으로 인해 발생하는 특정한 역전이다. 어떤 치료자들은 그들이 환자의 대리 양육자 역할을 하고, 어떤 치료자들은 그들이 대리 파트너의 역할을 한다는 것을 깨달았다. 치료자는 전문적인 정체성과 평정을 유지하기 위해 '환자에게 속한 것'과 '치료자 자신에게 속한 것'이 무엇인지에 대한 통찰력이 필요하다.

임상 사례

10대의 산모가 모유 수유와 신생아 돌보기에 어려움이 있어서 의뢰되었다. 그녀는 남자 친구와의 피임 없이 이루어진 성관계 후에 임신을 하게 되었고, 임신 사실을 알게 된 남자친구는 그녀를 버렸다. 그녀는 이제 미망인인 그녀의 모친과 교외의 작은 아파트에서 살게 되었다. 아기가 집에 돌아오자마자 문제가 발생했다. 그녀는 아기를 어떻게 먹여야 할지 몰랐고 매일 밤 아기가 울었다. 정신건강관리 팀은 할머니에게서는 근심과 불면증을 발견했고, 엄마에게서 슬픔, 예민함 그리고 자해의 위협을 발견했다. 집은 난장판이었고, 아기는 울고 있었다. 엄마가 말했다. "나는 엄마가 될 준비가 되지 않았어. 모두 내 잘못이야. 집에서 상황을 처리할 수가 없어." 때때로 나는 폭발할 것만 같고, 실제로 감정이 폭발했던 적이 있어." 그 팀은 그녀를 개인치료 및 집단 치료를 받게 했다. 이런 치료들은 엄마와 아기의 관계를 개선시켰고 할머니의 불안과 불면증을 완화시켰다.

S3 주로 불안과 관련된 장애

S3의 큰 범주화는 ICD-10에서 차용되었으며, 여러 DSM-5 진단 그룹과 해당 ICD-10 코드의 연속성을 설명한다. 표 3.2 (pp. 262-267)의 색인을 참조하라.

DSM-IV에서 DSM-5로의 큰 변화는 강박장애와 외상 관련 진단이 불안장애에서 독립하여 별개의 진단으로 '승격'된 것이다. ICD-10에서도 마찬가지이다. 또 다른 변화로는 인위성 장애를 신체증상 및 관련 장애로 넣은 것이다. ICD-10과 DSM-5의 주요한 차이는 해리 장애와 신체형 장애에 있다. ICD-10은 계속해서 해리장애와 전환장애를 동일한 질병의 다른 표현으로 간주하고 있으며, 이인성 장애는, DSM-II의 히스테리성 신경증의 '해리 및 전환 유형'에서 이어져 온 해리 장애로 보지 않고, 별개의 이인성 신경증으로 본다. DSM-5는 DSM-III, -IV, -IV-TR을 따라 이인성장애를 해리장애로 해석하며 전환장애와는 다른 것으로 보고 있다.

DSM-5의 불안장애에는, 특정 공포증, 사회불안장애, 공황장애, 광장공포증, 범불안장애, 물질/약물치료로 유발된 불안장애, 다른 의학적 상태로 인한 불안장애, 달리 명시된 불안장애, 명시되지 않은 불안장애 등이 포함된다. ICD-10와 마찬가지로, DSM-5에서도 강박장애가 따로 독립된 진단이 되었다. 그러나 이 책에서, 강박장애는 불안과 관련된 장애에 서술된다. DSM-5는 ICD-10와 다르게 신체이형장애와 발모광을 강박장애 범주로 옮겼으며 강박장애에 수집광과 피부뜯기장애를 추가한다. 외상후 장애(외상후 스트레스장애, 급성 스트레스장애)도 ICD-10를 따라 다시 단독 범주화되었으며, PDM-2는 이 규칙을 따른다(아래 S4 섹션 참조).

S31 불안장애

불안은 명백한 위험요인이 없는 두려움이다. 정신역동치료를 지향하는 임상가들은, 사실상 모든 정신병리적 증상 뒤에 숨어 있는 불안감을 발견하였으며, 잠재적인 위험요인과 실재하는 위험요인을 조심스럽게 구별해 왔다. 또한 위험요인을 평가하는 것과 위험에 대한 반응을 보이는 것을 구별하였으며, 실제 위험요인(두려움/불안을 포함하고 있는 것과 상관없이)에 대한 적응할 수 있는 반응과 불안 반응(엄청난 불행이 예상되면 발동되는 투쟁-도피-얼음 반응)을 구별했다. 만연하고 만성적이며, 아무 것도 할 수 없게 만드는 불안이 언제부터인지 모르게 시작되어 고통받는 사람들을 고려해볼 때, 범불안장애를 진단받은 많은 사람들은 어떠한 증상 증후군이라기보다는 인격장애를 가지고 있는 것으로 생각된다(pp. 26-28, P축에 대해 나와 있는 제1장의 불안-회피 그리고 공포성 성격 대한 논의를 참조하라. 또한 이 문제는 pp. 177-178, S31.4에서도 다루어진다).

정신분석 문헌은 의식적이거나 혹은 무의식적일 수 있는 불안의 종류를 구분한다. 분리불안은 사랑하는 대상을 잃는 두려움이다. 거세공포는, 일반적으로 타인에 의해, 나의 신체, 특히 성기에 손상이 갈지 모른다는 두려움이다. 도덕적 불안은 자신의 가치를 어긴 후 발생될 결과에 대한 두려움이다. 소멸 불안(아래 참조)은 파멸에 압도되고, 침범되며, 파괴될 것 같은 두려움을 포함한다. 분열 불안은 자멸에 대한 두려움이다. 피해 불안은 정신분석적으로 볼 때, 자기 자신에 대한 적대적 감정의 부정, 투사, 그리고 투사적 동일시의 결과로 본다. 사랑하는 대상이 다칠지 모른다는 비이성적 두려움은 전능의 파괴적인 무의식적 판타지의 결과로 해석한다. 특정 맥락과 견딜 수 있는 수준의 불안은 비교적 흔하지만, 불안이 해소되지 않거나 균형이 맞지 않을 때는 정신병리로 간주한다.

여성은 남성보다 불안장애에 걸릴 위험이 두 배나 높다. 호르몬 요인, 임신과 폐경과 같은 생활 사건, 여성에게 자신보다 타인의 욕구를 충족시키도록 압박하는 문화, 남성에 비해 여성이 의사나 치료자에게 불안감을 호소하는 경향 등 다양한 변수가 이러한 차이를 설명할 수 있다.

성숙함에 따라 불안은 신체 흥분의 확산에서 정신적 불안의 만연으로 발전하고, 보다 성숙해지면 신호 기능으로 작용한다. 현대 학습 이론의 "학습된 예상"과 유사한 개념인 "신호불안"은 과거의 경험상 특정 물체나 상황을 위험으로 식별했다는 각성 신호 상태이다. 위험이 예상되면 정동이 약해진다.

불안의 주관적 경험

이 섹션에서, 우리는 불안을 다양한 불안 관련 장애의 핵심 경험으로서, 또한 단면적인 주관적 경험으로서 다룬다. 또한 불안은 다른 많은 임상 상황에 따른 부수적인 현상일 수 있다. 불안과 연관된 정서적 상태, 인지 패턴, 신체 상태, 그리고 관계 패턴이 서로 다른 장애들 사이에서 겹쳐서 나타난다는 것이 중요하다.

정동 상태
정동 상태는 프로이트가 주장한(1909a, 1909b) 네 가지 기본적인 위험 상황과 관련이 있다. (1) 대상의 상실에 대한 두려움, (2) 대상으로부터 사랑받지 못할 것 같은 두려움, (3) 거세에 대한 두려움, (4) 초자아의 인정을 받지 못할 것 같은 두려움. 보다 덜 전문적인 용어로, 이러한 상황은 (1) 중요한 대상이 떠날지 모른다는 두려움이며, 이는 버려지는 느낌을 초래하여 분노, 불안, 우울 및 죄책감으로 표현된다. (2) 사랑받지 못하는, 거절의 경험은 보통 분노, 불안, 우울, 죄책감, 그리고 자신이 무가치하다고 느껴지거나, 심지어 사랑받을 수 없는 존재라고 느껴질 수 있다. (3) 육체적 통합과 기능의 상실을 느낄 수 있다. 그리고 (4) 자신의 양심으로부터 확인받고 승인받지 못하여, 불안, 죄책감, 수치심, 또는 우울감이 발생할 수 있다.

이에 덧붙여, 스스로 규제가 되지 않는다는 것에 대한 두려움이 있을 수 있다(예: 감정, 생각, 느낌, 움직임, 행동을 조절하지 못함). 이러한 위험 인자를 예기하는 불안은 통제될 수도, 통제되지 않을 수도 있다. 통제할 수 없을 때, 그것은 소멸불안을 불러일으킬 수 있다. 소멸불안은 보통 매우 일찍부터 시작되지만, 삶의 어느 시점에서든지 생존에 대한 위협이 있을 때 촉발될 수 있다. 그것은 갈등이나 타협 형성과 관련되어, 어떠한 경고 사인 없이 미상징화된 형태 또는 판타지로 발생할 수 있으며, 완강한 저항이 동반될 수 있다.

기본적인 위험과 관련된 소멸불안의 연구는 주로 공황, 범불안, 병적 공포증을 이해하는 데 이론적, 임상적 이점이 있지만 마찬가지로 정신증, 해리 상태, 성적 문제(성도착증 포함) 및 인격 패턴 파악에도 도움이 된다. 소멸불안의 전형적인 두려움은 압도당하고, 갇히고, 침범당하고, 분열되고, 합병되고, 파괴되는 것이다. 이들 중 많은 부분이 어린 시절에 경험한 의식적, 무의식적인 기억과 관련이 있다. 그것의 가장 심각한 경우, 소멸 불안은 견딜 수 없는 것으로 경험되며, 기능 상실과 자기 상실감과 관련이 있을 수 있다.

인지 패턴

불안증 환자들은 집중력 저하, 집중하기 어려움, 쉽게 산만해짐, 그리고 기억력 저하 등 다양한 인지 증상을 가지고 있을 수 있다. 기본적인 두려움(예: 분리, 유기, 거절)은 흔한 반면, 집어삼켜지고 휩싸이는 듯하거나, 정신이나 육체의 통제를 잃을 것 같거나, 나락으로 떨어지는, 혹은 다치거나 죽을 것 같은 느낌과 같은 심하고 복잡한 두려움은 덜 흔하다. 일부 환자들은 신체 경계가 위태롭고, 정체감이 무너지는 것 같은 압도적인 파멸의 불안을 가질 수 있다. 그들이 의지하고 있는 누군가를 잃거나 재정적인 안정을 잃는 것에 대해 지나친 걱정이 있을 수 있다. 예기 불안이라고도 불리는, 두려움에 대한 두려움은 공황 발작을 가진 사람들에게 흔하다; 그들은 또 다른 발작이 생길 것을 두려워하여 특정한 사물이나 장소를 피한다.

신체 상태

신체 증상으로는 긴장감, 땀에 젖은 손바다, 마음이 조마조마한 느낌 혹은 머리가 꽉 끼는 느낌, 요절박이나 대변절박, 호흡이 어려워짐 등이 있다. 불안장애는 이인성 장애/비현실감 장애, 즉 신체나 외부 현실과 단절된 느낌과 같은 합병증이 나타날 수 있다. 불안은 다양한 정도의 자율신경 또는 생리적 자극과 연관될 수 있다. 불안감에 시달리는 사람들은 꽤 자주 과각성을 경험한다.

관계 패턴

거절에 대한 두려움의 표현(예: 조르기, 안심시켜주길 바라기)이 있을 수 있다. 그리고 죄책감에 대한 표현(예: 비난하기, 죄책감 갖기, 비난을 회피하기)을 할 수 있다. 또한 의존에 대한 충돌(예: 숨막히게 하기)을 표현하기도 하며, 타인을 밀고 당기는 사이에서 흔들린다.

치료자의 주관적 경험

매우 다양한 역전이를 경험할 수 있다. 임상가는 공감적 개입, 부모의 간섭, 그리고 불안해하는 환자들을 재확신시킬 필요를 느낄 수 있다. 반대로, 특히 심각한 인격장애나 정신증이 있는 환자들에게 투사적 동일시의 대상이 되기 때문에 불안감에 압도될 수도 있다. 이에 반응하여, 치료자가 방어적으로 관계를 끊을 위험도 있다.

소멸불안에 대한 방어로 나타나는 어떠한 증상이나 행동 패턴,

"소멸 불안을 방어하기 위해 나타난 모든 증상, 행동 패턴, 또는 사고의 내용을 변화시키는 것에는 엄청난 저항이 있을 것이다"라는 임상 격언에 반영되어 있는 것처럼, 치료자가 불안이나 공포증을 가진 개인들을 치료하는 중에 겪는 좌절은 흔하다.

임상 사례

불안은 단면적 경험이기 때문에, 우리는 불안에 수반될 수 있는 다음의 임상적 조건들을 구별한다. 본 섹션의 시작 부분에 나열된 특정 불안장애에 대한 임상 증상 요약은 각각의 하위 섹션 진단을 따른다.

다음은 신경증 또는 경계선 수준의 인격 구조를 가진 개인이 경험한 몇 가지 불안의 예이다.

"나는 온갖 종류의 무서운 생각과 이미지로 가득 차 있어요. 내 신체는 날카로워져 있어요. 한시도 가만히 앉아 있을 수 없어요. 끊임없이 이리저리 서성이게 돼요. 곧 무너질 것만 같아요. 직장에서도 아무 것도 할 수 없어요. 그냥 계속할 수 없을 것 같아요."

"나는 두려움을 견딜 수 없어요. 나는 위로가 필요해요. 일단 공포가 시작되면, 나는 아무것도 볼 수 없고 아무것도 할 수 없어요. 두려움을 벗어나기 위해 많은 시도를 해봤어요. 나는 추락하고, 통제력을 잃고, 빼앗기고, 총 맞아 죽을까봐 격추될까봐 두려워요... 두려움은 항상 극단적인 일에 대한 것이에요. 나는 얻어맞기보단, 폭격을 당하고 말 거예요. 어떤 사람들은 싸우거나 혹은 도망갈테지만, 난 궁지에 몰리면 무너져요"

"다른 사람과 인간관계를 맺게 되면, 내게는 권리와 특권이 없다는 생각이 들어요. 다른 사람은 결정을 내릴 수 있지만, 나는 할 수 없어요. 그들은 그들이 원하는 것을 할 수 있지만, 나는 할 수 없어요. 나는 나의 독립된 생활을 유지할 수 없을 것 같아요. 나는 인간관계를 맺을 때 제대로 한 사람 몫을 할 수 없어요. 이게 날 미치게 해요"

정신증 수준의 인격구조를 가졌거나, 망상적 사고를 하는 환자가 경험하는 불안의 예시는 다음과 같다.

"내 장기가 내 생각대로 움직이지 않아요. 기생충이 내 두뇌와 육체를 먹어치우고 있기 때문이에요"

"나는 무존재로 돌아가고 있어요. 나는 더 이상 살아 있지 않아요"

"그들은 열쇠 구멍으로 독가스를 내뿜고 있어요. 그게 나를 파괴하고 내 생각을 지우고 있어요"

공포증 예비 내용

공포증의 종류는 다양하지만, 정신역동학자들은 모든 공포증 경험이 동일한 핵심 메커니즘을 가지고 있는 것으로 보았다. 프로이드의 '욕동-갈등'모델과 마찬가지로, 공포증은 '정신신경증'의 '가장 단순한 형태"로 묘사되어 왔으며, 이는 부동성불안이 억압, 전치, 그리고 투사를 통해 기저의 신경증적 갈등을 상징하는, 보다 특이적인 증상으로 변형되는 것으로 본다. 거기에 공포증의 일차 이득이 있다. 그것은 완전한 의식 내의 갈등보다는 불안을 덜 수반한다.

포비아는 히포크라테스 시대를 포함하여, 수세기 동안 알려져 왔다. 그 용어는 그리스어 φ βος=phobos="공포"에서 유래했다. 공포증이 있으면, 매번 특정 대상(예: 혈액, 곤충, 높이, 비행)이나 상황(예: 대화하기, 붐비는 장소에 갇혀 있기)에 노출될 때마다 비이성적인 공포가 나타나고, 회피하고 싶다는 생각이 들게 된다. 공포증을 겪고 있는 환자에 대한 임상적 평가에는 다음이 포함된다. (1) 그 사람이 한 가지 이상의 공포증을 가지고 있는지, (2) 공포증에 대한 걱정이 특정한지 혹은 일반적인지, (3) 공포증의 내용, (4) 공포 경험과 행동에 관련된 공황 발작이 존재하는지, (5) 공포증에 나타나는 정신 기능의 수준.

어떤 공포증 환자들은 공포스러운 상황을 스스로 찾는 행동을 보게 된다. 회피하는 대신, 무서운 대상이나 상황을 적극적으로 찾는다. 이는 두려움을 수동적으로 견디는 것보다, 두려운 대상을 정복하고자하는 무의식적인 노력에서 기인한다. 역공포 강박이 공포증을 극복하는 일은 거의 없으며, 대신에 역공포 활동을 강박적으로 반복하게 되는 경향이 있다. 이러한 현상이 임상적으로 신뢰할 만한 수준으로 관찰되었지만, 그것은 일반적으로 치료를 필요로 하는 문제가 아니기 때문에 거의 연구되지 못했다. 역공포 강박은 자멸에 이르게 할 가능성이 있어 임상적 주의를 기울여야 함에도 불구하고, 이런 점 때문에 DSM에서 한 번도 논의되지 못했다.

공포증의 정신병리적 양상은 정신분석 문헌에서 중요한 부분을 차지하고 있다. 유전-역동적 관점에서, 꿈 내용의 의미를 찾으려 하는 것처럼, 특정한 공포 증상 뒤에 존재하는 상징적 의미와 내재된(무의식적) 환상을 탐구하는 것을 중심으로 많이 연구되었다. 스펙트럼 이론을 지지하는 정신 분석가에 의해 많은 정신역동이 확인되었다. 프로이드는 비록 남근기 이전에 생긴 공포증이 더 중요하고 더 심각하다고 인정하긴 했지만, 남근-오이디푸스 역동이 중심임을 강조했다. 구조적 관점에서 보면, 공포증 증상이 자아와 초자아를 가리키는 것으로 해석된다. 일부 저자들은 공포증을 내부의 나쁜 대상으로부터 투사된 두려움이나, 동일시, 또는 초자아의 실패의 표현으로 간주해 왔다. 어떤 저자들은 의존이나 분리에 대한 내재된 갈등을 반영하는 것으로 이해해 왔다. 그리고 어떤 사람들은 여전히 공격성을 둘러싼 갈등을 강조하고 있다.

공포증 증상이 형성될 때, 이미 존재하던 발달 지체가 다양한 자아 기능을 퇴행시키고, 일차 사고 과정을 증가시켜서, 잠재적인 위험과 실제 위험을 혼동하게 만든다. 내부의(본능적 욕구) 위험과 외부의 위험이 뒤죽박죽되는 반면에, 판타지, 사고, 그리고 행동은 동일시된다. 이 과정은 통제 가능한 불안이 통제 불가능해지게 만들고, 자아 기능의 실패를 반영하여, 불안 신호에 적절히 반응하지 못하게 한다.

공포증 증상은 강렬한 부동성 불안상태(예: 공황 발작)보다는 덜 고통스럽고 전반적으로 잘 적응한다. 공포증의 경우에는 대상이나 상황을 피할 수 있는 한, 두려움을 제한하고 집중시키는 방어 조치로 불안으로부터 벗어날 수 있도록 한다. 임상적으로, 공포증은 경쟁이나 보복에 대한 두려움 (오이디푸스 이슈)으로부터 느끼는 불안감을 극복하기 위해, 또는 통제력 상실의 두려움(자율성 이슈)에 대처하기 위해 하는 노력으로부터 생겨나는 것으로 밝혀졌다. 보다 기본적인 수준에서, 공포증 증상은 양육자로부터 유기될 것 같은 두려움, 신체 통합에 대한 우려, 자아 기능 상실에 대해 방어한다. 더 원시적인 수준에서는, 공포증은 잃어버렸던 다른 사람들과의 유대감을 회복하고 잃어버린 정체성을 회복하기 위한 노력을 수반할 수 있다.

S31.1 특정 공포증

특정 공포증이 발병할 때의 나이는 대개 초기(5-9년)이며, 나중에도 발병할 수 있으며 (20-25세), 이때는 사물(예: 혈액, 상처, 바늘)이나 동물(예: 거미, 곤충, 개, 말)보다 상황(예: 높이, 비행, 태풍)이 공포증의 대상이 되는 경향이 있다. 유아의 특정 공포증은 많은 경우, 어둠과 특정 동물에 대한 두려움이 많다. 이러한 특징은 영장류에서 주로 나타나며 진화의 정도에 따라 증상이 심하다.

정신심리학적으로 공포증을 "두려워서 피하는 것"이라고 정의내리는 것은 정신분석적으로 충분하지 않다. 공포증의 정의에는 기저의 신경증적 갈등이 상징적으로 표현되어야 한다. 공포증이 불안신경증에 비해 적응되는 이점이 불안감에 적응적 증가는 이러한 이점 속에 내재되어 있다: 근원적인 불안에서, 사람은 도망가려고 시도하지만, 결코 숨을 수 없다. 그러나 공포증 환자들은 때때로 대상이나 상황을 피함으로써 불안감을 피할 수 있다.

S31.2 사회 공포증

사회 공포증은 어떤 사람이 다양한 공공적 상황에 연루되었을 때 두려움, 불안, 그리고 과도한 당혹감을 느끼는 것이다(연설하기, 모르는 사람들만 있는 파티에 참석하기, 공적으로 말하기, 주목받기 등). 발병 연령은 10대, 혹은 그보다 더 일찍인 경우가 많다; 이 장애는 학교에서의 기능 장애, 혹은 또래와의 관계에서의 적응을 잘 못하고 있는 것을 의미할 수 있다. 사회 공포증은 우울증상과 동반되는 경우가 많으며, 불안 반응을 다스리기 위해 물질 남용을 하기도 한다.

S31.3 광장공포증 그리고 공황장애

DSM-5와 ICD-10에서 모두, 광장공포증(그리스식 $\alpha\gamma o\rho\alpha$ = agora = "시장")을 공황장애로부터 분리했다. 이는 역학 관찰 자료상 광장공포증이 공황 발작이나 공황장애의 과거력 없이 생길 수 있으며, 평생 유병률이 1.7%라는 결과에 따른다. 그러나 공황장애와 광장공포증의 발생 간의 관계는 정신분석가와 비분석적 연구자 모두에 의해 지지되어 왔다는 것을 주목할 필요가 있다. 경험적으로 광장공포증을 가진 대부분의 사람들이 공황 발작의 과거력을 가지고 있고, 환자 자신들도 공황 경험 때문에 광장공포증이 생겼다고 보는 경우가 많다.

광장공포증은 벗어나기 어려운 장소나 상황에 있을 때 발생하는 불안이다. 마찬가지로, 공황 발작이 일어날 경우 도움을 구하기가 곤란한 장소나 상황에 있는 것에 대한 두려움도 마찬가지이다. 이러한 장소나 상황에 있을 때, 극도의 불안과 괴로움에 직면하거나 적극적으로 피하려는 노력이 있어야 한다. '공포증 파트너(광장공포증 상황에서 도움을 주고 안심시켜주는 사람)'가 있는 것은 드문 일이 아니다. 갇히는 것에 대한 두려움은 흔하다. 교회나 영화관에서 출구에서 너무 멀리 떨어져 앉거나, 사람이 많은 쇼핑몰에 갇히는 두려움은 전형적인 광장공포증의 상황이다. 교통수단을 타지 못하는 두려움, 다리를 건너지 못하는 두려움에서도 탈출할 수 없는 상황에 대한 공포가 나타난다. 이들의 공통점은 위급 상황에서도 쉽게 탈출할 수 없다는 점이다.

이러한 광장공포증은 위험 경보를 강화 및 연장시키고 학습을 강화시킨다. 생존 기반 행동과의 충돌은, 다시 공포감을 겪지 않을 것이라고 신체를 확신시키는 데 가장 중요한 요소이다.

현재 눈에 띄는 관점은 공포증 상황에서의(특히 광장공포증) 공황 발작이 '자발적'이며, 이는 정신적 문제와 무관하며 순수 생리학을 기반으로 한다는 것이다. 반면에, 정신분석가는 광장공포증 및 공황 발작에 대한 취약성이 모두 자아의 약점, 결핍에 기반한다고 본다. 그리고 과거 사건과 관련된 특정 갈등과 결핍이 환자를 광장공포증으로 발전시키고, 어떠한 특정 스트레스요인이 촉발시켜서 공황발작이 나타난다고 생각한다. 이러한 이슈는 경험적 연구를 통해 받아들여진다.

많은 학자들이 광장공포증과 폐소공포증 증상의 밀접한 연관성을 언급했다. Weiss (1964년)의 경우 두 질환 모두를 '환자의 자아 통합에 대한 구체적인 위협'으로 다루려고 한다. 폐소공포증과 광장공포증은 기본적인 공포증인 것으로 간주되고, 어린아이들이 분리-개별화의 단계를 거치면서 겪는 두 가지 주요한 소멸 관련 위험을 극단적으로 반영한다. 부모와 너무 가까운 경우, 합병이나 함입을 통해 자아를 잃을 것 같은 두려움으로 이어질 수 있고, 너무 거리를 두는 경우에는 유기감과 그에 수반되는 위험을 초래할 수 있다.

'공황'이라는 단어는 양치기들의 수호자이자 숲과 개울의 신인 팬으로부터 유래되었다. 길가에 있는 덤불이나 동굴에서 낮잠을 방해받으면, 이 신은 크고 무시무시한 소리를 지르며 지나가던 사람이 겁을 먹고 죽게 했다고 전해진다. 공황 발작은 특별한 스트레스 요인이나 촉발 요인 없이, 예측 불가능한 급성 불안 반응이다. 발작은 종종 심장 마비 증상과 유사한 신체 증상으로 나타난다. 이런 이유로 많은 환자들은 병원 응급실을 찾으며, 이로 인해 이차적으로 질병불안장애(건강염려증)가 생길 수 있다. 발작은 보통 5분에서 20분 정도 지속되며 거의 항상 신체적 및 정신적 증상(예: 호흡 곤란, 빈맥, 발한, 어지럼증, 구역감, 통제를 잃을 것 같은 느낌, 죽을 것 같은 느낌, 비현실감, 이인감)이 특징이다.

공황 발작이 재발할 때 공황장애가 진단된다. 보통 공황장애 환자는 예기 불안(또다시 공황 발작이 일어날지 모른다는 두려움)이 있으며, 공황 발작이 일어날 경우 도움을 구하기가 어렵거나 당황스러울 수 있는 특정한 상황을 적극적으로 회피한다. 환자들은 첫 번째 공황 발작을 생생하게 기억한다. 발병 연령은 보통 초기 성인기(20-24세)로, 평생 유병률은 여성이 남성보다 두 배 높다. 광장공포증과 공황장애는 종종 일차적으로 불안장애에 더해서 이차적인 우울증상이 있으며, 불안증상을 다스리기 위해 스스로 물질(예: 알콜, 벤조디아제핀)을 남용하는 합병증이 있다.

공황 발작은 트라우마 요소로서 공포증 발병에 원인이 된다. 보다 자세한 내용은 섹션 S41.2 (pp. 190-199)를 참조하라.

S31.4 범불안장애

DSM-5와 ICD-10에서 범불안장애는, 증상이 특이해보이지 않음에도 불구하고, 구체적인 진단 방법이 필요한 특정한 임상적 상태이다. 환자들이 겪는 "범불안 상태"에는 정신 증상, 신체증상이 있다. 범불안장애로 고통 받는 환자들은 대부분의 일상생활을 하는 데 있어서 과각성과 과장된 두려움이 지속된다고 호소한다. 특정 진단 조건으로서 범불안장애는 전체 인구에서 최대 8%의 높은 평생 유병률을 가지고 있고, 성인기 혹은 아동기에도 모두 나타날 수 있으며, 남성보다 여성에서 더 높은 발병률을 보인다(2:1). 앞서 말한 바와 같이, 걱정이 많은 사람들이 막연한 불안감으로 만성적으로 어려움을 겪고 있다는 점을 고려할 때, 우리는 범불안장애를 증상 증후군이 아닌 성격 패턴 혹은 인격 장애로 볼 수도 있다(P축의 1장 참조).

임상 사례

31세의 한 기업 변호사가 일 스트레스와 여러 가지 신체적 증상으로 최고 경영자에게 불려갔다. 그는 자신이 겪은 일이 "매우 무섭다"고 말하면서 시작했다. 그는 최근의 업무 경험을 설명했다.

"저는 회의에 참석했고, 그곳에 도착한 직후, 저는 제 머리 속에서 파도가 지나가는 것처럼 느꼈습니다. 마치 기절할 것처럼 어지럽기 시작했고, 빠르게 호흡하고 구역질이 나기 시작했습니다"

그는 이것이 끔찍한 경험이었다고 강조했지만, 병원 검사 결과상 모두 정상적이었다고 덧붙였다. 그는 시간이 지나면, 특히 집에 도착하면, 더 차분해지는 것을 느꼈다. 며칠 후, 위경

런이 일어났다. 그는 여전히 전혀 정상적인 상태가 아니라고 느꼈는데, 그는 계속되는 사회적 상황에서의 불편함을 묘사하면서, 대화를 할 때 어지럽고 어지럽다고 말했다. 그는 '불안해지는 상황'이 있다고 생각하고 '많은 사람 앞에서 말할 때 생기는 공포증'을 말했다. 그는 자신의 상태가 정신적인 문제인지 신체적인 문제인지 궁금했고, 안심시켜주길 바라는 것처럼 보였다.

S32 강박 관련 장애

강박장애는 ICD-9/DSM-II 신경증 중 하나로 시작되었다. DSM-III, -IV 및 -IV-TR은 이를 불안 장애로 분류했다. ICD-10은 이를 F40-48의 "신경증적, 스트레스 관련, 그리고 신체형 증후군"내에 특정 장애군-강박 증후군-으로 격상시켰다. DSM-5는 ICD-10을 따라 연관 있어 보이는 다른 장애와 함께 강박장애를 하나의 단독 범주화했다. 즉 DSM-5는 발모광(털뽑기장애)을 DSM-IV의 충동조절장애로부터 가져오고, 신체이형장애를 DSM-IV의 신체형장애로부터 옮겨서 강박장애 범주에 두었다. 이에 추가로, 수집광 및 피부뜯기장애 두 진단을 더했다. 이러한 방식으로, 강박 및 관련 장애는 DSM-5 분류의 주요 그룹 중 하나가 되었다.

강박장애 스펙트럼의 정신병리의 핵심은 잘 알려져 있고 쉽게 설명된다. '강박사고'는 생각, 충동, 또는 이미지가 계속해서 떠올라서 환자의 정신적 기능에 영향을 미치는 것이다. '강박행동'은 동작, 정신 활동, 그리고 '강박적으로'경험하는 반복적 행동으로 사람의 기능에 심각한 영향을 끼친다. 그 심한 정도는 각각 환자들마다 삶 속에서 어떻게 영향을 끼치는가에 따라 매우 다양하다. 이러한 반복적인 행동은 점점 더 융통성이 없어져서, 대상자가 어떠한 동작이나 정신활동을 하는 것뿐만 아니라, 엄격한 순서에 따라 행동하도록(강박 의식) 강요될 수도 있다.

DSM-5의 강박 스펙트럼 장애는 신체이형장애를 포함하는데, 과장되거나 있지도 않은 신체적 결함에 초점을 맞춰 강박적 사고를 하는 것이 특징이다. 수집광은 객관적으로 가치 없는 사물(오래된 신문, 영수증, 쓰레기)을 모으려는 충동과 관련된 강박 사고 및 그에 따른 강박 행동을 보인다. 발모광과 피부뜯기장애는, 머리카락이나 피부를 강박적으로 자주 잡아 뜯어서 이로 인해 탈모와 흉터, 때로는 출혈을 보인다. 발모광과 피부뜯기장애에 내재된 정신역동은 강박장애의 정신역동과 다른 점이 있다.

강박장애 관련 증상이나 장애는 발병 연령, 그리고 병식의 수준을 포함한 많은 요인들의 결과에 따라 다르다. 6세에서 9세 사이의 어린이들(SC축에 관한 내용인 청소년편 6장 pp. 341-343 참조)은 마술적 사고가 많은 시기로, 혼자만의 작은 의식 절차를 행하는 경우가 많다 (예: "금 밟으면, 엄마가 죽는다!"). 보통은, 그러한 의식은 오래가지 않으며, 그로 인해 일상생활에 방해를 주지 않는다. 비록 더 심각한 강박 사고, 강박 행동, 의식 절차는 드물지만, 그것들은 수년간 지속되다가 다른 내용(예: 오염, 순서, 대칭)으로 확장될 수 있다. 정신역동적인 관점에서, 강박증상 형성은 무의식적인 갈등에서 비롯되며, 대개 욕구와 양심, 욕망과 혐오, 식욕과 금식, 또는 주도권과 죄책감에서 비롯된다. 그러한 갈등은 많은 고통을 유발하며, 환자가 그것을 타협 증상이나 행동으로 바꾸도록 한다(예를 들어, 성적 충동이 혐오스럽게 느껴지는 사람은 자극을 취소하기 위해 그들의 손을 반복적으로 씻는 것일 수 있다).

증상은 환자에게 심각한 문제로 인식될 수 있으며, 환자는 증상을 완전히 자아이질적으로 인식하여 적극적으로 증상과 맞서 싸울 수 있다. 그러나 강박사고와 강박행동은 자아동질적인 것으로 경험될 수 있고, 보통의 인간의 정신기능일 때, 수동적으로 받아들여질 수도 있다. 꽤 자주, 자아동질적 증상은 나쁜 병식과 관련이 있다. 이러한 경우, 임상가는 강박성인격장애(DSM에서 정의된) 또는 강박성인격(P축과 관련된 본 책의 1장에 정의된)의 진단을 고려해야 한다. 강박장애와 강박성인격은, 같은 진단 "라벨"을 어느 정도 공유하지만 상당히 다르다. 강박장애 환자들은 일부 특정한 자아동질적 강박사고 및 행동을 경험할 수 있지만, 강박성인격을 가진 사람들은 강박장애의 증상을 경험하지 않는다. 오히려, 그들은 완벽주의, 도덕적으로 강직함, 그리고 타인에게 일을 넘기지 못하는 것이 특징인 성격, 태도, 그리고 일반적 행동을 가지고 있다. 최근 시행된 연구에 따르면, DSM의 강박장애와 강박성인격장애가 함께 발생하는 경우는 드물다고 한다.

그밖에 다음 요소들도 강박장애의 임상 양상과 주관적 경험 그리고 관련된 증상을 형성한다. 성격 구조 수준, 방어의 성숙도, 인지 기능의 수준. 아마도 다른 어떤 증상들보다, 강박사고와 강박행동은 다양한 진단 범주 내에 존재하며, 어느 정도는 진단에 상관없이 간주되어야 한다. 높은 수준의 사회적 기능을 가진 사람뿐만 아니라 실제 정신병적 상태의 환자들에게서도 나타날 수 있다. 후자의 경우, 강박장애는 보다 깊고, 감춰져 있으며, 더 혼란스러운 정신 기능에 겹쳐진 가성신경증적 표면으로 간주되어야 한다.

최근에 받은 손상, 스트레스, 강박 관련 장애의 발병을 촉진하는 요인이 있었는가, 그리고 특히환자의 통제 판타지에 영향을 줄만한 일이 있었는가를 조사하는 것이 중요하다. 적대적이고 이기적인 생각일지라도, 이해할 수 있고 본질적으로 위험하지 않다는 메시지를 전달하는 것도 도움이 될 수 있다. 비록 임상적으로 상당히 어려운 일이지만, 환자가 힘들었던 경험, 특히 정상적인 실망, 분노, 슬픔과 관련된 감정을 표현할 때 강박사고와 강박행동은 좋아질 수 있다.

S32.1 강박장애

강박장애는 범주 내 다른 진단의 모체이다. 강박장애는 일반적으로 강박사고, 강박행동, 또는 둘 다 가질 수 있는 것이 특징이다. 위에서 언급했듯이, 강박사고는 반향과 끔찍한 유혹을 포함하며, 강박행동에는 의식이 포함된다. 환자는 강박사고 및 강박행동에 저항하려 하지만, 실패하고 불쾌한 반복을 낳는다. 발병은 일반적으로 사춘기이거나 초기 성인기이며, 남성이나 틱장애가 있는 사람들에게는 더 일찍 일어나는 경향이 있다. 강박장애로 진단되기 위해서는 증상이 반드시 2주 이상 존재해야 한다. 병식은 중요한 고려사항인데, 환자들은 종종 온전한 현실감각이 있지만, 병식이 아예 없거나 상당히 낮은 수준인 경우도 있으며, 이런 경우 유사망상장애 혹은 실제 망상장애와 관련이 깊다(강박장애 환자의 약 4%가 이에 해당된다). 죽음, 실패 또는 부적절함과 같은 좋지 않은 생각이 반복적으로 떠오르는 우울증은 강박장애처럼 보일 수 있다.

강박장애의 주관적 경험

정동 상태

강박장애 환자는 심각성, 정신 기능, 병식 면에서 그 정도 차이가 심하여, 정동 상태의 범위가 다양하다. 우울증은 드물지 않으며, 자살사고 및 일상 생활에서 일어나는 증상에 대처할 수 없다는 느낌이 자주 든다. 이러한 문제는 병식이 좋은 환자에게 더 자주 나타난다. 반대로 강박장애 환자 중에 병식이 부족한 사람들은, 타인, 심지어 중요한 사람들에게 이상하고 받아들여지지 못한다고 느낄 때, 고통과 고립감을 경험할 수 있다. 병식이 거의 없고 망상적 사고에 가까운 경우, 공격성을 다른 사람에게 투사할 가능성이 높기 때문에 다른 사람에게 따돌림 당하는 느낌을 받거나 그 사람들에게서 위험을 느낀다. 이러한 장애를 가진 사람들은 강박행동이나 의식을 행하는 것이 방해받을 때, 두려움을 느끼거나, 화가 나거나, 또는 공격적이 될 수 있다. 정신분석적으로 볼 때, 이러한 증상 뒤에는 통제력을 잃을 지도 모른다는 무의식적 걱정(특히 오염, 공격성 및 수치심과 관련하여)이 있다.

인지 패턴

병식은 강박사고와 강박행동을 가진 사람들을 평가하는 데 있어 중요한 측면이다. 강박사고는 정신기능 장애로 인식될 수 있으며, 이는 일상 기능과 사고의 흐름을 방해하며, 상당히 자아이질적이고 거슬리는 것이다.

　자아동질적 강박사고는 보통 병식이 부족한 것과 관련이 있다. 병식이 없는 마술적 사고는 망상적으로 보일 수 있다. 반면, 온전한 병식이 있는 환자는 강박사고를 우스꽝스럽고 부끄럽게 여기는 경향이 있다. 강박행동은 충동과 행동이 완전히 구분되지 않던, 초기 유년기의 마술적 사고의 잔재물인 경우가 많다. 즉, 강박 증상을 가진 개인들은 그들 스스로는 무의식적 사고 내에서 범죄를 저지른 것이며(적대적인, 이기적인 생각), 반동 형성 및 취소와 같은 방어 기제를 통해 그들의 죄를 속죄하려고 한다. 그에 따른 강박적 이미지와 사고가 머릿속에서 떠나지 않는다.

신체 상태

강박장애를 앓고 있는 환자들에게서 종종 과각성과 신체적 불안 증상이 나타난다. 오염에 대한 강박사고가 있는 환자나, 심한 청소/씻기 충동이 있는 환자에서, 과도한 씻기로 인한 건강 문제(예: 감염, 피부 질환)가 자주 발생한다. 일부 환자들은 피로나 안절부절못한다고 호소한다. 이에 덧붙여, 비록 정확히는 신체 상태가 아니라 운동 장애이지만, 강박장애 환자들은 운동틱장애 (최근 역학 연구에 따르면 약 30%의 유병률)가 동반될 수 있다는 점에 유의해야 한다.

관계 패턴

강박사고와 강박행동은 사회적, 관계적 기능을 손상시킴으로써 삶의 질에 심각한 영향을 미칠 수 있다. 심각한 경우에는, 강박사고 및 강박행동으로 인해 사회적으로 고립될 수 있다. 일반적으로, 강박장애 환자들은 통제할 수 있는 사람과는 관계를 유지하는 경향이 있다. 또한 증상을 적극적으로 안심시켜주거나 심지어 강박 의식에 참여하는 사람을 선호할 수 있다.

치료자의 주관적 경험

강박 사고가 있는 사람의 내부 경험은 종종 마음의 포위한 부분과 포위된 부분 사이의 싸움에 의해 형성되는 것처럼 직관적으로 받아들여진다. 임상가는 강박장애 환자를 진료할 때, 강박을 일상 생활의 정상적인 방어로 보는 낙관적, 긍정적인 관점과, "차갑고, 금속같은"방어 체계가 도움이 되지 않을 거라고 보는 비관적인 관점 사이에서 오간다. 환자가 자신의 삶과 행동을 통제하려 할 때, (비록 그 노력은 대부분 수포로 돌아가지만) 치료자가 느끼는 역전이는 주로 "통제"라는 주제가 지배적이다. 내면의 삶을 통제하기 위해 모든 힘을 다해 떠오르는 생각들을 떨쳐버리지만, 다시 그 생각들이 통제불가의 강박행동으로 돌아온다. 사면초가에 빠지게 된 임상가는 무력감을 느낀다.

임상 사례

33세의 한 남성이 업무 수행 지연으로 인해 해고된 후 치료자에게 온다. 그는 다른 직업을 찾는 것에 대해 비관적일 뿐만 아니라 그의 결혼 생활의 미래에 대해서도 매우 걱정하고 있다. 그의 아내는, 남편의 "광기"라고 부르는 것에 대해 점점 덜 관대해지고 있다고 했다. 이에 대해 물으니, 그는 "정말 심각한 건 아니에요. 나는 많은 사람들이 나처럼 행동해야 한다고 생각해요. 밖에는 오염물질이 너무 많아서, 내 손이나 옷을 특별히 관리하는 것뿐이에요. 하루에 30번까지 손을 씻고, 먼지를 제거하고 모든 세균을 죽이기 위해 특별한 제품으로 책상과 컴퓨터를 자주 청소해요. 시간이 많이 걸리는 건 알지만, 오염이나 질병을 예방해야 해야죠"라고 말했다.

S32.2 신체이형장애(이형공포증)

'신체이형증', '추형 증후군'또는 '이형공포증'으로도 알려져 있는 신체이형장애는 자신의 외모에 대한 결점을 약이나 수술의 힘을 빌려 감추고 싶은 생각을 수반한다. 많은 환자들이 하루에 몇 시간 이상, 인지된 결함을 숨기거나 고치려고 애쓴다. 이 결함은 정도가 과장되어 있지만 실제로 존재할 수 있다. 신체적 외모를 강박적으로 확인하고(예: 거울 앞에서) 안심하기 위해 반복적으로 물어 확인하는 행동도 흔하다.

DSM-5 진단기준에는, 특정 신체이형장애 아형으로 근육에 초점을 맞춘 이형적 사고도 포함된다(예: 비대한 근육을 만드는 것에만 지나치게 관심가질 때). 이 아형은 주로 남성 환자에게서 발견된다. ICD-10은 신체이형장애와 비망상적 신체이형증을 신체형장애에 포함시킨다.

신체이형장애는 흔하며, 평생유병률이 약 2%에 이르며, 남녀 간에 큰 차이는 없다. 과거의 문헌은 남녀 유병률이 다르다고 했는데, 이는 표준화된 조사와 많은 임상적 평가가 이뤄지기 전에 있던, 단순한 견해에서 비롯된 것으로 보인다. 발병 연령은 보통 청소년기나(사춘기의 신체적 변화 이후) 초기 성인기이다.

비록 병의 원인은 알려지지 않았지만, 신체이형장애에는 복잡하고 다면적인 원인이 있을 것으로 여겨진다. 현재의 원인 모형에는 미적 감수성 및 미적 대상으로서의 자아, "완벽하게" 보여야 한다는 사회적 압력, 그리고 신경생물학적인 소인이 포함되어 있다. 정신분석적 관점에서 보면, 과도한 신체에 대한 관심의 기저에는, 타협되지 않는 자아 이상과 끊임없이 동일시하려 하는 시도가 있다. 심각도는 이상적 자아의 요구의 직접적인 비율에 따라 달려 있으며, 이는 오히려 환자를 괴롭힐 수 있다. 신체 부위 중에 비난받는 부분은 즉, 그 사람의 성격에서 미움받는 부분을 나타낸다.

두 번째 정신분석적 구조는 '신체-자신'으로, 보통 엄마인 '욕망의 대상'과의 초기 관계에서 비롯되어 발달하는 신체 이미지이다. 신체이형장애가 있는 환자에서, '거울로서의 엄마'의 두 가지 버전이 발견되었다: 일방적인, 혹은 빈 거울처럼 느껴지는 엄마 ("한쪽 방향으로만 보이는 거울인 엄마"), 아니면 아기를 미워하는 눈으로 바라보며, 보다 능동적으로 왜곡시키고 거절하는 엄마 ("왜곡된 거울 엄마")

신체이형장애의 주관적 경험

정동 상태

신체이형장애를 앓고 있는 사람들은 심각한 고통을 겪으며, 자주 다양한 정도의 우울증상을 겪는다. 어떤 경우에는 심각한 우울증이 발생할 수 있으며, 임상 환경에서 자살 위험도를 신중하게 평가해야 하는 중요한 문제가 되기도 한다. 자신에 대한 불완전하거나 불안정한 감각은(대체로 신체-자아에 못 미치는), 못생겨서 다른 사람들에게 받아들여질 수 없다는 걱정에 따라 나타나기 때문에, 기분이 자주 왔다갔다한다. 자신이 강박적으로 찾는 재확신을 얻을 수 없거나, 미용 수술로도 원하는 결과를 얻지 못할 때 과민해진다.

인지 패턴

신체이형장애에서도 강박장애와 마찬가지로 병식을 평가하는 것이 중요하다. 병식은 양 극단의 연속선상에 다양하게 존재한다. 증상을 터무니 없거나 과장된 걱정과 행동(좋은 병식)으로 인식할 수도 있고, 정신병적으로 부정하며 "실제의" 신체적 문제를 해결하기 위해 의학적인 도움을 찾으려 할 수도 있다. 신체 부위와 결함에 대해 반복적으로 생각하게 되면, 실제로 망상이 될 수 있다. 신체이형 증상과 관련된 불안은, 신체적 외모 이외의 문제에 집중하는 데 있어 주의력저하와 같은 인지 결함을 초래할 수 있다

신체 상태

강박장애 환자와 마찬가지로, 신체이형장애 환자도 강렬한 신체 불안, 과각성, 그리고 다양한 정도의 신체 불만을 경험할 수 있다.

관계 패턴

신체이형장애는 사회, 직업, 관계적 기능을 심각하게 손상시킬 수 있다. 어떤 경우, 외모에 대한 우려는 사회적 고립을 초래한다. 신체이형장애가 있는 사람들은 외모에 자신이 없어 긴밀한 관계를 맺는데 겁을 먹고 부끄러워하기 때문에 인간 관계에 심각한 손상을 입는다. 어떤 경우, 환자에게 '유의미한 존재'를 "특별한" 안심의 원천으로 사용할 수 있다.

S32.3 저장장애

앞서 언급했듯이, DSM-5는 강박 관련 장애 중 하나로 새롭게 저장장애를 만들었다. 이 장애는 객관적인 가치나 사용(예: 오래된 영수증, 빈 병, 고장난 전기 기구, 빈 종이나 플라스틱 가방, 쓰레기)이 없는 많은 다양한 물건을 버릴 수 없거나, 버리기를 꺼려할 때 진단된다.

심각한 경우, 비축해 놓은 물건이 너무 많아서 청소하기, 돌아다니기, 요리하기, 심지어 잠자기 같은 활동을 제한할 정도로 가정 생활 공간이 제한될 수 있다. 화재, 낙하 및 오염될 가능성이 높아져서 환자 및 다른 사람들을 위험에 빠뜨릴 수 있다. 또한 강박적인 저장은 건강 위험, 기능 장애, 경제적 부담, 친구나 가족에게 미치는 악영향과도 관련이 있다. 수집광들은 그들의 문제 행동에 대해 다양한 수준의 병식을 가질 수 있지만, 그들을 버려야 한다는 생각보다, 저장된 물체에 대한 정서적 애착이 훨씬 크다.

DSM-5는 물건을 사고, 모으고, 훔치는 저장장애가 있는 사람들 중 약 80%가 저장장애 진단에 "과도한 습득 동반"이라는 명시자가 붙는 점을 주목한다. 연구자들은 그동안 저장장애라는 자체 진단 없이 강박장애의 일종으로 생각했기 때문에, 최근에서야 저장장애를 연구하기 시작했다. 게다가, 병식 부족이나 수치심으로 인해, 저장장애를 가진 사람들은 거의 치료를 받으려고 하지 않는다. 따라서 저장장애와 관련된 정서적, 인지적, 관계적, 신체적 패턴은 강박장애로부터 독립시켜 설명할 정도로 충분히 정의되지 않는다.

S32.4 털뽑기장애와 피부뜯기장애

DSM-IV/-IV-TR 그리고 ICD-10은 털뽑기장애를 충동조절장애의 하위진단으로 두었다. DSM-5는 털뽑기장애를 강박 관련 장애로 옮겼다. DSM-5는 또한 ICD-10에 없던 피부뜯기장애를 새로 만들었다

털뽑기장애는 서로 다른 신체 부위(대개 두피, 눈썹 및 속눈썹)에서 반복적, 강박적으로 머리카락을 잡아당겨서 눈에 띄는 피부 병변을 만드는 증상을 포함한다. 이 사람들은 또한 모근을 검사하거나, 가닥을 꼬거나, 치아 사이에 끼우거나, 혹은 털을 먹을 수 있다. (식모벽)환자는 머리카락을 뽑고 싶다는 충동을 느끼고, 비록 털을 잡아당기는 것이 만족감을 주고 긴장을 완화시켜 주지만, 이러한 반복적, 강박적인 행동을 하지 않기 위해 맞서 싸운다. 눈에 보이는 명백한 증거에도 불구하고, 털뽑기장애 환자들은 대개 몰래 털을 뽑고 그 사실을 부인한다. 그들은 자신들의 행동을 감추기 위해 많은 노력을 할 것이다. 이 비밀스러운 행동은 깊은 수치심을 반영할 수도 있고, 가벼운 해리 상태에서 이뤄질 수도 있으며, 또는 둘 다일 수도 있다. 털뽑기장애는 보통 초기 성인기 이전, 5세에서 8세 사이 및, 13세 전후로 발병한다. 어떤 사람들은 수십 년 동안 증상이 지속되는 반면, 어떤 사람들은 몇 주, 몇 달 또는 몇 년만에 관해된다. 남성보다 여성에게서 훨씬 발병률이 높다. (10:1)

피부뜯기장애도 유사하다. 상처와 출혈이 있는 데도, 반복적으로 피부를 뜯고 싶은 충동을 느낀다. 털뽑기장애에서와 같이, 피부뜯기장애 환자들은 적극적으로 강박적이고 반복적인 행동에 맞서 싸울 수도 있고, 또는 피부를 뜯는 다는 사실을 알지 못하는 것처럼 보일 수도 있다. 때로는 심각한 상처에도 불구하고, 피부뜯기장애가 있는 환자들은 뜯긴 부분(일반적으

로 손가락이나 팔)을 감추고 그들의 행동을 부인할 수도 있다.

임상 사례

털뽑기장애를 앓고 있는 22세의 한 여성은 "내가 어렸을 때 부터 병이 시작됐는데 그 이후로 호전과 악화를 반복하고 있어요. 가끔 나는 섬뜩하고 불편한 느낌이 들어요. 여러분이 가려울 때 긁어야겠다고 생각할 때처럼 말이에요. 점점 더 심해져서, 내 눈썹을 뽑아야만 해요. 그러고 나면 진정이 되고 안심이 돼요. 하지만 그 후 다시 시작되고, 또다시 해야만 해요. 때로는 거울 앞에 서서 내 눈썹이 거의 남아 있지 않다는 것을 알게 되기 전까지, 모른 채 눈썹을 뽑아요. 사람들이 눈치를 챌 거라는 사실에 기분이 좋지 않아서, 화장으로 가려요"이라 말했다.

S4 사건 및 스트레스 관련 장애

이 섹션에서는 DSM-5에서 신설된, 외상 및 스트레스 관련 장애와 해리장애를 한꺼번에 다룬다. 최근의 견해로 해리장애는 발달과정에서의 외상과 방임과 관련이 있는 것으로 생각되고 있다. 저자들은 ICD-10에서부터 유지되어 온 해리장애와 전환장애의 연관성을 따라, 본장에서 전환장애를 함께 다룬다. 표 3.2 (pp. 262-267)는 이러한 진단에 대한 개요를 제공한다.

서문

이러한 경험적 범주의 복합적인 '역사적 가계도'를 명확히 하기 위해 많은 의견이 존재한다.

해리장애 그리고 전환장애

ICD-10의 F44 진단 그룹, 해리(전환)장애는 DSM-5의 두 그룹, 즉 해리장애와 신체증상 관련 장애를 연결한다. 저자들은 히스테리(해리장애 그리고 전환장애)에 관한 과거의 방대한 양의 정신역동 문헌이 오늘날의 '정신형해리 대 신체형해리'에 관한 연구가 늘어나는 것과 일치하는 것을 고려했을 때, 이를 따르기로 결정했다. '전환'이라는 용어는 억압의 결과(견딜 수 없는 사건과 참을 수 없는 소망)로 발생하는 신체 증상을 가리켜 프로이드에 의해 만들어졌다. 그 이전에도 신경과, 정신과 의사들은 그러한 증상에 관심이 있었으며 히스테리 증상으로 해석했다. 전환의 포괄적 의미는, 인체의, 특히 신경학적 상태와 유사한 '심인성의'또는 '기능적'증상을 총칭한다. 의식 상태 변화 그리고 그러한 신체형 증상들은 ICD-7,-8,-9 그리고 DSM-II에서 '히스테리 신경증, 해리 그리고 전환형'으로 결합되었다. 그러한 두 진단의 연결은 ICD-10의 해리(전환)장애에 남아 있다.

ICD-7, -8, -9 및 DSM-II 히스테리성 신경증, 해리성 및 변환 유형의 다양한 상태의 의식을 결합했다. 이 링크는 ICD-10의 해리성 장애에 남아 있다. DSM-III, -IV 및 –IV-TR은 전환장애를 해리장애로부터 분리시켜 신체형장애에 집어 넣었으며, 이제 DSM-5는 신체형장애를 신체 증상 및 관련 장애라고 부른다.

이인성장애/비현실감장애

ICD-10의 이인성-비현실감 증후군이 해리(전환)장애에 속해 있지 않은 것을 주목한다. 이인성 신경증은 ICD-7,-8,-9 그리고 DSM-II에서 히스테리 신경증과 분리된 독립 진단이었다. DSM-III는 그것을 다시 해리장애로 재해석했으며, 이 재해석은 ICD-11에서도 채택될 것이다.

외상후 스트레스장애(그리고 급성 스트레스장애)

19세기부터 전쟁터의 사상자나, 아동기 학대나 방임을 받은 사람들이 겪는 정신적 후유증을 진료해온 임상가들에 의해 관심을 받았는데에도 불구하고, 놀랍게도 외상후 스트레스 장애는 ICD-9와 DSM-II에서 제외되었으며, 참전 군인과 그들의 주치의인 정신과의사의 장기간에 걸친 로비의 결과로 1980년에야 DSM-III에만 공식적인 질병분류에 들어가게 되었다. 독립 진단 범주를 원했지만, DSM-III는 외상 후 스트레스장애를 불안장애로 분류했고, 그 때문에 증상들을 일차적으로 불안감에 기초한 증상들로 이해했다. ICD-10은 외상후 스트레스장애를 채택하였지만, 급성 스트레스 반응과 적응장애를 합쳐 재편성하였는데, 그 결과 스트레스의 '영향'보다는 '원인'을 강조하였다. 그 후, DSM-IV는 ICD-10의 급성 스트레스 반응을 변경하고 진단기준을 수정하여, 급성스트레스 장애라고 불렀지만 여전히 외상후 스트레스장애와 함께 불안장애에 두었다.

급성 스트레스 반응/급성 스트레스장애의 임상 경과에서는 외상 직후 발생하는 주변 외상성 해리 및 해리 증상의 역할을 강조하며, 임상적으로 외상이 발생한 후 3일에서 1개월까지 지속된다. 증상이 한 달 이상 지속되면 외상후 스트레스장애가 진단된다. 즉, 급성 스트레스장애와 외상후 스트레스장애의 '경과'관계는 조현병과 조현양상장애의 관계와 동일하다(섹션 S1, pp. 140-143). 마지막으로 DSM-5는 적응장애, 급성스트레스장애 및 외상후 스트레스장애를 함께 묶은 ICD-10의 재편성을 따랐고, 따라서 '영향'보다는 '원인'을 강조하였다. 각 단계는 증상과 임상 과정을 나타내는 데 향상된 기준을 가져왔다. DSM-III의 외상후 스트레스장애는 주로 미국의 참전군인협회에서 만들었기 때문에, 상대적으로 좁은 기준으로 주로 전쟁 참전용사들(특히 월남전참전용사)에게 적합했다. DSM-5는 더 넓은 범위의 외상 피해자들에게 그 기준을 확대시켰다. 하지만 아직 갈 길이 남아 있다. 따라서, PDM-2에는 S41.3(pp. 199-204)에 서술될 복합 외상후 스트레스장애(complex PTSD)가 포함된다.

외상 그리고 해리

해리에서도 "원인 대 결과" 역동이 나타난다. 외상 및 스트레스 관련 장애에서는 원인에 초점이 맞춰지지만, 해리장애에서는 결과가 강조된다. 해리장애는 일반적으로 복합 외상후 상태로 해석되는데, 해리성 기억상실이 원인에 대한 의식 작용을 없애는 효과라는 점을 고려하면, 외상을 꼭 정확하게 확인할 필요는 없다. 외상후 질환의 경우, 핵심 증상은 해리라고 이해되지만 정신적 외상을 확인할 필요가 있다. 원인이 된 외상이 알려지지 않은 경우, 또는 그 외 '잘못된 종류의' 외상으로 생각되는 경우들에 대한 '외상 없는 외상후 스트레스장애'에 대한 작은 문헌이 있다. 다시 말해, PDM-2의 CPTSD는 이러한 격차를 해소하는 데 도움을 줄 것이다.

'해리'의 의미

지난 한 세기 반 동안, '해리'라는 용어의 의미는 크게 진화했고, 그들은 계속해서 진화하고 있다. 위에 적었듯이, 해리는 본래 전환과 관련된 히스테리의 한 종류로 보여졌으며, 이인성장애와는 구별되었다. 그것은 기억상실, 둔주, 특정한 상태 변화(예, 몽유병), 그리고 다중 인격을 포함했다. DSM-III는 전환장애를 해리장애로부터 거리를 두었으며 이인성장애를 추가했다.

DSM-III 및 -IV는 또한 외상후 스트레스장애 및 급성 스트레스장애의 진단 기준에 대한 해리 증상을 언급했지만, 대비되는 강조 표시였다. DSM-III의 PTSD는 진단기준에, 해리적인 삽화가 특별히 심각한 환각재현을 포함할 때, 즉 장기적으로 지속되며 생생하게 재경험하는 것을 가리키는 "환각 재현 혹은 해리적인 삽화들"을 언급했다. 이것을 DSM-IV는 합쳐서 "해리적인 환각 재현의 삽화들"로 나타냈다. '환각 재현' 개념은 양성 증상이다. 없어야 할 것이 있는 상태. 반면에, DSM-III와 -IV의 급성 스트레스장애는 환각재현을 해리 증상으로 보지 않고, 대신 멍함, 피하려 함, 무관심함, 비현실감, 이인감, 그리고 기억상실을 해리 증상으로 보았다. 즉, 해리를 음성 증상으로 설명했다. 있어야 할 것이 없는 상태. 최종적으로, DSM-5에서는 급성 스트레스장애 및 외상후 스트레스장애 둘 다에서 이러한 양성 증상과 음성 증상 모두를 해리 증상으로 설명했다. 그러나 의미적 혼란이 여전히 계속된다. DSM-5의 외상후 스트레스장애 진단기준은 환각 재현과 기억상실을 명확하게 해리 증상으로 표시하지만, 그러나 심지어 환각 재현과 기억상실이 있는 경우에도, 추가적인 명시자인 '해리 증상이 존재함'을 만족시키지 못한다. 이 명시자는 오직 비현실감과 이인감이 있을 때만 해당된다.

또한 경계선 인격장애의 DSM-5 진단 기준 9인, '일시적이고, 스트레스와 관련된 심각한 해리 증상들'(p. 663)에서 또다시 해리가 나타나는데, 본문에는 유일하게 이인감만을 예로 든다. 해리성 정체성장애를 가진 환자는 이 기준 9의 과도한 해석을 통해 경계선 인격장애로 잘못 진단되는 경우가 많으며, 그러한 환자들은 '변하지 않고, 융통성이 없으며, 전반적으로 넓게 나타나는 단일의 고정된 행동 양식이 있어야 하는' 인격장애의 일반적 진단 기준 B, D, E를 충족하지 못한다. 이와 같이, 바뀔 수 없는 해리장애를 가진 환자는, 정의에 의하면, 인격장애를 가진 셈이다. 이러한 결론은 분명히 잘못된 기준에서 비롯된 산물이다. 해리성 정체성장애를 가진 사람의 다양한 개별적 자아 상태가 스스로의 인격 특성을 과장되게 드러낼 것이며, 결국 인격장애의 극단적인 모습으로 나타날 수 있기 때문이다. 아마도 이 문제는 DSM-6에서 다루어질 것이다.

요약하면, 주관적 경험으로서의 '해리'는 최소 세 가지 이상의 뚜렷한 의미를 가지고 있다.

1. 사람의 정신적 기능이나 능력의 해리. 이는 DSM-5 정의에 가장 근접하다. "의식, 기억, 정체성, 감정, 지각, 신체 표현, 운동 제어 및 행동의 정상적인 통합에 있어 중단 그리고/또는 붕괴" (pp.187). '음성'해리증상의 예로는 기억(기억상실), 감각(전환 마취) 또는 영향(감정의 둔화)과 같은 어떤 것의 철회를 포함한다. '양성'해리증상의 예로는 외상 사건의 감각적 재경험(환각 재현), 또는 정서, 지식, 감각의 침범(어떤 양상으로든), 또는 행동(행위, 의도치 않게 소리내기)과 같은 어떤 것의 침해가 포함된다. 이러한 증상들의 대부분은 하나의 의식 안에서 발생할 수 있다.

2. 이인감/비현실감. DSM-5는 이러한 증상들은 현실감각을 철회하는 것으로 음성증상으로 해석될 수 있지만, 그럼에도 불구하고 DSM-5는 이를 양성증상으로 간주한다. 이 모호함은 역사적으로 계속 되어 왔다. 그것들은 단일 증상으로 나타날 수도 있지만, 외상 후 및 해리성 질환에서는 부수적인 증상으로 흔하다.

3. 해리성 다수. 이것은 해리성 정체성장애에서 가장 분명히 나타나는, 의식의 다양성이며, 흔히 처음 두 가지 유형의 해리가 동시에 발생한다. 따라서 항상 처음 두 해리 유형의 특징이 은밀한 다중성을 가질 가능성이 있다. DSM-5의 정의는 해리성 다수를 진단하는 데 큰 도움이 되지 않는다. 왜냐하면, 일단 의식의 중심을 차지하는 하나 이상의 자아가 있으면, 주관적 경험의 중심이 하나 이상 있게 되고, 결과적으로 여러 개의 증상 집합이 존재하게 되기 때문이다.

S41 외상 및 스트레스 관련 장애

다시 말하면, DSM-5는 외상 및 스트레스 요인 관련 장애에서, 급성 스트레스장애, 외상후 스트레스장애 및 적응 장애를 함께 묶는 ICD-10를 따르므로, 목록이 거의 동일하며, 이는 표 3.25에 수록되어 있다.

PDM-2에서는 적응 장애, 급성 스트레스장애, 외상후 스트레스장애와 함께, 복합형 외상후 스트레스장애를 추가했다. 이는 외상후 스트레스장애의 기준이 외상후 상태의 넓은 스펙트럼을 수용하기에는 너무 좁기 때문이며, 특히 정상 아동기 발달을 방해하는, 반복적으로 가해지는 외상과 학대와 관련된 경우에 두드러진다.

S41.1 적응 장애

적응 장애의 진단은 급성, 만성, 반복 여부에 관계없이 심리적 스트레스에 대한 광범위한 부적응 반응을 포함한다. 그러한 반응이 스트레스로부터 3개월 이내에 발생하며 6개월 이하로 지속될 경우 적응 장애로 간주된다. 그것들은 질병이나 가족 구성원의 변화 같은 도전에 대한 반응일 수도 있고, 또는 사춘기, 대학 입학, 군입대, 결혼, 취업, 은퇴, 혹은 새로운 취미의 발견과 같은 발달 단계에 따른 반응일 수도 있다. 적응 장애는 불안, 우울한 기분, 품행 장애, 신체적 문제, 금단, 일 또는 학업 중단 또는 이들의 혼합과 관련하여 설명된다.

적응장애의 주관적 경험

정동 상태
적응 장애에 동반되는 정동 상태는 개인마다 다르다. 가장 중요한 감정적 특징은 변화의 감각에서 오는 막연한 걱정이다. 불안, 우울, 행동 변화가 표현되는 것보다 더 주관적인 수준에서, 불확실성과 우려감이 만연할 수 있다. 분명히 기존의 인격 패턴과 정서적 경향은 주관적인 경험에 영향을 끼친다. 환자로 하여금 이렇게 모호하고 광범위한 정동에 대해 자세하게 설명하도록 하는 것이 도움이 된다.

인지 패턴
인지 패턴이 현재 스트레스에만 초점을 맞추고 있거나, 환자가 겪어야 하는 변화를 현저하게 회피한다. 다시 말해서, 적응 장애를 가진 개인들은 그들이 직면하고 있는 것에 몰두하거나 그것을 방어적으로 피할 수 있다.

신체 상태
신체 상태는 스트레스 반응이 두드러지며(우울, 불안, 행동 변화), 긴장과 우려 상태가 동반된다. 신체 표현의 특성은 감정적 반응에 따라 다르다.

관계 패턴
관계 패턴은 빈곤감의 증가에 대한 수치심 때문에 잠재적으로 도움이 되는 관계로부터 거리를 두려워하거나, 의존성 표현이 늘어나거나, 둘 중 하나로 나타난다.

임상 사례

4살짜리 아이를 둔 35세의 한 여성은 그녀의 아버지가 심혈관우회수술을 받아야 한다는 것을 막 알게 되었다. 그녀는 12살 때, 아버지가 그녀의 어머니와 이혼했을 때 배신감을 느꼈던 기억이 난다. 그럼에도 불구하고, 그녀는 아버지에게 헌신하려고 노력했었다. 아버지의 소식을 듣고, 그녀는 "아버지의 심장이 갈라져 피가 사방으로 뿜어져 나오는" 끔찍한 악몽을 꾸고 낮에도 그런 이미지가 보이는 등, 불안의 파도를 경험했다. 천천히 숨을 쉬면 약간 진정이 되었고, 엄마, 아내, 프리랜서 작가로서의 역할을 충실히 해냈다. 아버지를 향한 몰랐던 다른 감정을 더 잘 알게 되면서, 그녀는 차츰 차분해졌고, 안정된 느낌으로 돌아갈 수 있었다. 그녀는 4주간의 상담을 거쳐 이 정도 상태로 돌아갈 수 있었다.

S41.2 급성 그리고 외상후 스트레스장애

역사적 배경

정신과학과 의학계에 정신적 외상이 처음 나타나게 된 것은, 프로이드 및 그의 동시대인들이 그것의 효과를 주목하고 다른 유형의 외상 경험과 반응을 식별하기 시작한 19세기 말이다. 프로이드(1914년)는, 외상이 개인에게 미치는 영향은, 과거 외상을 받아들이려는 노력의 결과로 현재와 미래의 삶에 충격을 주고, 개인의 삶의 기초와 형태를 바꾸어, 현재를 살아가는 능력을 손상시키는 것이라고 했다. 프로이드는 또한 어떤 점이 사건이나 경험을 외상으로 만드는가의 핵심 요소들을 설명했다. 외상은, 외상에 대처하는 능력을 압도하고 사람을 무기력하게 만든다.

프로이드와 그의 동료인 조셉 브로이어 (1895)는 여성의 히스테리 근원을 아동기의 성적 학대, 특히 근친상간이라고 밝혔다. 프로이드는 결국 실제 성적 학대 대신에 아동의 성적 환상에 초점을 맞춰야 한다고 입장을 바꿨다. 다른 동시대의 사람들, 특히 피에르 자넷(1889)는 정신분석 외적으로, 산도르 페렌치 (1949)는 정신분석적 운동 안에서, 학대받은 아동(나중에 성인이 되어서도)이 외상에 대처하기 위한 주요 방법으로 억압보다 해리를 방어기제로 사용한다고 주장했다. 그들은 만약 외상이 어느 시점에서 훈습이나 치료되지 않는다면, 그 잔존효과로 다양한 영역에서 일생동안(그리고 부정적인) 영향을 미칠 것이라고 보았다. 20세기 초, 정신적 외상에 대한 연구는 1,2차 세계 대전과 한국 전쟁에서 발생한 전투 노출의 영향을 이해하고 다루는 것으로 제한되었는데, 이러한 노력마저 전쟁이 끝나고 군인들이 "일상으로 돌아오도록"했을 때 거의 사라졌다. 이러한 이유로 ICD-7, -8, -9 또는 DSM-II에서 외상 후 스트레스와 관련된 언급이 없었다.

현대의 연구

정신적 외상에 대한 관심은 1970년대 후반과 1980년대 초에 극적으로 바뀌었다. 그 때 사회적 문제와 운동이 혼합되어 정신적 충격과 스트레스라는 학문적 분야의 발전에 훨씬 더 많은 지속적인 관심을 가져왔다. 월남전, 특히 귀환한 병사들에 의해 보고된 반응과 증상들은 주요한 사회적 기폭제로 작용했다. 인종차별을 막기 위해 인종 평등을 위한 운동이 일어났고, 여성 운동은 여성과 소녀에 대한 성차별과 성폭력을 더하여 가정 생활 운동에 다시 초점을 맞췄다. 이러한 우려는 아동학대에 대한 연구의 재개를 가져왔다. 다양한 외상 후 증후군의 이름이 생겨났다. 강간 외상 증후군, 구타당한 여성 증후군, 월남전 후 증후군 등.

지난 40년 동안, 임상가와 연구자들은 프로이드학파의 억압이라는 개념에 의해 가려졌던 정신적 외상과 해리에 대한 연구를 재개했다. 현대의 연구자들은 외상을 겪고 나중에 외상후 스트레스장애로 발전된 사람들이, 압도당했을 때 생리학적 반응뿐만 아니라, 기본적인 뇌 구조와 기능이 바뀐다는 것을 발견했다. 이들은 자넷과 페렌치의 가르침으로 돌아가 참전 용사들을 포함한 다양한 정신적 피해 집단에서 정신적 고통, 발달상의 영향, 정신병리의 발생률이 높음을 확인했다. 그 밖에도 수용소 생존자 및 그들의 자녀, 아동기에 육체적, 성적, 정서적으로 학대 및 방임된 희생자들, 테러나 고문, 난민 상태의 피해자들, 교통사고 피해자들 또한 연구됐다. 주변 외상성 해리(외상을 겪은 당시 혹은 그 직후)는 나중에 외상후 스트레스장애가 생길 위험인자로 확인되었다. 이를 통해, 해리는 외상을 겪을 당시에는 방어에 도움이 되지만, 그 후에는 외상을 훈습하는 능력을 손상시켜, 외상후 스트레스장애로 발전하도록 이끈다는 가설이 제기되었다.

현대의 사회

외상후 스트레스장애라는 표현은 현재 다양한 정신적 그리고 신체적 트라우마의 후유증에 널리 적용되고 있기 때문에 일부 비평가들은 이것이 초점을 잃었다고 믿는다. 어떤 이들은 그것이 더 널리 받아들여지고 이해될수록 그것의 진정한 영향과 매우 주관적인 특성이 사라진다고 주장한다. 다시 말해, 현대 사회는 현재 다양한 정신적 충격 경험들에 대응하여 외상후 스트레스장애를 받아들이고 심지어 기대하기도 하지만, 정신적 상처로부터 회복하는 것이 얼마나 어려운지는 이해하지 못한다. 일부는 외상후 스트레스장애를, 역경에 대한 정상적인 반응으로 잘못 해석했을 수도 있지만, 외상후 스트레스장애를 겪는 개인의 삶에 미치는 영향은 결코 정상이 아니다.

외상후 스트레스장애는 자기에 대한 많은 변화를 수반한다. 정신적 외상을 받은 많은 사람들은 외상전후로 자신이 달라졌다고 이야기하고, 그 외상적 경험에 의해 삶이 변화되었다고 본다. 이러한 개인들이 자신에게 일어난 일을 공개할 때, 다른 사람들은 오해하고 깔보며 도움이 되지 않는 말과 질문부터(예: "그냥 극복할 수는 없었어요?"혹은 "전쟁 중에 사람을 죽여봤어요?") 말도 안되는(예: "전생에 나쁜 일을 했던 게 분명해요. 그러니까 그런 일이 당신에게 일어난거죠") 소리를 할 수 있다. 이러한 환경에서는, 외상후 고립감이 강화된다.

외상

급성 스트레스장애 및 외상후 스트레스장애에 대한 기준은 계속 진화하고 있다. 급성 스트레스장애가 1개월 후에는 외상후 스트레스장애가 "되는"데에도 불구하고, 두 진단의 DSM 기준은 연관성이 떨어진다. 원래 DSM-III에서 초점을 맞추던 타국과의 전쟁보다는 가정에서의 외상과 같은 국내에서 발생하는 외상과 그에 따른 증상들에 집중하기 시작했다.

외상에 의한 스트레스 요인은 원래 '정상적 사건의 범위를 벗어난 것'으로 설명되었는데, 이것은 너무 광범위하고 충분히 구체적이지 않은 설명이었다. DSM-IV는, 경험과 그에 대한 주관적 반응을 포함하는 기준으로 범위를 좁혔다: 공포감 혹은 무력감을 동반하여, 자신이나 타인에게 죽음이나 심각한 상해를 일으킬 만한 실제, 또는 위협을 경험, 목격, 혹은 직면할 경우. DSM-5 기준 A는 주관적인 반응을 빼고, 성폭력을 실제적이거나 위협적인 죽음, 심각한 부상에 추가했다. 그리고 노출의 종류를 구체적으로 명시했다: (1) 직접 경험, (2) 생생하게 목격, (3) 가까운 가족이나 친구에게 일어난 일을 알게 된 경우 (4) 혐오스러운 세부 사항에 반복적인 노출(경찰이나 최초 대처자). 이는 외국과의 전쟁에 맞춰져있던 초점을 국내로 되돌리고, 국가의 편집증의 중요한 해결책을 나타낸다. 나쁜 일은 저곳에서 저들에게만 일어나는 것이 아니라, 바로 이곳에서 우리에게도 일어나고 있다. DSM-5를 넘어서, 지난 수십 년간의 연구 자료는 5가지 유형의 주요 외상을 확인했다:

• 제I형, 비인간적/사고/재난/충격 외상은 특별한 원인이 없다. 이 범주는 현재 치료나 재활을 받아야 하는 경우(치료나 재활에 의해 신체적, 혹은 정서적 고통이 있음)와 마찬가지로, 질병이 생기거나 악화된 경우에도 해당되도록 최근에 확장되었다.

• 제II형, 대인 외상, 이는 다른 사람의 욕구를 착취하는 것으로 자신의 욕구를 만족시키는 타인에 의해 저질러진다. 제2형 외상은 한 번 또는 제한적인 횟수로 일어나지만(대개 낯선 사람이 가해자일 때), 피해자와 가해자가 어떤 식으로든 관련되어 있을 때, 몇 달 또는 몇 년 동안 반복될 수도 있고, 관계가 지속되는 한 계속될 가능성도 있다. 대인관계에서 일어나는 일차적 외상은 증상 심각도를 파악하는 것이 가장 중요한데, 가해자가 아는 사람이거나 관련이 있는 사람(또는 피해자에게 사기를 쳐서, 양육이나 보호와 관련된 역할 또는 관계를 가진 사람)일 경우 더욱 좋지 않다. 이러한 패턴을 '배신 외상'이라고 한다.

• 제III형, 정체성 외상, 이는 크게 바꿀 수 없는 개인 특성(민족/인종 및 특징, 성별, 성 정체성 및 성적 취향)에 외상을 입은 경우이다.

• 제IV형, 집단 외상, 이는 많은 종파나 집단 간의 갈등이나 폭력으로, 집단의 정체성, 문

화, 신념, 그리고 전통에 외상을 입은 경우이다.

• 제V형, 지속적이고, 층이 있으며, 누적되는 외상, 이는 2차 외상으로 인한 2차 피해에 관한 경우이다.

2차 외상의 다른 유형들도 있다. 제II형 외상에 가장 많이 동반되며, 피해자가 다른 사람에게 도움을 요청하였으나 도움받지 못하거나, 피해자가 피해 당한 사실로 비난받거나 수치스러움을 느낄 때, 또다른 정신적 외상이 발생한다. 게다가 그 대상이 양육자 역할을 하고 있을 경우, 이러한 2차 외상은 배신 외상이 된다. 제2형 배신 외상은 전통적으로, 아이의 부모이거나 부모 대리인 중 한 명은 학대를 하고 다른 한 명은 이를 방임하는 모습이다. 나중에 성인이 되었을 때, 기관은 이를 처벌하지 않고 오히려 피해자를 희생양 삼으며, 가해자를 지지하고, 사건을 은폐할 때, 기관에 의한 배신이 발생한다고 말한다. 이것이 바로 성인들의 배신 외상이다.

1세기 전에 프로이드(1914년)가 만든 Nachtraglichkeit는 다른 종류의 두 번째 상처를 말하는데, 정신적 외상과 방임의 범위를 넘어서는, 반복적인 부가 효과에 대한 광범위한 개념이다. 스트라치에 의해 'deferred action (afterwardsness)'이라고 번역되었으나 의미를 제대로 담고 있지 않으며, 후에 루돌프 로웬슈타인(1991)이 프랑스어로 apres coup, 영어로는 'aftershock'으로 번역한 것이 보다 의미가 잘 통한다. 로웬슈타인의 분석을 받은, 쟈크 라깡은 이것을 프랑스 정신분석의 중심 개념으로 만들었다. Apres coup는 개인적인 성숙이나 새로운 지식, 또는 삶의 새로운 경험으로 과거 경험의 개정이 있을 때마다 일어난다. 이 개정은 재외상을 단행한다. 예를 들어, 어린 나이에 부모에 의한 성추행 당했을 때, 그에 대한 반응은 정신적 충격보다는 혼란스러울 것이다. 하지만 사춘기가 되면, 가해자의 동기 부여와 왜곡시키려는 조작을 깨닫게 되고, 당시 사건의 완전한 공포는 다시 외상으로 작용한다. 마찬가지로, 학대하지는 않았지만 방임했던 부모가 과거를 합리화하며, 겉으로 용서를 받았더라도, 피해자가 나이가 들면서, 방임했던 사실, 심지어 소극적으로나마 학대에 관계되었던 것이 드러날 수도 있다.

이러한 모든 유형의 외상에 대해 연구한 결과, 정신적 충격을 받은 성인들은 비전형적인 반응으로 외상후 스트레스장애 증후군이 남으며, 대부분의 사람들은 시간에 따라 흐려지는 정상적인 외상후 반응 기간을 거친 후에 그들이 겪은 일을 훈습할 수 있다. 즉, 다섯 가지 유형의 외상과 다양한 형태의 2차 상처는, 개인에 따라 급성 스트레스장애, 외상후 스트레스장애 그리고/또는 복합형 외상후 스트레스장애(S41.3, pp. 199-203)로 이어질 수 있다.

급성스트레스장애/외상후 스트레스장애의 증상 다양성

임상가는 이제 급성 스트레스장애와 외상후 스트레스장애가 매우 다양한 형태로 생긴다고 인정한다. 정신생리학적 그리고 정신적 조건이 다면적으로 작용하여 개인과 환경에 따라 다양한 시간(갑작스러운 발병, 만성 경과, 지연성 증상)에 여러 가지 경과를 나타낼 수 있다. 객관적인 중증도(비교적으로 가벼운 것부터 고통스러운 것까지)와 그 영향은 눈에 띄게 차이날 수도 있다. 반응은 매우 주관적인데, 피해자의 특성(기질, 나이, 회복려 및 성별을 포함)과 경험(초기 반응, 가족력과 안정성, 과거력, 이전에 외상후 스트레스장애 유무, 및 기타)에 따라 다른 것으로 밝혀졌다. 실제로 연구 결과, 정확히 같은 정신적 외상을 받은 두 사람이 완전히 다른 결과를 보이거나 전혀 다른 형태의 외상후 스트레스장애를 가질 수 있다고 밝혔다.

주관적 증상

주관적인 증상도 마찬가지로 진화했다. DSM-III 및 -IV의 진단 기준에는 세 가지 증상군이 있다. 재경험, 감각 마비/회피, 각성. DSM-IV의 급성 스트레스장애는 큰 골격은 동일하지만 회피(의도적)에서, 무감각(기억상실-정서적-신체적)을 분리하여 총 네 가지 증상군이 있었다. DSM-5의 외상후 스트레스장애는 이러한 네 증상군에 속하는 각각의 증상이 필요하지만, 정의가 확장되었다. 재경험에는 환각 재현, 악몽, 침습적인 기억뿐 아니라, 외상성 사건을 상징하거나 닮은 단서에 보이는 반응도 포함된다. 무감각에는 기억 상실과 정서적 무감각함을 넘어, 무쾌감증 그리고 부정적인 믿음과 예상, 그 밖에 다른 부정적인 감정 (두려움, 공포, 분노, 죄책감, 수치심)도 모두 포함된다. 각성 (과장되게 깜짝 놀람, 과잉각성)은 이제 분노나 예민함, 난폭한 행동, 그리고 기타 등등으로 확장되었다. 반면에 DSM-5의 급성스트레스장애는 14가지 가능성 있는 증상들을 여섯 집단으로 묶는다: 재경험, 불쾌한 기분, 무쾌감증, 해리(이인감, 비현실감), 회피, 그리고 각성. 급성스트레스장애는 다섯 진단군 각각에서 증상이 필요한 것이 아니라 총 14가지 중, 9개 증상을 필요로 한다.

증상의 교대

무감각과 재경험(DSM-5 외상후 스트레스장애의 기준 D와 B)은 둘 다 해리성으로 간주되지만 어떤 면에서 정반대이며, 일반적으로 교대로 발생한다. 해리성 기억 상실과 정동 둔마는 해리성 방어의 효과가 잘 나타난 것으로 여겨진다. 불쾌한 외상성 사건이 기억에서 성공적으로 제거되면 그에 동반되는 정동은 지워진다. 기억 상실과 정동 둔마는 종종 필요 이상으로 강력해서, 많은 좋았던 기억과 감정들도 외상성 기억과 감정과 함께 해리된다. 결국 환자들은 감정적으로 무뎌지고 그들 자신의 과거에 대한 감각이 거의 없게 된다. 해리성 환각 재현과 다른 침습이 나타나는 것은, 해리성 방어가 주기적으로 약화되는 효과로 설명된다. 문제가 되는 외상은 해리되어 있다가 갑자기 터져 나오고, 그 사람의 감각과 감정이 물밀 듯이 밀려들게 된다. 해리되어 있던 좋은 기억과 감정들도 환각 재현 때 나올 수 있지만, 다시 한 번 해리하려고 하기 때문에, 일반적으로는 외상성 기억과 불쾌감으로 다시 덮여진다. 역동은 이렇게 교대로 나타나는데, 항상 과하거나 너무 적은 것을 왔다갔다한다.

재경험은 종종 명백하게 나타나기보다는 비밀스럽다. 완전한 환각의 재체험은 그 자체로 '설명 가능한 상황'을 제공하는 반면, 시각, 청각, 촉각, 후각, 미각 또는 정서 한 가지에 국한된 환각 재현은 정신증이나 전환장애와 관련된 환각의 일종으로 잘못 해석될 수 있다. 정서적 환각 재현(공포, 슬픔, 혐오감과 같은 감정이 침습하는 것을 경험함)은 편집증이나 병적 정서로 혼동될 수 있다.

회피

외상후 스트레스장애로 고통 받는 사람은 환각 재현을 막기 위해 시도하는데, 이것이 DSM-5의 기준 C: '외상성 사건에 대한 기억을 불러일으키는 자극에 대한 능동적 회피'로 표현되어 있다. 이는 사회적 고립과 방어적 위축을 증가시키거나 특정 촉발 요소로 인한 공포증을 증가시킴으로써 부정적인 변화에 관한 기준 D 증상들을 유발한다. 한 환자가 어린 시절, 외진 곳에서 외상성 충격을 받은 후 거미 공포증을 앓게 되었고, 몇 년간의 치료를 받았다. 그녀는 어두운 곳에 앉아 있었고, 문이 열렸다. 한 남자가 거기에 서 있었고, 양 다리를 벌리고 양 팔을 위로 든 채로 역광을 받아 그의 몸은 검은 윤곽만 보였다. 그리고 그는 그녀를 강간했다. 그녀가 일단 그 외상을 극복했을 때, 거미 공포증은 해결되었다(강간과 연결된 다른 증상들도 마찬가지로). 환각 재현을 예방하거나 덜하게 하는 다른 방법이 있는데, 이는 약물, 바로 술과 다른 중독 물질의 사용이다. 이러한 이유로, 물질 관련 장애의 동반 이환률이 높다.

정신적 외상과 외상후 스트레스의 주관적 경험

외상을 겪는 사람들, 특히 외상후 스트레스로 발전되는 사람들은 자서전과 회고록에 그들의 삶이 외상 전후를 경계로 변화되었다고 묘사한다. 외상은 시간을 멈추고 혼란스럽게 만들어서, 회고록을 쓰는 사람이나 임상가 모두가 정신적 외상을 시간 왜곡이라고 한다. 마음이 정신적 외상을 받으면, 강력한 유발 반응이 있을 때, 외상후 반응이 일어나서 그 과거 사건으로 현재를 뒤덮어버릴 수 있다. 피해자들은 외부의 힘에 의해 여러 가지 느낌을 받는다고 표현한다. 무기력하고 통제를 잃은 느낌, 압도되고 방향을 잃은 느낌, 정상적인 존재에서 벗어난 느낌, 안정성을 잃은 느낌, 과거에 일어났던 일을 이해하기 힘든 느낌, 상실감과 슬픔으로 꼼짝못하며, 상처와 죽음을 두려워한다. 많은 사람들이 정신적 외상 시기에 해리를 통해 대처하거나, 해리를 사용하여 기억을 떠올리게 하는 고통스러운 것들을 피하고, 그 후유증을 덜고자 한다. 외상후 스트레스장애로 발전하지 않은 사람들은 어떤 식으로든 그들에게 일어났던 일을 이해하고 훈습한다. 그들은 상당한 수준의 개인적 회복력을 가지고 있다(거의 대부분 외상을 입은 것에 대해 '티핑 포인트'와 같은 역치값을 가지고 있다).

그러나, 외상후 스트레스 장애 환자들은 통제를 잃은 느낌, 뇌와 마음이 외상을 처리하는 과정에서 발생하는 외상의 재현 증상 앞에 속수무책임을 경험한다. 정신적 외상의 경험을 이겨내려는 시도는 보통 무의식적이며, 재현, 반복 강박, 그리고 2차 피해를 포함한다.

정신역동 체계화는 충격, 무기력함, 취약함, 그리고 정신적 외상에 따른 극심한 공포를 강조해왔다. 외상적 경험은 정신 기능을 압도하고, 주도권을 방해하며, 정서적 경험, 동일시 및 표현을 방해하며, 상징화와 환상의 능력을 방해할 수 있다. 이러한 방식으로, 개인의 의미, 개인적 관련성 그리고 삶의 소명의식에 도전한다. 외상과 관련된 기억 그리고 환상은, 정신적 외상이, 대인 관계의 질뿐만 아니라 자아 및 친숙함의 감각을 변화시키기 때문에, 더 훈습하기 어렵다. 희생자들은 종종 '정상 사람들(외상을 겪지 않은 사람들)'과 다름, 소외감을 느끼고, 특히 사람과의 피해가 있었던 경우에는 사람을 못 믿게 된다.

프로이드와 자넷 시대의 임상 연구는 악몽/환각 재현/연상을 통해 외상 사건을 지속적으로 재경험, 반복한다고 강조했다. 이는 무의식적으로 혹은 해리적으로 외상과 관련해서 재현하는 것과 마찬가지인데, 때로 정신치료 중에 나타나는 경우, 개인이 무엇과 싸우고 있는지 이해할 수 있는 계기가 된다. 정신역동 문헌에서 그리고 보다 일반적으로도, 정신적 외상 경험의 개인적인 의미의 중요성, 그리고 외상이 일종의 정신적 주관자가 될 수 있다는 사실이 강조되었다.

정동 상태

정동 상태는 두 가지로 나타나는데, 하나는 감정의 폭발이라고 표현될 만큼 감당할 수 없는 압도적인 감정반응, 또 다른 하나는 해리(감각의 마비), 그 중에서도 특히 정서적 무심함(정서적 무감각, 공허감, 무감각, 그들에게 일어났던 사건으로부터 느끼는 충격적인 감정의 해리), 그리고 신체 상태 이상(감각 저하, 이인감, 비현실감)이 나타난다. 일반적으로 외상은 동일시와 감정 관리를 위태롭게 한다. 호로위츠(1997년)와 헤르만(1992년) 등은 심각한 정신적 외상에 동반되는 많은 주관적 감정을 확인했다.

- 외상이 반복될 것이라는 두려움/공포; 가해자를 확인하고 또다시 파괴될 수 있다는 두려움; 희생자들을 확인하고 자신을 희생자로 정의하는 것에 대한 두려움.
- 정신적 외상의 원인을 향해 분노하고, 외상을 받았다는 사실 자체에도 분노하며, 이는 부정적인 정체성과 자기 혐오감을 불러일으킴.
- 슬픔과 애도
- 분노 혹은 파괴적인 충동에 대한 죄책감; 살아 남았다는 죄책감, 특히 다른 사람들이 사망할 때, 살기 위해 한 행동 또는 수동적이었던 것에 대한 죄책감; 외상에 대해 자신의 책임을 다 하지 못한 것에 대한 죄책감, 즉 자신이 무력하다는 것을 깨닫는 것을 방어함.
- 무력하고 공허한 느낌에 대한 수치심, 그리고 외상을 받은 사실 자체에 대한 수치심.
- 분노, 죄책감 및 수치심에서 비롯되는 자기 혐오 및 경멸; 결점 있는, 오염된, 구제 불능의 느낌
- 존재에 대한 절망, 아무도 이해하지 못할 것 같은 느낌, 인간성, 신, 그리고 우주에 대한 믿음의 상실.

인지 패턴

외상에 따른 지각의 변화에는 재경험(환각 재현, 침습적인 정동, 이미지, 소리, 감각, 생각, 행동)과 감각 마비(이인감, 비현실감, 전환 증상)가 포함된다. 이러한 변화는 현실에 대한 인식에 끊임없는 변화를 가져오며, 이는 "실제" 편집증을 초래할 수 있다. 외상을 받은 개인의 생각은 외상의 종류(위 내용 참조), 이전의 개인력, 그리고 타고난 기질에 따라 다양하게 영향받는다. 현실감각(위 내용 참조)이 손상될 수 있다. 사고 내용은(특히 사람과의 외상, 배신 외상, 제도적 배신, 그리고 관련된 이차적 상처 이후) 배신당했다는 생각, 또는 학대자 및 자신을 지켜주지 못한 보호자가 자비를 베풀어 줄 것이라는 믿음(외상 협상)으로 가득 차 있다. 외상에 대해 생각할 수 없거나, 무조건적으로 외상에 대해 생각하고 말하는 것을 회피하려 할수 있다.

외상에 대한 완전한 기억상실증이나 특정 요소에 대한 부분적 기억상실증이 있을 수 있다. 이 기억상실증은 전형적으로 기억과잉증과 교대로 나타나며, 오직 외상에 관해서만 생각하게 되고, 외상을 피할 수 있는 방법에 대한 이론을 만들기 시작한다(오멘 포메이션). 환각재현은 과거와 현재를 모호하게 하여, 일시적으로 시간과 장소에 대한 지남력 장애를 일으킨다. 공포스러운 무기력감의 경험에 대응하여 신념이 발달할 수 있다. 즉, 한 일, 실패한 일, 또는/그리고 구체적일 수도 있고 혹은 마술적일 수도 있는 외상에 이르기까지의 환상에 끈질기게 자기 자신을 비난하고 스스로를 벌하고 싶은 강박적 욕구가 동반될 수 있다. 외상석 기억, 부끄러운 자화상, 문제 해결, 그리고 의도적 행동과 같은 능력에 심각한 방해나 손상이 있을수 있다.

주요한 자아 기능, 현실감, 판단력, 방어, 그리고 기억의 조직/통합의 광범위한 절충은 자아의 장애를 초래할 수 있다. 자기 자신-자신의 경험간의 불일치와 마찬가지로 경험을 통합하는 능력이 감소한다. 자아 기능의 손상 정도는, 특정 기능의 본래의 안정성과 환자의 특정방어 능력(유연 또는 경직, 적응 또는 부적응)에 따라 달라진다.

신체 상태

외상 후 장애의 특징(다른 불안 상태에서도 자주 발견됨)은 과민성, 생리학적 과각성, 수면 장애, 악몽, 약물 남용이나 행동 중독을 통한 자가 치료(음식, 성행위, 쇼핑, 일중독, 자해)를 포함한다. 정신신체적 호소는 자주 발생하며, 외상을 받은 일부 개인은 외상을 당할 때의 신체상태와 신체 반응을 재경험하기도 한다(부분적인 촉각의 외상후 환각 재현). 예를 들어, 성적학대의 일부로 구강성교를 강요 받은 여성은 강한 메스꺼움이나 숨막힘을 느낄 수 있는데, 이는 어린 시절의 경험과 연관이 있을 수도, 없을 수도 있다. 혹은 보다 구체적으로 고기를 먹는것과 연관될 수도 있는데, 이는 외상후 채식주의로 이끈다. 실제 신체적 손상(예: 전쟁 부상, 폭력적인 강간에 의한 흉터로 인한 불임) 또는 질병(예: 임질이나 강간에 의한 면역체계가 심각한 손상)이 외상의 결과로 생길 수 있으며, 이는 극심한 분노와 슬픔으로 이어질 수도 있고,

또는 그 심각성을 무의식적으로 부정하는 방식으로 최소화될 수도 있다. 신체적 질병과 신체 반응에서 외상의 역할(특히 아동기 외상)에 대한 인식이 이전에는 부족했음을 주장하는 연구가 많아지고 있다.

관계 패턴

다른 사람과의 관계 패턴에서, 신뢰는 감소하고 불안은 증가하게 되며, 멍한 상태, 고립감, 두려움, 위축, 만성 분노, 그리고 죄책감이 포함될 수 있다. 외상을 받고 심한 수치심을 느낀 사람들은 거절을 두려워하거나 또는 다른 사람을 오염시킬까 두려워서 다른 사람들로부터 떨어져 있을 수 있다. 극단적인 위축은 드문 일이 아니다. 교대로 나타나는 재경험과 감각 마비 사이의 변화는, 또한 소외감과 불신이 바탕이 되어, 다른 사람들과의 친밀한 관계를 발전시키는 데 있어 조심스러운 태도를 낳는다. 해리, 약물 남용, 그리고 외상의 다른 결과들은 단기적으로는 도움이 될 수 있지만, 장기적으로는 다른 사람들과의 관계와 친밀해지는 능력을 상당히 방해한다.

치료자의 주관적 경험

치료자의 주관적인 경험은 매우 다양하며 양 극단 사이를 번갈아 가며, 외상후 스트레스장애의 재경험과 둔마 사이의 환자의 변화를 반영할 수 있다. 궁극적으로, 재경험의 해결은 외상을 훈습하는 것을 필요로 한다. 치료자는 환자가 그렇게 하는 것을 참고 견뎌낼 필요가 있다. 훈습은 외상를 막으려고 하기보다는 받아들이고, 외상 기억을 회피하기 보다는 기억에 다가가고, 참을 수 없는 것들을 대면하는 것이다. 재경험은 수동적으로 당하지만, 훈습은 능동적으로 밀고 나간다. 목적이 있는 재경험은 상상 속에서, 글 안에서, 몸 안에서, 가장 두려운 것에 노출되었을 때 동반되어, 이를 통해 재경험이 이야기처럼 변형된다. 환자와 치료자는 수치, 공포, 혐오, 자기 비난을 가져오는 것을 함께 직면해야 한다.

간접 외상

환자들은 종종 그들의 치료가 여러 가지 방법으로 치료자에게 영향을 미칠 수 있다고 두려워하며, 이러한 두려움들은 모두 현실적'이다. 치료자들은 실제로 이차적인 외상을 겪을 수도 있다. 치료자는 외상의 어떤 면에 의해 저항을 느끼고, 더 이상 외상에 대해 알아보기를 꺼려하게 될 수 있다. 외상을 받는 동안의 환자의 행동에 대해 '환자의 탓'을 하거나, 외부의 가해자에게 집중을 하며, 환자의 내적 고통은 차치하고 정의, 법, 처벌상의 문제에 초점을 맞추게 된다.

특히 치료자가 정신적 외상의 무게를 마주할 준비가 되어 있지 않다면 이차 외상 후유증이 발생할 가능성이 높다. 이차적 외상의 증상으로는 치료 회기 사이의 환자의 문제에 관한 지나친 몰두, 불면증과 환자에 대한 꿈, 다음 회기에 대한 지나친 열망 혹은 꺼림 등이 있다. 역할 반전은 환자가 외상에 대한 필수 세부 사항을 공유하고 어떤 것이 "허용되는지" 안내하기 위해 치료자의 반응을 주의 깊게 관찰하는 것이 포함된다.

"상처입은 치유자"라는 개념이 있다. 치료자가 되고자 동기를 부여한, 치료자 자신도 상처를 가지고 있음을 나타내는 말로, 과거 고대부터 내려오는 개념을 칼 융(1963년)이 현대적으로 나타냈다. 치료자와 환자의 개인력이 교차할 때, 환자가 보고하는 방임이나 외상은 치료자 자신이 갖고 있는 해결되지 않은 외상을 선택적으로 촉발하여, 따라서 재경험, 둔마, 회피, 또는 과각성을 끌어내고, 즉 간접 외상이 될 수 있다. 일반적으로, 외상은 대부분의 다른 정신병리의 치료보다 더 많은 감독과 동료들의 지원을 필요로 한다. 한편, 외상을 입었지만 성공적으로 훈습한 치료자들은, 비교 가능한 외상 환자의 치료에 특히 적절하고 효과적일 수 있다.

외상을 받은 환자를 대할 때, 치료자의 자기 관리가 특히 중요하다. 환자의 외상에 사로잡히는 것은 간접 외상으로 이끌며, 감정적 피로, 스트레스, 짜증, 좌절, 스트레스받는 꿈, 또는 집착으로 이어질 수 있다. 직업상의 의무와는 별도로, 취미와 개인 생활 발전, 즉 일과 독립적으로 생동감 있고, 의미 있고, 영양가 있는 생활은 직업적 피로를 극복하고 '배터리 충전'을 위한 중요한 방법이다.

성인기에 발생한 단일 사건에 의한 외상으로부터 발병한 급성 스트레스장애나 외상후 스트레스장애를 겪는 사람들 중에 애착이 잘 형성되고 많은 좋은 인간관계를 가지고 있는 환자들은, 쓸데 없는 노력없이 치료 초기부터 쉽게 외상에 접근할 수 있다. 보다 복합적인 외상 과거력을 가진 사람들은 다음 장, 복합 외상후 스트레스 장애에서 다루어진다.

S41.3 복합 외상후 스트레스 장애(CPTSD)

복합 외상후 스트레스 장애(CPTSD)는 ICD나 DSM에서 다뤄지지 않지만, 20년 이상 동안 제안되어 왔다. DSM-5의 외상후 스트레스장애에 대한 기준이 어느 정도까지 확대되어, CPTSD를 일정 부분 수용하고 있지만, 많은 부분들은 여전히 언급되지 않고 있다. CPTSD에서, 뜻밖의 사건이 생겨서 출생부터 성인기 사이의 개인이 최적으로 발달하는 것을 방해하게 되면, 어떤 식으로든 상처입거나 이후의 스트레스에 취약한 성인을 만들어낸다. 결과적으로, 이 장애에 제안되었던 또 다른 이름은 '발달적 외상 장애'이다. 발달상의 외상은 개인의 정체성, 자존감, 성격, 감정 조절과 자기 통제, 그리고 타인과 관계를 맺고 친밀감을 가질 수 있는 능력을 손상시킨다. 많은 경우, 그것은 절망, 의미 결여, 정신적 위기로 이끈다.

외상 후 스트레스 장애는 외상을 받은 성인들의 비전형적 반응이지만, 발달 외상은 외상을 받은 아이들에게서 매우 흔한(즉, 전형적인) 반응일 수 있다. 그러한 외상은 종종 인식되지 않거나 오해받거나 부인되거나, 아이들을 평가하고 치료하는 많은 사람들에 의해 오진된다.

발달 심리학자들은 어린이의 미성숙함, 크기, 의존성 그리고 발달 상태 때문에, 아이들은 성인에 비해 더 쉽게 외상을 받는다고 지적하였다. 그들은 또한 유아기부터 부모들 그리고 다른 주요 양육자들과의 관계 및 애착의 어려움이 발달상의 외상, 즉 외상 후 반응의 전조 단계로 이해될 수 있다고 보고한다.

CPTSD는 일반적으로 아동기부터 시작된 만성적인 방임, 외상, 학대의 역사와 관련이 있다. 어린 시절에 방임되면 안전한 애착을 저해하고, 회피형 또는 저항형/양가형 애착을 일으키거나, 또는 심각한 경우, 심한 해리성 정신병리로 이어지는 혼란형/비조직화 애착 방식이 되기도 한다. 이 방임이 어린 시절의 외상 단계를 결정하는데, 이것은 정상적인 정서적 성숙과 감정의 언어화를 더 방해하고, 무쾌감증, 감정표현상실증, 그리고 정서적 표현의 편협함으로 이어진다.

아이들과 청소년들은 어른들보다 해리되기가 더 쉽다. 해리는 특히 배신 외상과 관련이 있다. 즉, 방임은 외상을 허용하거나 수동적으로 인정한다. 배신 외상에 직면하여, 해리는 비록 이것이 이인감, 비현실감, 그리고 장기간 자아와 개인적인 경험의 중단으로 이어지더라도, 단기적으로는 아이에게 삶을 구하는 최고의 방어책일 수 있다.

동반이환

CPTSD가 더 널리 인식되면, 잘못된 동반 이환율이 크게 감소될 것이다. 누가 봐도 알 수 있는 동반이환이 아마도 CPTSD의 가장 두드러진 특징일 것이다. 개인발달을 제대로 하지 못한 특정 성인들이 어떤 증상으로 나타나는지에 대해 알려진 규칙은 거의 없다. 조현병이나 양극성장애 같은 견고한 증후군과는 달리, 분명하거나 혹은 은밀하게 발달이 심각하게 저해된 환자는 광범위한 장애의 여러 가지 증상 조합으로 나타날 수 있다. 여기에는 우울증, 불안, 강박, 외상후, 해리, 신체형, 섭식, 수면-각성, 성, 성별, 충동 조절, 물질 관련 및 인격 장애가 포함된다. 기민한 독자는 이것이 조현병, 양극성 장애, 그리고 기질성 뇌증후군을 제외하고 거의 모든 병명을 포괄한다는 것을 알아차릴 것이다. 반복해서 이야기하면, 몇 가지 규칙이 있다. 거의 아무도 모든 범주의 증상을 갖지 못할 것이다. 그러나 2, 3개 범주의 증상을 가진 사람은 다른 모든 증상에 대해 질문을 받아야 한다. 그 결과가 정확히 동반이환 진단이 아닐 수도 있다. 매우 많은 증상을 가진 매우 아픈 환자는 어떤 한 범주에서 확실한 '진단'을 받기에 충분하지 않을 수도 있다. 하지만 이러한 과정을 통해 환자가 고통받는 것과 그 원인을 더 잘 이해할 수 있다. 이런 환자라면, 가장 큰 유혹이, 치료하고 싶은 병을 찾아내고 나머지 증상에 눈을 감아 버릴 수 있다. 반면에 외상 자체에 초점을 맞춘 치료는 이러한 진단군 전반에 걸쳐 증상을 개선시킬 수 있다.

치료자의 주관적 경험

CPTSD를 치료하는 치료자의 감정적 반응은 매우 다양하다. 이러한 것들은 우울함(동정, 슬픔, 공포, 그리고 죄책감)에서부터 편집-분열성(두려움, 분노, 증오 그리고 경멸)에 이르기까지 다양하다. 환상은 환자를 향한 모성/양육/보호에서부터 가해자에 대한 부성/분노/처벌까지 다양하게 나타날 수 있으며, 또는 이 극성으로부터 탈출하여 부정하고 도망치는 환상에 이를 수도 있다.

치료 상호작용

치료 상호작용의 역동은 다양한 방법으로 개념화되었다. 프로이드는 행동화를 도입했다. "환자는 자신이 잊고 억압된 것에 대해 아무것도 기억하지 못하지만 행동으로 옮긴다. 그는 그것을 기억이 아니라 행동으로 재현한다. 그는 그것을 반복하지만, 물론 자신이 그것을 반복하고 있다는 것을 알지 못한다"(1914) 환자가 치료자와 함께 무의식적으로 오래된 대인관계 드라마의 두 주인공을 연기한다. 치료자는 이 드라마에서 감정, 사고, 행동에서 무의식적으로 반응한다. 만약 이것이 얼마 동안 계속된다면, 이 대인관계 드라마는 '실연'이라고 불린다. 또한 이 장면은 투사적, 그리고 내사적 동일시라는 클라인의 용어로 개념화 될 수 있다. CPTSD의 외상과 방임은 본질적으로 서로 연관이 있어서, 치료적 관계 자체가 변화의 주요한 수단이 된다. 치료자가 어떻게 느끼고, 생각하고, 행동하는지는 환자와 함께하는 방임/외상 드라마의 어떤 측면이 펼쳐지는가에 달려 있다.

신뢰

일반적으로 가장 신뢰할 수 있는 것으로 여겨졌던 양육자의 배신에 의해, 반복된 유년기 관계의 외상과 방임이 일어난다. 결과적으로, 치료의 첫 번째 문제는 보통 신뢰이다. 환자의 가장 중요한 발달 과제는 가장 믿을 수 있다고 생각되는 사람을 가장 못 믿을 수 있다는 것이다. 치료자는 "무죄가 증명될 때까지 유죄인 상태"로 치료를 시작할 수 있으며, 이 위치에 놓이면 치료자의 개인적, 직업적 자아상이 도전받을 수 있으며, 판단이나 방어 반응을 촉진할 수 있다. 이러한 실연을 의미 있는 의사소통으로 여기며, 이해를 돕는 수단으로 여기는 것이 중요하다. 재경험과 둔마 사이에서 왔다갔다함에 따라, 환자는 또한 보호된 과각성과 순진무구한 저각성 사이에서 왔다갔다하면서, 치료자의 경계를 완화하도록 시도할 수 있다. 이것은 발달 외상이 있는 사람들 사이에서 매우 흔한 2차 피해 패턴의 실연이며, 그 자신의 신뢰성에 대한 시험이 될 것이다.

안전

신뢰는 오직 안전에서만 조성될 수 있다. 여기에는 치료 관계 내에서 안전을 유지하는 것과 실제 세계에서 환자를 안전하게 하는 것을 모두 포함한다. 치료에서 안전성을 유지하는 것은 종종 균형잡힌 행동이다: 치료자가 적절하지 않게 감정적으로 따뜻함을 보이면, 잘못된 행동을 방종하거나, 업신여기거나, 혐오하는 것처럼 경험될 수 있다. 지나친 감정적 따뜻함은 성적 유혹으로 느낄 수 있다.

개인력 변수

외상을 받은 어린이들은 어떻게 스스로를 방어하고 외상에 대처하는지에 대한 상세한 지시를 받지 않는다. 압도적인 외상에 직면하여 아이들은 절망과 창의성의 조합으로, 자발적으로 반응한다. 특정 환자에 대해 치료자는 환자의 환경과 개인력을 고려해서, 일반적인 사항(평균 예상 가능한 반응 패턴에 대한 약간의 변화)과 특이적인 사항을 반영할 수 있다. 제대로 이해되었다면, 그 결과는 정신 구조의 어떤 측면이며, 그 환자에게 독특한 구조가 될 것이다. 따라서 특정 환자의 치료 과정에서 겪는 장애물은, 이 환자에게 적용되지 않는 특정 정신 기능 모델에 대한 치료자의 지나친 헌신일 수 있다.

실연

독자는 급성 스트레스장애/외상후 스트레스장애의 이전 항을 참조할 것을 추천하며, 이 모든 사항은 CPTSD에 적용된다. 장기간의 대인관계 역동에서 발생하는 외상 후 상태의 경우, 정신역동 치료자들은 그들 자신과 그들의 환자를 오이디푸스 삼각형과 유사한 삼각형에 "두는 것"이 유용할 수 있다는 것을 발견했다. 이를 카프만(1968)의 드라마 삼각형이라고 한다. 데이비스와 프롤리(1994)는 이 삼각형을 적용해서 외상성 전이-역전이의 혼돈에 질서를 부여한다. 어린 시절 반복된 외상은 가해자와 피해자 외에도, 외상이 일어나도록 허락한 부모도 포함하며, 포함되지 않는다면 그 또한 명백한 방임이다. 아니면, 두려움으로 인해 마비되어 어떠한 행동도 하지 못한다. 환자와 치료사는 자신들이 이러한 역할과 그들의 적 중 어떤 역할을 하는 것을 발견할 수 있다.

우리는 위에서, 치료자를 신뢰할 수 없는 잠재적인 가해자로 보일 수 있다고 언급했다. 역실연 또한 발생할 수 있는데, 이는 역으로 치료자들이 환자들로부터 공격을 받고, 비난받고, 굴욕감을 느끼는 것이다. 이로 인해 치료를 중단하기를 바랄 수도 있고, 아니면 환자들이 받은 학대를 당하는 것이 어떤 기분인지를 효과적으로 전달해준 것에 대해 감사를 표할 수도 있다. 만약, 환자가 재경험보다 회피와 감각마비에 머물러 있는 경우, 학대하지는 않지만 방임한 부모 역할로 빠지기 쉽다. 보다 심한 경우, 학대하지 않는 부모는 관음자로 학대에 연루될 수 있다. 환자들은 모든 것을 말하도록 독려받지만, 그렇게 하는 것이 마치 임상치료가 치료자의 재미와 감흥을 위한 것이라는 생각이 들면서, 오히려 치료자들을 관음자로 느껴지게 한다. 정반대의 역동이 일어날 수도 있다. 환자가 치료자를 학대하지 않은 부모로만 받아들이는 것이 아니다. 환자는 도움이 필요하며 상처를 입었다. 이전의 치료자들은 무식하고 무능력했으며, 현재의 치료자는 놀랍도록 현명하고, 참을성 있으며, 이해심이 많고, 친절하며, 사랑스러울 것으로 기대한다. 그러한 위치에 있는 치료자는 치료 과정이 진행됨에 따라, 오로지 실망시키기만 할 뿐이다.

외상을 받은 환자의 부모 중 한 명이 '최악'이기도 하면서 '최선'인 경우, 치료자에게 특히 어려울 수 있다. 때로는 명백하게 가학적인 학대가 점진적으로 시작되며 유혹하고 감성을 만족시켜가는 것보다 덜 혼란스러우며, 성적 학대로 바뀌기 전에 해결하기 쉽다. 가해자가 피해자를 유혹하는 시기의 애정 어린 따뜻함은 그 학대하지 않는 부모가 주어야 하는 어떤 것보다도 훨씬 더 만족스러울 수 있다(오이디푸스 승리). 이것이 성적 외상으로 바뀌는 지점은 환자에게 혼란을 줄 것이다. 치료 중에 실연 과정에서, 치료자들은 자신들이 환자에 의해 유혹되거나, 유혹하는 자신을 발견할 수 있으며, 외상에 맞서 방어하는 친밀감에 만족하며 이에 초점을 맞출 수 있다. 이는 선을 넘을 위험을 높여서, 치료 중에 2차 피해가 발생하는 패턴으로 이끌 수 있는 역동이다.

임상 사례

사례 1

인근 건물에서 비행기 충돌의 생존자는, 세계무역센터 건물에서 뛰어내리는 사람들, 그리고 건물들의 붕괴를 목격한 9/11의 생존자는 동료들과 함께 맨하탄에서 탈출했다. 그녀의 회사는 즉시 뉴저지에 임시 사무실을 차리고 그녀 같은 매니저들이 다시 책임감 있게 일해줄 것을 기대했다. 그녀는 전날과 같은 옷을 입고 다음날 그곳에서 일하기 시작했다. 이러한 회사의 요구는 그녀가 그 경험에서 분리되는 결과를 낳았다. 그녀는 자기 무시, 위험 감수, 그리고 물질 사용을 하기는 했지만, 이 모든 것을 최소화했다. 그녀는 9/11과의 어떤 연관성도 부인했지만, 그것에 대한 이야기는 적극적으로 회피했고 매년 9/11에 자신을 바쁘게 하여 그 일에 대해 생각하지 않는 방법을 찾았다. 결국, 그녀는 알콜에 중독되었고 재활치료센터를 받아야 했다. 일단 정신을 차린 뒤, 그녀는 그 충격적인 사건을 기억하고, 재경험하고, 그녀의 치료자와 그것에 대해 이야기하기 시작했다.

사례 2

한 이라크전 참전용사가 4번의 순방에서 돌아왔고, 마지막 임무에서 폭발물 장치로 인한 외상성 뇌손상을 입었다. 그의 가족은 그를 배치되기 전과 같은 사람이 아닌 것 같다고 말했다. 그는 극심한 두통, 감정 조절 이상과 분노, 계속되는 짜증, 경계심, 과민성, 그리고 깜짝깜짝 놀라는 반응을 호소했다. 그는 또한 살아남았다는 죄책감과 그의 부상으로 남은 삶에 미치는 영향을 깨달았기 때문에 깊은 우울증을 느꼈다. 뇌손상과 외상후 스트레스 장애, 두 가지 병이 미치는 영향에 대해 감별 진단과 치료가 필요했다.

S42 해리 장애

해리성 장애의 ICD-10/DSM-5 및 PDM-2 분류 간의 일치성은 표 3.2 (pp. 262-267)와 같다. 앞서 언급했듯이, ICD-10과 DSM-5는 이러한 장애를 서로 다르게 분류한다. ICD-10은 ICD-7, -8, -9와 DSM-II의 기조를 유지해서, 해리장애와 전환장애를 히스테리성 신경증의 서로 다른 유형으로 보고, 이인성장애는 독립된 신경증에 둔다. DSM-III는 이인성장애를 해리장애로 재해석했으며, 전환장애를 해리장애에서 분리하여 신체형 장애로 옮겼다. 이 책에서는 DSM-5의 해리 장애를 따르며, S43에서 DSM-5의 전환장애가 포함된 신체증상 및 관련 장애를 다룬다.

S42.1 이인성/비현실감 장애

이인성/비현실감 장애는 이인감, 비현실감이 한 가지 또는 둘 다의 지속적이고 반복적인 경험이 특징이다. 증상이 있는 동안, 현실 감각은 온전히 남아 있다. 우울과 불안이 가장 흔히 동반되며, 그 다음은 특정 인격 패턴(회피성, 경계선, 강박성, 제1장 P축 참조)이 뒤따른다. 그러나 증상의 심각성은 공존 질환의 존재나 심한 정도와는 무관하다.

　일반 인구에서 이인성/비현실감 장애의 유병률은 1% 정도이지만, 진단 받는 일은 매우 드물다. 대부분의 전문가들도 진단에 익숙지 않기 때문에, 환자들은 종종 몇 년간의 치료 후에만 정확한 진단을 받는다. 평균 시작 나이는 16세이며, 보통 25세 이전에 시작한다. 남녀 모두가 동일한 발병 패턴을 나타낸다. 이 과정은 종종 지속적이고 어떤 치료에도 반응이 없는 경우도 있다.

　이인성/비현실감 장애는 쉽게 관련지어지지 않는, 광범위한 증상적 고통과 사회활동 장애를 가지고 있다. 진단의 단서가 될만한 징후가 일반적으로는 전혀 없으므로 진단은 전적으로 환자의 공개에 의존한다. 겉으로 보기에 행동, 감정 표현이나 움직임은 명백하게 정상적이기 때문에 환자들이 겪는 극심한 정서적 고통이 종종 일치되지 않는 것처럼 보인다. 많은 연구 결과들은 그들이 깨어 있는 시간 동안 그리고 심지어 꿈을 꾸는 동안에도 계속해서 이인감 혹은 비현실감을 경험한다고 말한다. 증상 강도는 일정하고 변화가 없을 수 있으며, 혹은 호전과 악화를 반복하기도 한다. 때로는 특정 상황(예: 인공 조명, 사회적 접촉)에 의해 유발될 수 있지만, 때로는 그들은 명백한 유발 요인이 없다.

　감정적 방임과 학대는 중요한 환경적 위험 요소이다. 위해를 회피하는 것은 기질적인 위험 요소로 간주된다. 해리성 정체성장애(아래 S42.3항 참조)와 달리 심각한 외상 경험은 드물다. 이인감과 비현실감의 일반적인 전조 증상은 공황 발작, 대마 중독, 우울 삽화, 그리고 정신사회적 스트레스 요인들이다.

지금까지 이 질환의 치료에는 어떤 약도 승인되지 않았다. 일차 치료는 정신치료이다. 초기 정신역동적 접근은 이인감과 비현실감을, 감정적 경험과 불안감에 대해 각각 특이적, 복합적인 방어로 보았다. 페니첼(1945)은 이 장애의 강박적 자기-관찰은, 분리-개별화, 모순되는 동일시, 그리고 자존감 등 갈등에서 오는 불안감에 대한 역집중(countercathexis)이라고 주장했다.

이인성/비현실감 장애의 주관적 경험

이인성 장애의 증상들은 주로 신체적 증상이 많아서, 본 장에서는 순서를 변경한다.

신체 상태

중심 증상은 전반적인 주관적 현실감각이 둔화되거나 없어지는 것으로, 즉 자아, 신체, 환경으로부터 분리되는 느낌이다. Cambridge Depersonalization Scale (CDS)의 한 항목으로 보면, "내가 이상하게 느껴지고, 마치 내가 실존하지 않는 것처럼, 혹은 세상으로부터 단절된 것 같은 느낌이 든다"고 적혀 있다(Sierra & Berrios, 2000). 이인감이란 형체가 둔화되는 느낌으로, 자신의 몸이 자신의 몸이 아닌 느낌, 로봇의 운전자 혹은 탑승자가 되는 느낌, 그리고 자기 안구의 바로 뒤에 있어서 작은 창으로 바라보는 것 같은 느낌, 다소 "내가 아닌" 몸에 내가 들어 있는 것 같은 느낌 등이다. 그러한 경험은 전신을 포함하지만, '컷오프'선이 있어서 목 아래는 비현실감에 사로잡혀 있을지라도 머리는 현실적이다. '내 몸의 일부가 내 소유가 아닌 것 같다(CDS)' 다른 신체 증상이 흔히 함께 나타난다(예: 머리가 꽉찬 느낌, 현기증, 어지러움, 시각 왜곡). 대부분의 환자들은, 이 증상들을 관련된 감정과 연결짓지 않고, 불안과 우울증의 신체적 증상들(예, 근긴장, 가슴이 벌렁거림, 가슴 통증, 목이 메이는 듯한 느낌)을 구별할 수 있다. 이인감은 경미하거나 심할 수 있으며 심할 경우 극도로 불쾌한 느낌이 있을 수 있다. 반면에, 계속되는 재난의 와중에, 이인감은 이상하리만큼 평온한 것을 유발할 수 있는데, 그 때, 방어 기능이 가장 명백하게 드러난다.

유체이탈 경험은, 자기 몸이 실재하지 않는 것처럼 느껴질 뿐만 아니라 공간적으로 스스로가 육체와 분리된 느낌으로 바깥에서 자신의 몸을 바라볼 수 있다. 이러한 유체이탈 경험은 이인감의 합병증이다. 흔히 나타나는 '관점'은, 뒤에서 바라보거나 양 옆에서 바라보는 것, 혹은 위에서 내려다보는 것이며, 앞에서 바라보는 관점은 드물다. 유체이탈 경험은 해리성 정체성장애에서도 일어날 수 있으며, 대체 인격이 몸 안에 있는 동안에 주된 인격이 몸 밖에서 자신의 몸을 바라볼 수 있다. 대체 인격이 몸 안에 있는 동안, 주된 인격이 경험한 주관적인 내용을 치료자에게 보고하게 되면, 확증될 수 있다.

비현실감은 이인감 없이 나타나는 경우가 드물다. 그래서 일반적으로 이인감의 합병증으로 생각된다. 비현실감이 있으면, 세상이 비현실적으로 느껴지며, 2차원 이미지나 3차원 홀로

그램, 혹은 컴퓨터 그래픽으로 만들어진 '가상'세계(스타트렉의 '홀로덱'과 같이)처럼 보인다.

정동 상태

이인감는 일반적으로 감정을 포함한다. 감정은 정확히 식별될 수 있지만, 가짜로 느껴지거나, "마치~인 것 같이"느껴지거나, 감정이 안 느껴질 수 있다. "나는 더 이상 어떤 감정도 느끼지 않는다(CDS)"이인감은 우울증과 상당히 다르지만, 이인감은 우울증으로 이어질 수 있는데, 이때 보통의 임상가는 더 익숙한 우울증에 초점을 맞추고 이인감을 간과할 수 있다. 자살사고는 만성 또는 치료 저항성 이인감/비현실감 장애를 초래할 수 있다.

인지 패턴

인지 패턴은 CDS의 많은 항목에서 드러난다. "나는 생각이 전혀 없는 것 같은 느낌이다, 그래서 내가 말할 때 내 말이 마치 로봇에서 나오는 소리처럼 느낀다," "내 주변 사물들이 분리된 느낌, 혹은 실존하지 않는 느낌이며, 마치 나와 외부 세계 사이에 장막이 있는 느낌이다". 일반적으로 지남력, 기억, 사고 장애는 없다. 지각에 전반적으로 변화는 있지만, 일반적으로 실제 감각이상이나 다른 부정적인 환각 현상을 포함하지 않는다. 병식이 부족한 사람은 망상적 지각이 발생할 수 있다(즉, 비현실적인 느낌에 대한 망상적 설명). 그러한 어떠한 역동과 마찬가지로, 그러한 망상의 내용은 개인에 따라 확연하게 달라질 것이다. 진정한 기억상실증이 없음에도 불구하고, 한 개인의 과거의 정서적 관계는 종종 바뀐다. "내가 마치 그들과 관련이 없었던 것처럼 나에게 일어난 일들에 대한 기억으로부터 멀어짐을 느낀다(CDS)"

관계 패턴

관계 패턴은 종종 이인감과 비현실감에 의해 손상된다. 이인감을 겪는 환자들은 감정을 표현하지 못하거나, 다른 사람들의 감정적 요구에 반응하지 못해서, 감정이 없는 관계는 무의미하게 느껴지기 때문에, 관계가 끊어질 수 있다. 자아는 결함이 있고, 무가치하고, 무능하고, 수용적이지 않으며, 지나치게 타인에게 의존하는 것으로 경험될 수 있으며, 타인은 실망스럽고, 학대하고, 방임하는 것으로 나타날 수 있다. 이러한 부정적인 기대는 관계에서 의도, 진실성, 개방성을 손상시켜 소망, 감정, 생각을 표현하는 능력을 방해한다. 또한 이 역동은 치료 중에도 작용하여, 환자들이 '진정한 자아'를 드러내거나 자발적이고 진정으로 행동하면, 거절당하거나 굴욕당할지도 모른다는 두려움이 특정한 형태의 저항력이 된다. 그러한 부적응적인 자기 및 대상 표현은 이인감이 존재하는 한 지속되는 경향이 있다. 그럼에도 불구하고, 이인감과 비현실감을 가진 상당수의 개인들은 제한적이지만 긍정적인 관계를 즐기고, 소수의 사람들은 살아있음을 느끼기 위해 과도한 자극을 추구한다.

치료자의 주관적 경험

이인성, 비현실감 장애를 가진 환자는 침묵하고, 단조로우며, 감정적으로 '죽어 있음'또는 딱딱할 수 있으며, 이는 치료자와의 관계에서 불가피한 결과를 초래할 수 있다. 치료자는 다양한 부수적인 병적 상태를 느낄 수 있다. 공허함, 비현실성, 졸림, 산만함, 또는 지루함. 한 가지 과제는 이것이 단순히 환자의 불쾌감에 대한 치료자의 방어인지, 불쾌감에 대한 반영인지, 아니면 보다 복합적인 전이-역전이 실연의 한 극인지 고민해야 한다는 것이다.

• *방어로서:* 치료자 자신의 부주의함, 지루함, 졸림, 이인감은, 환자가 느끼는 감정, 환상, 기억, 그리고 꿈이 거의 전혀 상황에서, 상실감을 어떻게 해석할지 난감한 임상적 상황에서, 치료자를 보호하는 부정과 고립의 형태일 수 있다.

• *반영으로서:* 환자의 내부 상태는 참을 수 없는 충동, 생각, 감정 및 기억으로부터 방어할 수 있다. 치료자가 이러한 감정과 역동을 반영한 결과로, 그 사람의 불쾌감은 차례로 반응하여 즉각적으로 화를 내거나 공격적인 환상을 불러일으킬 수 있다; 그 환자가 참을 수 없는 것이 치료자 안에서도 끓어오르는 것이다. 이것은 환자의 참을 수 없는 충동에 대한 분열성 방어와 일치한다.

• *전이-역전이 실연의 한 극으로서:* 자신의 경험을 사용하여 치료 관계에 대해 고민한다. "지금 내가 느끼는 감정이 환자의 감정을 그대로 반영한 것인가? 아니면 나는 환자가 자신의 어머니를 경험했던 대로 느끼고 상호작용하고 있는가? 아니면 그 환자가 어머니가 되어, 나에게 자신이 어머니에게 받았던 경험을 전달하고 있는 것인가?"이러한 역동은 주로, 결핍-불안정 애착에 의해 두드러진다.

임상 사례

24세의 심리학 전공의 한 학생은 2년 동안 이인감, 비현실감, 그리고 주요 우울장애로 고통받은 후 치료자와 상담했다. 그녀의 성적이 훌륭했음에도 불구하고 의과대학을 그만두었을 때 발병하였으며, 그녀는 심리학을 공부하기 위해 고향을 떠났다. 그 이후로, 그녀는 마치 자신이 죽은 것처럼 느껴졌고, 이제는 자신이 단지, 자신으로부터 따로 떨어져서 관찰하는 것처럼, 또는 꿈속에서 사는 것처럼 느껴졌다. 사회생활은 적절했고, 학업에만 아주 작은 어려움이 있었는데도 불구하고, 그녀는 절망감과 단절감을 느꼈다. 어린 시절에 심한 역경을 겪진 않았지만, 그녀의 부모님은 고압적이었고, 그녀가 심리학을 하고 싶어 한다는 사실을 결코 받아들이지 않았다.

S42.2 해리성 기억상실과 둔주

해리성 둔주가 동반되지 않은 기억상실

순수한 해리성 기억상실증은 해리성 기억상실이라고 불리는 장애의 주된 증상이다. 주된 특징은 특정 기간 동안 의학적인 설명 없이 일어난 '잃어버린 시간'공백이다. 이것은 어떠한 특정 정보를 기억하지 못하는 건망증과 혼동되어서는 안 된다. 건망증은 어제 기사를 읽은 것을 기억하지만, 그 내용을 잊어버린 사람을 말한다. 기억상실은 어제 그 기사를 읽은 시간 동안의 기억이 없는 사람에게 적용된다.

해리성 기억상실의 일반적인 합병증으로 시간에 대한 지남력장애가 동반된다. 알 수 없는 시간동안의 해리성 삽화로부터 '발생'할 때, 다른 사람들은 각각 다른 수준의 동요를 경험한다. 몇몇은 시간의 흐름에 따라 휘둘린다. 몇몇은 그것에 익숙해진다. 한 환자가 이렇게 설명을 했다. "내게 있어 시간은, 잘라진 빵조각과 같아요. 다양한 조각들이 사라져버려서, 두 조각을 서로 붙여보아도 원래 어땠는지 알 수가 없어요"어떤 경우에는, 환자들은 계속해서 현재 시간을 계속 알려주는 것이 필요하다. 반복적으로 해리성 기억상실을 경험하는 많은 사람은. 자신이 지남력이 없다는 사실을 능숙하게 숨기고, 현재 시간을 빠르게 알아내는 방법에 능숙해진다.

해리성 둔주가 동반된 기억상실

해리성 둔주는 DSM-III와 -IV에서는 별도의 진단이었지만 완전한 해리성 둔주가 사라지는 경우가 드물기 때문에 DSM-5는 해리성 기억상실의 명시자로 그것을 '강등'시켰다. 완전하게 증상이 나타난 증후군은 모든 자서전적 기억을 상실하고, 그에 따라 모든 지남력, 내가 누구인지, 여기가 어디인지, 날짜와 시간이 어떤지를 모두 상실하게 된 삽화를 말한다. 반면에, 의미적 기억과 절차적 기억은 온전하게 남아있다. 그래서 그 사람은 언어를 이해하고 말하는 법, 단어가 무슨 뜻인지, 신발끈을 어떻게 묶는지, 교통 질서를 지키는 법 등을 기억한다.

반면에 '소둔주(fuguettes)'는 해리성 기억상실에 흔하다. 기억상실 삽화가 있을 때, 사람은 가장 마지막으로 기억하는 장소와 다른 곳에 있고, 어떻게 그곳에 왔는지 기억이 없으며, 결과적으로 일시적으로 시간과 장소에 지남력장애가 생긴다. 가장 약한 수준의 소둔주는 집에서도 발생할 수 있다. 예를 들어, 아침에 일어나서, 침대 가장자리에 앉아 있다가, 그 후에 '공백'이 있다. 그러다 주전자 끓는 소리에 '공백'에서 깨어났는데, 이미 식사를 마치고 식탁에 앉아 있는 자신을 발견한다.

완전한 둔주와 소둔주 사이에는 해리성 정체성장애의 존재를 암시하는 중간의 둔주가 있다. 치료받으러 가는 한 여성이 모퉁이에 도달하면 왼쪽으로 가려고 했던 것이 기억났다. 그녀는 공백이 생겼고 쇼핑몰에서 나오면서 다시 정신을 차렸는데, 부적절한 옷(검은색 레이스 속옷)을 산 것을 알게 되었고, 차를 어디에 주차했는지 기억이 나지 않았다. 그녀는 때때로 밤에 침대에서 잠이 들고, 오후 2시에 거실 소파에서 일어나 오전 10시 약속을 지키지 못한 것에 대해 사과하기 위해 상담사에게 전화를 걸었지만, 실제로는 그녀가 참석했던 것을 알게 되었다(비록 그녀의 다른 상태에 있었을 지라도).

심인성 기억상실이나 둔주로 고통받는 사람들의 관계 패턴은, 무엇을 잊어버렸는지와 무엇으로부터 도망쳤는지에 의해 결정될 수 있다. 예를 들어, 학대받은 사실을 잊은 학대의 피해자들은, 종종 2차피해에 취약하다. 책임으로부터의 둔주를 경험한 개인들은 그들이 도망친 대가로 심각한 결과를 맞이하게 될 수도 있다.

S42.3 해리성 정체성장애와 달리 명시된 해리장애-1

해리성 정체성 장애와 달리 명시된 해리장애, 예 1(OSDD-1)은 본질적으로 같은 진단이고, 정도만 다르기 때문에 본 책에서는 합쳐서 서술한다. OSDD-1이라는 줄임말은 이전 버전인 DDNOS-1(달리 분류되지 않는 해리장애)을 대체했다. 과학 문헌이 DDNOS에 대해 언급한 지 30년이 넘도록, 그것은 변함없이 DDNOS-1(잠재적 해리성 정체성장애)을 의미했다. 왜냐하면 그것은 해리성 정체성장애보다 흔하고, 또한 DSM-IV의 DDNOS-2부터 DDNOS-6까지 보다도 더 흔했기 때문이다. DSM-5로 바뀐 지금도, OSDD-2부터 OSDD-4까지 보다 더 흔하다.

첫 번째 PDM은 ICD이나 DSM과는 달리, 해리성 정체성장애를 P축의 인격장애에 재분류하였으며, 해리성 인격장애라고 불렀다. 지금 PDM-2에서는, 해리성 정체성장애는 다시 해리장애로 이동되어, ICD와 DSM 분류와 조화를 이루게 된다.

해리성 정체성장애를 인격장애로 고려하자고 제안할 만한 충분한 이유가 있었다. 표면상으로, 심각하고 계속되는 해리성 문제를 가진 많은 경우에, 의식 세계의 주요한 중심이 마치 어떤 종류의 인격장애를 가진 것처럼 보인다. 다른 의식의 중심들('대체 인격', '대체자', '다른 인격', '자아 상태들', '자기 상태들'등으로 다양하게 불림)은 대부분 그들이 가진 인격장애들을 나타낸다. 그리고 이러한 특징은 보통보다 좁고 두드러지게 나타나는 경향이 있다. 이러한 특징을 '가장 인격'이라고 하는데, 이러한 대체성, 교체, 과장이 두드러질수록, 문제의 사람은 어떠한 인격장애의 일반적 진단 기준을 덜 충족시킨다.

더 깊은 수준에서, 스트레스와 부정적인 영향에 대해 일차적이고 습관적인 반응으로, 새로운 의식의 중심들이 생길 때, 어떤 사람은 기질적으로 해리가 적응 방식의 '기본'이 된다. 해리성 정체성장애란, 이른 아동기에 애착을 제대로 형성하지 못하고, 심하고 반복적인 외상이 일찍부터 발생하여 보호에 실패한 경우에, 최면 유발 감수성이 높아져 무아지경으로 들어가는 것이 가능해지게 된다.

내현적 해리성 정체성장애 및 달리 명시된 해리장애-1

해리성 정체성장애 진단의 유병률에 대한 가장 최근의 추정치는 일반 인구의 1.5%이다. 이 수치는 다소 고민이 필요하며, 세심한 감별 진단 평가를 위해 임상가에게 안내해야 한다. 다음은 몇 가지 예시이다.

• *조현병.* 소위 슈나이더 1급 증상이라고 불리는, 음성, 감정, 생각, 지식 및 행동의 함입 또는 인출은 해리성 정체성장애/달리 명시된 해리장애-1에서 흔히 나타나며, 따라서 해리장애보다 조현병으로 잘못 해석될 수 있다. 그러나, 한 사람의 생각이 크게 들리는 환각과 그에 수반되는 사고 전파에 대한 망상은, 망상적 인식과 마찬가지로, 해리성 정체성장애에는 일반적으로 없다.

• *단기 정신병적 장애.* 해리성 정체성장애/달리 명시된 해리장애-1은 단기 정신병적 장애의 모든 경우에 감별 진단되어야 한다. 갑자기 급격한 변화와 함께 나타나는 다중성은 그들 자신을 환각과 와해된 언어나 행동으로 나타낼 수 있다. 이러한 경험은 '주된'인격에 의해 망상적으로 보일 수 있으며, 예를 들어 악마의 영혼이 침투했다고 확신할 수 있다.

• *양극성 장애.* 급속 순환성 양극성 장애는 1년에 최소 4회 이상 기분 삽화가 있을 때 진단이 가능하다. 해리성 정체성장애에서, 갑자기 대조되는 기분 변화 사이에서 전환하면, 하루 4회 또는 심지어 시간당 4회에 가까운 극도로 빠른 순환의 인상을 잘못 줄 수 있고, 극단적인 경우, 분당 4회 삽화가 있을 수 있다. 그렇게 빠른 속도는 양극성 장애와는 거리가 멀다.

• *외상후 스트레스장애.* 외상후 스트레스장애의 해리 증상(환각 재현, 기억상실, 감정 둔마, 이인감 등)은 흔히 해리성 정체성장애와 기타 해리성 장애에 존재하며 중심 진단에서 멀어질 수 있다. 또한 외상후 스트레스장애 구조 자체에 대한 논란이 있으며, 일부 주장은, '양성 증상(기준 B-재경험)'과 '음성 증상(기준 D—감각 마비, 기억상실)'사이에서 교대로 나타나는 것이, 기본적으로 두 가지 자기-상태를 나타낸다고 주장한다. 이는 외상 때 만들어진 '겉보기에 정상인'하나와 감정적 자기-상태인 하나로, 세계 1차 대전 때 정신과 의사인 마이어스가 이름 붙였다. 즉, 외상후 스트레스장애의 진단은 해리성 정체성장애의 진단으로 이어질 수 있다.

• *이인감.* 이것은 단순히 비현실적인 느낌이 지속적으로 있는 것이다. 이것은 또한 한 자기-상태에서 다른 자기-상태로 전환되는 동안 수동적으로 남아 있는 증상일 수 있다. 유체 이탈 경험은 새로 나타난 자기-상태는 외상을 겪는 동안 '몸에'남아 있고, 주요한 자기-상태는 천장으로 빠져나가도록 할 수 있다.

• *해리성 기억상실+둔주.* 어떤 경우에는, 자기-상태가 변경되면서 주도권을 넘겨받는 과

정에서 기억상실 삽화나 둔주가 발생할 수 있다.

- *전환장애.* 이질적인 원인을 가졌음에도 불구하고 신체형 증상들은 흔하다. 오직 소수만이 고전적인 정신분석적 전환장애로 진단될 수 있다(받아들여질 수 없는 소망이나 충동이 불완전하게 억압되어 생기는 신체적 증상). 보다 흔한 것은 실제 과거의 사건들에 대한, 부분성의 촉각적 재현 환각이다. 두 경우 모두, 이 증상은 한 자기-상태와 다른 자기 상태가 호소하는 불평이 달라서 발생하는 불완전한 해리로 인한 '간극'으로부터 기인한다. 이것은 고전적인 전환장애가 불완전한 억압으로 인해 발생하는 것과 같다.

- *섭식장애.* 이것들은 여러 가지 방법으로 심각하고 복합적인 해리 패턴과 상호작용할 수 있다. 환자와, 대체 자아상태는 몇 개월이나 몇 년 동안 먹어본 경험이 없을지도 모른다. 내현적 자기-상태가 밤에 갑자기 나타나서 기쁨에 겨워 먹고 "몸을 살아 있게" 할지도 모른다. '다이어트'는 식사를 방해하는 것이기 때문에, 채식주의는 음식 섭취를 제한하는 일반적인 수단일 수 있다. 그러나, 그것은 또한 육식을 하는 경험을 회피하기 위한 방법일 수 있다. 육식이 강압적인 구강성교의 외상성 재현 환각을 자극하여, 아직 내현적인 자기-상태에 역동이 감춰져있을 수 있다. 비슷한 역동으로 크리미한 음식(예: 요구르트)을 회피하는 것이 깔려 있을 수 있다.

- *수면-각성 장애.* 만성적인 낮잠은 밤중에 다른 자기-상태로 교대한 결과일 수 있으며, 이 경우 환자는 기억이 없다.

- *성별 불일치.* 심각하고 복합적인 해리는 성별이 다른 자기 상태가 흔히 포함된다. 누가 젠더 불쾌감에 대해 불평할 때, '주인'위치에 있는 자기-상태는 성별이 다른 자기-상태로 바뀌는 것을 배제해야 한다.

해리성 다양성 설명

정신병리를 설명할 때, 우리는 일반적으로 우리가 알고 받아들이는 이론과 관련하여 비정상적인 것을 설명하려고 한다. 정신역동 저자들은 많은 다양한 시작점에서 해리성 정신병리에 접근해왔다. 자넷(1889)은 해리성 병리를 이해하는 데 비정신분석적 기여자로 "재발견"되었다. 유사최면 히스테리는 브루어와 프로이드의 히스테리아에 대한 연구(1895)에서 되살아났고, 그 결과 의식 상태가 변화하는 것을 정신역동적 설명으로 재논의했다. 브레너(2001)는 프로이드(1904)의 "방어 과정에서의 자아 분열"을 통해 해리성 다양성을 설명한다. 타노폴스키(2003)는 클라인 학파의 '분열'을 통해 해리성 다양성을 설명한다. 많은 저자들이 해리를 정신분석적 논의로 복귀시키기 위해 페어베언(1944)이나 코헛(1984)의 연구를 끌어낸다. 볼비의 애착 이론은 해리를 설명하는 데 있어 큰 관심을 끌었는데, 특히 심각하고 복합적인 해리장애의 원인으로 애착 결핍을 꼽았다. 폴 페더른(1952)으로부터 자아상태의 개념을 빌려온 왓킨스(1997)는 자아상태 이론을 발전시켰고, 이 설명과 치료 접근법은 현대 해리장애 치료의 중심축이 되었다. 자아상태는 유아기부터 시작된 자기의 다른 상태에 관심을 갖는다. 이것은 모두 정신역동적 사고의 전체적인 재개념화로 합쳐져서 자기-상태 다양성 모델이 되었다. 단 하나의 마음이 어떻게 다양성이 되는지 설명해야 하는 대신에, 정상적인 마음이 다중의 정신으로 구성되고, 해리장애는 그 다중성이 특별하게 확대된 것으로 본다는 식으로 주제가 극적인 변화를 맞았다.

퍼트넘(1997)은 다른 사람들의 연구 결과를 종합하여 유아들의 별개의 행동 상태에서 해리성 다양성의 정신 조직의 기원을 설명했다. 정상 유아들은 부모가 놀랄 정도로, 중간 상태 없이 이 상태에서 저 상태로 매우 빠르게 이동한다(예, 조용하게 옹알이하다가 갑자기 귀를 찌르게 큰 소리로 울음을 터뜨림). 양육자들이 이렇게 유아의 행동 상태의 감정, 지각의 다리를 만들어주는 데 실패할 때, 이행 상태는 발전하지 않는다. 이 결핍은 해리장애를 겪는 성인들과 해리성 특징을 가진 경계선인격장애 성인들에서 특징적으로 나타나는 감정적 불안정성의 밑바탕이 된다. 이들은 자기-상태 변화를 스스로 예상하지 못하고, 행동 조절을 잃는다. 초기의 극단적이고 반복되는 스트레스에 의해, 이렇게 기존에 있던 다양한 자기-상태 차이가 특히 드러나게 된다.

그 후, 정신의 자기-상태 다양성 모델은 유아 애착 및 관계 정신분석 이론에서 비롯되었으며, 유아기 애착과 행동에 대한 탄탄한 연구 시험을 거쳤다. 만성적으로 피폐해진 정신은 무슨 일이 일어났는지 알거나, 느끼거나, 감지하지 못하게 하기 위해, '다른 존재 방법'사이의 경계 차이를 드러낸다. 이 결과로 생기는 감정, 행동, 경험의 분리는 일관성 있는 자서전적 이야기의 생성을 방해한다. 이 과정은 편향된 지각과 자기-기타 경험에 대한 왜곡된 해석, 즉 주관성의 변화를 초래한다.

심한 해리장애에서 겪는 일반적인 주관적 경험

심한 해리장애에서 겪는 주관적인 경험에 대한 문제는 환자당 하나 이상의 주체가 있기 때문에 즉시 더욱 복잡해진다. 심한 해리장애를 가진 사람들의 주관적인 경험을 이해하기 위해서, 그들의 상황을, 좀 더 안정된 개인의 통합된 자아감과 대조하는 것이 도움이 될 수 있다. 건강한 사람들은 일반적으로 주도권, 행동, 경험을 그들 자신의 것으로서 경험한다. 그들은 몸의 움직임과 감각 지각력을 그들 자신의 측면에서, 그들의 것으로 경험한다. 건강한 사람들은 다양한 감각(보이는 것, 소리, 냄새 등)과 그들의 과거 및 현재 상황에 대한 이해로부터, 그들이 주도적으로 무엇을 하고 있는지 그리고/또는 그들에게 무슨 일이 일어나고 있는지에 대한 통합된 인식으로 정보를 종합한다.

그들의 생각과 사고들은 그들의 의미를 결정하는 데 도움을 주는 다른 영향들과 함께 투자되며, 이러한 의미 있는 인지들은 모두 자아감에 통합되어 있다. 심지어 복합적인 사회적 상호 작용과 그들과 연관된 정서 상태도 통합적인 방법으로 그들 자신과의 관계에 동화된다.

감정이 섞였건, 양가적이건, 심지어 대립적이건, 그들 자신만의 것으로 경험된다.

심하거나 복합적인 해리장애에서는, 이렇듯 다양한 출처로부터의 입력된 정보를 통합하는 작용은 어렵다. 그들 중 그 무엇도 외적 존재, "내가 아님"으로서의 경험으로부터 단절될 수 있다. 그러나 증상 표현의 범위는 사람마다 매우 다양하며, 한 사람 내에서도 시간에 따라 다를 수도 있다. 이는 많은 해리성 정체성장애 사례가 감지되지 않거나 잘못 진단되는 중요한 이유이다. 그러한 사례를 보면, 증상의 정도가 치료를 찾거나, 치료에 데려다 주기에는 심하지 않은 경우가 많다. 일부는 성인기의 어떤 정신적 외상이 그들의 적응 기능에 있어서 부전을 촉발하기 전까지 비교적 '정상적'인 삶을 살아온 것처럼 보인다. 이것이 임상 과정에서 인격 장애와의 차이를 강조한다. 많은 경우, 죽음이 개입할 때까지 여전히 발견되지 않고 있을 가능성이 있다.

'기본'주체, 주로 '주인'이라고 불리며 현실 세계에서 실제 상호작용을 하는 주체는 '잃어버린 시간'간격을 반복적으로 갖는 것을 제외하고는 두드러지는 주관적 증상이 없을 수 있다. 그러한 개인들은 분하게도, 그들이 기억을 잃은 시간 동안, 집 주변의 증거나 그들을 목격한 다른 사람들로부터 명백히 그들이 한 행동의 증거를 발견할 수 있다. '주인'역할은 단지 그뿐이며, 시간이 지남에 따라 주인 역할은 다른 주체에 의해 수행될 수 있다.

만약 치료 중에 주인의 '기억상실 기간'동안 대체 주체가 나타나도, 대체 주체는 주관적인 증상 없이 나타날 수 있으며 해당 기간 동안 경험한 것에 대한 일관성 있는 설명을 제공할 수 있다. 주인은 다른 주체에 대해 잘 모르는 반면, 다른 주체 대부분은 일반적으로 주인을 인식하고 있으며, 종종 서로에 대해, 또는 적어도 다른 주체 중 일부는 인식한다. 더 흔하게, 특히 병원에서, 주인은 증상을 가지고 있다; 이들은 기억 상실, 이인감, 비현실감 그리고 다른 모든 자기-상태에서의 '침습'증상들을 포함할 수 있다. 다른 사람의 목소리 환청과 재현 환각, 그리고 감정, 생각, 충동, 두려움, 감각 등의 침습과 철수를 포함한다. 시간이 지남에 따라, '주인' 위치가 기본 주체가 아닌 다른 주체에 의해 수행될 수도 있다는 점을 이해하게 될 수도 있다. 특히 치료를 받을 때, 치료 단계에 따라 '주인'역할을 번갈아 수행할 수 있다.

치료법은 본질적으로 해리성 정체성장애의 자기최면적 요소를 이용한다. 일부 환자들은 '제3의 현실'안에서 증상과 다양성을 관리하기 위해 자기최면적 해결책을 정교하게 만들어 왔다. 임상가들은 이러한 해결책 중 일부를 따와서, 심하고 또는 복합적인 해리장애 환자를 치료하는 데 사용했다.

세 가지 현실

심각한 해리장애 환자들은 흔히 세 가지 '현실'을 경험한다. 첫 번째는 '객관적인'현실, 즉 모든 사람이 동의하는 현실이다. 두 번째는 주관적인 현실, 또는 주어진 개인의 의식에 있어 실재하는 것이며, 주관적인 경험을 하는 곳이다. 세 번째 현실은 일반적으로 기본 주체가 아닌 대체 주체에 의해 경험되며, 내적 가상 또는 환상의 풍경이며, '내면'이라고도 불리기도 한다. 이 공간에서 다양한 대체 주체들이 서로 다른 실제 사람들처럼 서로 같이 살아가고 있음을 경험한다.

해리성 정체성장애 및 관련 장애가 있는 환자에는 일반적으로 두 번째 현실들이 다양하게 존재한다. 해리를 겪는 사람들에게, 대체 주체는 더 견디기 좋고 살기 좋은 대체 현실을 향한 매개체 역할을 한다. 일차적 이득은 견딜 수 없는 현실의 짐으로부터 벗어나는 것이며, 그에 대한 대가로 혼란스러움을 얻게 되는데, 대체 주체 스스로의 경험, 지각, 그리고 이해, 그들의 인생과 중요한 다른 사람의 관계 때문에 혼돈을 겪게 된다. 역설적이게도, 이러한 혼란은 대체자들 사이의 해리의 장벽이 매우 강해서 증상이 덜 나타날 때, 혹은 치료 중에 장벽이 약해지고, 자기-상태에서 공존과 '증상 유출'이 증가할 때도 나타날 수 있다. 그런 경우 환자는 "난 정말로 내가 지금 누군지 모르겠어요!"라고 할 수도 있다.

세 번째 현실, 즉 내부 풍경 또는 '내면'은 많은 환자들의 주관적인 경험의 특징이다. 첫 번째 현실에 대해, 다양한 대체 주체의 주관적인 경험에 따라 서로 상반된 지각을 갖더라도, 일반적으로 이 세 번째 현실에 대한 일치된 의견이 있다. 이 세 번째 현실에서 대체 주체마다 그들의 성별, 나이, 꾸며진 개인력, 기질적 특성, 그리고 '실제'현실의 또다른 특징들(시간 경과에 따른 지속성, 방문한 곳, 일반적으로 수년간 지속되며 '역사적'사건의 실제 결과)을 가진 가상의 신체를 가지고 있다. 세 번째 현실이 존재하는 것의 임상적 장점은, 그것이 일정한 수준의 공존과 자아 상태들 간의 즉각적인 공유를 보장한다는 것이다. 이러한 '서로 얼굴을 맞댄' 만남은 외상 후 기억의 표현, 억제, 공유나 자기-상태의 통합, 기본 주체와 대체 주체간의 협상과 타협에 치료적으로 유용한 것이 입증되었다.

심한 해리장애에서의 특정 주관적 경험

기억상실

언급한 바와 같이, 환자들은 전형적으로 소둔주가 동반되는 해리성 기억상실을 나타낸다. "잃어버린 시간"은 일반적으로 다른 자기 상태로의 관리 전환 때문에 발생한다. 후속 리콜은 누락되거나, 또는 몽상 리콜과 함께 지연될 수 있으며, 또는 꿈을 상기시키는 것처럼 할 수 있다. 또는, 다른 자체 보고서를 통해 해당 기간에 대한 '간접'지식은 없을 수 있다. 이 과정은 매우 당황스러울 수 있다. 그 이상의 해리성 방어는 방금 일어난 일이나 방금 언어적으로 공유된 일에 대해 무관심, 주의 산만한 잡담, 기억상실증으로 이어질 수 있다.

정동 상태

특정 정동은 주어진 자기 상태에 '속하며', 다른 사람에 비해 상대적으로 없을 수 있다. 분노는 한 자기-상태의 특권일 수 있고, 다른 자기-상태의 욕망일 수도 있고, 꼬리를 물고 이어질 수 있다. 불완전하게 다른 자기-상태로의 전환되면, 다른 자기-상태가 현실과 행동을 인식하는 것을 수동적으로 관찰하는 역할을 할 수 있으며, 어쩌면 악몽처럼 경험될 수도 있다. 동시에 경험하는 대체 현실의 충돌로 일어나는 내적 혼란은 많은 형태의 고통과 철수, 불안과 공황을 야기할 수 있으며, 현재 일어나고 있는 일에 대한 강한 집착, 통제력 상실의 공포, 그리고 아무 것도 할 수 없다는 절망을 느낄 수 있다.

'나'의 상실, '나'에 대한 감각을 잃어버린다는 것은 심한 불안을 동반하여 공황의 순간까지, 혹은 정반대로, 이상할 정도의 무관심이나 침착함을 느낄 수 있다. 해리 장애를 가진 개인들이 자신의 정서적 경험을 상세히 묘사하거나 혹은 그들의 명백한 부재에 대해 반성하도록 권장하는 것이 종종 도움이 된다. 단편적이거나 어떤 경우 모순적으로 보일 지라도, 혹은 무감각하거나 허무감으로 가득 찰 지언정, 그러한 보고들을 탐구하는 것은 자기 자신을 구성하는 여러 상태들을 재통합하는 데 있어 귀중한 단계가 될 수 있다. 치료를 진행하면서, 스트레스 받은 경험이 어떻게 과거에 작용했는지 그리고 해리 방어가 언제 시작되었는지를 연구하는 것은 중요하다.

인지

심각한 해리 장애를 가진 환자는 조현병 환자와는 달리, 종종 목소리 환각에 대한 설명을 할 수 있다. 이름, 성별, 나이, 외모, 무엇을, 어떻게 그들이 말하는가, 그들의 '기능'또는 목적 등. 게다가, 사람과 목소리 사이의 상호작용은 조현병에서 발견되는 것보다 일반적으로 정상적인 대화에 가깝다.

인지 증상

환자들의 병식 수준은 매우 다양하다. 물론, 병식이 온전한지 혹은 결함이 있는지에 대한 해석은 임상가가 믿는 것에 달려 있다. 해리성 정체성장애 및 달리 명시된 해리장애-1이 '진짜' 진단으로 간주되면, 대체 주체가 모두 허구이며 실제로 존재하지 않는다고 주장하는 환자는 '해리성 정체성장애를 믿는'임상가에게는 부정으로 간주된다. 그리고 "해리성 정체성장애를 믿지 않는"임상가에게는 현실 검증력이 온전한 것으로 간주된다. 특정한 자기-상태에서 일어나는 몇 가지 잘못된 믿음들이 있다(예를 들어, 어떤 대체 주체가 다른 사람과 신체를 공유하지 않고 싶지 않아서, 자살을 해도, '모두를'죽이는 것이 아니라, 다른 자기-상태 중 하나를 죽일 수 있다는 믿음. 그래서 신체가 죽으면 다른 사람의 신체로 옮겨갈 수 있고, 그렇게 되면 더 이상 해리성 정체성장애는 존재하지 않고 끝나게 된다고 믿음).

신체 상태

신체증상들은 매우 흔하며 외상 후 재경험의 침습에 따라 좌우된다. 출처는 환자일 수도 있지만, 어떤 증상들은 종종 다른 자기-상태의 '증상 유출'일 수도 있다. 부분적인 촉각 재현은 특히 흔하며, 통증, 불쾌한 느낌 또는 무감각 증상의 원인이 된다.

또한 신체 침습은 유별나게 평범할 수 있다. 예를 들어, 한 여성이 백화점 출구로 나가기 위해 통로를 걷고 있다. 그녀는 왼손을 내밀어 밝은 색깔의 스카프를 잡고 주머니에 넣는다. 그녀는 깜짝 놀라서 스카프를 다시 두려고 한다. 그녀는 오른손을 들어 왼손으로부터 스카프를 떼어내려고 약간 몸부림을 친다. 그녀는 그것을 진열대에 올려두고 재빨리 가게를 나선다. 나중에, 그녀는 '어린 아이인 대체-주체'가 스카프를 보고 예쁘다며 갖기를 원했다는 것을 발견한다.

관계 패턴

해리 장애 환자의 관계 패턴은 매우 다양하다. 그들이 보여주는 관련 능력은 범위가 매우 넓다. 어떤 자기-상태는 가정, 배우자/애인, 그리고 아이들을 돌보고, 다른 자기-상태는 일을 위주로 할 수도 있다. 적응은 실제보다 더 명백해서, 어떤 자기-상태는 일 밖의 삶은 전혀 없을 수도 있다. 관계가 왜곡된 경우는 흔하며, 종종 과거의 외상 사건의 일부분을 재현하거나 재창조한다. 대체 주체는 가해자, 착취자 일수도 있고 구조자로 인식될 수도 있다. 성적 외상은 종종 성적 친밀감을 해치고, 이는 선명한 환각 재현을 유발한다. 외상 이후의 파트너와의 관계에서, 피학적 복종 및 재피해화로 외상 결합을 반복할 수 있습니다. 대개 주요 양육자에 의한 학대 같은 과거의 외상은, 피해자를 권위 앞에 수동적인 성향을 만든다. 그 권위에는 치료자도 포함되며, 피해자는 무의식적으로 치료자로부터 학대받을 지도 모른다는 두려움을 갖고 있다. 환자들은 임상가를 신뢰할 이유가 거의 없으며, 기억상실, 의식 상태의 변경에 비판적인 치료자의 경우, 환자들이 고통받는 해리 증상을 드러내지 못하게 한다.

치료자의 주관적 경험

보통의 치료자가 해리장애 환자를 만나면 완전히 숙달되지 못한 느낌을 남길 수 있다. 이 질환에 대한 특별한 훈련이 없이는, 충분히 알지 못하거나 충분히 치료하지 못한다고 비난 받게 될 수 있다. 애매하고, 지리멸렬하며, 모순된 이야기 때문에, 병력을 청취하는 것은 혼란과 무의미함을 야기할 수 있다. 해리 구조(자기 상태 및 그 속성과 관계)는 매우 흥미로울 수 있기 때문에 임상가는 그것에 몰두한 나머지, 다른 치료의 필요성을 잊어버릴 수 있다. 환자가 겪은 과거의 외상은 치료자의 구조 환상을 불러일으킬지도 모른다. 환자의 깊은 불신을 견디려면 인내가 필요하다. 친밀해졌다고 느낄만 하면, 거리를 두는 것으로 이어질 수 있다. 이것은 부모가 방임하고, 학대하지 않지만, 학대를 용인하는 것을 재현할 수 있다. 프로이드는 1925년에 발표한 "예외"에서 묘사한 인물을 통해, 환자들이 매우 다양한 방법으로 한계와 경계를 시험한다고 주장했다. 어린이 대체-주체는 환자의 부모를 바꾸고 싶은 욕망을 자극할 수 있다. 소아기 외상 환자는 신뢰받고 싶다는 욕구, 혹은 임상가가 자신의 편이 되어주길 원하는 욕구를 지속적으로 동반한다. 환자는 끝나지 않을 것 같은 환각 재현과 오랜 기간 얼어붙은 정서적 무감각, 기억상실로 흔들릴 수 있다.

치료자는 준비되지 않은 상태로 유년시절에 심각한 정서적, 신체적 학대를 당한 환자를 보게 되면, 이차적인 외상을 겪게 될 수 있다. 역전이 반응은 분노부터 부정까지 다양하게 일어날 수 있다. 믿을 만한 동료로부터 지도감독을 받는 것이 종종 중요할 수 있다.

임상 사례

사례 1

30대 여성이 기질적 원인이 없이, 공황 발작과 심한 복통, 그리고 혼란의 순간을 경험하기 시작했다. 평가자들은 그녀가 첫 아이를 낳은 후에 증상이 시작되었다고 지적했다. 그녀는 항상 불편하게 느꼈던 삼촌을 포함한, 가족을 방문한 후 딸과 함께 집으로 돌아왔다. 그 후 그녀는 공황 발작을 경험하였으며, 외상적인 악몽을 이야기했다. "내가 꾼 꿈에서 말도 안되는 내용이 나왔어요."라고 그녀는 말했다. "나는 그런 일이 내게 일어났었다는 것을 믿을 수 없어요" 그녀의 남편은 삼촌이 그녀와 함께 학대했다는, 그녀의 여동생을 불렀다. 그러나 그녀의 여동생은 그런 사실이 없다고 말했다. 그 자매들이 대화를 나눌 때, 남편이 들었는데, 그녀는 마치 그 학대를 항상 기억하고 있었던 것처럼 말했지만, 그녀의 남편이 그녀가 뭐라고 말했는지 들으려고 했을 때, 그녀는 대화한 사실조차 전혀 기억하지 못했다.

사례 2

한 중년 여성이 밤에 잠자리에 들더니 깨어 보니 손님을 받는 창구 앞에 서 있었다. 그녀는 그 일자리에 지원하고 2주 동안이나 훈련받은 기억이 없었다. 그녀는 샤워실에 들어갔다. 다음날 그녀는 집에서 깨어났고, 이것은 몇 번이나 반복됐다. 그녀는 결국 모범적인 일처리로 관리직이 되었다. 그녀는 여전히 상당 부분이 기억나지 않았고, 곧 사기로 밝혀지진 않을까 두려워했다. 은행에서 그녀는 두 가지 별명을 갖고 있었다. 사내에서는 '대모'로 불렸고, 다른 금융 기관들을 상대할 때는 "상어"라고 불렸다. 그녀의 남편과 아이들은 헌신적인 어머니로만 알고 있었다. 몇년 후, 그녀는 성폭행을 당했고, 그녀의 해리 구조가 무너졌다. 외상 후, 어린 아이인 대체 주체가 환각 및 환각 재현으로 나타났다. 그녀는 다시 직장으로 돌아가지 못했으며, 4년간의 입원과 항정신병 약물 치료를 받았다. 그러나 임상상은 계속 악화되었고, 마침내 해리성 정체성장애 치료를 시작한 후에야 호전되었다.

S43 전환장애

ICD-10과 DSM-5는 표 3.2 (pp. 262-267)에 따라 전환 장애를 분류한다.

전환 장애의 의학적 진단의 본질은 그것이 유사신경학적이고 심인적인 것이어야 한다는 것이다. 궁극적 진단은 신경과에서 이루어지며, 그 때 정신과 치료를 의뢰한다. 이후 환자는 치료자에게 보여질 수 있다. "전환"이라는 개념은 파란만장한 역사를 가지고 있다. 프로이드(1894년)는 "히스테리 상태에서, 양립될 수 없는 생각은 아무 해를 끼치지 않고, 흥분의 총합이 신체적으로 나타난다. 이것을 전환이라고 부르도록 제안한다". 프로이드는 원래 "흥분의 합"이 외상으로부터 기인한다고 생각했다. 그러나 얼마 지나지 않아 전환은 욕망(충동, 의도, 소망, 동기)과 방어(억압) 사이의 전형적인 타협 형성이 되었고, 외상과 방어 사이에서는 오로지 이차적으로만 관여하며, 일차 이득의 패러다임적인 예가 되었다. 금지된 소망이나 충동을 억압하는 것보다 증상으로 나타나서 고통받는 게 더 나을 때. 정신과적으로는 전환장애의 유사신경학적 증상을, 기저에 있는 억압된 욕동의 역동이 표면으로 올라온 단순한 현상으로 간주한다. 그때부터, 억압된 것이 다시 주목받기 시작했다: 억압된 소망은 남아 있으나, 억압된 외상은 다시 나타난다.

히스테리 신경증은 ICD-9와 DSM-II에 모두 존재했고, 그것은 해리형과 전환형이라는 두 가지 주요 유형을 가지고 있었다. ICD-10은 '히스테리성'이라는 말을 삭제했지만, 신체형장애라는 범주가 따로 있음에도 불구하고, 해리(전환)장애의 두 유형으로 하는 분류를 유지했다. DSM-III와 -IV는 전환 히스테리를 전환장애로 이름을 바꿔서 신체형장애의 새 범주로 옮겼다. DSM-5는 해리장애와의 관련성은 유지하며, '전환 장애는 종종 이인감, 비현실감, 해리성 기억상실과 같은 해리 증상과 관련이 있다'는 내용을 적시하고 있다.

오늘날, 억압과 전환은 억압된 소망이 신체적 표현으로 나타나는 것을 설명하기 위해 계속해서 인용되고 있다. 억압된 외상은 해리된 외상과 같은 부분을 공유한다. 일부 저자들은 모든 기억되지 않는 외상을 억압보다는 해리된 것으로 본다. 그 어려움은 억압과 해리 양쪽의 다의성에서 비롯된다. 고전적으로 억압은 각 방어들이 구별되기 전, 모든 방어를 대표했다. 그리고 최근 수십 년간, 해리는 무수한 정신 수술을 다루는 것으로 확대되었다. 전환 증상에 대한 DSM의 정의는 유사신경학적 상태를 판단하기 위해 신경학적 능력이 필요하다. 일단 그러한 증상에 직면하면, 사람들은 이것이 억압된 소망의 증거인지 아니면 외상 후 재경험의 일부분인지 아니면 둘 다 아닌지에 대해 의문을 가질 수 있다.

전환 증상을 통해서 정신치료의 훈습을 하는 중에, 진단과 치료의 동시성을 목격할 수 있는 기회가 있다. 이는 환자가 증상의 상징적 중요성을 또렷이 밝힐 수 있을 때 나타났다가 즉시 증상이 사라진다. 진료실에서 억압과 전환의 명확한 예를 볼 수 있는 경우는 드물다. 예를 들어, 한 여성이 잠에서 깨어났는데, 목과 어깨가 아프고 딱딱하게 굳어있다. 치료 중간에, 그녀는 그녀의 엄마와 나눈 대화를 묘사한다. "나는 엄마를 목졸라 죽이고 싶었어요!" 그녀의 팔은 그녀 앞에서 리듬 있게 흔들리기 시작한다. 통증과 뻣뻣함이 사라지고(이는 그 증상이 완전히 심리적인 문제였다는 확실한 표시임) 전환 증상이 완전히 없어졌다. 일차 이득: 환자가 실제로 어머니를 목졸라 죽이거나 어머니에게 그런 마음을 말하는 것보다, 근육이 아프고 딱딱하게 굳어있는 것이 더 낫다.

그러나 그 치료법은 완전히 다른 점을 드러낼 수도 있다. 동일한 고통과 뻣뻣함은 30년 전에 강도로부터 길에서 붙잡힌 채 목을 졸린 기억이 되살아나서, 그동안 잊고 지냈던 악몽을 떠올리게 될 수도 있다.

유사신경학적 음성 증상(예: 국소 무감각, 무통증 또는 마비)도 외상 때 해리 상태로 나타난 것이기도 하면서, 외상후 스트레스장애의 음성 증상으로서의 의미도 갖고 있다. 예를 들어, 섭식장애 병동의 환자가 배꼽부터 허벅지까지 감각이 없다고 주장할 수 있다. 그녀는 대부분의 여성들이 '그 아래'감각이 있다는 말을 들었을 때 놀란 것처럼 보인다. 이것은 소위 '만족스러운 무관심(la belle indifference)'의 일종이다. 시각장애, 마비 또는 무감각과 같은 심각한 상황에도 이해할 수 없을 정도로 무신경한 상태이다.

'만족스러운 무관심(la belle indifference)'는 일차 이득의 정서적 표현이다. 비록 증상이 환자를 방해하지만, 그 대안보다 더 나아서 최소한의 혼란만 초래한다. 이것은 감정표현불능증(alexithymia)이나 신체화 인격의 조작적 사고(pensée opératoire), 또는 신체증상 장애와 혼동하지 않아야 한다(1장의 P축, 및 하단의 S5를 참조).

유사신경학적 증상들은 또한 해리성 정체성장애의 맥락에서 발생할 수 있다. 이런 경우, 증상 종류를 명확히 하기 전에 '근원'을 확인할 필요가 있다. 그 증상은 진료실에서 치료자 앞에 있는 사람이 호소하는 증상인가, 아니면 그 사람의 대체 주체로부터 나오는 침습인가? 해리성 정체성장애에서 가장 흔한 신체형 증상들은 대체 주체에서 오는 침습이고, 진정한 전환 증상들은(불완전하게 억압된 충동에 의한) 매우 드물기 때문에 놀라움으로 다가온다.

침습 현상은, 외상을 받은 아이인 대체 주체로부터의(예: 30년 전, 목이 졸렸거나, 지하실에 갇혀 있던 자신) 부분적으로, 숨김없이 흔하게 나타나는 재현이다. 즉, 이러한 상징적 의미를 정신분석적으로 이해하려면 병식보다는 부정에 초점을 두어야 한다. 예를 들어, 만약 환자가 "마치 내 머리가 엉망이 된 것 같이" 느낀다면, 대인관계의 어려움을 상징하는 것으로 해석할 수 있는데, 이는 아이였을 때 구강성교를 강요받았던 것에 대한 구체적인 가능성을 모호하게 할 수 있다. 두 가지 합에 의해서도 일어날 수 있다. 부분적인 신체 증상은(주로 외상 후) 이차적인 상징적 정교함을 가지고 있을 수 있는데, 이는 소망-방어 갈등의 표현형인 타협 형성이기 때문이다.

결론적으로, 고전적인 억압에 대한 프로이드의 개념은 전환 개념의 역사에 계속 적용된다. 즉, 외상의 억압이 부분적 외상 후 환각 재현(신체 기억)의 형태로 신체 증상이 나타나며, 또한 소망의 억압이 타협 형성의 결과로 신체적으로 표현된다(본래의 전환장애).

S5 신체증상 및 관련 장애

ICD-10과 DSM-5는 표 3.2 (pp. 262-267)에 따라 신체증상 및 관련 장애를 분류한다.

위에서 언급한 바와 같이, 전환 장애에 대한 논의에서 ICD-10과 DSM-5는 이러한 장애를 서로 다르게 분류한다. ICD-10은 전환장애를 포함하지 않는 신체형 장애로, 전환장애는 해리(전환)장애 내에 남아 있다. DSM-5는 DSM-III와 -IV에 이어 신체 증상(신체형)장애 내에 전환장애를 유지하지만, 이제는 허위성 장애를 신체증상 및 관련 장애로 재분류했다. DSM-III와 -IV에 있는 신체화장애는 없어졌다. 한때 '브리케 증후군'이라고 불렸던 이 질환은 DSM-III의 경우 최소한 37개의 증상 목록에서 최소 14개 이상의 신체 증상이 요구되었으며, DSM-IV에서는 네 그룹(동통, 위장관, 성적, 신경학적 증상)에서 8개 이상의 증상이 있을 경우 진단되었다. 이렇게 많은 증상 수가 전환 히스테리로부터 브리케 증후군이 분화되는 데 원인이 되었다. 새로운 신체증상 장애는 고통, 괴로움을 유발하는 한 가지 신체 증상만 있어도 진단된다. 이전에 건강염려증(모두 실제 증상을 가진)으로 진단되었던 환자의 약 3/4을 포함하도록 의도되었다. 질병불안장애는 실제 증상이 없지만 질병에 대한 불안이 있는 사람을 진단하기 위해 새로 생겼다.

DSM-5는 이 모든 장애들이 두드러진 신체 증상들을 특징으로 하며 고통과 장해가 동반된다고 서술한다. 전환장애를 제외하고는, '의학적으로 설명할 수 없는 증상'의 조건이 사라졌다. 더 중심적인 것은 신체 증상에 대한 주관적 반응(생각, 감정, 행동)이다. 그러한 최소한의 요구 조건으로 모인 진단군은 심리학적으로 이질적인 여러 상태를 한데 모으며, 특징적인 한 가지를 앞에 서술했다(1장, P축의 신체화 성격, pp. 32-34). 이 환자들은 일반적으로 내과 의원, 정신과 협의진료(입원 환자의 치료나 수술을 위해 정신과에 연계 진료 요청), 정신과의원 순으로 나타나며 드물게 심리사와 비의료인 치료사에게 방문한다.

신체증상이 있을 경우, 뮌하우젠 증후군과 꾀병처럼 의식적으로 만들거나 가장한 것인지 아니면 무의식적으로 생긴 것인지, 증상이 기저의 신체 상태의 과장된 표현인지 아니면 완전히 '심인적'인지, 주로 전환장애에서 보이는 것처럼 심리적 사건과 관련이 있는지 아니면 관련성 없이 포괄적인지를 고민해야 한다.

여기에 열거된 조건 외에도, 문제의 심각성, 명확한 병태생리의 부족, 효과적인 생물학적 치료의 부족으로 인해 정신의학과 특정 의학 전문분야 사이의 경계선에 남아 있는 것들이 있다. 여기에는 만성 피로증후군, 과민성 대장증후군, 섬유근육통이 포함된다. 이 중 어떤 경우에는, 어린 시절과 사춘기 동안에 받은 정신적 외상과 방임이 나타나지만, 어떤 경우에는 아무것도 찾을 수 없다.

S51 신체증상장애

신체증상 장애는, 환자가 신체증상으로 크게 고통받고, 예후를 걱정하며, 환자가 치료책을 찾기 위해 지나치게 많은 시간과 에너지를 소비할 때 진단된다. 그것은 이전에 '정신성통증(초기 DSM의 동통 장애)'이라고 불렸던 것을 포함한다. 근본적인 기질적 문제의 가능성은 항상 존재하며, 신체적 표현은 이것의 기능적 과장일 수 있다. 역동적으로, 불쾌감은 신체적으로 표현되고 주된 놀이터는 신체-자기이다. 앞서 언급한 바와 같이, 그것은 과거 건강염려증 진단을 받은 환자의 대다수를 포함한다.

신체 증상으로서 심리적 고통을 경험하고, 개념화하고, 소통하며, 의학적인 관심을 구하는 경향은 보편적이다. 신체화장애 환자들은 신체 증상의 세부 사항을 육체적 또는 신체적 용어로 이야기할 때 가장 편안함을 느끼는 것처럼 보인다. 문화적, 사회적, 경제적 요인이 장애의 표현과 주관적 경험에서 중요하다(낮은 사회경제적 위치, 개발도상국에서의 이민).

이차 이득(조건에서 이익을 얻으려는 시도)에 초점을 맞추면, 일차 이득을 결정하는 더 깊은 작용에서 눈길을 떼어서는 안 된다(신체화 방법을 쓰면 환자가 불쾌감으로부터 벗어날 수 있다). 일차 이득에 대한 세심한 주의를 기울이는 것의 초기의 고전적인 예시는 독일의 'The Associative Anamnesis(연상의 기왕력)(1939년)'에서 나타나는데, 보통의 경우, 부드럽고 집중적이고 비직면적인 증상을 탐구하다보면 주요한 기저의 대인관계 문제(외상, 상실, 실망, 갈등)가 발병 시점이나 신체증상의 임상 경과와 역동적으로 일치하는 것을 알게 된다고 설명한다. 환자가 그들과 관련된 증상 사이의 연관성을 계속 부정하는 경우에도 이러한 것들은 주의 깊게 추적되어야 한다.

이차 이득 또한 종종 존재하며, 심각한 경우 일차 이득을 이해하려는 시도를 방해할 수 있다. 이차 이득은 결국 의존적 요구를 충족시키기 위한 '합법적인'방법으로 해석될 수 있다. 일차 이득 및 이차 이득을 고려할 때, 일반적으로는 무의식적인 활동으로 간주하는 반면, 의식적인 이차 이득 동기(예: 결근하기, 보험 수령금을 올리기)는 꾀병으로 간주된다. 만약 이차 이득에 초점을 너무 좁게 맞추면, 환자들이 꾀병을 부린다고 느낄 수도 있다.

신체증상 장애의 주관적 경험

정동 상태
신체증상 장애가 있는 환자들은 그들 자신의 정동을 인지하고, 이름을 붙이고, 표현하지 못할 수도 있다(감정표현 불능증). 그러나, 과도한 신체적 관심과 과각성과 더불어 취약함, 무력감, 슬픔의 감정도 흔하다.

인지 패턴
감정표현 불능증을 동반하는 것은 la pensée opératoire라 불리는 일반적인 인지적 결핍이다. 이러한 '조작적 사고'는 사물에는 편안하지만, 감정, 상징적 표현, 상상, 환상을 잘 이해하고 표현하지 못하는, 경직된 구체적 사고방식이 특징이다. 감정표현불능증과 조작적 사고의 조합은 '심리적으로 마음상태가 없다'고 결론내릴 수 있는 환자들의 전형적인 예가 될 수 있다.

환자의 다양한 병식 수준에 따라, 환자들은 적절하고 반복적인 검사에도 불구하고 증상이 진단되지 않은 의학적 장애로 계속 남겨 둘 수도, 그렇지 않을 수도 있다. 이러한 귀속은 신체증상에 대해 심사숙고하게 하며, 증상에 집중하고 자주 확인하게 하며, 파멸적인 사고에 이르게 한다. 결과적으로, 그러한 집착은 병의원 방문이 매우 늘어나고, 동일한 증상에 대해 여러 군데에서 관리받고자 하며, 불필요한 의학적 검사를 반복적으로 요청하고, 그리고 의인성 합병증의 위험이 있는 의료 절차를 무리하게 받게 되는 것으로 이어진다.

신체 상태

관련된 신체증상 외에도, 신체 상태는 급격한 심장박동, 혈압 증가, 통증을 유발하는 근긴장 같은 불안의 생리학적 반주를 포함한다. 자율신경계의 이런 반응은 투쟁-도피 반응의 일부이다.

관계 패턴

의사와의 관계를 포함한 다른 개인들과의 깊은 관계를, 신체에 대한 집착이 대신하며 다른 개인들은 재확인을 시켜줄 대상(그러나 안심을 얻는 데 실패함)으로 전락하거나, 그렇지 않으면 소외되고 소원해진다. 임상가가 이러한 환자를 만나면 양쪽 모두가 좌절하고 불화를 일으킨다. 환자들은 자신의 증상을 통해 임상가와 연결되기를 간절히 원하는 것처럼 보일 수 있는데, 이는 아마도 어린 시절의 애착 실패에 대한 반복 강박일 수 있다. 정신치료에서 환자들은 종종 치료자를, 진정으로 듣지 않고 돌봐주지 않는 또 다른 권위자로 볼 준비를 하고 있다. 치료자가 환자의 증상에 대해, 의학적인 것 이상의 의미를 탐구하려고 할 때 그들은 불신감을 느끼거나 비난받거나 편집증을 느끼게 될 수도 있다.

치료자의 주관적 경험

종종 환자의 감정표현불능증이나 조작적 사고에 대한 반응으로 역전이 감정이 일어난다. 특히 치료자가 환자를 신체 증상 및 관련된 일에서 초점을 돌리려고 하는데도 잘 되지 않을 경우, 내적 사망과 철수, 지루함, 짜증, 무의미함을 느낄 수 있다.

S52 질병불안장애 (건강염려증)

DSM-5의 질병불안장애는 초기 DSM의 건강염려증 진단을 대체한다. 건강염려증(hypochondriasis)은 어원이 '아래(hypo)''갈비뼈(chondria)'라는 의미이며, 환자는 전형적으로 손을 한쪽으로 흔들며 진료실에 들어갈 것이다. 이는 보통 사람들이 두려워하고 상상하는 아픈 상태를 나타내기 위함이다. 위에서 언급한 바와 같이, DSM-5는 현재 질병 불안이 있지만 실제 증상이 없는 환자를 위해 이 진단을 만들었다. 이것은 어느 정도 문제를 과장한다. 간단한 증상들, 즉 병적이지 않은 생리적 징후나 증상에 의미를 부여해서 잘못 진단할 가능성이 있다.

질병불안장애의 주관적 경험

정동 상태
사람은 누구나 건강과 질병에 대해 불안이 있으며, 예후와 관련된 특별한 불안과 함께 취약함을 느끼고 죽음을 두려워한다. 그러한 두려움은 우울한 정동과 불길한 느낌을 동반할 수 있다. 내부 감각의 정상적인 변화에 대한 반작용으로 인한 주관적 상태는 집착과 과민함에서 극도의 불안까지 다양하다.

인지 패턴
신체에는 일반적인 인지 흡수가 있다. 생각에는 각각의 고통이나 증상이 생명을 위협하고, 이번에는 심각하다는 무시무시한 믿음이 포함될 수 있다. 구체적인 호소는 없더라도 "내 몸에 이상이 있다"는 막연한 느낌이 들지도 모른다. 이러한 집착은 편집증과 같은 강렬함을 가지고 있을 수 있고 신체 증상을 포기하거나, 삶의 다른 측면으로 관심을 돌리기 위한 깊은 저항과 관련이 있다. 이에 대해 많은 설명들이 주장되어 왔다. 예를 들어 증상들은 의식적이거나 무의식적인 죄책감을 돌보는 방법을 나타내는데, 초기의 적대적인 양육자들을 내면화하고 아픈 신체 장기와 동일시하여 처리하는 방법이며, 그리고 환자들이 치료받는 이유를 정당화한다. 병식 수준은 심각한 질병을 가졌다는 망상적 믿음을 가진 사례까지, 환자들마다 매우 다양하다.

신체 상태
신체 상태는 진단 그 자체의 핵심이다. 질병불안장애에서 환자는 특징적으로 자신의 신체에 집착하기도 하고 때로는 다른 모든 것을 배제하기도 한다. 각성이 증가된 증상들은 꽤 자주 나타난다.

관계 패턴
다른 사람은 강하력고, 건강하고, 무관심하다고 여겨질 수 있다. 증상이 지속되는 것은 종종 의사가 무능력하다는 증거로 받아들여진다. 의사와 다른 의료 전문가들에 대한 적대감은 의식적이거나 무의식적일 수 있다.

치료자의 주관적 경험

이러한 환자를 만나는 의료 전문가와 치료자의 주관적 경험에는 적대감과 유사한 감정뿐만 아니라 그러한 환자에게 쓸모없다는 느낌, 그들에 의해 방해받는 느낌도 포함될 수 있다.

S53 허위성 장애

DSM-IV 및 -IV-TR에서, 허위성 장애는 자체 범주가 있다. DSM-5는 신체증상 및 관련 장애의 범주에 그들을 통합했다. 이들은 ICD-10의 '기타'범주에 '신체적 또는 심리적인 증상이나 장애를 의도적으로 만들거나 가장하는 것'으로 남아 있다. 때로는 '뮌하우젠 증후군'이라고 불리기도 한다. 허위성 장애는 환자가 의도적으로 신체적 또는 심리적인 증상을 발생시키거나 가장하는 상태이다. 꾀병과 달리, 명백한 이차 이득이 없다. 허위성 장애를 가진 개인들이 전형적으로 조기에(아마도 외상성) 의학적 치료를 받은 과거력이 있다는 것을 제외하고, 병인, 가족 패턴 또는 선행요인에 대해 알려진 것은 거의 없다. 정신분석적 경험에 따르면, 허위성 현상은 외상후 스트레스장애의 변종으로 이해될 수 있다. 환자들이 고통스러운 질병이나 수술을 재현함으로써 이번에는 어린 시절 고통받았던 병이나 수술을 이겨내고 싶다는, 극복을 위한 욕망의 동기부여가 되는 일종의 반복 강박의 형태이다. 그들은 또한 신체적 고통의 관점에서 자기감을 정의했을지도 모른다. 허위성 장애를 가진 사람들은 의학적으로 치료하기 어려운 것으로 유명하고, 정신치료로 치료하기도 매우 힘들다.

DSM-5의 타인에 의해 부과된 허위성장애는 '대리인에 의한 뮌하우젠 증후군'이라고도 불리며, 그들의 자녀나 환자에게 반복적으로 질병 혹은 신체적 해를 유발하는 사람들(보통 부모나, 간호사 혹은 다른 양육자)에게 적용된다. 이 행동의 가해자들은 때때로 그들의 파괴적 행동에 대한 동영상 자료를 보고서도, 피해를 입혔다는 사실을 부정한다. 그리고 자신들이 해친 사람들이 큰 고비를 넘기며 고통 받고 있는 상황에서 의료진에게 자신을 나타낸다.

허위성 장애의 주관적 경험

정동 상태

허위성 장애를 가진 개인들은 그들이 주장하는 신체증상에 대한 걱정에서부터 의료 전문가들이 자신을 믿지 않을지도 모른다고 예상하며 불쾌하고 적대적이기까지 광범위한 정서 상태를 보일 수 있다. 그러나 가장 중요한 정동의 분위기는, 감정적 깊이가 아니라 피상성이다. 교활하고 기회주의적인 자질이 종종 나타난다. 그러한 환자가 신체적 또는 심리적 질병의 심각성에 대해 진지하게 주장하는 것처럼 보여도, 임상가는 공감이나 걱정을 느끼기가 어려울 수 있다.

인지 패턴

인지 패턴은 그 순간의 신체적 또는 심리적인 호소를 포함하며, 이와 동시에 어떻게 하면 의료 전문가로 하여금 그 호소를 진지하게 받아들일까 하는 방법에 대한 심사숙고가 동반된다. 허위성 장애가 있는 환자들은 다른 사람들뿐만 아니라 그들 스스로도 고통받는 현실을 납득시키는 데 만성적으로 집착할 수 있다. 그들은 의사들 및 그들이 의학적으로 의존한다고 느끼는 다른 사람들과의 관계에 다소 몰두할 수도 있다.

신체 상태

신체 상태는 원하는 치료를 곧바로 받지 못할 때 생기는 만성적인 긴장을 포함할 수 있다. 허위성 장애를 가진 사람들은 의사나 병원 관계자의 관심을 끌기 위해 자신에게 심각한 부상을 입힌다. 다른 이들은 이전의 의사들을 설득해서 불필요한 수술을 받는다. 그러한 경우, 그들의 몸은 영구적으로 손상될 수 있다. 대리인에 의한 뮌하우젠 증후군에서, 환자들은 다른 사람들, 대개 그들의 자녀를 고의적으로 손상시킨다. 개인적인 드라마를 연기하며 의료 전문가들과의 관계를 강화시키고 싶다는 환상, 무의식적인 소망에서 기인한다.

관계 패턴

관계 패턴은, 초기의 과도한 순응도를 기저에 둔 많은 반항과 불만족으로 자신감이 없고 의존적인 경향이 있다. 그들의 호소가 진지하게 받아들여지기 위해, 환자들은 그들의 증상 설명을 과장할 수 있고, 그래서 다른 사람들에게 짜증을 유발시킬 수 있다. 다른 사람들이 이러한 장애를 가진 사람들을 신뢰할 수 없고, 교활하고, 자기 극적이고, 어려운 사람으로 경험하는 것은 흔한 일이다.

치료자의 주관적 경험

가장 구체적이고 힘든 역전이 경험은 분노이며, 이것은 의사, 정신과 의사, 치료사, 간호사 등 관련된 모든 임상가에게 영향을 미칠 수 있다. 임상가들은 가짜 질병이 아니라 진짜 병을 치료하는 데 헌신한다. 시간과 자원이 낭비되기 때문에, 허위성 장애 환자들을 무시하고 싶은 생각이 든다. 또한 그러한 환자들에게 그들이 하고 있는 행동이 어떤 것인지 인식시키고 치료를 받게 하는 것조차 꺼려질 정도로 좌절감이 흔하다.

임상 사례

선천성 기형 때문에 여러 번 수술을 받은 경험이 있는 42세의 한 여성은 "항상 배가 아프기 때문에"담낭 수술이 필요하다고 확신했다. 완전한 위장관 검사를 포함한 여러 의학적 평가는 음성이었다. 정신치료를 받는 동안, 그녀는 자신의 어린 시절 받은 수술에 대한 분노, 두려움,

무기력함의 느낌에 접근했고, 그녀의 부모가 "깨지기 쉬운 유리처럼 나를 대한다"고 신랄하게 불평했다. 그녀는 점차 자기 주장의 무의식을 탐구했다. 결국 그녀는 "나는 통증을 만들기 위해 매운 음식을 먹었어요. 왜냐하면 내 복통은 친구처럼 느껴졌으니까요"라고 고백했다.

S6 특정 증상 장애

S6 분류는 주로 ICD-10(모두 그 F50-F60에 속함)을 따랐고, 표 3.2(pp. 262-267)와 같이 다수의 DSM-5 진단 및 ICD-10코드의 연속성을 설명한다.

S61 섭식장애

신경성 식욕부진증과 신경성 폭식증(앞으로는 식욕부진증, 폭식증으로 줄여서 표기함)은 주로 선진 사회에서 더욱 많이 발생하는 것으로 알려져 있는데, 선진국에서는 음식이 풍부하고, 마른 것을 매력적으로 본다.

대중 매체와 인터넷을 통해, 신체적 완벽함의 이미지가 전 세계로 퍼져 나갔고, 이전에는 존재하지 않았던 섭식장애로 이어졌다. 심지어 식량 부족을 겪고 있는 문화에서도, 사람들은 현대 서구 사회의 문화적 패턴을 갈망할지도 모른다. 섭식 장애는 섭식 장애가 드문 나라 출신의 이민자들에게도 흔한 것이 되었다(예, 유학생).

보고된 건수의 90%는 여자와 소녀들이 차지하고 있지만, 청소년기 남자들 사이에서 섭식 장애가 증가하고 있다는 증거가 있다. 특히 이러한 질환에 걸릴 위험이 있는 인구에는 패션모델, 운동 선수, 댄서 등이 포함된다. 식욕부진증은 보통 사춘기 초반에, 폭식증의 경우에는 사춘기 후반 혹은 초기 성인기에 시작된다. 경과와 결과는 가변적이다. 일부는 심각해서, 건강을 해치고 사망 위험을 증가시킨다. 종종 다른 질환으로 전환하거나, 동시에 발병하기도 한다. 식욕부진증과 폭식증은 일차 가족 내 가족력의 비율이 높고, 기분장애 가족력 또한 높아서 기분장애와 섭식장애의 유전적 연관성을 암시한다. 폭식 장애(binge-eating disorder)는 보통 불안, 기분, 충동조절 장애 및 비만과 동반된다.

섭식 장애는 음식과 관련된 문제로 시작할 수 있지만 신체적인 불편함 및, 심각한 경우, 왜곡된 신체 이미지로 확장될 수 있다. 기분조절 장애, 낮은 자존감, 정신화의 어려움, 그리고 자기 계발의 손상 등이 흔하다. 일부 섭식 장애는 발달상의 트라우마의 연장선상에서 비롯된다. 가족 역동의 갈등에서부터, 더 심한 감정적, 신체적 방치로 인한 애착의 장애, 더 나아가 명백한 감정적, 신체적, 성적 학대를 통해 발생할 수 있다. 심각도가 높을수록 진단과 치료가 복잡하고 어려워진다. 즉, 섭식 장애는 외부 관찰자들이 보기에 분명히 인식되지 않을 수 있는 양상을 가진 복잡한 심리학적 현상이다.

섭식장애의 주관적 경험

섭식장애는 다양한 무리의 사람들에게 나타난다. 식욕부진증이나 폭식증을 진단 받은 환자들은 평균적으로 성격 특성이 다르다. 식욕부진증을 앓고 있는 사람들은 보다 강박성 또는 자기애성인격인 경향이 있다; 일반적으로 음식뿐만 아니라 사람들과의 관계를 포함하여 어떤 새로운 경험도 거부하거나, 어떤 심리적인 변화에도 저항하지 않고 정신적으로 '진입 불가'하는 경향이 있다. 폭식증을 앓고 있는 사람들은 감정적으로 조절이 잘 되지 않는데(경계성 기능), 주관적인 공허함과 정서적인 빈곤을 음식으로 해결하려는 경향이 있다. 결과적으로, 그들은 계속해서 공허함을 느끼지만, 두 가지 의미에서 역겨워한다. 분노와 자기혐오. 경험적 데이터에 따르면, 섭식 장애(특히 식욕부진증)를 앓고 있는 일부 환자들은 사춘기와 성인기에서 모두, 높은 기능의 완벽주의적 성격을 갖고 있는 것을 발견할 수 있었다. 그리고 감정적으로 조절이 안되는 (경계성) 인격을 가진 경우에 섭식장애의 임상 양상을 악화시킨다. 게다가, 섭식 장애를 앓고 있는 몇몇 환자들은 정신화의 결핍과 관련된, 과도하게 옹색한 성격 스타일을 보여 줄지도 모른다.

식욕부진증의 발병은 종종, 대학을 가기 위해 집을 떠나는 것, 가정 불화, 또는 상실감의 경험과 같은 스트레스성 사건과 관련이 있다. 폭식증은 초기 사춘기에서 후기로 가면서 주로 발생하며, 성에 대해 다루는 데 어려움을 겪는다. 증상들은 종종 식사 도중이나 직후에 발생한다. 식욕부진증과 폭식증은 내적 심각도와 동반질환에 따라 사소한 상태에서부터 생명을 위협하기까지 다양하다. 경미한 일시적 식욕부진 삽화는 사춘기 중기에 흔히 있는 것이며, 과거력상 우울증이나 불안, 신체화, 해리, 성, 충동 조절, 물질 사용 장애, 또는 인격 장애와 같은 다른 조건이 있을 때만 임상적인 관심을 가지면 된다.

동반 질환은 종종 임상상을 복잡하게 만든다. 기분장애와 인격 장애가 흔히 동반되기 때문에, 임상가는 이러한 질환의 환자를 평가할 때 식습관에 대해 주의 깊게 물어 보아야 한다. 환자들은 그들의 증상을 '삶의 방식'이라고 여기며 자아동질적으로 표현하려고 할 것이다. 역설적으로, 식욕부진증 환자들은 마를수록 이상에 가까워지기 때문에 그들의 건강이 악화될수록 더 나은 느낌을 받는다. 실제 식품 소비에 대한 자세한 내용을 확인하는 것은 어려울 수 있다.

정동 상태

정동 상태는 우울, 불안, 감정표현불능증, 충동성, 그리고 수치심과 같은 증상을 포함할 수 있다. 우울 증상으로는 우울한 기분, 사회적 위축, 낮은 자존감 등이 있을 수 있으며, 의존성 우울증과 성격적 우울증도 포함된다. 일반적으로 나타나는 불안 증상으로는 사회 공포증과(때로는 오로지 음식에만 관련된) 강박증이 있다. 감정표현불능증은 드물지 않다. 식욕부진증 환자들은 성적으로 흥미가 감소되어 보이는 반면에, 폭식증의 환자들은 충동적인 성적 행동에 흔히 연관되고, 성병과 임신의 위험이 높다. 두 가지 질환 모두에서, 수치심, 불안 그리고 슬픔을 느끼면서 혼자 식사하는 것이 일반적이다. 증상들은 일반적으로 오랜 기간 동안 감춰진 채로 남아 있다. 수치심은 흔한 일이다. 식욕부진증 환자들은 그들의 몸의 모양에 대해 부끄러움을 느끼는 반면에, 폭식증 환자들은 종종 먹는 것을 넘어 자해하거나 물질 중독 등의 행동 통제를 못하는 것에 수치심을 느낀다. 우울한 기분 그리고 이상적인 몸매를 만들지 못함에서 비롯되어 자살극을 벌이는 일이 흔하다.

아래의 내용들은 식욕부진증과 폭식증 모두에서 흔히 관찰되는 정서적 문제이다.

- 보살핌과 애정에 굶주려 있다는 느낌과 보호받고 소중히 여겨지기를 갈망하는 느낌
- 실패, 허약감, 죄책감 그리고 부끄러움
- 가치 없고 무력한 존재라는 느낌(예: "나는 먹지 못할 것 같지만, 만약 먹는다면, 나는 죄책감을 느끼게 될 거야, 마치 내가 해서는 안 되는 일을 한 것처럼")
- 다른 사람들로부터 버림받을까 혹은 더 이상 사랑받지 못할까 하는 두려움
- 분노와 공격성은, 무섭고, 위험하고, 참을 수 없기 때문에, 부정하고, 침묵하고, 증오하게 됨 (예: "저는 결코 화를 내지 않는 쾌활한 사람이에요. 화가 나면 기분이 좋지 않아요. 그리고 내가 화가 나면 내 주변사람 모두 기분이 좋지 않아요. 그들은 상처받을 거예요, 당신은 당신이 아끼는 사람들에게 상처줄 수 없어요")
- 감정 표현을 하면 통제력을 잃게 될 거라는 두려움(예: 식욕부진증을 앓고 있는 한 여성이 말했다. 만약 그녀가 감정에 대해 자유롭게 이야기한다면, 그녀는 자신이 "바람을 맞으며" 있다고 말할 거라고)
- 공허감 또는 통제를 잃을 것 같은 느낌

인지 패턴

인지 패턴에는 환자 자신의 신체 또는 신체 이미지에 대한 경직된 사고와 지각의 왜곡이 포함된다. 경미한 증상으로는 신체에 불만족이 있을 수 있으며, 더 심한 경우, 현실 감각이 손상될 정도로 신체 이미지가 왜곡될 수 있다. 섭식 장애는 신경증에서 정신증까지의 범위를 포괄하지만, 대부분의 경우 인격 장애와 더 밀접하게 관련되어 있다.

식욕부진증 환자들은 종종 자기애적인 문제, 완벽주의, 자기 비판, 그리고 자기 주장을 드러낸다. 전능감과 이상화는 공통의 방어 기제이다. 심각한 경우에는 분열, 외부 현실로부터의 도피 그리고 자폐성 공상과 같은 방어기제가 존재할 수 있다. 폭식증 환자들은 일반적으로 정체성 분산, 행동화, 자기와 대상의 분열, 평가 절하 및 관념화와 같은 퇴행성 조건을 더 많이 나타낸다.

인지 패턴에는 다음이 포함될 수 있다:

- 평가 절하, 부족함, 무능함, 사랑 받지 못함에 몰두해 있으며, 이러한 문제를 해결하기 위한 대처 전략과 방어만을 생각한다.
- 젊고, 작고, 아이 같고, 순수한 것에 초점을 맞추며, 이것은 무의식적으로 사춘기와 어른이 되는 것을 피하고 싶다는 바람을 암시한다. 예를 들어, 한 젊은 여자는 소녀처럼 옷을 입는다. 그녀의 야윈 몸은 사춘기 이전의 소녀처럼 보이고, 그녀는 젊은 여인처럼 행동하지 않으며, 그녀의 어머니는 그녀의 삶을 통제한다.
- 신체 이미지에 대한 과도한 관심, 거울에 비친 자신의 몸의 모양과 변화에 지나치게 의존한다. 끊임없이 신체를 모니터하는 15세 소녀의 경우처럼 때때로 감정이 신체 이미지를 왜곡시키기도 한다. 씻을 때, 식사 후에, 화장실을 다녀온 후에, 거울 앞을 지날 때, 그녀는 멈춰 서서 특정 부위를 점검한다. 식사나 용변 전후로 그녀는 복부와 허벅지를 검사하며, 무언가가 몸에 들어가거나 나올 때마다 몸의 변화를 찾는다.

신체 상태

신체 상태는 정신적 갈등이 실제 신체에 미치는 영향을 포함한다. 증상 호소는 비특이적이며, 정신적인지 신체적인지 구별하기 어려울 수 있다. 배고픔은 정서적 유대에 대한 공허감이나 갈망에 대한 주관적인 감정의 표현일지도 모른다. 정체성의 분산은 폭식 때, 또는 하제 사용 때 흔하게 나타나며, 마찬가지로 정신 상태와 신체 상태를 구별하는 데 어려움을 반영한다. 사람이 배가 부른지 여부를 감지하지 못하는 것과 같이, 식사와 용변에 수반되는 일반적인 감각에 대한 혼란이 있을 수 있다. 섭식 장애를 가진 사람들은 항상 위험에 처해 있고, 따라서 임상적 관심이 중요하다(예: 다리가 '통통한'느낌을 호소하는 경우 저칼륨혈증의 증거일 수 있다).

신체 상태에는 다음이 포함될 수 있다:
- 위 속의 신체적 공허함의 느낌은 공허하고 고갈된 자아(예: "채울 수 없을 것 같은 공허감을 느낀다. 외로운 존재다")와 연관 지을 수 있다.
- 정신 및 육체적 상태의 혼란(예, 한 사춘기 여성은 식사할 때, 자신에 대한 명확한 개념이 없어 매우 혼란스러웠으며, 그녀는 구토로 게워내고 나서 '마취'상태에 들어갔다)

관계 패턴

섭식장애가 있는 개인들은 그들의 문제를 비밀로 하기 위해 매우 노력하기 때문에, 진정한 감정적 친밀감을 느끼는 것은 불가능하다. 그들은 나이에 비해 미성숙해 보이는 방식으로 타인과 피상적으로 관계를 맺는다. 식욕부진증 환자들의 대인관계는 통제 그리고 완벽주의가 특징이다. 그들은 존중받고 싶어 하지만, 거리를 두고 위협이 되지 않아야 한다. 이 환자들은 순응함과 공손함 그리고 환심을 사기 위한 행동으로 그들의 사랑스럽고 싶다는 소망을 다룰 수 있다. 그들은 다른 사람들의 긍정적인 제스쳐를 받아들이는 데 어려움을 겪는다. 폭식증 환자들은 사랑에 굶주려 있지만, 그들의 대인관계는 불안정한 경향이 있다. 가까운 관계에 있어서, 그들은 버려질까봐 또는 지나치게 빠져들까봐 하는 불안으로 자주 고통받을 수 있다. 그들은 관계가 끝났을 때, 자신이 무가치하다거나 쓸모없다고 느낄 수 있으며, 그들 스스로에 대해 분노하거나 위협적인 행동을 할 수 있다.

치료자의 주관적 경험

임상 문헌에 따르면 섭식 장애가 있는 환자들은 치료자에게 분노, 증오, 절망감, 동정심, 슬픔, 사랑 같은 강한 감정을 유발할 수 있기 때문에 치료가 힘들다고 한다. 이러한 큰 범위의 감정은 치료 행위, 치료 경과 및 결과에 영향을 미친다. 일부 임상가들은 치료의 초점이 환자의 감정에서 치료자의 감정적 반응으로 이동하는 것이 오히려 환자를 치료하는 방법이 될 수 있다고 제안했다. 역전이 문제는 흔히 환자의 성격 기능 및 동반된 인격 장애 수준을 반영한다. 그중에서도 섭식장애가 경계성 인격구조와 연관이 되어 있을 경우, '분열'을 자주 사용하는지 그리고 그 결과로 생긴 정체성의 분산이나, 양극화되고 강렬한 정서 상태, 그리고 행동화하려는 경향이 강한 경우 역전이가 더 심하게 나타난다.

임상 사례

전직 운동 선수이자 자칭 말괄량이인 22세 여성은, 영양과 운동 그리고 공부에 매우 엄격한 가정의 막내이자 외동딸이었다. 대학을 졸업한 후 그녀는 "패션모델처럼 마르는 것"에 대해서 걱정하게 되었다. 그녀는 다이어트를 시작하였으며 음식 근처에만 가면 매번 구역감이 나고 불안을 느끼기 시작했다. 그녀는 "억지로 먹을 때에도 불편해지지 않기 때문에, 내가 배가 고픈 건지 아닌 건지 알 수가 없어요. 내가 충분히 먹었는지 절대로 알 수 없어요."라고 말했다. 그녀는 지나치게 뚱뚱해질까봐 걱정했고, 운동, 식이, 그리고 공부 계획은 점점 더 심각해졌다. 그녀는 자신이 임신한 것처럼 보일 거라 생각했고, 연애를 피하는 것을 "나는 임신하고 싶지 않아"라고 주장하며 합리화했다. 결국, 그녀의 증상은 매우 심각해져서 치료를 필요로 하게 되었다.

S62 수면-각성 장애

수면-각성 장애에 대한 ICD-10과 DSM-5의 분류는 표3.2에 나와 있다(pp. 262-267).
    '일차적으로'간주되는 수면-각성 장애에는 수면 곤란증과 수면 관련 장애(DSM-5는 더이상 이전 용어를 사용하지 않음), 수면 곤란증은 수면을 시작하거나 유지하는 데 있어 문제가 있거나 (불면증), 과도한 졸음을 경험하게 하는 데(수면과다증) 문제가 있는 것이다. 불면증의 특징은 수면의 시작이나 유지의 어려움, 원기 회복이 되지 않는 수면 또는 이러한 문제들이 복합적으로 발생하는 것이며, 3개월 동안 일주일에 최소 3번 이상 지속되어, 사회적, 직업적, 혹은 다른 분야에서 임상적으로 심각한 문제를 일으키는 경우로 정의된다. 불면증은 수면에 부정적인 조건과 함께 밤에 일어나는 신체적 또는 정신적 자극과 관련이 있는 것으로 밝혀졌다. 이 문제에 대한 심한 집착이 수면을 더욱 악화시킬 수 있다: 잠들려고 더 노력할수록, 더화가 나고 흥분하게 되어, 잠들 수 없게 된다. 만성 불면증은 기분과 동기 유발의 황폐화, 활력과 주의력 감소, 피로와 질병 증가를 초래한다. 불면증은 나이가 들수록 호발하며 여성들 사이에서 더 일반적이다.

수면과다증은 극심한 졸음, 긴 수면 시간 또는 과도한 낮잠이 적어도 3개월 이상 지속될 때 정의되며, 사회적, 직업적 또는 다른 기능적인 면에서 임상적으로 큰 어려움이나 장애를 일으킨다. 환자는 종종 일상적인 행동을 자동적으로 수행하지만, 거의 또는 전혀 기억하지 못하는 경우가 많다. 정확한 유병률은 알려지지 않았다. 수면과다증은 전형적으로 15세에서 30세 사이에 시작되며 점진적인 진행과 만성적이고 안정적인 경과를 보인다.

기면증의 본질적인 특징으로는 참기 힘든 졸음이 반복되어, 탈력발작(보통 강렬한 감정변화 후 갑자기 근긴장이 풀어지는 발작 증상), hypocretin의 결핍, 그리고 갑자기 REM수면으로 빠져드는 것이다. 졸음은 보통 발작 후에는 감소하지만, 나중에 다시 나타나게 된다.

호흡과 관련된 수면 장애(수면무호흡증)는 수면 중 환기 이상으로 인해 발생하는 수면 장애로, 지나친 졸음과 불면증을 유발할 수 있다. 증상으로는 야간의 흉부 불편감, 질식할 것 같은 느낌, 극심한 불안, 구강 건조, 깨는 것이 극도로 어려움, 그리고 부적절한 행동 등이 있다. 호흡과 관련된 수면 장애는 서서히 발생하여 점진적으로 진행되며 만성적인 경과를 보인다.

일주기 리듬 수면 기상 장애는 환자의 개인적인 수면 기상 사이클과 외부 세계의 요구간의 차이로 인해 지속적으로 수면 장애가 발생하는 패턴이다. 이 장애를 가진 개인은 24시간 중 일정 시간에(예: 오후 11시) 잠이 오지 않고 다른 시간에(예: 오전 11시) 과도한 졸음을 경험할 수 있다. 치료를 받지 않으면 이 증상들이 수년 또는 수십 년 동안 지속될 수 있다.

수면 관련 장애는 수면이나, 특정 수면 단계, 또는 수면-기상 이행에 관련하여 발생하는 비정상적인 행동이나 생리적 이벤트를 특징으로 한다. 그리고 수면 중이나 수면-기상 이행 시에 자율 신경계, 운동 신경계 또는 인지 과정이 활성화 되는 것을 포함한다. 그것들은 악몽 장애, NREM 수면 각성 장애(야경증과 수면보행증), 그리고 기타 수면장애를 포함한다. 악몽 장애 진단의 필수 요소는, 자는 사람이 깰 정도로 무서운 꿈이 반복적으로 발생하고, 그로 인해 심각한 정신적 고통이나 사회적 또는 직업적 기능 장애를 초래하는 것이다. 꿈은 곧 닥칠 육체적 위험에 대한 심한 불안을 수반하는 경향이 있다.

NREM 수면 각성 장애의 야경증(이전에 야경 장애 혹은 야경증 으로 알려진)은 보통 공포에 질린 비명이나 울음과 함께 갑자기 잠에서 깨어 10분 정도 지속되는 질환이다. 강렬한 불안과 함께 발한, 가쁜 호흡, 피부 홍조, 동공 확장과 같은 자율신경계 각성 증상을 보인다. 어린이들은, 4세에서 12세 정도에 시작되어 사춘기 때 자연스럽게 소실된다. 성인의 경우에는 20세에서 30세 사이에 시작되고 만성화하는 경향이 있다.

NREM 수면 각성 장애의 수면보행증은 수면 도중에 시작되는 복합적 운동 행동이 반복되는 것이다(침대에서 일어나 걸어다님). 각 삽화에는 일어나 앉는 것, 옷장 안으로 들어가는 것, 계단을 내려가는 것, 건물 밖으로 나가는 것, 화장실을 사용하는 것, 먹는 것, 말하는 것 그리고 심지어 기계를 작동시키는 것 등 다양한 행동들을 포함한다. 내외부의 자극, 정신사회적 스트레스 요인, 그리고 알코올이나 진정제 사용이 몽유병의 가능성을 증가시켰다. 수면보행증 삽화는 4세에서 8세 사이에 일어나고 12세에 절정에 달하는 경향이 있다. 가장 일반적으로, 수면보행증은 수년간 수 차례의 삽화가 반복되어 나타난다.

많은 수면-각성 장애는 외상 후 증후군을 포함하여, 기분 장애와 불안 장애의 결과이다. 이러한 장애의 원인이 되는 병태생리학적 메커니즘은 수면-각성 조절에도 영향을 미친다. 수면-각성 장애의 경과는 일반적으로 기저의 정신 장애를 따른다. 물질의 중독이나 금단 현상으로 인한 수면 장애는 발병과 경과를 고려할 때, 다른 수면-각성 장애와 구별된다. 물질이나 약물로 유발된 수면 장애는 사용을 중단한 후 최대 4주 안에 발병할 수 있다.

수면-각성 장애의 주관적 경험

정동 상태

정동 상태에는 무력감, 좌절감, 잠을 잘 수 없는 것에 대한 분노 등이 포함된다. "나는 그냥 거기 누워서 뒤척일 뿐이야!" 수면 부족은 우울하고, 사기가 떨어지고, 불안하고 짜증나는 기분을 유발할 수 있다. "나는 하루 종일 피곤해, 그게 내 주변 사람들에게 나를 짜증나고 성질 급한 사람으로 만들어"

인지 패턴

인지 패턴은 혼동, 산만함, 집중력 저하를 포함한다(예: "나는 집중할 수 없어, 나는 생각할 수 없어, 나는 끔찍해"개인들은 수면이 부족할 때, 명확하게 생각하지 못하는 것에 주체를 못 할 수도 있다. 잠들거나 잠든 상태를 유지하는 못하는 것에 관한 생각에 빠지거나 왜 수면이 그렇게 흐지부지한지에 대한 이론들을 생각할 수도 있다.

신체 상태

신체 상태는 피곤, 초조함, 과민함, 그리고 과각성이나 저각성 등을 포함한다.

관계 패턴

관계 패턴은 환자가 수면에 집착하는 정도나 피곤감, 불안, 화, 또는 초조함을 느끼는 정도에 따라 다양하다.

임상 사례

승진을 앞둔 45세 여성이 잠들기 어려움을 호소하기 시작했다; 그녀는 "내가 이 일을 할 수 없다는 것을 알게 되면"창피를 당할 거라는 두려움으로 몰두되어 있었다. 그녀는 군인출신의 아버지가 그녀를 비웃는 모습을 상상했고, 남편보다 성공해서 남편을 화나게 할까봐 걱정했다. 그녀는 곧 아이들과 보낼 시간이 훨씬 더 줄어들 것이라는 생각으로 죄책감이 들었다. 그녀는 깬 채로 누워서, "내일은 생각조차 못할 정도로 피곤할 것 같다"는 불안감에 빠져 불면증 자체를 걱정하기 시작했다.

S63 성기능부전

DSM-5와 ICD-10은 이제 성 장애를 성기능부전(F52)과 변태성욕장애(F65)로 나눈다. 젠더 불쾌감(F64)에 대한 내용은 젠더 부조화라는 이름으로 pp. 257-261에 나와 있다(부록:임상적 관심을 필요로 하는 심리적 경험). 현재의 관점에서 젠더 부조화는, 동성애와 마찬가지로, 정신장애라기보다는 병적이 아닌 상태로 해석되어야 한다는 것이다.

ICD-10과 DSM-5의 성기능부전 분류는 표 3.2(pp. 262-267)에 나와 있다.

성기능부전은 DSM-IV-TR에서는 세분화되어 있었지만, DSM-5는 하위 항목을 단일 목록으로 합쳤다: 사정 지연, 발기 장애, 여성 절정감 장애, 여성 성적 관심/흥분 장애, 성기-골반통/삽입 장애, 남성 성욕감퇴 장애, 조기 사정, 물질/약물로 유발된 성기능 부전, 그리고 기타 분류된/분류되지 않은 성기능 부전. 어떤 이유로, DSM-IV의 의학적 상태로 인한 성적 장애는 생략되었다.

성기능 부전의 주관적 경험

정동 상태

정동 상태는 성기능 부전의 정도와, 동일 진단 내에서 특정 기능 장애를 겪고 있는 환자에 따라 다양하다. 다른 분야보다도 성생활에서는 개인차가 더 두드러진다. 그러나, 불안, 우울 경향이나 자존감 저하, 자신감 결여, 그리고 성생활이 일반적으로 적절한지 걱정하는 것은 꽤 흔한 패턴이다.

인지 패턴

인지 패턴은, 부적절성에 대한 집착, 또는 부족한 성기능의 보상으로 힘이나 권력에 대한 환상을 가질 수 있다.

신체 상태

특정 유형의 성적 접촉을 할 때, 개인을 기분 좋게 하거나 흥분시키기보다는 짜증나게 하는 감각과민성을 보일 수 있다. 이런 반응은 불안감과 "내 몸에 뭔가 문제가 있다"는 느낌을 추가로 불러 올 수 있다. 어떤 개인들은 육체적 반응이 부족하다고 느끼는 감각반응성저하를 경험할 수도 있다.

관계 패턴

관계 패턴은 기능 부전이 시작된 나이에 의해 크게 영향을 받을 수 있다. 일반적으로, 그들은 성숙한 감정적, 성적 친밀감을 회피하거나, 지배와 권력에 대해 집착하는 것이 특징이다.

임상 사례

성관계 시 발기를 유지하는 데 간헐적으로 어려움을 겪는 48세의 독신 남성은 다음 여자 친구와 관계를 '수행'할 수 없을 것이라는 불안감이 점점 커졌다. 그는 자신의 '왜소한' 성기와 비교되는 아버지의 '거대한 성기' 이미지에 몰두하게 되었다. 그의 불안감은 계속 커져서, 평소에 성적 환상을 갖던 여성들과 함께 있을 때마다 정말로 "내 근육이 긴장되고, 배가 아파. 가만히 앉아 있기조차 힘들어"라는 느낌을 받았다. 그리고 "그들은 내가 할 수 없다는 것을 알 거야"라는 생각이 들었다. 그는 '내가 정말 좋아하는 여자'에게 조차도 발기를 유지할 수 없게 되었다. 그는 사회적 상황들을 피하기 시작했고 집 안에만 있거나 일에만 몰두하며 자신을 속박했다.

S64 변태성욕장애

ICD-10과 DSM-5의 변태성욕장애 분류는 표 3.2(pp. 262-267)에 나와 있다. 'paraphilias'(그리스어 어원)이나 'sexual perversions'(라틴어 어원) 라고도 불리는 변태성욕장애는 비정상적인 사물, 활동, 혹은 상황에 동반되는 반복적인, 강렬한 성적 충동, 판타지 또는 행동이다. 장애로 분류되기 위해서는, 변태성욕자들은 성적 흥미나 즐거움을 유발하는 판타지나 행동을 빈번하게 해야 하며, 성행위를 엄격하게 의식화한 것 또한 포함한다. 이러한 장애는 임상적으로 상당한 고통이나 사회적, 직업적 또는 기타 중요한 기능의 장애를 초래한다.

역사적으로 비전형적인 성적 취향은 정신장애로 분류되어 왔는데, 특히 Krafft-Ebing이 19세기에 발표한 Psychopathia Sexualis에 잘 나타나있다. 성학자 Friedrich Salomon Krauss는 1903년에 '변태성욕(paraphilia)'라는 말을 사용한 것으로 알려져 있다. Freud (1905)는 이들을 '성도착증(perversions)'라고 부르며, 이들을 정상적인 성인 이성애자의 성적 대상이나 목표에서 벗어난 것(deviations from the normal sexual object and aim)으로 정의했다. 일부 현대 분석가들은 여전히 이 용어를 성적인 분야뿐만 아니라 다른 방면에서도 사용하고 있으며, 경직성, 반복성, 그리고 강한 적의와 공격성을 특징으로 하는 판타지와 활동을 가리킨다.

초기에 발표된 DSM과 ICD에서는 소아성애자를 '성적 일탈'이라고 언급했다. ICD-11에서는 ICD의 '성적선호장애'를 '변태성욕장애'로 재분류할 예정이다. DSM-5에는 복장도착장애가 포함되어 있으며, 이성의 복장으로 바꿔 입으면서 흥분하는 사람들에게 진단한다. DSM-IV 및 DSM-IV-TR의 의상도착증(transvestic fetishism)은 이성의 옷을 입음으로써 흥분하는 이성애자 남성에만 제한하여 진단하였지만, 이와 달리 DSM-5에서는 이성의 복장으로 흥분하는 모든 사람에게 진단이 가능하다. 반면에, ICD-11은 의상도착증과 유사한 범주를 삭제하고, 다음 진단들을 포함할 예정이다. 노출장애, 관음장애, 소아성애장애, 강압적 성적가학장애, 마찰도착장애, 동의하지 않은 성인과의 관계를 포함한 기타 변태성욕장애, 그리고 혼자 하는 행동 또는 동의한 개인과의 관계를 포함한 변태성욕장애. 변태성욕장애는 여성보다 남성에서 흔하게 발생한다. 두 가지 이상의 변태성욕적 흥미가 있는 것은 드물지 않다.

변태성욕장애 진단은, 과정이 매우 주관적으로 이루어지는 점과 과학적이고 의학적인 용어 사용으로 도덕적인 문제를 감춘다는 이유로 비판받아 왔다. 과거에는 자위, 구강 성교, 항문 성교, 그리고 동성애가 정신장애 또는 정신장애의 증상으로 여겨졌기 때문에, 변태성욕장애 진단은 종종 성적 행동을 통제하려는 노력으로 여겨진다. 이와 같은 비판에 대해, DSM-5는 전형적인 성적 행위가 아니더라도, 개인간의 합의에 의한 경우 정신장애 진단을 내리지 않도록 했다. 이전 판들과 달리, DSM-5는 비전형적인 성적 판타지, 충동, 행동(변태성욕)을 진단가능한 정신 상태(변태성욕장애)와 구분한다. DSM-5 변태성욕장애를 진단하기 위해서는 (1) 사회적 반감 때문이 아닌, 환자의 성적 흥미에 대해 개인적 고통을 느껴야 한다. 또는 (2) 환자의 성적 욕망 또는 행동이 타인의 심리적 고통, 부상 또는 사망을 초래하거나, 혹은 동의하지 않은 사람이나 법적 동의를 할 수 없는 사람과 관련된 성적 행동에 대한 욕구가 있어야 한다.

변태성욕의 원인은 알려지지 않았지만, 많은 사람들이 정신역동적으로 설명한다. 어떤 경우 치료적 탐색이 변태성욕적인 욕구와 행동을 감소시킬 수도 있지만, 변태적 행동이 오르가즘을 극도로 강화하기 때문에 그러한 결과는 쉽게 얻을 수 없다.

변태성욕장애의 주관적 경험

변태성욕장애의 주관적 경험은 각각의 특성(모든 변태성욕이 동일하게 경험되지 않음), 환자가 자신의 변태성욕 취향을 얼마나 수용하거나 거부하는지(종교적 신념, 문화적 배경, 사회 계층 등에 따라), 환자가 변태성욕 취향에 개방되어 있는 정도(완전한 비밀 상태로부터, 배우자와 공유하거나, 동일한 취향을 가진 사람들과의 공동체에서 활발한 활동을 하거나, 불법적인 성적 활동으로 체포되는 것을 수치스러워하는 것까지), 특정 변태성욕 취향에 따라다니는 사회적 맹비난의 정도에 따라 다르다.

정동 상태

정동 상태는 다양하다. 어떤 사람들은 그들의 취향에 대해 아무 감정 없이 자기 수용적인 방법으로 여기고, 성적 취향에 대해 의식적인 감정을 표현하지 않는다. 다른 감정으로는 성적 취향에 대해 생각하거나 변태적 행동에 참여할 때 느끼는 즐거움; 성적취향에 대한 불안, 우울, 죄책감, 그리고 자기 혐오, 발각되는 것에 대한 불안과 두려움, 전통적인('평범한') 성적 관계를 하는 사람에게 느끼는 우월감 등이 있다.

인지 패턴

인지 패턴은 변태적 취향에 몰두해 있거나(그러나 행동하지는 않는), 욕구에 따른 행동을 정교하게 계획하는 것을 포함한다. 어떤 사람들은 스스로, 심지어 강박적으로, 성 연구 문헌에 몰두하고, 공인된 전문가들 이상으로 그들의 변태성욕에 대한 기술적 지식을 습득한다. 어떤 사람들은 자신들의 욕구를 충족시키기 위해 다른 사람을 희생시키는 것을 합리화한다. 다른 이들은 그들의 변태적 취향에 대한 열린 표현을 금지하려고 할 수도 있다.

신체 상태

신체 상태는 환자가 성적 활동이나 행동을 할 때 높은 수준의 각성과 경계를 보이고, 활동에 참여하지 않을 때는 무감각과 공허감을 느낄 수 있다. 어떤 사람들은 변태성욕적 활동을 하는 데 필요한 전주곡으로 약물이나 술을 사용할 수도 있다.

관계 패턴

관계 패턴도 다양하다. 변태성욕적 취향은 환자의 일상과 분리될 수도 있고, 개인이 취향이 유사한 공동체에 속해서 활동할 수도 있다. 일부 변태성욕장애는 동의하지 않은 개인(혹은, 소아 성애장애의 경우, 법적 동의를 할 수 없는 개인)에 대한 착취를 포함한다. 소아성애장애를 가진 사람들 중 일부는, 비밀리에 아이들에게 변태성욕적 취향을 행동으로 옮기는 동안, 성인 이성애자와 결혼을 할 수도 있다. 반면에, 소위 '도덕적인 소아성애자'라고 불리는 사람이 온라인 공동체를 형성하여 서로 그들의 성적 취향에 따라 행동하는 것을 막아 준다.

치료자의 주관적 경험

치료자의 주관적인 경험에는 불안감, 걱정, 동정심, 판단, 혐오, 또는 변태성욕적 활동에 대한 관음적 호기심 등이 포함될 수 있다. 특히 소아성애 활동에 대한 법적 신고 요구는 치료자의 권위주의적 충동을 이용하여 환자의 행동을 통제 혹은 처벌하게 하거나, 외부의 철저한 조사로부터 환자(그리고 치료 상의 '신성함')를 보호하기 위해 반권위주의적 반응을 유발하기도 한다.

임상 사례

25세의 한 남성이 자정까지 야간 근무를 했다. 그는 근무가 없는 밤에는 대마초에 취해 술을 마시거나 밤문화를 즐길 수 있는 곳으로 가곤 했다. 그 곳에서 그는 '우연히'땅바닥에 넘어지면서 바지가 벗겨졌고, 지나가는 여성들에게 속옷이 노출되었다. 이것은 발전하여, 마치 그의 바지가 실수로 울타리에 걸려서, 벗어나려고 하면 찢어지는 것으로 보였다. 그는 나중에 그가 본 여성들의 얼굴 표정을 생각하면서 자위를 하곤 했다.

S65   파괴적, 충동조절 및 품행 장애

파괴적, 충동조절 및 품행 장애에 대한 ICD-10과 DSM-5의 분류는 표3.2에 나와 있다(pp. 262-267).

DSM-5에서, 파괴적, 충동조절 및 품행 장애는 성인의 경우, 병적 방화와 병적 도벽, 그리고 반사회성 인격장애로 제한된다. 반사회성 인격장애는 특이하게 이 범주 이외에 인격장애 섹션에도 수록되어 있다(반사회성 인격장애 외에, DSM-5에서 두 번 수록된 진단은 분열형 인격장애이다. S13 섹션, pp. 146).

PDM-2의 반사회적 성격 장애에 대한 설명은 P축 1장(pp. 41-42)의 사이코패스 인격에 대한 섹션에 나와 있다. 이 범주의 소아 및 청소년 장애(적대적 반항장애, 간헐적 폭발장애, 품행 장애)는 청소년편 pp. 182-190, pp. 352-358를 각각 참조하라. 일부 DSM-IV 및 –IV-TR의 충동조절 장애는 범주를 이동했다. 도박장애는 이제 물질관련 및 중독장애에 속하며, 발모광은 강박 및 관련 장애에 해당된다. 충동조절 장애의 근본적인 특징은 자기 자신이나 타인에게 해로운 행동을 하고 싶은 충동을 억제하지 못한다는 것이다. 이러한 장애의 대부분은 행위를 하기 전에 긴장감이 증가하는 것을 느끼고, 행위를 저지를 때 즐거움, 만족 또는 안도감을 경험하며, 행위가 끝난 후에는 후회, 자기 비난, 또는 죄책감을 느낀다.

병적 도벽은 개인적으로나 금전적으로 필요하지 않은 물건을 훔치려는 충동을 억제하는 노력이 반복적으로 실패하는 것이 특징이다. 병적 도벽을 가진 많은 사람들은 자아 이질적이며 도덕적으로 문제가 있다고 생각하면서도 훔치고 싶은 충동을 경험한다. 그들은 체포될까 봐 두려워하고 도둑질에 대해 우울하거나 죄책감을 느낄 수 있다. 병적 방화는 즐거움이나 긴장의 완화를 위해 화재를 일으키는 것이 특징이며, 종종 사전 계획과 준비를 한다. 방화 사건들은 일회성으로 발생하며, 그 빈도는 증가와 감소를 반복한다.

역학 연구에 따르면 이러한 질환의 대상자들은 알코올사용장애와 기타 약물 남용, 강박장애, 불안장애 및 기분장애가 동반될 위험성이 높다. 병적 도벽은 여성에게서 더 흔한 반면, 병적 방화와 다른 충동 조절 장애, 행동 중독은 남성들에게 더 흔하다(S71.2, pp. 242). 대부분의 충동조절 장애의 경과에 대해서는 정보가 제한적이다.

충동조절 장애의 주관적 경험

정동 상태
앞서 말한 것처럼, 병적 도벽이나 병적 방화를 가진 사람들의 정동 상태는, 공허함이나 무감동 사이의 동요, 흥분을 갈망하는 마음과 도벽과 방화에서 오는 부끄러움, 두려움, 그리고 우울감을 달래는 것을 포함한다. 변화의 동기가 되는, 성숙한 후회의 감정은 종종 결여되어 있다.

인지 패턴
인지 패턴은 문제적 사고가 있다기보다는 생각 자체가 결여된 것이 특징이다. 이러한 행동들은 순수한 자아동질적 특성을 가지고 있을 수 있으며, 또한 행동의 단기적, 장기적 영향을 고려하는 사고 과정의 장애를 반영한다. 의문스럽게도 초기의 개인적 기억들은 모호하거나 삭제되어 있을 수 있다. 충동적인 행동이 일어날 기회를 얻고자 하는 걱정이 강박적일 수도 있다.

신체 상태
이러한 질환들과 동반되는 신체 상태로는 저각성과 과각성 그리고 다양한 범위의 신체 증상들(소화기계 증상, 두근거림)이 포함될 수 있다.

관계 패턴
관계 패턴은 종종 장애 그 자체와, 그에 동반되는 심리로 고통 받는다. 불을 지르거나 훔치는 사람과 함께 사는 사람들은 거의 참아주지도, 용서해 주지도 않는다. 충동 조절 장애를 앓고 있는 대부분의 사람들은 파괴적인 인간 관계를 가지고 있으며, 그들의 행동이 심각한 피해를 준다. 또한, 그들은 치료 받는 것을 꺼리고 마지못해 환자가 되는 경향이 있다. 법원의 명령이나 그들의 행동으로 인해 법적인 문제가 생겼을 때 주로 볼 수 있다. 결과적으로, 진정한 치료 관계는 내부적으로 변화하고자 하는 강한 동기가 없을 때 이루어지기 어렵고, 비협조적인 환자를 이해하려고 노력하며 인내심이 필요하며, 문제가 될 만한 행동을 조절하는 것이 필요하다.

치료자의 주관적 경험

충동 조절 장애가 있는 환자를 만나거나 치료하는 치료자의 주관적인 경험은, 환자들이 경험하는 것과 마찬가지로 치료에 참여하는 것을 꺼리는 것은 물론, 공감하는 데 어려움을 겪는다.

S7 중독 및 기타 의학적 상태와 관련된 장애

S71 중독

S71.1 물질 관련 장애

물질 관련 및 중독 장애에 대한 ICD-10과 DSM-5의 분류는 표 3.2에 나와 있다(pp. 262-267).

물질 관련 장애는 전 세계 수백만의 사람들에게 영향을 미치며, 니코틴 관련 질환이 가장 흔한 유형이다. 그 다음으로 가장 많이 오용되는 물질은 알코올이고, 대마, 코카인, 헤로인, 진통제, 그리고 메스암페타민과 같은 합성 마약들이 그 뒤를 잇는다. 중독 장애의 주요한 정신역동적 관점은 다음과 같다. 약물을 사용, 오용하거나 중독성 행동을 하려는 동기는 해결되기 어려운 갈등이나 트라우마 경험으로 참기 어려운 불쾌감을 느낄 때, 물질 남용이나 중독성 행동으로 막으려고 하는 것이다.

중독에 대해 가장 잘 알려진 정신역동 모델은, 불쾌하거나 엉망인 기분을 자기 치료의 형태로 해석하는 것이다. 이 공식은 중독에 대한 인지행동적 관점에도 영향을 미쳤다. 자기 치료 가설은 '증후군'의 관점과 일치하며, 모든 중독의 기저에 있는, 생물정신사회적으로 병적인 과정이 공통된다고 주장한다. 중독은 방어 기능을 하기 때문에 멈추기가 매우 어렵다. 그것은 고통을 완화시키지만, 그 안도감은 일시적이기 때문에, 그 안도감이 사라지고 나면 다시 방어를 위해 중독 행동을 하려고 한다. 이는 중독성 태도와 장애에 대한 만성적이고 강박적인 특성을 반영한다.

중독 장애는 감정 조절, 효과적인 자기 관리, 만족할 만한 관계 발견, 자존감 유지를 포함한 사람의 삶의 모든 영역에 영향을 미친다. 정신과적 치료를 받는 모든 사람의 약 50%에서 동반되는 질환이지만, 중독 장애에 대해서는 환자가 이야기하지 않을 수도 있다. 물질 관련 질환과 인격장애의 공존도는 각 물질마다 크게 다르며, 질환에 따라 비율은 10-100%이다. 과도한 약물 사용은, 반사회성 인격장애, 감정 조절 미숙, 그리고 자기애성 인격장애와 높은 상관 관계가 있다; 기질적인 요소로는 충동성, 격한 감정 추구 및 자극 추구가 있으며, 이러한 요소들이 인격과 물질남용의 중개자로 작용한다. 일반적으로, 인격 장애의 존재는 중독의 심 각도를 증가시키고 치료의 협력도를 약화시킨다. 최근 몇년간 하나 이상의 물질을 오용하는 환자들이 증가하고 있으며, 이 환자군에서 인격장애가 동반되는 경우가 높은 것으로 보인다.

그러므로 환자와의 첫 대면에서, 특히 인격 장애가 있는 환자의 경우, 환자가 자발적으로 중독에 대해 언급하지 않을 때, 중독에 대해 물어보는 것이 중요하다. 이것은 조심스럽고 함 부로 판단하지 않는 태도로 행해져야 한다. 중독을 부인하는 것은 흔한 일이기 때문에, 중독 을 밝히는 데 시간이 걸릴 수도 있다는 사실을 치료자가 인내하는 것이 중요하다. 한 개인의 정신 활동에서 중독이 하는 중요한 방어 기능을 고려하면, 이것은 어쩔 수 없는 것 일지도 모 른다.

물질 관련 장애의 주관적 경험

정동 상태
향정신성약물은 남용할 경우, 사람들이 견딜 수 없는 감정을 견디도록 돕는다. 약물과 알코올 의 영향은 명확하고 일시적이다; 일반적으로 사람이 느끼는 주된 감정에 따라 어떤 종류의 물 질이 선호되는지를 결정한다. 아편제는 사람들을 '차분하고', '느긋하거나', 혹은 '정상'처럼 느 끼게 도와준다. 자극제는 에너지가 낮고, 쇠약한 느낌, 사랑받지 못한다고 느끼는 사람들이 찾는 경우가 많으며, 또한 에너지가 넘치는 사람들이 경조증 상태로 가고자 하거나, 우울증 을 이겨낼 때도 선호한다. 진정제(예: 알코올, 벤조디아제핀계 약물, 바비튜레이트)는 저용량 에서, 고립감을 극복하고, 친밀감과 따스함을 느끼게 해준다(예: "나는 그 사람들 중 일부라고 느껴진다... 나는 인류에 속할 수 있다"). 고용량의 진정제는, 부정적이고, 반갑지 않은 감정들 은 떠내려가게 하고, 사회적 고립으로 이끈다.

다음은 중독되기 쉬운 개인들이 그들의 감정적 삶을 경험하는 몇몇 방식이다.
- 지루함과 우울함, 그리고 무가치하다는 느낌이 약물에 대한 요구와 번갈아 나타난다.
- 분노, 화와 같은 강렬한 감정이 곪거나 폭발할 수 있다. 그러한 감정들은 초조함이나 무너지는 느낌과 관련이 있을 수 있다. 예를 들어, 아편제에 의존하는 사람들은 약물 이 그들의 감정을 진정시키거나, 억누르거나 정상이라는 느낌을 준다고 말한다.
- 만성적인 사용은 신체적 중독을 야기하며, 약물을 빼앗기지 않고자 하게 만든다. 환자 들은 그들이 선택한 약물이 없으면 끔찍하다고 보고한다. 그들은 약물을 얻을 수 없다

면 공포를 느낄 수도 있다.

● 신체적 의존도가 증가함에 따라, 약물에 의해 진정된 많은 감정들이, 약물이 갑자기 중단되었을 때 더 격렬해지고 참을 수 없게 된다.

인지 패턴

인지 패턴은 중독을 뒷받침하는 합리화, 부정이 중심이다(예를 들어, "내 음주 습관은 우리 아버지만큼 나쁘지 않아요. 그는 정말 술고래였어요"). 중독의 위험에 대해서는 "그것에 대한 생각을 해 본 적이 없어요"등의 말을 통해 부정한다. 중독 사실은 "나는 언제든지 끊을 수 있어요"와 같은 식으로 부인한다. 그들의 상태에 대한 현실에 직면했을 때, 약물 오용자들은 "아니오, 나는 약물을 할 때 두렵지 않아요"와 같이 부정으로 대응하는 경향이 있다.

신체 상태

물질 관련 질환 환자에서, 우리는 다양한 신체적 징후와 증상을 발견한다. 이러한 신체 상태는 중독 물질(남용이나 금단 현상)의 직접적인 영향이거나 정신화 과정이 부족한 결과일 수 있다. 또한, 환자가 중독성 물질을 얻기 위해 의사 처방을 받고자 신체 증상을 호소하는 경우도 있다(즉, 아편제를 얻기 위한 두통이나 요통).

관계 패턴

관계 패턴은 강렬한 빈곤감과 그럴 필요 없다는 느낌이 번갈아 일어난다. 물질에 의존하는 사람들과 그들의 주변 사람들까지도 인생은 감당할 수 없고 통제되지 않는다고 느낄 수 있다. 관계는 불안정하고 신뢰할 수 없으며 실망스러운 것으로 묘사된다. 사람들에게 도움을 받도록 압박하는 동료들은, 일반적으로 중간에 그만두거나 평가 절하받는다. 우리는 물질을 남용하는 많은 사람들이 그들 자신이 그들의 삶을 통제할 수 없다는 무력함을 경험하고, 분노를 일으킨다는 것을 주목해야 한다. 그러나 공격성 표현에 대한 내부적 금지가 중독성 행동으로 이어지게 하는데, 공격성과 분노가 중독성 행동으로 자리바꿈하면서, 사람들에게 통제력을 제공하고 무력감을 감소시키며 불쾌한 기분을 나아지게 한다.

임상 사례

22세의 한 환자가 메타돈 유지 프로그램에서 치료를 시작하기로 하고, 처음으로 치료를 받게 되었다. 사춘기 초기부터 그는 진정제와 자극제(암페타민)를 많이 사용했다. "나는 덜 두려웠어요. 내가 속도를 낼 때 나는 누구든지 상대할 수 있다고 느꼈어요". 그는 오랜 기간 자존감이 불안정했고, 다른 사람들과 관계를 맺기 어려워하는 점 때문에 대인 관계에 있어서 그는 자기를 내세우지 않고 과묵했다. 마찬가지로 정신치료에도 소극적이었다. 데이트는 거절당할까 두려워서 시도하지 못했고, 그는 자신의 욕구를 드러내면 얼마나 어색해 보일까 걱정했다. 실제로는 그의 매력과 나약함의 조화로 상당히 인기가 많았다.

그와 동시에, "아무도 나를 속이지 않고 속일 수 없다"는 그의 자랑처럼, 그는 잔인하고 폭력적이며 가학적인 면이 있었다. 그는 치료자에게, 어리고 약한 사람들을 스토킹해서 "때리고 다치게 하는 것"을 즐겼다고 주저하지 않고 말했다. 그는 위험한 운동, 무술, 고성능 오토바이, 자동차에 푹 빠졌으며 그러한 활동으로 생길 부상의 심각성에 대해서는 묵살했다. 치료 중에, 눈에 띄는 상처에 대해 물으면, 그는 심지어는 통증으로 움찔하거나 아파서 조심스럽게 움직이면서도, "아니에요, 선생님, 저는 신경 쓰지 않아요"라고 말했다.

환자가 10대 후반인 시절에, 통제할 수 없는 폭력과 분노가 그의 우정, 일, 삶에 방해가 되었다. 그때 그는 헤로인을 발견했고 곧 그것에 의존하게 되었다. 암페타민이나 진정제와 달리, 마취제는 즉각적으로 그를 진정시키고 억누른다는 느낌을 줬다. "저는 제 인생에서 느꼈던 어떤 것보다 더 차분하고 정상적인 기분이었어요". 특히, 그는 메타돈 유지 프로그램에 참여하면서 그의 분노가 현저하게 줄어들었음을 인정했고, 그는 좀 더 정리되고 통제력이 있으며 일을 할 수 있다고 느꼈다.

정신역동적 정신치료는 환자들의 정서적 고통을 줄여 줌으로써 환자들을 돕는다. 치료 초기에, 환자들에게 그들이 기분이 좋아지면 중독에 덜 관심을 갖게 될 것이라고 말해주는 것이 유용할 수 있다. 이것은 그들의 감정적인 고통이 물질 남용의 동기이고, 그들의 감정적 고통을 치료하는 것이 물질 관련 문제들을 해결하는 방법이라는 것을 깨닫게 해 준다. 임상가는 정신역동적 치료를 하면서, 중독 환자들을 치료하기 위해 지지적 정신치료부터 표현형 정신치료 기법까지 광범위하게 사용할 수 있다. 지지-표현적 치료나 역동 파괴적 정신치료와 같은 정신역동적 치료들도 포함된다. 일부 치료자들은 환자가 물질 사용을 중단하거나 줄이려는 노력을 하지 못할 위험이 있으므로, 환자를 알코올 중독자 모임과 같은 프로그램에 참여하는 것을 조건으로 치료하기도 한다. 금주를 지지하는 공동체에 참여하는 것은 치료에 중요할 수 있다.

S71.2 행동 중독 (도박, 인터넷 중독, 성중독)

행동 중독은 물질 관련 장애와 같은 중독 증후군에 속하며, 같은 심리적 원인으로 발생한다. 모든 중독에 있어서, 뇌의 내인성 아편유사제 시스템이 관련되어 있고 영향을 받게 된다. 병적 도박, 인터넷 중독, 그리고 섹스 중독과 같은 모든 행동 중독의 목적은 불쾌감을 완화시키는 것이다. 병적 도박에서 이기고 그 기분을 즐기는 사람은, 계속해서 그것을 찾을 것이다; 다시 딸 거라는 기대감과 다시 '환희'를 느끼고자 하는 마음이 있기 때문에 돈을 잃는다고 해서 그만두지 않는다. 이러한 기대감은, 중독의 기저에 있는 불쾌감과 중독에 의해 새로 생긴 불쾌감을 완화시키는 동기가 된다.

성 중독은 물질 중독 및 도박 중독과 명확한 정신병리적 관련성을 가지고 있다. 가장 최신 ICD-10에서, 과도한 성욕은 성기능부전으로 분류되어 있는데, 이것은 중요한 점을 놓치는 것이다. 일반적으로 성기능부전 자체는 없다. 성 중독은 성욕이 높거나, 정상적이거나 심지어 평균 이하일 때에도 일어날 수 있다. 문제가 되는 것은 욕구가 아니라 중독 행동이다.

치료자의 주관적 경험

물질 관련 질환이나 행동 중독으로 진단 받은 환자를 치료할 때, 부정적 역전이가 흔히 발생하며 이러한 역전이는 효과적인 치료를 방해할 수 있다. 그것은 대부분의 사람들이 중독 장애를 가진 사람들에 대해 가지고 있는 부정적인 태도와 일치한다. 환자들의 문제에 중독이 포함되어 있을 때, 치료자들이 환자의 정신적 삶을 이해하려하는 것을 중단하는 일이 흔하다. 대신에, 치료자들은 환자를 욕하거나, 중독자들이 모두 거짓말쟁이라고 믿거나, 그들의 치료가 더딘 것에 좌절할 수도 있다. 개인 지도, 협의 진료, 그리고 개인 치료를 지속하는 것은 가치 있다. 또한 환자에게 정신치료 전에, '치료 계약'을 수립하여(물질 관련 질환에 필요한 경우) 내과적 해독 치료 및 재활을 수행할 것을 규정할 수도 있다. 이것은 임상가와 환자가 견고한 치료 프레임을 만들고 치료 동맹을 유지하는 데 도움이 될 수 있다.

S72 다른 의학적 상태로 인한 정신장애

ICD-10은 '기질적 뇌 증후군'이라는 오래된 용어를 고수하며, 그 안에는 증상이 있고, 기질적인 정신장애를 포함한다. DSM-III와 -IV는 이들을 섬망, 치매, 해리장애와, 기타 분류되지 않은 일반적인 의학적 상태로 인한 정신 장애, 두 가지 범주로 구분했다. DSM-5는 이러한 많은 질환을, 모증상을 나타내는 진단군에 통합해 신경인지장애를 좀 더 세분화하여 분류하고, 남은 몇몇의 질환들을 기타 정신장애 부분에 두었다. 표 3.2(pp. 262-267)에 PDM-2와 ICD-10/DSM-5 분류의 용어 색인이 나와 있다.

이러한 분류가 길긴 하지만, 이러한 '다른 의학적 상태로 인한 정신장애'의 대부분에서 정신치료적 개입은 상대적으로 제한된다. 단, HIV(사람면역결핍바이러스) 관련 신경인지장애에서는 예외이다. 따라서, 이 책에서는 다른 의학적 상태와 관련된 질환에 대하여 일반적으로 서술하고, HIV 관련 질환은 따로 서술하고자 한다. 노인에게서 흔히 관찰되는, 다른 신경인지장애의 임상적 특징과 주관적 경험에 대한 설명은 7장 SE축에 대한 설명을 참조하라.

다른 의학적 상태로 인한 정신장애는 알츠하이머 퇴행성 치매에서부터 약물 남용의 다양한 패턴에 의해 발생하는 질환에 이르기까지 광범위하다. 이 범주는 기억, 기분, 사고, 행동의 점진적인 변화에서부터 급성기 섬망 상태에 이르기까지 광범위한 범위의 반응을 다룬다. DSM-5에서는 이러한 각 유형과 관련 증상에 대해 자세히 설명한다. 이러한 질환에 함께 동반될 수 있는 주관적 상태에 대해 간단하게 나타낸 아래 설명은, 임상가가 기질적인 손상이 있는 환자의 독특한 특성을 포착하는 데 도움이 될 것이다.

다른 의학적 상태로 인한 정신장애의 주관적 경험

정동 상태

정동 상태는 불안, 공포 그리고 우울을 포함할 수 있다. 보통 잃어버린 능력에 대한 내부적 깨달음과 동시에 우울이나 슬픔이 나타난다. 무력감과 체념과 같은 극단적인 감정은 우울한 기분 상태를 악화시킬 수 있고, 이차적으로 기억력 저하로 이어질 수도 있다. 기억력 저하와 함께, 종종 행동과 생각의 순서를 정하고, 방향을 따르고, 새로운 문제를 해결하는 능력이 손상되기도 한다. 이러한 문제들은 나중에 무력감, 무능함, 상실감, 우울로 이어질 수 있다.

드물지 않게, 사람들은 과거에 별 노력없이 수행했던 일상 생활을 하는 것에 어려움을 겪게 되면 심각한 두려움과 불안을 경험한다. 불안은 혼자이거나 보호받지 못하는 것에 대한 걱정에서부터 마음의 상처에 대한 두려움, 통제력을 잃고 다른 사람을 다치게 하지는 않을까하는 두려움에 이르기까지 다양하다. 이러한 불안은 적절하고 친숙한 지지 없이, 어려운 상황에 도전하게 될 때 특히 잘 발생할 수 있으며, 종종 공황발작에 도달하기도 한다. 급성기 섬망 상태는 종종 극심한 공포, 공황, 그리고 초조와 같은 치명적인 정서 반응을 동반한다. 정서적 상태는 종종 너무 강렬하고 압도적이지만, 적절한 내과적 치료에 따라 마음이 진정되는 구조만 제공하면 나아질 수 있다.

인지 패턴

인지 패턴은 점진적으로 발병하는, 가장 흔한 유형의 기억력 저하를 동반한 기질적 손상의 정서 상태와 평행으로 나타나는 경향이 있다. 즉 예를 들어, 우울 상태는 무력감, 손실감에 대한 몰두, 그리고 간헐적인 화와 의심이 동반될 수 있다(때로는 현실 검증력 손상에 따른 이차적 효과로). 받아들이거나 이해하지 못하고, 사라져가는 정신적 능력을 부정하며, 자신의 생각을 규정지을 수 있다(예를 들어, 환자들은 그들이 무언가를 잘못 이해했다는 증거를 무시하고 그들이 즉각적으로 인식한 현실을 주장할 수도 있다). 일부 개인의 분노와 의심 받아들이거나 이해하지 못하고, 감소하는 정신적 능력을 부정할 필요가 있다면, 생각을 특징짓기도 한다. 기억력 저하가 진행됨에 따라 점차적으로, 개인들은 가까운 과거와의 연속성 없이 즉각적인 통찰력과 영민함으로 순간의 정서 상태와 정신세계 안에서 살게 된다. 섬망 상태에서는, 종종 빠르게 변화하는 정신세계의 내용이 단편적으로 표현된다.

신체 상태

신체 상태는 정서 상태를 반영할 수 있다. 가슴통증, 두근거림, 두통, 소화기계 증상, 수면과 식이 장애를 포함한다.

관계 패턴

관계 패턴은 애정에 굶주리고 의존적인 패턴부터 비현실적으로 독립적이고 폭력적인 패턴에 이르기까지 다양하다. 지속적으로 지지적인 관계는 마음을 진정시키고, 적절한 수준의 도전을 제공하여, 종종 필요하고 높이 평가된다(환자 말로는 인정하지 않는다고 하더라도).

S72.1 HIV 관련 신경인지장애

HIV/AIDS의 유행은 전세계적으로 중요한 건강 문제로 남아 있는데, 이로 인해 3천 9백만 명이 사망했고 3천 5백만 명 이상이 HIV 보균자이다. HIV는 정신기능을 직간접적으로 모두 손상시킨다. 면역 체계를 약화시킴으로써, 대뇌 톡소플라즈마증, 크립토콕쿠스 뇌수막염, 진행다초점백색질뇌병증, 거대세포바이러스 뇌염과 같은 뇌감염의 원인이 될 수 있다. 그 밖에도 면역저하로 인해 정신기능장애를 동반하는 중추신경계 림프종과 같은 질환을 유발할 수 있다. HIV가 조기에 발견되어 항레트로바이러스제가 이러한 기회감염을 예방할 수 있을 때, 정신기능이 간접적으로 손상되지 않는다.

　향상된 약물치료 덕분에 HIV는 자원이 풍부한 환경이 제공된다면, 만성질환으로 관리 가능한 상태가 될 수 있다; 그러나 말초에서 HIV를 성공적으로 치료가 되어도, 중추신경계에서 HIV는 혈액 1ml당 수백만 개의 복사본으로 복제된다. 거의 모든 항레트로바이러스제들이 혈액-뇌 장벽을 통과할 수 없기 때문에 HIV는 중추신경계에서 복제된다. 중추신경계에서 방해받지 않고 HIV 복제를 함으로써 염증을 유발하고, 정신 기능에 다른 종류의 직접적인 손상을 일으킨다. 결국, 더 많은 사람들이 더 오랜 기간 동안 HIV를 보유한 채 살고 있기 때문에, 더 많은 HIV관련 신경인지장애가 발생하고 발견된다.

　HIV 관련 신경인지장애는 HIV 감염의 직간접적인 영향으로 인지 기능이 떨어지는 것이다. HIV 관련 신경인지장애는 현재 세계 인구의 약 0.002%에 영향을 미치지만, 그 발병률은 증가하고 있다. HIV 관련 신경인지장애는 다양한 양상으로 나타날 수 있지만, 주로 기억, 기분, 그리고 운동과 관련된 문제를 일으키는 겉질밑치매이다. DSM-5는 다른 신경인지장애와 마찬가지로 이 질환을 주요 및 경도 신경인지장애로 나눈다. 즉 HIV 감염으로 인한 신경인지장애는 스펙트럼 질환이지만, 이곳에서 한 가지 이름으로 나타낸 것은 초기와 후기의 일반적인 패턴을 이야기하기 위해 사용된 것이다.

정동 상태

HIV관련 신경인지장애는 종종 무감동을 일으킨다. 어떤 사람들은 슬픈 절망감을 겪고 어떤 사람들은 기분 변화가 없는 반면에, 대부분은 감정적 무관심을 경험한다. 주치의가 HIV 관련 신경인지장애 진단을 전달할 때, 그에 따른 질문도 거의 없고 부정적인 감정표현이 별로 나타나지 않는 것에 대해 놀랄 수 있다. 후기 상태에서는, 짜증과 초조감이 더 심해진다.

인지 패턴

다른 겉질밑 치매들과 마찬가지로, HIV 관련 신경인지장애는 정보에 접근하고 조작하는 능력을 저하시킨다. 환자들은 이렇게 느려지는 것에 대해 알아차릴 수 있고, "가진 힘의 반만 써서 움직이는" 혹은 "늪 속에서 걷는" 것 같다고 한다. 기억력 감퇴를 겪는 사람들 중 상대적으로 성숙한 방법으로 반응하는 사람들조차, 노골적인 부정이나 투사적으로 남 탓을 하는 등의 방어를 사용하기도 한다. 때때로 기억력 감퇴는 새로운 연상기호 장치를 쓰게 만들고 다른 사람으로부터 도움을 받게 한다. 일상의 순서나 습관을 유지하는 것은 중요한 사항이며, 특히 질병이 진행됨에 따라 더욱 그렇다.

신체 상태

HIV관련 신경인지장애는 정신운동 속도와 운동협응을 감소시킨다. 파킨슨병이나 헌팅턴 무도병과 유사한 이상운동장애가 심해질 수 있다. 무감동과 우울로 인해 개인관리를 잘 안하고 위생 상태가 악화될 수 있다. 환자들은 신체적 통증 경험이 증가했다고 말하며, 특히 HIV 관련 말초신경병증의 얼얼함이나 타는 듯한 느낌을 주로 호소한다.

관계 패턴

HIV 관련 신경인지장애 환자들이 가족 구성원들의 지지에 의존할 때, 구출될 것인지 아니면 거리를 둘 것인지에 관한 역동이 일어난다. 무감동과 감정적 고립은, 심지어 오래 지속되고 가까운 관계에서도 사회적 위축을 만들 수 있다. 후기 단계에서 퇴행이 나타나면, 이전에 얻었던 성숙한 친밀감을 유지하기 어렵게 만든다.

임상 사례

HIV 환자로 20년 이상 살고 있는 62세의 남성은, 본래 성실한 성격이었지만 현재는 약속을 깜빡하고 약물 복용을 잊고 있다고 말한다. 그의 중추신경계에서 HIV가 상당량 검출되었다. 그는 인생에서 큰 즐거움을 얻지 못하는 것에 대해서는 그다지 신경쓰지 않지만, 기억력이 감퇴한 것이나 다리가 "제대로 움직이지 않을 때"에는 "성질을 부리고 싶다"고 말한다.

SApp 부록: 임상적 주의를 요하는 심리적 경험

S축에 대한 이 부록은 약간의 고통으로 인해 도움을 필요로 하는 단, 병적인 상태가 아닌 사람들의 임상적으로 중요한 주관적 경험을 다룬다.

특별히 SApp3 그룹에 기술된 내용은 다음과 같다. 과거 DSM-III, -IV, 그리고-IV-TR에서는 성기능부전, 변태성욕장애, 성정체성 장애를 하나로 묶어 성장애 및 성정체성장애로 분류했다. DSM-5에서는 세 가지 모두를 자체 범주로 구분하여 차례로 성기능부전과 성별 불쾌감을 수록하고, 변태성욕장애는 편람의 마지막 부분으로F 밀쳐냈다. DSM-III, -IV, 그리고-IV-TR의 성정체성 장애는 DSM-5의 젠더 불쾌감으로 바뀌었다. 동성애의 개념이 질병에서 불쾌감으로 변화하고 있는데, 젠더 부조화가 DSM에서 완전히 사라지기 전에, PDM-2에서는 먼저 젠더 부조화를 질병으로 분류하지 않는다. 더 자세한 내용은 SApp3(pp. 257-261)을 참조하라.

SApp1 인구학적 소수 인구

소위 말하는 '정상'과 '질병', 행복과 고통 사이의 경계는 보편적이지 않고 문화적 배경에 따라 다양하다. 문화는 해석, 규제, 가치의 맥락에서 태도와 행동을 형성하며, 또한 문화에 따라 징후와 증상의 주관적 경험 및 표현 양상이 다르므로 다양한 정신병리의 진단 기준을 제공한다. 문화초월적으로 진단이 가능한 'lingua franca'를 만들려는 노력에도 불구하고, ICD와 DSM의 정신장애 진단은 문화적 패턴과, 서구 사회의 의학적 접근법으로부터 큰 영향을 받는다.

정신 분석 이론은 개인의 발달로부터 탈맥락화한다는 비난을 받아 왔다. 그러나 지난 20년간 Géza Róheim, Abraham Kardiner와 같은 초기 분석가들을 위시한 많은 정신분석 학자들은 사회적 맥락이 정신내적 그리고 대인간의 관계에 영향을 미치는 측면을 검토해 왔다. 현재 정신분석적 정신치료에서 강조되는 핵심 영역인 문화적 민감성을 체계적으로 포함시키는 것과 더불어 사회문화적 맥락에 대한 기존의 정신역동이론을 확장시키는 문화적 기능에 대한 구체적인 접근이 필요하다. 이를 위해서는 역사적 트라우마, 토착문화적 서사, 언어 사용과 정서 표현, 치료 과정과 결과에 대한 사회적 억압과 고정 관념 그리고 문화적 정체성에 대한 역동적 특성에 대해 관심을 가져야 한다.

대상 관계와 관계 이론에 따르면 사회적 지위와 인종에 따라 다르게 전이 과정에 반영되고 재현된다. 고전적인 정신분석 이론, 대인관계 분석, 상호주관적 분석 그리고 관계적 접근 분석에서는 사회 경험과 정신내적 경험을 분리하지 않는 경향이 있다.

비록 정신분석에서 인종과 인종 차별에 대한 연구는 유럽과 아프리카 혈통 간의 인종적 긴장과 역동에 초점을 맞춰왔으나, 최근의 학문은 다른 문화 그룹 사이에서의 인종적 역동을 탐구하기 시작했다. 예를 들어, Comas-Díaz와 Jacobsen (1991)에 의해 발전된 인종문화적 전이의 개념은 환자와 치료자의 사회문화적 배경과 현실이 치료역동에 얼마나 영향을 미치는지를 강조한다. Comas-Díaz는 피식민지 유색인종들이 인종주의와 제국주의에서 겪은 심리적 경험을 묘사하기 위해 "식민지배후 스트레스 장애"라는 용어를 사용하였고, 이는 포괄적 정체성 충돌, 소외, 자기 부정, 동화의 개념을 포함한다. 이러한 통합적인 관점에서, 식민지후 스트레스 장애는 외상후 스트레스 장애와 대비되는데, 외상후 스트레스 장애 진단은 인종주의와 제국주의의 반복적이고, 윤리적/정치적인 측면을 반영하지 않는다(Tummala-Narra, 2015).

다른 학자들은 인종의 교차점과 이주, 그리고 그것이 치료 관계와의 관련됨을 언급했다. 예를 들어, Eng과 Han (2000)은 '인종 멜랑콜리아'라는 용어를 만들었다. 이는 인종차별의 측면에서, 잃어버린 백인에 대한 이상을 보존하고자 하는 이민자의 소망을 나타낸다. 인종차별은 고정관념의 내재화를 강조하며, 문화 유산과 새로운 문화라는 상반된 정체성이 공존하는 데 기여한다.

정확한 진단적 평가를 위해서, 임상가는 정신 장애가 형성되고 정의되는 것과 관련하여, 문화적, 사회적, 가족적 가치와 함께, 개별 변수와 규범 간의 복잡한 상호 작용을 고려해야 한다. 정확한 진단 평가에는 다음이 포함되어야 한다.

(1) 환자의 문화적 정체성에 대한 정의 (2) 개인의 주관적 경험에 대한 이해 - 환자가 나타낼 수 있는 증상과 그 증상이 그 사람의 문화 및 언어에 의해 어떻게 영향을 받는지에 대한 이해 (3) 환자의 정신사회적 환경에 대한 정보의 요약 (4) 환자와 의료진의 관계 표시에 대한 이해

인구학적으로 소수 민족인 사람의 정신치료를 할 때, 치료자들이 소수 민족 내담자들로부터 겪는 몇 가지 주관적인 경험이 따르게 된다. 정신병리는 내포되어 있지 않다.

SApp1.1 인종 및 문화적 소수

인종 및 문화적 소수인 사람의 주관적 경험

정동 상태

정동 상태는 해당되는 개인의 성격과 특정 상황에 따라 크게 달라질 수 있다. 소수 민족 및 문화적 소수인 사람들은, 적절하지 않은 것에 대해 불안하거나 걱정할 수 있다. 그들은 슬프고, 고립되고, 외롭다고 느낄 수 있다. 도전적인 상황(예: 직장에서나 새로운 관계를 시작할 때)에서, 그들은 불쾌감을 느끼고 갑작스러운 감정 변화를 경험할 수 있다.

인지 패턴

인지 패턴은 환자의 배경과 그 사람의 문화에 따라 다양하다. 계급주의 혹은 독재주의 문화권에서 온 사람들은 타인들이 좀 더 활동적이고 지도적이기를 기대할 수 있으며, 좀 더 평등한 문화권 출신과 비교할 때, '좋은 환자'역할을 하기 위해, 필요 이상으로 순응도가 높고, 순종적이다. 자신과 타인 간의 사회적 권력 차이가 존재하는 상황에서, 그러한 반응은 합리적이라고 할 수 있다. 소수 민족 출신 사람들은 스스로 인종적 편견이나 두려움을 피하기 위해 자신의 민족성에 '색맹'이 될 수 있으며, 사회적 맥락에서 자신과 다른 사람들 간에 존재하는 인종/문화적 차이를 부인한다. 그리고 거기에는 치료자가 포함된다.

신체 상태

만약 신체증상 호소가 있다면, 보통 불안 그리고 과각성과 관련이 있다. 일부 소수 민족, 소수 문화, 소수 언어에서 온 개인들은 명쾌한 정신적 증상보다는 신체증상 호소를 통해 자신들의 고통을 전달할 수 있다(신체증상 장애에 관한 섹션 S51, pp. 220-222)

관계 패턴

관계 패턴은 좀 더 부드러운 감정인, 염려와 경계심 수준에서부터 좀 더 혼합된 감정인 양가감정(즉, 의심이 동반된 애착), 보다 극단적인 감정으로, 다른 배경을 가진 사람들에 대한 불신과 분함에 이르기까지 다양하다. 누군가가 자신의 배경이, 치료자의 사회적 환경이나 지위보다 낮다는 것을 알게 된다면, 이 권력 차이는 전지적인 부모를 향한 소망에 대한 투사를 불러들일 수 있으며, 타인에 대한 원시적 이상화로 이끈다. 반대로, 좀 더 특권이 있는 것으로 여겨지는 인종적 배경을 가진 개인들은 다른 사람들을 신뢰하는 것에 어려움이 있고, 그들이 치료 받는 데 있어서 우선이 아닐 까봐 두려워하며, 그들의 치료자를 평가 절하하거나 이상화하는 식으로 이러한 편견으로부터 방어한다.

치료자의 주관적 경험

치료자가 소수 민족 및 소수 문화 출신의 환자를 볼 때, 이 환자들과 연결되고 깊이 이해할 수 있을까하는 의구심이 들 수 있으며, 이로 인해 환자는 소외감을 느낄 수 있다. "우리는 서로 멀리 떨어져 있어요". 치료자가 소수 민족 환자를 대할 때, 치료자의 특정 소수 민족에 대한 선입견과 무의식적 갈등에 따라 강력하고 깊은 감정이 환자들에게 투사될 수 있다.

특정 소수 민족 환자들과 공감하는 것을 힘들어 하는 치료자들은 화가 나거나, 불안하고, 부러워하고, 지루함을 느낄 수도 있다. 아니면 그들은 이러한 환자가 속한 민족을 어떤 시점에(현재 혹은 역사적으로) 학대한 민족에 속한 것에 대해 죄책감을 느낄 수도 있다. 자신의 민족성에 대한 치료자의 양가감정은 환자들에 대한 양가감정으로 이어질 수도 있다. 지나친 동일시와 반동형성은 치료자로 하여금 소수 민족/문화 환자를 동정하고 어린애 취급하게 할 수 있다. 치료사는 환자의 부적응 행동, 병적인 행동에 공모하여 잠재적으로 치료 효과를 떨어뜨리고 환자의 치료 외적 삶을 위험에 빠뜨릴 수 있다.

또한 치료자들은 이런 환자들에 대한 인식을 좁히고 왜곡하는 고정 관념을 가지고 있을 수도 있다. 반면에, 환자들의 섬세한 문화적 뉘앙스에 대한 지나친 호기심은, 치료적으로 동기를 강화시키기보다, 환자들이 느끼기에 치료자가 관음적이고 자기만족적이라는 느낌을 줄 수 있다.

인종/문화의 차이는 비언어적 의사소통에서 오해를 초래할 수 있다. 치료자의 문화에서 예상되는 기준에 비해 높거나 낮은 수준의 언어적 및 감정적 표현은 잘못 해석될 수 있다. 기준에 비해 높은 경우에는 환자의 경솔함 그리고 놀랄 정도로 연극적이라고 생각될 수 있고, 낮은 경우에는 위축되어 있다거나 자제하고 있다고 해석될 수 있다.

SApp1.2 언어적 소수

소수 언어 출신의 주관적 경험

정동 상태

정동 상태에는 오해를 받는 것에 대한 불안과 언어적 실수를 저지르는 것에 대한 수치심이 포함될 수 있다. 우울한 감정 기복은 다른 사람들에게 불쾌하게 느껴질 수 있는 감정을 동반하면서 일어날 수 있다. 언어 장벽은 요구사항이나 내적 느낌을 전달하기에 적절한 말을 사용하는 데 있어 실제 혹은 상상의 어려움을 겪게 함으로써 좌절하게 만들 수 있다. 그리고 그 사람은 언어능력이 부족한 아이가 자기 표현을 완전하게 못하는 상황처럼 '퇴행되었다'고 느낄 수 있다. 틀린 발음에 대한 두려움과 수치심은 정신분석 치료 중에 부드러운 자유연상을 방해할 수 있다. 그 결과로 생기는 침묵이나 정서적 불협화음은 치료자의 오해와 잘못된 해석의 원인이 될 수 있다.

인지 패턴

인지 패턴에는 "사람들이 나를 이해할 수 없을 거야"를 포함할 수 있다. 언어적 한계에 집착하여 다른 사람과 말하는 법에 대해 반추할 수 있다. 환자는 효과적인 의사소통을 하기 위해 단어와 문장을 연습할 수 있다. 그러나 자발성을 떨어뜨려 오히려 진정한 의사소통에 방해가 될 수 있다.

신체 상태 및 관계 패턴

인종 및 문화적 소수에서 보이는 신체 상태 및 관계 패턴과 대부분 중복된다. (위 참조)

치료자의 주관적 경험

치료자들은 언어의 차이로 인해 효과적인 의사소통이 어려울 것이라는 불안한 우려감을 느낄 수 있다. 만약 치료자들이 환자들에게 단어나 문장을 다시 말해달라고 요청하는 것이 자주 반복되면, 환자의 말을 경청하는 대신, 자주 개입해야 하는 것에 짜증이 난다. 반대로 치료자가 개입하지 않아 환자를 방해하지 않으면, 환자의 많은 정보를 얻지 못할 수도 있다. 환자가 "이 치료자가 내 언어를 몰라서 다행이야. 그들은 서로 다 알잖아. 모두가 내 얘기를 할 거야. 내 비밀을 모두가 알게 될 거야!"하고 생각하는 동안, 치료자는 "언어가 통하는 치료자만이 이 환자를 치료할 수 있다"라고 결론을 내릴지도 모른다. 즉 이성적이고 동정어린 소망으로 환자를 적절한 치료자와 연결하려는 것은, 오히려 환자와 치료자의 거리를 떨어트리며 둘 다에게 좋지 않은 결론을 초래할 수 있다.

SApp1.3 종교적 소수

정동 상태

정동 상태는 불안, 화, 분노, 불신, 적대감을 포함할 수 있다. 종교적 차이가 가지고 있는 잠재적인 분열시키는 힘을 감안할 때, 환자들은 주변 사람들을 믿거나 좋아하는 것이 어려울 수 있다. 또한 다른 종교적 배경, 특히 갈등의 역사를 가진 타종교의 치료자를 신뢰하는 것이 어려울 수 있다. 그러나 이런 상황에도 불구하고 일부 환자들은 자신의 종교가 아닌 다른 종교의 치료자를 찾기도 하는데, 특히 종교 때문에 생긴 트라우마나 고통을 피하고 싶을 때 그렇다.

인지 패턴

종교적 소수자의 인지 패턴에는 치료자를 포함한 타인에 대한 도덕적 열등감이 포함되며, 이는 자기 공격적인 정신상태를 투사하여 생기는 오해로 인해 발생한다. 환자는 치료자의 종교적 신념이 억압적이고 원시적이라고 생각할 수도 있고, 또는 위험하다고 가정할 수 있다. 두 경우 모두 치료 관계를 약화시킬 수 있다.

신체 상태 그리고 관계 패턴

신체 상태는 일반적인 긴장 상태, 불안할 때 느껴지는 육체 상태를 포함할 수 있다. 관계 패턴은, 유사한 종교적 배경을 가진 사람들과의 접촉마저 거의 없는 경우부터(결과적으로 고립감 때문에 마음이 불편함) 동일한 소수의 종교 집단 사람들과만 배타적으로 관계를 맺으려하는 경우까지 다양하다.

치료자의 주관적 경험

치료자들의 내부 경험에는 불안, 화, 분노, 경멸, 그리고 증오가 포함될 수 있다. 서로 오해하고 학대한 종교 사이의 오랜 역사를 감안할 때, 치료자들은 타 종교의 환자에게 공감하기 어려울 수 있다. 불가지론자/무신론자/세속주의자 치료자들은 어떠한 종교적 감수성에도 공감하기 어려울 수 있으며, 이는 불신, 적대감, 도덕적 우월감으로 이어진다. 또한 반대로, 치료자들은 스스로의 편견에 대항하기 위한 반동형성을 통해 과도하게 만족스럽고 관대해질 수도 있다. 마지막으로, 특정 종교적 관행에 익숙하지 않은 치료자들은 종교적 소수자들을 부적절하게도, 병적으로 분류할 수 있다.

SApp1.4 정치적 소수

정치적 소수자의 주관적 경험

정동 상태
정동 상태에는 불신과 적대감, 불쾌감, 감정 기복, 그리고 불안이 포함될 수 있다. 적대감은 객관적으로 외부 상황의 정치적 현실과 일치하거나, 환자의 갈등과 편견에 대한 투사일 수 있으며, 또는 둘 다 해당될 수 있다.

인지 패턴
인지 패턴은 의심이나 두려움에 의해 지배될 수 있고, 사람들이 환자의 사회적 네트워크에서 정치적인 주제를 피하도록 만들어, 결과적으로 다른 사람들에게 민감한 정치적인 이슈를 삭제한다. 환자는(치료자를 포함한) 다른 정치적 배경을 가진 사람은 위협적이며 환자의 가치와 헌신을 이해하지 못할 것이라고 생각할 수도 있다.

신체 상태 및 관계 패턴

종교적 소수자에서 보이는 신체 상태 및 관계 패턴과 대부분 중복된다. (위 참조)

치료자의 주관적 경험

반대되는 정치적 신념을 가진 환자들에 대한 치료자의 내부 경험에는 "내가 생각하는 것은 상식이다"라는 특권과 정의감이 포함될 수 있다. 인종-문화적 소수 환자와 마찬가지로, 종교적 소수자인 환자를 치료할 때 치료자는, 환자를 향해 깊은 무의식적 갈등을 투사할 수 있다. 환자는 치료자의 억압된 화를 알아차리고, 치료자에 대한 부정적인 감정이 생기게 되는데, 치료자는 이를 환자로부터 발생한 감정이라고 방어적으로 해석한다. 공격성이 해결되지 않으면, 치료자가 분노보다는 방어적인 지루함과 무관심하도록 이어질 수 있다. 치료자와 환자는 의식적 혹은 무의식적으로 정치적 문제를 다루지 않도록 공모하거나, 역전이로 인해 치료자가 환자의 정치관을 정신내적 현상으로 잘못 해석할 수 있다.

SApp2   레즈비언, 게이 그리고 양성애자

레즈비언, 게이, 양성애자 집단에 대한 이해는 성적 취향에 대한 질병 분류학과 함께 빠르게 성숙했다. 한때 사용되었던 '게이', '퀴어'와 같은 공격적인 용어는 '동성애'로 거의 완전히 대체되었다. '게이', '레즈비언', 그리고 '양성애'는 분명한 사회 정체성이 되었고, 성적 취향의 형용사로서 수용가능하게 되었다. '퀴어'는 이제 생물학적 성과 일치하는 취향과 표현뿐만 아니라 성적 취향 그리고 성적 표현 전체를 포괄하는 용어가 되었다. 성적 취향과 성적 표현은 혼동 되어서는 안 되며, 많은 조합이 가능하다. 예를 들면, (1) 게이 남성은 성적 표현에서 '남성적'일 수 있다. (2) 이성애자 남성은 성적 표현에서 '여성적'일 수 있다. (3) 레즈비언은 성적 표현에서 '여성적'일 수 있다. (4) 이성애자 여성은 성적 표현에서 '남성적'일 수 있다.

'게이'라는 용어는 모든 레즈비언, 게이, 그리고 양성애자들을 가리킬 수 있지만, 이 책에서는 오직 남성 동성애자들을 지칭하는 데에만 사용하도록 한다.

역사적으로 정신분석에서는 레즈비언, 게이, 양성애자 집단의 성적 취향에 대하여, 해결되지 않은 오이디푸스 이슈와 같은 정신내적인 병적 원인이 있다고 보았다. 그러나 현재의 정신분석학은 과학의 도움을 받아 이를 병적으로 보지 않고, 생물학적 원인이 있는 것으로 이해하고 있다. 예를 들어 과학적 연구로 인간 이외에 1,500개 이상의 종에서 동성 간에 성적 행위를 보이는 것을 발견했다. 유전적 요인과 초기 자궁 환경이 성적 취향에 중요한 영향을 미친다는 증거가 우세하다. 이러한 증거가 정신역동적 원인(병적 원인과 같을 필요가 없는)을 배제하는 것은 아니지만, '양육 방식'보다는 '타고난 본성'에 초점을 두고 있다. 물론 양육이 유전자 발현에 직접적인 영향을 미칠 수 있다고 설명하는 후생 유전학의 대두로 인해, 이러한 엄격한 이분법은 쓸모가 없다.

레즈비언, 게이, 양성애자 집단은 이성애자만큼 심리적으로 건강하다. 그들의 정신 건강 문제가 전체 인구보다 더 높지 않다. 레즈비언, 게이, 양성애자가 정신 건강 문제를 호소할 때, 그들이 성적 소수자로 받는 고통을 반영한다는 증거가 있다. 레즈비언, 게이, 양성애자 집단은 공통되는 정서적 상태나 전형적인 심성의 내용, 흔히 동반되는 신체증상을 가지고 있지 않다. 대신에, 그들은 이성애자와 마찬가지로 다양성을 나타내고, 이러한 연속선상에 위치한다. 이들의 관계 패턴에는 '선택한 가족'이 포함되는데, 즉 생물학적 친척은 아니지만, 스스로 선정하고 조직하여 명절을 함께 보내거나, 필요할 때 서로를 지지해주거나, 생물학적 가족이 하는 역할을 하기도 한다.

레즈비언, 게이 남성, 그리고 이성애자들은 소수자라는 스트레스를 받는다. 다른 소수 집단들과 달리, 그들은 항상 가족의 인정과 지지에 의존할 수는 없다. 사실, 가족 구성원들이 스트레스의 추가적인 원인이 될 수도 있다. 사회문화적으로 동성애에 부정적인 역동이 발생하는 것에 무관심하거나, 심지어는 조장하기도 한다. 차별과 폭력의 경험은 직접적인 영향을 넘어서 깊은 정서적 충격을 줄 수 있다. 즉, 그러한 일들로 인해 직접적인 피해자들을 만들 뿐만 아니라, 사람들에게 그런 재앙이 자신에게 닥칠까봐 두려워하게 만든다.

소수자의 스트레스에 대한 많은 연구에서 레즈비언과 게이 남성들이 고통받는 것을 확인했다. 741명의 동성애 남성을 대상으로 소수 집단 스트레스 모델을 개발하고 테스트한 Meyer (1995, 2003)는 741명의 동성애 남성을 대상으로 한 공동체 표본에서 소수 집단 스트레스 모델을 개발하고 실험하여 다음과 같이 보고하였다. 소수 집단의 스트레스는, 객관적인 사건이나 환경부터 각 개인의 인식과 평가에 기초한 개인적인 부분까지 연속성을 띤다. 그러므로, 객관적 경험부터 주관적인 부분까지 확장된 연속성 모델을 세 가지 차원으로 구성할 수 있다.

(1) 차별과 폭력의 실제 경험
(2) 낙인, 또는 거부 및 차별에 대한 예상
(3) 내재화된 반동성애적 편견, 또는 사회적으로 자신을 향한 부정적인 태도를 강요.

임상 환경에 존재하는 일부 레즈비언, 게이, 양성애자는 내재화된 동성애 혐오와 동성애 혐오 관련 정서 상태, 심성, 동반되는 신체 상태, 그리고 연관되는 관계 패턴의 후유증을 보인다. 내재화된 동성애 혐오란 동성애적 취향이 잘못됐으며, 아픈 상태이고, 열등하다고 믿는 동시에 자신을 그렇게 보는 정신 상태이다. 내재화된 동성애 혐오를 이해하는 것은 정신분석 치료에 도움이 된다. 일반적으로 이러한 현상에 대해 다음과 같이 설명하는데, 건전하고 기쁨을 주는 자기 수용과 곤란하고 비참한 자기 거부 사이에는 다양한 경험이 존재한다.

레즈비언, 게이, 양성애자들이 자신의 성적 취향을 인정하고 그것을 밝혀서 편안하게 느끼게 되는 과정을 가리켜 "커밍아웃"이라고 한다. 그 말은 구어체로 "벽장 안에서 나오는 것"

에서 유래되었으며, 밝히기 전 상태는 "벽장 안에 갇혀 있는", 또는 "벽장"이라고 한다. 성적 취향의 비가시성을 고려할 때 레즈비언, 게이, 양성애자들은 자신의 성적 취향을 드러낼까 숨길까 하는 선택에 끊임없이 직면한다. 이러한 현실은 심리적인 비용을 수반한다. 종종 공개할지 말지에 대한 결정은 신속하게 이루어져야 하고 이성애만을 정상으로 보는 대화를 거절할 것이 요구된다.

내재화된 동성애 혐오의 주관적 경험

정동 패턴

레즈비언, 게이, 양성애자들 사이에서 내재화된 동성애 혐오는 죄책감과 수치심을 불러일으킨다. 심각한 경우, 자기에 대한 증오를 포함하고, 극단적인 경우에는, 거의 지속적으로 자기를 혐오하기도 한다. 동성에게 끌리는 것을 부정하면 공허감을 유발할 수 있고 반복적인 해리 상태로 이끌 수 있다. 매력을 느끼는 레즈비언, 게이, 양성애자들에 대해 편집적 공포와 공격성이 표출되는 것은, 동성애 혐오가 동성애 성향에서 분리되어 나타나는 것이다. 자아 발달이 보다 높은 수준으로 이루어진 경우에는, 동성애 혐오와 성적 취향을 분리되어 동성애에 도덕적인 분노와 경건한 화를 느껴 동성애를 교화하려는 하는 것으로 표현될 수 있다. 이 같이 정신내적 갈등을 억압하는 것은 우울과 불안을 유발한다. 구획화는 일상의 '정상적인'성과 무관한 자기 인식과 가끔의 '동성애'적인 성욕 과잉 상태의 감정을 분리시키는 것으로, 방어 과정에서 자아를 분리하는 프로이트의 개념에 명확히 설명되어 있다.

예를 들어, 30세 남성은 그의 남자 동료에게 매력을 느끼는 것이 부끄러워서 이러한 감정을 떨쳐버리려고 노력했으며, 그러다 결국 동성애 혐오를 밖으로 표출했다. 그는 회사 화장실 벽에다가 '게이를 죽여라'라고 쓰고 그의 동료에게 '당신, 게이 아니야?'하고 반복적으로 놀려댔다.

인지 패턴

내재화된 동성애 혐오를 가진 레즈비언, 게이, 양성애자는, 자꾸 떠오르는 동성 파트너, 신체 등의 성적 환상과 이미지를 경험한다. 발달의 수준이 낮은 경우에는 '세상은 위험하다'와 같은 편집적 관념을 보고하며 '나는 받아들여질 수 없다'와 같은 생각의 사회적 낙인을 스스로 찍을 수도 있다. 경계선 수준에서는, 그들은 자신의 성에 관해서 다르고, 좋고, 건강한, 혹은 열등하지 않기를 바랄 수 있다. 심한 경우, 그들은 자살 사고를 가질 수 있다. 새로운 사회적 맥락에서 특히, 그들은 주변 환경에서 공격의 징후를 스캔하고 스스로에게 '그것이 안전한가?'라고 묻는다. 심지어 상당한 자기 수용능력을 가진, 발달 수준이 높은 사람들 또한 마찬가지로 부정적인 사회적 메시지에 직면했을 때 혼란과 순간적인 자기 회의감을 경험할 수 있다.

예를 들어, 27세의 한 여성은 자신이 여성을 사랑하는 것 때문에 그녀가 '망가질'까봐 걱정을 하고, 남모른 피해를 보지 않을까 염려한다. 집에서, 직장에서, 그리고 친구들과 함께 있을 때, 그녀는 남자친구를 찾는 척 하고 '남자 같은'행동을 숨기고 조심한다.

신체 상태

내재화된 동성애 혐오를 가진 레즈비언, 게이, 그리고 양성애자들은 과각성을 견딘다. 구획화와 해리 상태는 위험을 감수하는 행동을 초래할 수 있다. 스트레스와 관련된 증상 및 내적 갈등을 다스리기 위해 사용한 물질의 영향으로 장기적인 신체 건강 결과가 나쁠 수 있다.

예를 들어, 25세의 한 게이 남성은 학교 화장실에서 동성애 혐오로 인한 괴롭힘, 폭행당한 기억을 가지고 있으며, 이로 인해 특정 배설장애가 생기게 되었다.

관계 패턴

소수자라는 스트레스는 게이, 레즈비언, 양성애자의 관계를 복잡하게 하고 그들의 결단을 방해할 수 있다. 정신 건강 전문가는 이러한 집단에서 심리적, 관계적 발달에 끼치는 소수자라는 스트레스의 역할을 이해하는 것이 도움이 될 수 있다. 많은 곳에서, 여전히 동성 커플의 결혼은 거부된다. 이러한 권리의 결여는 실질적인 생활의 어려움을 줄 뿐만 아니라, 옳지 않다고 느끼게 할 수 있다. 동성애 경험을 동성애 혐오와 분리하는 것은 성적이거나 공격적인 행동으로 나타날 수 있고, 무의식상에서 도덕적으로 가혹하다고 느낄 수 있다. 또한 두 파트너 간의 개방적 혹은 보수적인 정도의 차이가 스트레스의 원인이 될 수 있다. 예를 들어, 한 사람은 공공장소에서 애정표현하길 원할 수 있고 (예, 손잡기), 다른 사람은 그들의 취향이 '눈에 보이는'행동을 하지 않는 것을 선호할 수 있다. 일부 양성애자들은 '허용'에 내재된 관계의 어려움을 맞닥뜨릴 수 있는데, 이는 그들 스스로 이성의 파트너를 만들어 성적 취향을 감추는 것을 의미한다. 양성애자의 경우에도 연속선상에서 한쪽 성이 다른 성에 비해 좀 더 끌린다는 사실을 주목해야 한다.

치료자의 주관적 경험

임상가의 선입견, 혹은 단순히 성적 소수자에 대한 지식이 부족한 경우, 레즈비언, 게이 및 양성애자 환자에 대한 임상 청취를 크게 방해하고 편견을 갖게 할 수 있다. 이런 경우에는 수퍼바이저와 상의하는 것이 유용할 수 있다. 존중하여 듣고, 자신의 선입견에 대해 인지하며, 적절한 지식을 갖추는 것은 안전하고 효과적인 정신 건강 상담에 중요한 요소이다. 다음 짧막한 글은 그러한 문제들의 전형적인 예이다.

임상 사례

안토니오는 32세의 이탈리아인이며 은행 직원으로 비열성적인 가톨릭 신자이다. 그는 불안과 과민한 감정을 다루기 어렵게 되면 공공 정신건강기관의 정신과 의사와 상담한다. 정신과 의사가 불안의 근원에 대해 자세하게 물으면 안토니오는 마지못해, 아마도 그의 '사생활'과 관련이 있을 것이라고 말한다. 이 시점에서 정신과 의사는 어색하게 추측한다. '아내와의 문제인가요?' 안토니오는 점점 불안해 지고 짜증이 나면서 눈을 돌린다. "남자 친구가 있어요". 안토니오가 중얼거린다. 정신과 의사는 그의 질문이 얼마나 부적절했는지 깨닫고 대화를 다시 시작하려고 한다. "음, 알겠어요. 그건 문제가 아니에요. 그렇게 해도 좋아요". 이 새로운 시작은 게이나 레즈비언 환자들에 대한 의사의 거북함을 드러내기 때문에 훨씬 더 어색하다. 어떤 면에서, 치료자의 편견과 적대감이 문제가 아니라 지식과 경험이 없는 것이 문제이다. 치료자는 동성애가 성적 문란, 고독 그리고 수치심과 연관이 있다고는 생각하지만, 동성애가 인간관계나 가족 문제와 연결될 것이라는 생각은 거의 하지 않는다. 순식간에, 동성애자들의 삶에 대한, 그가 알지 못하는 많은 것들이 그의 머릿속을 스쳐 지나간다. 그는 전문가로서 부적절했지만, 동시에 도전 의식을 느낀다. 이에 따라 그는 수퍼바이저에게 도움을 요청하고, 선입견이 임상 청취를 편향되게 한다는 것을 배우게 된다.

SApp3 젠더 부조화

DSM-5는 청소년과 성인의 성 정체성 장애를 대체하는 청소년과 성인의 젠더 불쾌감(F64)이라는 새로운 진단을 포함하고 있다. ICD-10에는 성 정체성 장애 범주(F64)또한 존재하는데, 이는 ICD-11에서 청소년기와 성인기의 젠더 부조화로 대체될 가능성이 높다. ICD의 젠더 부조화는 정신 장애로 분류되지 않을 것이며 '성 건강과 관련된 여러 가지 상태'라는 새로운 종류의 질환에 위치할 가능성이 높다. 이러한 흐름에 따라, PDM-2는 동성애 및 양성애의 경우와 같이 젠더 부조화를 정신 장애로 간주하지 않는다.

성전환과 트랜스젠더에 대한 서구의 정신과학적, 그리고 의학적 이론은 19세기에 시작되었다. 20세기 중반까지, 드문 예외를 제외하고는 트랜스젠더 현상은 정신병리적으로 분류되었다. 초기 정신분석 이론은 성 정체성을 성적 취향과 결합시켰는데, 프로이트는 동성애의 일부 사례를 이성의 부모와 동일시하려는 것으로 보았다. 현대의 성 연구자들은 동성애(동성의 파트너를 원함)와 성전환(다른 성으로 살고 싶어함)을 구분한다. 보통, 성 정체성은 사람의 성적 취향과 큰 상관이 없다.

성과 관련된 진단은 ICD와 DSM의 여러 판에서 위치 분류가 자주 바뀌었다. '성전환' 진단은 ICD-9 (1975)에 처음 나타났으며, 당시에는 성일탈로 분류되었다. ICD-10에서는 새로운 진단 범주인 성정체성 장애(F64)가 처음 등장했으며 하위 진단으로 다섯 가지 진단을 포함했다. 성전환(F64.0), 이중 역할 의상도착증(F64.1), 아동기의 성정체성 장애(F64.2), 기타 성정체성 장애(F64.3), 그리고 명시되지 않은 성정체성 장애(F64.4).

DSM-I(1952)와 DSM-II(1968)에는 모두 성 진단이 포함되지 않았다. DSM-III(1980)는 아동기의 성정체성 장애와 성전환 장애를 추가했다. DSM-IV (1994)와 DSM-IV-TR (2000)은 이 두 진단을 합쳐서 하나의 중요 진단, 성정체성 장애로 하였으며, 성전환 장애는 청소년 또는 성인에서의 성정체성 장애로 명명하였다. 이 진단은 시간이 지남에 따라 범주가 변경되었다. 정신성적 장애(DSM-III); 유아기, 아동기, 청소년기에 흔히 처음으로 진단되는 장애(DSM-III-R); 성정체성 장애 (DSM-IV, DSM-IV-TR), 그리고 마지막으로 젠더 불쾌감(DSM-5).

성별 진단은 논란의 여지가 있다. 어떤 사람들은 성 다양성은 정신 장애의 증상이 아니며, 이러한 진단은 예전의 동성애 진단처럼, 삭제되어야 한다고 주장한다. 다른 이들은 진단을 없앨 경우, 필요한 의학적 혹은 수술적 치료를 위한 의료 지원을 받기 어려울 수 있다고 염려한다. 점점 더 많은 수의 연구들이 트랜스젠더의 정신적 원인보다 신체적 원인을 강조한다. 좌우간, 정확한 원인은 알려져 있지 않다. 그럼에도 불구하고, 많은 나라들은 정신과 의사나 다른 정신건강 전문가들을 게이트키퍼로 활용하여, 환자들이 성전환 지원을 받을 자격이 있는 '적당한'상태라는 것을 증명하도록 한다(예를 들어, 치료자들은 환자들이 그들이 타고난 성별과 다른 성으로 살고 싶다는 환자들의 신념이, 일생 전반에 걸친 내적 감각이 아닌 일시적인 정신병적 믿음일 가능성을 배제하도록 요청 받는다). 그러나, 전환을 추구하는 개인들 중에, 정신적인 증상이 없거나, 정신건강 치료에 대한 관심이 없는 사람들에게는, 이러한 문지기 기능이 불필요하게 부담만 주는 셈일 수 있다.

아동기에 처음 나타나는 성별 불일치의 임상 양상(조기 발병)은 청소년기나 성인기에 처음 나타나는 것과 다르다(아동의 주관적 경험은 청소년편 6장에서 논의된다(청소년편 pp. 392). 젠더 부조화를 겪는 대부분의 아이들은 트랜스젠더로 자라지 않는다. 그들은 '중단자'라고 불린다. 그들 대부분은 동성애나 양성애인 동시에 '시스젠더(트랜스젠더가 아닌 보통의)'성인이 된다. 소수는 성인이 되면서 이성애자인 시스젠더가 된다. 유년기의 젠더 부조화가 청소년기로 이어질 때('유지자'), 개인들은 사춘기의 억압을 겪고 나중에 호르몬치료와 수술 치료를 받게 된다. 청소년기와 성인기에 처음 나타나는 젠더 부조화는 지속되는 경우가 많으므로, 성별 재지정은 종종 치료로 선택된다.

DSM-5 이전에는 성적 발달 장애나 간성 상태(인터섹스)를 가진 경우 현재 젠더 부조화에 해당하는 진단을 내릴 때, 배제 조건에 해당했다. DSM-5는 일부 간성 환자들이 젠더 부조화로 발전된다는 것을 인식하고, 젠더 불쾌감과 성적 발달장애를 모두 가진 환자를 진단하기 위해 다섯 자리 수 지정자를 추가한다.

2015년 미국심리학회는 '트랜스젠더와 성별에 맞지 않는 사람들을 대상으로 한 심리학적 치료 지침'이라는 새로운 자료를 발간했다. 또한, 세계 트랜스젠더 보건 협회(WPATH)에서 발행한 진료 표준도 가치 있으며, 현재 7판을 발간하여 10개 언어(영어, 중국어, 크로아티아어, 프랑스어, 일본어, 노르웨이어, 포르투갈어, 러시아어 및 스페인어)로 제공된다(WPATH, 2011).

젠더 부조화의 주관적 경험

젠더 부조화는 개인이 경험하는 성별과(주관적으로 느끼는)과 태어날 때 배정된(타고난) 성별이 뚜렷하고, 지속적으로 맞지 않음을 특징으로 한다. 이러한 부조화는 종종 주관적으로 경험하는 성별로 받아들여져서 살고 싶은 욕구로 이어진다. 비록 모든 사람이 고통을 겪는 것은 아니지만, 호르몬 치료나 수술적 치료를 받을 수 없을 때 많은 사람들이 고통을 겪는다. 대부분의 사람들은 자신이 경험하는 성별에 맞는 이름, 그리고 성별에 맞는 적절한 대명사로 불리기를 바란다.

인터넷 덕분에, 오늘날의 청소년들은 사춘기 억제, 호르몬 치료, 성전환 수술에 대해 알고 있으며, 그들이 경험하는 성별로 취급받기를 기대할 수 있다. 어떤 성인들은 호르몬 치료를 받을 수도 있고, 어떤 성인들은 수술을 선택할 수도 있고, 어떤 어른들은 둘 다 받을 수도 있다. 치료법이 쉽게 접근할 수 없거나, 보험이 되지 않는 경우, 사람들은 개인적으로 돈을 지불하거나 암시장에서 호르몬제를 찾을 수 있다. 치료를 받을 수 없는 것은 자살 충동을 초래할 수 있고, 극단적인 경우엔 성기 훼손으로 이어질 수 있다.

앞서 지적했듯이 정신 건강 게이트키핑의 한 기능은 감별 진단을 하는 것인데, 이는 성역할에 대한 비순응(정신병리에 해당하지 않음), 복장도착장애, 신체이형장애, 해리성 정체성장애, 조현병, 그리고 기타 정신병 등을 고려해야 한다.

정동 상태

불안하고 우울한 기분, 때때로 절망감과 자살 사고를 느끼는 것이 특징이다. 불안이나 우울은 그 자체로 정신과 진단을 내리기에 충분한 강도이다. 불안을 다스리기 위해 스스로 약물을 복용하거나 술을 마시는 것은 드문 일이 아니다.

자신이 경험하는 성별을 표현할 수 없다는 것은 자신의 신체, 또는 외부 요인 또는 성별 표현을 방해하는 타인을 향한 분노로 이어질 수 있다. 사춘기에, 여자로 태어난 경우 유방이 발달함에 따라, 혹은 남자로 태어난 경우 수염이 나고 성기가 커지면서 공황 상태로 이어질 수 있다. 원하는 다른 성별의 1차적, 2차적 성징에 대한 강한 열망이 있을 수 있다. 개인은 사적으로든 공개적으로든 내적으로 경험하는 성별을 표현하는 것이 허용될 때, 만족하고 기뻐한다.

인지 패턴

성전환을 하지 않은 사람의 경우, 강박에 가까울 정도의 성별에 대해 몰두한다. 이는 보통의 경우, 성전환을 할 수 있을 때 감소한다. 젠더 부조화를 나타내는 청소년들에게 자폐스펙트럼장애가 나타날 수 있다.

신체 상태

성전환 하지 않은 개인의 신체 상태는 타고난 신체에 대한 극도의 불편함이 특징이다. 청소년들의 경우, 신체 변화에 대한 부정적인 반응을 포함할 수 있다. 사춘기를 시작으로, 남성으로 태어난 개인들은 발기된 성기를 감추기 위해 성기를 붕대로 감거나, 다리털을 밀 수 있다. 여성으로 태어난 개인들은 가슴을 붕대로 감거나, 드러나지 않는 옷을 입어 가릴 수 있다. 신체를 바꾸기 위한 노력(예: 성호르몬 치료, 제모)은 흔하다.

관계 패턴

관계 패턴은 다양하다. 젠더 부조화인 개인은 '남성 성애(남성에게 끌림)'또는 '여성 성애'(여성에게 끌림)'일 수 있다. 일부는 양성애자이다. 일부는 성전환하기 전에 표면상으로 동성애적인 관계에서 살고, 일부는 이성과 결혼해서 생물학적 아이를 갖기도 한다. 어떤 사람들은 사회적으로 고립될 수도 있다. 성전환하는 과정에서 주변 사람에게 받아들여지지 못해 많은 인간 관계를 잃는 것은 드문 일이 아니다. 성전환 후에도 결혼생활을 유지하는 경우도 있다.

치료자의 주관적 경험

시스젠더인 임상가의 주관적 경험은 불안, 걱정, 혐오 또는 관음증적 호기심을 포함할 수 있다. 또한 아동기 또는 청소년기에 경험하는 성별에 대한 수용 부족에서부터, (때로는 '성전환 혐오증'이라고도 함) 대체되는 설명(또는 감별 진단)을 고려하지 않고 타고난 성별 선호만을 무비판적으로 선호하는 것까지 반응이 다양할 수 있다. 임상가가 자신의 시스젠더 정체성에 집착하면, 사회적으로나 해부학적으로 성전환하고자 하는 사람들에게 임상적으로 다가가기 어려울 수 있다.

임상 사례

사례 1

이전에 레즈비언으로 생각되던 한 35세 전문직 여성이 성전환하려고 하고 있다. 그녀의 아내는 상담받을 때 동행한다. 어렸을 때, 그녀는 여자아이들보다 남자아이들과 노는 것이 더 편한 말괄량이였다. 이런 행동은 그녀가 자란 가족이나 지역사회에서는 문제가 없었다. 그녀는 늘 인기 많았고, 좋은 학생이었으며, 학위를 받았다. 그녀는 사춘기 때 여자아이들에게 성적으로 끌린다는 것을 처음 알게 되었다. 그녀가 16세 때, 고등학교에서 레즈비언임을 밝혔고 몇 명의 여자친구들과 긴 연애를 하였으며, 28세에 지금의 아내와 결혼해 정착했다. 그 부부는 두 명의 자녀를 두었고, 두 사람이 각각 같은 익명의 남자로부터 정자를 기증 받아 아이를 임신했다. 지난 2년 동안, 환자는 그녀의 몸에 점점 더 불편함을 느꼈는데, 이것은 그녀가 사춘기 이후로 죽 느껴왔던 '나는 다르다'는 감정과 관련이 있었다. 그녀는 이제 자신을 레즈비언이라기 보다는 트랜스젠더로 생각한다. 그녀는 남자 이름을 선택했지만, 상담사가 남녀 중 어떤 대명사로 불리길 원하는지에 대해 물었을 때, 그녀는 여성 대명사로 불리는 것이 편안해 보였다. 그녀의 가슴은 '잘못된'것으로 느껴졌으며, 그녀는 가슴을 절제하길 원했다. 그녀는 테스토스테론 치료를 받고, 수염이 자라기를 바랐다. 그녀의 아내는 성전환에 지지적이다. 부부는 가족치료를 받고 있으며, 어린 자녀들에게 성전환의 과정을 어떻게 설명해야 하는지 조언을 받았다. 호르몬치료를 받기 위해 내분비내과 의사를 만난 뒤로는, 환자는 그의 남성 이름을 더 선호하게 되었다. 그의 목소리는 굵어졌고, 얼굴 털과, 남성 패턴으로 머리가 벗겨졌다. 그의 직장에서도, 사장과 직원들은 그의 성전환을 받아들였다. 그는 유방절제술을 시행받았지만, 성기 수술에는 관심이 없었다. 그는 아직 다른 아이를 임신하고 싶어했다. 결국, 그는 법적으로 이름 변경을 하게 되었다.

사례 2

여성 이름과 여성을 지칭하는 대명사로 불리길 주장하는 한 20세 남성이 젠더 부조화를 평가하기 위해 부모에 의해 내원했다. 그녀는 최근 극심한 불안과 고통으로 인해 대학을 휴학했다. 그녀는 어릴 때부터 사회적 어려움을 겪었고 낮은 수준의 자폐 스펙트럼 장애 진단을 받았다. 그녀는 성별과 맞지 않는 관심사를 가졌고, 4살 때 언니와 함께 여자아이의 옷을 입곤 했지만, 어린 시절의 기억들을 기억하지 못한다. 비록 그녀는 자신이 여자라고 주장하지만, 최근에 자신을 '트랜스'라고 생각하기 시작했다. 그녀는 13살 때 자위를 하며 오르가즘을 느끼기 시작했고 현재까지 이것을 계속하고 있다. 자위를 하는 동안 여성의 옷을 입은 채로 하면 성적 환상과 흥분이 고조된다. 그녀는 종종 혼자 있을 때 여자 옷을 입기도 하지만 사람들 앞에서는 입지 않는다. 그녀는 남자 친구와 성적 경험을 한 번 가진 적이 있지만, 여자와의 성경험은 없었다. 그녀는 레즈비언이 되길 원하지 않았으며 남자에게 끌려야 한다고 믿었기 때문에, 자신이 여성에게 성적으로 끌리는 것(여성 성애) 때문에 불안했다. 비록 성전환 수술을 받는 걸 '역겹다'고 생각하면서도, 그녀는 종종 그녀의 성기를 제거하고 질을 갖고 싶었다. 그럼에도 불구하고 그 그녀는 여성으로 대해지길 원했다. 그녀의 수염을 제거하고, 여성의 부드러운 얼굴을 갖고, 목의 울대를 없애고 싶어했다.

심리 검사 결과, 사고 장애의 증거는 없었으며 성별 문제로 인한 갈등이 나타났다. 그녀의 불안과 우울증을 치료한 후, 환자는 학교로 돌아간다. 그녀의 젠더 부조화는 계속되고 있지만, 그녀는 (그녀의 부모가 반대하는) 성전환을 당장 하지 못한다고 절망하지 않는다. 대신에, 그녀는 태어날 때 지어진 남자 이름을 버리고, 성전환 후에도 사용할 수 있는 성별 중립적인 이름을 택한다. 그녀는 온라인과 학교에서 다른 트랜스젠더들을 찾기 시작한다. 그녀는 매니큐어로 손톱을 칠한 채로 공개적으로 다니기 시작했다. 그녀는 턱수염을 면도하고, 제모에 대해서도 생각하고 있지만, 지금 당장은 호르몬을 복용하거나 수술을 받고 싶어하지 않는다.

표 3.2. PDM-2와 ICD-10/DSM-5 성인의 진단 범주 색인

PDM-2
S1 뚜렷한 정신병적 장애
S11 단기 정신병적 장애(Hysterical psychosis, Boufée Délirante Polymorphe Aigüe)
S12 망상장애(순수 편집증)
S13 분열형 장애(단순 조현병, 잔류형 조현병)
S14 조현병 그리고 조현정동장애

ICD-10	DSM-5
F20--29. 조현병, 분열형, 그리고 망상장애	조현병 스펙드럼 및 기타 정신병적 장애
F20. 조현병	F21. 분열형(인격)장애
.0/.1/.2. 편집성/파과형/긴장형	F22. 망상장애
.4/.5/.6. 미분화형/잔류형/단순	F23. 단기 정신병적 장애
.8/.9. 기타/상세불명의 조현병	F20.81. 조현양상장애
F21. 분열형 장애	F20.9. 조현병
F22. 지속성 망상성 장애	F25. 조현정동장애
F23. 급성 및 일과성 정신병적 장애	.0/.1. 양극형/우울형
F24. 유발된 망상성 장애(감응성 정신병)	F06. 긴장증
F25. 분열정동성 장애	F28/29. 달리 명시된/명시되지 않는 조현병 스펙드럼 및 기타 정신병적 장애
.0/.1/.2. 조병형/울병형/혼합형	
.8/.9. 기타/상세불명의 분열정동성 장애	
F28/29. 기타/상세불명의 비기질적 정신증	

PDM-2
S2 기분장애
S21 지속성 우울장애(기분저하증)
S22 주요우울장애
S23 순환성장애
S24 양극성장애
S25 모성 정동장애

ICD-10	DSM-5
F30 – 39. 기분(정동)장애	양극성 및 관련 장애
F30. 조병 에피소드	F31. 제 I형 양극성장애
F31. 양극성 정동 장애	현재 또는 가장 최근 조증 삽화
.0. 현재 경조병	.11/.12/.13. 경도/중등도/고도
.1/.2. 현재 정신병적 증상이 없는/있는 조병	.2. 정신병적 양상 동반
.3. 현재 경증 또는 중등도의 우울병	.73/.74. 부분 관해/완전 관해 상태
.4/.5. 현재 정신병적 증상이 없는/있는 심한 우울병	.0. 현재 또는 가장 최근 경조증 삽화
.6. 현재 혼합형	.73/.74. 부분 관해/완전 관해 상태
.7. 현재 관해 상태	현재 또는 가장 최근 우울증 삽화
.8/.9. 기타/상세불명의 양극성 정동장애	.31/.32. 경도/중등도
	.4. 고도
	.5. 정신병적 양상 동반
	.75/.76. 부분 관해/완전 관해 상태
	F31.81. 제 II형 양극성 장애
	F34.0. 순환성장애
	F31.89/.9. 달리 명시된/명시되지 않는 양극성 및 관련 장애

	우울장애
F32. 우울병 에피소드 .0/.1. 경도/중등도의 우울성 에피소드 .2/.3. 정신병적 증상이 없는/있는 중증의 우울성 에피소드 .8/.9. 기타/상세불명의 우울병 에피소드 F33. 재발성 우울성 장애 .0/.1. 현재 경도/중등도증 .2/.3. 현재 정신병적 증상이 없는/있는 중증 .4. 현재 관해 상태 .8/.9. 기타/상세불명의 재발성 우울장애 F34. 지속성 기분장애 .0. 순환성 기분장애 .1. 기분부전증 .8/.9. 기타/상세불명의 지속성 기분장애 F38/39. 기타/상세불명의 기분장애	F32. 주요우울장애(단일삽화) .0/.1/.2. 경도/중등도/고도 .3. 정신병적 양상 동반 .4/.5. 부분 관해/완전 관해 상태 F33. 주요우울장애(재발성 삽화) .0/.1/.2. 경도/중등도/고도 .3. 정신병적 양상 동반 .41/.42. 부분 관해/완전 관해 상태 F34.1 지속성 우울장애(기분저하증) N94.3. 월경전불쾌감장애 F32.8/.9. 달리 명시된/명시되지 않는 우울장애 NB: 파괴적 기분조절부전장애는 청소년편 3장 SA축과 6장 SC축, 그리고 청소년편 표 3.2, 6.2 참조

PDM-2

S3 주로 불안과 관련된 장애
 S31 불안장애
  S31.1 특정공포증
  S31.2 사회공포증
  S31.3 광장공포증 그리고 공황장애
  S31.4 범불안장애
 S32 강박 및 관련 장애
  S32.1 강박장애
  S32.2 신체이형장애(추형공포증)
  S32.3 저장장애(수집광)
  S32.4 털뽑기장애(발모광) 그리고 피부뜯기장애

ICD-10	DSM-5
F40--48. 신경증성, 스트레스 연관 및 신체형 장애 F40. 공포 불안장애 .0. 광장공포증(공황발작을 동반하는/동반하지 않는) .1. 사회공포증 .2. 특수한(고립된) 공포증 F41. 기타 불안 장애 .0. 공황장애 .1. 전신 불안장애 .2. 혼합형 불안 우울 장애 .3. 기타 혼합형 불안장애 F42. 강박장애 .0. 강박적 사고 .1. 강박 행위 .2. 혼합형 강박성 사고와 행위 F63. 습관 및 충동 장애 .3. 발모벽	불안장애 F40.2x. 특정 공포증 F40.1. 사회불안장애(사회공포증) F41.0. 공황장애 F40.00. 광장공포증 F41.1. 범불안장애 강박 및 관련 장애 F42. 강박장애 F45.22. 신체이형장애 F42. 저장장애(코드가 강박장애와 동일) F63.3. 털뽑기장애 L98.1. 피부뜯기장애

PDM-2
S4 사고 및 스트레스 관련 장애
S41 외상 및 스트레스 관련 장애
S41.1 적응장애
S41.2 급성 및 외상후 스트레스장애
S41.3 복합성 외상후 스트레스장애
S42 해리장애
S42.1 이인성/비현실감 장애
S42.2 해리성 기억상실/둔주
S42.3 해리성 정체성장애 및 달리 명시된 해리장애
S43 전환장애

ICD-10	DSM-5
F40 – 48. 신경증성, 스트레스 연관 및 신체형 장애 　F43. 심한 스트레스에 대한 반응 및 적응 장애 　　.0. 급성 스트레스 반응 　　.1. 외상후 스트레스 장애 　　.2. 적응 장애 　　.20. 단기 우울 반응 　　.21. 지연성 우울 반응 　　.22. 혼재성 불안 및 우울 반응 　　.23. 불안 및 우울 기분 함께 동반 　　.24. 품행 장애 동반 해리(전환) 장애 　F44.0. 해리성 기억상실 　F44.1. 해리성 둔주 　F44.3. 몽환상태와 빙의증 　F44.7. 혼합형 해리(전환) 장애 　F44.8. 기타 해리(전환) 장애 　　.80. 간저증후군 　　.81. 다중인격장애 　　.88. 달리 분류된 해리(전환)장애 　F44.9. 상세불명의 해리(전환)장애 　F48. 기타 신경성 장애 　F48.1. 이인화–현실감소실 증후군 　F44. 해리(전환)장애 　　.2. 해리성 혼미 　　.4. 해리성 운동 장애 　　.5. 해리성 경련	외상 및 스트레스 관련 장애 　F43.10. 외상후 스트레스장애 　F43.0. 급성 스트레스장애 　F43.2. 적응장애 　　.21. 우울 기분 동반 　　.22. 불안 동반 　　.23. 불안 및 우울 기분 함께 동반 　　.24. 품행 장애 동반 　　.25.정서 및 품행 장애 동반 해리장애 　F44.81. 해리성 정체성장애 　F44.0. 해리성 기억상실 다음의 경우 명시할 것. 　F44.1. 해리성 둔주 동반 　F48.1. 이인성/비현실감 장애 　F44.88. 달리 명시된 해리장애 　F44.81. 달리 명시된 해리장애-1, 만성적이고 반복적인 혼합된 해리 증상 　F44.88. 달리 명시된 해리장애-2, 지속적이고 강력한 강압적인 설득에 의한 정체성 장애 　F44.88. 달리 명시된 해리장애-3, 급성 해리성 반응 　F44.3. 달리 명시된 해리장애-4, 해리성 황홀경 　F44.9. 명시되지 않는 해리장애 신체증상 및 관련 장애 　F44. 전환장애 　　.4. 쇠약감이나 마비 동반 　　.4. 이상 운동 동반 　　.4. 삼키기 증상 동반 　　.4. 언어 증상 동반 　　.5. 발작 동반 　　.6. 무감각증이나 감각 손실 동반 　　.6. 특정 감각 증상 동반 　　.7. 혼합 증상 동반

PDM-2	
S5 신체증상 및 관련 장애 S51 신체증상장애 S52 질병불안장애(건강염려증) S53 인위성장애	
ICD-10	DSM-5
F45. 신체형 장애 　.0. 신체화 장애 　.1. 미분화형 신체형 장애 　.2. 건강염려성 장애 　.3. 신체형 자율신경 기능장애 　.4. 지속성 신체형 통증 장애 　.8/.9. 기타 명시된/상세불명의 신경성 장애 F68. 성인의 인격 및 행동의 기타 장애 　.1. 신체적 혹은 심리학적인 증상 또는 불구의 가 　　　장이나 고의성 유발(인위적 장애)	신체증상 및 관련 장애 　F45.1. 신체증상장애 　F45.21. 질병불안장애 　F68.10. 인위성장애 　F45.8/.9. 달리 명시된/명시되지 않는 신체증상 및 관련 장애

PDM-2	
S6 특정 증상 장애 S61 급식 및 섭식 장애 S62 수면-각성장애 S63 성기능부전 S64 변태성욕장애 S65 파괴적, 충동조절 및 품행 장애	
ICD-10	DSM-5
F50-59. 생리적 장애와 신체적 요인과 관련된 행동 증후군 　F50. 섭식장애 　　.0. 신경성 식욕부진 　　.2. 신경성 병적과식 　　.8/.9. 기타/상세불명의 섭식 장애 　F51. 비기질적 수면 장애 　F51.0. 비기질적 불면증 　F51.1. 비기질적 과다 수면 　F51.2. 수면각성 주기의 비기질적 장애 　F51.3. 몽유병 　F51.4. 수면 야경증 　F51.5. 악몽 　F51.8/.9. 기타/상세불명의 비기질적 수면 장애 NB: 오른쪽에 나와 있는 DSM-5의 G 코드는 ICD-10 에서는 정신과적 진단 대상이 아니며, ICD-10에서는 다른 곳에 작성되어 있다.	F50. 급식 및 섭식 장애 　.01. 신경성 식욕부진, 제한형 　.02. 신경성 식욕부진, 폭식/제거형 　.2. 신경성 폭식증 　.8. 폭식장애 　.8/.9. 달리 명시된/ 명시되지 않는 급식 또는 섭식 　　　장애 수면-각성장애 　G47.00. 불면장애 　G47.10. 과다수면장애 　G47.4x. 기면증 호흡관련 수면장애 　G47.3x. 폐쇄성 수면 무호흡 저호흡, 중추성 수면무 　　　호흡증, 수면관련 환기저하 　G47.2x. 일주기리듬 수면-각성장애 사건수면 　F51.3. NREM수면 각성장애 　F51.4. NREM수면 각성장애, 야경증형 　F51.5. 악몽장애 　G47.52. REM수면 행동장애 　G47.8/.9. 달리 명시된/명시되지 않은 수면-각성장애

F52. 기질적 장애나 질병에 의하지 않은 성기능 이상	F52. 성기능부전
.0. 남성성욕감퇴장애	.32. 사정지연
.1. 성혐오와 성적 쾌감 결핍	.21. 발기장애
.2. 성기반응 기능상실	.31. 여성극치감장애
.3. 극치감 기능이상	.22. 여성 성적 관심/흥분장애
.4. 조루증	.6. 성기-골반통증/삽입장애
.5. 비기질성 질경련증	.0. 남성성욕감퇴장애
.6. 비기질성 성교통	.4. 조기사정
.7. 성욕과다	.8/.9. 달리 명시된/명시되지 않는 성기능부전
.8/9. 기타/상세불명의 기질적 장애 또는 질병에 의하지 않은 성기능 이상	F65. 변태성욕장애
F65. 성 도착증	.3. 관음장애
.0. 여성물건애	.2. 노출장애
.1. 여성물건애적 의상도착증	.81. 마찰도착장애
.2. 노출증	.51. 성적피학장애
.3. 관음증	.52. 성적가학장애
.4. 소아 기호증	.4. 소아성애장애
.5. 가학-피학증	.0. 물품음란장애
.6. 성 도착증의 다발성 장애	.1. 복장도착장애
.8/.9. 기타/상세불명의 성 도착증	.89. 달리 명시된 변태성욕장애
F63. 충동 장애	.9. 명시되지 않는 변태성욕장애
.0. 병적 도박	NB: DSM-5의 파괴적, 충동조절 및 품행장애는 병적 방화와 병적 도벽 진단을 성인에게 제한한다(3장 참조).
.1. 병적 방화	
.2. 병적 도벽	
.3. 발모벽	
.8. 기타 충동 장애	
.9. 상세불명의 충동 장애	

PDM-2
S7 중독 및 기타 의학적 상태 관련 장애
S71 중독
S71.1 물질 관련 장애
S71.2 행위 중독(도박, 인터넷중독, 성 중독)
S72 기타 의학적 상태로 유발된 정신 장애
S72.1 HIV 관련 신경인지장애

ICD-10		DSM-5
F10-19. 향정신성물질 사용에 의한 정신 및 행동장애 (물질) 사용에 의한 정신 및 행동장애		물질관련 및 중독 장애
F10. 알코올 F11. 아편유사제 F12. 카나비노이드(대마초) F13. 진정제 및 수면제 F14. 코카인 F15. 기타 각성제 (카페인 포함) F16. 환각제	임상 상태에 따라 명시할 것: x.0. 급성 중독 x.1. 남용 x.2. 의존증후군 x.3. 금단증상 x.4. 진전섬망 x.5. 환각증	물질관련장애 NB: 왼쪽에 요약된 ICD-10을 참조하라. 전체 리스트는 DSM-5의 483~585 쪽을 참조. 비물질관련장애 F63.0. 도박장애 NB: ICD-10에서는, 도박은 F60--69. 성인 인격 및 행동의 장애, F63. 습관 및 충동장애; F63.0. 병적 도박에 해당함.

F17. 담배 F18. 휘발성 용매 F19. 복수 약물 및 기타 향 정신성 물질 사용에 의한 정신 및 행동장애	x.6. 베르니케-코르 사코프 증후군 x.7. 잔류 및 만기발병 정신벼어 자애 x.8./9. 기타/상세불명 의 정신 및 행 동장애	
F52. 기질적 장애나 질병에 의하지 않은 성기능 이상 과도한 성욕 F00–09. 증상성을 포함하는 기질성 정신장애 F00. 알츠하이머병에서의 치매 F01. 혈관성 치매 F02. 다발경색 치매 F03. 치매, 상세불명 F04. 기질성 기억상실 증후군, 알코올 또는 향정신 성 물질에 의해 유발되지 않은 경우 F05. 섬망, 알코올 또는 향정신성 물질에 의해 유발 되지 않은 경우 F06. 뇌손상, 뇌기능장애, 신체질환에 의한 기타 정 신질환 .0. 기질성 환각증 .1. 기질성 긴장증 .2. 기질성 망상장애 .3. 기질성 기분장애 .4. 기질성 불안장애 .5. 기질성 해리장애 .6. 기질성 정서불안장애 .7. 기질성 경증 인지장애 .8/.9. 기타/상세불명 F07. 뇌손상, 뇌기능장애, 신체질환에 의한 인격 및 행동장애 F09. 기질성 및 증후성 정신질환, 상세불명	NB: 성 중독 그 자체는 ICD-10과 DSM-5 모두에 수 록되지 않는다. F06. 다른 의학적 상태로 인한 주요 또는 경도 신경 인지장애(각자 개별 진단군에 속해 있음): .2. 다른 의학적 상태로 인한 정신병적 망상 장애 .0. 다른 의학적 상태로 인한 정신병적 환각 장애 .1. 다른 의학적 상태에 동반된/ 상태로 인한 긴장 성장애 .3x. 다른 의학적 상태로 인한 우울장애 혹은 양극 성 및 관련 장애 .4. 다른 의학적 상태로 인한 불안장애 .8. 다른 의학적 상태로 인한 강박장애 신경인지장애 섬망: 물질 중독 섬망 물질 금단 섬망 약물치료로 유발된 섬망 주요 및 경도 신경인지장애 (다양한 병인, 각자 아형이 존재): 알츠하이머병으로 인한; 전두측두엽; 루이소체; 혈관 성; 외상성 뇌손상; HIV 감염으로 인한; 프라이온병 으로 인한; 파킨슨병으로 인한; 헌팅턴병으로 인한; 다른 의학적 상태로 인한; 다중 병인으로 인한 NB: 전체 목록은 DSM-5, pp. 591~643 참조.	

PDM-2
SApp 부록: 임상적 주의를 요하는 심리적 경험 SApp1 인구통계학적 소수 인구 (인종, 문화, 언어, 종교, 정치) SApp1.1 인종 및 문화적 소수 SApp1.2 언어적 소수 SApp1.3 종교적 소수 SApp1.4 정치적 소수 SApp2 레즈비언, 게이 그리고 양성애자 인구 SApp3 성별부조화

ICD-10	DSM-5
F64. 성주체성장애 F64.0. 성전환증 F64.1. 이중역할 의상도착증 F64.8. 기타 성주체성장애 F64.9. 상세불명의 성주체성장애	F64. 젠더 불쾌감 F64.1. 청소년과 성인에서의 젠더 불쾌감

■■■ 참고문헌

General Bibliography

American Psychiatric Association. (1968). *Diagnostic and statistical manual of mental disorders* (2nd ed.). Washington, DC: Author.

American Psychiatric Association. (1980). *Diagnostic and statistical manual of mental disorders* (3rd ed.). Washington, DC: Author.

American Psychiatric Association. (1994). *Diagnostic and statistical manual of mental disorders* (4th ed.). Washington, DC: Author.

American Psychiatric Association. (2000). *Diagnostic and statistical manual of mental disorders* (4th ed., text rev.). Washington, DC: Author.

American Psychiatric Association. (2013). *Diagnostic and statistical manual of mental disorders* (5th ed.). Arlington, VA: Author.

Greenspan, S. I. (1997). *Developmentally based psychotherapy.* Madison, CT: International Universities Press.

PDM Task Force. (2006). *Psychodynamic diagnostic manual.* Silver Spring, MD: Alliance of Psychoanalytic Organizations.

World Health Organization. (1992). *The ICD-10 classification of mental and behavioural disorders.* Geneva: Author.

World Professional Association for Transgender Health (W PATH). (2011). *Standards of care for the health of transsexual, transgender and gender non-conforming people, Version 7.* Minneapolis, MN: Author. Retrieved from *www.wpath.org/ site_page. cfm ? pk_association_webpa e_menu=1351&pk_association_webpage= 3926.*

S1 Predominantly Psychotic Disorders

Andreasen, N. C., Liu, D., Ziebell, S., Vora, A., & Ho, B. C. (2013). Relapse duration, treatment intensity, and brain tissue loss in schizophrenia: A prospective longitudinal MRI study. *American Journal of Psychiatry, 170,* 609–615.

Arieti, S. (1974). *Interpretation of schizophrenia* (2nd ed.). New York: Basic Books.

Beck, A. T., Rector, N., Stolar, N., & Grant, P. M. (2009). *Schizophrenia: Cognitive theory, research, and therapy.* New York: Guilford Press.

Bion, W. R. (1962). *Learning from experience.* London: Tavistock.

Ciompi, L. (1980). Catamnestic long-term study on the course of life and aging of schizophrenics. *Schizophrenia Bulletin, 6,* 606–618.

Farkas, M. (2007). The vision of recovery today: What it is and what it means for services. *World Psychiatry, 6,* 1–7.

Garrett, M., & Turkington, D. (2011). CBT for psychosis in a psychoanalytic frame. *Psychosis, 3,* 2–13.

Ho, B. C., Andreasen, N. C., Ziebell, S., Pierson, R.,& Magnotta, V. (2011). Long-term antipsychotic treatment and brain volumes: A longitudinal study of first-episode schizophrenia. *Archives of General Psychiatry, 68,* 128–137.

Karon, B. P., & VandenBos, G. R. (2004). *Psychotherapy of schizophrenia: The treatment of choice.* Lanham, MD: Rowman & Littlefield. (Original work published 1981)

Klerman, G. (1990). The contemporary American scene: Diagnosis and classification of mental disorders, alcoholism and drug abuse. In N. Sartorius, A. Jablensky, D. Regier, J. Burke, & R. Hirshfeld (Eds.), *Sources and traditions of classification in psychiatry.* Toronto, ON, Canada: Hogrefe & Huber.

Perris, C. (1974). A study of cycloid psychoses. *Acta Psychiatrica Scandinavica, 50*(Suppl. 253), 7–79. Pichot, P. (1981). Les limites de la schizophrénie. In P.

Pichot (Ed.), *Actualités de la schizophrénie.* Paris: PUF.

Pichot, P. (1990). The diagnosis and classifications of mental disorders in the French-speaking countries: Background, current values and comparison with other classifications. In N. Sartorius, A. Jablensky, D. Regier, J. Burke, & R. Hirshfeld (Eds.), *Sources and traditions of classification in psychiatry.* Toronto, ON, Canada: Hogrefe & Huber.

Read, J., Fosse, R., Moskowitz, A., & Perry, B. D. (2014). The traumagenic neurodevelopmental model of psychosis revisited. *Neuropsychiatry, 4,* 656–679.

Read, J., Van Os, J., Morrison, A. P., & Ross, C. A. (2005). Childhood trauma, psychosis and schizophrenia: A literature review with theoretical and clinical implications. *Acta Psychiatrica Scandinavica, 112,* 330–350.

Sullivan, H. S. (1962). *Schizophrenia as a human process.* New York: Norton.

Tienari, P., Wynne, L. C., Sorri, A., Lahti, I., Läksy, K., Moring, J., . . . Miettunen, J. (2002). Genotype–environment interaction in the Finnish Adoptive Family Study: Interplay between genes and environment? In H. Hafner (Ed.), *Risk and protective factors in schizophrenia.* Darmstadt, Germany: Springer-Verlag.

Turner, D. T., van der Gaag, M., Karyotaki, E., & Cuijpers, P. (2014). Psychological interventions for psychosis: A meta-analysis of comparative outcome studies. *American Journal of Psychiatry,171*, 523‒538.

Wallerstein, R. S. (1967). Reconstruction and mastery in the transference psychosis. *Journal of the American Psychoanalytic Association, 15*, 551‒583.

Wykes, T., Steel, C., Everitt, B., & Tarrier, N. (2008). Cognitive behavior therapy for schizophrenia: Effect sizes, clinical models, and methodological rigor. *Schizophrenia Bulletin, 34*, 523‒537.

Zubin, J., & Spring, B. (1977). Vulnerability: A new view of schizophrenia. *Journal of Abnormal Psychology, 86*, 103‒126.

S2 Mood Disorders

Akiskal, H. S., Benazzi, F., Perugi, G., & Rihmer, Z. (2005). Agitated "unipolar" depression reconceptualized as a depressive mixed state: Implications for the antidepressant‒suicide controversy. *Journal of Affective Disorders, 85*, 245‒258.

Barlow, A., Mullany, B., Neault, N., Goklish, N., Billy, T., Hastings, R., . . . Walkup, J. T. (2014). Paraprofessional-delivered home-visiting intervention for American Indian Teen mothers and children: 3-year outcomes from a randomized controlled trial. *American Journal of Psychiatry, 172,*154‒162.

Blatt, S. J. (1995). The destructiveness of perfectionism: Implications for the treatment of depression. *American Psychologist, 50*, 1003‒1020.

Blatt, S. J. (2004). *Experiences of depression: Theoretical, clinical and research perspectives.* Washington, DC: American Psychological Association.

Blatt, S. J. (2008). *Polarities of experiences.* Washington, DC: American Psychological Association.

Bleichmar, H. B. (1986). *La depresión: Un estudio psicoanalítico.* Buenos Aires: Ediciones Nueva Visión.

Bowlby, J. (1980). *Attachment and loss: Vol. 3. Loss: Sadness and depression.* London: Hogarth Press. Brockington, I. (1996). *Motherhood and mental health.* New York: Oxford University Press. Brokington, I. (1993). The case for "pure postpar-tum psychosis." *Neurology, Psychiatry and Brain Research, 2*, 7‒13.

Campos, R. C., Besser, A., & Blatt, S. J. (2013). Recollections of parental rejection, self-criticism and depression in suicidality. *Archives of Suicide Research, 17*, 58‒74.

Chang, E. C. (2001). Life stress and depressed mood among adolescents: Examining a cognitiveaffective mediation model. *Journal of Social and Clinical Psychology, 20*, 416‒429.

Chaudrom, L. H. (2003). Postpartum depression: What pediatricians need to know. *Pediatrics in Review, 24*, 154‒160.

Cochran, S. V., & Rabinowitz, F. E. (2003). *Men and depression: Clinical and empirical perspectives.* San Diego, CA: Academic Press.

Deutsch, H. (1945). *The psychology of women: A psychoanalytic interpretation: Vol. 2. Motherhood.* Oxford, U K: Grune & Stratton.

Erikson, E. H. (1959). *Identity and the life cycle: Psychological issues.* New York: International Universities Press.

Etzersdorfer, E., & Schell, G. (2006). Suicidality in bipolar disorders: Psychoanalytic contribution. *Archives of Suicide Research, 10*, 283‒294. Fonagy, P., Gergely, G., Jurist, E., & Target, M.(2004). *Affect regulation, mentalization, and the development of self.* London: Karnac.

Frosch, J. (1990). Pregnancy, childbirth and postpartum reactions. In J. Frosh (Ed.), *Psychodynamic psychiatry: Theory and practice* (Vol. 2). Madison, CT: International Universities Press.

George, E. L., Milkowitz, D. J., Richards, J. A., Simoneau, T. L., & Taylor, D. O. (2003). The comorbidity of bipolar disorder and Axis II personality disorders: Prevalence and clinical correlates. *Bipolar Disorders, 5*, 115‒122.

Green, A. (1980). *Narcissisme de vie, narcissisme de mort.* Paris: Editions de Minuit.

Horney, K. (1945). *Our inner conflicts.* New York: Norton.

Jackson, M. (2001). *Weathering the storms: Psychotherapy for psychosis.* London: Karnac.

Kennerly, H., & Gath, D. (1989). Maternity blues I: Detection and measurement by questionnaire. *British Journal of Psychiatry, 155*, 356‒362.

Kohut, H. (1972). Thoughts on narcissism and narcissistic rage. *Psychoanalytic Study of the Child, 27,*360‒400.

Kramer, E. U., de Roten, Y., Perry, C., & Despland, J.-N. (2009). Specificities of defense mechanisms in bipolar affective disorder. *Journal of Nervous and Mental Disease, 197*, 675‒681.

Langer, M. (1964). *Maternidad y sexo: Estudio psicoanalítico y psicosomático.* Buenos Aires: Paidos. Loeb, F. F., &

Loeb, L. R. (1987). Psychoanalytic observations on the effect of lithium on manic attacks. *Journal of the American Psychoanalytic Association*, *35*, 877–902.

Luby, J. L. (2010). Preschool depression: The importance of identification of depression early in development. *Current Directions in Psychological Science*, *19*, 91–95.

Luyten, P., & Blatt, S. J. (2013). Interpersonal relatedness and self-definition in normal and disrupted personality development. *American Psychologist*,*68*, 172–183.

McCullough, J. P., Jr., Klein D. N., Keller, M. B., Holzer, C. E., Davis, S. M., Kornstein, S. G., . . . Harrison, W. M. (2000). Comparison of DSM-IIIR chronic major depression and major depression superimposed on dysthymia (double depression): Validity of the distinction. *Journal of Abnormal Psychology*, *109*, 419–427.

National Institute for Health Care Management (NIHCM) Foundation. (2010). *Identifying and treating maternal depression: Strategies and considerations for health plans* (Issue Brief). Washington, DC: Author. Retrieved from *www.nihcm.org/ pdf/ FI NAL _ MaternalDepression6 –7.pdf*.

O'Hara, M. W. (1997). The nature of postpartum depressive disorders. In L. Murray & P. J. Cooper (Eds.), *Postpartum depression and child development*. New York: Guilford Press.

O'Hara, M. W., Schlechte, J. A., Lewis, D. A., & Varner, M. W. (1991). A controlled prospective study of postpartum mood disorders: Psychological, environmental and hormonal variables. *Journal of Abnormal Psychology*, *10 0*, 63–73.

Ogden, T. H. (1992). *Projective identification and psychotherapeutic technique*. London: Karnac.

Pitt, B. (1973). Maternity blues. *British Journal of Psychiatry*, *122*, 431–433.

Priotto Wenzel, M., & Mardini, V. (2013). Gestação, parto e puerpério. In C. L. Eizirik & A. M. Siqueira Bassols (Eds.), *O ciclo da vida humana*. Porto Alegre, Brazil: Artmed.

Quitkin, F. M. (2002). Depression with atypical features: Diagnostic validity, prevalence, and treatment. *The Primary Care Companion to the Journal of Clinical Psychiatry*, *4*, 94–99.

Rado, S. (1927). The problem of melancholia. *International Journal of Psycho-Analysis*, *9*, 297–313.

Rey, H. (1994). *Manic –depressive psychosis: Universals of psychoanalysis in the treatment of psychotic and borderline states*. London: Free Association Books.

Roberts, J. E., & Monroe, S. E. (1998). Vulnerable self-esteem and social processes in depression: Toward an interpersonal model of self-esteem regulation. In T. E. Joiner, Jr. & J. C. Coyne (Eds.), *The interactional nature of depression*. Washington, DC: American Psychological Association.

Rojtemberg, S. (2006). *Depresiones: Bases clínicas, dinâmicas, neurocientíficas y terapéuticas*. Buenos Aires: Editorial Polemos.

Rosenfeld, H. (1963). *Psychotic states*. London: Hogarth Press.

Rosenthal, N. E., Sack, D. A., Gillin, J. C., Lewy, A.J., Goodwin, F. K., Davenport, Y., . . . Wehr, T. A. (1984). Seasonal affective disorder: A description of the syndrome and preliminary findings with light therapy. *Archives of General Psychiatry*, *41*,72–80.

Røssberg, J. I., Hoffart, A., & Friis, S. (2003). Psychiatric staff members' emotional reactions toward patients: A psychometric evaluation of an extended version of the Feeling Word Checklist (F WC-58). *Nordic Journal of Psychiatry*, *57*, 45–53.

Rothschild, A. J., Winer, J., Flint, A. J., Mulsant, B.H., Whyte, E. M., Heo, M., Fratoni, S., . . . Meyers, B. S. (2008). Missed diagnosis of psychotic depression at four academic medical centers. *Journal of Clinical Psychiatry*, *69*, 1293–1296.

Shahar, G. (2001). Personality, shame, and the breakdown of social ties: The voice of quantitative depression research. *Psychiatry: Interpersonal and Biological Processes*, *6 4*, 229–238.

Shahar, G., Ann-Scotti, M., Joiner, T. E., Jr., & Rudd, M. D. (2008). Hypomanic symptoms predict an increase in narcissistic and histrionic personality disorder features in suicidal young adults. *Depression and Anxiety*, *25*, 892–898.

Shahar, G., Blatt, S. J., Zuroff, D. C., Krupnick, J.,& Sotsky, S. M. (2004). Perfectionism impedes social relations and response to brief treatment for depression. *Journal of Social and Clinical Psychology*, *23*, 140–154.

Shahar, G., & Henrich, C. C. (2010). Do depressive symptoms erode self-esteem in early adolescence? *Self and Identity*, *9*, 403–415.

Soifer, R. (1971). *Psicología del embarazo, parto y puerperio*. Buenos Aires: Ediciones Kargieman.

Stern, D. N. (1995). *The motherhood constellation: A unified view of parent–infant psychotherapy*. New York: Basic Books.

Stowe, Z. N., Hostetter, A. L., & Newport, D. J. (2005). The onset of postpartum depression: Implication for clinical screening in obstetrical and primary care. *American Journal of Obstetrics and Gynecology, 192,* 522‒526.

Warren, L. W. (1983). Male intolerance of depression: A review with implications for psychotherapy. *Clinical Psychology Review, 3,* 147‒156.

Weissman, M. M., Feder, A., Pilowsky, D. J., Olfson, M. F., Blanco, C., Lantigua, R., . . . Shea, S. (2004). Depressed mothers coming to primary care: Maternal reports of problems with their children. *Journal of Affective Disorders, 78,* 93‒100.

Winnicott, D. W. (1957). *Mother and child: A primer of first relationships.* New York: Basic Books.

Zetzel, E. R. (1965). Depression and the incapacity to bear it. In M. Schur (Ed.), *Drives, affect and behavior* (Vol. 2). New York: International Universities Press.

S3   Disorders Related Primarily to Anxiety

Beidel, D. C., & Turner, S. M. (1998). *Shy children, phobic adults: Nature and treatment of social phobia.* Washington, DC: American Psychological Association.

Feuser, J. D., Yaryura-Tobias, J., & Saxena, S. (2008). The pathophysiology of body dysmorphic disorder.*Body Image, 5,* 3‒12.

Frances, A. (2013). *Essentials of psychiatric diagnosis: Responding to the challenge of DSM-5* (rev. ed.). New York: Guilford Press.

Freud, S. (1909a). Analysis of a phobia in a five-yearold boy. *Standard Edition, 10,* 5‒147.

Freud, S. (1909b). Notes upon a case of obsessional neurosis. *Standard Edition, 10,* 151‒318.

Gabbard, G. O. (1992). Psychodynamics of panic disorder and social phobia. *Bulletin of the Menninger Clinic, 56,* 3‒13.

Horowitz, K., Gorfinkle, K., Lewis, O., & Phillips, K. A. (2002). Body dysmorphic disorder in an adolescent girl. *Journal of the American Academy of Child and Adolescent Psychiatry, 4*(1), 1503‒1509. Hurvich, M. (2000). Fears of being overwhelmed and psychoanalytic theories of anxiety. *Psychoanalytic Review, 87,* 615‒649.

Hurvich, M. (2003). The place of annihilation anxieties in psychoanalytic theory. *Journal of the American Psychoanalytic Association, 51,* 579‒616.

Hurvich, M. (2011). New developments in the theory and clinical application of the annihilation anxiety concept. In A. B. Druck, C. Ellman, N. Freedman,& A. Thaler (Eds.), *A new Freudian synthesis.*

London: Karnac.Lemma, A. (2009). Being seen or being watched?: A psychoanalytic perspective on body dysmorphia. *International Journal of Psychoanalysis, 90,* 753‒71.

McHugh, P. (2005). Striving for coherence: Psychiatry's efforts over classification. *Journal of the American Medical Association, 293,* 2526‒2528.

Røssberg, J. I., Hoffart, A., & Friis, S. (2003). Psychiatric staff members' emotional reactions toward patients: A psychometric evaluation of an extended version of the Feeling Word Checklist (F WC-58). *Nordic Journal of Psychiatry, 57,* 45‒53.

Stern, M. (1951). Anxiety, trauma and shock. *Psychoanalytic Quarterly, 20,* 179‒203.

Veale, D., Ennis, M., & Lambrou, C. (2002). Possible association of body dysmorphic disorder with an occupation or education in art and design. *American Journal of Psychiatry, 159*(10), 1788‒1790.

Weiss, E. (1964). *Agoraphobia in the light of ego psychology.* New York: Grune & Stratton.

S4   Event- and Stressor-Related Disorders

Barach, P. M. M. (1991). Multiple personality disorder as an attachment disorder. *Dissociation, 4,*117‒123.

Bellak, L., Hurvich, M., & Gediman, H. K. (1973). *Ego functions in schizophrenics, neurotics, and normals: A systematic study of conceptual, diagnostic, and therapeutic aspects.* New York: Wiley. Brenner, I. (2001). *Dissociation of trauma: Theory, phenomenology, and technique.* Madison, CT:International Universities Press.

Brenner, I. (2004). *Psychic trauma: Dynamics, symptoms and treatment.* Lanham, MD: Aronson.

Breuer, J., & Freud, S. (1895). Studies on hysteria. *Standard Edition, 2,* 1‒305.

Bromberg, P. M. (1998). *Standing in the spaces: Essays on clinical process, trauma, and dissociation.* Hillsdale, NJ: Analytic Press.

Bromberg, P. M. (2009). Multiple self states, the relational mind, and dissociation: A psychoanalytic perspective. In P. F. Dell & J. A. O'Neil (Eds.), *Dissociation and the dissociative disorders: DSM-V and beyond* (pp. 637‒652). New York:

Routledge.

Chefetz, R. (2015). *Intensive psychotherapy for persistent dissociative processes: The fear of feeling real*. New York: Norton.

Courtois, C. A. (2010). *Healing the incest wound: Adult survivors in therapy* (2nd ed.). New York: Norton.

Courtois, C. A., & Ford, J. D. (2013). *Treatment of complex trauma: A sequenced, relationship-based approach*. New York: Guilford Press.

Courtois, C. A., & Gold, S. N. (2009). The need for inclusion of psychological trauma in the professional curriculum: A call to action. *Psychological Trauma: Theory, Research, Practice, and Policy,1*(1), 3–23.

Dalenberg, C. (1991). *Countertransference and the treatment of trauma*. Washington, DC: American Psychological Association.

Danieli, Y., Brom, D., & Sills, J. (Eds.). (2005). *The trauma of terrorism: Sharing knowledge and shared care: An international handbook*. New York: Haworth Press.

Davies, J. M., & Frawley, M. G. (1994). *Treating the adult survivor of childhood sexual abuse: A psychoanalytic perspective*. New York: Basic Books.

Dell, P. F. (2009). Understanding dissociation. In P.F. Dell & J. A. O'Neil (Eds.), *Dissociation and the dissociative disorders: DSM-V and beyond* (pp. 709–825). New York: Routledge.

Elliott, D. E., Bjelajac, P., Fallot, R. D., Markoff, L.S., & Reed, B. G. (2005). Trauma-informed or trauma-denied: Principles and implementation of trauma-informed services for women. *Journal of Community Psychology, 33*(4), 461–477.

Fairbairn, W. R. D. (1944). Endopsychic structure considered in terms of object-relationships. *International Journal of Psycho-Analysis, 25*, 70–92.

Fairbairn, W. R. D. (1952). *Psychoanalytic studies of the personality*. London: Tavistock.

Federn, P. (1952). *Ego psychology and the psychoses*. New York: Basic Books.

Felitti, V. J., Anda, R. F., Nordenberg, D., Williamson, D. F., Spitz, A. M., Edwards, V., . . . Marks, J. S. (1998). Relationship of childhood abuse and household dysfunction to many of the leading casues of death in adults: The Adverse Childhood Experiences (ACE) Study. *American Journal of Preventive Medicine, 14*, 245–258.

Fenichel, O. (1945). *The psychoanalytic theory of neurosis*. New York: Norton.

Ferenczi, S. (1949). Confusion of tongues between the adult and the child. *International Journal of Psycho-Analysis, 30*, 225–231.

Finkelhor, D. (2008). *Childhood victimization: Violence, crime, and abuse in the lives of young people: Violence, crime, and abuse in the lives of young people*. New York: Oxford University Press. Fraser, G. A. (2003). Fraser's "dissociative table technique" revisited, revised: A strategy for working with ego states in dissociative disorders and egostate therapy. *Journal of Trauma and Dissociation,4*(4), 5–28.

Freud, S. (1894). The neuro-psychoses of defence. *Standard Edition, 3*, 43–61.

Freud, S. (1904). Splitting of the ego in the process of defence. *Standard Edition, 23*, 271–278.

Freud, S. (1914). Remembering, repeating and working through. *Standard Edition, 12*, 145–156.

Freud, S. (1925). Some character-types met with in psychoanalytic work: I. The "exceptions." *Standard Edition, 14*, 311–315.

Gartner, R. B. (2014). Trauma and countertrauma, resilience and counterresilience. *Contemporary Psychoanalysis, 50*, 609–626.

Herman, J. L. (1992). *Trauma and recovery: The aftermath of violence from domestic to political terror*. New York: Basic Books.

Horowitz, M. J. (1997). *Stress response syndromes:P T SD, grief and adjustment disorders* (3rd ed.). Lanham, MD: Aronson.

Howell, E. (2005). *The dissociative mind*. Hillsdale, NJ: Analytic Press.

International Society for the Study of Trauma and Dissociation. (2011). Guidelines for treating dissociative identity disorder in adults, third revision: Summary version. *Journal of Trauma and Dissociation, 12*(2), 188–212.

Jacobson, E. (1959). Depersonalization. *Journal of the American Psychoanalytic Association, 7*, 581–610.

Janet, P. (1889). *L'automatisme psychologique*. Paris: Alcan.

Janoff-Bulman, R. (1992). *Shattered assumptions: Towards a new psychology of trauma*. New York: Free Press.

Jung, C. (1963). *Memories, dreams, reflections* (A.Jaffé, Ed.; R. Winston & C. Winston, Trans.) New York: Vintage Books.

I. Adulthood

Karpman, S. (1968). Fairy tales and script drama analysis. *Transactional Analysis Bulletin, 26*(7),39‑43.

Kira, I. A. (2010). Etiology and treatment of post-cumulative traumatic stress disorders in different cultures. *Traumatology, 16*, 128‑141.

Kluft, R. P. (1987). First-rank symptoms as a diagnostic clue to multiple personality disorder. *American Journal of Psychiatry, 14 4*, 293‑298.

Kluft, R. P. (1992). Discussion: A specialist's perspective on multiple personality disorder. *Psychoanalytic Inquiry, 12*, 139‑171.

Kluft, R. P. (2000). The psychoanalytic psychotherapy of dissociative identity disorder in the context of trauma therapy. *Psychoanalytic Inquiry, 20*,259‑286.

Kluft, R. P. (2009). A clinician's understanding of dissociation: Fragments of an acquaintance. In P. F. Dell & J. A. O'Neil (Eds.), *Dissociation and the dissociative disorders: DSM-V and beyond* (pp. 599‑624). New York: Routledge.

Kohut, H. (1984). *How does psychoanalysis cure?* Chicago: University of Chicago Press.

Krystal, H. (Ed.). (1968). *Massive psychic trauma.*Boston: Little, Brown.

Krystal, H., & Krystal, J. H. (1988). *Integration and self-healing: Affect, trauma, alexithymia.* Hillsdale, NJ: Analytic Press.

Liotti, G. (2009). Attachment and dissociation. In P. F. Dell & J. A. O'Neil (Eds.), *Dissociation and the dissociative disorders: DSM-V and beyond* (pp. 53‑65). New York: Routledge.

Loewenstein, R. J. (1991). An office mental status examination for complex chronic dissociative symptoms and multiple personality disorder. *Psychiatric Clinics of North America, 14*, 567‑604.

Loewenstein, R. J., & Ross, D. R. (1992). Multiple personality and psychoanalysis: An introduction. *Psychoanalytic Inquiry, 12*, 3‑48.

Nijenhuis, E. R. S., & Den Boer, J. A. (2009). Psychobiology of traumatization and trauma-related structural dissociation of the personality. In P. F. Dell & J. A. O'Neil (Eds.), *Dissociation and the dissociative disorders: DSM-V and beyond* (pp. 337‑366). New York: Routledge.

O'Neil, J. A. (2009). Dissociative multiplicity and psychoanalysis. In P. F. Dell & J. A. O'Neil (Eds.), *Dissociation and the dissociative disorders: DSM-V and beyond* (pp. 287‑325). New York: Routledge.

Pearlman, L. A., & Saakvitne, K. W. (1995). *Trauma and the therapist: Countertransference and vicarious traumatization in psychotherapy with incest survivors.* New York: Norton.

Putnam, F. W. (1989). *Diagnosis and treatment of multiple personality disorder.* New York: Guilford Press.

Putnam, F. W. (1997). *Dissociation in children and adolescents.* New York: Guilford Press.

Schilder, P. (1935). *The image and appearance of the human body.* Oxford, U K: Kegan Paul.

Schilder, P., & Rapaport, D. (1953). *Medical psychology.* New York: International Universities Press.

Schnurr, P., & Green, B. L. (2004). *Trauma and health: Physical health consequences of exposure to extreme stress.* Washington, DC: American Psychological Association.

Schore, A. N. (2009). Attachment trauma and the developing right brain: Origins of pathological dissociation. In P. F. Dell & J. A. O'Neil (Eds.), *Dissociation and the dissociative disorders: DSM-V and beyond* (pp. 107‑141). New York: Routledge.

Shengold, L. (1989). *Soul murder: The effects of childhood abuse and deprivation.* New Haven, CT: Yale University Press.

Sierra, M., & Berrios, G. E. (2000). The Cambridge Depersonalization Scale: A new instrument for the measurement of depersonalization. *Psychiatry Research, 93*, 153‑164.

Simeon, D., & Abugel, J. (2006). *Feeling unreal: Depersonalization disorder and the loss of the self.* New York: Oxford University Press.

Smith, C. P., & Freyd, J. (2014). Institutional betrayal. *American Psychologist, 69*, 575‑587.

Steele, K. S., Van der Hart, O., & Nijenhuis, E. R. S. (2009). The theory of trauma-related structural dissociation of the personality. In P. F. Dell & J. A. O'Neil (Eds.), *Dissociation and the dissociative disorders: DSM-V and beyond* (pp. 239‑258). New York: Routledge.

Tarnopolsky, A. (2003). The concept of dissociation in early psychoanalytic writers. *Journal of Trauma and Dissociation, 4*, 7‑25.

Terr, L. (1990). *Too scared to cry: Psychic trauma in childhood.* New York: Basic Books.

Terr, L. (1995). *Unchained memories: True stories of traumatic memories lost and found.* New York: Basic Books.

Tschöke, S., Uhlmann, C., & Steinert, T. (2011) Schizophrenia or trauma-related psychosis?: Schneiderian first rank symptoms as a challenge for differential diagnosis. *Neuropsychiatry, 1*(4),349‑360.

Ulman, R. B., & Brothers, D. (1988). *The shattered self*. Hillsdale, NJ: Analytic Press.

van der Hart, O., Nijenhuis, E. R. S., & Steele, K. (2006). *The haunted self: Structural dissociation and the treatment of chronic traumatization*. New York: Norton.

van der Kolk, B. A., McFarlane, A. C., & Weisaeth, L. (Eds.). (1996). *Traumatic stress: The effects of overwhelming experience on mind, body and society*. New York: Guilford Press.

Varvin, S., & Rosenbaum, B. (2003). Extreme traumatisation: Strategies for mental survival. *International Forum of Psychoanalysis*, *12*, 5‒16.

Watkins, J. G., & Watkins, H. H. (1997). *Ego states: Theory and therapy*. New York: Norton.

Wilson, J. P., & Raphael, B. (1993). *International handbook of traumatic stress syndromes*. New York: Plenum Press.

Wolff, P. H. (1987). *The development of behavioral states and the expression of emotions in early infancy*. Chicago: University of Chicago Press.

Wurmser, L. (1981). *The mask of shame*. Baltimore:Johns Hopkins University Press.

Yehuda, R., & McFarlane, A. C. (1995). Conflict between current knowledge about posttraumatic stress disorder and its original conceptual basis. *American Journal of Psychiatry*, *152*, 1705‒1713.

S5   Somatic Symptom and Related Disorders

Deutsch, F. (1939). The associative anamnesis. *Psychoanalytic Quarterly*, *8*, 354.

Fenichel, O. (1945). *The psychoanalytic theory of neurosis*. New York: Norton.

Marty, P., & de M'Uzan, M. (1963). La pensée opératoire. *Revue Français*, *27*(Suppl.), 345‒356.

Sifneos, P. E. (1973). The prevalence of "alexithymic" characteristics in psychosomatic patients. *Psychotherapy and Psychosomatics*, *22*, 255‒262.

S6   Specific Symptom Disorders

Bemporad, J. R., Beresin, E., Ratey, J. J., O'Driscoll, G., Lindem, K., & Herzog, D. B. (1992a). A psychoanalytic study of eating disorders: I. A developmental profile of 67 cases. *Journal of the American Academy of Psychoanalysis*, *20*, 509‒531.

Bemporad, J. R., O'Driscoll, G., Beresin, E., Ratey, J.J., Lindem, K., & Herzog, D. B. (1992b). A psychoanalytic study of eating disorders: II. Intergroup and intragroup comparisons. *Journal of the American Academy of Psychoanalysis*, *20*, 533‒541.

Birsted-Breen, D. (1989). Working with an anorexic patient. *International Journal of Psychoanalysis*, *70*, 29‒40.

Blatt, S. (1974). Levels of object representation in anaclitic and introjective depression. *Psychoanalytic Study of the Child*, *29*, 107‒157.

Blatt, S. (2004). *Experiencies of depression: Theoretical, clinical, and research perspectives*. Washington, DC: American Psychological Association.

Bradley, S. J. (2000). *Affect regulation and the development of psychopathology*. New York: Guilford Press.

Bromberg, P. M. (2001). Treating patients with symptoms and symptoms with patience: Reflections on shame, dissociation and eating disorders. *Psychoanalytic Dialogues*, *11*, 891‒912.

Bruch, H. (1973). *Eating disorders: Obesity, anorexia nervosa and the person within*. New York: Basic Books.

Brusset, B. (1998). *Psychopathologie de l'anorexie mentale*. Paris: Dunod.

Colli, A., & Ferri, M. (2015). Patient personality and therapist countertransference. *Current Opinion in Psychiatry*, *2*, 46‒56.

Di Nicola, V. F. (1990). Anorexia multiforme: Selfstarvation in historical and cultural context. *Transcultural Psychiatric Research Review*, *27*,165‒196.

Fischer, N. (1989). Anorexia nervosa and unresolved rapprochement conflicts: A case study. *International Journal of Psychoanalysis*, *70*, 41‒54.

Freud, S. (1905). Three essays on the theory of sexuality. *Standard Edition*, *7*, 125‒143.

Fonagy, P., Gergely, G., Jurist, E., & Target, M. (2004). *Affect regulation, mentalization, and the development of the self*. London: Karnac.

Fonagy, P., & Target, M. (1996). Playing with reality: I. Theory of mind and the normal development of psychic reality. *International Journal of Psychoanalysis*, *77*, 217‒233.

Gazzillo, F., Lingiardi, V., Peloso, A., Giordani, S., Vesco, S., Zanna, V., . . . Vicari, S. (2013). Personality subtypes in adolescents with eating disorders. *Comprehensive Psychiatry, 54*(6), 702–712.

Green, A. (1980). *Narcissisme de vie, narcissisme de mort*. Paris: Éditions de Minuit.

Jeammet, P. (1984). L'anorexie mentale. *Encyclop é die M é dico-Chirurgicale: Psychiatrie, 37350*, A10–A15.

Jeammet, P. (1991). Dysr é gulations narcissiques et objectales dans la boulimie. In B. Brusset, C. Couvreur, & A. Fine (Eds.), *Boulimie, monographie de la Revue Française de Psychanalyse* (pp. 81–104). Paris: PUF.

Kächele, H., Kordy, H., Richard, M., & Research Group TR-EAT. (2001). Therapy amount and outcome of inpatient psychodynamic treatment of eating disorders in Germany: Data from a multicenter study. *Psychotherapy Research, 11*(3), 239–257.

Karasic, D., & Drescher, J. (Eds.). (2005). *Sexual and gender diagnoses of the* Diagnostic and Statistical Manual *(DSM): A reevaluation*. New York: Routledge. [Simultaneously published as *Journal of Psychology and Human Sexuality, 17*(3–4).]

Keating, L ., Tasca, G. A., & Hill, R. (2013). Structural relationships among attachment insecurity, alexithymia and body esteem in women with eating disorders. *Eating Behaviors, 14*(3), 366–373.

Kernberg, O. F. (1984). *Severe personality disorders: Psychotherapeutic strategies*. New Haven, CT: Yale University Press.

Kernberg, O. F. (1992). *Aggression in personality disorders and perversion*. New Haven, CT: Yale University Press.

Kernberg, P. F. (1987). Mother–child interaction and mirror behavior. *Infant Mental Health Journal, 8*(4), 329–339.

Laufer, M., & Laufer, E . (1984). *Adolescence and developmental breakdown: A psychoanalytic view*. London: Karnac.

Lowenkopf, E . L ., & Wallach, J. D. (1985). Bulimia: Theoretical conceptualizations and therapies. *Journal of the American Academy of Psychoanalysis, 13*, 489–503.

Moser, C., & Kleinplatz, P. J. (2005). *DSM-IV-T R* and the paraphilias: An argument for removal. *Journal of Psychology and Human Sexuality, 17*(3–4), 91–109.

Persano, H. L . (2005). Abordagem psicodinâmica do paciente com trastornos alimentares. In C. L . Eizirik, R. W. Aguiar, & S. S. Schestatsky (Eds.), *Psicoterapia de orientaç ã o anal í tica: Fundamentos te ó ricos e cl í nicos* (Cap. 49, pp. 674–688). Porto Alegre, Brazil: Artmed Editora.

Persano, H. L . (2006). Contratransfer ê ncia em pacientes com transtornos alimentares. In J. Zaslavsky, & M. J. Pires dos Santos (Eds.), *Contratransfer ê ncia: Teoria e pr á tica cl í nica* (Cap. 10, pp. 150–166). Porto Alegre, Brazil: Artmed Editora. Persano, H. L . (2014). El hospital de d í a para sujetos con trastornos de la conducta alimentaria: Abordaje interdisciplinario en comunidad terap é utica con enfoque psicodin á mico. In *Programa de actualizaci ó n en psiquiatr í a III*(10) (pp. 129–168). Buenos Aires: Editorial M é dica Panamericana.

Rozen, D. L . (1993). Projective identification and bulimia. *Psychoanalytic Psychology, 10*, 261–273. Schwartz, H. J. (1986). Bulimia: Psychoanalytic perspectives. *Journal of the American Psychoanalytic Association, 34*, 439–462.

Stein, R. (2005). Why perversion?: False love and the perverse pact. *International Journal of Psychoanalysis, 86*(3), 775–799.

Thompson-Brenner, H., Satir, D. A., Franko, D. F.,& Herzog, D. B. (2012). Clinician reactions to patients with eating disorders: A review. *Psychiatric Services, 63*, 73–78.

Williams, G. (1997a). Reflections on some dynamics of eating disorders: "No entry" defences and foreign bodies. *International Journal of Psychoanalysis, 78*, 927–941.

Williams, G. (1997b). *Internal landscapes and foreign bodies: Eating disorders and other pathologies*. London: Karnac.

Zukerfeld, R. (1996). *Acto bul í mico, cuerpo y tercera t ó pica*. Buenos Aires: Edicion Paidos.

S7   Disorders Related to Addiction and to Other Medical Conditions

Gottdiener, W. H. (2013). Understanding, treating, and preventing substance use disorders: A psychodynamic perspective. In N. E . Suchman, M. Pajulo,& L . C. Mayes (Eds.), *Parenting and substance abuse: Developmental approaches to intervention* (pp. 87–99). New York: Oxford University Press.

Khantzian, E . J., & Albanese, M. J. (2008). *Under-standing addiction as selfmedication: Finding hope behind the pain*. Lanham, MD: Rowman & Littlefield.Shaffer, H. J., LaPlante, D. A., LaBrie, R. A., Kidman,

R. C., Donato, A. N., & Stanton, M. V. (2004). Toward a syndrome model of addiction: Multiple expressions, common etiology. *Harvard Review of Psychiatry, 12*, 367–374.

Treisman, G., & Angelino, A. (2004). *The psychiatry of A IDS: A guide to diagnosis and treatment*. Baltimore: Johns Hopkins University Press.

U.S. Department of Health and Human Services. (2015). Global HIV statistics. Retrieved March 20, 2015, from *www.aids.gov/hiv-aids-basics/hivaids-101/global-statistics*.

SApp Psychological Experiences That May Require Clinical Attention

SApp1 Demographic Minority Populations

Comas-Diaz, L. (2007). Ethnopolitical psychology: Healing and transformation. In E. Aldarondo (Ed.), *Advancing social justice through clinical practice*. New York: Routledge.

Comas-Diaz, L., & Jacobsen, F. M. (1991). Ethnocultural transference and countertransference in the therapeutic dyad. *American Journal of Orthopsychiatry, 61*, 392–402.

Eng, E. L., & Han, S. (2000). A dialogue on racial melancholia. *Psychoanalytic Dialogues, 10*(4),667–700.

Tummala-Narra, P. (2007). Skin color and the therapeutic relationship. *Psychoanalytic Psychology,24*(2), 255–270.

Tummala-Narra, P. (2015). Cultural competence as a core emphasis of psychoanalytic psychotherapy. *Psychoanalytic Psychology, 32*(2), 275–292.

SApp2 Lesbian, Gay, and Bisexual Populations

Bagemihl, B. (1999). *Biological exuberance: Animal homosexuality and natural diversity*. New York: St. Martin's Press.

Blum, A., Danson, M., & Schneider, S. (1997). Problems of sexual expression in adult gay men: A psychoanalytic reconsideration. *Psychoanalytic Psychology, 14*(1), 1–11.

Cohen, K. M., & Savin-Williams, R. C. (2012). Coming out to self and others: Developmental milestones. In P. Levounis, J. Drescher, & M. E. Barber (Eds.), *The LGBT casebook* (pp. 17–33). Arlington, VA: American Psychiatric Publishing.

Dimen, M., & Goldner, V. (2002). *Gender in psychoanalytic space: Between clinic and culture*. New York: Other Press.

Dimen, M., & Goldner, V. (2012). Gender and sexuality. In G. O. Gabbard, B. E. Litowitz, & P. Williams (Eds.), *Textbook of psychoanalysis* (2nd ed., pp. 133–154). Arlington, VA: American Psychiatric Publishing.

Drescher, J. (1998). *Psychoanalytic therapy and the gay man*. Hillsdale, NJ: Analytic Press.

Drescher, J. (2012). What's in your closet? In P.

Levounis, J. Drescher, & M. E. Barber (Eds.), *The LGBT casebook* (pp. 3–16). Arlington, VA: American Psychiatric Publishing.

Hatzenbuehler, M. L. (2009). How does sexual minority stigma "get under the skin"?: A psychological mediation framework. *Psychological Bulletin, 135*(5), 707–730.

Isay, R. A. (1989). *Being homosexual: Gay men and their development*. New York: Farrar, Straus, & Giroux.

Isay, R. A. (1996). Psychoanalytic therapy with gay men: Developmental considerations. In R. P. Cabaj, T. S. Stein, R. P. Cabaj, & T. S. Stein (Eds.), *Textbook of homosexuality and mental health* (pp. 451–469). Washington, DC: American Psychiatric Association.

LeVay, S. (2011). *Gay, straight, and the reason why: The science of sexual orientation*. New York: Oxford University Press.

Lingiardi, V. (2015). No maps for uncharted lands: What does gender expression have to do with sexual orientation? In A. Lemma & P. Lynch (Eds.), *Sexualities: Contemporary psychoanalytic perspectives* (pp. 101–120). London: Routledge.

Lingiardi, V., & Nardelli, N. (2012). Partner relational problem: Listening beyond homo-ignorance and homo-prejudice. In P. Levounis, J. Drescher, & M. E. Barber (Eds.), *The LGBT casebook* (pp. 223–230). Arlington, VA: American Psychiatric Publishing.

Lingiardi, V., Nardelli, N., & Drescher, J. (2015).

New Italian lesbian, gay, and bisexuals psychotherapy guidelines: A review. *International Review of Psychiatry, 27*(5), 405–415.

Meyer, I. H. (1995). Minority stress and mental health in gay men. *Journal of Health and Social Behavior,36*, 38–56.

Meyer, I. H. (2003). Prejudice, social stress, and mental health in lesbian, gay, and bisexual populations: Conceptual issues and research evidence. *Psychological Bulletin, 129*, 674–697.

Meyer, I. H., & Northridge, M. E. (2007). *The health of sexual minorities: Public health perspectives on lesbian, gay, bisexual, and transgender populations*. New York: Springer.

Mitchell, S. A. (1978). Psychodynamics, homosexuality, and the question of pathology. *Psychiatry: Journal for the Study of Interpersonal Processes,41*, 254–263.

American Psychological Association. (2015). Guidelines for psychological practice with transgender and gender noncon-
forming people. *American Psychologist*, 70(9), 832‒864.

Cohen-Kettenis, P. T., & Pfäfflin, F. (2010). The DSM diagnostic criteria for gender identity disorder in adolescents and
adults. *Archives of Sexual Behavior*, 39(2), 499‒513.

Drescher, J. (2010). Queer diagnoses: Parallels and contrasts in the history of homosexuality, gender variance, and the *Di-
agnostic and Statistical Manual* (DSM). *Archives of Sexual Behavior*, 39, 427‒460.

Drescher, J. (2014). Controversies in gender diagnoses. *LGBT Health*, 1(1), 9‒15.

Drescher, J., & Byne, W. (2013). *Treating transgender children and adolescents: An interdisciplinary discussion*. New
York: Routledge.

Drescher, J., Cohen-Kettenis, P., & Winter, S. (2012).

Minding the body: Situating gender diagnoses in the ICD-11. *International Review of Psychiatry*, 24(6), 568‒577.

Meyer-Bahlburg, H. F. (2010). From mental disorder to iatrogenic hypogonadism: Dilemmas in conceptualizing gender
identity variants as psychiatric conditions. *Archives of Sexual Behavior*, 39, 461‒476.

Money, J., Hampson, J. G., & Hampson, J. L. (1955). Hermaphroditism: Recommendations concerning assignment of
sex, change of sex, and psychological management. *Bulletin of the Johns Hopkins Hospital*, 97, 284‒300.

Stoller, R. J. (1964). A contribution to the study of gender identity. *International Journal of Psycho-Analysis*, 45, 220‒226.

Zucker, K. J. (2010). The DSM diagnostic criteria for gender identity disorder in children. *Archives of Sexual Behavior*, 39,
477‒498.

Zucker, K. J., Cohen-Kettenis, P. T., Drescher, J., Meyer-Bahlburg, H. F. L., Pfäfflin, F., & Womack, W. M. (2013).
Memo outlining evidence for change for gender identity disorder in the DSM-5. *Archives of Sexual Behavior*, 42, 901‒
914.

PART II

Later Life

PART II 소개

| 이정한 |

PDM-2의 2장(Part II)에서는 높은 연령 대의 사람들에 대해 다룬다. 모든 주요한 진단 체계나 매뉴얼(PDM, DSM, 혹은 ICD)을 통틀어 노인을 별도로 구분하여 다루는 것은 이번이 최초라고 할 수 있다. PDM의 초판에서는 노인에 대한 내용이 간단히 언급만 되었지만, PDM-2에서는 편집자들의 논의를 거쳐 노인에 대한 챕터를 구분하여 추가하기로 하였다. 이는 우리 사회에서 노인이 얼마나 중요한지를 반영하려는 노력이라고 볼 수 있다. 초판 PDM의 저자와 편집자들(그들 중 대부분은 70세 이상이었고, 노화를 하나의 문제로 인식하기를 꺼려했다)을 포함한 거의 모든 사람들은 사람 중심의 사회에 살고 있기 때문에 노화와 노인들에 대해 편향된 시각을 가지고 있기 쉽다. 실제로, 어떤 방면에서는 로버트 버틀러(Robert Butler)가 1969년 '연령 차별(Ageism)'이라는 용어를 언급했을 때, 그가 퓰리처 상을 수상하게 된 저서인 '살아야 하는 이유: 미국에서 나이 먹기(Why Survive?: Being Old in America)'가 출판된 1975년과 비교하였을 때 크게 달라진 것이 없다.

2장(Part II)이 PDM-2에서 다른 파트와 비교하였을 때 더 돋보이는 점은 아마도 '태도'를 포함하고 있다는 점일 것이다. 대부분의 사회에서 보이는 노인을 향한 주된 태도는 그들이 경직되어 있고 변화가 어렵다고 보는 것이다. 하지만 사이언스지의 특별판("The Aging Brain," October 31, 2014)에서는 다르게 제안했다. 노인에 대해 널리 퍼져 있는 또다른 부정적인 가정은 그들에게는 정신역동학적 차원(psychodynamic dimension)이 없다고 생각하는 것이고, 혹여 있다고 하더라도 별 의의가 없다고 여기는 것이다. 하지만 이러한 가정에 대해서도 임상적 경험이 쌓이다보면 다른 의견을 가지게 된다. 그렇기에 지금 소개할 PDM-2의 새로운 주제가 노인들의 감정적, 심리적 정신 상태에 빛을 비추어 줄 수 있는 하나의 본보기 작업이 되기를 바라며, 나아가 그들을 향한 사회의 태도가 더 나아지는 데에 도움이 되기를 기대한다. 이것이 최종적 결과물이라고 할 수는 없지만, 미래의 노력에 바탕이 되고 영감을 불어 넣어줄 수 있을 것이라 생각한다.

2장은 각 챕터를 PDM-2의 기본적인 다축(multiple axes) 형식을 바탕으로 구성하였고, 이를 통해 일상 생활이나 사회적 관계, 문화적 기대, 혹은 사회의 일반적인 고려 사항 뿐 아니라 사람들의 마음과 뇌의 노화가 어떠한 과정을 통해 질병으로 이어지는지를 직접 확인할 수 있게끔 하였다. 그러므로 우리는 PDM-2의 M,P,S 축을 노인들에 맞추어 수정된 형태로 다음과 같이 소개한다.

성인편 5장. 노인 정신 기능(Mental functioning)의 개요 – ME axis

성인편 6장. 노인의 성격 패턴과 증후군 – PE axis

성인편 7장. 노인의 증상 패턴: 주관적 경험 – SE axis

이 외에도 이번 장에서는 몇 가지 특성들(인지 상태와 참여의 수준(level of engagement))을 새로운 축 혹은 부수적인 축으로 추가하는 것에 대해서도 고려하였지만, 이미 존재하는 다축 체계에 혼란을 주지 않기 위해 기존의 축(axis) 안에 포함시키기로 결정하였다. PDM-2는 DSM-5, ICD-10과의 연결성을 강조하기 때문에, 두 진단 체계와 관련된 내용이 있을 경우에는 적극적으로 포함시켜 논의하였다.

PDM-2에서는 또한 다양한 질환에 대해 좀 더 조작화된 서술(operationalized description)을 한 실증적 연구들을 포함하도록 하였다. 하지만 불행히도 노인에 대한 일반적인, 그리고 노화에 특화된 정신역동학적 관점의 실증적 연구는 부족한 실정이다. 예를 들어 IPO (Inventory of Personality Organization), STIPO (the Structured Interview of Personality Organization), 그리고 KAPP(Karolinska Psychodynamic Profile)와 같이 정신역동에 초점을 맞춘 성격 검사들은 노인 집단에선 연구가 되지 않았다. 이는 적어도 부분적으로는 임상적 연구에서 노인이 자주 배제되었기 때문이라 할 수 있다. 그러므로 독자들은 우리가 불완전한 내용을 기술하더라도 어느정도 이해해주기 바란다.

하지만 그렇다 해도, 기본적인 관찰사항을 뒷받침해줄 수 있는 증거들도 여전히 존재한다.

1. *이질성(Heterogeneity)*. 노화 연구에 대한 문헌 검토에서 가장 먼저 기억해야할 점은 대부분의 연구에서 나타나는 가장 확실한 결과가 바로 이질성(heterogeneity)이라는 것이다. 노화는 엄청난 다양성과 연관이 있다. 실제로 어떤 노인들은 전성기에 버금갈 정도의 기능을 보이기도 하지만, 어떤 이들은 자신의 가족조차 알아보지 못하거나 침대에서 일어나는 것조차 혼자 해내지 못하는 경우도 있다. 그리고 진단에 대한 DSM이나 ICD의 서술적 접근이 진단 분류를 더 이질적이고 중복되게 만들었다는 점도 짚고 넘어가야 한다. 사실 이러한 점들이 제약회사들로 하여금 정신질환에 대한 약 개발에서 손을 떼도록 만든 이유라는 이야기도 종종 언급이 되기도 한다. 미국의 국립 정

신건강 연구소(U.S. National Institute of Mental Health)에서는 최근에 정신 질환 연구에 대한 대안적인 틀을 제공하기 위해 연구 영역 기준 프로젝트(RDoC, Research Domain Criteria Project) 를 소개하였다. RDoC에서는 5개의 영역(Domain)이 다양한 정신과적 상태에 따른 서로 다른 정도의 뇌 체계 결함을 반영한다. 그 영역은 인지 체계(cognitive system), 사회적 처리에 대한 체계(systems for social processes), 각성/조절 체계(arousal/regulatory system), 부정적 유의성 체계(negative valence system), 그리고 긍정적 유의성 체계(positive valence system)로 구성되어 있다. RDoC는 신경회로에 중점을 두며 DSM/ICD와 같은 범주형(categorical) 접근 보다는 차원적(dimensional) 접근을 이용하고 있다. RDoC의 분류는 현재의 서술적인 DSM/ICD 진단 체계보다 질환의 분자 생물학적, 유전적, 그리고 생리적 메커니즘을 더 잘 반영할 것으로 기대된다(Casey et al., 2013).

2. *노인의 분류(Classification of older adults).* '고령'을 정의할 수 있는 수단은 생물학적인 측면에서도, 심리적 측면에서도 존재하지 않지만, 그 시작이 65세라는 것은 일반적으로 받아들여지는 기준이다. 임상적인 목적에서는 그 기준을 55세로 더 어리게 잡기도 한다. 미국에서 이루어진 노인의 정신 질환에 대한 역학 연구(Reynolds, Pietrzak, El-Gabalawy, Mackenzie, & Sareen, 2015)에서는 노인을 다음의 네 집단으로 분류했다 : 젊은 노인(young-old, 55-64세), 중년 노인(middle-old, 65-74세), 고령 노인(old-old, 75-84세), 최고령 노인(oldest-old, 85세 이상)

3. *긍정으로서의 노화(Aging as positive).* 흔한 믿음과는 달리, 노화는 일반적으로 삶의 만족도 증가, 삶의 의미를 찾는 능력의 향상 등과 같이 긍정적인 정서와 정신 건강의 이점이 있다.

4. *만성화 그리고 동반질환(Chronicity and Comorbidity).* 노화는 만성화, 그리고 동반질환과 연관성이 있다. 이는 신체적, 정서적 상태들이 만성적인 형태를 띠는 경우가 많고, 서로 공존하며 서로 복잡하게 얽혀 있다는 것을 뜻한다.

5. *변화가 가능하다(Change is possible).* 신경과학 연구들은 노인의 경우에도 뇌의 변화가 (짐작건대 마음의 변화도) 가능하다는 신경가소성(neuroplasticity)의 개념을 발견하였다. 이런 정보들은 노인에 대한 희망과 가능성에 명백한 의미를 가진다.

6. *문화적 관점과 태도(Cultural views and attitudes).* 이전에도 언급하였듯이 정신역동 차원에서의 정신 건강 상태 분류를 설계하는 데에 있어서 노화에 대한 문화적 관점과 태도는 매우 중요한 고려 대상이다. 일반적으로, 고령인구는 그 다양성이 증가하고 있다. 민족적, 인종적인 요소는 노인들의 노화에 대한 태도나 기대, 의존성, 주거 형태 뿐아니라 혈압, 수면과 같은 생리적, 신체적 차원에서도 큰 역할을 하는 것으로 보인다. 민족적 차이는 의사 결정 과정에서 차이를 보이고, 개인 정보에 대한 공개 여부나 임종 관리에서도 차이를 보인다. 국제적인 시각에서 보았을 때, 사람들은 스스로가 노년

에 충분하고 일반 적인 생활을 누릴 수 있을 것인지에 대해 굉장히 다양한 정도의 자신감을 가지고 있다고 한다(Wickrama, Mancini, Kwag, & Kwon, 2013). 최종적으로 표준적 삶에 대한 사람들의 자신감은 어떤 나라에서 노화를 겪고 있는지, 그리고 그곳의 경제 활성화가 어느 정도인지에 따라 영향을 받는 것으로 나타났다.

현대 사회에서의 노화와 더 진보된 건강 관리 체계는 앞으로 노인들의 능력과 기능성을 더 향상시키는 쪽으로 점차 이동할 것으로 기대되며, 이는 PDM-2의 5장에 대한 우리의 노력이 더 의미 있고 중요하다는 것을 뜻한다.

참고문헌

Arai, H., Ouchi, Y., Yokode, M., Ito, H., Uematsu, H., Eto, F., . . . Kita, T. (2012). Members of Sub-committee for Aging. Toward the realization of a better aged society: Messages from gerontology and geriatrics. *Geriatrics and Gerontology Inter-national, 12*(1), 16–22.

Butler, R. N. (1969). Age-ism: Another form of big-otry. *The Gerontologist, 9*(4, Pt. 1), 243–246.

Butler, R. N. (1975). *Why survive?: Being old in America.* New York: Harper & Row.

Casey, B. J., Craddock, N., Cuthbert, B. N., Hyman, S. E., Lee, F. S., & Ressler, K. J. (2013). DSM-5 and RDoC: Progress in psychiatry research? *Nature Reviews Neuroscience, 14*(11), 810–814.

Erikson, E. H., Erikson, J. M., & Kivnick, H. Q.(1994). *Vital involvement in old age.* New York: Norton.

Institute of Medicine. (2015). *Cognitive aging: Prog-ress in understanding and opportunities for action.* Washington, DC: National Academies Press. Mungas, D., Beckett, L., Harvey, D., Farias, S. T., Reed, B., Carmichael, O., . . . DeCarli, C. (2010). Hetero-geneity of cognitive trajectories in diverse older per-sons. *Psychology and Aging, 25*(3), 606–619.

Pew Research Center. (2014). Attitudes about aging: A global perspective. Retrieved from *www.pew-global.org / 2 014 / 01/ 30 /at titud es about aging a global perspective.*

Reynolds, K., Pietrzak, R. H., El-Gabalawy, R., Mackenzie, C. S., & Sareen, J. (2015). Prevalence of psychiatric disorders in U.S. older adults: Find-ings from a nationally representative survey. *World Psychiatry, 14*(1), 74–81.

Silverstein, M., & Heap, J. (2015). Sense of coher-ence changes with aging over the second half of life. *Advances in Life Course Research, 23,* 98–107.

Wang, S., & Nussbaum, A. M. (2017). *DSM-5 pocket guide for elder mental health.* Arlington, VA: American Psychiatric Association Publishing.

Wickrama, K. K., Mancini, J. A., Kwag, K., & Kwon, J. (2013). Heterogeneity in multidimensional health trajectories of late old years and socioeco-nomic stratification: A latent trajectory class analy-sis. *Journals of Gerontology: Series B Psychologi-cal Sciences and Social Sciences, 68*(2), 290–297.

노인 정신 기능(Mental functioning)의 개요, ME 축

| 이정한 |

서론

일반적으로 문헌에서 '전형적(정상) 노화'라는 심리적, 신체적 발달 과정을 기술할 때에는, 연령에 따른 퇴행을 거치면서 오는 심리적, 신체적, 그리고 사회적 능력의 점진적인 감소의 뜻을 내포하는 경향이 있다(Allen, Morris, Stark, Fortin, & Stark, 2015; Moran, 2013; Palmore, 1974).

이와 동시에 수많은 저자들은 정상 노화과정에서 오는 이러한 감소의 과정이 다른 방면에서의 풍요, 통합의 과정, 자아와 자전적 서사를 완성해 나가는 과정을 통해 보완이 된다는 점을 강조하기도 한다. 이러한 과정들은 노인들이 '지혜로운 노인'(전통적 의미 뿐 아니라, 융(Jung)의 심리학에서도 이야기 하는 긍정적 의미에서의 전형적인 '어른')으로서의 역할을 하는 데에 일조한다. 그러므로 우리가 '노년의 성격(senile personality)'의 자연적인 발달에 대해서 이야기하기 위해서는 그들의 심리적, 신체적 감소에 따른 행동, 감정, 태도의 변화에 대해서만 이야기할 것이 아니라 그들의 새로운 삶의 방식, 새로운 습관, 새로운 역할(예: 할아버지, 할머니, 전문가, 지혜로운 사람 등), 새로운 관계에 대해서도 고려를 해야 한다. 이러한 입장은 '성공적 노화(successful aging)'라는 개념으로 가장 잘 설명할 수 있는데(Rowe & Kahn, 1987, 1997), 이는 노인들이 다양한 경험을 통해 노년에 흔히 경험할 수 있는 우울감(melancholy), 불안, 사회적 고립 등으로부터 보호받음으로써 성취해낼 수 있다. 그 뿐 아니라, 노인들은 스스로가 건강한 자기 통합을 이루어 냈는지 여부에 따라, 혹은 소멸이나 희망의 상실에 대한 공포감을 가지고 있느냐에 따라 저마다 죽음이라는 주제에 대해 다르게 접근한다. 오래된 인간 관계를 상황과 필요에 맞추어 유용하게 사용(예: 자녀에게 도움을 요청함)할 수 있도록 재구성하는 능력처럼 오래된 기술을 새 역할에 맞추어 사용하는 것은 자아의 통합 능력을 보여주는 징후라고 할 수 있다. 일반적으로, 노인이 자신의 감정, 사회적 흥미나 인지 능력을 드러내고 경험하는 방식을 점진적으로 변화시키고 이에 따라 행동에 변화를 주는 것은 지극히 자연스러운 현상이다. 사실 노인이 되면 일부 거시적인 측면에서는 그들의 역할이나 상호 교류의 기회, 그리고 영향력을 잃어가기도 하지만, 이와 동시에 사회에서 그리고 가족 내에서 미시적인 측면에서의 새로운 역할과 정체성을 얻기도 한다. 노인들은 그들이 진정한 자신을 찾아가는 과정에서 스스로 한 이야기의 주인공으로써 살아왔다는 것을 깨달을 뿐 아니라, 이러한 이야기를 통해 가족이나 공동체 안에서 "기념비(memory)"와 같은 인물이 되기도 하고, 지혜와 지식의 전달자로서 지속성, 일관성, 그리고 통합의 의미를 전달하기도 한다. 노인의 삶의 이야기가 전달될 때에는 자신이 삶을 완수하였다는 깨달음, 더 이상 미래에 대한 미련이나 변화에 대한 욕구를 가지지 않을 것이라는 깨달음도 함께 타인에게 전해질 수 있다. 결론적으로, 노인들은 자신과 세상에 대해 새로운 차원의 지식을 얻게 해줄 수 있는 삶에 대한 명상적, 정신적 감각을 가지고 있다고 볼 수 있다.

70세 이상 노인의 정신 기능을 평가할 때에는 그들의 생물학적, 심리학적, 그리고 사회학적 요소들의 복잡한 상호 작용에 집중해야 한다. 게다가, 노화가 꼭 어떤 질환을 동반하는 것은 아니지만, 생애 그 어느 때보다도 병에 걸릴 가능성이 높다는 사실을 염두해 두어야 한다. 그렇기 때문에 "주요한 의학적 질병을 겪고 있는 환자들에게 있어서 그들의 신체적 요구와 스트레스는 죽음과 연관되어 있고, 이로 인해 그들의 상징적 사고(symbolic thought) 능력이 떨어질 수 있다"(McClintock Greenberg, 2009, p.37)는 점을 반드시 기억해야 한다. 이런 경우에는 당연히 신체 질환에 대한 치료가 중요하다.

더 낮은 연령 군에서는 병에 걸리는 것을 개인의 의도와 관계 없이 거의 운에 좌우되는 상황이라고 받아들이지만, 노인들은 병을 굉장히 다양한 방식으로 받아들인다. 노인들은 모든 질병이 어느 정도는 노화와 함께 따라온다고 생각을 하며, 이에 따라 병에 대한 가장 흔한 태도는 체념(resignation)으로 나타난다. 그리고 병이 죽음과 가까이 연관되어 있다고 생각해 죽음에 대해서도 비슷한 태도를 보인다.

임상가들이 노인의 정신 기능을 평가할 때 고려해야 할 또 다른 점은 정신 능력과 환경으로부터의 요구 사이의 균형이다. 이는 노인을 평가할 때는 개인의 삶의 맥락 자체도 따져보아야 한다는 것을 뜻한다. 예를 들어, 요양원에서 지내는 노인과 자신의 집에서 지내는 노인에게는 각각 다른 기능이 요구될 것이다.

문헌들에서는 환경 자극의 양적, 질적인 요소가 뇌의 노화에 차이를 일으키고, 이는 정신 능력과 기능의 변화에 영향을 미친다고 언급한다(Churchill et al., 2002; Fratiglioni, Paillard-Borg, & Winblad, 2004). 다시 말해, 적당히 자극을 주는 환경은 정신 기능의 유지-더 나아가서는 향상까지-에 도움이 된다는 것이고, 반대로 자극이 불충분한 환경에서는 기능 감소를 유발할 수 있다.

그 외에 노인의 평가에서 고려해야할 요소는 신경인지장애(neurocognitive disorder)에 대한 가능성으로, 정신 질환의 진단 및 통계 편람 5판(DSM-5, Diagnostic and Statistical Manual of Mental Disorders fifth edition; American Psychiatric Association, 2013)에 따르면 신경인지장애에서는 하나 이상의 인지 영역에서 장애를 보일 수 있다. 신경인지장애를 가진 노인은 자극에 적절하게 반응하기 어려울 뿐 아니라 자신과 연관된 사건을 상황에 맞게 이해하는데 어려움을 겪을 수 있다. 신경인지장애는 대부분 전 세계적으로 널리 퍼져 있으며(장애의 정도는 다양하다), 거의 감정과 행동의 변화에 깊게 관여하기 때문에 노인들에게 굉장히 중요한 질환이다.

뇌의 노화와 노인의 정신 기능 상태는 유전적 요소(종 특이적, 그리고 개인적 요소) (Caleb, Finch, & Tanzi, 1997; Rodriguez-Rodero et al., 2011)와 과거 및 현재의 환경 상태(Ryff & Singer, 2005) 모두의 영향을 받아 결정된다. 하지만 임상가는 이를 기억해야 한다. "뇌가 곧 마음이라고 할 수는 없다. 신체 기관으로서의 뇌는 그 사람의 마음과 같지 않다. 한 사람의 뇌의 기능이 감소한다고 하더라도, 그 사람의 마음은 뚜렷하게 남아있다"(Ilardo, 1998, p.10)

이와 연관하여 Institute of Medicine(2015) of the U.S. National Academies of Sciences 에서 최근에 발표한 논문에서 제안한 '인지 노화(cognitive aging)'의 구성에 대해 언급할 필요가 있다. 논문에 따르면, 인지 노화 과정은 사람과 동물들에 내재화되어 있으며, 사람마다 시작점은 다르지만 노인기 전반에 걸쳐 이루어진다고 한다. 어떠한 기능은 향상이 되기도 하고(지혜, 경험과 관련된 부분), 어떠한 기능은 감소하기도 한다(기억, 주의, 사고 과정의 속도 등). 다시 말해, 인지 노화는 사람이 나이가 듦에 따라 일생에 거쳐 점진적으로 지속되는, 다양한 변화를 일으키는 과정이며, 아직 이러한 과정이 가져오는 영향이 잘 알려져 있지 않기 때문에 질병이라고 이야기하거나 기능 변화의 수준을 정량화 할 수 없다. 요약하자면 노인의 정신 기능에 대한 평가에는 다음 항목에 대한 감별진단이 필요하다.

● 노화에도 불구하고 보존되는 최적의 정신 능력(Mental ability)
● 노화에 따라 손상되는 정신 능력
● 노화가 아닌 개인의 발달사로 인한 정신 능력의 손상, 혹은 낮은 수준의 능력

그 뿐 아니라, 노화는 그 자체로 잠재적 스트레스 요소이고 사람들은 이를 긍정적으로 받아 들여 자신의 능력을 가능한한 잘 보존할 수도 있지만, 그렇지 못한 경우에는(예를 들어, 다른 스트레스 상황이 겹친 경우) 심한 정신 기능의 황폐화를 겪을 수도 있다. 몇가지 연구에 따르면(Cohen-Sachs, 2006; Desjardins & Warnke, 2012), 이런 종류의 스트레스를 마주하는 능력은 일생에 거쳐 이루어지는 자아실현의 욕구에 대한 노력을 통해 강화될 수 있다고 하며, 이는 삶의 마지막 시기에 겪는 신체적, 감정적 어려움에 대해 의미와 목적을 부여하는 데에 도움을 준다고 한다. 이는 마지막 부분에서 다룰 의미와 목적의 역량과 관련이 있다

다시 말해, 나이가 듦에 따른 정상적인 능력의 감소는 어떤 사람들에겐 매우 고통스러운

경험이지만, 그렇지 않은 경우들도 존재한다. 물론 이는 성격 기능(personality functioning)과 연관이 있을 수 있으며, 이는 챕터 13의 PE axis에서 논의할 것이다.

이 챕터의 마지막 부분에서는 Chapter 2에서 기술된 M axis에 관한 기본 정신 기능(Basic mental function)의 12 카테고리를 노인에게 적용하여 서술할 것이다. 이를 통해 임상가들이 노인 환자들을 평가할 때 그들에게 노화에 따른 어려움이나 능력 저하가 있다는 사실을 무시하지 않고, 보다 다방면에서 개인의 특성을 고려하여 접근할 수 있도록 이 카테고리를 사용할 수 있었으면 한다. 비록 어떠한 방식으로도 노인의 정신 상태를 전부 다룰 수는 없지만, 12 ME-Axis 카테고리는 그 중에서도 여러 가지 중요한 영역에 대해 강조를 해준다.

다른 M-axis 챕터에서 처럼, 우리는 기본 정신 기능 요약(Summary of Basic Mental Functioning, 표 5.1, pp. 303)이라는 평가 도구를 소개하며, 임상가들은 각 정신 기능에 대해 5점의 범위에서 평가할 수 있다. 각 기능의 5,3,1 점에 대한 설명은 챕터 내 정신 기능의 설명에 기술되어 있다.

노인에게 일반적으로 사용되는 신경심리검사

아래에 언급된 검사들은 노인의 전반적인 인지 기능과 그 외의 신경심리 기능을 평가하는데 유용하다. 다음에 나오는 조절, 주의 집중 및 학습 능력에서 언급되는 검사들은 특정 영역을 평가하는 데에 도움이 된다.

간이정신상태검사(Mini-Mental State Examination)
간이정신상태 검사(MMSE; Folstein, Folstein, & McHugh, 1975)의 목적은 주로 노인의 잠재적 정신 장애에 대해 간단히 검사하는 것이다. 이 검사는 시간과 장소의 지남력, 주의력/집중력, 언어 능력, 구성 능력, 그리고 즉각 회상, 지연 회상에 대한 평가를 포함하고 있다. 검사 시행에는 5-10분 정도가 소요된다.

알츠하이머병 평가도구 (Alzheimer's Disease Assessment Scale)
알츠하이머병 평가도구(ADAS; Rosen, Mohs, & Davis, 1984)는 알츠하이머병 환자들에게서 전형적으로 보이는 인지 기능 결함 및 비인지영역의 행동 기능 결함의 심각한 정도를 평가 하기 위해 개발되었다. 이 검사는 11개의 인지 항목(ADAS-Cog)과 10개의 비인지 항목(ADAS-Non-Cog)으로 이루어져 있으며, 분리해서 사용할 수 있다. ADAS-Cog은 수행에 기반한 짧은 신경심리 검사이며, ADAS-Non-Cog은 관찰에 기반한 행동 평가 검사이다.

캠브리지 노인 정신질환 검사 (Cambridge Mental Disorders of the Elderly Examination)
캠브리지 노인 정신질환 검사(CAMDEX; Roth et al., 1986)의 표준형은 340 항목으로 구성되어 있으며, 단축형(개정판, 혹은 CAMDEX-R; Roth, Huppert, Mountjoy, & Tym, 1998)은 67 항목으로 구성되어 있다. 표준형은 60-90분 소요되며, 단축형은 20-40분 정도 소요된다.

전두엽 평가 도구(Frontal Assessment Battery)

전두엽 평가 도구(FAB; Dubois, Slachevsky, Litvan, & Pillon, 2000)는 인지와 행동에 관한 6개의 부속 세트로 구성된 간단한 침상에서 시행 가능한 정신상태검사(bedside mental status examination)이다(전두엽 치매, 피질하 치매 환자에게 특히 유용하다). 시간은 약 10분 정도 소요된다.

치매 평가 도구(Dementia Rating Scale)

치매 평가 도구(DRS; Mattis, 1988)는 이미 진단된, 혹은 의심되는 치매 증상을 가진 사람들의 인지 기능 정도를 알려준다. 치매에 대한 전반적인 평가는 주의력(attention), 시작과 보속 능력(initiation and perseveration), 구성능력(construction), 개념화 능력(conceptualization), 언어적, 비언어적 단기 기억력(verbal, nonverbal short-term memory)과 같은 특정 인지 기능들의 점수를 합하여 이루어진다. 검사는 정상 노인의 경우 10-15분 소요되며, 치매 환자의 경우 30-45분 소요된다.

MicroCog: 인지 기능 평가 (MicroCog: Assessment of Cognitive functioning)

MicroCog (Powell, Kaplan, Whitla, Catlin, & Funkenstein, 1993)은 18-89세를 대상으로 정신 기능의 결함을 평가하는 선별 검사로, 컴퓨터로 평가하고 점수 채점이 이루어진다. 기존의 표준 검사는 18개의 하위 검사로 이루어져 있고, 단축형은 그 중 12개의 하위 검사만 포함하며 5개의 영역(주의력/통제력(attention/mental control), 기억력(memory), 추론/계산(reasoning/calculation), 공간 처리(spatial processing), 반응 속도(reaction times))으로 짜여 있다. MicroCog은 자가 보고식으로, 표준형은 60분, 단축형은 30분 정도 소요된다.

몬트리얼 인지 평가(Montreal Cognitive Assessment)

몬트리얼 인지평가(MoCA; Nasreddine et al., 2005)는 경도의 인지 기능 장애에 대한 신속한 선별검사를 위해 만들어졌다. 이 검사는 다음의 서로 다른 인지 영역을 평가 한다: 주의/집중력 (attention/concentration), 집행기능(executive function), 기억(memory), 언어(language), 시각 구성 기술(visual-constructional skill), 개념적 사고력(conceptual thinking), 계산(calculation), 그리고 지남력(orientation). 검사 시간은 10분 정도 소요된다.

1. 조절, 주의 집중, 그리고 학습 역량(Capacity for Regulation, Attention, and Learning)

첫 번째 역량에 대한 보다 광범위한 정의, 그리고 관련 평가 도구를 알고 싶다면 Chapter 2의 M axis에서 연관 내용을 찾아보기 바란다(p.77).

이 역량을 70세 혹은 그 이상의 노인을 대상으로 평가할 때에는 신경인지 장애와 같은 신경생물학적 기질 변화의 가능성을 고려하는 것이 매우 중요하다. 기억 영역의 문제(특히 즉각 기억과 최근 기억, 장기 기억의 손상은 드문 편이다)는 일상 생활의 모든 방면에서 지장을 주기 때문에 신경인지 장애의 가장 주된 증상으로 인식되는 경우가 흔하다.

노인들이 새로운 것을 학습하는 데 어려움을 겪는 것은 정상적인 것처럼 보이지만, 이는 종종 전반적인 정신기능이 점진적으로 "조여드는(tightening)" 현상의 결과로 나타나기도 한다. 젊은 사람들은 새로운 자극을 쉽게 수용하고 처리하지만, 노인들은 이미 알고 있는 것과 매우 유사한 자극들만 처리를 하는 경우가 흔하기 때문에 새로운 것을 다루는 데에 어려움을 겪는다.

하지만, 최근 연구들에서는 노인들도 나이를 먹으면서 학습 능력을 유지할 수 있다는 점을 강조한다. 이 연구에서는 전략(교육 방식, 훈련 기술)이 주의력을 증진시키고(Chaffin & Harlow, 2005; Saczinki, Willis, & Schaie, 2002; Wrenn & Maurer, 2004), 양호한 인지 기능을 보존한다고 이야기한다.

평가 척도(Rating Scale)

이 역량과 M-axis 의 다른 역량들은 이전에 언급했던 바와 같이 이 챕터의 끝에 있는 Table 12.1 의 평가 도구를 통해 1점에서 5점까지 평가할 수 있다. 능력 별 5점, 3점, 1점에 해당하는 수준은 본문에 설명되어 있다.

5. 생각과 감정, 그리고 그 외의 내적 경험을 표현하는 능력이 노화로 인한 손상을 받지 않은 경우를 말한다. 정상적인 노화 과정으로 인한 전반적인 심리적, 신체적 기능의 변화는 있지만 기억력, 주의력, 집행기능, 그리고 학습 능력이 유지되어 있으며 잘 통합되어 있다.

3. 생각과 감정, 그리고 그 외의 내적 경험을 어떠한 동기부여가 있을 때나, 비교적 짧은 기간 동안에만 표현할 수 있다. 다른 상태에서, 그리고/혹은 스트레스 상황에서는 노화의 진행으로 인한 결함들이 더 명확하게 드러나며, 언어 능력의 문제, 정보 처리의 문제, 그리고 그 외에도 다른 인지 능력에서의 문제들이 나타날 수 있다.

1. 노화로 인한 손상이 심해 무언가에 집중하고, 주의를 기울이며 체계화된 모습을 보이는 데에 어려움을 겪는다. 이는 학습 능력을 저해 시킬 뿐 아니라, 외부 자극에 대한 적절하고 능동적인 대처를 하는 데에도 문제를 일으킨다.

가장 연관성 있는 평가 도구들(Most Relevant Assessment Tools)

주의력 간단 검사(Brief Test of Attention)

주의력 간단 검사(BTA; Schretlen, Bobholz, & Brandt, 1996)는 청각적 분리 주의력(divided auditory attention)을 평가하는 도구이다. 두 개의 유사한 형태의 청각 정보가 CD로 구성되어 있고, 응답자는 두 개의 형태를 모두 듣게 된다(각각은 4분의 시간이 소요된다).

시각적 패턴 검사(Visual Pattern Test)

시각적 패턴 검사(VPT; Della Sala, Gray, Baddeley, & Wilson, 1999)는 13-92세의 피험자를 대상으로 시각적 단기 기억력을 평가 한다. 이 검사는 여러 형태의 시각적 단기 기억에서 저장 기억(storage memory)을 구분해 내기 때문에 주의력과 심상(mental imagery)을 평가하는 데에도 유용하다.

Rey-Osterrieth 복합도형 검사(Rey-Osterrieth Complex Figure Test)

Rey-Osterrieth 복합도형 검사(CFT; Corwin & Bylsma, 1993; Osterrieth, 1944)는 시각적-공간적 구성능력과 시각적 기억력을 평가하기 위해 개발되었다. 이 검사는 네 가지 단계로 이루어진다: 그림을 기억하기, 3분 후의 회상(3분은 대화나 다른 언어적 과제를 하며 보낸다), 지연 회상(약 30분 후의 회상), 재인식(응답자는 제시받은 그림 내에서 원래 그림에 해당하는 부분들에 동그라미를 쳐야 한다). 검사는 15분 정도 소요된다.

Rivermead 행동 기억 검사 (Rivermead Behavioural Memory Test)

Rivermead 행동 기억 검사 – 3판(RBMT-3; Wilson et al., 2008)은 M axis에 관한 Chapter 2의 첫 번째 능력에서 언급되었다.

2. 정동의 범위, 의사소통, 그리고 이해의 역량(Capacity for Affective Range, Communication, and Understanding)

두 번째 역량에 대한 보다 광범위한 정의, 그리고 관련 평가 도구를 알고 싶다면 Chapter 2의 설명을 참고하기 바란다(p.79).

노인들에게 영향을 미치는 감정적 변화의 양상은 "젊은 시절 그 사람이 얼마나 감정적으로 적응을 했는지의 수준에 따라" 결정 된다(Ilardo, 1998, p.13). 그 수준은 물론 문화적 환경, 사회적 규범, 그리고 이전의 경험의 영향을 받는다. 무엇보다도, 과거 경험의 종류나 유의성(valence)이 가장 중요한 영향을 미친다: 만약 과거의 경험들이 부정적이라면, 정서 상태나 감정을 이해하고 표현하는 능력이 감소하거나 위축될 수 있다. 반대로, 사회적 규범이나 윗 세대의 전형적인 모습에 너무 얽매이지 않는 모습, 그리고 늘어난 자유에 대한 감각은 스스로의 긍정적, 부정적인 느낌을 다른 사람들과 공유하고 평가하는 성향으로 이끌 수 있다(Gross et al., 1997). 이는 각자의 삶의 과정에 따라 굉장히 다양한 패턴을 보일 수 있다.

평가 척도(Rating Scale)

5. 넓은 범위의 감정을 이해하고 표현하며 의사소통하는 능력이 노화에 의해 손상받지 않은 경우를 말하며, 생의 이전 시기에 이런 능력을 성취해내도록 해준 자원들이 여전히 존재한다.

3. 감정의 범위가 제한되고, 자신의 특정 정서에 대해 의사소통 하는 데에 어려움을 겪는다. 노화에 따른 정상적인 범위의 능력 감소는 스트레스 정도를 나타내기도 하는데, 이 때에는 감정의 표현이 제한되거나 상황 혹은 사회적 기대에 적절하게 반응하는 능력이 감소한다.

1. 개인의 감정 표현 능력이 혼란스러운 수준이며, 환경 자극과 이에 대한 정서 반응 사이의 부조화가 명확히 드러난다. 이 정도 수준이 되면, 이전부터 좋지 않은 정신적 자원을 이는 마지막 부분에서 다룰 의미와 목적의 역량과 관련이 있다. 아니면 심각한 인지 기능의 저하가 있었던 것인지 구분하기가 어려워진다.

3. 정신화와 반영 기능의 역량(Capacity for Mentalization and Reflective Functioning)

세 번째 역량에 대한 보다 광범위한 정의, 그리고 관련 평가 도구를 알고 싶다면 Chapter 2의 설명을 참고하기 바란다(p.85). 나이가 듦에 따라 나타나는 사회적 접촉의 감소와 경험(특히 새로운 종류의 경험)의 박탈은 다른 사람들의 마음을 추론하는 능력과 함께 내적 삶(internal life)을 사색하는 능력에도 영향을 미친다. 게다가, 노인들은 종종 어렵거나 불쾌한 일을 마주치면 신체적 어려움을 호소하는 방식으로 반응을 하는 경우들이 있는데, 이는 노인의 신체적 취약성과 연관이 있으며 반영 기능(Reflective function)의 대안 중 하나라고 할 수 있다. 이와 관련해 McClintock Greenberg(2009, 0.56)은 "자기(Self)의 통합, 결속을 향한 뚜렷한 위협은 죽음에 대한 두려움 만큼이나 사람의 상징적 사고(symbolic thought)를 저해한다"고 했다.

이와 반대로, 삶의 이전 시기에 양호한 정신화(mentalization) 그리고 반영 기능(reflective function)을 발휘했던 사람은 그들이 쌓아온 지식과 경험을 통해 각각의 경험에 대한 자신들의 반응이나 다른 사람들의 마음을 노년기에 더 잘 이해하게 되기도 한다(Happe, Winner, & Brownell, 1998; Melehin, 2015).

노화에 따른 성인의 정신화(mentalization) 기능의 변화를 이해하는 것은 신경인지질환, 혹은 정신 질환에 따른 반영 기능(reflective function)의 결함을 평가하는 데에 매우 중요하다 (Chapter 13, 14의 PE and SE Axes에 대한 내용을 참조하라).

평가 척도(Rating Scale)

5. 이 수준에서 개인은 다른 사람의 행동과 반응에 대한 내적 경험을 묘사할 수 있을 뿐 아니라, 스스로의 정신상태를 이해할 수 있다. 이 능력은 도적적이거나 고통스러운 상황에서도 유지된다. 노화의 과정은 다른 사람의 마음을 알아채는 능력이나 개인의 심리적 통찰력에 의미있는 영향을 주지 않는다. 정신화와 반영의 기능은 충동을 조절하고, 자신의 내적 상태와 외적 현실을 구분하는 데에 이용된다.

3. 갈등이나 강력한 감정에 직면하게 되면 두드러지는 능력의 저하가 정신화, 그리고 반영의 기능에 나타난다. 이 때에는 신체 증상의 호소나 충동성의 증가와 같은 증상이 생길 수 있다. 노화로 인한 활용 가능한 신체적, 심리적 자원의 감소는 개인이 자신의 행동이나 느낌을 이해하는 능력이나 상대방의 행동이나 느낌에 주의를 기울이는 능력을 더욱 더 떨어뜨린다.

1. 노화에 따른 인지기능의 융통성 저하, 그리고/혹은 신체적 어려움에 맞서야 하는 상황은 개인이 자신의 정서상태에 집중을 하거나, 내적 경험과 외적 경험을 구분하는 능력에 저하를 가져온다. 현실 검증력이 때로는 혼란스러운 상태에 빠져들고, 자신의 감정을 단어로 표현하기 어려워진다. 이러한 능력의 저하들은 모두 개인이 적절한 행동을 선택하는 데에 어려움을 주게 된다.

4. 구별과 통합의 역량(정체성)(Capacity for Differentiation and Integration (Identity))

네 번째 역량에 대한 보다 광범위한 정의, 그리고 관련 평가 도구를 알고 싶다면 Chapter 2를 참고하기 바란다(p.88).

정체성에 대한 감각(sense of identity)과 자기의 통합(integration of self)은 노년에 얻어지는 것이 아니다. 사람들은 생의 이전 시기에 이에 대한 성취를 이루었을 경우에만 노년에 좋은 기능을 발휘하며 즐길 수 있다. 이전 경험의 유형, 그리고 그 수에 따라 자신감에 대한 더 강한 감각(sense of self-confidence)을 가지게 되는데, 이는 확고한 가치, 믿음, 그리고 습관 등을 바탕에 둔다. 하지만 노화의 과정에서 발생하는 인지 능력, 신체 기능의 저하는 노인들로 하여금 남들에게 의지해야 하는 상황을 늘릴 수 있기 때문에 정체성에 대한 감각을 약화시키는 역할을 하기도 한다.

5. 융통성 있고 자발적인 형태의 긍정적인 정체성에 대한 감각이 삶의 전 단계에서 노년까지 유지된다. 개인의 동기, 바람, 그리고 다양한 감정 상태에 대한 스스로의 이해는 노화 과정에서 겪을 수 있는 어려움이나 경험들을 최선의 방법으로 대처할 수 있게 도와준다.

3. 심한 스트레스 상황이 되면, 개인의 정상적인 노화 과정에서의 기능 저하는 정체성에 대한 의식에 부정적인 영향을 미친다. 이러한 상태에서 개인은 자신의 바람, 요구에 대해 혼란을 느끼며, 때로는 변화하는 상황에 잘 대처하지 못하거나 통합되고 안정된 자아감(sense of self)을 유지하는 데에 어려움을 겪기도 한다.

1. 개인의 인지적, 심리적, 그리고 신체적 자원들이 감소하게 되면 차별화와 통합의 능력에도 지대한 영향을 미치게 된다. 개인은 과거와 현재의 연속성을 인지하지 못하고, 스스로의 정체성에 대한 인식은 분열되거나 완고하게 구분된다. 이러한 경우 미성숙한 방어기제(분리에 기초한)들이 나타나며, 현실 검증력이 저하되는 양상을 보인다.

5. 관계와 친밀감의 역량(Capacity for Relationships and Intimacy)

다섯 번째 역량에 대한 보다 광범위한 정의, 그리고 관련 평가 도구를 알고 싶다면 Chapter 2를 참고하기 바란다(p.91).

노인을 대상으로 이 역량을 평가할 때에는 실제 사회적 접촉의 횟수/유형과 주요 인물들과의 정서 및 감정적 공유에 대한 욕구가 얼마나 지속되는 지의 차이에 집중하는 것이 매우 중요하다. 생의 후기에 흔한 몇몇 감각 이상(청력, 시력 저하 등)은 사회적 접촉을 위축시키기도 하고 고립되어 있는 시간을 늘리기도 하는데, 그럼에도 관계와 관련된 능력은 유지되거나 심지어 향상되기도 한다.

노령이 되면 삶의 환경과 그들의 요구사항이 달라지기 때문에 의존이라는 개념에 대한 평가가 필요하다. 예를 들어, "노인들과 그들을 돌보아야 하는 가족들과의 관계는 환자와 보호자라는 새로운 역할로 인해 분노와 죄책감 사이에서 괴로워 하며 고통스러울 수 있다"(Zarit, 1980, p.47) 게다가, "신체 건강 혹은 인지 기능의 변화는 노인들로 하여금 공동체 생활을 하는 데에 주눅이 들게 만들며, 많은 사람들이 양로원(nursing home), 생활 보조시설(assisted living facilities), 혹은 퇴직자 공동체(retirement communities)에 들어가 생활을 하게 된다." (Kring, Davison Neale, & Johnson, 2007, p.523). 친척, 친구, 그리고 그 외의 사람들(건강 관리 전문가, 기관 직원 등)에 대한 필요성이 늘어남에 따라 노인들의 인간관계에서 사람들에 대한 중요도는 변화하게 된다.

노인들에게 있어서 성생활(sexuality)은 특별히 고려해야 할 주제이다. 성관계 필요성의 감소, 성적 환상 혹은 욕구 공유의 감소는 일반적으로 노화와 관계가 있는데, 이러한 사실은 특히 성생활을 자신의 정체성 중 중요한 부분이라고 여겼던 사람들에게는 힘든 일이 될 수도 있다. 이러한 경우, 성적 흥미의 감소는 때로는 우울 증상으로 이어질 수 있으며 반대로 억제되지 않은 성적 행동을 과도하게 하는 방어적인 모습을 보이기도 한다(조증 삽화나 신경인지장애와는 관련이 없다; Chapter 14의 SE axis 참조). 당연하게도, 삶의 이전 단계에서 형성된 성생활과 다른 흥미거리와의 적절한 균형, 그리고 다른 사람들과의 관계를 형성하는 방식이 성생활 변화에 따른 적응에 중요한 바탕이 된다.

평가 척도(Rating Scale)

5. 인간관계에 지장을 주는 노화의 요소들(감각 이상, 거동의 불편함 등)에도 불구하고 이 수준의 개인은 여전히 다른 사람들과 어울리기를 원하고, 연인 관계를 포함한 깊고 의미 있는 인간관계를 유지할 능력을 가지고 있다.
3. 개인은 친구, 친척, 그리고 가능한 경우 연인과의 의미있는 만남을 유지할 수 있다. 하지만, 신체적 어려움이나 감정적인 문제가 생길 경우 다른 사람들과의 분리, 고립이 발생할 수 있는데, 반면에 개인 스스로는 타인에게 과도하거나 비현실적인 돌봄이나 관계를 요구하기도 한다.
1. 개인은 의미있는 인간관계를 유지할 능력을 가지고 있지 않으며, 자신의 경험을 다른 사람과 공유하고 싶어하지도 않는다. 개인의 무관심과 고립은 삶의 이전 시기 경험들의 결과일 수도 있으며, 노화로 인한 신체적 결함 그리고/혹은 심리적 어려움에 의한 것일 수도 있다. 다른 사람을 도와주거나, 도움 받기를 승낙하는 능력이 거의 없다.

6. 자존감 조절 및 내적 경험의 수준에 대한 역량(Capacity for Self-Esteem Regulation and Quality of Internal Experience)

여섯 번 째 역량에 대한 보다 광범위한 정의, 그리고 관련 평가 도구를 알고 싶다면 Chapter 2를 참고하기 바란다(p.95).

일부 저자들은 노화 과정이 흔히 애도의 감정과 함께 한다는 점을 강조했다. 이는 노인들이 과거의 자신과 어느 정도의 연속성을 유지하면서도 (과거와는 달라진 자신의 능력, 개인의 특성에 기반하여) 노화에 따라 자아상(self-image)을 변화시키고 새로운 인간관계를 정립해야 하는 것과 관련이 있다. 다시 말해, 이러한 모습은 점진적인 정체성의 위기를 수용하고 극복해 나가는 과정이라고 할 수 있다(Goswami, 2013; Ploton, 2001). 이 과정은 자존감(Self-esteem)의 상처를 동반할 수도 있지만, 자신감(confidence)과 자기 존중(self regard)이 향상되는 계기가 되기도 한다. 과거 경험들의 수와 그 경험들의 본질이 중요한 역할을 할 것이다. 물론, 늘어나는 아이들, 친척, 전문적인 조력자들에 대한 의존 욕구와 노화에 따른 신체 결함, 감각 기능의 저하는 이러한 역량의 다양한 양상을 방해하는 역할을 한다.

평가 척도(Rating Scale)

5. 이 수준에서 개인은 노화로 인한 여러 결함이나 감퇴를 직면하게 되더라도 안정적인 수준의 자신감(confidence), 생동감(vitality), 그리고 현실적인 자존감(self-esteem)을 유지한다. 어느 정도의 감각 기능 저하나 운동 능력의 저하는 자기 의존(self-reliance)에 영향을 미치지 않고 스스로에 대한 긍정적인 관점 또한 유지되는데, 이는 다른 사람들과의 관계, 환경에의 적응에 영향을 미친다.

3. 개인의 자신감(confidence)과 자존감(self esteem)의 수준이 일반적으로 적당한 수준이나, 스트레스 상황 혹은 노화와 관련된 결함을 겪게 될 때 자주 무너지는 모습을 보인다. 개인은 자신의 감각, 혹은 운동능력 자원이 감소함에 따라 자신감이 떨어지고 내적으로 부족함을 느낀다고 호소를 한다. 이 역량과 관련된 분야에서의 능력 저하는 타인과의 관계에 대한 욕구에도 악영향을 미친다.

1. *감각 기능 저하, 운동 능력 저하에 따라 개인이 스스로에게 느끼는 취약감은 공허함, 불완전함, 그리고 감정적 고립을 느끼게 한다. 이러한 경우에는 노화와 관련된 어려움을 극복할만한 탄력성이 거의 없다고 할 수 있다. 그 결과, 자신감과 자존감은 비정상적으로 떨어지고 때로는 과보상의 기전에 따라 과도하게 높아지기도 하는데 이 두 극단 사이의 균형은 거의 이루어지지 않는다. 실제로 개인은 노화로 인해 나타나는 약점들에 대해 이를 환상 속의 힘으로 변형시켜 부적절한 행동을 보이는 등의 반응을 보이기도 한다(예: 위험을 저평가함).*

7. 충동조절 및 조율의 역량(Capacity for Impulse Control and Regulation)

일곱 번 째 역량에 대한 보다 광범위한 정의, 그리고 관련 평가 도구를 알고 싶다면 Chapter 2를 참고하기 바란다(p.97).

노화의 과정은 이 역량에 불리한 영향을 주며, 일부 개인들의 과거 경험은 스스로가 어떤 부분에서의 조절이 잘 되지 않는지 예측이 가능하게 해준다. 충동의 표현에 대한 조절은 시간이 지남에 따라 과도하거나 부족한 양상을 보이고, 이러한 조절 능력의 결핍은 갈수록 명백해진다. 그리고, 이 역량은 신경인지 장애가 있을 경우 심각하게 손상된다는 점도 기억을 해두어야 한다.

5. 이 수준의 개인은 충동을 제어할 수 있고 감정을 조절할 수 있다. 충동과 욕구는 조절되고 적응적인 방식 으로 표현되며 노화와 관련된 변화는 역량 자체에 부정적인 영향을 미치지 않는다.

3. 개인의 충동 제어 및 감정 조절 능력이 갈등이나 긴장 상태에서는 감소한다. 신체적, 인지적, 감정적 자원의 감소는 개인이 충동을 다스리기 어렵게 하거나(예: 분노를 참기 어려워진다), 아예 욕구나 느낌에 대해 부정하며 방어적인 고립 상태를 만들기도 한다.

1. 고령과 관련된 경험과 감정(의존에 대해 견디지 못함. 감각이상, 운동 능력 저하에 따른 자존감 손상, 그리고 인지 자원의 고갈 등)은 개인의 욕구, 동기, 느낌을 조절하는 능력을 현저히 감소시킨다. 이러한 사람들은 생의 이전 시기부터 충동 조절 및 조율의 능력이 부족하였을 수 있고, 이러한 패턴이 노인이 되어서도 유지되거나 혹은 더 심해지기도 한다.

8. 방어 기능의 역량(Capacity for Defensive Functioning)

여덟 번 째 역량에 대한 보다 광범위한 정의, 그리고 관련 평가 도구를 알고 싶다면 Chapter 2 를 참고하기 바란다(p.100).

신체적 자원과 인지 기능의 감소로 이어지는 노화의 과정은 방어 역량에도 영향을 미친다. 사건이나 대인관계에서의 행동이나 반응의 융통성이 감소한다. 노인들은 자신들이 젊었을 때 주로 사용하던 익숙한 방어기제를 선호하는 경향이 있는데, 이런 경향은 그 방어 기제가 상황에 맞지 않아도 마찬가지로 나타난다.

일반적인 노화와 관련된 신체적, 감정적 취약성 뿐 아니라 객관적으로 어렵다고 여겨지는 사건들(은퇴, 배우자의 상실, 친척, 친구의 죽음, 입원, 전문 간호의 필요 상황 등)은 노인들로 하여금 더 원초적인 방어 기제를 사용하도록 하는데, 분리(Splitting)가 다른 적응적인 방어기제에 비해 만연하다. 일부의 경우에는 반대로, 양호한 상황과 긍정적인 과거의 경험을 가진 개인들은 그들의 향상된 사건이나 개인의 느낌에 대한 반영의 역량으로 인해 더 높은 수준의 방어 기제를 보여주기도 한다.

평가 척도(Rating Scale)

5. 노화에 따른 여러 결함들이 개인의 방어 기제 구조를 약화시키지 않으며, 신경증 수준의 적응적 방어기제들(억압 repression, 고립 isolation, 주지화 intellectualization 등)이 주를 이룬다. 이러한 수준의 방어기제는 폭넓은 감정을 경험할 수 있게 하고, 타인과 적절히 상호

작용 하도록 하며, 어느 정도의 창의성을 표현하도록 해준다. 이 수준의 개인들은 노화에 따른 어려움을 알고 이에 맞추어 행동하며, 더 원초적인 방어기제로 빠져들지 않는다.

3. 노화와 관련된 신체적 제한의 경험은 더 낮은 단계의 방어 기제를 사용하도록 만드는데 이는 주로 개인이 위협을 느끼거나 불안할 때 심하며, 대표적으로 부정(denial), 자신 혹은 타인에 대한 이상화(idealization)나 평가 절하(devaluation) 등이 있다. 그 결과 때로는 현실 검증력이 온전치 않을 때가 있고, 개인은 자신이 처한 상황에서 무엇이 중요한지를 알아 내지 못한다.

1. 신체적 어려움의 경험(특히 심각한 병이나 장애에 걸리는 것)은 현실 검증력을 왜곡시키 고, 개인은 불안에 압도된다. 분리(Splitting)에 기초한 방어 기제는 망상적 사고를 일으킬 수 있다(망상적 투사; delusional projection). 더 성숙하고 적응적인 방어기제의 사용은 거 의 어렵고, 스트레스 상황이 악화되면 불가능한 수준에 이른다.

9. 적응, 회복 탄력성, 그리고 장점의 역량(Capacity for Adaptation, Resiliency, and Strength)

아홉 번 째 역량에 대한 보다 광범위한 정의, 그리고 관련 평가 도구를 알고 싶다면 Chapter 2 를 참고하기 바란다(p.105).

　　노화의 각 과정에는 다양한 종류의 사건, 그리고 환경이 포함되어 있고, 그 과정에서 마주 하는 상실, 생활의 변화, 제한된 시간에 대한 인지, 신체적, 인지적 자원의 전반적인 감소 등의 문제는 이에 대처해 나가는 개개인의 역량이 얼마나 중요한지 말해준다. 이런 경험들에 직면 하게 되면 노인은 상황에 적절하게 대응해 적응할 수 있는 능력이 스스로에게 얼마나 있든 간 에 부딪힐 수 밖에 없다.

　　특정한 분야에서의 장점(예: 광범위한 문제를 다루는 능력)은 이 때 도움이 될 수 있고, 이 러한 장점은 진단적 평가 때 고려가 되어야 한다(Cyrulnik & Ploton, 2014). 그 뿐 아니라, 신 경인지 장애로 인한 이러한 역량의 결함에도 주의를 기울여야 한다.

　　특별한 경우는 노인이 양로원(nursing home)에 들어가야할 때이다. Ilardo가 말했듯(1998, p.198), "우리는 지역의 산물이고, 우리의 환경은 곧 우리의 지역이다". 노인이 자신의 지역을 떠나고 자신의 익숙한 거점을 잃게 된다면 초조해지거나 분노하는 것은 자연스러운 일이다. 그렇지만 이러한 경우에는 그들을 지원해줄 적절한 계획을 세우는 것 뿐 아니라 그들의 회복 탄력성 및 적응 능력에 대해 평가하는 것이 가능하고 또한 중요하다.

평가 척도(Rating Scale)

5. 상당한 정도의 스트레스나 복잡한 사회적-감정적 상황, 그리고 새로운 사건들이 발생을

하더라도, 이 수준의 개인은 자신의 감정상태를 관리할 수 있고, 인지 기능의 적절한 표현과 함께 양호한 수준의 대인관계 능력을 유지한다. 현실 검증력은 유지되며, 자신과 타인을 적절하게 이해할 수 있다. 공감과 환경의 요구에 대한 세심함이 자기 주장, 긍정적인 상호작용과 함께 드러난다.

3. 사고 과정과 대인 관계 능력에서 중등도의 결함이 나타난다. 개인이 특정한 열등감에 직면하거나 스트레스 상황에 부딪혔을 때 노화로 인한 정상적인 신체적, 감정적 결함도 더 두드러지고, 이는 개인의 느낌과 행동에 영향을 미친다. 하지만 이 수준의 개인은 심각한 결말에 이르지 않고 어느 정도 수준의 적응은 할 수 있는 능력을 가지고 있다.

1. 새로운 상황, 곤란한 감정적 상황, 그리고 낯선 종류의 대인관계에 대응해야 하는 필요성은 개인으로 하여금 원초적인 방어기제에 의지하게 하고 통제되지 않은 감정 상태에 빠지게 한다. 인지, 감정, 관계의 역량의 감소가 전반에 깔려있고, 약점과 취약성이 빠르게 퍼져간다. 적응과 회복 탄력성의 역량은 상당히 손상되어 있고, 개인이 환경에 적절히 적응하기 위해서는 지속적인 도움이 필요하다.

10. 자기-관찰의 역량(심리적 마음자세)(Self-Observing Capacities (Psychological Mindedness))

다음 역량에 대한 보다 광범위한 정의, 그리고 관련 평가 도구를 알고 싶다면 Chapter 2의 M Axis에 대한 설명을 참고하기 바란다(p.108).

이 챕터 내내 언급되듯이, 노화의 과정 중에는 다양한 형태의 불쾌한 경험들이 발생한다. 모든 상황은 좋은 수준의 심리적마음자세(Psychological mindedness)를 요구하며, 이는 다른 역량들과 마찬가지로 젊은 시절에 더 나은 혹은 부족한 상태로 가지고 있다가 노화의 영향을 받는다. 이러한 자기 관찰의 역량은 노인의 과거 경험, 그리고 유사한 상황에서의 긍정적 반응 덕에 노인 시기에 더 향상된다는 것을 강조하는 것이 중요하다. 사람들은 실제로 자신의 기능적 행동이나 제각기 다른 어려운 상황에서의 적절한 감정적 반응을 더 깊이 지각하고 발전시켜 간다.

평가 척도(Rating Scale)

5. 이 수준에서 개인은 다양한 상황에 대한 그들의 변화 뿐 아니라 자신의 느낌, 생각, 그리고 행동을 이해하는 데에 높은 수준의 동기와 역량을 가지고 있으며, 이는 어떠한 압박 속에서도 유지된다. 개인의 심리적마음자세는 대체로 노화에도 손상되지 않는다. 과거의 경험에 비추어 보는 역량이 개인으로 하여금 적절한 감정적 반응과 행동을 평가하고 시행하는 데에 중요한 역할을 한다.

3. 노화의 과정 및 노인의 전형적인 특징들은 개인이 자신 혹은 다른 사람들의 느낌과 행동을 이해할 수 있는 통찰력에 부분적으로 손상을 준다. 압박 상황이 되면, 자기 관찰과 이해의 역량은 사용할 수가 없게 되지만, 스트레스가 감소하면 회복이 되기도 한다.

1. 자기 인식(Self-awareness)이 고갈되어 있고, 개인은 자신의 느낌, 생각, 행동을 반영하지 못한다. 감정상태는 양극화 된다. 개인은 노인의 전형적인 특징들(신체적, 감정적 부분 모두)을 주의 깊게 관찰하지 못해 이를 과대 평가 혹은 과소평가하며, 때로는 심각한 수준의 현실 검증력 저하가 동반되기도 한다.

11. 내적 기준과 이상을 구성하고 사용하는 역량(Capacity to Construct and Use Internal Standards and Ideals)

열한 번째 역량에 대한 보다 광범위한 정의, 그리고 관련 평가 도구를 알고 싶다면 Chapter 2를 참고하기 바란다(p.112).

노화의 과정에 사람들은 종종 엄격한 도덕적 기준을 정립하기도 한다. 이는 때때로 빠르게 변화하는 환경에 대한 방어적 수단이 된다(놀라울 정도로 빠른 기술의 변화 뿐 아니라 성적 습관, 사회적 규범, 세대간의 관계 등 광범위한 변화가 이에 해당하며, 노인들은 이를 낯설고 다루기 어려운 것으로 여길 수 있다). 다른 상황에서는 이러한 현상이 친구, 친인척들과의 교류 감소(상실, 은퇴 이후 변화한 사회적 역할 등)뿐 아니라 스스로의 신체적, 인지적 자원의 감소에 따른 반응이라고 할 수도 있다.

반면에, 노인들은 때로는 자신들이 사회적, 문화적 관습에서 상대적으로 독립되어 있다는 것을 표현할 권리가 있다고 느끼기도 하는데, 이는 그들이 사회적 보상에 대한 기대를 적게 하기 때문이라는 관점에서 이해할 수 있다.

평가 척도(Rating Scale)

5. 이 수준의 개인은 자신의 행동 기준과 도덕적 믿음에 대해 인지하고 그에 대한 사회적 맥락이나 다른 사람들의 역량을 고려해 유연한 방법으로 표현한다. 그들은 타인의 행동의 바탕이 된 이유(비록 명쾌하거나 명백하지 않더라도)를 이해하려 애쓴다. 이러한 모습은 그들의 도덕적 판단(자신 뿐 아니라 남들에게도)이 죄책감이나 처벌에 의존하지 않고 연민과 공감의 균형 하에 이루어질 수 있도록 해준다.

3. 개인은 자신의 내적 기준이나 이상을 제각기 다른 사회적 맥락에서의 규율이나 가치에 항상 맞추지는 못한다. 개인은 중등도로 엄격하고 고지식해 타인의 역량, 가치, 그리고 이상에 대해 덜 현실적으로 이해하는 모습을 보인다. 자존감은 책임감이나 적절한 행동을

하겠다는 바람이 아니라 주로 죄책감이나 수치심에 의해 좌지우지 된다.

1. 개인은 설령 타인의 행동이 사회적 맥락에서 이해가 되는 내용이라 할 지라도 자신의 도덕적 기준과 맞지 않으면 받아들이지 못한다. 비판과 고소가 흔히 나타난다. 자신의 젊은 시절 윤리적 기준과 현재의 도덕적 습관과의 비교는 늘 엄격하고 고지식하다. 과거 도덕적 기준의 가치는 과대평가 된다. 공감과 긍정적 비판의 여지는 없으며, 타인과의 진심어린 대화는 거의 불가능하다.

12. 의미와 목적의 역량(Capacity for Meaning and Purpose)

마지막 역량에 대한 보다 광범위한 정의, 그리고 관련 평가 도구를 알고 싶다면 Chapter 2를 참고하기 바란다(p.114).

이 역량을 평가하면서, 우리는 '참여(engagement)'라는 용어를 사용할 수 있을 것 같다. 사실 노인에 있어 의미와 목적의 역량은 소속감과 가족, 사회, 공동체 내에서의 능동적인 일원이 되는지 여부가 반영된다. 또한 변화를 그저 수용하는 것이 아니라 이에 대응하여 새로운 위치와 역할을 위해 행동할 수 있는지-오래된 계획을 개조하거나, 반대로 새로운 계획을 수립-도 중요한 요소가 된다. 역량에 대한 평가는 효율성과 생산성에만 국한되어 있지만 이와 같은 것들은 모두 현재의 개인의 삶에 중요한 의미를 부여할 수 있다. 이는 죽음, 애도, 노화와 관련된 심리적, 신체적 자원의 감소, 삶의 극심한 변화(지속적인 도움이 필요한 상태, 양로원에 들어감)와 같은 주제를 다루는 데에도 도움이 된다.

이 기능을 높은 수준으로 활용하는 노인들은 전형적으로 다음과 같은 모습을 보인다.

- 새로운 흥미거리와 활동(독서, 여행, 자원봉사, 취미 등)을 찾아 실행하려는 욕구와 능력이 있음.
- 부적응적인 행동과 갈등이 있는 인간관계를 잘라내는 능력이 있으며 새로운 인간관계를 발전시키는 데에 흥미를 느끼고 투자할 수 있음(가능한 경우 기존의 인간관계도 유지).
- 자신이 속한 집단에서의 역할 변화를 수용하고 적응하는 능력이 있음.
- 이전의 경험을 통해 습득한 지식을 다른 사람(모든 사람, 젊은 사람들 포함)과 나누는 역량이 있음.
- 과학적, 기술적 발전을 고마워하고 놀라워할 수 있음. 그리고 새로운 기기들을 배우려는 욕구가 있음.
- 사랑하는 사람의 미래(자신이 죽은 이후)에 대해 생각할 수 있음.

5. 개인은 한계를 느끼고 수용하며, 건강을 보존하고 현재의 외모를 유지하며 그리고 궁극적으로는 삶을 연장시키기 위한 합리적인 행동들 만을 실행한다. 이 사람들의 좌우명은 "나는 내 삶에서 너무 많은 것을 희생시키지는 않겠어(난 살기 위해 모든 걸 희생하는 건 원치 않아. I prefer not to live at all costs)" 혹은 "난 평생 젊음을 유지하는 데에 동의하지 않아" 일 것이다. '나이 든 현명한 사람'이 할 수 있는 역할을 선호하며, 이를 통해 가족과 공동체 내에서 만족스러운 관계를 유지한다. 과거의 삶을 판단하는 데에 있어서도 개인은 자신의 실수, 성취, 성공과 실패 등을 기억하고 평가할 때 죄책감/후회에 얽매이지 않고, 현재의 삶을 폄하하지도 않는다. 만약 개인이 어떠한 영적인 것을 언미하거나 특정한 이념에 빠져든다고 해도, 그들은 모 아니면 도 형식의 태도나 행동을 취하지 않고 자신의 믿음을 적응적으로 이용하고 표현한다.

3. 개인은 자신의 목적 혹은 의미에 대한 감각을 유지하는 데에 어려움을 느낀다. 노년이 됨에 따라 느껴지는 제한적인 시간, 효율성과 생산성의 감소는 때때로 그들에게는 우울감 뿐 아니라 스트레스와 걱정의 원인이 된다. 이들에게 노화에 따른 신체적, 심미적(외모) 변화는 상당한 불편감으로 다가오며, 치료를 찾는 행위는 종종 강박적인 모습을 보인다. 영적인 것에 대한 욕구나 특정 이념에 대한 관심을 보이는 데에는 보상적이고 실용적인 목적이 있다. 과거를 돌아보았을 때 부정적인 기억들이 훨씬 흔하고, 과거의 긍정적인 사건들은 드물어서 그들에게 편안함의 이유가 되어주지 못한다. 대부분의 기억은 슬픔이나 후회를 일으킨다.

1. 개인은 자신의 삶에서 목적과 의미에 대한 감각을 잃어버린 상태이다. 노화와 관련된 부정적인 사건들(상실, 은퇴, 인간관계의 축소 등)뿐 아니라, 개인이 느끼는 주관적인 경험들(에너지의 감소, 병에 대한 취약성, 몸의 변화, 사회적 역할의 제한 등)은 소외감과 무의미함, 그리고 고립감을 느끼게 한다. 반면에, 개인은 자신이 나이 듦으로 인해 겪는 어려움을 부인하기 위해 원초적인(조증/경조증) 방어기제에 의존하기도 한다. 영적인 모습이나 현재의 상황을 초월하고 싶어하는 모습은 드물다; 오히려 그들은 망상적 믿음이나 강박적 행동의 특징을 가장하고 있다고 할 수 있을 정도로 융통성 없고 지나친 모습을 보인다.

기본 정신 기능 요약(Summary of Basic Mental Functioning)

다른 M-Axis 챕터에서 소개된 것과 같은 접근 방식으로, 우리는 임상의가 기본 정신 기능을 양적으로 평가하기를 권유한다(표 5.1).

■ 표 5.1. 기본 정신 기능 요약(Summary of Basic Mental Functioning): ME Axis

환자의 전반적인 정신 기능에 대한 양적인 평가를 얻기 위해서는, 임상가가 각각의 12개의 역량에 대해 1-5점의 점수를 측정해야 한다(표12.1a). 이를 통해 전반적인 기능에 대한 수치가 12에서 60까지 나오게 되고, 점수가 높을수록 더 건강한 기능을 가지고 있음을 뜻한다. 임상가는 점수의 총합에 따라 환자를 Table 12.1b와 같이 분류하며, 이 분류를 통해 나누어진 7단계의 정신 기능 수준에 대한 질적인 설명을 간략하게 참고할 수 있다.

표 5.1a. ME-axis Functioning: Total Score

ME-axis capacities	측정 점수
1. 조절(Regulation), 주의 집중(Attention), 그리고 학습(Learning) 역량	5 4 3 2 1
2. 정동의 범위(Affective Range), 의사소통(Communication), 그리고 이해(Understanding)의 역량	5 4 3 2 1
3. 정신화(Mentalization)와 반영 기능(Reflective function)의 역량	5 4 3 2 1
4. 구별(Differentiation)과 통합(Integration)의 역량 (정체성(Identity))	5 4 3 2 1
5. 관계(Relationship)와 친밀감(Intimacy)의 역량	5 4 3 2 1
6. 자존감 조절(Self-Esteem regulation) 및 내적 경험의 수준(Quality of Internal Experience)에 대한 역량	5 4 3 2 1
7. 충동조절 및 조율(Impulse control and Regulation) 의 역량	5 4 3 2 1
8. 방어 기능(Defensive Functioning)의 역량	5 4 3 2 1
9. 적응(Adaptation), 회복 탄력성(Resiliency), 그리고 장점(Strength)의 역량	5 4 3 2 1
10. 자기-관찰(Self-Observing)의 역량(심리적마음자세; Psychological Mindedness)	5 4 3 2 1
11. 내적 기준과 이상을 구성하고 사용(Construct and Use Internal Standards and Ideals) 하는 역량	5 4 3 2 1
12. 의미와 목적(Meaning and Purpose)의 역량	5 4 3 2 1
	총 점수 =

표 5.1b. Levels of Mental Functioning

ME01. 건강한/최적의 정신기능(범위 = 54-60)
대부분의 정신 역량에서 아주 좋은 수준의 기능을 보인다. 융통성 및 적응과 관련된 변화는 주로 노화와 관련된 취약성, 고통스러운 사건으로 인해 나타날 수 있으며, 일시적이다.

ME02. 일부 영역에서의 어려움을 동반한 좋은/적절한 정신기능(범위 = 47-53)
개인은 적절한 수준의 정신 역량을 보인다. 하지만 특정한 제한된 영역에서는 어려움을 보이며, 이는 개인의 특수한 상황이나 사건, 일부의 노화와 관련된 인지 감정적 결함과 관련이 있을 수 있다.

ME03. 정신기능의 경도의 결함(범위 = 40-46)
개인은 일부 영역의 정신기능에서 위축되고 고지식한 모습을 보인다. 노화와 관련된 결함은 자존감 조율에 부정적인 영향을 미치고, 방어기제를 경직되게 한다.

ME04. 정신기능의 중등도의 결함(범위 = 33-39)
개인은 정신기능의 대부분의 영역에서 중등도의 위축 및 변화를 보인다. 노화와 관련된 취약성은 환경적 요구에 대해 명백히 손상된 반응을 보이게 하고, 적응에 대한 능력도 떨어뜨린다.

ME05. 정신기능의 주요한 결함(범위 = 26-32)

개인은 정신기능의 대부분의 영역에서 주요한 변화를 보인다. 노화의 과정은 자신의 통합, 그리고 자신과 대상의 구별을 심각하게 어려워하도록 만든다. 일부 노화로 인한 인지 기능 결핍 및 감정적 어려움은 (이미 손상되어 있는) 삶의 이전 시기의 정신 기능을 더 악화 시키거나, 아니면 직접적으로 결함을 유발하기도 한다.

ME06. 기본 정신 기능의 명백한 결손(범위 = 19-25)

개인은 정신기능의 대부분의 영역에서 명백한 결손을 보인다. 노화로 인한 스트레스는 개인이 일상 생활의 어려움에 반응하는 능력마저 심각하게 악화 시킨다.

ME07. 기본 정신 기능의 주요한/심각한 결손(범위 = 12-19)

개인은 정신기능의 대부분의 영역에서 심각한 결손과 함께 기본 정신 기능(지각, 통합, 인지 및 감정적 조절, 기억력 등)에서도 결함을 보인다. 이는 노화로 인한 직접적인 결과이기도 하고, 이전의 결함을 반영한 것일수도 있다. 노화의 어려움을 직면할 능력이 제대로 발휘되지 않고, 자율성은 거의 상실된 상태이다.

■■■ 참고문헌

General Bibliography

Agronin, M. E. (2004). *Dementia*. Philadelphia: Lippincott Williams & Wilkins.

Allen, A. T., Morris, A. M., Stark, S. M., Fortin, N.J., & Stark, C. E. L. (2015). Memory for sequences of events impaired in typical aging. *Learning and Memory, 22*, 138-148.

American Psychiatric Association. (2013). *Diagnostic and statistical manual of mental disorders* (5th ed.). Arlington, VA: Author.

Baddeley, A. (1996). *Your memory: A user's guide*. London: Prion.

Baltes, M. M., & Carstensen, L. L. (1996). The process of successful ageing. *Ageing and Society,16*(4), 397-422.

Caleb, E., Finch, C. E., & Tanzi, R. E. (1997). Genetics of aging. *Science, 278*, 407-411.

Cesari, M., Vellas, B., & Gambassi, G. (2013). The stress of aging. *Experimental Gerontology, 48*(4),451-456.

Churchill, J. D., Galvez, R., Colcombe, S., Swain, R. A, Kramer, A. F., & Greenough, W. T. (2002). Exercise, experience and the aging brain. *Neurobiology of Aging, 23*(5), 941-955.

CohenSachs, B. (2006). Coping with the stress of aging—creatively. *Stress Medicine, 9*, 45-49.

Desjardins, R., & Warnke, A. J. (2012). *Ageing and skills* (OECD Education Working Paper No. 72). Paris: Organisation for Economic Cooperation and Development.

Dubois, B., Slachevsky, A., Litvan, I., & Pillon, B. (2000). The FAB: A frontal assessment battery at bedside. *Neurology, 55*, 1621-1626.

Folstein, M. F., Folstein, S. E., & McHugh, P. R. (1975). MiniMental State: A practical method for grading the cognitive state of patients for the clinicians. *Journal of Psychiatric Research, 12*,189-198.

Fratiglioni, L., PaillardBorg, S., & Winblad, B. (2004). An active and socially integrated lifestyle in late life might protect against dementia. *Lancet Neurology, 3*(6), 343-353.

Grady, C. (2012). The cognitive neuroscience of ageing. *Nature Reviews Neuroscience, 13*, 491-505.

Hayflick, L. (1994). *How and why we age*. New York: Ballantine Books.

Hertzog, C. (1996). Research design in studies of aging and cognition. In J. E. Birren, K. W. Schaie, R. P. Abeles, M. Gatz, & T. A. Salthouse (Eds.), *Handbook of the psychology of aging* (4th ed., pp. 24-37). San Diego, CA: Academic Press.

Ilardo, J. A. (1998). *As parents age*. Acton, MA: VanderWyck & Turnham.

Institute of Medicine. (2015). *Cognitive aging: Progress in understanding and opportunities for action*. Washington, DC: National Academies Press.

Kunzmann, U., Little, T. D., & Smith, J. (2000). Is agerelated stability of subjective wellbeing a paradox?: Crosssectional and longitudional evidence from the Berlin Aging Study. *Psychology and Aging, 15*(3), 511-526.

Mattis, S. (1988). *Dementia Rating Scale: Professional manual*. Odessa, FL: Psychological Assessment Resources.

McClintock Greenberg, T. (2009). *Psychodynamic perspectives on aging and illness.* New York: Springer.

Moran, J. M. (2013). Lifespan development: The effects of typical aging on theory of mind. *Behavioural Brain Research, 15*, 32–40.

Nasreddine, Z. S., Phillips, N. A., Bédirian, V., Charbonneau, S., Whitehead, V., Collin, I., . . . Chertkow, H. (2005). The Montreal Cognitive Assessment, MoCA: A brief screening tool for mild cognitive impairment. *Journal of the American Geriatrics Society, 53*(4), 695–699.

Nussbaum, P. D. (Ed.). (1997). *Handbook of neuropsychology and aging.* New York: Springer.

Palmore, E. B. (1974). *Normal aging II: Reports from the Duke Longitudinal Studies, 1970–1973.* Durham, NC: Duke University Press.

Powell, D. H., Kaplan, E. F., Whitla, D., Catlin, R., & Funkenstein, H. H. (1993). *Manual for MicroCog: Assessment of Cognitive Functioning.* San Antonio, TX: Psychological Corporation.

Ravdin, L. D., & Katzen, H. L. (Eds.). (2013). *Handbook on the neuropsychology of aging and dementia.* New York: Springer.

Rodríguez Rodero, S., Fernández Morera, J. L.,

Menéndez Torre, E., Calvanese, V., Fernández, A. F., & Fraga, M. F. (2011). Aging genetics and aging. *Aging Diseases, 2*(3), 186–195.

Rosen, W., Mohs, R., & Davis, K. (1984). A new rating scale for Alzheimer's disease. *American Journal of Psychiatry, 141*, 1356–1364.

Roth, M., Huppert, F. A., Mountjoy, C. Q., & Tym, E. (1998). *The Cambridge Examination for Mental Disorders of the Elderly — Revised.* Cambridge, UK: Cambridge University Press.

Roth, M., Tym, E., Mountjoy, C. Q., Huppert, F. A., Hendrie, H., Verma, S., & Goddard, R. (1986). CAMDEX: A standardized instrument for the diagnosis of mental disorders in the elderly with special reference to the early detection of dementia. *British Journal of Psychiatry, 149*, 698–709.

Rowe, J. W., & Kahn, R. L. (1987). Human aging: Usual and successful. *Science, 237*, 143–149.

Rowe, J. W., Kahn, R. L. (1997). Successful aging. *The Gerontologist, 37*(4), 433–440.

Ryff, C. D., & Singer, B. H. (2005). Social environments and the genetics of aging: Advancing knowledge of protective health mechanisms. *Journal of Gerontology, 60B*, 12–23.

Salthouse, T. A. (2009). When does agerelated cognitive decline begin? *Neurobiology of Aging, 30*(4), 507–514.

Schaie, K. W., & Willis, S. L. (Eds.). (2011). *Handbook of the psychology of aging* (7th ed.). Burlington, MA: Academic Press.

Siberski, J. (2012). Dementia and DSM5: Changes, cost, and confusion. Retrieved from *www.agingwellmag.com/archive/110612p12 .shtml.*

Storandt, M., & Vandenbos, G. R. (Eds.). (1994). *Neuropsychological assessment of dementia and depression in older adults: A clinician's guide.* Washington, DC: American Psychological Association.

Strawbridge, W. J., Wallhagen, M. I., & Cohen, R. D. (2002). Successful aging and wellbeing: Selfrated compared with Rowe and Kahn. *The Gerontologist, 42*(6), 727–733.

Stuart Hamilton, I. (2006). *The psychology of ageing: An introduction.* London: Jessica Kingsley. Wilcock, G. K., Bucks, R. S., & Rockwood, K. (Eds.). (1999). *Diagnosis and management of dementia.* Oxford, UK: Oxford University Press.

Woodruff Pak, D. S. (1997). *The neuropsychology of aging.* Malden, MA: Blackwell.

1. Capacity for Regulation, Attention, and Learning

Baltes, P. B. (1993). The aging mind: Potential and limits. *The Gerontologist, 33*(5), 580–594.

Brink, J. L., & McDowd, J. M. (1999). Aging and selective attention: An issue of complexity or ultiple mechanisms? *Journal of Gerontology, 54B*(1), 30–33.

Brummer, L., Stopa, L., & Bucks, R. (2013). The influence of age on emotion regulation strategies and psychological distress, *Behavioural and Cognitive Psychotherapy, 42*(6), 1–14.

Cavanaugh, J. C., & Blanchard Fields, F. (2002). *Adult development and aging.* Belmont, CA: Wadsworth / Thomson Learning.

Chaffin, A. J., & Harlow, S. D. (2005). Cognitive learning applied to older adult learners and technology. *Educational Gerontology, 31*, 301–329.

Clark, M. C., & Caffarella, R. S. (Eds.). (1999). *An update on adult development theory: New ways of thinking about the life course.* San Francisco: JosseyBass.

Corwin, J., & Bylsma, F. W. (1993). Psychological examination of traumatic encephalopathy by A. Rey and "The Complex Figure Copy Test" by P. A. Osterrieth. *The Clinical Neuropsychologist, 7*, 3–21.

Della Sala, S., Gray, C., Baddeley, A., & Wilson, L. (1997). *Visual Patterns Test: A test of shortterm visual recall.* Bury St. Edmunds, U K: Thames Valley Test Company.

Hurry, H. L ., & Gross, J. J. (2010). Emotion regulation in older age. *Current Directions in Psychological Science, 19*(6), 352–357.

Lowy, L ., & O'Connor, D. (1986). *Why education in the later years?* Lexington, MA: D.C. Heath.

Mahoney, J. R., Verghese, J., Goldin, Y., Lipton, R.,& Holtzerl, R. (2010). Alerting, orienting, and executive attention in older adults. *Journal of the International Neuropsychological Society, 16*(5),877–889.

McDowd, J. M., & Birren, J. E. (1990). Aging and attentional processes. In J. E. Birren & K. W. Schaie (Eds.), *Handbook of the psychology of aging* (3rd ed., pp. 222–233). San Diego, CA: Academic Press. Osterrieth, P. A. (1944). Le test de copie d'une figure complex: Contribution a l'étude de la perception et de la mémoire. *Archives de Psychologie, 30,*286–356.

Saczynski, J, S., Willis, S. L ., & Schaie, K. W. (2002). Strategy use in reasoning raining with older adults. *Aging, Neuropsychology and Cognition, 9*(1),48–60.

Schretlen, D., Bobholz, J. H., & Brandt, J. (1996). Development and psychometric properties of the Brief Test of Attention. *The Clinical Neuropsychologist, 10,* 80–89.

Trenerry, M. R., Crosson, B., DeBoe, J., & Leber, W. R. (1990). *Visual Search and Attention Test.* Odessa, FL: Psychological Assessment Resources.

Williamson, A. (1997). "You're never too old to learn!": Thirdage perspectives on lifelong learning. *International Journal of Lifelong Education,16*(3), 173–184.

Wilson, B. A., Greenfield, E ., Clare, L ., Baddeley, A., Cockburn, J., Watson, P.,. . . Nannery, R. (2008). *The Rivermead Behavioural Memory Test—Third Edition (R BMT3).* London: Pearson.

Wrenn, K. A., & Maurer, T. J. (2004). Beliefs about older workers' learning and development behaviour in relation to beliefs about malleability of skills, agerelated decline, and control. *Journal of Applied Social Psychology, 34*(2), 223–242.

2. Capacity for Affective Range, Communication, and Understanding

Carstensen, L . L ., & Charles, S. T. (1998). Emotion in the second half of life. *Current Directions in Psychological Science, 7*(5), 144–149.

Gross, J. J., Carstensen, L . L ., Pasupathi, M., Tsai, J., Skorpen, C. G., & Hsu, A. Y. (1997). Emotion and aging: Experience, expression, and control. *Psychology and Aging, 12*(4), 590–599.

Levenson, R. W., Carstensen, L . L ., Friesen, W. V., & Ekman, P. (1991). Emotion, physiology, and expression in old age. *Psychology and Aging, 6*(1), 28–35.

Scheibe, S., & Carstensen, L . L . (2010). Emotional aging: Recent findings and future trends. *Journals of Gerontology: Series B, Psychological Sciences and Social Sciences, 65*(2), 135–144.

Worrall, L . E ., & Hickson, L . M. (2003). Theoretical foundations of communication disability in aging. In L . E . Worrall & L . M. Hickson (Eds.), *Communication disability in aging: From prevention to intervention* (pp. 32–33). Clifton Park, N Y: Delmar Learning.

3. Capacity for Mentalization and Reflective Functioning

Happé, F., Winner, E ., & Brownell, H. (1998). The getting of wisdom: Theory of mind in old age. *Developmental Psychology, 34,* 358–362.

Henry, J. D., Phillips, L . H., Ruffman, T., & Bailey, P. E . (2013). A metaanalytic review of age differences in theory of mind. *Psychology and Aging,28*(3), 826–839.

Maylor, E . A., Moulson, J. M., Muncer, A. M., & Taylor, L . A. (2002). Does performance on theory of mind tasks decline in old age? *British Journal of Psychology, 93*(4), 465–485.

Melehin, A. I. (2015). Theory of mind in normal aging. *Social Psychology and Society, 1,* 139–150. Moran, J. M. (2013). Lifespan development: The effects of typical aging on theory of mind. *Behavioural Brain Research, 15,* 32–40.

Pardini, M., & Nichelli, P. F. (2009). Agerelated decline in mentalizing skills across adult life span. *Experimental Aging Research, 35*(1), 98–106.

4. Capacity for Differentiation and Integration (Identity)

Biggs, S., & Kimberley, H. (2013). Adult ageing and social policy: New risks to identity. *Social Policy and Society, 12*(2), 287–297.

Coleman, P. G. (1996). Identity management in later life. In R. T. Woods (Ed.), *Handbook of the clinical psychology of ageing* (pp. 93–113). Chichester, U K: Wiley.

Coupland, N., Coupland, J., & Giles, H. (1991). *Language, society and the elderly: Discourse, identity and ageing*. Oxford, U K: Blackwell.

Hubble, N., & Tew, P. (2013). *Ageing, narrative and identity: New qualitative social research*. London: Palgrave Macmillan.

Moen, P., Erickson, M. A., & DempsterMcClain, D. (2000). Social role identities among older adults in a continuing care retirement community. *Research on Aging, 22*(5), 559–579.

5. Capacity for Relationships and Intimacy

Arber, S., Davidson, K., & Ginn, J. (2003). *Gender and ageing: Changing roles and relationships*. Maidenhead, U K: Open University Press.

Davidson, K., & Fennell, G. (2002). New intimate relationships in later life. *Ageing International, 27*(4), 3–10.

Davidson, K., & Fennell, G. (Eds.). (2004). *Intimacy in later life*. New Brunswick, NJ: Transaction.

Kaplan, H. S. (1990). Sex, intimacy, and the aging process. *Journal of the American Academy of Psychoanalysis, 18*(2), 185–205.

Kring, A. M., Davison, G. C., Neale, J. M., & Johnson, S. L . (2007). *Abnormal psychology* (10th ed.). Hoboken, NJ: Wiley.

Zarit, S. H. (1980). *Aging and mental disorders: Psychological approach to assessment and treatment*. New York: Free Press.

6. Capacity for Self-Esteem Regulation and Quality of Internal Experience

Cotter, V. T., & Gonzalez, E . W. (2009). Selfconcept in older adults: An integrative review of empirical literature. *Holistic Nursing Practice, 23*(6), 335–348.

Goswami, P. (2013). Ageing and its effect on bodyself image, mood and self esteem of middle age women and older women. *Journal of Humanities and Social Sciences, 18*(5), 63–73.

McAuley, E ., Elavsky, S., Motl, R. W., Konopack, J. F., Hu, L., & Marquez, D. X. (2005). Physical activity, selfefficacy, and selfesteem: Longitudinal relationships in older adults. *Journals of Gerontology: Series B, Psychological Sciences and Social Sciences, 60*(5), 268–275.

Ploton, L . (2001). *La personne âgée, son accompagnement médical et psychologique et la question de la démence*. Lyon, France: Editions Cronique Sociale.

Pruessner, J. C., Lord, C., Meaney, M., & Lupien, S. (2004). Effects of selfesteem on agerelated changes in cognition and the regulation of the hypothalamic–pituitary–adrenal axis. *Annals of the New York Academy of Sciences, 1032*, 186–190.

Sneed, J. R., & Whitbourne, S. K. (2001). Identity processing styles and the need for selfesteem in middleaged and older adults. *International Journal of Aging and Human Development, 52*(4),311–321.

7. Capacity for Impulse Control and Regulation

Brummer, L ., Stopa, L., & Bucks, R. (2014). The influence of age on emotion regulation strategies and psychological distress. *Behavioural and Cognitive Psychotherapy, 42*(6), 668–681.

Desai, R. A. (2012). Impulse control disorders and older adults. In J. E . Grant & M. N. Potenza (Eds.), *The Oxford handbook of impulse control disorders* (pp. 487–498). Oxford, U K: Oxford University Press.

Hurry, H. L ., & Gross, J. J. (2010). Emotion regulation in older age. *Current Directions in Psychological Science, 19*(6), 352–357.

Phillips, L . H., Henry, J. D., Hosie, J. A., & Milne, A. B. (2008). Effective regulation of the experience of negative affect in old age. *Journals of Gerontology: Series B, Psychological Sciences and Social Sciences, 63*, 138–145.

SamanezLarkin, G. R., Robertson, E . R., Mikels, J. A., Carstensen, L . L ., & Gotlib, I. H. (2009). Selective attention to emotion in the aging brain. *Psychology and Aging, 24*, 519–529.

Tamam, L ., Bican, M., & Keskin, N. (2014). Impulse control disorders in elderly patients. *Comprehensive Psychiatry,*

55(4), 1022–1028.

8. Capacity for Defensive Functioning

Costa, P. T. Jr., Zonderman, A. B., & McCrae, R. R. (1991). Personality, defense, coping, and adaptation in older adulthood. In E. M. Cummings, A. L. Greene, & K. H. Karraker (Eds.), *Lifespan developmental psychology* (pp. 277–293). Mahwah, NJ: Erlbaum.

LabouvieVief, G., HakimLarson, J., & Hobart, C.J. (1987). Age, ego level, and the lifespan development of coping and defense processes. *Psychology of Aging, 2*(3), 286–293.

Segal, D. L., Coolidge, F. L., & Mizuno, H. (2007). Defense mechanism differences between younger and older adults: A crosssectional investigation. *Aging and Mental Health, 11*(4), 415–422.

Yu, Y., ChamorroPremuzic, T., & Honjo, S. (2008). Personality and defense mechanisms in late adulthood. *Journal of Aging and Health, 20*(5), 526–544.

9. Capacity for Adaptation, Resiliency, and Strength

Cyrulnik, B., & Ploton, L. (2014). *Vieilissement et resilience.* Paris: Odile Jacob.

Fry, P. S., & Keyes, C. L. M. (Eds.). (2013). *New frontiers in resilient aging.* Cambridge, U K: Cambridge University Press.

Gattuso, S. (2003). Becoming a wise old woman: Resilience and wellness in later life. *Health Sociology Review, 12*(2), 171–177.

Hicks, M. M., & Conner, N. E. (2014). Resilient ageing: A concept analysis. *Journal of Advanced Nursing, 70*(4), 744–755.

Resnick, B., Gwyther, L. P., & Roberto, K. (Eds.). (2011). *Resilience in aging: Concepts, research, and outcomes.* New York: Springer.

Wild, K., Wiles, J. L., & Allen, R. E. S. (2011). Resilience: Thoughts on the value of the concept for critical gerontology. *Ageing and Society, 33*(1),137–158.

10. Self–Observing Capacities (Psychological Mindedness)

Harty, S., O'Connell, R. G., Hester, R., & Robertson, I. H. (2013). Older adults have diminished awareness of errors in the laboratory and daily life. *Psychology and Aging, 28*(4), 1032–1041.

11. Capacity to Construct and Use Internal Standards and Ideals

Frilund, M., Fagerström, L., Eriksson, K., & Eklund, P. (2013). Assessment of ethical ideals and ethical manners in care of older people. *Nursing Research and Practice, 2013,* 1–11.

Gergen, K. J., & Gergen, M. M. (2000). The new aging: Self construction and social values. In K. W. Schaie & J. Hendricks (Eds.), *The evolution of the aging self* (pp. 281–306). New York: Springer.

Ludwick, R., & Silva, M. (2003). Ethical challenges in the care of elderly persons. *Journal of Issues in Nursing, 9*(1). Retrieved from *www.nursingworld. org/ MainMenuCategories A NA Marketplace/ A N A Pe r io d i c a l s / O J I N / Ta b l eo f C o n t e n t s / Vo lume920 0 4/ No1Jan0 4/ EthicalChallenges.aspx.*

Marinova, D. (2013). Cultural alienation in the ageing person. *Psychological Thought, 6*(2). Retrieved from *http://psyct. psychopen.eu/article/view/63.*

12. Capacity for Meaning and Purpose

Baars, J., Dohmen, J., Grenier, A., & Phillipson, C. (2013). *Ageing, meaning and social structure.* Bristol, U K: Policy Press.

Carr, A., Biggs, S., & Kimberley, H. (2013). *Meanings of a long life.* Melbourne, Australia: Brotherhood of St. Laurence and University of Melbourne Centre for Public Policy.

DittmanKohli, F. (1990). The construction of meaning in old age: Possibilities and constraints. *Ageing and Society, 10,* 279–294.

Hedberg, P., Gustafson, Y., & Brulin, C. (2010). Purpose in life among men and women aged 85 years and older. *International Journal of Aging and Human Development, 70*(3), 213–229.

MacKinlay, E. B., & Trevitt, C. (2007). Spiritual care and ageing in a secular society. *Medical Journal of Australia, 186*(10), S74–S76.

McCarthy, V. L., & Bockweg, A. (2013). The role of transcendence in a holistic view of successful aging: A concept analysis and model of transcendence in maturation and aging. *Journal of Holistic Nursing, 31*(2), 84–92.

Mendes de Leon, C. F. (2005). Social engagement and successful aging. *European Journal of Ageing, 2*(1), 64–66.

Moore, S. L., Metcalf, B., & Schow, E. (2006). The quest for meaning in aging. *Geriatric Nursing, 27*(5), 293–299.

Onyx, J., & Warburton, J. (2003). Volunteering and health among older people: A review. *Australasian Journal on Ageing, 22*(2), 65–69.

Pinquart, M. (2002). Creating and maintaining purpose in life in old age: A metaanalysis. *Ageing International, 27*(2), 90–114.

Polivka, L. (2000). Postmodern aging and the loss of meaning. *Journal of Aging and Identity, 5*(4), 225–235.

Steptoe, A., Deaton, A., & Stone, A. A. (2015). Subjective wellbeing, health, and ageing. *Lancet, 385*(9968), 640–648.

Wong, P. T. P. (1989). Successful aging and personal meaning. *Canadian Psychology, 30*, 516–525.

Wong, P. T. P. (1998). Spirituality, meaning, and successful aging. In P. T. P. Wong & P. Fry (Eds.), *The human quest for meaning: A handbook of psychological research and clinical applications* (pp. 359–394). Mahwah, NJ: Erlbaum.

CHAPTER 6

PSYCHODYNAMIC DIAGNOSTIC MANUAL

노인에서의 성격 패턴과 증후군,
PE 축

| 이정한 |

서론

성인 P Axis와 마찬가지로(1장 참조), PE Axis는 성격 성향의 지도라고 할 수 있으며, 이 경우에는 노인에 대한 임상적인 이해를 돕기 위해 만들어졌다. 성격과 관련된 연구에서 전통적으로 노인은 제외되었기 때문에 이 분야는 아직 상대적으로 미지의 영역으로 남아 있다. 따라서 다음과 같은 중요한 질문들이 아직 미제로 남아있다; 성격의 성향(personality style)은 삶의 흐름에 따라 유지되는가 혹은 변화하는가? 성격의 성향은 노화와 관련된 신체적, 인지적, 그리고 그 외의 변화들과 어떻게 상호작용 하는가? 노인이 되어서도 진단이 가능한 수준의 성격 장애가 발생하기도 하는가? 특정 성격이 성공적인 노화나 장수와 연관이 있는가? 다행히도, Oldham과 Skodol이 언급하였듯이(2013, p.709), "성격적 특성이나 성격 장애의 장기적인 경과에 대한 관심이 늘어나고 있으며, 관련된 지식도 축적이 되어가고 있다… 그리고 우리가 누구인지를 나타내주는 특징적인 인지 기능, 감정 상태 및 행동의 패턴이 노년에 어떻게 상호작용 하는지에 대해서도 마찬가지이다."

노년에서의 성격 장애 유병률은 상황에 대한 설정에 따라 다르다. 사회 전반에서는 노인의 2.8-13%, 외래 환경에서는 5-33%, 입원 환자 중에는 7-61.5% 정도일 것으로 추정된다(van Alphen, Engelen, Kuin, & Derksen, 2006). 알코올 및 관련 상태에 대한 미국의 국가 역학 조사(U.S. National Epidemiologic Survey on Alcohol and Related Conditions)에 따르면, 미국 고령인구(65세 이상)의 8% 정도가 적어도 한 가지의 성격장애를 가지고 있고, 그 중 강박적 성격 장애(obsessive-compulsive personality disorder)가 가장 흔하다고 한다. 일부 연구는 노인의 17%가 강박적 성격 장애를 가지고 있다고 하고 12%가 회피성 성격 장애(Avoidant personality disorder)를 가지고 있다고 보고하며, 이에 반해 경계선 인격장애(Borderline personality disorder)는 5% 정도라고 한다(Mordekar & Spence, 2008)

PDM-2의 PE Axis 는 정신 질환의 진단 및 통계 편람 5판(DSM-5, Diagnostic and Statistical Manual of Mental Disorders)나 국제 질병 분류(ICD, International Classification of Diseases)와는 질병보다는 사람에 초점을 둔다는 점에서 차이가 있으며, (1) 성격 구성의 수준 및 (2) 성격의 성향 혹은 패턴(style or pattern)을 파악한다는 데에서 차이가 있다. 성격 구성의 수준은 원초적이고 정신병적인 것부터 성숙하고 현실적인 것까지를 범위로 한다. 지혜, 회복탄력성, 그리고 통합(에릭슨의 이론에 따름, 통합 vs 절망감)과 같은 특징은 노년기와 특히 관련이 있다. "성격 성향(personality style)"이나 "성격 패턴(personality pattern)"은 성격 구성의 횡단면을 자른 형태인 우리가 임상에서 경험하는 익숙한 성격 종류들과 관련이 있다. 물론 성격을 평가한다는 것은 미묘한 차이를 고려하고 인간의 삶의 복잡성을 고려해야 하기 때문에 쉽지 않다.

이야기를 더 확장시켜보면, DSM-5에서는 성격 장애의 진단적 기준 변화를 반영했다. 이전의 DSM에서는 성격 장애가 질적으로 다른 질환과 구분되는 임상적 증후군이라는 전제 하에 범주형 시각(categorical prospective)을 적용하였다(DSM-5에서도 10개의 성격질환을 유지하고 있다). 하지만 임상가와 연구자들 대부분이 차원적 시각(dimensional perspective)을 선호하고, 이러한 시각은 DSM-5에도 10개의 질환이 아닌 6개의 항목으로 소개 되었다(주요 진단기준에 포함되지 않고 Section III의 "최근에 생겨난 측정 방식 및 모델"에 포함되었다). 결론적으론 "기타 의학적 상태에 의한 성격 변화(personality change due to another medical condition)"이 포함되고, "후발성 성격 장애(late-onset personality disorders)"가 언급되지 않았다는 점에서 노인에게는 별로 유용하지 않다(van Alphen, Rossi, Dierckx, & Oude Voshaar, 2014).

이 분야에서의 이전 연구들은 DSM 성격 장애 분류를 많이 이용하였다. – A군(기이하고 별남: 편집성, 분열성, 분열형), B군(극적이고 감정적임: 반사회성, 경계선, 히스테리성, 자기애성), 그리고 C군(불안하고 두려움에 가득참: 회피성, 의존성, 강박성). 그 외의 주요한 문헌에 언급된 성격 모델에는 5요인 모델; Five-factor model(Costa & McRae, 1992)이 있는데, (1) 외향성과 내향성, (2)호의와 적대, (3)성실성과 충동성, (4)신경과민과 감정적 안정성, (5)경험에 대한 개방성, 폐쇄성의 요소로 구성되어 있다. 5요인 모델이 차원적(Dimensional)이고, 특성(trait)에 기반한 성격 모델이기에 노인에게 사용되어 왔다는 점에 주목할만한 가치가 있다. 예를 들어, 신경과민과 외향성과 같은 특성들은 노인에서 우울, 불안, 그리고 인지 결함과 같은 증상들과 연관이 있을 수 있다(Abrams & Bromberg, 2007; Dar-Nimrod et al., 2012; Debast et al., 2014; Graham & Lachman, 2012; Lautenschlager & Förstl, 2007; Seivewright, Tyrer, & Johnson, 2002; van den Broeck, 2012). 그와 동시에 낮은 수준의 신경과민과 높은 외향성은 예외적인 장수와 연관이 있을 수 있다(Anderson et al. 2013). 성실성 또한 장수와 긍정적인 연관성을 가지고 있다(Hill, Turiano, Hurd, Mroczek, & Roberts, 2011).

성격 질환이 나이가 듦에 따라 비교적 유지가 되느냐, 아니면 변화하느냐는 질문에 대해서 "이형 연속성(heterotypic continuity)"이라는 개념은 정신 질환이 미래의 다른 정신질환 삽화를 예측하게 해준다는 것을 알려준다(Gutierrez et al., 2012; Karaklic & Bungener, 2010; Rosowsky, Abrams, & Zweig, 1999). 즉, 성인기 당시 질환의 기본 핵심은 유지가 되지만, 시간이 지남에 따라 행동의 표현이 변화할 수 있다. 몇몇 특성은 과장되거나 경직되고, 어떤 특성은 약해지기도 한다. 그러므로 잠재적인 연속성은 있지만 행동은 비연속적인 모습으로 표현될 수 있는데, 이는 '기능적 평형상태(functional equivalence)'의 논리를 따른다(Debast et al., 2014).

일부 성격적 특성(personality trait)은 살아가는 동안 존재의 여부나 표현의 강도가 변화하기도 한다(예: 노인에서, 외향성과 성실성은 감소하지만, 위험에 대한 회피는 증가한다). 성격 장애의 경우, DSM의 A군 성격장애, 특히 편집성(paranoid)과 분열성(schizoid) 인격 장애는 노인에서 증가하는 경향을 보인다(Gutiérrez et al., 2012; Rosowsky et al., 1999). 경계선 인격 장애와 충동 문제를 포함한 DSM B군 인격 장애는 노화에 따라 감소를 한다(Abrams & Horowitz, 1999; Coolidge, Segal, Hook, & Stewart, 2000; Oltmanns & Balsis, 2010, 2011; Seivewright et al., 2002; Singleton, Meltzer, Gatward, Coid, & Deasy, 1998; Stevenson, Meares, & Comerford, 2003; van Alphen et al., 2006). 불안-저항 반응이 특징인 DSM C군은 나이가 들면서 악화되는 경향을 보인다.

젊은 성인들을 대상으로 만들어진 진단 기준과 도구가 노인에게도 잘 맞는 지에 대해서는 아직 정확히 알려진 바가 없지만, 일반적으로는 개정이 필요할 것으로 보인다. 최소 한 개 이상의 단체가 현재 진단 도구를 만들기 위해 노력하고 있으며, 노인 성격장애 측정도구(Gerontological Personality Disorder Scale)가 노인에 적용되기 위해 만들어져 있다(Penders, Rossi, Metsemakers, Duimel-Peeters, & van Alphen, 2015). 노화의 정상적인 변화와 잠재적으로 병리적인 혹은 건강하지 못한 행동을 구분하는 것이 매우 중요한 도전이 될 것이다. 예를 들어, 노인이 사회적 접촉을 줄이는 것에 대하여 분열성 특성(schizoid trait)이 있다고 볼 수도 있지만, 실제로는 에너지의 감소, 신체적 어려움, 혹은 특정 사건(은퇴, 사별 등) 등 많은 이유들로 인해 혼자 지내는 것을 선호하는 것일 수도 있다. 이런 경우, 분열성 인격장애로 진단을 하는 것은 잘못된 일이다. 또 다른 도전은 노인의 과거 삶, 기능 및 관계에 대한 신뢰할만한 정보를 얻는 것이다.

결론적으로, 성격이 텅 빈 상태에서 발달 하는 것이 아니고 문화와 사회 속에서 발달하는 것이기 때문에 성격과 노화에 대해 고민을 할 때 당시의 문화적 이슈도 함께 고려해야 한다. 명백히, 문화의 차이는 상황에 대한 서로 다른 감각과 기대를 가지도록 하고, 이러한 차이는 나이든 부모님이 사별을 한 후 가족들과 함께 지낼 것인지, 아니면 노인 주거시설에 들어갈 것인지 와 같은 논의를 할 때에 중요한 역할을 한다(Caldwell, Low, & Brodaty, 2014). 서양 문화에서는 젊음, 아름다움, 독립, 생산성에 대해 강조를 하는 경향이 있다. 동양 문화에서는 의무, 조화 그리고 노인에 대한 공경을 더 중요시하며, 의존을 덜 수치스럽게 생각한다. 동양 문화에서는 인지 능력의 상실이 서양 사회에서 만큼 병리적으로 받아들여지지 않으며, 그렇기 때문에 인지 능력이 떨어진 노인들에 대해 훨씬 관용적이다(Helman, 2005). 노인의 개인 성장은 서양에 비해 동양에서 더 중요하지만, 노인의 삶의 목적에 대한 감각은 동,서양 모두에서 낮은 것으로 보인다(karasawa et al., 2011). 노인들은 문화를 통틀어 긍정을 최대화 하는 방향의 동기를 얻는 경향이 있는데, 서양의 노인들은 동양의 노인들에 비해 명확한 방식을 쓰는 경향이 있다(Grossmann, Karasawa, kan, & Kitayama, 2014). 일반적으로 도시화와 현대화는 노인들이 작은 시골 사회에서 지낼 때보다 더 낮은 위치에 있도록 만들었다.

이 장의 남은 부분에서 우리는 모든 성격 종류를 성인의 P axis 구조(1장 참조)에 따라 서술할 것이며 다음의 주제를 다루려고 노력할 것이다:

- 성격 패턴이나 질환의 진단에 혼란을 줄 수 있는 노화와 관련된 행동 양상들
- 이전의 병리적인 성격 기능과 다르게 노화의 결과로 나타나게 되는 성격 성향이나 질환의 특징적인 표현들
- 성격 성향이나 질환을 가지고 있을 때 노화로 인해 나타나는 특징적인 양상들- 노인 개인의 삶에 성격적 기능이 미치는 영향에 대하여

1장에 자세히 설명되어 있는 성격 구성(personality organization)의 각각의 수준들은 노인들에게도 적용할 수 있으며 임상적 평가에도 유용하다. 노화는 다양한 병적인 성격에서 나타나는 특정 증상과 행동을 악화시키기도 하지만, 어떤 경우에는 자신이 느끼는, 혹은 객관적으로 관찰되는 고통의 범위와 양이 줄어들기도 한다. 이는 노인이 노화의 과정을 겪음에 따라 신체적, 심리적, 인지적 변화를 겪는 것 뿐 아니라 노년기의 특징적인 사건들을 경험하면서 더 나은 수준의 성격 구성으로 발전하기도 하고 그 반대의 모습을 보이기도 한다는 것을 뜻한다. 하지만 대부분의 경우에 변화는 젊은 시절 성격 구성의 수준에서 나타나는 전형적인 행동 증상, 전반적인 감정상태와 관련이 있다. 노화는 중년에 겪는 변화에 비해 훨씬 빈번하고 큰 변화들을 겪게 하고, 그 변화들은 개인의 성격 구성의 수준이나 증상을 악화시킨다. 반대로, 노년에 겪는 해방의 기회(사회적 관계로부터, 전문적인 책무로부터, 유대관계로부터)는 특정 성격에게는 적응에 더 좋은 환경이 되기도 한다. 이런 객관적 다양성과 성격 구성의 복잡한 상호작용은 노인의 성격 성향으로 인한 차별화된 임상 양상의 중요한 원인이 된다.

PE-Axis 성격 증후군(PE-Axis Personality Syndromes)

경조증적 변이를 포함한 우울성 성격(Depressive personalities, including hypomanic variants)

노화와 관련된 진단의 잠재적인 편향 요소(Potential Diagnostic Biases Related to Age)

물론 우울성 성격을 주요 우울 장애나 치매와 연관된 우울증과 혼동해서는 안된다(SE axis에 대한 7장 참조). 노인은 우울증의 유병률이 높고, 과도한 스트레스를 동반하는 사건들을 많이 겪기 때문에 중복되는 우울 증상을 겪는 경우들이 많아 이러한 양상의 성격 패턴을 정확히 진단하는 것은 매우 어려운 일이다. 관계의 상실, 기능의 저하, 건강 상태 악화, 은퇴, 이사, 사회적 고립 등이 과도한 스트레스를 동반한 사건 및 환경에 포함될 수 있다. 그렇기 때문에 노인에서의 우울 증상은 정상이라는 가정 하에 간과될 수도 있다. 또한 일부의 노인들은우울증에 대한 유전적 선행요인을 함께 가지고 있을 수 있다(Alexopoulos, 2005). 만성 우울증(Chronic depressive illness)과 우울성 성격을 구별하는 것은 특히 더 어렵다. 그리고 노인은 '관계 가지치기(relational pruning)'라고 부르듯이 인간관계를 줄일 수 있는데, 이는 우울증을 시사하는 증상이라고 할 수 없다. 하지만 일반적으로, 우울성 성격의 임상적 과거력이 있는 사람은 노화로 인한 특징적인 사건들에 우울성 반응을 할 위험성이 크다. 이런 성격의 사람들에서는 종종 배우자나 가족의 일원이 성격의 병리적 특성을 완화시켜주는 보상적 역할을 하는 경우들이 있는데, 배우자가 죽거나 자녀가 결혼을 하게되면 병리적 특성이 두드러질 수 있다('빈 둥지'의 순간에 고립). 직업이 보호의 맥락에 있기 때문에 은퇴 역시 우울 반응을 야기할 수 있다.

우울성 특성의 반대에는 경조증적 행동이 있다. 이는 활동량이 늘며 가속화되고, 감정이 증폭되며 사고와 계획의 속도와 표면성이 증가하는데, 이는 독성학적 원인이나 다른 의학적 상태로 정의되지 않는다. 과장된 행동이 발생하고, 이는 당사자를 위태한 상황에 처하게 하기도 한다(Segal, Coolidge, & Rosowsky, 2006). 부적절한 대인관계 패턴이나 위법 행위 등도 나타날 수 있다. 이 모든 행동들은 행복감(euphoria)에서 비롯되며, 신경인지 장애와 연관된 다른 질환과 혼동해서는 안된다. 게다가, 그들은 실제 정서 질환과는 달리 상황과 관계된 성향을 보이며, 우울/자기 패배적 모습과 경조증 사이의 변화가 양극성 장애에서 보이는 순환과는 다른 양상을 띤다(SE axis 에 관해 7장 참조).

피학대적(자기-패배적) 개인은 노인에서 덜 흔하다. 자기 태만(Self-sabogating)의 양상이 더 흔하게 표현되는데, 예를 들어 업무 환경이나 연인관계에서 은퇴를 하거나 새로운 연인 상대를 만날 기회가 줄어드는 상황은 피학적 형태의 우울성 성격의 발생을 줄인다.

노인 우울성 성격의 양상(Features of Depressive Personalities in Older Adults)

노인 우울성 성격에서의 가장 중요한 이슈는 젊은 성인들과 마찬가지로 스스로를 결함이 있고, 나쁘며, 호감이 가지 않는 사람이라고 느끼는 것이다. 이러한 지각은 타인의 판단에 대한 자신의 상상에 영향을 미치는데, 이로 인해 거절에 대한 강한 두려움을 가지게 된다. 자기 충족적 예언은 사회적 고립과 거절의 느낌으로 이어질 수 있다. 이에 대한 대안으로서 기저에 있는 두려움의 보상으로 굉장히 능동적인 사회적 일정을 유지할 수도 있다.

노인에서 부정적인 자기 귀인(종종 자기 패배적 태도와 연결되어 있다)의 기제는 과거에 대한 후회/죄책감/놓친 기회 등으로 인해 발생한다. 이러한 사람들은 자신에 대해 이야기를 할 때 비난의 투로 말한다(내가 ---을 하지 못해서..). 현재의 외로움은 과거의 악감정이나 이기심의 결과라고 여긴다. 보상은 주로 종교나 타인을 돕는 것으로 이루어지는데, 이는 자신이 느끼는 무가치감을 누그러뜨리기 위함이다. 이런 보상적 투자가 실패를 하게 되면 저명하고 절망적인 수준의 외로움을 느끼게 되고, 주요 우울장애로 발전히기도 한다.

노화와 관련된 장애는 받아들이기 힘들다. 버려짐, 죽음, 혹은 의무적 외로움에 대한 강박적인 생각 뿐 아니라 정신-신체 증상이 나타나거나 특정한 고통이 엄습하기도 한다(Costa, Weiss, Duberstein, Friedman, & Siegler, 2014; Wongpakaran, Wongpakaran, Boonyanaruthee, Pinyopornpanish, & Intaprasert, 2015). 반갑지 않은 분노와 타인을 향한 분개 또한 다양한 상황에서 나타날 수 있다. 이러한 감정은 환경과 직접적인 연관이 있지만, 개인적 오류, 한계, 그리고 과거의 실수에 대한 우려가 기저에 깔려 있다.

노인에서도 우울의 감정을 내사적(introjective) 혹은 의존적(anaclitic) 두 가지 종류로 분류하는 것이 임상적으로 의미가 있다(Blatt, 2004, 2008). 두 종류의 핵심 특성은 성인기에 관찰되는 우울성 성격에서 나타나는 것과 유사하며(P Axis에 대한 1장 참조), 이들은 노화의 과정에 다른 영향을 미친다.

내사적으로 우울한(Introjectively depressive) 사람은 죄책감, 자기-비판, 그리고 완벽주의적 성향의 임상적 과거력을 가지고 있는데, 이들은 노화와 관련된 신체적, 심리적, 그리고 인지적 자원의 감소에 잘 대응하지 못한다. 그들이 느끼는 부적절감과 공허함은 결과적으로 그들의 우울한 감정을 강화하고 공고히 한다.

의존적으로 우울한(Anaclitically depressive) 사람은 부적절감, 공허함, 그리고 관계와 친밀감에 대한 갈망의 임상적 과거력을 가지고 있는데, 상실, 분리, 그리고 애도와 같은 삶의 순간에 예민하게 반응하며 이를 받아들이거나 극복하는 데에 특히 더 어려움을 느낀다. 우울한 상태에서의 주된 느낌은 절망, 그리고 희망이 없고 외롭다는 불평이 주를 이룬다.

물론, 이러한 차이점은 치료 방법을 결정할 때에도 염두해 두어야 한다. 일반적으로, 개인의 성격 성향과는 관계 없이 환자의 심리적 기원이 의존적인지, 혹은 내사적인지를 이해하는 것은 굉장히 유용하다.

우울성 성격이 노화에 미치는 영향(Impact of Depressive Personalities on the Process of Aging)
물론, 우울증, 전반적 불안과 같은 동반 정신 질환이 발생할 수 있다; 이러한 질환들은 노년의 인지 기능에 큰 영향을 미쳐 일상 활동의 눈에 띠는 둔화와 상실로 이어질 수 있다(Alexopou-los, 2005; Fiske, Wetherell, & Gatz, 2009; Vink, Aartsen, & Schoevers, 2008). 만약 자살 경향의 과거력이 있다면 노화와 우울성 성격으로 인해 다시 자살의 위험성이 높아질 수 있으며 이는 적절한 사회적 지원이 없거나 현재 진행 중인 우울병 장애가 동반되었을 때 특히 더 심하다(Alexopoulos, Bruce, Hull, Sirey, & Kakuma, 1999; Chan, Chiu, Lam, Wong, & Conwell, 2014; Harwood, Hawton, Hope, & Jacoby, 2001). 여러 문헌에 따르면 면역, 내분비적, 그리고 심혈관계의 변화도 수반된다고 알려져 있다(Alexopoulos, 2005). 불안과 우울은 신경인지 질환으로 인한 장애의 악화를 가속화 하기도 한다.

치료 제안(Suggestions for Treatment)

우울성 성격을 가진 환자들은 그 증상이 준임상적인(subclinical) 양상(우울과 경조증 증상이 덜 명확하고, 주요우울장애나 양극성 장애에 비해 기능 저하가 덜하다)을 보이기 때문에 적절한 진단과 치료를 받지 못하는 경우가 흔하다.

　내사적으로 우울한 환자를 치료할 때에는 종종 치료자에게도 영향을 미치는 방대한 범위의 부정적 느낌들을 고려해야 한다. 이러한 환자들은 자신을 고립시키거나, 그들의 비관주의를 공유할 수 있는 사람들과 어울리려는 경향이 있다. 만약 치료자가 그들의 부정적 느낌에 대응하려고 하면 그들은 종종 예민하게 반응하거나 치료에서 멀어지게 된다. 이들에게 적용되는 모든 치료적 접근은 결국 그들에게 변화의 희망을 심어주려는 노력과 환자들이 부정적인 느낌을 변화시키는 건 어려운 일이라는 것을 수용하는 일 사이에서 균형을 잡아야 하는 상황에 마주하게 된다.

　위에서 언급하였듯이, 의존적으로 우울한 사람들은 그것이 상상이건 현실이건 간에 분리나 버려지는 것에 대해 고통스럽게 반응한다. 치료자는 그들이 개인적인 자원을 회복하도록 독려하고 의존에 대한 욕구를 감소시키는 것을 목표로 주의와 수용(attention and acceptance)의 자세로 환자와의 관계를 형성해야 한다.

　마지막으로, 경조증 환자의 치료에서 가장 어려운 점은 그들이 부정, 반동 형성과 같은 방어기제를 사용하는 것과 관련이 있다. 우울한 감정을 느끼는 것에 대한 그들의 전반적인 공포는 이들이 앞으로 더 적응적인 기술과 향상된 역량을 발전시키는 것을 돕기 위해 존중받고 극복되어야 하는 부분이다.

　P Axis에 관해 1장에 나와 있는 성인 우울성 성격의 '핵심 요소(Key Features)', 즉 패턴, 집착, 병리적 믿음, 그리고 방어 방식은 노인 우울성 성격의 핵심 요소를 이해하는 데에도 유용하다. 우리는 1장의 항목들에 노인 우울성 성격과 관련된 자세한 서술을 추가하고 정상적인 노화 관련된 성격 기능과 비교하여 다음의 표를 만들었다.

핵심요소(Key features)	노인 우울성 성격의 기능	정상의 노화 관련 성격 기능
성격 기능에 영향을 미치는 체질적 – 성숙 패턴(Contributing constitutional-maturational patterns)	우울에 대한 유전적 소인이 있을 수 있다. 또한 과거에 준임상적 수준의 기분장애가 있었는지도 중요하다.	
중심 갈등/집착(Central tension/preoccupations): 자기-비판적, 그리고 자기 처벌적, 혹은 관계와 상실에 대한 집착 (혹은 둘 모두 해당	환자 스스로에 대한 판단이 비판적이고 이분법적이다. 과거의 사건들은 잘못이나 단점들을 찾기 위해 기억하고, 이를 통해 자기-비판을 정당화 한다; 반대로 자기-용서의 태도는 행복감을 느끼게 한다. 자신이나 타인에 대한 균형적인 판단은 흔하지 않다.	노화 과정에서 과거의 경험에 머물러 자신의 가치나 정체성에 대해 돌아볼 수 있으나, 그들의 판단은 일반적으로 이분법적이지 않다. 그리고 그들의 착함-나쁨, 가치감-무가치감에 대해 항상 집착하고 있지는 않다.
중심 정서(Central affects): 슬픔, 죄책감, 부끄러움	노화와 관련된 신체적, 감정적, 인지적 장애는 그 정도가 미미하더라도 부끄러움과 슬픔의 감정으로 연결된다. 경조증 반응은 주로 짧은 시간동안 유지되며, 고통 자체를 줄여주지는 못한다.	부끄러움과 당혹감은 특정 신체 장애와 관련이 있다. 과거에 대한 죄책감은 개인이 겪었던 일들의 전체 양과 비례한다.
자신에 대한 특징적인 병리적 믿음(Characteristic pathogenic belief about self): "나에게는 근본적으로 나쁘거나 부적절한 면이 있어", "잘 살기 위해 필요한 누군가, 혹은 무언가가 회복할 수 없을 정도로 손상되었어"	노화와 관련된 신체적 감정적 자원의 감소는 그들의 연약함과 부적절감을 강화시킨다. 이러한 어려움을 맞이하여 포기의 태도를 취하는 경우가 흔하며, 자신이 무언가에 참여하거나 실행을 할 때에 그 결과에 대해 저평가한다.	노화와 관련된 어려움에 대한 반응으로, 슬픔, 죄책감과 같은 감정은 이따금 나타난다. 기분은 전반적으로 상황에 적합하며, 확인이 가능한 특정 원인들과 같은 맥락을 보인다.
타인에 대한 특징적인 병리적 믿음(Characteristic pathogenic belief about others): "나에 대해 진짜로 아는 사람은 나를 거부할거야"	노화로 인한 신체적, 인지적 장애에도 불구하고 환경과 대인관계에 힘껏 적응하는 것이 잘못되고 비난 받을 일이라는 시각을 가지고 있다. 자신의 연약함에 사로 잡히는 것과 거절에 대한 두려움이 늘 존재한다. 타인에 대해 참을 수 없고 심각하다고 느낀다.	고령에서의 신체적, 감정적, 인지적 어려움으로 인해 부끄러움이나 당혹감을 느끼기도 하지만, 타인이 노인의 남아 있는 능력에 대해 존중해주고 결함을 인내해 줄 것이라는 자신감이 있기 때문에 자기에 대한 감각(Sense of self)은 정상적으로 유지된다.
주요 방어기제(Central ways of defending): 내사(받아들임; introjection), 반전(reversal), 타인 이상화(idealization of others), 자기 저평가(devaluation of self)	타인의 자원에 대한 이상화와 자신에 대한 저평가가 노화로 인한 신체, 인지 기능의 저하와 함께 증가 한다. 공격성은 자기 자신을 향한다.	타인의 자원과 비교하는 것이 자신의 기능에 대한 대칭적인 자기 저평가로 이어지지 않는다. 그들은 자신의 능력을 확실히 인식하고 활용한다.

의존성 성격(Dependent personalities)

노화와 관련된 진단의 잠재적인 편향 요소(Potential Diagnostic Biases Related to Age)

노인의 다양한 행동 그리고 감정적 표현에 있어서 의존의 문제는 매우 중요한데, 이는 이전의 의존성 성격 패턴이 변화한 것인지를 평가하는 것 뿐만 아니라 노인들의 필요성에 의한 필수적인 "기능적, 구조적 의존"의 표현인지 여부를 이해를 하는 것을 포함한다(Townsend, 1981). 지원과 도움을 필요로 하는(주관적 반응도 관련이 있다) 원인은 다양하다: 핵심적 인물의 상실(예: 배우자의 죽음, 혹은 애도 반응을 일으킬만한 인물); "빈 둥지 증후군(Empty nest syndrome)"(자녀의 결혼); 질병의 발생; 인지기능의 결함; 자율성 감소; 일상생활, 그리고 개인의 책임에 대해 나타나는 노화로 인한 감정적 이입의 어려움; 등이 있다.

노화 관련 문제에 대한 의존적 태도와 연관이 있는 주관적 경향은 사람마다 다른 성격의 요소들과 관련이 있는 것으로 보인다: 이전의 자율성에 대한 감각, 감정적 반응성에 대한 역량, 대처 능력의 효율성 등이 그 요소에 해당한다(Gignac, Cott, & Badley, 2000).

어떠한 경우에는(스트레스 상황, 건강 문제, 환경적 문제 등), 노인이 스스로를 보호하거나 생존하기 위한 목적으로 의존 상태로 퇴행하는 것처럼 보인다. 이 퇴행은 의존성 성격장애를 진단할 적응증에 해당하지 않으며, 노화와 삶의 환경 등 많은 것의 상호작용으로 인해 나타나는 정상적인 반응이라고 할 수 있다(Segal et al., 2006). 심각한 신체적 제한 뿐 아니라 신경인지 질환이 있는 경우에도 노인이 다른 사람에게 의존하는 것은 필요하고 피할 수 없는 일이며, 이전의 성격 패턴이나 질환이 현재의 현실적 어려움과 겹쳐 있다(Agüero-Torres et al., 1998; Boström et al., 2014; Gignac et al., 2000; Jones, Wootton, & Vaccaro, 2012; Williamson & Schulz, 1988).

입원으로 인해 생긴 의존에 대한 반응도 진단과 관련된 중요한 문제이다. 요양원에서는 노인들이 필요로 하는 신체적, 심리적 도움을 훈련된 직원들에게 만족스럽게 받을 수 있기 때문에, 요양원에 들어가는 것이 노인들에게는 이득이 될 수 있다. 만약 노인이 자녀나 다른 가족들과 좋은 관계를 유지하고 있다면 그들은 고립되어 있다고 느끼지 않으며 전문적 도움에 감사할 수 있고, 특히 지속적인 도움이 필요한 병을 가지고 있을 경우엔 더욱 더 그러하다.

물론, 항상 독립적이고 자신의 자율성을 선호하며 타인과의 거리를 두는 성향의 노인에게선 다른 반응이 나타날 수 있다. 이러한 사람들은 원치 않는 동료들과의 접촉을 괴로워하고 고립되며 폐쇄적인 모습을 보이는데, 입원이 부분적으로 강제적일 경우에는 더욱 더 심하다. 모든 입원은 의존에 관한 개인의 성격을 드러나게 한다.

때때로, 임상가들이 노화로 인해 예상되는 문제들, 성격 패턴이나 성격 장애를 구분하는 것이 어려울 수 있다. 다른 때와 마찬가지로, 삶의 이전 시기의 과거력은 이러한 경우에 매우 중요한 의미를 가지고 있으며, 과거의 의존성 성격으로 인한 증상은 임상가로 하여금 현재의 정신병리학적 상태를 평가하는 데에 큰 도움을 준다. 다시 말해, 임상가는 면담자의 의존적 태도가 나이가 드는 과정에서 수년 간 전형적이고 안정적으로 지속되어 왔는지를 고려하는 것이 중요하다.

노인 의존성 성격의 양상(Features of Dependent Personalities in Older Adults)

의존성 성격의 노인은 과도하게 돌봄의 필요성을 호소하며 매달리는 행동들을 보인다. 이는 종종 스스로가 약하고, 다치기 쉬우며 겁 먹었고, 삶의 어려운 일들을 해내지 못할 것이라는 내적 경험과 관련이 있다. 근접성이 관계에서의 가장 중요한 요구사항이 된다(Segal et al., 2006). 의존성 성격은 외로움, 버려짐, 죽음, 그리고 혼자 지낼 수 없다는 스스로에 대한 상상으로부터 시작된다. 이 성격 패턴의 양상은 주로 배우자의 죽음을 경험하거나, 자녀들이나 손자들이 그들을 덜 돌보아주려고 하거나, 노화와 관련된 사건(퇴직 등)으로 인해 더 큰 고립감을 느낄 때 두드러지게 나타난다. 노인들은 실제로 신체적, 인지적, 사회적 변화들을 겪기 때문에 의존성 성격의 진단이 정말로 적합한지를 판단하는 것은 어려운 일이 될 수 있다.

의존성 성격 패턴에는 우울 혹은 불안 증상이 동반될 수 있으며(Lawton & Oltmanns, 2013), 특정 공포(예: 낙하 공포증)와 함께 존재하거나 자녀들, 손자들과의 분리 불안 증상이 생길 수 있다(Donald & Bulpitt, 1999; Wijeratne & Manicavasagar, 2003; Yur'yev et al., 2010). 분리 불안은 계속적인 만남을 요구하거나 전화, 방문을 통해 매일같이 확인을 받거나, 의사 결정에 도움을 요청하거나, 자신의 두려움과 의심에 대해 논의하려고 하는 모습으로 나타난다. 물론, 이런 증상들은 친구나 가족 구성원이 사망한 직후에 더 악화된다(Wijeratne & Manicavasagar, 2003).

이러한 사람들에게는 친한 사람들에게 과도하게 의존을 하는 과거력 뿐 아니라, 만성적인 불안의 과거력이 있는 경우도 종종 있다. 의존적인 사람은 특징적으로 다른 사람들에게 순종적이고, 자신의 요구를 표현하는 것을 포기한 채 만남을 요구하는데, 이때 건강이나 행복과 관련된 중요한 요구들이 빠져있다. 때로는 의존성이 명맥한 호전성(hostility)로 나타나기도 하는데, 이는 의존성 성격 장애의 수동-공격적(passive-aggressive) 측면을 보여준다. 이러한 반대 성향의 행동이 나타나게 되면 분노의 고립 상태(기분이 나쁜 상태, 도움과 사회적 지원이 줄어들거나 "Diogenes syndrome"과 같은 자기-무시에 빠진다)가 될 뿐 아니라, 술, 약물 남용에 이르기도 한다(Saka, Kaya, Ozturk, Erten, & Karan, 2010; Tomstad, Söderhamn, Espnes, & Söderhamn, 2012).

의존성 성격이 노화에 미치는 영향((Impact of Dependent Personalities on the Process of Aging)

노인에서의 의존이 만약 성격 장애를 진단할 수 있을 정도로 전반적으로 퍼져 있다면 가족과 돌봐주는 사람들에게 중요한 결과들을 가져올 수 있다. 때로는 의존이 "연약한" 노인에 대한 무시/학대의 위험성을 높일 수 있다(Aguero-Torres et al., 1998). 노인은 입원을 해야할 때 특별한 모습을 보일 수 있다. 다양한 경우가 가능하다. 어떤 노인들은 직원들에게 자신의 애정과 친밀에 대한 욕구를 드러내고 이야기를 하기도 하고; 어떤 사람들은 소극적으로 순종적이고 묵묵히 따르는 모습을 보이기도 한다; 그 외에도 반복적으로 심술을 부리듯 요구를 하는 방식을 취하기도 하는데, 이는 돌봐주는 사람으로 하여금 지루함, 피로, 그리고 소진(Burnout)을 느끼게 한다(Baltes, Honn, Barton, Orzach, & Lago, 1983; Cobo, 2014; Segal et al., 2006).

반대로, 의존을 견디지 못하고 자신의 양가감정이나 요구 때문에 자율성의 필요성을 고집하는 노인들은 접근하기 어려울 수 있다. 때로는 그들이 요구하는 자율성이 당사자는 부인하지만 여러 장애들로 인해 불가능한 것일 때들이 있다(예를 들어, 노인이 씻기, 먹기, 혹은 휠체어로 이동하기 등의 도움을 받지 않기를 원할 수 있다)(Caljouw, Cools, & Gussekloo, 2014). 이러한 경우 노인은 거칠고 예민한 태도를 보일 수 있다.

뿐만 아니라, 입원은 종종 자율성을 감소시키고 삶의 질을 떨어뜨린다. 이는 부분적으로 개인이나 기관이 사용가능한 자원을 저평가 하기 때문에 나타나기도 하며, 물리적 환경이 잘 조성되어 있지 않아 나타나기도 한다(Cobo,2014). 반면에, 의존은 노화와 관련된 장애로 인한 자율성의 상실로 여겨 지기도 하고(Rodin & Langer, 1977), 다른 사람들이 자신의 요구에 응답하고 도와줄 수 있도록 하여 환경을 통제하는 도구로 여겨 지기도 한다(Baltes et al., 1983). 위에서 언급하였듯이, 우울장애나 만성 불안 혹은 공황 발작이 노인 의존성 성격에 동반될 수 있다.

치료 제안(Suggestions for Treatment)

의존성 성격의 환자를 돌볼 때에는 의존의 태도와 수동-공격적 반의존의 모습이 번갈아 나타날 수 있다는 것을 아는 것이 중요하다. 종종 노인에게선 특정 사건들로 인해 이러한 변화의 빈도가 더 늘어나는 것을 볼 수 있다. 예를 들어 병의 증세가 악화되거나 특정 신체적, 인지적 자원이 감소하였을 때 친밀감과 지원에 대한 요구가 늘어난다; 배우자나 자녀들과의 갈등(혹은 노인이 입원해 있을 경우 돌봐주는 직원들)은 짜증과 철수를 두드러지게 한다. 임상가들에게(혹은 도움을 제공하는 사람들에게) 환자의 요구를 적절하게 들어주는 것과 그들의 판단의 독립성, 행동의 자율성을 보호해주는 것 사이의 적당한 균형을 유지하는 것은 큰 도전이 될 수 있다.

P Axis에 관해 1장에 나와 있는 성인 의존성 성격의 '핵심 요소(Key Features)', 즉 패턴, 집착, 병리적 믿음, 그리고 방어 방식은 노인 의존성 성격의 핵심 요소를 이해하는 데에도 유용하다. 우리는 1장의 항목들에 노인 의존성 성격과 관련된 자세한 서술을 추가하고 정상적인 노화 관련된 성격 기능과 비교하여 다음의 표를 만들었다.

핵심요소(Key features)	노인 의존성 성격의 기능	정상의 노화 관련 성격 기능
성격 기능에 영향을 미치는 체질적 – 성숙 패턴(Contributing constitutional-maturational patterns)	알려진 바 없음.	
중심 갈등/집착(Central tension/preoccupations): 관계의 유지 혹은 상실	노화로 인한 신체적, 심리적 어려움들이 친밀감과 도움을 요구할 수 있는 정당한 이유라고 강조한다. 버려지는 것에 대한 두려움으로 인해 이들은 실제보다 스스로 더 약해 보이려고 한다.	도움이나 지원에 대한 요청이 실제로 자율성이 제한될 만한 신체적, 심리적 어려움이 있을 때만 이루어진다. 어느 정도의 장애에도 혼자 해낼 수 있는 상황이 되면 그들은 이를 반긴다.
중심 정서(Central affects)	약하고 힘이 없다는 느낌이 팽배하고, 이런 느낌은 노화로 인한 어려움에 따라 강해진다.	노화의 과정으로 인한 어려움과 관련해 의존의 필요성을 깨닫고 도움을 요청할 수 있다; 하지만 이는 절대로 자신의 자원으로 유지할 수 있는 자율성마저 희생하며 이루어지지는 않는다.
자신에 대한 특징적인 병리적 믿음(Characteristic pathogenic belief about self): "나는 부족하고, 도움이 필요하며 무능해"(수동-공격적, 그리고 반의존적 개인의 의식적인 정반대 상황도 포함한다)	노화와 관련된 어려움들은 수동-공격적 행동 뿐 아니라 부적당감(부족함; inadequacy), 무력감도 악화 시킨다. 도움과 편안함에 대한 과도한 요구로 인한 증상들은 과거의 임상적 과거력에서도 흔히 나타난다.	도움이나 지원의 요청이 객관적인 노화 관련 어려움에 비례한다. 자신의 자원들 중 노화의 영향을 받지 않은 자원이 무엇인지 알고 있으며, 이를 자신의 자율성을 유지하기 위해 이용한다.
타인에 대한 특징적인 병리적 믿음(Characteristic pathogenic belief about others): "다른 사람들은 강하고, 나는 (분하지만) 그들의 도움이 필요해"	"불쌍한 노인"의 이미지를 자신의 약한 모습과 다른 사람의 강한 모습을 비교하기 위해 지속적으로 이용한다. 이 비교는 분노와 분개(억울함)의 감정을 만들어낸다.	노화로 인해 줄어든 자신의 자율성을 만회하기 위해 가족과 친구의 자원을 활용한다. 주위 사람들의 도움에 대한 감사를 공개적으로 표현할 수 있다.
주요 방어기제(Central ways of defending): 퇴행(regression), 반전(reversal), 회피(avoidance), 신체화(somatization)	노화와 연관된 신체적, 인지적, 그리고 감정적 어려움은 이미 과거에 겪은 적이 있는 퇴행과 회피의 경향을 악화시킨다. 반의존적/수동-공격적 형태의 성격패턴에서는 반동 형성과 가독립(pseudoindependence)의 모습을 보일 수 있다.	과거에 두드러지는 의존의 태도를 보인 적이 없다. 간헐적인 퇴행이나 회피의 태도가 노화에 따른 자율성의 감소에 따라 정상적으로 나타날 수 있다.

불안-회피 및 혐오성 성격(Anxious-Avoint and Phobic Personalities)

노화와 관련된 진단의 잠재적인 편향 요소(Potential Diagnostic Biases Related to Age)

불안은 노인에게 흔하며(Alwahhabi, 2003), 이 증상은 어릴 적 분리 불안까지 거슬러 올라갈 수 있다(Milrod et al., 2014). 사실 불안은 다양한 범위의 성격 성향에서 흔히 나타날 수 있는 요소이다(Shedler & Westen, 2004). 하지만 일반적으로, 노화와 관련된 인지적, 신체적 도전으로 인해 종종 나타나는 감정적 부담과 병리적인 불안을 구분하는 것은 상대적으로 쉽다. 불안-회피 및 혐오성 성격의 경우, 감별 진단은 더 까다롭다.

DSM-5(American Psychiatric Association, 2013)의 회피성 인격 장애는 몇 가지 특징적인 양상(사회적으로 위축되고 부적당감을 느끼며, 이는 사회적 접촉의 축소로 이어진다)을 보이는데, 이를 정상 노화에서 흔히 보이는 사회 관계망의 감소와 혼동하여서는 안 된다. 그리고 노인은 새로운 상황, 경험, 사회적 관계를 마주하게 되면 불안한 반응을 보일 수 있으며 심한 경우 이에 대한 혐오(공포) 반응을 보일 수도 있는데, 이를 인간관계나 일상 생활의 활동에서 보이는 전반적인 모습이라고는 할 수 없다. 이 범주는 개인이 두려워하는 상황에 대한 조심스러운 태도가 이미 저조한 건강과 자원을 때로는 악화 시킬 수 있다는 점을 포함한다. 또한, 새로운 기술이나 장비에 대한 어떠한 어려움들은 특정한 회피 행동을 불러 일으킬 수 있다(예를 들어, 직업을 유지하고 있는 노인이 직장에서 변화하는 기술에 대한 숙련을 요구 받지만 배우기를 어려워 하는 경우). 이러한 상황에서 생기는 결과적인 철수와 회피는 회피성 인격의 적응증에 해당하지 않는다. 이와 유사하게, 우리는 노인을 당황케 하는 여러 이유들(감각, 운동 기능 저하) 뿐 아니라 노인들의 전형적인 고민들(사회적 상황에서 비판당하거나 쓸모없는 사람이 됨)도 성격기능의 문제로 진단할 수 없다는 점을 기억해야 하며, 흔한 노화와 관련된 신체적 어려움이라고 여겨야 한다.

감별진단 역시 사회 공포증 뿐 아니라 불안-회피 행동과 분열성 성격(schizoid personality) 사이에도 이루어져야 한다Gretarsdottir, Woodruff-Borden, Meeks, & Depp, 2004). 분열성 성격의 사람은 일반적으로 고립된 상태를 편하게 생각하며, 회피성 인간은 타인과의 사회적 접촉을 두려워 하는 동시에 더 가까운 접촉을 갈망한다; 사회적 접촉에 대한 수줍음과 당혹감이 사회 공포증에 비해 불안-회피성 성격에서 더 전반적이고 지속적이다(사람 뿐 아니라 장소와 상황에 의해서도 증상을 경험한다).

마지막으로, 일부 노인이 고립을 즐기고 일부러 고립을 선택하는 것은 별 의미가 없다. "임상가는 고립이 우연한 환경에 의해서인지(예: 상실, 병), 선택인지, 혹은 삶의 전반에 걸친 수줍음, 겁 많음, 거리낌 때문인지를(후자는 성격 병리의 적응증이 될 수 있다) 평가해야 한다"(Segal et al., 2006, p.107)

노인 불안-회피 및 혐오성 성격의 양상(Features of Anxious-Avoidant and Phobic Personalities in Older Adults)

전형적으로 성인의 불안-회피 성격 패턴의 양상은 관계에 대한 두려움과 욕망의 양가 감정 뿐 아니라 사회적 억제, 수줍음, 그리고 자신 없음 등으로 나타난다. 노인에서는 신체적, 인지적, 감정적 자원의 감소에 따른 자신감 저하로 인해 이러한 양상이 더 강해진다(Coolidge et al., 2000). 때로는 불안 그 자체가 노인들이 참을 수 없는 감정으로 나타나기도 하는데, 이는 오직 다른 사람과의 관계에서 벗어나거나 잘 모르는 상황에서 빠져나오는 방법으로 밖에 조절할 수 없다.

노인의 고립되고자 하는 경향은 필요한 도움이나 타인의 지원을 받는 데에 어려움을 더한다. 이는 실제 의학적/신체적 상태가 심각해지고/심각해지거나 노인이 입원을 해야할 때 특히 더 문제가 될 수 있다.

불안-회피 및 혐오성 성격이 노화에 미치는 영향(Features of Anxious-Avoidant and Phobic Personalities in Older Adults)

사회적 고립과 철수는 우울, 불안과 관련된 질환의 위험성을 높인다. 생의 후기에 흔히 나타나는 사건을 겪었을 때(상실, 은퇴, 배우자의 상실, 자녀들과 멀어짐 등) 회피적 태도는 노인들로 하여금 도움과 지원을 받는 데에 어려움을 준다. 게다가, 회피성 노인에게는 상실한 관계를 조금이라도 대신해줄 새로운 관계를 정립할 기회가 거의 없다.

Segal과 동료들이 서술하였듯이(2006, p.107), 이러한 노인들은 "고립되고 절망적으로 외롭지만, 다른 사람들로부터 온기와 편안함을 느끼기에는 너무 수줍음이 많다."

치료 제안(Suggestions for Treatment)

(신체적 혹은 심리적 어려움에 대하여)도움이 필요한 상황에서도 불안은 팽배하고 관계에 포함되고자 하는 바람보다는 철수를 택할 것이다. 간호사, 의사, 그리고 다른 전문적인 조력가들을 만날 때마다 느끼는 판단에 대한 두려움, 지속적인 당혹감은 극복하기 어려운 장애물이다. 두려움에 대한 적극적이면서도 공감적인 태도는 이러한 사람들이 임상가와 관계를 형성하는 데에 도움을 주며, 이는 일상생활에서 더 확장된 접촉을 하는 데에 시작점 역할을 할 수 있다(van Alphen, 2011).

치료적 관계에서는 다른 태도도 기대할 수 있다: 불안한 노인은 임상가나 다른 건강 관련 종사자에게 과도하게 필요성을 느끼거나 의존을 하는 방향으로 발전할 수 있다. 이러한 발전은 그들이 자신의 회피 뒤에 접촉과 관계에 대한 욕구를 숨겨놓았다는 점을 강조하는 것이다. 이러한 경우, 치료적 거리와 환자의 강력한 요구를 만족시켜주는 것 사이의 균형을 유지하는 것이 중요한 도전이 될 수 있다.

P Axis에 관해 1장에 나와 있는 성인 불안-회피 및 혐오성 성격의 "핵심 요소(Key Features)", 즉 패턴, 집착, 병리적 믿음, 그리고 방어 방식은 노인에서의 해당 성격의 핵심 요소를 이해하는 데에도 유용하다. 우리는 1장의 항목들에 노인 불안-회피 및 혐오성 성격과 관련된 자세한 서술을 추가하고 정상적인 노화 관련된 성격 기능과 비교하여 다음의 표를 만들었다.

핵심요소(Key features)	노인 불안-회피 및 혐오성 성격의 기능	정상의 노화 관련 성격 기능
성격 기능에 영향을 미치는 체질적 – 성숙 패턴(Con-tributing constitutional-maturational patterns)	임상적 과거력에서 불안의 기질(anxious temperament)과 철수의 경향(propensity to withdrawal)이 드러남	
중심 갈등/집착(Central tension/preoccupations): 안전 vs. 위험	안전과 위험에 대한 두려움의 문제가 전반에 퍼져있고, 대부분의 행동에 대한 선택은 이에 대한 고려 속에 이루어진다.	노화와 연관된 신체적, 감정적 어려움으로 인해 안전과 주의에 대한 요구가 늘어나며, 특히 낯선 상황이나 새 인간관계를 접할 때 강해진다. 하지만 이러한 태도는 전반적이지 않으며 호기심과 새로운 경험에 대한 욕구로 바뀌기도 한다.
중심 정서(Central affects)	불안이 실제 상황의 위험 여부와 관계없이 전반적인 태도와 행동을 지배한다. 노화와 관련된 장애는 자신감의 감소와 함께 위험하다는 느낌을 증가시킨다.	노화와 관련된 자원의 고갈이 두드러지는 환경을 마주하였을 때 불안이 두드러질 수 있으나, 간헐적이고 전반적이지 않은 양상을 보인다.
자신에 대한 특징적인 병리적 믿음(Characteristic pathogenic belief about self): "나는 지속적인 위험에 처해있기 때문에 어떻게든 빠져나가야만 해"	노년(old age)은 개인의 통합 및 도전, 위협에 대응하는 역량에 대한 위협으로 느껴진다. 이에 대한 개인의 반응은 현실적인 도움 요청이나 신체적, 심리적 자원을 향상시키려는 시도로 이루어지지 않는다. 수반될 수 있는 여러 대가(고립, 외로움, 우울 등)에도 불구하고 회피 반응이 가장 우선시 된다.	고령의 취약성으로 인한 안전하지 못하다는 느낌은 전반적으로 퍼져 있지 않다. 불안을 유발하는 상황에 대한 회피 행동의 선택은 시행 전에 주의 깊은 평가를 거친다.
타인에 대한 특징적인 병리적 믿음(Characteristic pathogenic belief about others): "다른 사람들은 상상치 못한 위험 요소이거나 마술적 보호의 요소이다"	개인은 노화로 인한 여러 신체적, 그리고 심리적 측면에 대해 부끄러움을 느낀다. 다른 사람들의 판단은 주로 부정적이고 굴욕적일 것으로 예측되기 때문에 이에 대한 두려움을 가지고 있다. 때로는 불안을 피하기 위해 순응의 태도를 보이기도 한다.	상황이나 사건에 따라 다른 사람들에게 판단 받을 것을 두려워 하는 것은 당혹감의 현실적인 요소가 될 수 있다(감각 및 운동 기능의 어려움, 정상적 생리기능을 시행하는 데에 있어서의 어려움 등). 이 군의 사람들은 그래도 불편한 상황을 자신의 자아와 구별할 줄 알며, 자신을 지지하고 이해해줄 타인의 역량에 대해 신뢰를 가지고 있다.
주요 방어기제(Central ways of defending): 상징화(symbolization), 전치(displacement), 회피(avoidance), 합리화(rationalization); 이제 시작 단계의 불안이 더 고통스러운 불안을 가리고 있을 수 있다.(즉, 불안이 스스로 방어의 역할을 한다)	회피행동과 공포는 고립을 정당화하는 합리화 도구로 이용된다. 부인(denial)과 다른 원초적 방어기제들이 활용된다.	방어기제의 공고화와 공포에 대한 회피가 노인이 스트레스를 강하게 느끼는 특정 상황에서 팽배해진다. 새로운 관계를 형성하고 새로운 경험을 하라는 타인들의 제안은 신중히 평가되고, 현실적인 동기에 기반하여 수락하거나 거절한다.

강박적 성격(Obsessive-Compulsive personalities)

노화와 관련된 잠재적인 진단의 편향 요소(Potential Diagnostic Biases Related to Age)

강박적 성격은 한 개인이 정렬, 제어, 부분적인 것, 규칙 등에 사로잡혔을 때 적용된다. 강박적 성격과 깊은 연관이 있는 엄격한(융통성 없는; rigidity) 모습은 노화와 관련된 성향이기도 하기 때문에 불안을 유발하는 상황에 처한 노인들을 진단할 때에 진단적 과제가 될 수 있다. 사실, 엄격함이라는 부정적인 고정관념은 노인들이 흔히 가지는 믿음이다(Levy, 2008). 진단적 구별은 강박적 성격의 증상들이 일반적으로 나이가 들면서 늘어나기 때문에(편집증적 성격과 같은 다른 성격패턴 처럼) 더 복잡해진다. 강박적 성격 성향 혹은 성격 장애는 주로 만성적이며 안정적이다; 강박장애(Obsessive-compulsive disorder)를 동반하기도 하고, 불안이나 정신증을 포함한 다른 정신과 질환을 동반하기도 한다(Barton, Karner, Salih, Baldwin, & Edwards, 2014; Calamari et al, 2014). 또한 노인에서 신경인지장애 혹은 신경인지 증상으로서 존재할 수도 있다(치매의 행동, 심리 증상; 전측두엽 증후군; "Diogenes syndrome"이나 저장(hoarding)증상) (Cervellati et al., 2013; Low, Brodaty, & Draper, 2002; Sabbe & Vandenbulcke, 2014). 게다가, 파킨슨 병 환자에게는 강박적 성격장애가 흔히 나타난다(Nicoletti et al., 2013). 그 뿐 아니라, 강박장애 및 강박적 성격장애와 연관된 몇몇 증상들은(뚜렛 증후군에서 처럼) 노인에게서 나타나기도 하고, 심지어 보고 상 40세 이상까지도 증상이 없었던 경우도 있다(Shprecher, Rubenstein, Gannon, Frank, & Kurlan, 2014).

중요한 논의 사항 중 하나는 강박적 성격장애의 DSM-5 진단 기준이 노인에게 적용 가능한가 이다. 예를 들어, 업무에서의 완벽주의와 자기중심적/방어적 고립은 은퇴한 노인들의 경우 명확하게 확인하기 어렵다. 이와 비슷하게, 노인들의 대다수는 경제적으로 보수적이기 때문에, 돈에 대한 인색함(miserliness), 저장(hoarding)의 진단 기준은 노인에게 적용하는 데에 한계가 있다. 현 시대의 노인들은 대공황(1930년 대) 때 성장하였고, 이는 그들의 습관이나 특성에 큰 영향을 미쳐 검소한 사람들이 많이 있다. 게다가 노화와 함께 가난이 따라오는 경우도 흔하며, 궁핍으로 인한 결과는 강박적 성격의 조건이 되지 않는다. 반대로, 평생 부유했던 사람의 탐욕에 대한 이력은 강박적 성격의 중요한 기준이 될 수 있다(Segal et al., 2006). 노인에게 적용하기 어려운 또 다른 기준은 다른 사람들과 있기 보다는 혼자 있기를 선호한다는 내용인데, 노인의 경우 이러한 선호는 사별과 애도반응, 혹은 노화에 따른 사회적 접촉의 감소로 인한 경우가 많기 때문이다.

이전에 강박적 성격의 임상적 과거력이 있는 경우 노인에서의 진단을 용이하게 한다. 성격을 구성하는 일부 패턴은 안정적으로 유지된다: 그들은 짜증을 잘 내고, 민감하며, 꼼꼼하고, 요구가 많고, 완벽주의자이며, 탐욕스럽고, 완고하고, 엄격하고, 정리되어있고, 양심적이고, 도덕적이다. 지식화(intellectualization)와 도덕화(moralization)의 과정 역시 안정적으로 유지되고, 종종 사회에서 노인에게 요구하는 역할로 인해 더 강화되기도 한다. 진단에 중요한 마지막 요소는 성격적 구조의 수준(Level of organization) 을 평가하는 것이다. 사실, 강박적 사고(obsession)를 동반한 인지 수준으로 표현된 강박적 스타일은 여러 다른 성격적 구조(personality organization)가 기저에 있을 수 있다: 심각한 경계선 수준의 경우 두드러지는 강박장애 증상에서 정신증적 증상까지 발생할 수 있으며; 신경증적 수준의 경우 불안과 우울 증상으로 나타날 수 있다.

노인 강박적 성격의 양상(Features of Obsessive-Compulsive Personalities in Older Adults)

강박적 사고와 행동은 내용의 측면에 있어서 시간에 따라 변화할 수 있지만, 그 의미나 구조는 변하지 않는다; 그들은 치료에 강한 저항을 보일 수도 있는데, 특히 강박적 측면에 대해 더 그렇다. 망상, 불안, 우울도 발생할 수 있다(Ayers et al., 2014; Kichuk et al., 2013). 노인의 경우, 강박적 성격은 집에서 자신의 공간이나 물건을 통제하려는 성향으로 나타날 수 있으며, 그들은 자신의 것들을 건드리거나, 옮기거나, 청소하거나, 변화시키는 것을 원치 않는다. 그들은 가치가 없는 물건들을 버리는 데에도 어려움을 겪을 수 있는데(오래된 신문, 봉투, 상자 등), 때로는 공중 보건에 문제가 될 정도의 강박적인 수집으로 이어지기도 한다. 마지막으로, 그들은 다른 사람들과 비교 당하는 것을 거부하며, 다른 사람의 통제를 받기도 거부한다. 그들은 유치한 태도를 보이면서 사고가 경직되어 있으며 비타협적이다. 그들은 자신의 어려움이나 결함을 인식하려고 하지 않는다. 이는 그들이 종종 고립되어 있거나 혼자라는 것을 뜻하며, 그들은 이러한 사실에 깊은 우울감을 느낀다. 그들은 때로는 편집성 망상을 가지게 되기도 한다(도둑을 맞을 것에 대한 두려움, 속는 것에 대한 두려움, 미행 당하는 것에 대한 두려움 등). 그들의 삶을 보면 종종 매우 지적인 방향의 삶을 걸어오는데, 이는 그들의 통제라는 주제에 대해 자신을 보호해주는 역할을 한다. 그리고 그들의 이러한 방향은 노년이 되면 "태도의 경직"이라는 형태로 다시 나타나게 된다.

강박적 성격이 노화에 미치는 영향(Impact of Obsessive-compulsive Personalities on the Process of Aging)

강박적 성격의 노인들은 종종 가족이나 타인의 돌봄에 극단적으로 의존적인 모습을 보이고, 관계에 대한 이러한 요구는 어렵고 고통스러운 방식으로 제약을 받게 된다. 그들은 변화를 싫어하고 그들의 틀을 깨는 어떠한 외부의 요구도 싫어한다. 만약 그들이 약물치료를 필요로 한다면, 그들은 자신이 처방과 용량을 엄격하게 통제해야 한다(Bloch et al., 2013; Grant, Mance-bob, & Weinhandlc, 2013). 그들이 입원을 하거나 요양시설에 들어가게 되는 경우에는 강제로 증가한 의존성 때문에 그들의 엄격함도 함께 강화된다. 그들은 자신의 삶의 리듬이 깨지거나 일상 활동이 변화하는 것을 힘들어하며, 일상의 구조화된 환경에서 멀어지는 것을 굉장히 괴로워한다. "난 나이가 많아. 난 일들이 어떻게 돌아가는지 알아. 난 살면서 겪어봤어"와 같은 태도가 나타날수도 있는데, 이는 젊은 건강 관련 업무 종사자나, 그들의 배우자가 죽게 되면 그들을 더 많이 돌보아주게 될 가족 구성원들을 강하게 비하하고 깎아내리는 것이 될 수 있다.

치료 제안(Suggestions for Treatment)

이들은 젊을 때나 노년 모두 치료에 매우 저항적이다. 강박적 증상은 만성화 되는 경향이 있고, 이는 치매나 기능 장애, 그리고 소외의 위험성을 높인다(Barton et al., 2014). 그들을 통제에 대한 우려라는 구속에서 조금이라도 자유롭게 해주기 위해서는 충분한 시간이 필요하다. 그들이 몸소 느끼는 노화의 약점과 결함은 이러한 작업을 더 힘들게 만든다. 환자를 위협하는 환경적 요소들을 변화시키는 방식의 개입은 효과적이고, 치료적 관계를 형성할 가능성을 높여준다. 예를 들어, 옷이나 다른 물건을 정리하거나 노화로 인한 감각 이상을 보상할만한 실용적이고 실행가능한 도움들을 제공하는 것은 초조감을 줄이고 강박 행동을 감소시킬 수 있다.

P Axis에 관해 1장에 나와 있는 성인 강박적 성격의 "핵심 요소(Key Features)", 즉 패턴, 집착, 병리적 믿음, 그리고 방어 방식은 노인에서의 해당 성격의 핵심 요소를 이해하는 데에도 유용하다. 우리는 1장의 항목들에 노인 강박적 성격과 관련된 자세한 서술을 추가하고 정상적인 노화 관련된 성격 기능과 비교하여 다음의 표를 만들었다.

핵심요소(Key features)	노인 강박적 성격의 기능	정상의 노화 관련 성격 기능
성격 기능에 영향을 미치는 체질적 – 성숙 패턴(Contributing constitutional-maturational patterns)	엄격함, 예민함, 정리/청결/통제에 대한 지속적인 집착, 타인이나 환경의 통제에 대한 집착이 과거력 상 확인된다.	
중심 갈등/집착(Central tension/preoccupations): 자신을 통제하는 권위자에 대한 복종 혹은 저항	자신과 타인에 대한 통제의 문제가 핵심적이다. 노화과정은 통제를 수행하는 데에 위협으로 느껴지며, 이는 강박적 사고와 행동의 공고화로 이어진다.	자신과 환경에 대한 통제력이 감소하는 것은 노화를 겪으며 마주해야 하는 어려움 중 하나이다. 노인들은 여러 상황에 대처하는 데에 확신을 얻기 위해 여러 행동들을 규칙으로 만들어 행동할 수 있지만, 적절한 융통성이 유지되며 태도나 반응을 변화시키는 데에 있어 타인의 의견을 고려한다.
중심 정서(Central affects): 분노(Anger), 죄책감(Guilt), 수치심(shame), 두려움(fear)	공포, 수치심, 분노의 느낌이 반추나 지적인 생각을 통해, 혹은 통제를 시행하려고 계획한 행동을 통해 나타나게 된다. 그들은 자신의 이러한 태도를 방해하는 시도들에 대해 분노로 반응하며, 자신의 반복적인 생각이나 행동을 더 고집하게 된다.	새로운 상황이나 미지의 환경(병원이나 요양시설과 같은)을 마주하면 노인들은 자신을 안심시키기 위해 반복적인 고민과 행동을 하기도 한다. 건강한 노인은 자신의 반응을 환경에 맞추어 손쉽게 조절할 수 있고, 타인의 도움을 받아들일 수 있다.
자신에 대한 특징적인 병리적 믿음(Characteristic pathogenic belief about self): "대부분의 느낌(feeling)은 위험하니 통제되어야 한다"	통제를 상실하는 것에 대한 지속적인 두려움이 있고, 이는 노화로 인한 인지적, 감정적, 신체적 약점을 느끼게 될 때 더 커진다. 감정과 충동을 위험하고 가능하면 피해야 하는 대상으로 받아들인다.	노화에 따른 자신과 타인에 대한 통제의 감소는 대부분 받아들인다. 과거의 자원에 대한 슬픔과 후회의 감정은 피하지 않는 대신, 존중받고 소통된다.

타인에 대한 특징적인 병리적 믿음(Characteristic pathogenic belief about others): "다른 사람들은 덜 정확하고 나만큼 통제 하에 있지 않아, 그렇기 때문에 내가 그들이 하는 것을 통제 해 주어야 하고, 그들이 나를 통제하는 데에 저항해야해"	노화로인해 증가하는 타인에 대한 의존성은 그들의 주의를 상대방의 행동의 정확성과 신뢰성 쪽으로 향하게 한다. 이러한 판단은 대부분 부정적이고, 그들은 상대방의 결점을 극복하기 위해 자신의 통제 영역을 늘리려고 한다.	타인(배우자, 자녀, 간호사 등)에게 의지를 해야한다는 필요성은 노인으로 하여금 스스로의 행동에 주의를 기울이게 한다. 그들은 타인이 자신의 욕구에 적절하게 행동한다는 것을 알고 있고, 약간의 부정확함이나 지연에 대해 자신이 단독으로 모두를 통제해야한다는 압박의 느낌 없이 인내할 수 있다.
주요 방어기제(Central ways of defending): 감정의 고립(Isolation of affect), 반동 형성(reaction formation), 지식화(intellec-tualizing), 도덕화(moral-izing), 취소(undoing)	여러 방어기제들이 감정, 욕구, 충동을 느끼는 것을 피하기 위해 활용이 되고, 자신과 타인의 행동에 대한 통제를 유지하는 데에 활용된다. 확신과 정확함에 대한 욕구가 사고와 행동의 왜곡을 유발한다.	나이로 인해 만족시킬 수 없는 강한 감정이나 욕구, 요구에 대한 표현을 피하려는 모습을 보일 수 있다. 반동 형성이나 감정의 고립과 같은 방어가 있을 수 있으나, 대부분 스트레스를 유발하는 특정 상황과 연관이 있다; 통제에 대한 요구는 상황에 적절하며, 강박적 행동은 보이지 않거나 드물다.

분열성 성격(Schizoid personalities)

노화와 관련된 진단의 잠재적인 편향 요소(Potential Diagnostic Biases Related to Age)

노화의 과정은 종종 분열성 성격에서 볼 수 있는 것과 비슷한 성격 유형의 강화와 연관이 있다. 예를 들어, 노인들은 감정적 무심함으로 인한 것인 듯 대인관계의 수와 범위를 줄여 나가지만(Lang, 2001), 이는 오히려 감정적 보상을 최대화 하기 위함인 경우가 더 크다(Carstensen, Isaacowitz, & Charles, 1999). 게다가 노화에 흔히 동반되는 일부 감각 이상(청각, 시각 손실)은 사회적 접촉을 제한하기도 한다. 노년기에 전형적으로 겪는 사건들(퇴직, 사별, 그리고 그 외의 상실 등)은 사회적 접촉의 감소에 영향을 미치기도 한다. 그 결과 성적 경험에도 흥미의 감소를 보이는데, 이는 노화로 인한 정상적인 성욕의 감소나 적합한 상대가 없어서일 수 있다는 점을 고려하였을 때도 두드러진다.

그러므로 사회적 관계의 감소가 노화에 의한 것인지, 분열성 성격의 특성에 의한 것인지 구별하는 것은 까다로운 일이다. 이에 대한 임상가의 판단에 도움이 될 수 있는 것은 정신 상태 검사(Mental status examination)인데, 이를 통해 단순히 사회적 고립을 희망하는 노인들과 구분되는 분열성 성격의 특징적인 형태의 소외(withdrawal), 무심함(detachment), 정동의 둔마(flattened affectivity), 감정적 냉담함(emotional coldness) 등을 확인할 수 있다.

게다가, 분열성 성격을 가진 사람은 좋은 기능을 가지고 있다가 점차 심각한 이상이 생기는 과정에 놓여 있을 것이다(Badcock & Dragoviº, 2006; Bora & Arabaci, 2009).

노인 분열성 성격의 양상(Features of Schizoid Personalities in Older Adults)

노화와 관련된 변화들(은퇴, 사별 등)은 사회적 접촉의 필요성이 감소되어 있는 분열성 성격의 환자들이 일반 노인들에 비해 더 잘 견딘다(Stevens, 1995; van Tilburg, 1992). 분열성 성격 장애가 의심되는 노인에게서 감별을 해야할 중요한 질환에는 후기에 발생한 정신분열병(Late-onset schizophrenia)이 있다(자세한 논의에 대해서는 SE axis에 대한 7장 참조).

분열성 성격이 노화에 미치는 영향(Impact of Schizoid Personalities on the Process of Aging)

분열성 성격을 가진 사람은 입원, 요양원, 간병 시설로의 이사와 같은 노년에 흔히 나타날 수 있는 사건을 특히 더 어려워 한다. 이러한 일이 일어나기 전에 나타나는 의존의 필요성 증가 또한 분열성 성격이 노인에게는 견디기 힘든 부분이다. 게다가 노화로 인한 감각 이상 때문에 독립성이 줄어들고 도움을 필요로 하는 일이 늘어난다는 것은 그들에게 큰 도전으로 다가오게 된다.

치료 제안(Suggestions for Treatment)

젊은 환자들과 마찬가지로, 노인 분열성 성격의 치료에서는 일정 수준 이상의 감정적 친밀감을 유지하는 것과 대인관계에서의 적절한 거리 확보의 필요성을 존중해 주는 것이 중요하다. 분열성 성향으로 인해 심각하게 어려움을 겪는 환자의 경우 잦은 취소와 종결을 요구하는 것을 염두해 두어야 하며, 임상가는 친밀감을 강요해선 안 되지만 동시에 환자가 보이는 태도에 대해 대화를 나누어야 한다.

P Axis에 관해 1장에 나와 있는 성인 분열성 성격의 '핵심 요소(Key Features)', 즉 패턴, 집착, 병리적 믿음, 그리고 방어 방식은 노인에서의 해당 성격의 핵심 요소를 이해하는 데에도 유용하다. 우리는 1장의 항목들에 노인 분열성 성격과 관련된 자세한 서술을 추가하고 정상적인 노화 관련된 성격 기능과 비교하여 다음의 표를 만들었다.

핵심요소(Key features)	노인 분열성 성격의 기능	정상의 노화 관련 성격 기능
성격 기능에 영향을 미치는 체질적 - 성숙 패턴(Contributing constitutional-maturational patterns)	관계로부터의 소외와 부족한 감정적 기여가 관찰된다. 소외나 자극에 대한 과민이 과거력 상 확인된다.	
중심 갈등/집착(Central tension/preoccupations): 가까운 관계에 대한 두려움 vs. 갈망	타인과의 관계나 친밀감에 대한 양가감정의 태도가 지속된다. 때로는 지식화(intellectualization)와 은유의 사용, 예술적 혹은 문학적 언급과 같은 것들로 감정과 느낌에 대한 대화를 대체한다.	상황적인 어려움을 극복해내고, 관계에 대한 동기를 회복한다.

중심 정서(Central affects): 심하게 자극을 받을 경우 일반적인 감정적 고통을 겪는다; 그 영향이 너무 강해서 환자들은 이를 억제 해야한다고 느낀다.	다른 사람의 존재는 굉장한 부담으로 다가오고, 주로 피하게 된다. 타인의 감정, 생각, 혹은 행동에 대한 흥미를 표현하는 일은 거의 없다.	물러서는 순간들(특히 스트레스를 받는 상황에서의 방어적 대처로 인함)이 있기는 하지만, 긍정적인 자극에 대한 욕구가 남아있다. 성적 필요성의 감소는 타인과의 관계나 감정적인 친밀감에 대한 욕구에 영향을 미치지 않는다.
자신에 대한 특징적인 병리적 믿음(Characteristic pathogenic belief about self): "의존과 사랑은 위험해"	자존심(Self-esteem)은 오직 전적인 자급자족이 이루어질 때만 유지된다. 도움의 제공은 불안, 불편, 그리고 짜증을 유발한다.	개인의 자율성에 대한 감각은 자신감을 강화하고, 그들은 '혼자 하는' 시도에서 보람을 느낀다. 하지만 그들은 도움의 제공을 수용하고 필요 시에는 이용하기도 한다.
타인에 대한 특징적인 병리적 믿음(Characteristic pathogenic belief about others): "사회는 나쁜 영향을 주고, 위험에 빠지게 한다"	타인과의 거리를 유지하려는 욕구는 그들로 하여금 부적절한 행동을 하도록 하고, 스스로의 건강이나 신체적 통합을 위협한다. 타인의 집중은 골칫거리로 느껴지며 이는 그들의 도움이 노화로 인한 어려움이나 그들의 단점을 보완하는 데에 필요한 경우에도 마찬가지이다. 그들의 도움에 대한 거절은 스스로를 고립시켜 소외의 상황과 더 쉽게 마주하게 만든다.	정신적, 신체적 자원의 감소에 따라, 혹은 삶의 질과 활동의 변화로 인한 반응으로 소외의 시기가 찾아오기도 한다. 자신감의 보존을 위해 다른 사람에 대한 의존을 회피하기도 하지만, 그들은 노화로 인한 한계도 일반적으로 수용한다. 적절한 대인관계 능력과 이에 대한 투자(노력)가 과거력 상 확인 된다.
주요 방어기제(Central ways of defending): 소외(철수; withdrawal), 신체적 소외, 그리고 환상과 특이한 생각에 사로 잡히는 것 모두를 포함.	소외, 단절, 그리고 행동에 대한 정당화는 기이한 이유에 기반하고, 이는 다양한 자극과 상태에 대해 상당히 경직된 상태로 유지된다.	소외와 대인관계에 대한 노력을 그만 두는 방식의 방어기제는 특정한 사건이나 정당화될 수 있는 상태에 의해 나타나게 된다. 관계에서의 불안에 대응해 활용 가능한 방어기제는 매우 다양하고 유연하게 발휘된다.

신체화 성격(Somatizing personalities)

노화와 관련된 진단의 잠재적인 편향 요소(Potential Diagnostic Biases Related to Age)

DSM-5에는 신체화 성격 장애가 진단기준에 포함되어 있지 않지만, 신체 증상과 관련된 질환(Somatic symptom and related disorders)이라 부르는 새로운 진단 범주가 있다. 이 새로운 범주는 몇 가지 특징(괴로운 신체적 증상들, 신체적 증상과 관련된 비정상적인 생각들, 그리고 증상에 대한 집착 등)을 공유하는 여러 진단들을 포함하고 있다. 이전의 DSM에서는 증상이 의학적으로 설명할 수 없어야 한다는 점을 강조하였는데, 이렇게 무언가가 결여되었다는 것(증상에 대한 충분한 의학적 설명의 결여 등)을 강조하는 것이 진단에 있어서 불필요한 혼란과 문제들을 야기했다. PDM의 초판에는 신체화 성격 장애를 수록하였고 PDM-2에서는 P Axis 에 남아있는데, "일부 학자들은 이러한 형태의 임상적 증상이 성격의 범주 밖에 있다고 본다"는 것을 함께 고지하였다(1장, pp. 32-33)

노인들은 일반적으로 여러 가지 만성적인 의학적 문제를 가지고 있고, 이와 관련된 여러 증상들을 가지고 있기 때문에 정상적인 증상에 대한 우려와 비정상적인 신체 증상에 대한 집착을 감별하는 것은 매우 어렵다. 후자의 집착은 신체화 성격 장애의 특징이라고 할 수 있다. 물론, 많은 의학적 문제들은 심리적 증상과 공존하며, 이는 진단을 더욱 더 복잡하게 만든다 Parmelee, Harralson, McPherron, & Ralph Schumacher, 2013). 신체화 성격의 진단을 위한 시작점으로 임상가는 그들의 현재 행동을 관찰하는 것 뿐 아니라 병력을 확인해야 한다. 아래의 내용에 해당사항이 있을 경우에는 신체화 성격의 가능성을 염두에 두어야 한다(Mailis-Gagnon, Nicholson, Yegneswaran, & Zurowski, 2008).

● 신체적 불편함이 확인된 질환과 연관성이 없거나, 수많은 다양한 질환과 연결되어 있다.
● 환자가 회피 행동이나 사회적 고립의 모습을 보이고, 이를 신체적 어려움 때문이라고 정당화 한다.
● 환자가 실제 질병과는 일관성이 없는 모습을 보이거나 정당화될 수 없는 괴이한 행동들을 한다.
● 특정한 사람(자녀, 배우자, 의사 혹은 기타 건강 관리 전문가 등)이 있거나 특정 상황(사회적 관계를 피해야 하는 경우)에 처했을 때 증상의 표현과 정도가 변화한다.
● 신체적 불편감이 특정한 삶의 사건들(은퇴, 유기, 애도 등)과 연관이 있는 것처럼 보인다.
● 신체적 어려움과 연관하여 '이차적 이득'에 대한 암시가 있다(자녀, 배우자에게 더 관심을 받기를 바라는 등).
● 이전에 잘 확인되지 않은 가벼운 질병에 대해 여러 의학적 치료를 받은 과거력이 있다.

감별 진단을 위해 그 다음 고려해야 할 사항은 신체 증상을 동반한 우울 증후군의 감별이다(가면성 우울이라고 불리며, 노인에게 흔하다). 이러한 경우, 진행 중인 우울증이 신체화 증상과 겹쳐 나타난다. 다른 경우, 전반적 불안 장애(generalized anxiety disorder)가 관련 신체 증상과 함께 동반되기도 한다. 이는 다시 말하자면 우울이나 전반적 불안이 신체화 성격 양상 혹은 성격 장애의 증상을 악화시키기도 한다.

노인 신체화 성격의 양상(Features of Somatizing Personalities in Older Adults)
신체화 성격 패턴의 핵심은 신체 증상이 심리적 고통의 표현으로서 나타나는 질병 표현의 변화(illness representation)이다. 질병 표현은 언어적 표현 보다는 신체적 표현으로 많이 나타나며 불안과 우울 상태에 큰 영향을 받는데, 자신의 감정을 깨닫지 못하거나 표현하지 못하는 이러한 상태는 종종 "감정표현불능증(alexithymia)"라 여겨 지기도 한다. 노인의 경우 흔히 여러 의학적 문제들이 잘 동반되고, 그 결과 시간이 지남에 따라 자신이 건강하지 못하다는 인식, 자신감 저하, 그리고 자기 효능감의 감소가 나타나 신체적 증상들을 과도하게 호소하기도 한다. 환자들에게 있어서 과도한 불안과 반응성 우울증상을 보이게 만드는 핵심 주제는 죽음에 대한 생각과 신체적, 인지적 기능의 저하에 대한 두려움이다. 몸에 대한 걱정은 반복적이고, 통제 불가능하고, 개인의 일상 생활에 침투한다(Letamendi et al., 2013). 건강에 대한 염려는 과도한 의학적 진단 및 시술 뿐 아니라 물질 사용 장애(substance use disorder) 등의 행동으로도 이어질 수 있다. 물론, 임상가는 환자가 받은 진단이나 치료적 중재가 부적절했거나 고통과 연관된 정말로 중요한 "실제" 상태를 파악하는 데 실패하지는 않았는지 잘 확인해야 한다.

신체화 성격이 노화에 미치는 영향(Impact of Somatizing Personalities on the Process of Aging)

신체화 성격으로 인한 영향은 환자 개인 뿐 아니라 그들의 자녀, 배우자, 친구, 그리고 건강 관리 전문가들(입원, 혹은 요양시설 입소 필요 시에는 해당 요양 제공자(care provider)도 포함된다)에게도 미치게 된다. 이 성격 패턴은 모든 노화와 관련된 신체적, 심리적 어려움을 악화시킨다. 이러한 사람들은 치료에 순응하지 않고 반복입원 하며(회전문 효과(revolving door phenomenon)라고 불린다), 삶의 질이 감소되어 있다. 지속적인 신체 질환에 대한 걱정으로 인한 스트레스는 그 정도에 따라 새로운 증상 발현을 촉진시키기도 하고, 기존 질환을 악화 시키기도 한다.

치료 제안(Suggestions for Treatment)

신체화 성격 패턴의 노인들 같은 경우 신체 증상의 기저에 있는 감정을 확인하거나 알아내기가 어렵기 때문에 치료가 매우 까다로울 수 있다. 일반적으로, 그들은 자신의 내적 세계에 대해 이해하고 다른 사람과 공유하는 능력이 떨어지고, 이러한 특징은 그들을 삶에 영향을 미쳐 소외, 투자 중단(disinvestment) , 가벼운 질환으로의 도피에 대한 욕망으로 나타난다. 이러한 사람들과 관계를 형성하는 것은 대개 매우 어렵고, 노인의 경우 고립되어 있거나 소외되어 있는 경우가 많아 더욱 더 어려움이 크다. 노인들의 고립과 소외는 그들의 하여금 자신의 감정적 어려움을 타인과의 대화를 통해 표현하는 것보다 신체적 불편감 호소를 통해 나타내는 빈도를 더 높인다. 임상가는 이러한 지속적인 신체적인 증상 호소로 인해 치료를 그만두고 싶어하는 노인들의 욕구를 극복해야 하며, 그들의 고통은 심리적 기원이 어디에 있건 실제라는 점을 인지해야 한다.

  P Axis에 관한 관해 1장에 나와 있는 성인 신체화 성격의 '핵심 요소(Key Features)', 즉 패턴, 집착, 병리적 믿음, 그리고 방어 방식은 노인에서의 해당 성격의 핵심 요소를 이해하는 데에도 유용하다. 우리는 1장의 항목들에 노인 신체화 성격과 관련된 자세한 서술을 추가하고 정상적인 노화 관련된 성격 기능과 비교하여 다음의 표를 만들었다.

핵심요소(Key features)	노인 신체화 성격의 기능	정상의 노화 관련 성격 기능
성격 기능에 영향을 미치는 체질적 – 성숙 패턴(Contributing constitutional-maturational patterns)	이전의 신체적 취약성, 어린 시절 병환, 그리고 이전의 신체화 경험이 임상 과거력에서 나타날 수 있고 확인 가능하다.	
중심 갈등/집착(Central tension/preoccupations): 신체적 자기의 통합 혹은 분열	노화로 인한 신체 통합의 감소는 자기(self)의 취약성을 악화 시키고, 자신감을 감소시키며 신체적, 심리적 자원에 대한 확신을 떨어뜨린다.	개인은 노화와 관련된 신체적 어려움에 대해 알고 있고 신체의 약화를 가족, 친구, 건강 관리 전문가의 도움을 통해 다루어 나간다. 개인은 신체 건강의 향상을 느낄 수 있고, 신체 증상을 일으킬 정도의 불안 혹은 우울 반응을 보이지 않는다.
중심 정서(Central affects): 전반적인 스트레스(global distress), 추정된 분노(inferred rage), 기분표현불능증(alexithymia), 감정을 인정하는 것을 피함(preventing acknowledgement of emotion)	노화와 관련된 인지 기능의 약화 와 감정을 다루는 능력의 결함/다루기를 원치 않는 모습은 감정표현불능의 상태를 더 악화시킨다. 특히, 장기간 지속된 스트레스 상황으로 인한 분노와 고통의 감정은 불편감에 대한 언어적 표현을 저하시키는데, 이는 신체적 불편감과 집착으로 전환되고 신체적 결함에 대한 반복적인 도움 요청으로 나타나게 된다.	개인은 노화로 인한 스트레스와 불편감에 대해 인지를 하고 이에 대해 자신이 입원해 있는 곳의 직원들 뿐 아니라 가족 구성원, 친구, 그리고 건강 관리 전문가와 대화를 나눈다. 신체 질환은 의사소통의 불편함에 대한 수단이 아니라, 노화와 관련된 신체적 자원의 감소로 인한 기능 저하의 결과로 나타난다.
자신에 대한 특징적인 병리적 믿음(Characteristic pathogenic belief about self): "나는 취약하고 연약하며 죽음의 위험에 처해있어"	신체적으로 취약하고 연약하다는 느낌은 자신에 대한, 그리고 타인과의 관계에 대한 지각에 영향을 미친다.	개인은 자신의 신체적 어려움에 대해 인지하지만, 그와 동시에 자신의 자원에 대해서도 인지한다.
타인에 대한 특징적인 병리적 믿음(Characteristic pathogenic belief about others): "다른 사람들은 강하고 건강하고 무심해"	신체적 증상에 대한 반복적인 도움 요청은 다른 사람들이 지치지 않을 정도의 건강, 활기, 힘을 가지고 있다는 믿음에서 비롯된다. 만약 타인이 도움에 대한 요청을 수락하지 못하면, 환자는 그들이 공격적이고 무관심하다고 여긴다.	신체 증상에 대한 도움 요청이 흔하지만, 그들의 요청은 불편감의 심각한 정도와 환경적 자원의 현실적인 평가에 기반하여 적절하게 이루어진다.
주요 방어기제(Central ways of defending): 신체화(somatization), 퇴행(regression)	대부분의 심리적 문제, 관계에서의 문제, 그리고 스트레스는 신체 불편감을 통해 표현이 되며, 이는 개인의 가장 일차적인 걱정이 된다. 노화와 관련된 정상적인 신체의 취약성은 신체 증상을 악화 시키는 온상 이 된다. 퇴행의 방어기제 사용이 흔하다.	개인은 질병과 신체적 증상에 대해 불평하지만 심리적 문제, 관계의 문제와 연결된 감정과 느낌을 표현할 수 있다. 퇴행의 방어기제가 나타나기도 하지만 주로 더 성숙한 방어기제와 혼재한다.

히스테리성-연극성 성격(Histeric-Histrionic personalities)

노화와 관련된 진단의 잠재적인 편향 요소(Potential Diagnostic Biases Related to Age)

히스테리성-연극성 성격은 신경증(neuroticism)과 주목을 끌고 싶어 하는 성향으로 잘 알려진 성격 경향이다. 신경증은 그들의 강렬한 감정과 불안정성 - 불안, 우울, 충동, 취약성, 피암시성, 정서의 불안정성, 분리 불안, 공격성, 의심, 그리고 보속증(perseveration)-으로 설명할 수 있다. 이러한 성향은 연극적이고 기이한 행동으로 표현이 될 수도 있는데, 이들은 해리 증상에 의존하거나(특히 스트레스가 강한 상황에서), 건강염려증이나 전환 증상을 보일 수도 있다. 역사적으로 진단의 핵심은 그들이 대인관계에서 느끼는 부적절감, 수치심에 대응해 보이는 방어기제의 일종인 관계의 성적인 측면의 강조(sexualization and eroticization of relationship)를 들 수 있다.

노인들에게서 이러한 성향의 일부는 유지되고 일부는 나이가 듦에 따라 감소한다. 신체화, 전환 증상이나 감정의 강렬함, 불안정함은 나이가 들어도 비교적 유지가 된다. 갈등의 해결에 성적 매력을 이용하는 부분은 노화에 따라 감소하는데, 이는 아마도 나이가 듦에 따라 신체를 유혹의 도구로 이용하기 어려워지기 때문일 것이다. 해리 경험의 빈도도 감소 하는데, 임상적 평가에서도 (평가가 인지 기능 저하의 여부에 집중을 하기는 하지만) 해리 증상은 나타나지 않는다. 실제 신체 질환과 그들이 심리적으로 증상을 증폭시키는 것은 감별하기가 어려운데, 특히 신체의 약화, 에너지 결손, 시력 저하, 무감동, 소화기계 불편감, 그리고 자율신경계 증상들과 같이 신체적 요인과 심리적 요인이 겹칠 수 있는 증상들의 경우 감별이 더 어려워 진다. 노인에서는 종종 신체적 증상과 사회적 고립이 증가하고, 연극성 표현이 감소한다.

노인 히스테리성-연극성 성격의 양상(Features of Hysteric-Histrionic Personalities in Older Adults)

연극성 증상은 노화에 따라 나르시시즘(자기도취, narcissism)의 감소로 인해 줄어들고, 삶의 변화에 따라 성격 패턴의 다른 표현 방법을 드러낸다. 하지만 "어린아이 같은" 자기 중심성은 유지되며 반응성 우울, 불안 뿐 아니라 자신의 신체 및 건강 염려에 대한 두려움(실제 다른 기관에 문제가 있지 않은지)에 특별한 관심을 쏟는다(Dewsbury, 1973; Dols, Rhebergen, Eikelenboom, & Stek, 2012; Hilderink et al., 2009; Reynolds, 2012).

때로는 인지 결함이나 환각 삽화로 인해 해리 증상을 경험하기도 한다. 젊은 시절의 히스테리성 증상과 노인이 된 이후 망상이나 환각과는 연결성이 발견되는 경우들도 있다.

히스테리성-연극성 성격이 노화에 미치는 영향((Impact of Hysteric-Histrionic Personalities on the Process of Aging)

히스테리성-연극성 성격의 사람들은 주로 청승 맞고, 어린아이처럼 행동하며, 그들 스스로를 피해자로 여긴다. 노년에 그들은 신체적 불평이나 현재 삶의 과정에서 겪는 자신의 적응 문제에 대해 호소를 하며 친척이나 친구, 도움 제공자들의 관심을 끌려고 한다. 그들은 자신이 적절히 돌봄을 받지 못하면 무시당했다고 느끼고 현실의, 혹은 환상의 어려움에 대해 자기 위로나 분노로 반응한다. 그들은 특히 신체의 변화에 대한 노화의 과정을 받아들이기 어려워하며, 성형 수술이나 그 외의 반-노화(anti-aging) 시술에 의지해 신체 노화를 예방하거나 고치려고 한다. 신체의 한계와 의존의 필요성 증가로 인해 그들이 느끼는 스트레스는 우울과 불안의 증상을 일으킬 수 있다. 나이가 많은 히스테리성-연극성 성격의 개인은 그들이 가진 우울감(환경, 노화로 인한 한계, 가족들의 관심 저하(실제이든 본인의 느낌이든)에 반응적임), 불안, 그리고 일반적 자극에 대한 안 좋은 반응들로 인해 더 빠른 인지 기능의 저하를 겪을 수 있다.

치료 제안(Suggestions for Treatment)

노인의 경우, 히스테리성-연극성 성격은 대부분의 치료적 개입이 좋지 않은 치료 반응을 보인다. 이러한 성격을 가진 개인은 입원/요양을 포함한 치료적 접근을 받아들이지 못한다. 그들이 요양 시설에 들어가면, 그들의 쉴새없는 요구, 그들이 침상에 누워있을 경우 끊임없이 울리는 벨의 소리, 불안을 줄이기 위한 지속적인 약물 요구, 그들의 청승맞은 반추들로 인해 직원 및 치료진과의 관계가 어려워질 것이다.

과도한 감정, 관심을 끄는 행동과 같은 특징은 나이가 들어서도 유지된다. 정신치료에서는 그들이 관계를 성적으로 바꾸려는(eroticize)시도를 할 수도 있다. 이런 환자들은 타인과의 관계(치료자와의 관계 포함)를 실제보다 더 돈독하다고 느끼는 경향이 있고, 그와 동일한 정도의 관심을 받기를 타인에게 기대한다. 치료자는 환자들의 이러한 태도 뒤에는(그리고 그들의 일반적이지 않은 사회적 성취 뒤에는) 실패한 혹은 얕은 인간관계가 숨어 있다는 것을 기억해야 한다. 환자의 유혹은 단순히 거부할 것이 아니라 이해하고 해석해야 한다. 그리고 가능하면 섬세하게 공허함과 불편함의 느낌에 대해 밝혀 낸다.

P Axis에 관해 1장에 나와 있는 성인 히스테리성-연극성 성격의 '핵심 요소(Key Features)', 즉 패턴, 집착, 병리적 믿음, 그리고 방어 방식은 노인에서의 해당 성격의 핵심 요소를 이해하는 데에도 유용하다. 우리는 1장의 항목들에 노인 히스테리성-연극성 성격과 관련된 자세한 서술을 추가하고 정상적인 노화 관련된 성격 기능과 비교하여 다음의 표를 만들었다.

핵심요소(Key features)	노인 히스테리성-연극성 성격의 기능	정상의 노화 관련 성격 기능
성격 기능에 영향을 미치는 체질적 – 성숙 패턴(Contributing constitutional-maturational patterns)	자극에 대한 낮은 역치의 반응이 과거력 상 존재하고, 타인의 관심에 대한 욕구도 함께 존재한다.	
중심 갈등/집착(Central tension/preoccupations): 성별(Gender)과 힘; 무의식적으로 자신의 성별을 저평가하고, 다른 성별에 대한 두려움을 가짐	노인에서는 성별과 힘의 문제가 주요한 긴장이나 집착의 대상으로 드러나는 경우가 많지 않지만, 유혹과 관련된 것은 유지된다. 연극성(과장)은 자신이 가진 현재의 질병이나 이전의 치료적 경험(수술, 약물 치료, 심리 치료 등)에 관한 것일 수도 있고, 반대로 자신의 과거나 현재의 성공에 대한 것일 수도 있다. 하지만, 모든 상호작용의 핵심은 자기 중심적인 성향에 있다.	노인에게 찾아오는 전형적인 두려움(죽음, 질병, 자율성의 손실 등)은 자신이 더 이상 다른 사람들에게 관심을 가져 주지 못하는 것에 대한 걱정을 유발할 수 있다. 또한, 일정 수준의 퇴행으로 인한 유아적 행동도 나타날 수 있다. 하지만 이러한 상호작용은 상대적으로 일시적이며 자아에 대한 지각이나 다른 사람들과의 관계에서의 일반적인 성향을 뜻하지 않는다.
중심 정서(Central affects): 두려움, 수치, 죄책감(경쟁에 대해)	노화의 과정을 두려움, 수치심과 함께 마주한다; 이와 연관된 감정이 증폭되며 매우 과장된 방식으로 표현된다.	관심에 대한 욕구, 신체적 심리적 불편감에 대한 불평, 과거에 대한 후회, 남은 생이 적다는 깨달음 등은 때로는 과도한 감정적 표현의 순간을 일으킬 수 있지만, 이러한 순간은 개인의 일상을 설명하는 특성에 해당하지는 않는다.
자신에 대한 특징적인 병리적 믿음(Characteristic pathogenic belief about self): "내 성별과 그 성별의 의미에는 뭔가 문제가 있어"	자신이 약하고 가치가 낮다는 생각이 팽배하다. 노화로 인한 신체적 매력의 감소는 안심시켜주는 말이나 행동에 대한 욕구를 더 강하게 한다. 유혹의 시도가 발생할 수 있고 이는 때로는 성적 표현(eroticism)을 바탕으로 하기도 하지만, 실은 자신의 욕구나 느낌, 혹은 과거의 성공을 과장하기 위한 경우가 더 흔하다.	개인은 노화에 따라 자신의 유혹의 기술이 감소했다는 것을 알고 있지만, 성적 매력과 성별을 통한 힘에대한 일정 수준의 욕구는 유지된다. 하지만 개인은 타인으로부터 과도한 관심을 요구하지 않고, 자신의 욕구나 느낌에 대한 과장은 간헐적으로만 발생한다.
타인에 대한 특징적인 병리적 믿음(Characteristic pathogenic belief about others): "세상은 성별의 이분법과 성별 간의 갈등으로 가장 잘 설명할 수 있다"	타인에게 돌봄을 받고 싶다는 욕구와 관계에서 과도한 자극을 받는 것에 대한 두려움이 동시에 존재한다. 자기-과장이 이를 통제하기 위해 이용이 된다. 고립 상태에서는 관심을 끄는 행동이 증가하며 자신의 욕구에 대한 과도하고 충동적인 표현들이 나타난다.	중요한 위치에 있고 싶어하는 욕망이 개인의 줄어든 신체적 자원에 대한 보상이 될 수 있다. 칭찬과 장담(assurance)을 찾는 모습이 때로는 지속될 수 있지만, 개인은 자신의 정체성과 자율성을 강화시켜 줄 수 있는 내적 기술(internal skill)에 의지할 능력도 있다.
주요 방어기제(Central ways of defending): 억압(repression), 퇴행(regression), 전환(conversion), 섹슈얼라이징(sexualizing), 행동화(acting out)	성, 힘, 그리고 정체성에 대한 우려가 여러 방어기제들을 통해 다루어지고, 그 중 퇴행과 전환이 특히 중요하다. 이러한 우려는 의학적으로 잘 설명되지 않는 신체 증상의 바탕이 되기도 한다. 관계의 성적인 부분을 강조하는 모습(eroticization of relationships)은 비록 나이에 의해 많은 한계를 보이더라도 가볍게 보아서는 안된다.	전환/신체화의 과정이 존재할 수 있지만 개인은 자신의 감정에 접근하고 다른 사람과 이에 대해 적절한 방식으로 대화할 수 있는 능력을 유지한다.

자기애성 성격(Narcissistic personalities)

노화와 관련된 진단의 잠재적인 편향 요소(Potential Diagnostic Biases Related to Age)

자기애성 성격은 과장, 존경에 대한 욕구, 그리고 공감의 결여를 특징으로 한다. 노인들은 때때로 가족이나 타인에게 관심 그리고/혹은 존중을 요구하며 이를 오만한 태도로 표현하기도 한다. 일부 노인들은 존경을 요구한다; 예를 들어 노인들은 종종 자신의 나이에 대해 대단한 자부심과 함께 자신의 지적 능력(기억력 등) 이나 신체 능력(힘 그리고 저항력 등)이 유지되고 있음을 강조하며 타인과 의사소통한다.

하지만 이러한 행동과 태도는 자기애성 성격 경향이나 장애의 적응증에 해당한다고 보기는 어렵다- 예로는 개인이 이런 모습을 젊은 시절에는 보이지 않은 경우를 들 수 있다. 노화로 인한 특징은 부분적으로 환경에 대한 개인의 가치, 정체성, 그리고 대인 관계의 질에 대해 확신하고자 하는 현실적인 욕구를 실제로 증가시킨다(Balsis, Eaton, Uke, Cooper, & Oltmanns, 2011). 게다가, 관심에 대한 욕구는 애착의 증진과 외로움의 감소로 이어진다.

노인 자기애성 성격의 양상(Features of Narcissistic Personalities in Older Adults)

일반적으로, 자기애성 성격의 핵심 요소들(과장된 자아감(sense of self), 존경에 대한 욕구, 공감 능력의 부족, 오만함, 착취적 대인관계)은 젊은 시절부터 존재했을 경우 노인이 되어서도 유지가 되지만, 그 강도는 줄어든다(Foster, Campbell, & Twenge, 2003; Twenge, Konrath, Foster, Keith Campbell, & Bushman, 2008). 특징적으로, 핵심 요소들은 그저 노화의 결과로 인해 나아지는 것도 가능하다.

핵심 요소들이 노인이 되어서도 유지가 될 경우, 젊은 시절과는 다른 방식으로 표현된다. 예를 들어 노인이 되면 힘과 영향력의 감소를 경험하게 되고, 이는 그들로 하여금 가족 내에서나 직장에서 타인을 착취적으로 이용할 기회가 줄어들도록 한다. 여러 사회적 상황에서 사람들을 만날 기회가 줄어들면서 성공에 대한 환상도 함께 감소한다(Bressler-Feiner,1981). 따라서, 자기애적 성격의 일부 특성은 다른 표현 방식을 찾게 되는데, 진단적 관찰을 할 때에는 이를 놓쳐서는 안된다. 때로는 오만함(arrogance)이 고집스러움으로 바뀔 수 있다; 타인을 착취하는 경향은 점진적인 고립과 함께 우울 증상을 증가시키기도 한다; 혹은 존경에 대한 욕구는 경솔한 행동들로 이어지기도 한다.

자기애성 성격이 노화에 미치는 영향(Impact of Narcissistic Personalities on the Process of Aging)

자기애성 성격 패턴은 노화에 부정적인 영향을 미친다. 노년기에 자기애성 개인은 종종 혼자이며 고립이 되어 있고, 자신 생애의 이전 시기의 성공에 대한 유감을 표현하기 시작한다. 공감 능력의 결여와 지속적이고 깊은 관계를 유지하는 능력에서의 결함은 지지적 관계의 감소로 이어지고, 에릭슨의 "통합(integrity)"과 충족된 느낌 보다는 "절망"과 공허함이 나타난다.

그 뿐 아니라, 자기애성 개인은 노화의 전형적인 신체 변화를 다루기 힘들어 한다; 신체적 질병과 일반적인 신체 퇴화(탈모, 주름, 감각 및 운동 기능의 저하 등)는 그들의 스스로에 대한 관점에 부정적 영향을 미치고, 그들은 자신의 새로운 모습을 견디지 못한다. 타인에 대한 의존의 필요성이 증가하는 것도 그들에게는 자아감의 감소와 연관되어 견디기 힘든 일인데, 이는 이전의 독립, 힘, 통제의 태도와는 상반된 것이다. 이러한 모든 상황은 우울증상과 자살의 위험도를 높일 수 있다.

치료 제안(Suggestions for Treatment)

노인 자기애성 성격 환자에게 치료적 도움을 제공하는 것은 의사나 그 외의 병원 혹은 요양시설 내 직원들 모두에게 어려운 일이다. 가장 주된 문제는 치료적 동맹 관계를 형성하는 것(정신치료에서)과 의학적 치료에 순응하도록 하는 것이다. 환자의 요구는 과도한 경향을 보인다; 이점(benefit)에 대한 인식은 종종 불가능하다; 과거의 자율성과 힘에 대한 유감이 모든 관계에서의 지배적인 내용을 이룬다. 요양시설에서는 이러한 상황이 자주 간호인력을 교체하는 형태로 나타나기도 하는데, 이는 환자의 친척의 요구에 의해서 이루어지기도 한다. 확실히, 이러한 노인 자기애성 환자의 특징적인 특성들에 주의를 기울일 수 있는 전문가들은 협동과 효과적인 지지에 대한 선택사항들을 찾아낼 수 있다(Garner, 2002)

P Axis에 관해 1장에 나와 있는 성인 자기애성 성격의 '핵심 요소(Key Features)', 즉 패턴, 집착, 병리적 믿음, 그리고 방어 방식은 노인에서의 해당 성격의 핵심 요소를 이해하는 데에도 유용하다. 우리는 1장의 항목들에 노인 자기애성 성격과 관련된 자세한 서술을 추가하고 정상적인 노화 관련된 성격 기능과 비교하여 다음의 표를 만들었다.

핵심요소(Key features)	노인 자기애성 성격의 기능	정상의 노화 관련 성격 기능
성격 기능에 영향을 미치는 체질적 – 성숙 패턴(Contributing constitutional-maturational patterns)	명확한 자료 없음.	
중심 갈등/집착(Central tension/preoccupations): 자존감의 확장 vs 축소	이 성격의 핵심 특성은 자신의 이미지(신체적, 사회적 등)을 보호하고, 그 이미지가 저평가되는 것을 두려워하는 것이다. 결과적으로, 노화와 관련된 어려움들(힘, 에너지 자율성, 신체적 매력의 감소 등)은 성격의 모든 요소들을 악화시킬 수 있다.	노화로 인한 신체적, 감정적 어려움과 관계의 어려움에 대한 유감을 느낄 뿐 아니라 좋은 신체적 외관을 유지하는 것에 대한 우려를 가진다. 하지만 개인의 정체성과 가치가 삶의 이전 시기의 연속선 상에서 유지되며, 노화의 증상을 우울감을 유발할 수 있는 자존감에 대한 공격으로 받아들이지 않는다.
중심 정서(Central affects): 수치심(shame), 굴욕(humiliation), 멸시(contempt), 질투(envy)	노화로 인해 증가하는 여러 어려움을 젊은 시절과 비교하는 것은 그들로 하여금 씁쓸함, 수치, 그리고 유감의 감정을 느끼도록 한다. 젊은 사람들과의 관계에서는 질투가 발생할 수 있고, 때로는 악의에 가득찬 방식으로 표현하기도 한다.	노화와 관련된 어려움들을 평범하게 수용하며, 젊음의 특징을 잃어감으로써 느끼는 감정은 존재하기는 하지만 간헐적이다. 젊은 사람들과의 관계는 새로운 아이디어나 새로운 관점을 시험하는 자원으로 활용하며, 이를 통해 생동감과 감정적 투자를 늘린다.
자신에 대한 특징적인 병리적 믿음(Characteristic pathogenic belief about self): "나는 내가 괜찮다고 느끼려면 완벽해져야 해"	환자의 의학적, 심리적 과거력 상에서 칭찬과 관심에 대한 욕구가 행동 및 감정의 주된 지침이었는지를 확인하는 것이 중요하다. 노화와 관련된 신체, 심리, 그리고 인지 기능의 저하는 환자가 실제 자원의 감소에 대해 유감을 느끼는 것보다 타인에게 비추어지는 자신의 이미지가 황폐화 되었다고 느끼는 것과 더 큰 연관이 있다.	노화로 인해 얻은 특징들은 개인의 이미지와 다른 사람들의 판단에 대한 우려와 크게 관계가 없다.
타인에 대한 특징적인 병리적 믿음(Characteristic pathogenic belief about others): "다른 사람들은 부유하고, 아름답고, 힘이 있고, 유명한 것을 즐긴다. 내가 이러한 요소들을 갖추고 있을수록 나 스스로 더 낫다고 느낄 것 같다	씁쓸함과 질투가 지배적이며, 이는 개인이 도움을 찾아 요청하는 것을 제한한다. 분노, 고립, 그리고 유감이 흔히 나타난다.	개인은 자신의 어려움을 부인하지 않고 다른 사람이 더 나은 자원을 가지고 있을 수 있다는 것을 알고 있다. 하지만 그들은 굴욕감이나 질투 없이 다른 사람들에게 도움을 요청하고 도움 받을 수 있다.
주요 방어기제(Central ways of defending): 이상화(idealization), 평가절하(devaluation)	자기-평가절하에 대한 두려움과 타인을 이상화하는 경향은 부정, 투사, 그리고 분리와 같은 원초적 방어기제의 융통성 없는 사용을 바탕으로 하고 있다.	방어기제는 다양하고 유연하여 노화와 관련된 어려움에 다양한 방식으로 대처할 수 있도록 해주며, 때로는 창의적인 방식을 선보이기도 한다.

편집성 성격(Paranoid personalities)

노화와 관련된 진단의 잠재적인 편향 요소(Potential Diagnostic Biases Related to Age)

편집성 성격 경향 혹은 장애의 진단은 불신, 타인에 대한 의심, 그리고 친구나 친척의 신뢰에 대한 의심(혹은 때로는 타당한 이유가 없는 의심, 배우자나 성적 파트너의 외도 의심 등)이 반복되고 지배적일 때 이루어질 수 있다. 이들은 타인으로부터의 착취와 대인관계에서의 속임수에 당하지 않기 위해 늘 "경계상태를 유지하는 것"에 대한 우려를 하기 때문에, 지속적인 관계나 깊은 인간관계를 형성하지 못하는 것이 필연적이다.

노화에 따라 일정 정도의 불신이나 의심은 흔하게 나타나며, 이 때 편집성 성격의 진단에는 신중해야 한다. 이러한 의심의 태도는 노인들이 감각, 운동, 인지 능력의 약화로 인해 통제와 장악력의 약화를 느끼기 때문일 수 있다. 결론적으로, 노인들은 자신이 어려움과 위험에 대처하는 능력이 떨어지고, 환경에 덜 반응적이라고 느낀다.

노인의 편집증을 평가하는 데에 있어서 과거 혹은 현재 학대의 경력이 있는지 확인하는 것이 매우 중요하다(Wolf, 1998). 실제로 노인의 경우 그들의 취약성 때문에(그리고 때로는 그들의 성격적 특성 때문에) 학대의 피해자가 되기도 하는데, 이로 인해 불신과 의심이 증가하기도 한다(Akaza et al., 2003).

피해망상적인(편집적인) 느낌은 고립과 타인과의 접촉이나 관계로부터의 철수를 강화한다. 이러한 행동은 타인이 악의를 가지고 있고 속이려는 의도를 가지고 있다는 지각에서 오는 것이기 때문에 가까워지는 것에 대한 두려움과 갈망 사이에서 양가감정을 가지는 분열성 성격의 요소와 혼동하여서는 안된다.

노인 편집성 성격의 양상(Features of Paranoid Personalities in Older Adults)

편집성 성격은 "자신이 타인과 공유한 모든 것은 자신에게 불리한 방식으로 돌아올 것이기 때문에 다른 사람과 개방적으로 진정한 관계를 맺을 수 없다는 믿음"에 기반해 있다(Segal et al., 2006, p.28).

타인에게 위협을 보이고 공격적인 행동을 한 경험이 환자의 과거력 상 종종 드러난다. 이러한 경향의 요소는 노화에 따라 감소하는데(혹은 사라지는데), 이는 신체적 에너지의 감소와 관련이 있다.

노화의 효과는 편집성 성격에 있어서 문제가 된다. 신체적 질병, 감각의 저하, 그리고 의존성의 증가는 기존의 의심을 강화시키고 병리적인 성향을 더 악화시킨다.

인지기능 감소에 대한 주관적인 지각은 타인에게 공격 받거나 굴욕을 당할 것이라는 우려를 증가시킬 수 있다(Forsell & Henderson, 1998). 이러한 경우 생의 후기에 피해 망상적 태도가 발생할 수 있고, 이는 신경인지 장애의 결과라고 진단될 수도 있다.

편집성 성격이 노화에 미치는 영향(Impact of Paranoid Personalities on the Process of Aging)

불신의 느낌과 대인관계에서의 착취에 대한 우려는 편집성 성격의 개인으로 하여금 노화로 인한 문제를 다루는 데에 더 큰 어려움을 준다. 그들은 친구, 가족, 의료인의 도움 제공을 거의 쉽게 받아들이지 않는다. 게다가 늘어난 타인에 대한 의존성은 자율성 상실에 대한 두려움을 유발하고, 통제와 주의에 대한 필요성을 촉발한다. 만약 이러한 사람이 입원을 하거나 요양 시설에 들어가게 된다면 의사, 간호사 및 기타 치료자들, 동료 환자들이 침투적이라고 느끼며 그들의 신뢰성을 확신하지 못하는 일이 반복적으로 일어나기 때문에 초조와 의심이 늘어날 수 있다.

치료 제안(Suggestions for Treatment)

때로는 노인들이 가족 내에서, 혹은 요양 시설에서 학대의 고통을 받기도 한다. 만약 노인이 자신의 환경 내에서의 관계와 관련하여 어려움을 호소한다면 실제 생활환경을 확인하고 환자의 고통과 불편을 편집증적 두려움 때문이라고 단정짓지 않도록 주의하는 것이 중요하다. 늘 그렇듯이, 이전의 임상적 과거력에 대한 주의 깊은 평가가 감별 진단에 도움이 된다.

만약 환자의 두려움이 현실적이기보다는 피해망상적인 것이라 할지라도 환자의 걱정에 대해 공감하는 태도를 가지는 것이 최소한의 치료적 동맹을 형성하는데 필수적이다. 이는 비록 쉽게 깨어질 위험성이 언제든지 존재하기는 하지만, 모든 치료적 중재의 전제조건이라고 할 수 있다(Bateman & Fonagy, 2000).

P Axis에 관해 1장에 나와 있는 성인 편집성 성격의 '핵심 요소(Key Features)', 즉 패턴, 집착, 병리적 믿음, 그리고 방어 방식은 노인에서의 해당 성격의 핵심 요소를 이해하는 데에도 유용하다. 우리는 1장의 항목들에 노인 편집성 성격과 관련된 자세한 서술을 추가하고 정상적인 노화 관련된 성격 기능과 비교하여 다음의 표를 만들었다.

핵심요소(Key features)	노인 편집성 성격의 기능	정상의 노화 관련 성격 기능
성격 기능에 영향을 미치는 체질적 – 성숙 패턴(Contributing constitutional-maturational patterns)	임상적 과거력에서 과민한(irritability) 양상을 보이는데, 수치심과 굴욕감을 느껴 타인에게 공격적인 모습이나 다른 위협적인 행동을 보이는 삽화가 함께 있을 수 있다.	
중심 갈등/집착(Central tension/ preoccupations): 굴욕감을 주는 타인을 공격함 vs 공격 당함	공격을 당하거나 학대를 당하는 것에 대한 걱정이 반복적으로 나타나고, 이는 노화에 의한 신체적, 인지적, 감정적 어려움으로 인해 증가한다. 이러한 걱정은 보통 직접적으로 표현되지 않지만, 과민(irritability), 고립 그리고 불편감과 같은 태도와 행동에서 느껴진다.	스스로의 신체적, 감정적, 인지적 기술을 다룰 수 있는 능력이 감소함으로 인해 안전하지 못하다는 느낌을 받을 수 있고, 이로 인해 조심성 있는 태도가 늘어날 수 있다. 하지만 가족들이나 친구들 사이에서의 자신감은 유지되며, 가족 외의 간병인과도 신뢰의 관계를 형성하는 것이 가능하다.

중심 정서(Central affects): 두려움(fear), 분노(격노; rage), 수치심(shame), 경멸(contempt)	두려움, 분노, 의심의 느낌이 과도하고, 이는 노화로 인한 통제 능력의 감소를 고려한다고 하더라도 정당화되기 어려운 수준이다.	특히 낯선 사람을 만나거나 새로운 상황에 처했을 때 조심스러운 모습을 보일 수 있다. 하지만 친숙해지고 더 많이 알게 되면 타인과 신뢰의 관계를 형성하고 자신감을 얻을 수 있다. 만약 노인이 입원을 해있는 경우라면, 이러한 능력은 더 명백해진다.
자신에 대한 특징적인 병리적 믿음(Characteristic pathogenic belief about self): "나는 지속적으로 위험에 처해있다"	개인은 마치 자신이 늘 위험에 처해있는 것처럼 행동한다. 타인과의 관계는 학대나 속임의 잠재적인 원인이 된다. 돌봄이나 신체 질환에 대한 의학적 치료 중 어떠한 부족함이 발견되면 이를 의도적인 것으로 받아들이고, 자신이 피해자라는 생각이 더 강화된다. 노인이 입원을 해 있는 경우 이러한 느낌이 더 강할 수 있으며, 이는 돌봄 혹은 치료를 방해할 수 있다.	노인은 자신의 어려움에 대해 인지하지만, 자신감과 신뢰에 찬 태도를 가지고 있다. 타인, 특히 낯선 사람에게는 주의 깊은 행동을 보이지만, 긍정적인 느낌을 발전시킬 수 있는 여지를 많이 둔다.
타인에 대한 특징적인 병리적 믿음(Characteristic pathogenic belief about others): "세상은 잠재적 공격자들과 이용하는 사람들로 넘쳐난다"	다른 모든 사람들은 자신과의 친밀도나 친근한 정도와 관계 없이 모두 잠재적인 공격자다.	노화로 인한 자원의 감소로 도움을 요청을 필요로 한다는 것을 느끼게 되면, 개인은 관계에서 조심성을 띠게 되고 특히 첫 만남에서는 의심의 태도를 가지기도 한다. 노인이 입원을 한 경우 이러한 태도는 더 두드러질 수 있다. 하지만 지원과 돌봄에서의 긍정적인 경험은 개인이 더 큰 신뢰와 자신감을 경험하고 확신할 수 있는 계기를 만들어준다.
주요 방어기제(Central way of defending): 투사(Projection), 투사적 동일시(Projective identification), 부인(denial), 반동 형성(reaction formation)	분리(splitting)에 기반한 원초적 방어기제를 사용한다.	원초적 방어기제의 사용은 오직 일시적이고 대부분 새로운 환경이나 사람과의 관계가 새로 시작되는 시기와 연관이 있다(노인이 요양시설에 들어가는 등).

반사회성 성격(Psychopathic personalities)

노화와 관련된 진단의 잠재적인 편향 요소(Potential Diagnostic Biases Related to Age)

일반적으로, 반사회성(antisocial) 인격은 젊은 사람들보다 노인에서 덜 흔하고(Oltmanns & Balsis, 2011), 그 숫자는 나이가 들면서 줄어든다(Engels, Duijsens, Haringsma, & van Putten, 2003; Grant et al., 2008). 타인을 속이거나 조종을 하면서 즐거움을 얻는 등의 젊은 시절의 반사회적 성향에서 나타나는 특징들은 노인이 되면 빈도가 줄어들게 되는데, 이는 사회적 관계의 감소, 신체, 인지, 정서적 자원의 감소와 연관이 있다. 하지만, 이러한 행동들을 할 수 있다는(그리고/혹은 자신의 감소한 힘을 보상하는 차원에서) 힘을 표현하고자 하는 욕구는 나이가 들어서도 지속될 수 있다. 특히 특정 상황들-예를 들어 경영이나 금융 분야 등-에서는 노인의 카리스마 있는 역할로 인해 사회적 상식에 응하지 않거나, 타인을 조종하고 통제하는 태도가 유지될 수 있다.

반사회성 성격 경향은 삶이 얼마 남지 않았다는 깨달음과 함께 오는 사회와 직업적 요구에서 벗어난 자유로움, 타인의 의견에 대해 덜 고민하고 자신에게 더 초점을 맞추는 경향과 같은 노화의 정상적 발달과정과 혼동하여서는 안된다.

마지막으로, 반사회적 행동의 일부 특징(충동성, 공격성, 타인에 대해 고려하지 않음 등)은 신경인지장애의 초기 단계에서도 나타날 수 있다.

노인 반사회성 성격의 양상(Features of Psychopathic Personalities in Older Adults)

자신의 욕구, 요구 사항을 최우선 순위로 삼는 노인의 태도는 타인에 대한 공감 결여로 이어질 수 있고, 반사회적 행동과도 연관이 있다. 노인에서의 반사회적 행동은 처방된 약이나 기분전환용 마약의 오용, 그리고 치료 불응 등의 방식으로 표현되기도 한다.

반사회성 성격이 노화에 미치는 영향(Impact of Psychopathic Personalities on the Process of Aging)

반사회성 성향(Psychopathy)은 노화에 지대한 영향을 줄 수 있다(van Alphen, Nijhuis, & Oei, 2007). 타인의 요구나 느낌에 대한 존중의 결여와 같은 상대하기 어려운 태도나 잔존한 충동성과 공격성은 타인(가족 구성원을 포함)으로 하여금 그들과의 접촉을 피하도록 하고, 이는 고립의 상태로 이어질 수 있다.

치료 제안(Suggestions for Treatment)

젊은 반사회성 개인과 마찬가지로, 목적을 공유하고 치료적 동맹을 형성하는 것 자체가 어렵기 때문에 어떠한 치료적 중재도 효과를 보기 매우 힘들다. 반사회성 성향을 가진 노인이 요양 시설에 입소를 할 때 발생하는 관리의 어려움은 치료진과 요양 시설 직원 뿐 아니라 다른 환자와의 관계로 인해서도 많이 발생한다. 타인의 물건을 사용하거나 시설의 규칙을 준수하지 않는 등의 문제로 갈등이 자주 발생한다. 명확하고 일관된 규칙과 기대가 이러한 사람들에게는 도움이 될 수 있다. 치료진들은 환자의 적대적인 태도와 잦은 규칙 위반이 환자들의 입장에서는 노화로 인한 어려움으로 인해 손상되었다고 느끼는 자아감과 상대적 자율성을 확인받기 위한 욕구 때문임을 이해하는 것이 좋다.

P Axis에 관해 1장에 나와 있는 성인 정신병적 성격의 "핵심 요소(Key Features)", 즉 패턴, 집착, 병리적 믿음, 그리고 방어 방식은 노인에서의 해당 성격의 핵심 요소를 이해하는 데에도 유용하다. 우리는 1장의 항목들에 노인 정신병적 성격과 관련된 자세한 서술을 추가하고 정상적인 노화 관련된 성격 기능과 비교하여 다음의 표를 만들었다.

핵심요소(Key features)	노인 정신병적 성격의 기능	정상의 노화 관련 성격 기능
성격 기능에 영향을 미치는 체질적 – 성숙 패턴(Contributing constitutional-maturational patterns)	공격성, 그리고 감정적/정서적 자극에 대한 높은 역치는 태생적인 것일 수 있다.	
중심 갈등/집착(Central tension/preoccupations): 타인을 조종하는 것 vs. 타인에게 조종 당하는 것	학대 당하거나 조종당하는 것에 대한 우려는 각종 위반 행위를 하거나 타인을 지배하려는 시도로 이어질 수 있다. 이러한 태도는 환자가 입원 혹은 시설에 입소해 있을 때 두드러질 수 있으며, 이 때에는 시설의 직원이나 다른 노인들과의 관계를 금지시키게 되기도 한다. 이와 같은 종류의 긴장/혹은 집착은 환자의 삶의 다양한 시기에서 일관되게 나타나는 것을 과거력 상 확인할 수 있다.	노화와 연관된 신체적, 심리적 자원의 감소는 조종당하거나 속임을 당할 수 있다는 두려움을 일으키지만, 타인을 지배하려 하거나 학대하려고 하는 양상의 행동으로 이어지지는 않는다. 노인이 살고 있는 환경에서의 체계적인 규칙 위반은 나타나지 않는다. 과거력 상에는 타인이나 사회 규범에 대한 공격의 예가 없는 것으로 확인된다.
중심 정서(Central affects): 분노/격노(Rage), 질투(envy)	분노/격노(rage)와 질투는 타인과의 관계에서 흔히 명백하게 드러나며, 이는 특정 상황이나 사건과는 관계없이 나타난다.	노화로 인한 주관적인 약화 혹은 자율성의 감소로 인해 간헐적인 분노(anger)를 보이기도 한다. 타인이 더 풍족한 자원을 가지고 있을 때 질투를 느끼기도 하지만, 이러한 질투가 학대나 위반의 행동을 동반하지는 않는다. 타인에 대한 공감 능력이 잘 보존되어 있다.
자신에 대한 특징적인 병리적 믿음(Characteristic pathogenic belief about self): "난 내가 원하는 건 뭐든지 할 수 있어"	노인들이 규칙을 위반하고 타인을 학대하는 것은 때로는 자신들이 이전에 부당하게 고통을 받았다는 믿음이나 자신들이 인식하지는 못했지만 특별한 가치를 얻었다는 믿음에 기반하는 경우들이 있다. 이와 같은 사람들에게 노년은 자신들이 원하는 것은 무엇이든 할 수 있는 허가증과도 같다. 반사회적 성향의 노인의 경우, 이러한 태도는 과거력 상 일관된 모습을 보이며, 노화는 일상적인 반사회적 행동의 또 하나의 정당화의 이유가 될 뿐이다.	과거에 어떤 어려움이 있었다 할지라도, 이를 타인이나 규칙을 무시하는 것의 핑계로 이용하지 않는다. 노인이 병원에 입원을 하거나 요양 시설에 입소를 한 이후 대인관계에서의 어려움을 겪을 경우 소외나 경계와 같은 태도를 보일 수 있지만, 학대의 태도를 나타내지는 않는다. 타인과의 생활은 안전하게 보호되며, 때론 환경의 규칙을 위반을 할지라도 이는 가학적 기쁨과는 관련이 없다.
타인에 대한 특징적인 병리적 믿음(Characteristic pathogenic belief about others): "모든 사람은 이기적이고, 조종하려고 하며, 부도덕하고, 그리고/혹은 약해"	노인에서, 반사회성 성격의 개인은 다른 사람들이 이기적이고 조종하는 데 능하기 때문에 자신의 노화로 인한 약점을 이용할 것이라고 느낀다.	스스로의 약점에 대한 인지는 타인에 대한 믿음을 약화시킬 수 있다. 새로운 환경에서의 모든 인간 관계는 불신과 혹사 당할 수 있다는 두려움을 동반한다는 특징을 가진다. 하지만 이러한 두려움이 규칙을 어기거나 타인을 존중하지 않는 행동으로 이어지지는 않는다.
주요 방어기제(Central ways of defending): 전능적 통제에 이르려 함 (Reaching for omnipotent control)	지배, 전능적 통제, 그리고 타인에대한 경멸이 지속적으로 존재한다.	타인에 대한 지배나 오만함의 태도는 간헐적이며, 개인의 자율성과 자아감에 위협을 느낄 수 있는 특정하고 확인 가능한 상황에 반응적으로 나타난다.

가학적 성격(Sadistic personalities)

노화와 관련된 진단의 잠재적인 편향 요소(Potential Diagnostic Biases Related to Age)

노인에서의 가학적 성향의 본질과 빈도는 이를 충분히 이해할 수 있을 정도의 문헌이 존재하지 않아 상대적으로 잘 알려져 있지 않다. 가학적 성격은 반사회성 성향, 범죄 행위와 관련이 있고, DSM에는 제시되어 있지 않다. 가학적 성향의 노인은 줄어든 사회적 관계, 신체적 기능, 그리고 인지능력 때문에 젊은 사람들이 보이는 신체적 가학성이나 잔인함 등의 전형적인 모습은 보이지 않는데, 이러한 경향은 전통적인 진단 기준으로 보았을 때는 가볍게 여겨질 수 있다. 하지만 때론 노화로 인한 어려움, 의존도의 증가, 혹은 환경적 어려움-단순히 새로운 스트레스도 포함-(예를 들어 입원을 해야하거나, 전문 간호 시설에 들어가야 하는 경우 등)들이 분노를 일으킬 수 있고, 이는 공격적인 행동이나 굴욕을 주는 행동 으로 이어지기도 한다. 이러한 태도는 자신의 힘과 영향력을 일정 수준 유지하려는 목적을 가지기 때문에 실용적이라고 할 수 있다. 만약 노인의 젊은 시절에 가학적 성향의 과거력이 없다면 이러한 행동은 일시적일 것이고, 대인 관계에서 특징적인 모습을 보이지 않을 것이다.

노인 가학적 성격의 양상(Features of Sadistic Personalities in Older Adults)

Segal과 동료들이 언급하였듯이, "감정적 잔혹함은 나이의 한계를 모르는 것 같다". 따라서 가학성의 표현은 나이가 들어도 계속된다: 굴욕을 주는 태도 를 보이거나, 타인의 괴로움을 보며 가학적 즐거움을 느낀다. 노인의 경우 자신이 의존하는 대상(가족 구성원, 간호사, 기타 요양 제공자)을 경멸하거나 지속적인 비난의 말을 하는 모습이 전형적이다. 어떤 가족의 경우에는 집안 의사결정의 일차적 결정권자이고 권력자였던 노인이 인지적 그리고/혹은 신체적 결함이 생긴 후에도 – 나머지 구성원들이 새로운 역할에 적응하는 역동으로 옮겨가지 않고- 노인에게 의사 결정을 허락하고 다른 가족 구성원들을 무시하는 경우가 있는데, 가학성의 위험은 이러한 맥락에서 유발될 수 있다.

가학적 성격이 노화에 미치는 영향((Impact of Sadistic Personalities on the Process of Aging)

증오와 경멸이 가학적 성격의 핵심 정서이기 때문에, 우월함을 표현할 가능성을 감소 시키고 의존성을 증가시키는 노화의 과정은 그들에게 매우 어렵게 느껴진다. 만약 입원이 요구되거나 노인이 요양 시설에 들어가게 되면 의사, 간호사, 그리고 다른 입소자들과의 관계가 그들에게는 가학적 태도와 행동을 표현할 수 있는 기회가 된다.

치료 제안(Suggestions for Treatment)

가학적 성격을 가진 사람은 자신이 타인에게 미치는 영향이나 결과 뿐 아니라 자신 스스로의 느낌과 행동에 대해서도 제한적인 이해(병식; insight)을 가지고 있다. 그들은 자신의 느낌과 행동이 충분히 정상적이고 수용가능한 것이라고 믿는다. 따라서 이러한 사람들을 치료하는 것은 매우 어려우며, 그 목표가, 특히 입원 상황인 경우, 타겟이 된 사람을 능동적으로 보호하는 것과 가장 치명적인 행동 증상을 억제하는 것 정도로 제한될 수 밖에 없다.

P Axis에 관해 1장에 나와 있는 성인 가학적 성격의 '핵심 요소(Key Features)', 즉 패턴, 집착, 병리적 믿음, 그리고 방어 방식은 노인에서의 해당 성격의 핵심 요소를 이해하는 데에도 유용하다. 우리는 1장의 항목들에 노인 가학적 성격과 관련된 자세한 서술을 추가하고 정상적인 노화 관련된 성격 기능과 비교하여 다음의 표를 만들었다.

핵심요소(Key features)	노인 가학적 성격의 기능	정상의 노화 관련 성격 기능
성격 기능에 영향을 미치는 체질적 – 성숙 패턴(Contributing constitutional–maturational patterns)	알려져 있지 않음	
중심 갈등/집착(Central tension/ preoccupations): 수모로 고통스러워 함 vs. 해를 가해 고통을 줌	굴욕을 당하는 것에 대한 두려움을 예상하고 방어적으로 다른 사람을 비난한다.	비난하는 태도와 과도한 비판은 짧게 이루어지고, 때로는 스스로가 이를 인식하고 불편감을 호소한다. 그들은 심지어 이에 대한 보상적 태도나 행동을 보이기도 한다.
중심 정서(Central affects): 냉담함(Cold), 증오(hatred), 경멸(contempt), 기쁨(가학적 즐거움)	타인의 고통과 연관된 즐거움 뿐 아니라 증오와 경멸이 임상적 과거력에서 명백하게 드러난다.	때로는 다른 사람들도 어려움이나 고통을 겪는다는 사실에 편안함을 느낀다. 하지만 공감의 능력이 보존되어 있고, 가능하면 타인에게 도움을 제공하고자 한다.
자신에 대한 특징적인 병리적 믿음(Characteristic pathogenic belief about self): "나에게는 다른 사람을 해치거나 굴욕을 줄 자격이 있어"	자신이 우월하다는 바탕 하에 남을 해하고 굴욕을 줄 자격이 있다고 지속적으로 생각한다.	자신의 힘이 건재하다는 것을 보여주기 위해 타인을 공격하는 경우가 있을 수 있지만 이는 매우 제한적인 사건이며, 이러한 사건은 이전 과거력에서는 나타나지 않는다.
타인에 대한 특징적인 병리적 믿음(Characteristic pathogenic belief about others): "다른 사람들은 내 지배의 도구로서 존재해"	타인에 대한 존중이 없고 공감의 능력이 결여되어 있다. 굴욕을 주는 태도들이 의도적으로 행동화 된다.	스트레스 상황에서 타인을 비판하거나 굴욕을 줄 수 있지만, 여전히 공감 능력을 유지하고 자신이 타인에게 주는 영향들에 대해 감사한다.
주요 방어기제(Central ways of defending): 분리(detachment), 전능적 통제(omnipotent control), 역전(reversal), 실연(enactment)	전능적 통제와 감정적 분리가 선두에 있다.	어려운 상황에서도 타인의 경험을 공유하는 능력이 보존되어 있다. 때로는 분리의 방어 태도를 보이기도 하는데, 이는 가학적 즐거움과는 관련이 없다.

경계선 성격(Borderline personalities)

노화와 관련된 진단의 잠재적인 편향 요소(Potential Diagnostic Biases Related to Age)

노인에서의 경계선 성격은 여러 동반 증상이 존재할 뿐 아니라 증상 표현에서의 다양성 때문에 진단이 매우 어렵다. 문헌에서 흔히 이야기 하는 핵심 특성-충동성, 불안정하고 통제하기 어려운 감정들, 경험의 연속성을 느끼기 어려움, 자아의 불안정성, 내적 공허함의 느낌-은 젊은 시절에 비해 덜 흔하게 나타나고 그 정도도 약한데, 이는 진단을 어렵게 만든다.

노인 경계선 성격의 양상(Features of Borderline Personalities in Older Adults)

환경으로부터의 스트레스에 대한 반응으로 나타나는 감정 변화를 다루는 능력의 결여는 경계선 노인에게도 남아있지만(Stevenson et al., 2003). 결여의 행동적 표현 방법은 노화에 따라 달라질 수 있다(Powers, Gleason, & Oltmanns, 2013). 예를 들어, 불안과 공허감에 대해 자해를 하거나 자살에 대한 암시를 주는 대신 노인의 경우 식이 장애나 의학적 치료 방해, 약물 오용, 정서 조절 문제, 불안과 신체 증후군, 해리 증상, 혹은 정신적 증상을 보이기도 한다(Epstein, Fischer-Elber, & Al-Otaiba, 2007; Galione & Oltmanns, 2013; Landesman, 2003; Sadavoy, 1987). Zanarini, Frankenburg, Hennen, and Silk(2003)는 경계선 성격의 사람들 중 4분의 1 정도만이 노인이 되어서도 비슷한 양상의 성향을 유지한다고 한다. 예를 들어, 충동성 및 행동화와 연관된 격동의 모습과 혼란스러운 행동은 노화와 함께 감소를 하며, 이는 핵심 성격 기능의 실제 변화가 아닌 노화로 인한 신체적 제한으로 인한 것이다. 방어 기제, 변화와 스트레스 상황에서의 정서적 반응, 공허감, 버려지는 것에 대한 두려움 같은 다른 핵심 요소들은 전 삶에 거쳐 안정적으로 유지된다. 행동 표현의 변화가 진정한 기저 상태의 호전을 뜻하는지는 알려져 있지 않다.

이러한 성격 구조를 가진 노인은 대인관계에 어려움을 느끼며, 결과적으로는 사회적으로 고립되는 결말을 가진다(Landesman, 2003).

경계선 성격이 노화에 미치는 영향(Impact of Borderline Personalities on the Process of Aging)

노인에게 경계선 성격이 있다는 것은 노화와 관련된 삶의 큰 사건들과 노화 그 자체를 받아들이는 데에 매우 중요한 영향을 미친다(Powers et al., 2013). 젊을 때 진단된 경계선 성격 장애는 노화로 인해 나타나는 신체적, 심리적, 인지적 증상이 보 심하게 나타나는 것과 연관이 있다(Ruocco, Lam, & McMain, 2014; Salzbrenner et al., 2009). 또한, 이전의 장기간 약물 사용이나 음주는 신경인지장애 발생의 위험도를 높인다. 따라서, 노인에서의 경계선 성격은 나쁜 삶의 질, 의학적 그리고/혹은 심리적 치료에의 낮은 반응, 정신과적 약물 사용의 증가, 정신과 입원의 증가, 주거 혹은 전문 간호시설 같은 곳으로 옮겼을 때의 적응의 어려움들과 관련이 있다.

치료 제안(Suggestions for Treatment)

위에서도 언급이 되었듯이, 노인 경계선 성격 환자의 치료에서는 젊은 성인들에 비해 자해, 자살 암시, 혹은 성적 행동화를 많이 다루지 않는다. 노인들은 치료 중에 노화로 인한 취약성으로 인해 커진 자아의 문제 뿐 아니라 공허감과 모호한 불편감을 호소하는 경향이 있다. 또한, 의존에 대한 욕구는 처음부터 매우 강하며, 이는 그들이 삶에서 격동과 혼돈의, 그리고 불만족스러운 인간관계를 경험하면서 사회적 고립에 처했을 때 더 커지게 된다. 사회적으로 고립된 경계선 성격의 노인에게 실제의 자원과 서비스를 제공하기 위해서는 치료 팀을 요청하는 것이 도움이 된다.

P Axis에 관해 1장에 나와 있는 성인 경계선 성격의 "핵심 요소(Key Features)", 즉 패턴, 집착, 병리적 믿음, 그리고 방어 방식은 노인에서의 해당 성격의 핵심 요소를 이해하는 데에도 유용하다. 우리는 1장의 항목들에 노인 경계선 성격과 관련된 자세한 서술을 추가하고 정상적인 노화 관련된 성격 기능과 비교하여 다음의 표를 만들었다.

핵심요소(Key features)	노인 경계선 성격의 기능	정상의 노화 관련 성격 기능
성격 기능에 영향을 미치는 체질적 – 성숙 패턴(Contributing constitutional-maturational patterns)	젊은 시절에 감정 조절, 마음 누그러뜨리기, 충동성에 어려움을 겪는다. 이러한 성격적 요소는 모두 노인에게서는 덜 명확하게 드러난다.	
중심 갈등/집착(Central tension/ preoccupations): 자기통합(self-cohesion) vs 분열(fragmentation); 애착에 압도됨 vs 버려짐에 절망함	버려짐에 대한 심한 절망은 가까운 친구나 가족들에 의해 쉽게 달래지지 않는다. 공허감은 깊고 분열(fragmentation)의 느낌을 유발하는데, 이는 사람을 압도하는 관계를 형성하는 반응으로 이어진다.	노인의 순간적 외로움이 가까운 친구나 가족들에 의해 완화된다. 사람들은 양호한 자기통합을 가지고 관계에서 적절한 거리를 유지하는 방법을 알고 있다.
중심 정서(Central affects): 전반적으로 강렬한 정동을 보이며, 특히 격노(rage), 수치(shame), 그리고 두려움(fear)이 두드러진다.	나이가 들면서 중요한 인간관계의 숫자가 줄어들기 때문에 분노, 두려움, 수치심과 같은 감정으로 인한 증상들도 감소한다. 반면 요구(needs)는 강렬할 수 있다. 이러한 사람들은 기분 장애나 정신증적 증상 뿐 아니라 변화하는 환경에 대한 두드러지는 반응성의 과거력을 가지고 있다.	감정적 반응의 정도가 다양한 상황이나 환경의 특징에 상응하여 나타난다. 기분장애나 정신장애는 과거력상 존재하지 않는다.
자신에 대한 특징적인 병리적 믿음(Characteristic pathogenic belief about self): "나는 내가 누군지 몰라; 나는 지속성을 느끼기보다는 스스로 해리된 상태로 살아가"	해리의 삽화는 자기(self)와 자아(identity)의 비연속성을 시사한다. 노화와 관련된 요소로 인해 표현의 방식은 바뀔 수 있지만(인간관계에 참여할 수 있는 기회가 줄어듦. 감정적 자원의 감소 등), 자극에 대한 반응과 타인과의 관계가 비연속적이고 각자 다른 상태의 자기(self)가 존재한다. 성격 성향과 함께 나타날 수 있는 신경인지 결함(기억, 주의력)의 가능성에 대해 감별 진단을 고려하는 것이 중요하다.	자기의 연속성이 유지된다. 비록 인지적, 신체적, 감정적 자원에 대한 확신이 감소하여 환경적 자극이나 관계에 대해 정서와 느낌의 변화와 같은 반응을 보일 수는 있지만, 그들은 자신이 누구인지, 무엇을 원하는지 알고 있다.

| 타인에 대한 특징적인 병리적 믿음(Characteristic pathogenic belief about others): "다른 사람들은 일차원적이고, 타인은 그들의 복잡한 개인적 심리 요인 보다는 나에게 주는 영향에 따라 정의된다." | 타인의 감정적 생활과 타인의 행동의 이유에 대해 무관심하다. | 노화와 관련된 요소들로 인해(감각 기능의 감소, 관계에 대한 욕구의 감소) 관계에 대한 흥미가 정상적으로 감소하기는 하지만, 타인에 대한 판단에서 동기와 행동의 복잡함을 파악해낸다. |
| 주요 방어기제(Central ways of defending): 분리(Splitting), 투사적 동일시(projective identification), 부정(denial), 해리(dissociation), 행동화(acting out), 그리고 기타 원초적 방어기제들 | 원초적 방어기제, 습관의 경직됨, 그리고 과도한 반응이 존재한다. | 잘 알려져있고 반복된 행동을 보이는 것은 노화와 관련된 신체적 감정적 자원의 감소로 인한 새로운 자극과 상황에 대한 대처에 어려움이 있음을 나타낸다. 하지만 반응의 융통성과 고차원의 방어기제를 보인다. |

▰▰▰ 참고문헌

Abrams, R. C., & Bromberg, C. E. (2007). Personality disorders in the elderly. *Psychiatric Annals, 37*(2), 123–127.

Abrams, R. C., & Horowitz, S. V. (1999). Personality disorders after age 50: A metaanalytic review of the literature. In E. Rosowsky, R. C. Abrams, & R. A. Zweig (Eds.), *Personality disorders in older adults: Emerging issues in diagnosis and treatment* (pp. 55–68). Mahwah, NJ: Erlbaum.

AgüeroTorres, H., Fratiglioni, L., Guo, Z., Viitanen, M., von Strauss, E., & Winblad, B. (1998). Dementia is the major cause of functional dependency in the elderly: 3year followup data from a populationbased study. *American Journal of Public Health, 88*(10), 1452–1456.

Akaza, K., Bunai, Y., Tsujinaka, M., Nakamura, I., Nagai, A., Tsukata, Y., & Ohya, I. (2003). Elder abuse and neglect: Social problems revealed from 15 autopsy cases. *Legal Medicine, 5*(1), 7–14. Alexopoulos, G. S. (2005). Depression in the elderly. *Lancet, 365,* 1961–1970.

Alexopoulos, G. S., Bruce, M. L., Hull, J., Sirey, J.

A., & Kakuma, T. (1999). Clinical determinants of suicidal ideation and behavior in geriatric depression. *Archives of General Psychiatry, 56*(11), 1048–1053.

Alwahhabi, F. (2003). Anxiety symptoms and generalized anxiety disorders in the elderly: A review. *Harvard Review of Psychiatry, 11,* 180–193.

American Psychiatric Association. (2013). *Diagnostic and statistical manual of mental disorders* (5th ed.). Arlington, VA: Author.

Andersen, S. L., Sun, J. X., Sebastiani, P., Huntly, J., Gass, J. D., Feldman, L., . . . Perls, T. T. (2013). Personality factors in the Long Life Family Study. *Journal of Gerontology: Series B, Psychological Sciences and Social Sciences, 68*(5), 739–749.

Ayers, C. R., Ly, P., Howard, I., Mayes, T., Porter, B., & Iqbal, Y. (2014). Hoarding severity predicts functional disability in latelife hoarding disorder patients. *International Journal of Geriatric Psychiatry, 29*(7), 741–746.

Badcock, J. C., & Dragović, M. (2006). Schizotypal personality in mature adults. *Personality and Individual Differences, 40*(1), 77–85.

Balsis, S., Eaton, C. R., Uke, D., Cooper, L. D., & Oltmanns, T. F. (2011). The presentation of narcissistic personality disorder in an octogenarian: Converging evidence from multiple sources. *Clinical Gerontology, 34*(1), 71–87.

Balsis, S., Woods, C. M., Gleason, M. E. J., & Oltmanns, T. F. (2007). Overdiagnosis and underdiagnosis of personality disorders in older adults. *American Journal of Geriatric Psychiatry, 15*(9), 742–753.

Baltes, M. M., Honn, S., Barton, E. M., Orzach, M., & Lago, D. (1983). On the social ecology of dependency and independency in elderly nursing home residents: A replication and extension. *Journal of Gerontology, 38*(5), 556–564.

Barton, S., Karner, C., Salih, F., Baldwin, D. S., & Edwards, S. J. (2014). Clinical effectiveness of interventions for treatmentresistant anxiety in older people: A systematic review. *Health Technology Assessment, 18*(50), 1–59.

Bateman, A. W., & Fonagy, P. (2000). Effectiveness of psychotherapeutic treatment of personality disorder. *British Journal of Psychiatry, 177*(2), 138–143.

Blatt, S. (2004). *Experiences of depression: Theoretical, clinical, and research perspectives.* Washington, DC: American Psychological Association.

Blatt, S. J. (2008). *Polarities of experience: Relatedness and selfdefinition in personality development, psychopathology, and the therapeutic process.* Washington, DC: American Psychological Association.

Bloch, M. H., Green, C., Kichuk, S. A., Dombrowski, P. A., Wasylink, S., Billingslea, E., . . . Pittenger, C. (2013). Longterm outcome in adults with obsessive–compulsive disorder. *Depression and Anxiety, 30*(8), 716–722.

Bogner, H. R., Shah, P., & de Vries, H. S. (2009). A crosssectional study of somatic symptoms and the identification of depression among elderly primary care patients. *Journal of Clinical Psychiatry, 11*(6), 285–291.

Bora, E., & Arabaci, L. B. (2009). Effect of age and gender on schizotypal personality traits in the normal population. *Psychiatry and Clinical Neurosciences, 63*(5), 663–669.

Boström, G., Conradsson, M., Rosendahl, E., Nordström, P., Gustafson, Y., & Littbrand, H. (2014). Functional capacity and dependency in transfer and dressing are associated with depressive symptoms in older people. *Clinical Interventions in Aging, 9,* 249–257.

BresslerFeiner, M. (1981). Narcissism and role loss in older adults. *Journal of Geriatric Psychiatry, 14*(1), 91–109.

Calamari, J. E., Woodard, J. L., Armstrong K.M., Molino, A., Pontarelli, N. K., Socha, J., & Longley, S. L. (2014). Assessing older adults' obsessive–compulsive disorder symptoms: Psychometric characteristics of the obsessive compulsive inventoryrevised. *Journal of Obsessive–Compulsive and Related Disorders, 3*(2), 124–131. Caldwell, L., Low, L. F., & Brodaty, H. (2014). Caregivers' experience of the decisionmaking process for placing a person with dementia into a nursing home: Comparing caregivers from Chinese ethnic minority with those from Englishspeaking backgrounds. *International Psychogeriatrics, 26*(3), 413–424.

Caljouw, M. A. A., Cools, H. J. M., & Gussekloo, J. (2014). Natural course of care dependency in residents of longterm care facilities: Prospective followup study. *BMC Geriatrics, 14*(67), 1–8.

Calleo, J., Stanley, M. A., Greisinger, A., Wehmanen, O., Johnson, M., Novy, D., . . . Kunik, M. (2009). Generalized anxiety disorder in older medical patients: Diagnostic recognition, mental health management and service utilization. *Journal of Clinical Psychology in Medical Settings, 16*(2), 178–185.

Carstensen, L. L., Isaacowitz, D. M., & Charles, S. T. (1999). Taking time seriously: A theory of socioemotional selectivity. *American Psychologist, 54,* 165–181.

Cervellati, C., Cremonini, E., Bosi, C., Magon, S., Zurlo, A., Bergamini, C. A., & Zuliani, G. (2013) Systemic oxidative stress in older patients with mild cognitive impairment or late onset Alzheimer's disease. *Current Alzheimer Research, 10*(4), 365–372.

Chan, S. M. S., Chiu, F. K. E., Lam, C. W. L., Wong, S. M. C., & Conwell, Y. (2014). A multidimensional risk factor model for suicide attempts in later life. *Neuropsychiatric Disease and Treatment, 10,* 1807–1817.

Clark, D. C. (1993). Narcissistic crises of aging and suicidal despair. *Suicide and LifeThreatening Behavior, 23,* 21–26.

Cobo, C. M. S. (2014). The influence of institutionalization on the perception of autonomy and quality of life in old people. *Revista da Escola de Enfermagem USP, 48*(6), 1011–1017.

Coolidge, F. L., Segal, D. L., Hook, J. N., & Stewart, S. (2000). Personality disorders and coping among anxious older adults. *Journal of Anxiety Disorders, 14*(2), 157–172.

Costa, P. T., Jr., & McCrae, R. R. (1992). *Revised NEO Personality Inventory (NEO PIR) and NEO FiveFactor Inventory (NEOFFI) professional manual.* Lutz, FL: Psychological Asssessment Resources.

Costa, P. T., Weiss, A., Duberstein, P. R., Friedman, B., & Siegler, I. C. (2014). Personality facets and allcause mortality among Medicare patients aged 66 to 102: A followon study of Weiss and Costa (2005). *Psychosomatic Medicine, 76*(5), 370–378. DarNimrod, I., Chapman, B. P., Robbins, J. A., Porsteinsson, A., Mapstone, M., & Duberstein, P. R. (2012). Gene by neuroticism interaction and cognitive function among older adults. *International Journal of Geriatric Psychiatry, 27*(11), 1147–1154.

Debast, I., van Alphen, S. P. J., Tummers, J. H. A., Rossi, G., Bolwerk, N., Derksen, J. L. L., & Rosowsky, E. (2014). Personality traits and personality disorders in late middle and old age: Do they remain stable?: A literature review. *Clinical Gerontologist, 37,* 253–271.

Dewsbury, A. R. (1973). Hypochondriasis and diseaseclaiming behaviour in general practice. *Journal of the Royal College of General Practitioners, 23, 379–383.

Dols, A., Rhebergen, D., Eikelenboom, P., & Stek, M.L. (2012). Hypochondriacal delusion in an elderly woman recovers quickly with electroconvulsive therapy. Clinics and Practice, 2(11), 21–22.

Donald, I. P., & Bulpitt, C. J. (1999). The prognosis of falls in elderly people living at home. Age and Ageing, 28, 121–125.

Engels, G. I., Duijsens, I. J., Haringsma, R., & van Putten, C. M. (2003). Personality disorders in the elderly compared to four younger age groups: A crosssectional study of community residents and mental health patients. Journal of Personality Disorders, 17(5), 447–459.

Epstein, E . E ., FischerElber, K., & AlOtaiba, Z. (2007). Aging, and alcohol use disorders. Journal of Women and Aging, 19(1–2), 31–48.

Fiske, A., Wetherell, J. L., & Gatz, M. (2009). Depression in older adults. Annual Review of Clinical Psychology, 5, 363–389.

Forsell, Y., & Henderson, A. S. (1998). Epidemiology of paranoid symptoms in an elderly population. British Journal of Psychiatry, 172(5), 429–432.

Foster, J. D., Campbell, W. K., & Twenge, J. M. (2003). Individual differences in narcissism: Inflated selfviews across the lifespan and around the world. Journal of Research in Personality, 37(6), 469–486.

Gadit, A. M., & Smigas, T. (2012). Efficacy of ECT in severe obsessive–compulsive disorder with Parkinson's disease. BMJ Case Reports, 1–3.

Galione, J. N., & Oltmanns, T. F. (2013). The relationship between borderline personality disorder and major depression in later life: Acute versus temperamental symptoms. American Journal of Geriatric Psychiatry, 21(8), 747–756.

Garner, J. (2002). Psychodynamic work and older adults. Advances in Psychiatric Treatment, 8(2),128–135.

Gignac, M. A. M., Cott, C., & Badley, E . M. (2000). Adaptation to chronic illness and disability and its relationship to perceptions of independence and dependence. Journals of Gerontology: Series B, Psychological Sciences and Social Sciences, 55(6),362–372.

Graham, E . K., & Lachman, M. E . (2012). Personality stability is associated with better cognitive performance in adulthood: Are the stable more able? Journals of Gerontology: Series B, Psychological Sciences and Social Sciences, 67(5), 545–554.

Grant, B. F., Chou, S., Goldstein, R., Huang, B., Stinson, F. S., Saha, T. D., . . . Ruan, W. J. (2008). Prevalence, correlates, disability, and comorbidity of DSMI V borderline personality disorder: Results from the Wave 2 National Epidemiologic Survey on Alcohol and Related Conditions. Journal of Clinical Psychiatry, 69(4), 533–545.

Grant, J. E ., Mancebob, M. C., & Weinhandlc, E . (2013). Longitudinal course of pharmacotherapy in obsessive–compulsive disorder. International Clinical Psychopharmacology, 28(4), 200–205.

Gretarsdottir, E ., WoodruffBorden, J., Meeks, S.,& Depp, C. (2004). Social anxiety in older adults: Phenomenology, prevalence, and measurement. Behaviour Research and Therapy, 42(4), 459–475. Grossmann, I., Karasawa, M., Kan, C., & Kitayama, S. (2014). A cultural perspective on emotional experiences across the life span. Emotion, 14(4), 679–692.

Gutiérrez, F., Vall, G., Peri, J. M., Baillés, E ., Ferraz, L ., Garriz, M., & Caseras, X. (2012). Personality disorder features through the life course. Journal of Personality Disorder, 26(5), 763–774.

Harwood, D., Hawton, K., Hope, T., & Jacoby, R. (2001). Psychiatric disorder and personality factors associated with suicide in older people: A descriptive and case–control study. International Journal of Geriatric Psychiatry, 16, 155–165.

Heisel, M. J., Links, P. S., Conn, D., van Reekum, D., & Flett, G. L . (2007). Narcissistic personality and vulnerability to latelife suicidality. American Journal of Geriatric Psychiatry, 15(9), 734–741.

Helman, C. G. (2005). Cultural aspects of time and ageing. EM BO Reports, 6(Suppl. 1), S54–S58. Hilderink, P. H., Benraad, C. E . M., van Driel, T. J.W., Buitelaar, J. K., Speckens, A. E . M., Olde Rikkert, M. G. M., & Oude Voshaar, R. C. (2009). Medically unexplained physical symptoms in elderly people: A pilot study of psychiatric and geriatric characteristics. American Journal of Geriatric Psychiatry, 17(2), 1085–1088.

Hill, P. L ., Turiano, N. A., Hurd, M. D., Mroczek, D. K., & Roberts, B. W. (2011). Conscientiousness and longevity: An examination of possible mediators. Health Psychology, 30(5), 536–541.

Hoedeman, R., Blankenstein, A. H., Krol, B., Koopmans, P. C., & Groothoff, J. W. (2010). The contribution of high levels of somatic symptom severity to sickness absence duration, disability and discharge. Journal of Occupational Rehabilitation,20, 264–273.

Jones, M. K., Wootton, B. M., & Vaccaro, L . D. (2012). The efficacy of exposure and response prevention for geriatric obsessive compulsive disorder: A clinical case illustration. *Case Reports in Psychiatry, 2012*, 394603.

Karaklic, D., & Bungener, C. (2010). Course of borderline personality disorder: Literature review. *Encephale, 36*(5), 373–379.

Karasawa, M., Curhan, K. B., Markus, H. R., Kitayama, S. S., Love, G. D., Radler, B. T., & Ryff, C. D. (2011). Cultural perspectives on aging and wellbeing: A comparison of Japan and the United States. *International Journal of Aging and Human Development, 73*(1), 73–98.

Kichuk, S. A., Torres, A. R., Fontenelle, L. F., Rosario, M. C., Shavitt, R. G., Miguel, E. C., . . . Bloch, M. H. (2013). Symptom dimensions are associated with age of onset and clinical course of obsessive–compulsive disorder. *Progress in NeuroPsychopharmacology and Biological Psychiatry,4 4*, 233–239.

Landesman, E . (2003). Mahler's developmental theory: Training the nurse to treat the older adults with borderline personality disorders. *Journal of Gerontological Nursing, 29*(2), 22–28.

Lang, F. (2001). Regulation of social relationships in later adulthood. *Journal of Gerontology: Psychological Sciences, 56*(6), 321–326.

Lautenschlager, N. T., & Förstl, H. (2007). Personality change in old age. *Current Opinion in Psychiatry, 20*, 62–66.

Lawton, E . M., & Oltmanns, T. F. (2013). Personality pathology and mental health treatment seeking in a community sample of older adults. *Personality and Mental Health, 7*, 203–212.

Letamendi, A. M., Ayers, C. R., Ruberg, J. L., Singley, D. B., Wilson, J., Chavira, D., . . . Wetherell, J. L . (2013). Illness conceptualizations among older rural MexicanAmericans with anxiety and depression. *Journal of CrossCultural Gerontology, 28*(4), 421–433.

Levy, B. (2008). Rigidity as a predictor of older persons' aging stereotypes and aging selfperceptions. *Social Behavior and Personality, 36*(4), 559–570.

Low, L. F., Brodaty, H., & Draper, B. (2002). A study of premorbid personality in behavioral and psychological symptoms of dementia in nursing home residents. *International Journal of Geriatric Psychiatry, 17*, 779–783.

Magoteaux, A. L ., & Bonnivie, J. F. (2009). Distinguishing between personality disorders, stereotypes, and eccentricities in older adults. *Journal of Psychosocial Nursing and Mental Health Services,47*(7), 19–24.

Maharaj, R. G., Alexander, C., Bridglal, C. H., Edwards, A., Mohammed, H., Rampaul, T., . . . Thomas, K. (2013). Somatoform disorders among patients attending walkin clinics in Trinidad: Prevalence and association with depression and anxiety. *Mental Health in Family Medicine, 10*, 81–88.

MailisGagnon, A., Nicholson, K., Yegneswaran, B.,& Zurowski, M. (2008). Pain characteristics of adults 65 years of age and older referred to a tertiary care pain clinic. *Pain Research and Management, 13*(5), 389–394.

McWilliams, N. (2011). *Psychoanalytic diagnosis* (2nd ed.). New York: Guilford Press.

Milrod, B., Markowitz, J. C., Gerber, A. J., Cyranowski, J., Altemus, M., Shapiro, T., . . . Glatt, C. (2014). Childhood separation anxiety and the pathogenesis and treatment of adult anxiety. *American Journal of Psychiatry, 171*(1), 34–43. Mordekar, A., & Spence, S. (2008) Personality disor der in older people: How common is it and what can be done? *Advances in Psychiatric Treatment,14*, 71–77.

Nicoletti, A., Luca, A., Raciti, L ., Contrafatto, D., Dibilio, V., . . . Zappia, M. (2013). Obsessive compulsive personality disorder and Parkinson's disease. *PLoS ONE , 8*(1), 1–5.

Nützel, A., Dahlhaus, A., Fuchs, A., Gensichen, J., König, H.H., RiedelHeller, S., . . . Bickel, H. (2014). Selfrated health in multimorbid older general practice patients: A crosssectional study in Germany. *BMC Family Practice, 15*, 1.

Oldham, J. M., & Skodol, A. E . (2013). Personality and personality disorders, and the passage of time. *American Journal of Geriatric Psychiatry, 21*, 709–712.

Oltmanns, T. F., & Balsis, S. (2010). Assessment of personality disorders in older adults. In P. A. Lichtenberg (Ed.), *Handbook of assessment in clinical gerontology* (pp. 101–122). Burlington, MA: Academic Press/ Elsevier.

Oltmanns, T. F., & Balsis, S. (2011). Personality disorders in later life: Questions about the measurement, course, and impact of disorders. *Annual Review of Clinical Psychology, 27*(7), 321–349. Parmelee, P. A., Harralson, T. L ., McPherron, J. A.,& Ralph Schumacher, H. (2013). The structure of affective symptomatology in older adults with osteoarthritis. *International Journal of Geriatric Psychiatry, 28*(4), 393–401.

Penders, K. A., Rossi, G., Metsemakers, J. F., DuimelPeeters, I. G., & van Alphen, S. P. (2015). Diagnostic accuracy of the Gerontological Personality Disorder Scale (GPS) in Dutch general practice. *Aging and Mental Health, 16*, 1–11.

Powers, A., Gleason, M. E . J., & Oltmanns, T. F. (2013). Symptoms of borderline personality disorder predict interpersonal (but not independent) stressful life events in a community sample of older adults. *Journal of Abnormal Psychology, 122*(2),469–474.

Reynolds, E . H. (2012). Hysteria, conversion and functional disorders: A neurological contribution to classification issues. *British Journal of Psychiatry, 201,* 253‒254.

Rodin, J., & Langer, E . (1977). Longterm effects of a controlrelevant intervention with the institutionalized aged. *Journal of Personality and Social Psychology, 35,* 897‒902.

Rosowsky, E ., Abrams, R. C., & Zweig, R. A. (Eds.). (1999). *Personality disorders in older adults: Emerging issues in diagnosis and treatment.* Mahwah, NJ: Erlbaum.

Ruocco, A. C., Lam, J., & McMain, S. F. (2014). Subjective cognitive complaints and functional disability in patients with borderline personality disorder and their nonaffected firstdegree relatives. *Canadian Journal of Psychiatry, 59*(6), 335‒344.

Sabbe, T., & Vandenbulcke, M. (2014). Obsessiefcompulsief gedrag bij de rechter temporale variant van frontotemporale dementia. *Tijdschrift voor Psychiatrie, 56*(10), 685‒688.

Sadavoy, J. (1987). Character pathology in the elderly. *Journal of Geriatric Psychiatry, 20,* 165‒178. Saka, B., Kaya, O., Ozturk, G. B., Erten, N., &

Karan, M. A. (2010). Malnutrition in the elderly and its relationship with other geriatric syndromes. *Clinical Nutrition, 29,* 745‒748.

Salzbrenner, S., Brown, J., Hart, G., Dettmer, J., Williams, R., Ormeno, M., . . . Shippy, J. (2009). Frontotemporal dementia complicated by comorbid borderline personality disorder: A case report. *Psychiatry, 6*(4), 28‒31.

Schuster, J. P., Hoertel, N., Le Strat, Y., Manetti, A.,& Limosin, F. (2013). Personality disorders in older adults: Findings from the National Epidemiologic Survey on Alcohol and Related Conditions. *American Journal of Geriatric Psychiatry, 21,* 757‒768.

Segal, D. L ., Coolidge, F. L ., & Rosowsky E . (2006). *Personality disorders and older adults. Diagnosis, assessment, and treatment.* Hoboken, NJ: Wiley.

Seivewright, H., Tyrer, P., & Johnson, T. (2002). Change in personality status in neurotic disorders. *Lancet, 359,* 2253‒2254.

Shedler, J., & Westen, D. (2004). Refining personality disorder diagnoses: Integrating science and practice. *American Journal of Psychiatry, 161,* 1350‒1365.

Shprecher, D. R., Rubenstein, L. A., Gannon, K., Frank, S. A., & Kurlan, R. (2014). Temporal course of the Tourette syndrome clinical triad. *Tremor and Other Hyperkinetic Movements, 4,* 243.

Singleton, N., Meltzer, H., Gatward, R., Coid, J., & Deasy, D. (1998). *Psychiatric morbidity among adults in England and Wales.* London: The Stationery Office.

Stevens, N. (1995). Gender and adaptation to widowhood. *Ageing and Society, 15,* 37‒58.

Stevenson, J., Meares, R., & Comerford, A. (2003). Diminished impulsivity in older patients with borderline personality disorder. *American Journal of Psychiatry, 160,* 165‒166.

Tomstad, S. T., Söderhamn, U., Espnes, G. A., & Söderhamn, O. (2012). Living alone, receiving help, helplessness, and inactivity are strongly related to risk of undernutrition among older homedwelling people. *International Journal of General Medicine, 5,* 231‒240.

Townsend, P. (1981). The structured dependency of the elderly: A creation of social policy in the twentieth century. *Ageing and Society, 1*(1), 5‒28.

Turner, K., Steketee, G., & Nauth, L . (2010). Treating elders with compulsive hoarding: A pilot program. *Cognitive and Behavioral Practice, 17*(4),449‒457.

Twenge, J. M., Konrath, S., Foster, J. D., Keith Campbell, W., & Bushman, B. J. (2008). Egos inflating over time: A crosstemporal metaanalysis of the Narcissistic Personality Inventory. *Journal of Personality, 76,* 875‒902.

van Alphen, S. P. J. (2011). Psychotherapy of an older adult with an avoidant personality disorder. *International Psychogeriatrics, 23*(4), 662‒665.

van Alphen, S. P. J., Engelen, G. J. J. A., Kuin, Y., & Derksen, J. J. L . (2006). Editorial: The relevance of a geriatric subclassification of personality disorders in DSMV. *International Journal of Geriatric Psychiatry, 21,* 205‒209.

van Alphen, S. P. J., Nijhuis, P. E . P., & Oei, T. I. (2007). Antisocial personality disorder in older adults: A qualitative study of Dutch forensic psychiatrists and forensic psychologists. *International Journal of Geriatric Psychiatry, 22*(8),813‒815.

van Alphen, S. P. J., Rossi, G., Dierckx, E ., & Oude Voshaar, R. C. (2014). DSM5classificatie van persoonlijkheidsstoornissen bij ouderen [DSM5 classification of personality disorders in older persons]. *Tijdschrift voor Psychiatrie, 56*(12), 816‒820.

van den Broeck, J. (2012). *A traitbased perspective on the assessment of personality and personality pathology in older adults*. Unpublished doctoral dissertation, Vrije Universiteit Brussel, Brussels.

van Tilburg, T. (1992). Support networks before and after retirement. *Journal of Social and Personal Relationships, 9,* 433 – 445.

Vink, D., Aartsen, M. J., & Schoevers, R. A. (2008). Risk factors for anxiety and depression in the elderly: A review. *Journal of Affective Disorders, 106,* 29 – 44.

Wijeratne, C., & Manicavasagar, V. (2003). Separation anxiety in the elderly. *Anxiety Disorders, 17,* 695 – 702.

Williams, J. W., Barrett, J., Oxman, T., Frank, E., Katon, W., Sullivan, M., . . . Sengupta, A. (2000). Treatment of dysthymia and minor depression in primary care: A randomized controlled trial in older adults. *Journal of the American Medical Association, 284*(12), 1519 – 1526.

Williamson, G. M., & Schulz, R. (1990). Relationship orientation, quality of prior relationship and distress among caregivers of Alzheimer's patients. *Psychology and Aging, 5,* 502 – 509.

Wolf, R. S. (1998). Domestic elder abuse and neglect. In I. H. Nordhus, G. R. VandenBos, S. Berg, & P. Fromholt (Eds.), *Clinical geropsychology* (pp. 161 – 165). Washington, DC: American Psychological Association.

Wongpakaran, N., Wongpakaran, T., Boonyanaruthee, V., Pinyopornpanish, M., & Intaprasert, S. (2015). Comorbid personality disorders among patients with depression. *Neuropsychiatric Disease and Treatment, 11,* 1091 – 1096.

Wongpakaran, T., & Wongpakaran, N. (2014). Personality traits influencing somatization symptoms and social inhibition in the elderly. *Clinical Interventions in Aging, 9,* 157 – 164.

Yur'yev, A., Leppik, L., Tooding, L. M., Sisask, M., Värnik, P., Wu, J., & Värnik, A. (2010). Social inclusion affects elderly suicide mortality. *International Psychogeriatrics, 22*(8), 1337 – 1343.

Zanarini, M. C., Frankenburg, F. R., Hennen, J., & Silk, K. R., (2003). The longitudinal course of borderline psychopathology: 6year prospective followup of the phenomenology of borderline personality disorder. *American Journal of Psychiatry, 160*(2), 274 – 283.

CHAPTER 7

PSYCHODYNAMIC DIAGNOSTIC MANUAL

노인에서의 증상 유형: 주관적 경험, SE 축

| 이정한 |

서론

이 챕터에서는 정신질환진단통계편람-5 (DSM-5; American Psychiatric Association, 2013)
의 진단과 분류를 따르기도 하고, PDM-2의 진단과 분류를 따로 구별하기도 한다. 여기서는
PDM-2의 S Axis 챕터에 제시된 정서 패턴, 인지 패턴, 신체적 상태, 그리고 관계 패턴을 사용
하는 형식에 따르며, 노인의 각 증상 유형에 따른 주관적 경험을 기술한다. DSM-5에는 노인
에 대한 구분이 따로 없고, 노인의 정신과 질환의 주관적 경험에 대한 자료들이 부족하다보니
이 챕터의 내용은 제한적일 수 밖에 없다. 따라서 이 챕터는 추가 연구를 위한 시작점으로서
의 역할을 해야 한다. PDM-2 내 다른 파트의 S-Axis 챕터에서는 국제 질병 분류 10판(ICD-
10; World Health Organization, 1992)과 DSM-5 분류를 모든 질환에 대해 적용을 하였지만,
ICD-10에서 노인은 따로 언급하지 않기 때문에 본 챕터에서는 DSM-5만을 언급한다(**표 7.2
에서는 PDM-2와 DSM-5에 대응하는 ICD-10 기준을 포함한다**). 대부분의 경우 노인 증상의 정신
역동은 성인기와 중복되기 때문에 여기서는 다시 언급하지 않았다. 이에 대해서는 3장의 해
당 부분을 참고하길 바란다.

　　노인의 정신 질환에서 가장 중요하고 흔한 주관적 경험 중 하나는 외로움(loneliness)이다
(Booth, 2000; Eloranta, Arve, Isoaho, Lehtonen, & Viitanen, 2015; Masi, Chen, Hawkley, &
Cacioppo, 2011). 따라서, 이 챕터는 이 상태에 대한 간단한 설명으로 시작한다. 외로움은 고
립으로 인해 혼자라는 고통을 느끼는 괴로운 주관적 경험이다. 비록 DSM-5에는 외로움과
관련된 진단적 분류가 없지만, 이러한 느낌은 다양한 진단 범주와 관련이 있으며, 특히 우울

장애에서 두드러진다(Cacioppo, Hawkley, & Thisted, 2010). 외로움, 우울증상, 사회적 고립 간에는 복잡한 관계가 있다(Steptoe, Shankar, Demakakos, & Wardle, 2013; Tilvis, Laitala, Routasalo, & Pitkälä, 2011; Weiss, 1973). 외로움과 우울증상은 구분되지만, 중복되는 상태라는 것이 여러 증거들을 통해 확인된다. 사회적 고립에 관해서는, 대인 관계에서 오는 만족감이나 대인 관계의 질이 단순히 사람들과 접촉하는 횟수보다 외로움에 더 결정적인 영향을 미친다. 사람들은 결혼을 하거나 군중들 사이에 있더라도 외로움을 느낄 수 있다(Tornstam, 1992). 외로움을 완화시키기 위한 중재 중에는 비적응적인 사회 인지에 대한 접근이 가장 효과적인 것으로 나타났다.

　일반적으로, 외로움은 노인들이 흔히 경험하며 지역 사회 인구의 20-40% 정도의 유병률을 보인다고 한다. 이는 좋지 않은 삶의 질, 다양한 질환들, 의존성, 인지 결함, 정신과 약물 사용의 증가, 그리고 사망률의 증가와도 연관이 있다. 일반적으로, 자신의 건강에 대한 스스로의 평가가 좋지 않고 혼자 사는 노인의 경우 외로움으로 괴로워하는 경우가 가장 많다. 나이가 든 남성은 여성에 비해 자신의 외로움을 잘 호소하지 않는 경향이 있지만, 여성들에 비해 외로움으로 인한 심리적 어려움이 더 크다.

　표 7.1은 우리가 접근할 다양한 상태에 대한 구분과 세부 구분을 제시하고 있어 SE Axis에 대한 개요를 제공한다.

SE1　뚜렷한 정신병적 장애(Predominantly psychotic disorders)

DSM-5에서는 조현병 스펙트럼 및 기타 정신병적 장애 분류에 조현병(Schizophrenia), 망상장애(Delusional disorder), 조현양상장애(Schizophreniform disorder), 조현정동장애(Schizoaffective disorder), 조현형 (성격)장애(schizotypal (personality) disorder; 주- 이전에는 분열형 성격장애라고 해석했음), 다른 의학적 상태로 인한 정신병적 장애(psychotic disorder due to another medical condition), 그리고 긴장증(S axis에 관한 chapter 3 참조)을 포함한다. 이 챕터의 마지막(표 7.2)에서는 노인 정신병적 장애에 대한 PDM-2의 분류와 ICD-10, DSM-5 분류의 용어 색인을 확인할 수 있다.

SE15　후발성 정신병(Late-onset psychosis)

후발성 정신병은 기분 장애, 치매 혹은 후발성 조현병 스펙트럼 장애와 연관이 있을 수 있다. 이 문단의 주제이기도 한 후발성 조현병 스펙트럼 장애는 여기서 '후발성 조현병(LOS; late-onset schizophrenia)'이라고 칭하며, 노인의 2-4%에게 영향을 준다. 다양한 노인의 증후군에

표 7.1. 노인에서의 증상 유형: 주관적 경험-SE Axis

SE1   뚜렷한 정신병적 장애(Predominantly psychotic disorders)
SE 15   후발성 정신병(Late-onset psychosis)

SE2   기분 장애(Mood disorders)
SE22   우울 장애(Depressive disorders)
SE23   순환기분장애(Cyclothymic disorder)
SE24   양극성 장애(Bipolar disorders)

SE3   일차적으로 불안과 관련 장애(Disorders related primarily to anxiety)
SE31   불안장애(Anxiety disorders)
SE32   강박 및 관련 장애(Obsessive-compulsive and related disorders)
SE32.1   강박장애(Obsessive-compulsive disorder)
SE32.2   신체이형장애(Body dysmorphic disorder)
SE32.3   저장장애(Hoarding disorder)
SE32.4   발모광과 피부뜯기 장애(Trichotillomania and excoriation disorder)

SE4   사건 및 스트레스 관련 장애(Event- and stressor- related disorders)
SE41   외상 및 스트레스 관련 장애(Trauma- and Stressor-related disorders)
SE41.2   급성 및 외상 후 스트레스 장애(Acute and posttraumatic stress disorders)
SE42   해리장애(Dissociative disorders)
SE43   전환장애(Conversion disorders)
SE45   지속성 복합 사별장애(복합적 애도) (Persistent complex bereavement disorder; complicated grief)

SE5   신체 증상 및 관련 장애(Somatic symptom and related disorders)
SE51   신체증상장애(Somatic symptom disorder)
SE52   질병불안장애(Illness anxiety disorder)
SE53   인위성 장애(Factitious disorder)
SE54   기타 의학적 상태에 영향을 주는 심리적 요인(Psychological factors affecting other medical conditions

SE6   특정 증상 장애(Specific symptom disorders)
SE6   급식 및 섭식장애(Feeding and eating disorders)
SE62   수면-각성 장애(Sleep-wake disorders)
SE63   성기능 부전(Sexual dysfunction)
SE64   변태성욕 장애(Paraphilic disorders)

SE7   중독 관련 장애(Disorders related to addiction)
SE71   중독(Addictions)
SE71.1   물질관련장애(Substance-related disorders)
SE71.2   행위 중독(Behavioral addictions)
SE71.2.1도박 장애(Gambling disorder)
SE71.2.2성 중독(Sexual addiction)

SE13   신경인지 장애(Neurocognitive disorders)
SE131   섬망(Delirium)
SE132   경도 신경인지 장애(경도 인지 장애) (Mild neurocognitive disorder(mild cognitive impairment))
SE133   주요 경도인지 장애(치매) (Major neurocognitive disorder(dementia))

SEApp   부록: 임상적 주의를 요하는 심리적 경험(Psychological experiences that may require clinical attention)
SEApp1 인구학적 소수 집단(민족적, 문화적, 언어적, 종교적, 정치적)
SEApp2 레즈비언, 게이, 및 양성애자
SEApp3 성별 불일치(Gender incongruence)

서 나타나지만, 이에 대한 연구는 부족하다. 과거에는 노인에게서 두드러지는 피해 망상을 동반한 정신병이 발병했을 경우 '망상분열증(paraphrenia)'이라고 불리기도 했다. 1990년대 후반, 전문가 집단은 40세에서 60세 사이에 발생한 후발성 조현병은 조현병의 세부 분류로 인정해야 한다고 결론을 지었고, 60세 이상의 노인에게서 발생한 후발성 조현병은 "매우 늦게 발병한 조현병-유사-정신병(very-late-onset schizophrenia-like-psychosis)" 이라고 불러야 한다고 했다.

후발성 조현병은 조발성 조현병과 구별되는 상태를 보여 차이점이 존재하기도 하지만, 여러 핵심적인 인구학적, 임상적 특징을 공유한다. 차이점으로는 여성에서의 높은 유병률, 낮은 중등도의 양성 증상, 마음의 이론 과제(theory of mind task)에서의 더 나은 수행, 항정신병 약물의 낮은 용량 사용 등을 들 수 있다. 낮은 용량의 항정신병 약물의 사용은 질병의 핵심 특징의 변화 때문이 아니라 노화로 인한 대사의 변화 때문일 것이다. 하지만 그런 중에도, 정신병적 장애를 가진 노인들의 심리적, 사회적 욕구는 충족되지 못하고 있다.

최근에, 후발성 조현병의 기저 병태 생리를 알아내기 위해 유전적 그리고 분자 단위의 연구가 진행되었다. 하지만 현재로서는 조발성 조현병과 다른 정신병적 상태와의 관계도 모호하며, 많은 부분이 수수께끼로 남아있다.

노인의 뚜렷한 정신병적 장애에서의 주관적 경험(The subjective experience of predominantly psychotic disorders in the elderly)

정서 패턴(Affective patterns)

후발성 조현병(LOS) 환자들은 종종 "세상에 속하지 않은 것 같다"며 타인과 "다른" 느낌을 받는다고 표현을 하고, 이는 사회적 고립 및 독립적 대응 방식으로 이어진다. 환자들은 일반적으로 노인들이 그러하듯이 자신의 경험의 의미를 찾고 설명하려고 하지만, 스스로가 타인과 다르다는 느낌은 노화에 따른 전반적인 의욕 저하를 대조군에 비해 더 두드러지게 나타나게 한다.

인지 패턴(Cognitive patterns)

후발성 조현병(LOS)과 조발성 조현병(EOS)은 모두 인지 결함과 관련이 있지만, 이들은 모두 시간의 흐름과 관계 없이 안정적이며, 치매나 신경인지장애와 같은 양상을 보이지 않는다. 후발성 조현병 환자들의 기억력이나 지적 능력은 상대적으로 정상적으로 유지가 되지만, 그들의 인지는 종종 과민함(Hypervigilence)과 편집증(paranoia)으로 특징지을 수 있다. 반면, 그들의 상대적으로 양호한 마음의 이론(ToM, Theory of Mind) 과제 수행 결과는 그들의 발병 시기를 조절할 만한 보호효과와 관련이 있는 것으로 보이며, 이는 아마도 정신병적 장애의 발병을 늦추는 역할을 할 것이다. 정신병에서의 병식(insight)에 대한 자세한 정보를 원한다면, 3장의 논의 부분을 참조하라.

신체적 상태(Somatic states)

후발성 조현병 혹은 조발성 조현병 환자들은 특이하거나 때로는 망상적 증상 및 믿음에 의한 불편감을 호소하기 쉽다. 이러한 경험은 불필요하고 침습적인 진단적 도구의 사용 및 불필요한 치료로 이어지기도 하는데, 환자는 이로 인한 위험 요소들을 감수한다.

관계 패턴(Relationship patterns)

일반적으로도, 그리고 특히 후발성 조현병 환자가 흔히 그러하듯 사람이 까다롭고 궁핍하다면 그들과의 관계 형성은 큰 부담이 될 수 있다. 가족 구성원이나 친구가 정신병적 증상이 있는 환자에 대해 논리적으로 이해하려는 노력을 한다면 결국은 당황스러워 하거나 몹시 짜증나 할 수도 있다. 그들은 결국 망상이 현실이 아니라는 것에 대해 환자를 설득하기 보다는 그들의 현실적 어려움에 대해 동정하고 지지해 주는 것이 훨씬 효율적이라는 것을 깨닫게 된다.

치료 제안(Suggestions for treatment)

노인의 항정신병 약물 복용으로 인한 주관적 경험은 특징적이다. 1세대 항정신병 약물은 둔마된 정서 반응(flattened emotional reaction)과 환경 자극에 대한 상대적인 무관심 같은 부작용을 보일 수 있다. 일부 노인들은 이미 노화로 인해 감소한 인지 기능(주의력과 집중력)이 약물 복용으로 인해 더 심해진다며 이러한 약물에 부정적인 반응을 보이기도 한다. 이러한 효과는 2세대 항정신병 약물에서는 일반적으로 덜 나타난다.

후발성 조현병 환자의 경우, 임상가는 최근 과거력 상 발병의 촉발 원인이 될 만한 사건이 있었는지를 확인해야 한다. 감정적 취약성(emotional vulnerability)은 후발성 조현병의 감수성 인자(susceptibility factor)이므로, 임상가는 환자의 삶에서 감정적 어려움이 명백했던 치명적인 사건이나 상황이 있었는지도 확인해야 한다. 환자의 친척과의 관계는 종종 상호 간의 불안과 두려움의 반응이 특징적인데, 이는 서로에 의해 강화된다. 임상가는 친척들이 망상에 맞서 싸우는 것은 불필요하다는 것을 이해하도록 도울 수 있다. 이러한 간단한 중재도 종종 환자를 향한 환경적인 압박을 줄여줄 수 있으며, 이는 환자의 증상의 완화나 더 양호한 질병에의 적응으로 이어질 수 있다.

임상적 사례(Clinical illustration)

상당한 사업적 성공을 거둔 83세의 기혼 여성이 노화 및 이로 인한 기능 저하, 그리고 남편의 투병을 겪으며 망상 장애를 얻게 되었다. 남편이 침상 생활을 하게 되고 가정 요양 보호사를 필요로 하게 되자 그녀의 증상은 악화되었다. 비록 그녀의 일반적 인지 기능은 문제 없이 유지되었지만, 그녀의 청결과 위생에 관한 망상적인 믿음은 남편의 치료를 방해하는 수준이 되었고, 이후에는 본인이 타인과 다르다는 느낌 그리고 타인에게 피해를 받고 있다는 느낌이 더 강화되었다. 노인 정신의학 전문가와 상담을 했을 때 그녀는 치료 받기를 주저했지만, 점진적으로 치료진과 좋은 관계를 형성할 수 있었다; 그녀는 점차 정신 치료 및 항정신병 약물 치료에 좋은 반응을 보였다.

SE2 기분 장애(Mood disorders)

SE22 우울 장애(Depressive disorders)

우울 장애의 DSM-5 분류(American Psychiatric Association, 2013)에는 파괴적 기분조절부전 장애(Disruptive mood dysregulation disorder), 주요 우울장애(major depressive disorder), 지속성 우울장애(persistent depressive disorder)(기분저하증; dysthymia), 월경 전 불쾌감 장애(premenstrual dysphoric disorder), 물질/치료약물로 유발된 우울장애(substance/medication-induced depressive disorder), 다른 의학적 상태로 인한 우울장애(depressive disorder due to another medical condition), 다른 명시된 / 명시되지 않은 우울장애(other specified/unspecified depressive disorder), 그리고 다양한 진단에 적용할 수 있는 여러 명시자(specifier)를 가 포함되어 있다. DSM-5에 따르면, 우울 장애는 일반적으로 거의 매일, 하루 중 대부분, 거의 또는 모든 일상 활동에 대해 흥미나 즐거움이 뚜렷이 저하됨; 무가치감; 과도하거나 부적절한 죄책감; 사고력과 집중력의 감소; 죽음 그리고/혹은 자살에 대한 생각; 체중 감소, 불면 혹은 과수면, 피로감이나 무기력감 같은 신체 증상을 특징으로 한다. 명시자(Specifier) 항목에 정신병적 양상 동반 여부와 불안증 동반 여부가 포함되어 있다는 점이 흥미롭다.

월경 전 불쾌감 장애만 제외하고 본다면, 모든 우울 장애 진단은 노인에게도 적용할 수 있다. 심리적 질환을 가진 노인들 대부분에게 통용되는 일반적인 원칙은, 특히 우울 장애 및 관련 질환의 경우 삶의 이전 시기에 시작된 것이 재발한 것이라는 사실이다(Gallo & Lebowitz, 1999). 주요 우울 삽화 및 단극성 주요 우울증의 1년 유병율은 18-54세의 경우 6.5%와 5.3%인 반면, 55세 이상의 경우 3.8%와 3.7% 였다(U.S. Department of Health and Human Services, 1999).

이러한 낮은 유병율에도 불구하고, 노인 정신건강 관련 입원의 거의 절반 정도가 우울 장애 때문이다. 여성이 더 큰 비율을 차지하는데, 이들은 삶을 통틀어서도 남성들에 비해 우울 삽화를 더 많이 경험하는 경향이 있다(Gallo & Lebowitz, 1999). 생의 후기에 겪는 우울증은 종종 인지 증상 뿐 아니라 알코올 사용 장애와 동반되는 경우도 흔한데, 이는 특히 기억력과 집중력에 영향을 미친다(Lockwood, Alexoppulos, Kakuma, & van Gorp, 2000).

우울증과 치매를 감별하는 것은 매우 중요하면서도 어려운 일이다(Kring, Davison, Neale, & Johnson, 2007, p. 515). Kiloh(1961)는 우울증 치료와 함께 호전되는 인지 결함이 있는 경우들에 대해 "가성치매(pseudodementia)"라는 표현을 사용하기 시작했다. 최근에는 "우울증과 관련된 인지 기능 저하(depression-related cognitive dysfunction)"과 "우울증의 치매 증후군 (dementia syndrome of depression)"과 같은 대체적 표현들이 제안되기도 한다. 노인 우울증 환자의 거의 20%가 이러한 표현에 적합할 정도의 인지 결함을 보인다(LaRue, D'Elia, Clark, Spar, & Jarvik, 1986; Storand & VandenBos, 1997). 때로는 특정한 신경인지 검사들도 우울증과 신경인지 장애를 구별해내지 못한다(Swainson et al., 2001). 노인의 경우 우울증 치료가 인지 기능의 호전에 두드러지는 효과가 있는 것 또한 여전히 사실로 여겨지고 있다(LaRue, 1992).

물론, 우울증과 신경인지 장애가 함께 있을 수 있다. 때로는 노인이 자신의 점진적인 인지 결함이 우울 증상에 반응한 것이란 것을 확인하는 경우도 있지만, 반대로 중년의 우울증이 알츠하이머 병 발병의 위험을 높일 수도 있다(Rosenblatt, Mehta, Romanoski, Eaton, & Lyket-sos, 2003; Teri & Reifler, 1987).

젊은 사람과 노인 모두에서 우울증은 자살의 주요한 위험 요인이다. 65세 이상에서 자살율은 젊은 사람들의 3배에 달하며, 그들의 자살시도는 거의 실패하지 않는다(Butler, Lewis, & Sunderland, 1998). 노인들은 자살의 수동적인 방법을 찾기도 한다 – 예를 들어 약이나 식사를 먹지 않는다거나, 스스로를 노화와 관련된 위험한 상황에 처하게 한다.(자살 위험성 평가에 대한 간단한 개요는 3장을 참조하시오)

노인 우울증을 유발하는 대부분의 원인은 젊은 사람들에서의 질병 유발 요인과 다르지 않다. 하지만 생의 후기에는 여러 특정한 문제들이 발생할 수 있고, 이는 우울증 환자를 접할 때 반드시 고려해야 한다. 뇌경색 및 기타 혈관 질환은 후기 생애에 우울 삽화를 처음 경험하는 환자들에게서 흔히 발견된다. 게다가, 우울증이 있는 경우 심혈관 질환의 예후가 더 나쁠 수 있다(Camus, Kraehenbuhl, Preisig, Bula, & Waeber, 2004).

노인 우울증의 구별되는 이유로는 다음과 같은 것들이 가능하다:

● 의학적 질병(Medical illness) (Marengo & Westermeyer, 1996)
● 보행의 어려움 같은 신체적 장애(Physical disabilities, such as trouble walking) (Gallo & Lebowitz, 1999)
● 과부 상태(Wilcox et al., 2003)와 기타 상실(Widowhood and other losses)
● 사회적 고립(Social isolation)
● 퇴직(Retirement)

그렇다 하더라도, 노인에게는 이러한 사건의 잠재적 우울 유발 효과에서 스스로를 보호할 수 있는 다양한 요소들이 있다. 예를 들어, 노인의 경우 '사회적 선별(social selectivity)'에 대한 욕구가 생길 수 있는데(Kring, Davison, Neale, & Johnson, 2007), 이로 인해 사회적 접촉의 횟수는 줄어들지만 더 만족스러운 관계를 유지한다. 만약 퇴직이 수입의 너무 큰 감소를 불러오지만 않는다면 오히려 취미를 만들고, 자유 시간을 가지며 새로운 기술을 배우고 다른 활동들을 즐기는 기회가 될 수 있다. Kim and Moen(2001)은 높은 교육 수준 및 양호한 결혼 관계뿐 아니라, 높은 자기 효능감 및 자존감이 퇴직 후 우울증으로부터 노인을 보호한다고 하였다. 아마 우리는 "삶의 후반부에 접하는 상실과 스트레스에 의한 반응은 우울증 보다는 적응이 더 흔하다"고 결론을 지을 수 있을 것이다(Kring et al., 2007, p. 516).

일부 저자들은(Sheikh, 1996 등) 우울증의 발현과 관련하여 특정 '표현 방식'에 주의를 기울일 것을 제안하였다. 우울증 노인들의 불편감은 신체적 요소(수면-각성 주기의 파괴, 식욕의 변화, 변비, 정신운동 초조 혹은 지체)나 대인관계, 혹은 경제적 어려움에 초점이 맞추어져 있다. 신체적 증상은 지속성 우울장애(기분저하증)가 드러나지 않게 가리기도 한다. 이 진단은 때로는 주요 우울 장애 수준의 명확한 증상이 없기 때문에 간과될 수 있다. 노인들은 우울성 사고에 대해 말을 잘하지 않거나 이에 대해 무심하며, 때로는 약물 치료, 입원, 그리고 기타 일상에 변화가 오는 것을 두려워하기도 한다. 이러한 환자들을 일차적으로 돌보는 의사, 사회복지사, 그리고 가족 구성원들은 이러한 불평 뒤에 숨은 우울 증상을 찾아내야 한다.

노인 우울증 환자들에서는 사람들과 달리 자존감(self-esteem)에 문제가 있는 경우는 흔하지 않다. 오히려 미래에 대한 절망(hopelessness), 무력감(helplessness)과 함께 공허함이 특히 두드러진다. 많은 노인들은 노화로 인한 집중, 움직임, 반응 속도 등에서의 문제로 인해 나타나는 여러 상황이나 사건을 이야기하며 쓸모 없다는 느낌에 대해 호소하고, 이러한 경험은 수치심(shame)과 짜증(annoyance)을 함께 동반한다.

노인 환자의 전반적인 환경 상태에 대한 평가가 필수적이다. 우울증이 가족들의 부적절한 돌봄 제공으로 인한 결과일 수 있다(방임뿐 아니라; 때로는 과도한 주의나 통제도 영향을 줄 수 있다). 성인이 된 자녀와의 갈등이나 스트레스 혹은 친척 간 갈등(특히 노인의 자산이 포함된 내용일 경우)의 목격 또한 우울증을 유발할 수 있다.

노인 우울 장애의 주관적 경험(The subjective experience of depressive disorders in the elderly)

신체적, 심리적, 인지적 변화와 개인의 사정 및 환경의 변화는 어떤 연령에서든 우울 반응을 유발할 수 있다. 각각의 변화는 영향을 받는 사람과 변화한 상황 사이에서 잠재적으로 스트레스를 유발한다. 이는 노인이 상실이나 가족 및 사회에서의 역할 변화, 신체적 자원 감소를 동반한 노화로 인한 허약함을 경험하게 될 때에도 마찬가지로 나타난다;"우울증은 이러한 변화를 감당할 능력이 없을 때 나타나는 부산물이다"(Sheikh, 1996, p. 6)

정서 패턴(Affective patterns)
노화와 관련된 변화나 삶의 고통스러운 사건에 대한 비효율적인 대응 전략은 부정적 느낌과 부적절한 반응을 증폭시킨다. 이는 노화와 관련된 작은 결함에도 적용되는데; 경도의 주의력, 집중력, 기억력 저하조차 굉장히 부정적인 느낌으로 경험한다. 우울성 반응은 과민함(irritability), 불안 초조(agitation)를 동반할 수 있다. 일부 사례에서는 낮아진 효능감 및 통제력의 감소에 대한 주관적인 느낌이 의심과 학대당하고 속임을 당하고 있다는 생각으로 이어진다고 이야기하기도 한다. 때로는 편집증적 걱정(예를 들어 "사람들이 나를 쫓아오고 있어")은 감소한 신체적 자원 및 자율성과 관련된 참을 수 없는 수동성의 느낌에 대한 방어로 나타날 수 있다. 노화 과정에서 겪는 어려움들에 대해 더 잘 수용할 수 있도록 돕는 치료적 중재들은 편집적 사고도 완화 혹은 해결해준다. 이전에 우울증으로 어려움을 겪던 사람들의 경우 노화로 인한 정상적인 어려움으로 인해서도 우울성 삽화가 발생할 수 있다. 노인 환자들의 경우 노화, 질병, 장애 및 죽음에 대한 그들의 느낌과 생각을 탐색해야 하며 이를 통한 통합적인 평가가 필요하다. 환자를 둘러싼 문화는 과거와 현재의 심리적, 실용적 도움에 대한 태도뿐 아니라 세상에 대한 시각, 그리고 이로 인해 발생하는 우려들에 모두 영향을 미친다.

인지 패턴(Cognitive patterns)

신경인지장애가 동반되지 않더라도, 우울증은 인지 속도를 늦추고 기억력 및 집중력에 문제를 일으키며 새로운 정보의 처리를 어렵게 한다. 이전에 언급하였듯이 치매와 우울증의 감별 진단은 필수적이면서도 어려운데, 이는 부분적으로는 기억력 문제에 대한 호소가 우울 증상뿐 아니라 정상 노화로 인해서 나타나기 때문이기도 한다. 많은 연구자들(Storand & VandenBos, 1997 참조)이 노인 우울증 환자들에게서 기억력 검사 상 수행의 문제는 나타나질 않는데도 기억력 문제를 호소하는 것을 발견하였다. 우울증에 동반된 다른 질환들과 마찬가지로, 우울증 증상이 호전되면 기억력 문제도 호전이 된다. 반대로 실제 신경인지 장애(예: 알츠하이머 병 혹은 혈관성 치매) 환자들은 종종 자신의 기억력을 과대 평가하지만, 실제 기억력 검사에서는 확연한 결함을 보인다.

우울증 노인의 인지 기능 평가와 우울 장애를 신경인지장애로부터 감별해내는 것은 노인 환자들에게 도움을 제공하고 미래에 대한 계획을 제시하는 데에 있어서도 매우 중요하다. 우울증 노인 환자의 경우 목욕, 용모 관리, 식사뿐 아니라 일상 생활에서의 중요한 활동들(돈 관리, 독서, 쇼핑, 요리 등)에도 어려움을 겪는 경우가 많지만, 우울 증상이 약화되거나 호전될 경우 다시 정상적인 생활이 가능해진다. 반대로, 치매로 인해 이러한 증상들이 나타나게 되면 이러한 결함들은 계속 나빠지고 지속적인 도움을 필요로 하게 된다.

신체적 상태(Somatic states)

일부 신체 질환(예: 암, AIDS, 갑상선 기능 저하 등)은 우울증과 헷갈릴 수 있는 신체 증상들을 보일 수 있다. 반대로 우울증은 그 자체로 특정한 신체 질환들을 발생시키기도 한다: 영양 실조, 약물 과용으로 인한 중독, 혹은 여러 종류의 중독(술, 안정제, 항우울제, 마취제 등)으로 인한 결과. 그러므로 노인 우울증 환자들의 경우 그들의 약물과 용량에 대해 조심스럽게 평가해야 하며, 동반된 신체적 질환에 대해 확실히 평가하여 발견하고 치료해야 한다.

반면에, 신체 질환은 노인에게 가장 흔한 우울증 유발 요인이기도 하다. 우울증의 정도와 지속 기간은 종종 부동(움직이지 못함), 실금, 그리고 성기능 부전과 같은 특징을 가진 질병과 연관이 있다; 이러한 경우 신체 결함은 우울증을 유발하기도 하고 악화시키기도 한다. 신체 질환 및 동반된 우울증을 치료하는 데에는 환자의 삶의 질에 대한 특별한 주의뿐 아니라 이를 감당해야 하는 노인의 인지적 그리고 정서적 능력에 대한 지원도 필요하다. 노인의 경우, 모든 질병이(심지어 심각하지 않더라도) 죽음의 전조로 보일 수 있다. 노인의 환경의 특징으로 인해 오는 태도는 아픈 사람의 회복 탄력성에 중요한 역할을 할 수도 있고, 신체적 질환 및 우울증 증상을 다루는 데에 장애물이 될 수도 있다.

관계 패턴(Relationship patterns)

친구 및 사회적 활동으로부터의 고립과 분리는 우울 상태의 한 부분이라고 할 수 있다. 노인 환자들은 치료자가 중요한 정보원(특히 환자가 인지 기능의 결함을 가지고 있을 경우)인 가족이나 친구들과 접촉하는 것을 꺼려한다. 때때로 우울 상태와 적응 장애가 합해져 치료자는 당혹스럽고, 무력하고, 과도하게 동정적인 느낌을 받을 수 있으며, 진단에 확신을 가지지 못하기도 한다. 환자의 배우자나 성인 친척(예를 들어 아들 혹은 딸)과의 면담은 가능한 동반 증상에 대한 정보 뿐 아니라 우울증의 원인, 발달, 그리고 촉발 요인을 알아내는 계기가 될 수 있으며, 이는 치료자가 환자의 진단과 이전 치료의 과거력을 밝히는 데에 도움을 준다.

평가 도구(Tools for Assessment)

치매와 우울증의 감별 진단을 위해서는, Storand와 VandenBos (1997)가 제시한 노인 신경심리검사의 임상가 가이드를 참조하면 된다. 이 저자들은 그들이 권장하는 Beck 우울 척도 (Beck Depression Inventory, BDI)와 노인 우울 척도(Geriatric Depression Scale, GDS)를 통해 얻어낸 상세한 정신 측정 자료(psychometric data)를 제공한다; 그들은 노인 우울증의 존재 여부 및 정도를 평가 하기 위한 다른 도구들도 검토하였으며, 각각의 장점과 한계에 대해 기술하였다(cfr. also Korczyn, & Halperin, 2009).

치료 제안(Suggestions for treatment)

생의 후기에 나타나는 우울증에 대한 학술 문헌들에는 약물 치료와 다양한 정신치료, 정신사회적 중재를 포함한 여러 치료적 접근이 언급되어 있다. 아직은 노인 우울증 치료에 전문적인 의견의 일치가 없기 때문에(특히 약물 치료), 우리는 여러 가능성에 대한 상세한 내용은 기술하지 않는다(Kring et al., 2007; Sheikh, 1996 참조). 하나의 보편적인 결론은, 노화 과정이 여러 신체적 심리적 어려움을 유발하기는 하지만, 우울증이 노화의 정상적인 결과는 아니라는 사실이다(Sheikh, 1996)

`SE23` **순환기분장애**(Cyclothymic disorder)

비록 양극성 장애에 비해 드물기는 하지만, 순환기분장애 역시 노인에게서 발견된다. 이는 지속적인 기분의 변동으로, 양극성 장애로 분류될 정도로 충분히 심각하거나 지속적이지는 않지만 정상적인 슬픔과 안정의 반복(특히 노인에게서 흔한 반복)과도 다르다.

순환기분장애의 주관적 경험은 노인에게는 특히 괴로울 수 있다. 감정의 변화는 환자로 하여금 자기 안정감을 잃는다는 두려움이나 정신 능력을 통제하지 못한다는 두려움을 증가시킬 수 있다. 또한 순환기분장애는 환자의 행동과 사회적 관계에 영향을 미친다. 치료자가 겪는 주관적 경험은 양극성 장애 환자에게서 느끼는 역전이와 유사하다.

`SE24` **양극성 장애**(Bipolar disorders)

양극성 장애는 보통 젊은 성인에게서 나타나지만 노년까지 지속된다. 노인에서의 임상 양상은 젊은 성인들과 유사하지만, 조증 삽화가 종종 덜 심각한 양상을 보이며(노인에서는 DSM-5의 1형 양극성 장애보다 2형 양극성 장애 진단이 더 흔하다), 인지 결함이 나타나는 경우가 증가한다. 일반적으로, 이들은 신체적 동반 질환이나 다중 약물 투여로 인한 중요한 문제들이 함께 나타나 더 복잡한 질병으로 발전한다. 이러한 상태는 인지 결함의 가능성 증가를 암시한다.

'후발성(late-onset)' 양극성 장애라고 명명하는 경우인 50세 이상에서의 첫 조증 삽화 발생은 이미 오래 전부터 알려져 있다. 조발성 양극성 장애와 비교하였을 때, 후발성 양극성 장애는 의학적/신경학적 상태가 원인이 되거나(적어도 연관이 있거나) 약물 사용으로 인해 촉발되는 경우들이 흔하다. 후발성 양극성 장애 환자들은 조발성 환자들에 비해 병전 기능이 좋고 양극성 장애의 가족력이 적다. 과거에는, 신경학적 상태 그리고/혹은 약물 반응으로 인해 나타난 후발성 양극성 장애의 조증 삽화를 '이차적 조증(secondary mania)'이라고 부르기도 했다. 더 최근의 정리에 따르면 후발성 양극성 장애가 여러 계통의 염증 질환 과정까지 포함한 장기간 지속된 뇌의 기저 상태의 외적 표현일 수 있다고 한다. 이러한 맥락이라면, 후발성 조증은 취약성이 있는 사람에게서 다양한 의학적/신경학적 상태로 인해 촉발되는 '신경변성(neuroprogression)'의 한 종류라고 할 수 있다. 다른 대부분의 노인 질환과 마찬가지로, 이 주제에 대한 명확한 결론을 내릴 바탕이 될 만한 연구들은 상대적으로 매우 적다.

대부분의 정신과 입원 환자들을 대상으로 한 역학 연구에서는 양극성 장애가 후기 생애 정신과 입원 원인의 8-10% 정도를 차지한다고 한다. 이러한 기준에서 후기-생애 조증의 전체 유병율은 6.0% 정도로 평가된다. 평균적으로, 양극성 장애 환자의 기대 수명은 감소한다. 그 원인으로는 심혈관 질환, 암, 자살, 그리고 생활양상의 요인들(예: 흡연, 불량한 식이, 약물 남용 등)이 있을 수 있다. 하지만 노인 양극성 장애 환자들의 경우 노인 우울증, 조현병, 그리고 치매 환자들에 비해 욕구의 불충족으로 인한 호소는 적은 것으로 알려져 있다.

노인 양극성 장애의 주관적 경험(The subjective experience of bipolar disorders in the elderly)

정서 상태(Affective state)

정서 상태는 나이에 따른 조증/경조증 혹은 우울증 상태에 부합하여 나타난다. 정상 노인군과 비교했을 때, 노인 양극성 장애 환자들은 대처 방식에서 더 수동적인 모습을 보인다.

인지 패턴(Cognitive patterns)

횡단적 단면연구(Cross-sectional studies)들은 (양극성 장애와) 주의력, 작업기억, 집행기능, 언어 기억, 처리 속도를 포함하는 인지 결함과의 연관성을 밝혔으며, 이러한 결함이 장애에 중요한 영향을 미친다는 것을 보여준다. 인지 결함이 양극성 상태의 원인인지 혹은 결과인지에 대해서 밝혀내기 위해서는 종단 연구(Longitudinal studies)가 필요할 것이다.

신체적 상태(Somatic states)

노인 양극성 장애 환자들은 일반적으로 여러 만성 질환을 겪고 있으며, 때로는 대사 증후군과 관련이 있다. 노인 양극성 장애 환자들은 장기간 정신과 약물을 복용을 하였을 가능성이 크고, 이러한 사실이 대사 증후군에도 영향을 미칠 수 있기 때문에 상황이 복잡해진다. 따라서 현재로서는 노인 양극성 장애 환자들이 의학적 문제들에 대해 높은 위험성을 타고 난 것인지, 혹은 적어도 어느 정도의 의학적 문제들이 정신과 약물의 장기간 복용 때문인지는 알기 어렵다.

관계 패턴(Relationship patterns)

다른 대부분의 심각한 정신 질환으로 고통받는 환자들이 그러하듯이, 중요한 인간관계에서의 예측 가능한 분열이 발생한다. 장기적으로 보았을 때 삽화성이고 순환성인 양극성 장애의 특징은 인간관계에서의 복잡성과 불확실성을 더 크게 만들며, 이는 환자와 주위 사람들을 모두 힘들게 만든다. 종종 "다른 신발이 떨어지길 기다리는"(생각에 사로 잡히고 장애를 유발하는 불가피한 조증이나 우울증 삽화를 기다림) 느낌을 받는다.

치료 제안(Suggestions for treatment)

노인의 경우, 조증/경조증 증상은 우울감 및 우울증상을 겪는 것에 대한 전반적인 두려움에 맞선 방어의 일종으로 보인다. 때론 노화와 관련된 신체적, 심리적, 그리고 인지적 변화 및 어려움으로 인해 유발되는 불안이 이러한 방어적 태도를 악화시키고 조증과 유사한 증상과 행동을 일으킨다. 임상적 치료를 위해서는 환자가 스스로의 느낌과 현실을 접하고 더 적응적인 인지 태도와 행동을 발전시키기 위해 방대한 원초적 방어기제를 헤쳐 나가는 것(work through)을 도울 뿐 아니라 노인 양극성 장애 환자에게 어떤 일이 일어나고 있는지를 이해하는 능력도 필요하다.

임상적 사례(Clinical illustration)

양극성 장애의 과거력이 있는 74세 기혼 여성이 20년간 안정적이며 높은 수준의 기능으로 지내왔으나 입원 및 중환자실에서의 치료가 필요할 정도의 심각한 호흡기 질환을 앓게 되었다. 재활은 더디고 어려웠으며, 그녀는 상대적으로 가벼운 수준의 우울 증상을 겪게 되었다. 1년 후 그녀에게는 가슴의 떨림(mind racing), 삶의 이전 시기에 대한 집착, 편집증, 경도의 불면을 동반한 경조증 증상이 나타났다. 정신치료 및 약물치료(lamotrigine과 quetiapine)에도 불구하고 그녀의 증상은 악화되었고, 결국 정신과 치료를 위해 입원하게 되었다. 점진적으로, 그녀의 만성적 결혼 문제가 해결되고 그녀의 삶의 질을 향상 시기는 중요한 변화들이 나타나면서 증상도 함께 해결되었다.

SE3 **일차적으로 불안과 관련 장애**(Disorders related primarily to anxiety)

SE31 불안장애(Anxiety disorders)

DSM-5에서 불안장애에는 두드러지는 회피 행동 뿐 아니라 명백한 위험이 존재하지 않는 상황에서의 과도한 두려움도 특징에 포함된다. 관련 증상으로는 불면; 잠을 못 자거나 정상보다 더 많이 잠; 불규칙한 심장박동; 근 긴장; 그리고 집중력 저하나 정신이 하얘지는 듯한 느낌 등이 있다. 진단 기준을 만족하기 위해서는 예민한 공포와 반응이 사회 생활이나 직장 생활 혹은 다른 영역에서의 기능에 방해를 주는 결과를 나타내야 한다. 젊은 사람들이 흔히 하는 걱정으로는 직업적 책임감이나 직업적 수행에 관련된 것들, 개인의 건강이나 가족의 건강, 경제적 문제, 그리고 기타 일상 생활과 관련된 것들이 있다.

여러 증거들은 이러한 진단 기준의 일부는 노인에서의 불안을 진단하는 데에 부적합하다고 이야기 하는데, 이는 노인에서의 불안은 젊은 사람들에 비해 훨씬 더 다양한 형태로 나타나며, 젊은 사람들의 증상과는 다른 방식으로 경험되고 표현되기 때문이다(Bryant et al., 2013). 노인에서의 불안은 노인환자에게 흔히 발생하는 내과적 질환이나 의학적 동반 질환, 인지 기능 저하 및 노화로 인한 생리적, 심리적 변화의 영향을 많이 받는다. 노인 불안의 특징적인 요소는 높은 비율의 우울증 동반이다; 불안-우울의 혼합 진단(DSM-5에서의 경우 우울

장애에 "불안증 동반(with anxious distress)" 명시자를 덧붙일 수 있다)이 생의 후기에는 특히 유용할 수 있다. 노인 불안 환자들은 평가되지 않은 다른 증상들을 호소하기도 하고, 같은 증상이라 하더라도 다른 표현 방식을 사용해 호소하기도 한다. 게다가, 불안 증상이 의학적 상태와 겹치는 경우들도 있다(갑상선 항진증 등); 노인 환자들은 불안을 통증과 같은 의학적 혹은 신체적 문제로 표현하는 경향이 있으며, 신체적 증상과 심리적 증상을 구별하는 것 또한 어려운 경우들이 많다(Wolitzky-Taylor, Castriotta, Lenze, Stanley, & Craske, 2010).

의학적 질병이 있는 경우, 이와 동반된 불안은 기능의 저하를 악화시킬 수 있으며, 이는 의료 서비스 이용의 증가로 이어진다. 인지 기능 결함과의 동반은 상황을 복잡하게 만든다. 예를 들어, 불안과 치매의 관계는 복잡하다. 불안 증상과 인지 기능의 저하는 동시에 발생할 수도 있으며, 불안이 인지 기능 저하의 과정에 나타나는 일부 증상이 되기도 하고, 불안이 심해지는 것이 인지기능 문제에 대한 두려움과 걱정을 뜻하기도 한다. 만약 불안이 인지 기능 저하보다 먼저 나타난다면, 노인 환자는 따로 불안 장애의 진단을 받을 것이다; 그렇지 않으면 불안은 치매의 전조 증상으로 나타날 수도 있다(Kogan, Edelstein, & McKee, 2008). 마지막으로, 불안 장애의 다른 DSM-5 핵심 진단기준의 경우를 보면 -직업적 혹은 사회적 관계 혹은 다른 기능 영역에서의 손상- 이러한 결함은 환자가 퇴직을 했거나 사회적으로 고립되어 있어서 불안을 유발할 만한 상황에서 벗어나 있을 경우 두드러지지 않을 수 있다. 노인의 경우 사회적 상황에 대한 두려움이 지속되고 회피하는 것이 더 용인이 되는데, 이는 노화에 대한 고정관념이 노인들의 사회적 상황으로부터의 소외를 조장하기 때문이기도 하다(Lenze & Loebach Wetherell, 2011).

후기 생의 불안장애는 임상가들과 연구자들 사이에서 덜 인식되고 과소평가 되어 왔다. 노인들은 신체 증상을 강조하고 불안과 같은 심리적 증상들을 축소 보고하는 경향이 있기 때문에 노인에서의 불안장애를 확인하는 일은 쉽지 않다. 65세 이상의 노인들에게서 평가된 불안장애의 유병율은 3-14% 이다. 비록 비율은 젊은 환자군에서 조금 더 높지만, 노인 환자군에서도 불안장애는 여전히 높은 유병율을 유지한다(Gum, King-Kallimanis, & Kohn, 2009). 아마도 아름다움과 젊음에 대한 서양의 고정관념 때문에, 노화에 대한 불안은 여성에게서 확실히 높다. 만성 의학적 상태, 교육 수준, 사회경제적 수준 및 일상 생활에서의 신체적 제한과 같은 다른 사회적 요소들이 노화의 경험에 영향을 미칠 수 있다.

일부 증거들은 유병률과 심각도가 '노인'이라는 넓은 범주 내에서도 소그룹에 따라 다양하다고 이야기 하며, 중년부터 노년까지는 감소하다가 80세 이후에는 다시 증가한다고 한다. 노인에서의 불안장애는 종종 급성 신체 질환, 낙상 혹은 강도와 같은 트라우마 상황과 연관이 되어 있다. 후발성은 흔하지 않다; 노인 불안 증상은 과거력 상 기분 장애를 가지고 있었던 사람들에게서 더 흔히 나타난다.

증상의 성질과 중등도, 그리고 치료에 대한 반응에 대하여 보았을 때, 발병 연령은 불안장애 표현의 다양성에 중요한 영향을 미친다(Bryant, Jackson, & Ames, 2008). 늦게 발생한 범불안장애는 낮은 중등도의 증상, 동반 기분장애 및 기타 정신 질환의 높은 유병율, 더 나쁜 건강 관련 삶의 질들과 연관이 있다; 후발성 공황장애의 경우 조발성 공황장애에 비해 공황 발작 중 느끼는 스트레스가 더 적은 것으로 보인다(Le Roux, Gatz, & Wetherell, 2005).

젊은 시절 공황 발작 그리고/혹은 공포증을 경험한 사람 중 많은 사람들, 특히 제대로 치료를 받지 못한 경우, 후기 생애에 다시 증상을 경험할 수 있다. Sheikh (1996)에 따르면, 후발성 공황장애는 상대적으로 흔하지 않고 "조발성 공황 장애와 비교하였을 때 공황 증상, 회피가 적고 신체화 평가에서도 낮은 점수를 기록한다"고 특징 지을 수 있다고 한다. 노인의 경우 회피 행동이 공포증 때문인지 혹은 신체적 결함 때문인지 결정을 짓는 것이 어렵다. 공포증과 신체 증상은 모두 상호 간에 강화를 하는 경향이 있으므로 둘 다 반드시 고려해야 한다.

정신역동의 관점에서, 불안은 무의식적 동기가 우리의 의식적인 마음의 통제와 갈등을 일으킬 때 나타나는 각성 체계이다. 정신역동을 다루는 임상가들이 발견한(3장 참조) 여러 다양한 종류의 불안 중에서, 노인들은 특히 외로움, 분리, 애도에 취약한 것으로 보인다. 제각기 다른 유형의 불안에 대한 느낌, 밀도, 그리고 의미가 노인에게서 나타날 수 있는데, 이는 (1) 노화로 인한 불안의 원인과 (2) 나이에 따른 위험 요소의 다양성, 위험요소에의 노출이나 위험 요소로 인한 영향의 다양성 때문이다(Beekman, 1998). 고령과 연관된 삶의 변화(지능의 감퇴, 신체적 능숙도, 파트너, 친구, 건강, 독립, 그리고 고용과 관련된 자존감, 죽음에 대한 현실감의 증가 등)는 생의 후기에 불안 장애가 발생할 가능성을 높여주는 것과 관련이 있다. 마지막으로, 노인에서의 불안은 전형적으로 초조감, 임박한 종말에 대한 두려움, 추락하는 것에 대한 두려움, 저장(hoarding), 그리고 건강에 대한 걱정의 양상으로 경험되며, 직장, 신체 외형에 대한 걱정, 전반적 불안에 대한 감각은 젊은 환자들에 비해 노인에서 덜 특징적이다. 특징적으로, 추락하는 것에 대한 두려움, 죽음에 대한 걱정은 노인이 가장 흔히 겪는 불안이며, "통제하기 어렵다"는 감각에 의해 악화된다(Gagnon, Flint, Naglie, & Devins, 2005). 이 연령대에서는 분리 불안이 흔한데, 사랑하는 사람의 건강과 안전에 대한 걱정을 반복적으로 표현하기도 한다. 사람을 잃는 것에 대한 반추, 보호자와 가까이 있기 위한 노력, 그리고 혼자 홀로 있는 것에 대한 기피는 노인 분리 불안의 흔한 표현들이다(Wijeratne & Manicavasagar, 2003).

후기 생애의 불안은 과거의 불안이나 트라우마를 다시 떠오르게 하는 것들로 인해 유발되기도 한다. 또 다른 원인으로는 원치 않는 삶의 환경 변화로 인한 강렬한 분노와 당혹감이 있다. 불안 진단을 받은 노인들은 젊은 사람들에 비해 자신들이 능동적으로 사용하던 시간을 과감하게 줄이려는 모습을 쉽게 보이는데, 이로 인해 그들이 원하는 만큼의 성취를 이루지 못하는 경향이 있다. 일부 노인들은 사소한 주제에 대한 걱정을 함으로써 가장 중요한 걱정거리에 대한 생각을 회피하기도 한다. 비록 노인들이 연령대 고유의 어려움을 맞이하기 때문에 이로 인한 걱정과 그 다음의 회피 행동은 적응적인 범주에 있다고 할 수 있지만(Diefenbach, Stanley, & Beck, 2001), 실제 불안의 결과로 인한 회피 보다는 노화와 관련된 고정관념으로 인해 기존에 즐기던 활동들로부터 늙었다는 이유로 벗어나게 되는 경우도 많은 것이 사실이다.

노화에 따른 사회적, 심리적, 그리고 물리적 환경 변화에 적응하는 능력은 노화로 인한 고정관념의 부정적 효과를 최소화 함으로써 삶의 후기에 나타나는 불안감을 줄여준다(Lynch, 2000). 노화는 사랑하는 사람의 상실, 점진적인 건강 악화 및 장애와 같은 고통스러운 사건들을 포함하는데, 이러한 사건들은 어떤 것이든 노인들로 하여금 감정적 어려움에 취약하게 만들 수 있다. 애도(bereavement)는 가까운 관계의 변화, 사회적 지원의 상실, 그리고 대응 전략의 변화를 요구하기 때문에 외로움과 고통스러움의 가장 일차적 원인이 될 수 있다. 이러한 맥락에서 그들이 느끼는 도움의 필요성은 감정적 과민과 불안, 특히 죽음에 대한 불안의 수준을 높일 수 있다.

앞에서 이야기한 것 처럼, 노인들은 정신과적, 감정적 어려움을 축소보고하고 신체 증상을 강조하는 경향이 있기 때문에, 노인에서의 불안 장애를 확인하는 건 어려운 일이다. 증상은 극도로 고통스럽고 장애를 유발할 수 있으며, 때로는 잘못 진단되기도 하고 부적절하게 치료되기도 한다. 이러한 현상은 노년기의 불안 증상이 매우 다양한 형태를 띠고, 노인의 상당수가 불안 장애를 특이한 방식으로 표현하는 것으로 이해가 가능하다. 임상가가 평가를 위해 가장 먼저 해야 할 일은 현재 기능 수준이나 기능의 손상 수준이 불안의 진단에 합당한지 확인하는 것이다. 이 다음에 임상가는 정신 관련 과거력을 빈틈없이 확인하고, 노인에게 흔하지만 진단되지 않은 의학적 질환이 없는지, 불안 증상과 유사한 증상을 일으킬 만한 약물을 복용하고 있는지 여부를 확인해야 한다. 임상가들은 또한, 환자들이 노년기에 겪는 현실적인 어려움들과 노인들이 하는 걱정의 특징적인 내용들을 고려하여 어떤 주제들을 치료에 다룰지 환자와 명확히 하는 것이 필요하다.

노인 불안 장애의 주관적 경험(The subjective experience of anxiety disorders in the elderly)

정서 상태(Affective states)

노인 불안 환자들은 삶의 만족도 감소와 외로움의 증가를 보고한다. 노인들이 항상 우울한 기분을 인정하지는 않는다; 일부 저자들은 슬픔을 동반하지 않은 우울증(depression without sadness)이 노인의 특징이라고 이야기를 하기도 하고, 다른 저자들은 우울증이 노인의 정상적인 상태가 아니라고 이야기 한다(우울 장애에 관한 앞의 논의를 참조하시오). 젊은 사람이 불안을 경험했을 때는 불쾌함, 걱정, 두려움과 전반적인 우려를 동반하지만, 노인 불안의 경우 초조감에 대한 주관적 느낌과 임박한 종말에 대한 두려움이 더 특징적으로 나타나는 것으로 보인다. 일부 증거들은 노인이 젊은 사람들에 비해 부정적인 감정을 덜 느끼고, 더 낮은 수준의 부정적 정동(우울, 불안, 죄책감, 공격성, 그리고 수치)을 경험한다고 이야기한다.

인지 패턴(Cognitive patterns)

인지 패턴에는 끔찍한 일이 일어날 것이라는 비합리적인 걱정이나 두려움, 불쾌한 생각에 대한 집착, 기억력 저하, 자신의 건강에 대한 부정적 지각, 어떤 신체적 어려움에 대한 신호와도 함께 동반되는 두려움을 포함한다. 노인들은 죽음에 대한 두려움을 각각 다른 의식적, 무의식적 방법으로 다룬다; 예를 들어, 그들은 "시간을 고정하고 모든 것을 단조롭게 만듦으로써" 스스로를 보호한다(Quinodoz, 2009, p. 775). 아무런 의미나 행동 간의 연결성 없이, 시간의 경과에 따른 발전도 없이 같은 행동이 매일 반복된다. 외적 통제 소재(external locus of control)에 더 치우치는 것 또한 노년의 전형적인 인지 패턴이라고 할 수 있다.

신체적 상태(Somatic states)

노년에는 불안 그 자체로 운동 긴장, 일상 활동의 수행 능력 저하 같은 신체 증상을 종종 만들어낸다. 운동 긴장은 DSM-5의 불안 증상에 들어가 있기는 하지만, 노인들은 전형적으로 통증이나 수면 장애 같은 다른 문제들을 호소한다. 불안으로 인해 두드러지는 다른 신체 증상에는 발한, 초조(안절부절 못함; restlessness), 근 긴장, 왔다갔다 함, 빈맥, 집중력 저하, 피로, 어지럼증, 이상감각, 입 마름, 소화기계 불편감, 얼굴 찡그림 및 홍조, 두근거림, 떨림, 그리고 신체 통증 등이 포함된다.

관계 패턴(Relationship patterns)

노인 불안환자는 덜 독립적이기 때문에 가족과 보호자에게 더 큰 짐을 지운다. 그들은 굉장히 애정어린 모습을 보이는데, 때로는 분리 불안을 없애기 위해 선을 넘는 참견의 영역까지 들어가기도 한다. 불안 증상과 회피 행동을 통해 가족 구성원들로 하여금 책임을 질 것을 요구하며, 불안한 노인의 허약함과 무력함에 주의를 기울이도록 하고, 죄책감이나 분노를 조장하며, 노인에 대한 돌봄의 문제에 대해 다른 해결책을 가지고 있는 사람들끼리의 갈등을 유발한다. 예를 들어, 나이가 든 부모님을 집에서 요양 시설로 옮겨야 한다고 주장하는 사람들과, 같은 질문에 대해 다른 입장을 취하는 가족 구성원 사이에서 극적인 모습들이 연출될 수 있다. 노인 불안 장애 환자들을 마주하는 치료자들의 주관적 경험은 두가지 요소의 존재 여부에 따라 달라질 수 있다. 첫째, 불안이 노화 과정의 어려움과 연관되어 있다면, 일차적으로 안심시켜주기(reassurance)와 지지적 중재가 필요하기 때문에 환자와의 관계를 형성하기 용이하다. 반대로, 불안이 부동성(free-floating)이고 확인 가능한 특정상황과 연관이 되어있지 않다면, 치료는 더 어렵고 종종 약물 치료의 도움도 필요하다.

평가 도구(Tools for Assessment)

소수의 노인에 특화된 측정도구들이 노인 불안의 평가를 위해 개발되었다. 성인 불안 증상 척도-노인 판(The Adult Manifest Anxiety Scale-Elderly Version(Lowe&Reynolds, 2006))에는 세 가지 세부항목이 있다: 걱정/스트레스(worry/stress), 노화의 두려움(fear of aging), 그리고 생리적 증상들(physiological symptoms). 이 외의 노인에서의 불안을 대상으로 한 노인정신 평가 도구로는 Geriatric Anxiety Scale(GAS; Segal, June, Payne, Coolidge, & Yochim, 2010)과 Geriatric Anxiety Inventory(GAI; Byrne & Pachana, 2011)가 있다.

임상적 사례(Clinical illustration)

72세 여성이 사별을 하였고, 현재 혼자 살고 있다. 그녀는 내성적이어서 명백히 애도로 힘들어하고 있음에도 다른 사람들에게 자신의 감정을 표현하는 데에 큰 어려움을 겪었다. 그녀는 어릴 적 엄마가 학교에 데려다 주시면 거의 곧바로 집에 돌아올 정도로 불안이 많은 아이었다고 스스로 이야기 한다. 20살 그녀가 대학에 입학을 위해 집을 떠나야 했을 때, 그녀는 공황 발작으로 고통을 겪었다. 그녀는 이 문제에 대해 한 번도 치료를 받은 적이 없었다. 그녀가 56세 때, 세 명의 딸 중 한명이 교통 사고를 당했고, 이후 그녀는 그녀의 자녀들과 손자들의 안전에 대한 지속적이고 심각한 반추를 반복하며 그들을 매일 만나기 시작하였다. 그녀는 두근거림, 복부 불편감과 같은 불안의 신체 증상을 가족들의 방문이 끝날 때면 두드러지게 호소하기도 했다.

다른 환자, 69세 기혼 남성은 학교 다니는 것이나 혼자 집에 남겨지는 것에 대한 불안을 느낄 정도의 상황에 처해보지는 않았지만 스스로 불안이 많은 아이는 아니었다고 한다. 53세 때, 그는 심장 마비로 고통을 받았고, 이후로는 죽음에 대한 걱정을 시작하였다. 그는 스스로를 만성적으로 걱정을 많이 하는 사람이라 이야기 하며, 그가 집을 떠날 때나 그의 부인이 자신을 홀로 둘 때면 언제나 신체적 불안과 파국적 환상을 경험한다고 한다. 집 밖에 나갔을 때 넘어질 것에 대한 두려움으로 인해 그는 부인이 동반하지 않으면 밖에 나가는 것을 회피하였고, 이로 인해 고립과 외로움에 대한 스스로의 감각은 더 나빠졌다.

SE32 강박 및 관련 장애(Obsessive-compulsive and related disorders)

노인 강박 및 관련 장애의 임상 양상은 DSM-5에 서술되어 있는 표준과 일치한다. 이 분류는 강박 장애(OCD), 신체이형장애(BDD), 저장장애, 발모광, 피부 뜯기 장애, 물질/치료약물로 유발된 강박 및 관련 장애, 다른 의학적 상태로 인한 강박 및 관련 장애, 달리 명시된 / 명시되지 않은 강박 및 관련 장애를 포함한다. 강박성 성격 장애 뿐 아니라 불안 장애, 기분 장애와 같은 몇몇 다른 종류의 질환들이 이 집단의 장애들에 종종 동반된다. 특히 저장 장애는 주요 우울장애와 정신분열병 같은 더 심한 정신과적 병리와 함께 나타나는 경우가 흔하다.

노인 강박 및 관련 장애에 관한 연구는 매우 적다. 치료 받지 못하면 이 장애들은 대부분 만성화 되는 경향이 있고, 재발에 있어서도 스트레스 상황과 관련하여 더 자주, 그리고 더 장기간 재발을 할 수 있다. 신경인지 결함 뿐 아니라 노화와 관련된 상실의 사건(퇴직, 애도, 자녀와의 분리, 가정의 상실 등)은 특히 삶의 이전 시기에 치료를 받지 못한 과거력이 있는 경우 강박 병리를 악화 시킬 수 있다.

강박장애의 가장 흔한 양상(청결 및 오염에 대한 우려, 숨겨진 생각이나 치부에 대한 통제, 스스로나 타인에게 해를 끼치는 것에 대한 통제 등)은 노인 환자들에게서도 발견되지만, 증상의 정도와 표현의 형태, 그리고 내적 경험은 임상적 과거력과 이전에 시행된 치료에 따라 좌우된다. 노화와 관련된 생물정신사회학적 요인들은 이 장애를 악화시킬 수 있다. 제한적이기는 하지만 관련 연구들에서는 강박장애가 처음 발생했을 때 치료를 받지 않으면, 혹은 적어도 완전한 증상이 발생한 첫 해에 치료를 받지 않으면, 일반적으로 만성화 된다고 이야기 한다.

SE32.1 강박장애(Obsessive-compulsive disorder)

35세 이상에서의 강박장애 발병은 흔치 않으며, 고령에서의 강박장애 발병에 대해서는 실제로 알려진 바가 없다(Ayers, 2010; Carmin, 2002; Kumar, 2000). 하지만 기존에 강박 증상에 대한 높은 감수성을 가진 노인들의 경우 스트레스 상황에 따라 반복적인 집착이 기복을 보이는 것을 확인할 수 있다. 성인, 특히 치료받지 않은 노인의 경우 회복률은 낮다. 노인 강박장애에 관한 제한적 논문들에서는 부정적인 정서(negative emotionality)와 행동 억제(behavioral inhibition)가 위험 요인이며, 스트레스나 트라우마를 유발하는 사건이 장애를 악화시키는 환경적 요인이라는 것을 이야기 한다. 장애를 가진 사람의 형제는 이러한 성향을 가지고 있을 가능성이 높다. 비록 증상이 완전 관해되는 비율은 매우 낮지만 약물 치료와 심리 치료의 병합이 노인 강박장애 환자의 삶의 질을 높일 수 있다(Colvin, 1997; Michel, 2003).

SE32.2 신체이형장애(Body dysmorphic disorder)

신체이형장애의 과거력이 있는 노인은 자신의 신체에 대한 강박적인 '과정(processing)'을 계속한다. 노화로 인한 피할 수 없는 신체의 미적 변화는 그들의 우려를 증폭시킨다. 비교적 통합된 성격 구조를 가진 사람은 때론 장애를 다각화하거나 약화시킬 수 있다(신체에 대한 강박사고가 덜 흔하게 재발하고, 본인이 지각한 결함에 대한 비판이 덜 심하게 나타난다). 하지만 이런 사람들에게는 다른 강박 증상이 발생할 수도 있다; 혹은 더 전형적으로 신체에 대한 과도한 관심의 일부분을 우울 증상이 차지할 수도 있다. 신체이형장애는 자기애성 성격 구조를 가진 노인들에게서 두드러지게 지속된다.

또한, 젊은 신체이형장애 환자들이 종종 그러는 것처럼(3장 참조), 노인들은 노화의 신체적 증거들을 최소화 하거나 제거하기 위해 성형 수술을 찾기도 한다. 신체이형장애 증상을 억제하기 위해 수술을 찾는 것인지, 아니면 신체 노화로 인한 생리적 변화를 견디기가 어려워 이를 개선하기 위해 수술을 찾는 것인지를 구분하는 것은 어려운 일이다. 후자는 노인들에게 전형적으로 나타나는 정신역동학적 이유(상실의 주관적 경험 등) 뿐 아니라 성격과도 연관이 있을 수 있다.

노인 신체이형장애 환자들을 마주하는 치료자의 주관적 경험은 젊은 신체이형장애 환자를 만났을 때와 비슷하다(이 또한 3장의 신체이형장애에 대한 논의 참조).

SE32.3 저장장애(Hoarding disorder)

저장장애는 물건의 실제 가치와는 상관 없이 그들이 사거나 모은 물건들을 버리거나 나누는 데에 지속적인 어려움을 갖는 것을 특징으로 한다. 일반적인 수집은 특정한 구조와 규칙이 존재하고 특정 분류의 물건과 연결되어 있기 때문에, 저장장애와는 근본적으로 다르다(3장 참조). 주로 20세에서 30세 사이에 발병한다. 치료받지 않는 경우, 노년에 증상이 악화되며 이는 특히 노화와 관련된 전형적인 고통스러운 사건과 연결성을 가진다(Ayers, 2010; Kim, Steketee, & Frost, 2001). 최근에는, 연구자들의 노인 저장장애에 대한 관심이 높아지고 있으며, 이에 따라 문제에 대한 사회적, 정치적, 그리고 건강 관리 측면에서의 영향에 대해 연구하고 있다.

병리적 저장의 결과로는 실제 용도로 사용을 할 수 없을 정도의 주거 공간의 폐색(집, 사무실, 차), 개인 위생의 심각한 문제 초래, 이웃과의 문제 유발 등이 있다. 노인의 경우, 장애로 인한 건강에의 영향보다는 사회적 영향이 더 두드러지게 나타난다. 혼자 살거나 가족 기반이 약한 사람들은 저장 증상에 특히 취약한 것으로 보인다. 이러한 경우, 사회의, 그리고 정신 건강 서비스 제공자들이 환자들로 하여금 많은 양의 수집 물건들을 없앨 수 있도록 통합적인 도움을 제공하는 것이 필요하다. 저장 행동(쓰레기 뒤지기, 훔치기, 그리고/혹은 작은 물건들 숨기기 등)은 알츠하이머 병, 파킨슨 병, 헌팅턴씨 병, 혹은 전측두엽 치매에서도 흔히 나타난다. 그러므로 감별 진단이 필요하다.

SE32.4 발모광과 피부뜯기 장애(Trichotillomania and excoriation disorder)

DSM-5에서는 신체에 집중된 반복 행동과 관련해 발모광, 피부뜯기 장애의 두 가지 질환을 언급하고 있다. 이 행동들은 주로 지루함이나 불안과 같은 특정한 감정적 상태나 긴장을 유발하는 상황에 선행하여 나타나거나, 동시에 나타난다. 이러한 행동은 일시적인 만족감이나 주관적 안정을 찾게 해준다. 인식의 정도에 따라 다양한 행동들이 동반될 수 있다. 이 질환과 관련하여 노인과 다른 연령 간의 차이를 강조하기에는 연구 자료가 불충분하다.

노인 강박 및 관련 장애의 주관적 경험(The subjective experience of obsessive-compulsive and related disorders in the elderly)

정서 상태(Affective states)

강박 및 관련 장애 노인의 정서 상태는 젊은 환자들과 유사하다. 불안이 가장 지배적인 감정이며, 종종 강박사고(obsessive thought)의 침투에 대한 전반적인 초조함을 호소한다(Beckman, 1998); 강박 사고 및 두려움에서 벗어나는 것에 대한 부적절감으로 인한 지속적인 자기-비판; 그리고 상황에 따라서는 변화하지 못하는 것에 대한 사회적 수치심 등도 나타난다. 강박장애에서 불안은 안절부절 못하는 모습을 특징으로 삼을 수 있고, 이는 오직 정리, 정렬과 같은 강박 행동(compulsive behavior)을 통해 참을 수 없다고 느껴진 것들(단정치 못한 모습 등)이 해결이 되었을 때에만 감소한다(Kirmizioglu, 2009). 노인의 경우 여러 요소들로 인해 구별되는 특성을 보일 수도 있다. 신체적 연약함의 증가는 통제 상실의 두려움을 유발하여 '끈질긴 고집(relentless tenacity)'를 만들어낼 수 있다. 통제 기제의 강도는 감소하거나 건강상태에 따라 달라질 수 있는데, 이로 인해 환자들은 이전 만큼의 에너지를 강박 행동(compulsion)에 투자하지 못한다(예: 신체적 민첩성의 감소는 의식처럼 행하는 운동을 잘 수행하지 못하도록 좌절시킨다). 때로는 불안이 새로운 신체 상태, 역할의 재정립, 환경 및 사회경제적 상태의 변화 등에 맞추어 새로운 표현의 형태를 보이기도 한다(예: 우울 증상이 나타나기도 한다). 강박 및 관련 장애의 공고화 혹은 적응 여부는 가족 관계와 환경의 질뿐 아니라 주관적인 성격 요소도 영향을 미친다.

인지 패턴(Cognitive patterns)

앞에서 언급하였듯이, 노인의 강박 증상은 개인 삶의 변화와 연관성이 있다. 강박 증상의 내용에 영향을 주는 뇌의 중요한 기능들이 신경인지 기능의 약화와 함께 약해질 수 있다. 특정 신경인지장애는 인지 패턴에 상당한 영향을 미칠 수도 있다.

신체적 상태(Somatic states)

강박 및 관련 장애의 신체적 상태는 일반적으로 불안의 수준에 따라 나타나며 주로 근골격계 그리고 자율신경 계통에 나타난다. 높은 신체 긴장도는 강박 기제를 발동시킬 수 있다. 노인에서 전반적인 신체 상태는 불안으로 인해 유발된 결함들-어떤 평가에서든지 고려해야 할 요소임-에 영향을 미칠 수 있다.

관계 패턴(Relationship patterns)

강박사고와 행동은 종종 사회적 접촉의 회피를 동반하는데, 특히 오염이나 공격성에 대한 두려움과 같은 강박 사고를 유발할 만한 상황에서는 더 심해진다. 이러한 과정은 노인들의 고립을 강화하고, 정신병리 없이도 노인에게 나타날 수 있는 주변화(marginality)의 위험성을 높인다. 도움을 필요로 하는 노인들은 자신의 증상들을 가족이나 자신을 돌보아주는 사람이 알도록 둔다. 이러한 증상의 노출은 새로운 어려움들을 야기해 대인 관계의 긴장감을 높일 수 있고, 특히 노인이 이전에 비해 영향력이 적은 위치에 있을 경우 노인들은 자신의 강박적 규칙을 존중받고, 자신의 강박적 증상에 부합하도록 가족의 삶에 영향을 미치기 위해 노력한다.

노인의 경우 젊은 사람들이나 청소년에 비해 신체이형장애와 저장장애의 주관적인 의미에 많은 공통점을 가지고 있다. 핵심적인 주관적 주제는 상실(몸의 미적인 특징의 상실 혹은 일상생활에서의 물건들의 상실)이다. 점점 안좋아져가는 몸에 대한 신체이형장애 환자들의 고통에 찬 지각은 지속적이고 꼼꼼한 관찰에 의해 이루어지며, 그들은 어떠한 형태의 통제라도 재정립하려는 시도들을 한다. 저장장애에서 쌓여가는 물건들은 상실의 느낌과는 상반된 것처럼 보인다; 게다가 무기력감 속에서 물건들은 힘을 발휘하는 것에 대한 환상을 촉진한다. (친척, 임상가, 사회복지사 등에 대항한)힘의 행사는 모아 놓은 물건을 버리는 것에 대한 분노에 찬 거절로 표현된다. 노화와 관련된 일부 상태들(예: 고립의 증가, 퇴직이나 사별과 같은 사건의 결말 들)은 신체이형장애와 저장 장애 모두에게서 흔히 확인된다.

임상적 사례(Clinical illustration)

75세의 퇴직한 호텔 지배인은 여자와 만남을 가진 경험이 적었으며, 결혼도 하지 않고 자녀도 없었다. 그는 젊은 시절부터 강박장애로 고통을 받았고, 45세에 아버지가 가족이 운영하는 호텔과 집의 경영을 그에게 맡기게 된 이후로 마침내 심리사에게 도움을 요청했다. 그는 일부 주민과 정치인들이 부정직한 사람이고, 도둑이고, 혹은 공공의 돈을 이용해 이득을 얻거나 불법적 유산을 취득한 사람이라는 의심과 이를 충동적으로 공공에 이야기할 수도 있다는 두려움에 휩싸여 있었다. 그의 현실적인 평가와 타인으로부터 받는 정상적인 환영들이 그의 생각을 공격했고, 그런 의심들을 헤아리는 것은 쓸모없는 일이었다. 이러한 강박적 우려는 내가 차로 보행자를 치지 않았을까 하는 의심으로 대체되었고, 동시에 악화되었다. 그가 실제로 아무 일도 없다는 것을 확인하기 위해 했던 후방 백미러 확인이나 차를 타고 다시 돌아가는 행동들은 그를 안심시켜 주지 못했다.

그의 첫 도움 요청 이후, 그는 강박 증상에 대해 2년간 정신치료를 받았다. 그는 부정적인 효과들을 두려워해 약물 치료는 받지 않았다. 70세가 되어서, 그는 심리사에게 돌아갔다. 그는 두 가지 스트레스 상황을 겪고 있었다: 얼굴에 작은 피부 암을 진단 받았고 간단한 수술적 치료가 필요했다, 그리고 두 조카가 호텔을 개조하기로 결정하였다. 그는 그 결정에서 제외되었다는 느낌을 받았으며, 현재 진행되는 상황을 통제하거나 개조에 대한 반대의견을 공개적으로 표현할 수도 없었다. 과거처럼, 그는 스스로가 조롱하는 말을 하지 않을까 혹은 차로 다른 사람을 치지는 않을까 두려워했다. 그는 또한 그가 조카들에게 마음에 상처를 주는 말을 하지는 하지 않을까 두려워했다. 그가 이전 치료에서 배웠던 부분들의 필수 요소들을 회복하는 데에는 수 개월의 치료 기간이 필요했다.

다른 사례로, 72세 여성이 본인의 은퇴 이후 자신과 자신의 가정에 대해 무관심해지자 이를 우려한 그녀의 자매들에 의해 치료자에게 의뢰되었다. 그녀의 집은 혼돈스럽고 건강에 위협을 줄 정도였다: 신문과 책들은 모든 곳에 널려 있었다; 유통기한이 지나거나 썩은 음식들도 있었다; 침실에는 쿠키 상자들이 있었다; 옷과 다른 소지물은 무질서하게 쌓여있었다. 그녀가 더 편안하게 치료적 관계를 형성할 수 있도록 문화 여흥의 한 종류로 정신치료를 시작하였다. 그녀는 점차 자신의 수치심을 표현하며 스스로의 한계를 알아차리고 정신과 전문의와 가정부의 도움을 받는 데에 동의했다. 가정부 덕분에 그녀는 집을 한층 단정하고 청결하게 관리할 수 있었다. 약물치료와 심리적 도움을 받아 증상은 줄어들었고, 그녀는 더 나은 삶의 질을 유지할 수 있었다.

SE4 사건 및 스트레스 관련 장애(Event- and stressor- related disorders)

트라우마나 강한 스트레스를 동반한 사건에의 노출은 외상후스트레스장애(PTSD), 급성 스트레스 장애, 그리고 적응장애 모두에 해당하는 명백한 진단기준으로 DSM-5에 새롭게 언급되었다. 이전의 DSM에서는 외상후스트레스장애를 불안 장애로 분류하였지만, 해리장애, 정동장애, 그리고 성격 장애로 해석하기도 하였다. 따라서 이 분류에 대해서는 조정이 필요했다. 이 문제는 적어도 프로이드의 정신분석의 기원과 발달(Introductory lectures on psychoanalysis)부터 시작되었고, 당시에는 기본적인 질문에 초점을 맞추었다: 왜 어떤 사람들은 트라우마 이후 정신적 문제들을 겪는데 어떤 사람들은 겪지 않는가? 이 질문은 정신뿐만 아니라 신체와 관련된 모든 건강 관련 상태와 연관이 있다. 비록 명확한 답은 없지만, 성격 요소(personality factors)는 취약성을 증가시킬 수 있다는 측면과, 수많은 노인들에게서 발휘되는 긍정적이고 예방적 요소들(회복 탄력성 등)을 찾으려는 노력의 측면에서 언급이 된다 (Pietrzak & Cook, 2013).

DSM-5의 스트레스와 관련된 또 다른 분류로는 지속성 복합 사별장애가 있으며, DSM-5에서는 '추가 연구가 필요한 진단적 상태'에 들어가 있다.

이 질환들에 대한 노인 연구는 상대적으로 적은 편이고, 대부분 외상후스트레스장애에 집중되어 있다. 노인의 '복합적 애도(complicated grief)'에 대한 문헌들도 일부 있다. 우리는 두 진단 범주에 대해 모두 언급할 예정이다.

SE41.2 급성 및 외상 후 스트레스 장애(Acute and posttraumatic stress disorders)

DSM-5와 관련된 개념에 따른 급성 스트레스 장애와 PTSD의 핵심 요소에 대해서는 3장을 참조할 수 있다.

노인에서의 급성 스트레스 장애와 PTSD는 여러 이유로 인해 젊은 사람들에 비해 더 복잡한 양상을 보인다. 따라서 노인 PTSD를 '새로운(de novo)', '만성(chronic)', '지연성(delayed-onset)', '복합성(complex)' 등의 세부 범주로 분류를 하는 것이 유용할 수 있다(Charles, Garand, Ducrocq, & Clément, 2005). 나이가 드는 것은 건강의 악화, 퇴직, 인지결함, 의존, 그리고 사랑하는 사람과의 사별(그리고 그 외에도 스트레스를 유발할만한 사건이나, 트라우마의 원인이 되는 사건 들) 등과 연관이 있다. 더 많이 살았다는 것은 트라우마를 경험할 기회가 더 많았다는 뜻이기도 하다. 의학적 진단과 치료는 노인에게 그 자체만으로 트라우마(정신적 외상)의 원인이 되기도 한다(Moye & Rouse, 2015). 또한, 생의 후기에 PSTD 증상이 발생 혹은 재발하기도 하며(apres coup effect라고도 불림), 트라우마의 누적도 중요하다(Cloitre et al., 2009). 이전의 트라우마(정신적 외상)의 경험은 이후의 대처 방식에 예방접종 역할을 한다(Palgi, Gelkopf, & Berger, 2015). PTSD는 노인으로 하여금 일상 스트레스에 대처하고 삶의 후기의 과제를 성공적으로 달성하기 어렵도록 만든다(Weintraub & Ruskin, 1999).

트라우마 사건의 경험과 이후의 반응은 젊은 사람과 노인이 다르다. 최근의 연구(Konnert & Wong, 2014)에서는 나이에 따른 경험의 차이와 감정의 처리, 자전적 기억, 그리고 전투 경험(combat experience)에 대해 보고한다. 또한, 트라우마에 노출이 되었던 나이(조기 혹은 후기 생애)가 이후의 증상에 영향을 미친다는 증거들도 존재한다. 역학적 연구들에 따르면, 65세 이상 일반 인구의 70-90%가 최소 한 번 이상의 잠재적 트라우마 사건에 노출된다고 한다(Norris, 1992). 트라우마 노출에는 성별의 차이(Gender differences)도 존재하는데, 이는 전투 노출(combat exposure)의 차이와도 연관이 있을 것이다. 한 연구에서는 노인의 70% 가까이가 살면서 트라우마에 노출이 되는데, 여성이 경우 41% 정도만이 이를 보고한다고 한다(Creamer & Parslow, 2008)

일반인들과 비교해서, 베트남전에 참전했던 노인들은 트라우마 노출과 PTSD 증상 모두에서 더 높은 비율을 보인다. 노인 여성과 특히 관련되어 있는 대인관계에서의 트라우마는 친밀한 동반자의 폭력이다. 중년 및 고령의 여성은 젊은 여성에 비해 친밀한 동반자의 폭력을 경험했을 가능성이 높다(Wilke & Vinton, 2005). 여러 공동체 연구에서 보고되었듯이, 60세 이상의 성인에서 PTSD 유병율은 1.5에서 4% 정도이다(Acierno et al., 2007). 퀘백의 1차 의료 환경에서의 PTSD에 관한 최근 연구에 따르면 6개월 유병률이 11%에 달했다고 한다(Lamoureux-Lamarche, Vasiliadis, Préville, & Berbiche, 2015). 일반인구 PTSD의 평생 유병율은 8% 정도이며(Kessler et al., 2005), 미군의 표본에서는 그 범위가 2에서 17%에 이른다(Richardson, Frueh, & Acierno, 2010).

비록 많은 사람들이 PTSD 진단 기준을 충족하지는 않지만, 그들은 일부 증상들만을 호소하기도 한다. PTSD의 증상을 준임상적(subclinical) 수준으로 가지고 있는 노인은 7에서 15% 정도 된다(Glaesmer, Gunzelmann, Braehler, Forstmeier, & Maercker, 2010; Schnurr, Spiro, Vielhauer, Findler, & Hamblen, 2002; van Zelst, de Beurs, Beekman, Deeg, & van Dyck, 2003). 연구의 희소성과, 노인이 정신과적(특히 정서적) 증상들을 잘 보고하지 않는 경향들을 고려하였을 때, 노인의 이런 증상들에 대한 유병율은 저평가되었을 가능성이 높다(Cook & Niederehe, 2007).

가장 흥미로운 현상 중 하나는 트라우마를 경험할 당시에는 중요한 사건으로 인식되지 않다가, 이후에 다른 사건이 이전 기억을 촉발하는 사건으로 작용하여 새롭게 의미를 부여하게 되는 apres coup effect (Nachtraglichkeit 혹은 반동효과(retroactive) 라고도 불린다; 3장, pp.184 이다(Fohn & Heenen-Wolff, 2011). 사건에 대해 의식적 수준에서 재경험 하는 것 자체가 트라우마가 될 수 있다.

노인 PTSD의 치료에 대한 연구는 매우 적지만, 다행히도 최근에는 연구자들이 이 주제의 중요성에 대해 인지하고(Cook & O'Donnell, 2005) 유용한 결과들을 도출해내기 시작했다(Cook et al., 2013). 일반적으로 나이가 들수록 정신건강 서비스의 활용도는 떨어진다(Smith, Cook, Pietrzak, Hoff, & Harpaz-Rotem, 2016). 젊은 사람들과 중년의 환자들에게 입증된 정신치료는 노인에게도 적용 가능하며 효과적일 것으로 보이고(Dinnen, Simiola, & Cook, 2014), 노화의 부정적 고정관념에 저항하려고 하는노인들에게서 더 좋은 예후를 보인다(Levy, Pilver, Chung, & Slade, 2014).

노인 외상 및 스트레스 관련 장애의 주관적 경험(The subjective experience of Trauma-and Stressor-Related Disorders in the elderly)

노인 환자들은 문제에 대해 이야기 하거나 질문에 대답할 때 젊은 사람들과 다른 방식을 취하기도 한다. 예를 들어, 노인들(베트남전 참전 여부와 관계없이 비슷하다)은 신체적 우려나 통증, 수면 장애, 소화기계 문제들, 그리고 인지적 어려움을 호소하거나 "스트레스"라는 일반적인 용어를 사용하기도 한다. 그들이 우울, 불안과 같은 정서적 어려움을 호소하는 경우는 적고 '문제(problem)'라는 단어보다는 '사안(issue)', '걱정(concern)'이라는 표현을 사용하려 한다.

정서 상태(Affective state)
정서 상태는 정서의 해리, 감정적 마비뿐 아니라 불안, 분노, 그리고 감정에 압도되는 것을 포함한다. 위험이 반복되는 것에 대한 두려움이 지배적이다. 사건이나 그 후유증에 대한 죄책감도 종종 나타난다. 수치심과 관련된 느낌도 존재할 수 있다. 상실을 다시 떠올리게 하는 사람/물건을 피하려는 모습은 흔히 나타난다. 정신분석적 자기-심리학의 관점에서는 초기 정서와 견디기 힘든 정서로서의 트라우마를 개념화하는 것에 대해 강조한다(Carr, 2011).

인지 패턴(Cognitive patterns)

인지 패턴은 트라우마와 관련된 부정적, 왜곡된 사고 뿐 아니라 집중의 어려움도 포함한다. 갑작스러운 회상(flashback)이나 반복되는 심상은 흔히 나타나며, 악몽이 동반된 수면 장해도 흔히 나타난다. PTSD를 앓고 있는 베트남전에 참전 했던 노인과 홀로코스트 생존자들에게서는 학습, 회상, 그리고 재인 기억(recognition memory)에서 비노출군에 비해 중요한 결함이 나타났다. PTSD는 노화에 따른 인지 부담과 상당한 연관성이 있다Golier, Harvey, Legge, & Yehuda, 2006).

신체적 상태(Somatic states)

신체 상태는 여러 의학적 상태에 대한 취약성의 증가 뿐 아니라 건강염려에 해당하는 불평(hypochondriacal complaints)도 포함한다. 젊은 성인들과 비교하였을 때, 노인의 건강 악화, 인지 기능의 저하 및 사회적 고립은 PTSD 증상을 악화시킬 수 있다. 사실, 이 질환은 건강에 대한 부정적인 시각, 일차 의료 이용의 증가, 그리고 자살사고와도 관련이 있다. PTSD 환자들은 고혈압, 이상 지혈증, 당뇨, 그리고 뇌경색의 위험성이 높아져 있다(Cheng et al., 2015).

뇌경색의 위험성에 대한 주관적인 과평가와 동시에, 일과성 허혈 발작(transient ischemic attack) 이후 유병률은 증가한다(Kiphuth et al., 2014). PTSD가 노년까지 지속되면 과각성(hyperarousal), 회피(avoidance), 부정적 인지(negative cognition), 그리고 부정적인 기분(negative mood)과 관련된 증상들이 젊은 PTSD 환자에 비해 줄어들지만, 노인들은 회피, 수면 불편감, 그리고 과각성에 대해 더 많이 보고한다(Goenjian et al., 1994).

관계 패턴(Relationship patterns)

관계 유형은 사회적 고립과 외로움을 포함한다(Kuwert, Knaevelsrud, & Pietrzak, 2014). 이 외의 PTSD의 특징적인 관계 패턴(치료자의 주관적 경험도 포함)에 관해서는 3장을 참고하기 바란다.

SE42 해리장애(Dissociative disorders)

DSM-5에서는 해리장애에 관한 부분에서 다음의 증후군들을 포함하고 있다: 해리성 정체성

장애, 해리성 기억상실, 이인성/비현실감 장애, 그리고 달리 명시된 혹은 명시되지 않는 해리 장애. 해리 장애는 의식, 기억, 정체성, 감정 지각, 신체 표상, 운동 조절 및 행동의 정상적 통합과 같은 잠재적으로 모든 정신 기능의 영역에서의 붕괴를 특징으로 한다. 노인에서의 해리 장애에 대한 문헌은 거의 없는데, 이는 아마도 이러한 현상이 노인에게서는 드물기 때문일 것이다. 최소 하나 이상의 연구에서 노화에 따른 해리 경험의 감소를 이야기 한다(Walker, Gregory, Oakley, Bloch, & Gardner, 1996). 하지만 다른 연구에서는 노년 여성의 해리 장애에 대해 언급을 하는데, 개인의 차이는 각각 다른 접근이 필요하단 점을 기술하고 있다(Kluft, 2007). 노인의 이와 같은 상태에 대한 정보 부족으로, 이 연령에 특화된 정서 상태, 인지 패턴, 신체적 상태, 및 관계 패턴에 대한 의미 있는 서술을 하는 것은 불가능하다.

SE43 전환장애(Conversion disorders)

여러 기능적 신경 증상(functional neurological symptoms)을 포함하는 전환 장애는 특별한 고려를 필요로 한다. 정신적 스트레스 요인이 있는지 여부의 명시에 대한 DSM-5의 지시는 특히 노인에게서 중요하다. 가혹한 환경(가족 환경, 병원, 혹은 요양원 포함)에 처했을 경우 전환 증상은 스트레스에 의한 반응일 수 있고, 노화로 인한 자원 감소로 더 적절한 반응은 불가능했을 가능성이 있다. 때로는 특히 노인의 경우 전환 증상의 지속적인 삽화와 급성 삽화의 차이는 기능적 신경 증상을 유발한 상황의 조정 가능성과 연관이 있다. 전환 장애가 진단 되었을 때, 치료자의 주관적 경험은 성인 전환장애 환자를 마주하였을 때와 유사하다(3장 참조)

SE45 지속성 복합 사별장애(복합적 애도) (Persistent complex bereavement disorder; complicated grief)

지속성 복합 사별장애는 DSM-5에 "추가 연구가 필요한 진단적 상태"로 수록되어 있다. 이 진단에 대해서는 그 진단의 범위 뿐 아니라(Shear, 2015; Shear et al., 2011), 이 진단이 타 질환과 구별되는 임상적 독립성을 가지고 있는지도 의견의 일치가 이루어지지 않고 있다(Holland, Neimeyer, Boelen, & Prigerson, 2009; Zisook et al., 2010a, 2010b). 일부 논란은 상실 이후의 기간에 초점을 두고 있다; DSM-5에서 제안하는 지속성 복합 사별장애의 범위는 사랑하는 대상의 죽음 이후 심각한 애도 반응이 최소 12개월 이상 지속될 것을 요구한다.

DSM-III (American Psychiatry Association, 1980)의 출간 이전에 사별반응(Bereavement)은 공식적인 정신과적 병명이 아니었다. DSM-III 에서는 "사별반응 제외(Bereavement exclusion)"(사랑하는 사람을 상실한 후에 나타나는 주요 우울 증상은 주요 우울 장애에 해당하지 않는다는 내용)를 포함했다. 하지만 최근에는 DSM-5에서의 '추가 연구'의 진단에 추가된 것과 더불어 스트레스와 특히 연관된 질병의 분류(Classification of Disorders Specifically Associ-ated with Stress)에 대한 위원회에서는 ICD-11에 지연성 애도 장애(Prolonged grief disorder) 진단을 포함시킬 것을 제안하고 있다(Prigerson et al., 2009; Shear, 2015).

불확실한 명명법이나 진단 기준에도 불구하고, 이 증후군은 명백히 사랑하는 사람을 잃은 것(노년에 더 발생하기 쉬운)에 대한 스트레스 및 트라우마와 연관이 있다. 이는 사회적 상식보다 더 오랜 기간 강렬한 슬픔을 느끼고 일상 생활에 지장을 주는 것을 특징으로 한다. 자연 경과는 잘 알려져 있지 않지만, 임상 경험들을 토대로 볼 때, 복합적 애도(complicated grief)의 증상은 치료 받지 않으면 천천히 감소하거나 지속된다.

노인과 관련된 자료가 부족하지만, 역학적 연구를 보았을 때 전 인구의 2-3%가 복합적 애도를 겪는다고 한다(He et al., 2014; Kersting, Brahler, Glaesmer, & Wagner, 2011). 배우자가 사망한 경우 유병율은 거의 10-20%에 달하며, 자녀를 잃은 부모의 경우 이보다 더 높은 유병율을 보인다(Meert et al., 2011); 또한 그 죽음이 갑작스럽거나, 폭력적이거나(van Denderen, de Keijser, Kleen, & Boelen, 2015; Mitchell, Kim, Prigerson, & Mortimer, 2005; Tal Young et al., 2012), 사고에 의한 것일 경우(Nakajima, Ito, Shirai, & Konishi, 2012) 유병율이 더 높아질 수 있다. 부모, 조부모, 형제, 혹은 가까운 친구를 잃었을 때는 덜 흔하게 나타난다. 복합적 애도의 유병율은 60세 이상 여성에게서 가장 높게 나타난다. 애도에 대한 시각과 경험은 문화의 영향을 매우 많이 받는다(Burton et al., 2012; Tsutsui, Hasegawa, Hiraga, Ishiki, & Asukai, 2014).

급성 애도에서처럼, 강렬한 갈망, 그리움, 슬픔과 같은 특징들이 복합적 애도에서도 유지된다; 증상들은 고인에 대한 지속적인 생각이나 심상, 고통스러운 죽음의 현실을 수용하지 못하고 믿지 못하는 모습들을 함께 동반한다. 반추(rumination)가 흔하며 종종 사망의 환경과 관련된 분노나 죄책감에 찬 비난에 집중한다. 상실한 대상을 떠올리는 상황을 회피하는 모습 또한 흔하며, 고인을 끊임없이 추억하거나 고인의 물건을 보고, 만지고, 혹은 냄새를 맡는 행동들을 통해 고인과 떨어지지 않으려는 열망도 흔하다. 복합적 애도를 겪는 사람들은 종종 충격을 받거나, 멍해지거나, 정서적으로 마비가 오는 느낌을 받기도 한다; 그들은 자신의 행복이 고인과 불가분의 관계에 있다고 믿기 때문에 다른 사람들과의 관계가 소원해지기도 한다. 그들은 자기감(sense of self)의 감소를 느끼거나, 사회적 역할의 변화에 불편함을 느끼기도 하고 그들의 끊임없는 슬픔 때문에 혼란스러워 하기도 한다. 자신들의 지원이 아무런 도움도 되지 않는다는 사실에 당혹스러워 하는 친구나 친척들은 애도에 빠진 사람과의 접촉을 줄이거나 그만두게 되는데, 이는 그 사람의 고립감을 더 강하게 만든다.

비록 많은 증상들을 공유하지만, 복합적 애도는 주요 우울증, PTSD와 구별될 수 있다(Miller, 2012). 무쾌감증(anhedonia)과 자기 비난(self-deprecating feelings)은 복합적 애도에서는 일반적으로 나타나지 않지만, 우울증이나 PTSD에서는 흔하다. 고인과의 밀접함을 구하는 모습은 복합적 애도에서는 흔하나 우울증이나 PTSD에서는 그렇지 않다.

복합적 애도의 원인은 다양할 수 있다. 위험인자로는 기분 혹은 불안 장애의 과거력, 알코올이나 약물의 오용, 그리고 여러 번의 상실 등이 있다. 배우자의 말기 투병 생활을 간병하면서 발생한 우울증(Allen, Haley, Small, Schonwetter, & McMillan, 2013)과 사별 반응의 초기에 나타난 우울증(Guldin, O'Connor, Sokolowski, Jensen, & Vedsted, 2011)은 이후에 나타날 수 있는 복합적 애도의 예측 인자이다. 복합적 애도는 신경심리검사에서도 특정 이상 결과들을 보인다 – 자전적 기억에서의 이상(Robinaugh & McNally, 2013), 감정 조절에 관한 신경체계의 이상, 그리고 신경인지 기능의 이상뿐 아니라 보상 체계 기능의 변화(고인을 떠올리게 하는 것들에 대한 반응에 있어서)(Hall et al., 2014; O'Connor & Arizmendi, 2014)도 나타날 수 있다.

이러한 개인적 요소들은 고인과의 관계나 사망의 환경, 맥락, 그리고 결과와의 관계들과 상호작용하여 위험성을 높인다. 가까운 관계에 있던 사람의 상실은 특히 유족이 양육에 어려움을 겪었거나, 죽음과 관련된 일반적이지 않은 스트레스가 동반되거나, 부적당한 사회적 지원이나, 친구 혹은 친척들과의 심각한 갈등이 생기거나, 죽음 이후 주요한 경제적 문제가 발생했을 때 더 힘들게 다가올 수 있다.

복합적 애도는 수면 장해, 물질 사용 장애, 자살사고 및 행동, 그리고 면역 기능의 이상과 같은 다른 건강 문제들과도 관련이 있다; 심혈관 질환 및 암의 위험성 증가도 보고가 되었다(Buckley et al., 2012). 수면 장해는 특히 건강의 다른 부정적 결과로 이어질 수 있다. 복합적 애도는 처방받은 약을 유지하는 것을 방해하기도 한다.

노인 복합적 애도의 주관적 경험(The subjective experience of Complicated grief in the elderly)

정서 상태(Affective states)
정서 상태는 슬픔과 상실의 느낌, 사망한 사랑하는 사람에 대한 갈망과 그리움을 포함한다. 죄책감은 드물지 않으며, 이는 고인에 대한 후회가 주를 이룬다. 불안도 나타날 수 있는데, 주로 고인의 부재로 안전하지 못하다고 느끼는 경우가 흔하다. 죽음의 힘든 점에 대해 반추를 할 수도 있다. 무쾌감증과 무가치감은 흔하지 않다.

인지 패턴(Cognitive patterns)
인지 패턴은 고인에 대한 반복적인 생각, 심상, 그리고 기억에 집착하는 것을 포함한다.

신체적 상태(Somatic states)
신체 상태는 수면의 문제를 포함하지만, 악몽은 흔하지 않다. 고인에 대한 기억과 관련해 음식이나 식사시간을 회피하는 것 같은 섭식 행동에 문제가 발생할 수 있다.

관계 패턴(Relationship patterns)

관계 패턴은 상실을 떠올리게 하는 것들을 회피하는 모습을 들 수 있는데, 이는 고인과 관계된 사람이나 관계를 회피하는 것을 포함한다.

임상적 사례(Clinical illustration)

남편의 죽음으로 인해 길고 성공적이었던 결혼생활이 끝난 지 4년 후, 78세 여성은 수면 문제로 자신의 주치의를 찾았다. 그녀는 남편과 함께 공유했던 침대에서 자는 것을 견딜 수가 없어 방에서도 늘 소파에서 수면을 취했다. 그녀는 여러 즐거운 활동들을 포기하였는데, 이 또한 그녀로 하여금 남편을 상기시키도록 해 너무 그리워지기 때문이었다. 그녀는 대부분의 사회생활의 초청을 거절하였고, 사회적으로 고립상태에 빠졌다. 그녀는 남편의 죽음이 자신에게 얼마나 부당한 일인지, 남편이 자신의 앞에서 죽을 것을 예상하지 못한 것에 대해, 얼마나 남편과 함께 있고 싶은지에 대해 반추하였다. 그녀는 때로는 남편의 병을 더 일찍 알아채지 못한 자신에 대해 비난 하며 분노하고 슬퍼했다(현실적으로는 다른 결과가 예상되지 않았다).

SE5 신체 증상 및 관련 장애(Somatic symptom and related disorders)

일부 저자들(예: Frances, 2013)은 DSM-5의 신체 증상 및 관련 장애의 진단 기준이 불합리하게 광범위하며 주의를 가지고 사용할 것을 권고한다. 노인의 경우에도 신중하게 생각해볼 필요도 있다. 노년은 그 자체로 병이 아니다. 여기에서는, '성공적 노화'를 강조할 것이다-이는 노인이 능동적인 모습을 유지하고, 친구들이나 어린 가족 구성원에게 본받을 만한 사람으로서 사회적 업무와 기능에 참여할 수 있는 가능성을 뜻한다.

노화 과정은 질병 발생 가능성의 증가와 같은 새로운 스트레스에 대처해야 할 필요성도 포함한다. 게다가, 노인들은 젊은 사람들에 비해 시간의 유한성과 죽음을 회피할 수 없다는 것에 대해 더 예민하게 깨닫고 있다. 비록 현재의 산업화된 사회의 생활환경이 사람들을 장수할 수 있도록 해주고, 많은 성인들은 노인이 되어서도 가벼운 의학적 문제들 만을 겪지만, 다른 많은 사람들은 여러 신체증상과 만성 질병을 얻기도 한다. McClintock Greenberg (2009)는 노화가 질병에의 감수성을 높인다고 기술했다. 예를 들어 심장 질환의 발생률의 경우, 45-64세 성인에서 13.6%, 65-74세 성인에서 26.8%, 그리고 75세 이상의 성인에서 36.6%이다(U.S. Department of Health and Human Services, 2006).

SE51 신체증상장애(Somatic symptom disorder)

Frances(2013, p. 175)은 신체증상장애와 질병불안장애에 대해 하나의 질문을 제안하였다: "당신은 자신의 건강에 대한 걱정 때문에 소모됨을 느끼는가?". 그는 하나의 진단 원형(proto-type)을 제안한다: 잦은 병원 방문, 건강과 관련하여 현실적으로 안심시켜주는 것에 대한 저항, 건강 관련 문제로 둘러싸인 삶. 이러한 형태로 인한 행동은 성인기의 모든 시기에 나타날 수 있지만 특히 노인에게서 흔하다. 노인이 이러한 걱정들을 가지고 있을 때, 의료진과 가족 구성원의 반응에 문제가 있을 수 있다. 노인에게 질병은 피할 수 없는 것이라는 믿음으로 인해 노인의 불평을 과소평가 하고 주의 깊은 임상적 검사나 양극성 장애, 우울장애, 불안장애, 혹은 정신병적 장애와 같은 다른 정신질환에 대한 평가를 수행하지 않으려 할 수 있다. 혹은 반대의 경우가 발생하기도 한다: 진단적 평가와 의학적 치료가 환자의 증상이 비현실적인 건강에 대한 우려로 인해 나타난 것은 아닌지에 대한 고려 없이 이루어질 수도 있다. 이러한 모든 반응들로 인해, 치료자는 실제 질환을 인식하지도, 치료하지도 못할 수 있다.

통증(DSM-5의 "통증이 우세한 경우"는 신체증상장애의 명시자 중 하나이다)은 특별한 도전들을 제공한다. 그 원인에 관계없이(관절염부터 암까지), 통증은 거의 대부분 어느 정도 수준의 우울감을 동반한다. 환자들은 만약 삶이 만성 통증을 견뎌야 한다는 것을 뜻한다면 사는 것이 더 이상 가치가 없다고 느낄 수 있다(Sheikh, 1996). 종종 노인환자의 가장 큰 위험 요소는 치료자가 진통제의 용량 과다를 두려워 하거나, 우울 반응을 통증의 원인으로 오인하여 이에 집중 해 통증이 제대로 조절되지 않거나 통증에 대해 치료받지 못하는 것이다. 통증에 대한 적절한 치료는 기분을 호전 시키고, 불안을 감소시키며 삶의 질을 향상시킨다.

마지막으로, 질병 표현의 문화적 맥락이 간과될 수 있다: "문화의 다양성은 신체 증상이 정상적이고 일상적인 것인지, 정신 질환의 신호인지를 결정하는 역치의 다양성에 영향을 미친다"(Frances, 2013, p. 177). 이는 특히 노인에게는 사실이다. 임상가들은 노인의 가족과 친구들의 시점에서 표현된 증상들로 인해 환자의 신체적 증상을 과소평가 하거나 과대평가하도록 유인될 수 있다.

SE52 질병불안장애(Illness anxiety disorder)

Nussbaum (2013)은 신체증상장애와 질병불안장애의 감별진단에 필수적인 기준에 대해 상기시켜 준다. 만약 현재 존재하는 신체 증상에 대한 걱정이 지배적이라면 신체증상장애를 겪고 있는 것이고; 만약 아플 것에 대한 걱정(현재 증상이 없거나, 아주 가벼운 증상만 존재할 경우)이 지배적이라면 아마도 질병불안장애를 겪고 있는 것이다. 후자는 노인에게서 흔한데, 이는 노인들이 노화와 관련된 자율성의 감소, 의존성의 증가, 그리고 입원이나 요양시설, 기타 유사 시설에 입소를 하게 될 정도의 심각한 질병에 걸리는 것에 대한 두려움을 가지고 있기 때문이다. DSM-5에서는 노인에서의 중요한 구별점을 소개한다: 질병불안장애를 겪는 사람은 '진료 추구형(Care-seeking)', '진료 회피형(Care-avoidant)'의 두 그룹으로 나뉜다. 첫 번째 그룹은 지속적인 진단과 치료에 대한 요구를 통해 안심하는 것을 필요로 하며, 두 번째 그룹은 실제 아프기 전에 예방하기 위해 필요한 수단들을 행하는 데에 너무 많은 불안감을 느끼며 괴로워한다. 이렇게 다른 두 종류의 태도의 원인은 환자의 성격에서 기인한다-예를 들어, 의존성 혹은 히스테리성-연극성 대 회피성 혹은 분열성 성격이 각각의 특성을 대변할 수 있다.(1장과 6장의 P 와 PE axes에 관한 내용 참조)

SE53 인위성 장애(Factitious disorder)

인위성 장애는 노인에서는 흔치 않다. 망상이나 정신증상과 같은 다른 정신 질환이 없는 상태에서는, 노인의 경우 자신의 심리적, 신체적 증상을 거짓으로 이야기 하거나, 속이기 위한 목적으로 부상이나 질병을 의도하지는 않는 것으로 보인다. 그래도 여전히 노인들은 관심을 끌고 도움을 받기 위해 자신의 고통을 강조하기도 한다. 이런 모습을 보이는 데에는 전반적인 성격 기능(global personality functioning)이 관여한다. 예를 들어, 성격 성향이 히스테리성-연극성인 경우 존재하지 않거나 중요하지 않은 증상들을 과장하여 표현하기도 하는데, 이러한 조작이 의식적인지 혹은 무의식적인지에 대한 경계는 명확하지 않다.

SE54 기타 의학적 상태에 영향을 주는 심리적 요인(Psychological factors affecting other medical conditions)

DSM-5의 현재 챕터 중 노인에게 가장 중요한 진단은 기타 의학적 상태에 영향을 주는 심리적 요인일 것이다. 이 진단은 "개인이 정신질환 외의 명시된 의학적 문제를 가지고 있는데, 행동 및 심리적 요소가 회복의 지연, 치료 순응의 감소, 명백한 건강의 위험성 증가, 혹은 기존의 병태 생리에 영향을 미치는 등의 이유로 의학적 상태의 경과에 악영향을 미치는 경우"에 적용한다. 일반적으로, 그리고 특히 노인에서는, 질병의 발생이 이후 불편감을 악화 시키고 회복의 가능성을 낮출 수 있는 심리적 반응들을 유발하기도 한다- 이 또한 스트레스의 수준 및 기저 성격 경향의 영향을 받는다. 당혹감을 유발할 수 있는 증상(제거 문제와 관련된 것들)과 관련해서, 수치심은 도움에 대한 가능성을 방해할 수 있다.

Frances (2013)는 연령에 따른 개인적 차이의 다음과 같은 예시를 제공한다: 심장 발작 이후, 우울증은 두 번째 심장 발작의 위험성을 높일 수 있다; 수동-공격적(passive-aggressive)인 사람은 의학적 처방을 따르지 않을 가능성이 있다; 부정(denial)에 의지하는 사람은 필수적인 수술을 거절할 것이다. 노인의 경우 이러한 상황이 여러 가지 이유로 인해 더 흔히 나타날 수 있다: 각각의 질병은 노화 과정보다도 더 큰 자율성 상실의 위협을 가한다; 각각의 증상은 죽음이 가까워 온다는 것을 떠올리게 해준다; 그리고 가족 구성원, 친구들, 그리고 의료진들은 식이, 약물, 금지, 경고, 그리고 기타 좋은 의도에서 이루어지지만 침습적인 중재를 통해 노인에 대한 통제를 늘리는 방향의 반응을 보인다.

노인 신체 증상 및 관련 장애의 주관적 경험(The subjective experience of somatic symptom and related disorders in the elderly)

McClintock Greenberg(2009, pp. 45-46)는 의학적 질병을 "성인에게 나타난 정신적 외상(adult-onset trauma)"이라고 이해를 하며, "PTSD 및 그 증상에 대한 개념화는 의학적 질병을 가진 사람들이 겪는 경험을 이해하는 데에 도움을 준다. PTSD 진단은 의학적 환자들에게서 흔하다"라고 이야기했다. 이러한 생각은 왜 신체 질환이 그렇게 심한 감정적 반응을 유발할 수 있는지(노인에게 더 중요하고 더 흔히 나타난다)에 대한 이해를 도와준다. 노인들은 이미 노화로 인한 가벼운 문제들을 다루어야 하는 입장에 있다. 이는 그들의 완전함과 정체성에 대한 공격으로 받아들여질 수 있다. 대부분의 사례에서 노인들은 이러한 어려움에 잘 대처한다. 하지만 질병의 발견(혹은 아플 것에 대한 두려움)은 때로는 그들의 심리적 균형상태를 위협할 수 있다.

정서 상태(Affective states)

불안이 전면에 두드러지지만, 수치심(shame)도 큰 역할을 한다(McClintock Greenberg, 2009). 때로는 질병을 얻도록 했다는, 혹은 질병을 피하기 위해 필요한 과정들을 밟지 않았다는 자책에 기반해 죄책감을 보이기도 한다. 노인은 자신의 모든 나쁜 습관들(아마도 아주 오래 되었을 습관들)에 의문을 가지기도 한다: 식이, 흡연, 많이 움직이지 않는 생활습관 등등. 부정과 해리가 조증 방어기제와 함께 유발되어 의학적 처방에 대한 순응을 방해할 수도 있다(Jerant, Chapman, Duberstein, Robbins, & Franks, 2011). 마지막으로, 조기에 트라우마를 경험한 사람들은 특별한 사례들을 보고하기도 한다: 질병과 노화가 고통스로운 사건들의 재기억을 유발하여 취약성, 허약함, 무능함과 같은 예전 감정들을 재활성화 시킬 수 있다.

인지 패턴(Cognitive patterns)

팽배한 불안은 인지 자원의 활용을 막을 수 있다. 신체 증상과의 직면이나 아플 수 있다는 조금의 가능성 만으로도 노인들은 효율적인 대처 전략을 활용하지 못할 수 있다. 노화와 관련된 스트레스 자원에 추가적으로 경험하게 되는 질병의 스트레스로 인한 부정적인 감정 반응은 환자로 하여금 신체적 문제를 해결하거나 정보 및 도움을 찾으려는 직접적인 행동들을 취하기 어렵게 만들 수 있다.

신체적 상태(Somatic states)

불안과 공포는 매일 진행되는 질병을 악화 시키지만, 특히 노화와 관련된 질병의 경우, 건강과 증상에 대한 우려의 수준도 증가한다.

관계 패턴(Relationship patterns)

건강에 대한 강렬한 집착과 함께 나타나는 증상의 심각성에 대한 불균형적이고 지속적인 생각은 노인의 자율성을 약화시키고 가족 구성원과 간병인의 부담을 증가시킨다. 치료에 대한 비순응, 과도한 의존 혹은 반-의존, 그리고 기타 비적응적인 행동들은 친척과 친구, 그리고 치료진을 짜증나게 만들 수 있다.

치료 제안(Suggestions for treatment)

이 진단의 과도한 포괄성은 사실상 치료에 대한 일반적인 지침을 만들기 어렵게 한다. 한 가지 고려해야 할 점은 외모의 변화, 감각 및 인지 기능 감소, 그리고 질병에의 취약성과 같은 신체적 변화는 노화와 함께 피할 수 없는 것들이라는 점이다. 이들은 모두 발전하는 자기감(sense of self)에 함께 통합되어야 한다. 물론 이는 쉬운 일이 아니지만, 이러한 변화를 받아들여야만 노인들은 안정감 있는 자존감, 지혜의 습득, 그리고 다음 세대의 성장을 보는 것의 기쁨과 같은 장수의 긍정적인 측면들을 즐길 수 있다. 가능하다면, 전문적인 치료는 노인의 부정과 전능함을 줄이고, 자기애적 근심을 최소화하며, 필요할 때는 다른 사람들에게 의지할 수 있도록 돕는 데 초점을 맞추어야 한다. 노화가 진행되면 이전의 무의식적인 방어기제가 약화되는 등의 긍정적인 변화들도 일어날 수 있다(Zinberg, 1964). 노인들은 종종 긴급한 상황을 예민하게 느끼며, 그들에게 남은 시간이 한정적이라 느끼기 때문에 가능한 한 빨리 변화하려고 한다. 치료자들과 다른 사람들은 그들의 취약성 뿐 아니라, 그들의 강점과 잠재적 회복탄력성에 대해서도 인지해야 한다.

임상적 사례(Clinical illustration)

75세 사별을 한 여성이 전문가들을 찾아가 검사를 처방 받고는 여러 별난 이유들로 피하는 행동을 여러 차례 반복한 후 지쳐 주치의에게 의뢰 되었다. 증상이 없음에도 불구하고 그녀는 지속적으로 불특정한 심각한 질병(암, 심장질환, 당뇨 등)에 걸리는 것에 대한 걱정을 계속했다. 그녀의 상담사는 그녀의 과도한 집착이 그녀로 하여금 실제 건강 상태를 확인하는 것을 두렵게 만들고, 이로 인해 모든 검사를 피해야만 했다고 이야기 했다. 그녀의 행동은 악순

환을 일으켰다: 불안이 악화되고, 주치의에게 더 많은 것을 요구하고, 더 회피하게 되고, 이것의 반복이었다. 그녀는 검사를 받으러 가는 것에 대한 도움을 요청을 하였고, 그녀의 시누이(sister-in-law)가 그녀와 동행해주기로 하였다. 그녀는 검사의 대부분을 시행했고, 검사를 주치의에게 전달했다. 그녀가 건강하다는 결과는 그녀를 조금 안심시켜주기는 했지만, 그녀는 다음 번에 추가 검사들을 진행할 것을 요청했다.

SE6 특정 증상 장애(Specific symptom disorders)

S Axis에 대한 3장의 파괴적(disruptive), 충동 조절(impulse control), 그리고 품행 장애(Conduct disorder)는 section S6 '특정 증상 장애(Specific symptom disorders)'에 포함되어 있다. 이러한 장애의 대부분은 소아기나 청소년기에 처음 발생하고, 대부분은 노인과 특별히 관련이 없기 때문에(실제로, 병적 도벽(kleptomania)과 발화광(pyromania) 만이 3장에서 논의되었다), 여기에는 포함되지 않았다.

배설장애(elimination disorder)는 주로 소아나 청소년들에게서 흔히 진단되고, DSM의 정의에 따르면 물질(약물 등)이나 다른 의학적 상태로 인한 것이 아니어야 한다. 노인에서의 배설 문제(소변 혹은 대변 요실금 등)는 거의 대부분 의학적 상태 및/혹은 약물과 연관성이 있다. 이 또한 S axis 의 S6에 포함되지 않았다. 그러므로 여기에서는 이에 대해서도 언급하지 않는다.

SE61 급식 및 섭식장애(Feeding and eating disorders)

노인 급식 및 섭식장애의 임상 양상은 이 장애의 DSM-5 진단 기준과 일치한다. 식이 장애는 일반적으로 여자 청소년과 젊은 여성들에게 나타나는 것으로 여겨지지만, 여러 증거들을 통해 식이 장애가 삶의 전 시기에 나타날 수 있다는 것을 확인할 수 있다. 삶의 후기에 발생하는 식이 장애의 보고된 유병율은 2-4%정도 이다(2-4% 정도이다(Mangweth-Matzek et al., 2006; Smink, van Hoeken, & Hoek, 2012).). 식이 장애는 남성과 여성 모두에게 영향을 미칠 수 있지만, 노화에 대한 사회적 반응들은 여성을 더 취약한 환경에 놓이도록 한다; 실제로, 노인 식이 장애의 보고된 사례들 중 90%를 여성이 차지한다. 하지만, 남성 노인들 사이에 식이 장애가 늘고 있다는 증거들도 있다. 노인 여성의 경우, 식이 장애는 어렸을 때 발병해 회복이 된 적이 없거나, 살아가면서 관해/재발의 패턴을 반복하는 두 가지 경우로 나타난다(Scholtz, Hill, & Lacey, 2010). 상대적으로 적은 비율의 여성들만이 50대, 60대, 70대에 처음으로 식이 장애를 경험한다.

흥미롭게도, DSM-5의 진단적 변화에는 노인을 위한 내용들이 함축되어 있다. 신경성 식욕부진증(Anorexia nervosa)의 DSM-IV-TR 진단기준 D(무월경에 대한 조건)는 DSM-5에서 삭제 되었다; 진단기준 B의 경우 현재는 몸무게 증가에 대한 공포가 존재하지 않더라도 체중 증가를 방해할 만한 행동들이 존재한다면 진단을 인정하고 있다; 지금의 진단기준 C는 현재의 낮은 체중에 대한 심각성을 인지하지 못하는 것만을 요구하고 있다. 몇몇 보고된 사례들에 따르면, 음식에 대한 공포, 신체상(body image)의 문제에 대한 공포에 대한 DSM-5의 변화는 비정상적인 섭식 행동을 보이는 노인들이 신경성 식욕 부진을 진단받는 비율을 높인다고 한다. 노인 여성의 신경성 폭식증(Bulimia nervosa), 폭식장애(binge eating disorder)의 유병률에에 대한 확실한 자료는 현재 부족한 상황이다. 몇몇 증거들은 폭식 장애의 절반 가까이가 성인이 되어서 폭식을 시작하고, 다른 식이장애들과는 달리 폭식 장애는 남성과 노인들에게 더 자주 나타난다고 이야기 한다(Smink et al., 2012).

비록 노인과 젊은 사람들이 보이는 식이 장애의 임상양상이 대부분 비슷하기는 하지만, 원인, 욕구, 그리고 기저 심리 체계에 차이가 있을 수 있다. 노인의 경우, 음식 섭취의 감소와 식사의 동기 감소는 사회적, 생리적, 혹은 심리적 요인들이나 이들의 복합적인 작용에 의해 나타난다. 가난, 외로움, 및 사회적 고립도 노인에서의 음식 섭취를 줄일 수 있다. 체중의 증가나 감소는 의학적 질병이나 치료에 의해 생기기도 하는데, 이는 취약한 노인들로 하여금 건강에 좋지 않은 식습관에 빠지도록 한다. 종종 상실이나 사회적 관계의 손상과도 연관이 있는 우울증은 노인에게 흔한 심리적 문제이기도 하면서 식욕을 없애는 중요한 원인이기도 하다. 노화로 인한 신체 외형의 변화(노화 관련 신체 그리고 생리적 변화들)와 가족 내 관계에서의 변화는 체중, 식이 조절 및 운동에 대한 집착의 수준과 연관이 있다.

노인 급식 및 섭식 장애의 전형적인 양상은 음식에 대한 부적절한 자기 조절, 왜곡된 신체상, 그리고 적합하지 않은 식이 태도 등이 있다. 일부 노인들은 식이를 통제함으로써 나이가 들면서 상실해버린 통제력을 다시 얻으려 하기도 한다(Harris & Cumella, 2006). 다른 사람들의 경우, 식이 장애가 사랑하는 사람들에게 저항해 그들에 대한 통제력을 얻고, 자신의 현재 삶의 불만에 대한 경고를 하는 의미를 가지기도 한다(Duggal & Lawrence, 2001).

노인 급식 및 섭식 장애의 주관적 경험(The subjective experience of Feeding and Eating Disorders in the elderly)

개인적 사별과 삶의 변화와 같은 선행 사건들은 노인들이 느끼는 통제의 상실(loss of control)을 증폭시킬 수 있고, 식이 장애는 이러한 스트레스 사건에 대응하는 방식이 되기도 한다. 식이의 제한 그리고/혹은 폭식/제거 행동은 기분 및 정서를 조절하는 강력한 방법이 될 수 있다. 폐경기 이후의 여성들은 노화로 인한 자연스러운 신호들에도 불구하고 좋은 체격을 유지하고 젊어 보이고 싶다는 욕구를 느끼고, 이로 인해 일부는 섭식-장애 관련된 행동들을 보이기도 한다. 노인들이 직면하는 많은 문제들 중에는 많은 사별을 겪은 혹은 이혼한 노인들이 새로운 친구들이나 잠재적 데이트 상대를 만나기 시작하기 위해 젊어 보이고자 하는 압박도 포함이 된다. 이와 같은 경우도 취약성이 있는 노인들의 병적인 섭식 행동을 부추길 수 있다. 일부 여성들은 젊은 외형을 유지하기 위해 식이 요법에 일반적이지 않은 수준의 에너지를 소모한다. 다른 경우, 보호자로서의 역할이 성인기를 통틀어 한결 같았을 때에는; '빈 둥지(empty nest)'(Brandsma, 2007)로의 전환이 과식으로 대처하려는 시도로 나타날 수 있다. 마지막으로, 노인의 섭식 장애는 간접적 자살의 한 형태일 수 있다.

정서 상태(Affective States)

후발성 섭식 장애 환자들에게 흔한 정서상태에는 미래에 대한 불안; 자신의 매력과 성적 매력을 잃을 것에 대한 두려움; 사별 혹은 낙심으로 인한 외로움과 슬픔; 사회적, 혹은 집안에서의 책임 감소 및 상실, 타인에 대한 통제 상실, 늘어나는 주변화로 인한 짜증과 분노 등이 있을 수 있다. 노인들은 흔히 노쇠함의 느낌에 압도된다. 수치심과 굴욕감은 자신들의 장애를 다른 사람들로부터 숨기기 위한 비밀 행동들을 하도록 만든다.

인지 패턴(Cognitive patterns)

인지 패턴에는 쓸모없고, 가치없고, 사랑받지 못하는 것에 대한 집착이 있다. 일부 증거들에 따르면 노인 섭식장애 환자들의 경우 신체 외형에 대한 걱정은 젊은 사람들에 비해 적지만, 살 찌는 것에 대한 두려움은 비슷하게 가지고 있다고 한다.

일부 사람들은 이 장애로 인해 평생동안 체중과 식이 조절에 대한 집착을 가진다고 한다. 신경성 식욕부진 환자들의 경우 완벽주의적인 경향이 있는 반면, 폭식을 하는 사람들은 세상을 완벽과 실패로 극명히 나뉘어 있다고 보는 등 이분법적 사고를 하는 모습을 보인다. 노인들은 흔히 체중 감소에 대해서는 크게 우려하지 않는다.

신체적 상태(Somatic states)

신체 상태에는 자신의 신체 감각(Bodily sensation)에 대한 혼란스러운 혹은 왜곡된 관점이나 자신이 실제 체중보다 무겁다고 느끼는 것들을 포함한다. 위장이 비어 신체적으로 느끼는 허기는 공허한, 손상된 자기감(sense of self)과 연관이 되어 있다. 전반적 피로감과 기력 상실감은 흔히 나타난다.

관계 패턴(Relationship patterns)

노인 섭식 장애에서의 관계 패턴은 스스로를 돌보는 능력을 상실해 나타나는 타인으로부터의 독립성 상실을 특징으로 들 수 있다. 통제의 상실은 가족 내 갈등의 위험 요소가 되고, 섭식 행동은 가족 구성원, 간병인, 혹은 요양시설 관계자들이 노인에게 가하는 제한에 대한 저항의 수단이 된다. 음식 거부는 죄책감을 조장하고 자신의 노쇠함과 무력함을 경고하여 통제력을 얻기 위한 수단으로 사용될 수 있다. 가족 구성원들은 종종 환자에게 조종당하는 느낌을 받는다고 보고한다.

치료 제안(Suggestions for treatment)

식이 장애는 그 합병증으로 인해 특별한 위험에 처할 수 있음에도 불구하고, 노인에서 잘 확인되지 않는 경우들이 종종 있다. 식이 장애와 관련한 명백한 질병률(morbidity)을 고려하였을 때, 식이 장애를 빨리 인식하고 적절한 치료를 제공하는 것이 환자들의 삶의 질을 향상 시키는 데에 필수적이다. 증상이 의학적 혹은 정신과적 장애와 혼재해 있거나 약물로 인한 경우들이 있기 때문에 노인 섭식장애 환자들에게 접근하는 건 어려운 일일 수 있다(Lapid et al., 2010). 노인 환자들은 심리적 문제들이나 식이 문제에 대해 이야기하기 꺼려할 수 있다. 일부는 자신의 질병에 대해 매우 자아-동조적인(ego-syntonic) 자세를 보이며 자신의 문제를 인정하기를 거부한다. 환자에 대한 완벽한 파악을 위해 조심스러운 과거력 조사와 가족 구성원들에 대한 도움 요청이 중요하다. 경험이 축적되어 온 젊은 여성들을 대상으로 개발되고 평가된 치료법은 적절한 수정을 거친 후 노인에게 적용되어야 한다(Brandsma, 2007).

임상적 사례(Clinical illustration)

75세 여성이 저체중과 하루 2번 정도의 폭식에 대한 평가를 위해 의뢰되었다. 그녀는 과체중 및 비효율적인 식이 요법을 시도한 과거력이 있지만, 의미 있는 수준으로 체중을 줄인 적은 없었다. 그녀의 남편이 세상을 떠난 직후, 그녀는 유일한 아들 근처로 이사를 하게 되었다. 그녀는 고향을 그리워했고, 그녀의 옛 친구와 이웃들을 보고 싶어 했다. 70세 생일이 다가왔을 무렵, 그녀의 자매가 세상을 떠난 직후 그녀는 죽음과 질병에 대한 주제에 굉장히 예민하게 반응을 하기 시작했다; 그녀는 운전을 그만 두었고, 스스로를 "너무 늙고 노쇠했다"고 이야기했다. 그녀는 격렬한 식이요법을 시작했지만, 그 후 폭식도 시작했다. 그녀는 채소와 같이 저칼로리 음식만을 먹도록 스스로 제한했지만, 그 이후 특히 늦은 저녁 시작에 폭식을 하곤 했다. 그녀는 치료를 거부했지만 다음 번에 고려해보겠다고 이야기 했다.

SE62 수면-각성 장애(Sleep-wake disorders)

DSM-5에서는 수면-각성 장애를 다음과 같이 분류한다: 불면 및 과다수면 장애(Insomnia and hypersomnolence disorders); 수면발작증(narcolepsy); 호흡 관련 수면장애(breathing-related sleep disorders); 일주기 리듬 수면-각성 장애(circardian rhythm sleep-awake disorders); 여러 유형의 사건 수면(parasomnias); 물질/약물 유도성 수면 장애; 그리고 6 가지의 달리 명시된/명

시되지 않은 진단들. 수면 문제는 확인되지 않거나 진단되지 않는 경우가 흔하다. 의학적 상태가 공존하는 것이 흔하기 때문에, 여러 만성적 의학적 상태를 앓고 있는 노인들에게 수면 장애가 흔하다는 것은 놀랄 일이 아니다. 각성이 가장 흔히 보고되는 불편감이고, 초기 불면은 그 다음이다. 수면에 대한 주관적 불편감과 객관적 측정 사이의 불일치는 노화와 함께 증가한다. 노인의 수면에 인종적, 민족적 차이가 있다는 증거들이 있는데, 이는 아마도 증상 보고의 차이 때문일 것이다. 흥미롭게도, 주관적 수면 보고의 차이를 설명할 수 있는 "억압적 대처(repressive coping)"라는 심리 체계가 존재한다; 이는 노인의 상대적 긍정성(positivity)은 부정적 감정을 의식의 밖으로 내보내는 능력의 향상과 관련이 있을 것이다. 신체적/의학적 관점에서 보았을 때, 특히 노인의 경우 기도(airway)의 해부학적 구조가 중요하다는 증거들이 있다(젊은 사람들의 경우 환기 조절 체계에 대한 감수성이 더 중요하다). 주관적으로 불량한 수면은 우울, 노쇠, 그리고 사망의 위험성을 높인다. 수면 무호흡증(sleep apnea) 및 주기성 사지 운동(periodic limb movement) 또한 불면과 관련이 있다.

수면 장애는 대인 관계 및 직업적 어려움 뿐 아니라 비만, 당뇨, 심장질환, 인지기능 변화 및 기분 장애와 같은 여러 부정적 상태 및 결과와 관련이 있다. 낮 시간동안에는 무기력감과 짜증 등이 수면장애에 동반되어 흔히 나타난다. 수면 전 알코올 섭취는 잠에서 더 자주 깨어나게 만들고, 이는 다시 수면을 위해 술을 찾도록 하고, 더 많이 깨고, 더 많이 마시게 되는 악순환에 빠지도록 한다. 수면-각성 장애는 수면제에 대한 의존의 위험도도 증가 시킨다. 다양한 수면-각성 유형은 병리적 상태와는 관련이 없으며, 노화로 인한 현상 그 자체일 수 있다.

노인 수면-각성 장애의 주관적 경험(The subjective experience of sleep-awake disorders in the elderly)

정서 상태(Affective states)
정서 상태에는 스트레스로 인한 고통, 당혹감, 짜증, 분노 등이 포함된다. 수면에 대한 주관적 보고와 객관적 측정 사이에 불일치가 흔히 나타나는데; 이러한 경향은 위에서도 언급하였듯이 노화와 함께 증가한다.

인지 패턴(Cognitive patterns)
수면 장애와 관련된 호흡은 주의력과 집중력, 실행 능력과 단어 기억에서의 결함과 관련이 있다. 불면을 겪는 사람은 잠에 집착을 하게 되고 – 긴장과 불안이 증가된 마음의 상태를 가지게 되는데, 이는 수면을 더욱 더 어렵게 만든다.

신체적 상태(Somatic states)
낮 시간동안의 피로가 밤의 불량한 수면과 관련되어 있다. 위에서 언급하였듯이, 다양한 의학적 상태(비만, 심혈관 질환 등)가 불량한 수면과 관련이 있다.

관계 패턴(Relationship patterns)

수면 문제는 종종 수면 준비(sleep arrangements)로 이어지며(침대의 분리 혹은 침실의 분리 등), 이는 친밀감과 성생활에도 영향을 미칠 수 있다.

임상적 사례(Clinical illustration)

80세 과부 여성이 오랫동안 가지고 있었던 불면이 악화되고 주간 무기력감이 심해졌다. 그녀는 상당한 불안도 가지고 있었으며 밤에 대한 두려움을 가지고 있어 잠을 이룰 수가 없었다. 그녀의 주치의와의 상담 후 많은 약을 처방 받게 되었고, 그들 중 어떤 약도 짧은 시간의 수면에 도움을 주는 것 이상으로 효과를 주지 못했다. 그녀는 정신치료를 권유 받게 되었고, 그곳에서 증상과 관련하여 중요하고 연관성 있는 삶의 경험들에 대해 논의한 후 불면에 일부 호전이 있었다. 그녀에게 남은 불면 증상에 대해서는 그녀의 수면 습관을 확인해 보기로 하였다. 그녀의 과거력과 현재 심리적 경험을 통합하려는 노력 이후 그녀의 수면 위생에 대한 작업들을 진행하였고, 그녀의 수면 문제는 만족스럽게 해결되었다.

SE63 성기능 부전(Sexual dysfunction)

DSM-5에서는 성 관련(sexual) 그리고 성 정체성 장애(gender identity disorder)를 세 가지의 새로운 구분으로 분류하였다: 성기능 부전(sexual dysfunction), 성 불편증(Gender dysphoria), 그리고 변태성욕 장애(Paraphilic disorders). (변태성욕 장애는 SE64에서 논의할 예정이다. PDM-2에서는, 성 불편감을 성 부조화(gender incongruence)라 칭하며, 장애로 여기지 않는다; SE Axis 의 부록 중 SEApp3 을 참조하기 바란다) DSM-5에서는 성과 관련된 우려와 장애가 나이에 따라 다를 수 있다고 이야기하며 이는 긴 삶의 기간에 걸쳐 그 강도가 정상적인 감소의 추세를 보일 수 있다는 것을 뜻하기는 하지만, 노인에 대한 별도의 언급은 하지 않았다. 비록 최근에 노년 남성과 여성의 성적 어려움에 대한 유병율 연구가 보고되기는 하지만 (Bauer, McAuliffe, & Nay, 2007), 여전히 노인 성 장애에 대한 통합적인 지식은 부족한 상태이다.

성생활(sexuality)은 노인 남성 및 여성의 삶에 점점 더 중요한 역할을 하고 있다(Lemieux, Kaiser, Pereira, & Meadows, 2004). 노인들은 나이가 들면서 '성(sex)'이 자신들에게 어떤 의미를 갖는지 재개념화하고, 그들의 삶에서 성의 우선 순위를 다시 설정한다(Gott & Hinchliff, 2003). 위험 요소들은 이러한 적응을 방해하여 노인들이 위기를 경험하도록 할 수 있다. 정상적인 노화과정과 노화와 관련된 의학적 상태의 존재는 성 습관의 변화와 성 기능의 역할에 대한 해석의 변화로 인한 스트레스의 정도에 큰 영향을 미친다. 사회적 고정관념도 조건적 영향을 미칠 수 있다; 노인들은 성생활에 대한 억측들에 압도될 수 있다-예를 들어, 성생활이 중요하지 않다거나, 수치스러운 것이라는 억측들이 영향을 미칠 수 있다.

노인의 성생활에 대한 문화적 관점도 노인의 성적 만족감에 강력한 방해물이 될 수 있다. 젊은 사람들에서처럼, 성적인 건강은 단순히 성 관련 장애가 없는 것만을 이야기하는 것이 아니다; 이는 강제성이나 수치심없이 행하는 즐거운 행위의 느낌도 포함한다. 노인의 성생활(Sexuality)은 모두가 동일하지는 않다. 일부 노인들은 질병이나 결함 혹은 성기능 부전이 없다고 하더라도 성 관계를 하려 하지 않거나, 자신의 성적 취향 혹은 성에 관련된 것들을 표현하지 않으려 한다; 다른 이들은 성활동(sexual activity)이 그들의 삶의 중심적인 측면이라고 여기기도 한다. 나이가 들면, 성생활에 대한 태도가 남자와 여자 모두에서 성적인 표현을 통해 감정적 친밀감을 표현하는 즐거움을 공유하는 것을 강조하는 방향으로 수렴하는 것으로 보인다(Kleinplatz, 2008). 노인들은 젊은 사람들에 비해 자신의 삶 중 성적인(sexual) 측면에 대해서 이야기 하기를 꺼려하고, 이 주제에 대해 자발적으로 임상가에게 이야기하지 않는다.

노인 성기능 부전의 주관적 경험(The subjective experience of Sexual Dysfunctions in the elderly)

'성기능 부전'은 성적 만족감이나 오르가즘에 이르는 행위의 결함이나 장애물 역할을 하는 것으로 정의할 수 있다. 여기에는 발기 부전이나 오르가즘 장애뿐 아니라, 낮은 성적 욕구도 포함이 된다. 많은 증거들에서 40-80세의 남성과 여성의 주기적인 혹은 잦은 성 관련 문제는 19-21% 유병율을 보였다(Nicolosi et al., 2006). 노인 남성의 경우 상대적으로 높은 유병율의 사정 지연(delayed ejacuation)을 보이고; 발기 장애(erectile disorder)가 더 흔히 발생하고; 성적 욕구의 감소와 성적 신호의 능력(potency of sexual cues)의 감소를 보이며; 조기 사정(early ejaculation)의 유병율이 높아진다. 여성의 경우, 노년은 성적 흥미의 감소와 성적 흥분의 감소, 그리고 질의 건조화로 인한 통증의 증가와 연관이 있다(Laumann et al., 2005). 노인들은 또한 성반응주기(sexual response cycle)의 각 단계 별로 더 많은 시간을 필요로 한다. 정상적인 노화와 관련된 신체 변화도 성기능 부전에 역할을 한다; 노화와 관련된 심리적 우려들은 성적 욕구에 대한 만족감을 차단함으로써 성기능 부전을 악화시키는 역할을 할 수 있다.

우울 증상을 가진 노인들은 정상 인구에 비해 성 행위에 대해 더 낮은 흥미를 보일 가능성이 높다. 성적 행위의 수행에 대한 불안은 노인 남성들을 성적인 부적절감(sexual inadequacy)를 반복적으로 느끼는 위험성을 감수하는 것 보다는 성 관계에서 철수하는 방향으로 이끌 수 있다(Bauer et al., 2007). 신체 외형에 대한 불안과 우려는 노인 여성들로 하여금 자신의 성적 욕구를 표현하고 자신의 성 생활을 생의 후기에도 유지해 나가는 것을 어렵게 만들거나 만족스럽지 못하거나 고통스러운 성 행위의 결과로 이어질 수 있다(Gelfand, 2000). 노인의 성행위와 흥미는 상대를 만날 수 없거나, 만날 수 있는 상대에 대한 지루함 때문에 더 제한적일 수 있다. 상대가 있는 노인들의 경우 성적 관계의 만족감이 중요하다고 이야기를 하지만, 상대가 없는 사람들이 이에 대해 절박함을 표현하진 않는다. 새로운 성적 상대를 형성하는 데에 심리적인 어려움을 가질 경우 성 행위의 빈도와 즐거움, 흥미를 느낄 기회에 제한을 받을 수 있다. 노년의 성생활(sexuality)에 영향을 주는 요소에는 무엇이 노인의 "정상적인" 성생활 인지에 대한 사회적 처방에 대한 내재화(internalization)도 포함이 된다(Camacho & Reyes-Ortiz, 2005). 이런 가정의 맥락에서, 노인들은 성을 우선순위 밖에 두는 경우가 흔하다.

정서 상태(Affective states)

성기능 부전에 따라 정서 상태는 다양하게 나타난다. 발기 부전을 겪는 노인 남성은 수치심과 좋지 않은 수행에 대한 두려움을 느낄 수 있으며, 이는 자존감의 저하와 짜증 등으로 이어진다. 하지만 성적 친밀감에 대한 욕구가 높은 경우 성기능 부전이 존재하더라도 노인의 성적 관계(sexual relations)가 만족스러울 수 있는데- 이는 특히 '수행(performance)'에 문제가 거의 없는 여성에서 그러하다. 종교적, 사회적 신념 또한 성적 표현과 성생활의 편안감에 영향을 미친다.

인지 패턴(Cognitive patterns)

남성의 인지 패턴에는 그들의 건강 상태에 대한 우려가 포함된다. 남성과 여성 모두에서, 쓸모 없어지는 것, 무가치감, 그리고 사랑받지 못하는 것에 대한 집착이 있을 수 있다. 노인 환자들도 여전히 자신의 성적 지향(sexual orientation)에 대한 고민을 할 수 있고, 자신의 성적 지향이 부정될 경우 성 그 자체뿐 아니라 환자의 자기상(self-image)과 사회적 관계, 그리고 정신건강에 악영향을 미칠 수 있다.

신체적 상태(Somatic states)

신체 상태에는 친밀한 입맞춤, 포옹, 혹은 애무 등으로 인해 발생하는 짜증이나 저조한 흥분을 포함한다. 오르가즘 도달에 너무 오랜 시간이 걸릴 경우 피로감(fatigue)도 동반될 수 있다.

관계 패턴(Relationship patterns)

관계 패턴은 상대방을 성적 친밀감의 대체자로서 돌보거나, 성(sex)자체를 회피하는 것을 모두 포함할 수 있다. 노인 남성의 경우, 성 생활과 관련하여 자신의 정체성에 가장 중요한 것이 육체적 성에 대한 흥미나 욕구에서 사랑을 받고 있다는 느낌에 대한 욕구와 감각으로 옮겨 가는 경우가 흔하다.

임상적 사례(Clinical illustration)

68세 남성이 발기 부전으로 인해 주치의에게 의뢰되었다. 그는 결혼한 지 30년 째였던 3년 전에 사별을 하였다. 그는 성적 욕구는 있었지만, 발기에 성공하거나 유지하는 능력에 문제가 있었다. 그는 "잘 수행해내지 못하는 것"에 대한 당혹감을 피하기 위해 새로 만나는 여성들과의 성적 접촉을 피했다는 것을 알게 되었다. 심리 상담에서 기분 저하, 자기상과 자기 가치감에 대한 우려, 그리고 건강한 대인관계를 유지하려는 동기의 부족 등이 확인 되었다.

SE64 변태성욕 장애(Paraphilic disorders)

"변태성욕 장애"는 DSM-5에서 지속적이고 강렬한 비전형적인 성적 흥분 유형이 임상적으로 현저한 고통이나 손상을 일으키는 경우로 정의한다. DSM-5에서는 노화가 노출(exhibitionistic)과 연관된 성적 선호도 및 행동의 감소, 성적 피학성(sexual masochism) 그리고 기타 변태성욕 행동들에 대한 충동 감소와 관련이 있다고 언급한다. 노인 변태성욕 문제에 대한 정신역동 문헌은 오래된 것들이고 검증되지 않았다. 일반적으로, 노인의 일차적 변태성욕 장애는 조기에 발생한 후 후기까지 지속되는 현상인 것으로 보인다. 그 외의 경우에는, 변태 성욕이 치매, 조증, 혹은 우울병과 같은 정신병리가 기저에 있어 이차적 문제로 발생할 수 있다. 이러한 경우들은, 욕구의 변화를 성 기능의 특징으로 볼 수 있으며, 이로 인해 노인 남성이 포르노나 변태성욕 행동을 통해 만족감을 찾으려 할 수 있다. 그들은 가학피학증(sadomasochism), 물품음란증(fetishism), 그리고 특히 관음증(voyeurism)과 노출증(exhibitionism) 등을 보일 수 있다. 발기 불능의 문제를 경험한 노인이 자신의 성적 당혹감을 터뜨리기 위해 사회적으로 질책을 받을 수 있는 행동들을 찾는 다는 것이 노출증에 대한 가능한 해석 중 하나이다(Du Mello Kenyon, 1989).

변태성욕 장애를 가진 노인을 마주하는 치료자의 주관적 경험은 이러한 장애를 가진 젊은 환자를 치료할 때와 매우 유사하다(3장 참조).

SE7 중독 관련 장애(Disorders related to addiction)

SE71 중독(Addictions)

SE71.1 물질관련장애(Substance-related disorders)

DSM-5의 물질관련장애 분류는 매우 복잡하다; 이에 우리는 상세한 내용에 대해서는 DSM-5를 참조할 것을 권한다(이 챕터의 마지막에 수록된 표14.2에서는 ICD-10 분류에 대한 간략한 정보를 제공한다).

여러 이유로, 이 장애들은 노인의 경우 잘 알려져 있지 않고 잘 진단되지 않는다. 젊은 사람들처럼 알코올이 주된 문제이다. 젊은 알코올 중독자들과 비교하였을 때, 노인들은 알코올 중독의 가족력이 있는 경우가 적고, 성격 장애가 동반된 경우도 적다. 그들은 더 적은 양을 마시고, 신체 문제들을 더 많이 호소한다.

노인의 경우, 수면제, 항불안제, 그리고 진통제를 포함한 처방 약들에 중독이 되는 경우들도 많기 때문에 상황이 복잡하다. 이러한 중독이 확인되지 않는 데에는 부분적으로는 만연한 미신과 '노인 차별'의 태도의 이유도 있다- 예를 들어, 노인들은 중독에 걸리지 않는다든가, 노인들은 살 날이 몇 년 남지 않았기 때문에 중독 되어도 상관 없다는 태도 등을 들 수 있다. 때로는 환자뿐 아니라 처방한 의사들도 중독에 대해 무시하고/거나 부정하기도 한다. 중독의 문제가 수면 위로 올라온 경우에도 환자들은 종종 "내가 중독이 된다고 누가 신경이나 쓰겠어? 난 85살이야"라거나 "내 주치의가 처방해 준 약이에요"라고 이야기를 하기 일쑤다. 수면제 중단은 종종 하루나 이틀 사이에 실패하는 경우가 흔한데, 이는 부분적으로는 약의 용량 감소에 따른 예측 가능한 불편감 때문이고, 부분적으로는 약에 대한 비현실적인 기대와 약물 중단에 대한 적절한 지원의 부족 때문이기도 하다. 현재 노화를 겪고 있는 "베이비-붐" 세대는 기분 조절 약물을 사용하는 경우들이 많고 앞으로의 수십년 간 중독의 증가로 이어질 것으로 보인다(Gfroerer, Penne, Pemberton, & Folsom, 2003).

노인 물질관련장애의 주관적 경험(The subjective experience of substance-related disorders in the elderly)

정서 상태(Affective states)

경험은 물질의 종류와 개인에 따라 다르겠지만, 일반적으로 물질은 심리적 고통(수치심, 죄책감, 그리고 불안 등)과 생리적 금단 증상을 유발할 것이다. 만약 불안, 불면, 그리고/혹은 통증이 주를 이룬다면 약물은 벤조디아제핀 계열 약물, 수면제 혹은 진통제일 것이다. 만약 무기력감 그리고/혹은 동기의 저하가 고통의 주를 이룬다면 약물에는 자극성 약물들이 포함되어 있을 것이다. 외로움을 느끼는 노인들에게 술이나 벤조디아제핀계 약물은 일시적 안정감을 줄 수 있다. 이러한 약물들은 모두 우울한 기분 및 짜증과 연관이 있다. 생리적 의존이 생긴 사람들은 자신들의 대처 방식에 대해 더한 부정적인 감정들과 심한 불만족감을 경험한다.

인지 패턴(Cognitive patterns)

술과 벤조디아제핀계 약물은 주의력과 집중력의 문제부터 치매를 시사할 정도의 기억력 결함까지 넓은 범위의 인지 결함의 위험성을 높인다.

신체적 상태(Somatic states)

술 그리고/혹은 진정/수면제의 사용은 낙상의 위험성을 높여 심각한 엉덩뼈 골절을 일으킬 수 있고 그 외의 내과 합병증들을 일으킬 수 있다.

관계 패턴(Relationship patterns)

중독은 일반적으로 중독된 사람과 가까운 사람들에게도 문제를 발생시킨다. Alcoholics Anonymous (AA)나 Al-Anon과 같은 자조 집단은 중독된 사람과 가족, 친구들 모두에게 귀중한 지원과 소속감을 제공한다.

노인이 삶의 기간동안 일정하게 물질관련 장애를 가지고 있었다면 환자에 대한 치료자의 주관적 경험은 같은 문제를 가진 성인들에서의 경험과 매우 유사할 것이다. 반면에, 노화의 과정은 보통 이전에 오용하였던 물질의 강박적 사용에 대한 욕구를 줄여준다. 후발성 중독 장애(late-onset addictive disorder)는 조발성 중독에 비해 흔치 않으며, 이들은 주로 자기-치료(self-medication)의 기능을 한다. 이러한 경우 치료자는 이러한 장애에서 나타나는 가족과 사회적 환경의 가장 흔한 반응들을 고려해야 한다. 때로는 중독이 노화 과정의 극단적인 증상으로 용인되기도 한다; 반대로 중독은 통상 노인에게 기대하는 책임감과 지혜에 반하는 것이기 때문에 엄격하게 판단되기도 한다.

임상적 사례(Clinical illustration)

성공한 변호사인 70세 기혼 남성이 알코올 중독에 걸렸다. 그는 굉장히 높은 수준의 기능을 양호하게 유지하였지만, 그의 아내와 성인이 된 아들은 그가 가족 행사에서 과도하게 음주하는 것을 알게 되었다. 그의 초반의 부정은 마침내 인정으로 이어져 AA에 가입하였고, 금새 리더가 되었다. 자신의 알코올 중독의 원인에 대한 이해는 초반에는 표면적이고 판에 박힌 듯 했다. 음주를 다시 시작한 이후 그는 정신치료를 받았고, 음주와 명백하게 관련된 자신의 반갑지 않은 측면에 대해 발견하였다. 그는 점차 자신의 중대한 만성적 결혼 문제에 직면할 수 있었고, 마침내 원만한 이혼을 이루어낼 수 있었다. 처음으로, 그는 열정적이고 의미있는 감정적인 삶을 유지할 수 있었다. 그는 계속 술을 마시지 않았고, 더 이상 음주는 문제가 되지 않았다.

외로움에 힘들어하는 85세 사별한 여성이 자신의 능숙하지만 매우 바쁜 내과전문의를 만난 이후로 경도의 인지 결함, 불안, 그리고 여러 만성 의학적 문제들을 겪고 있었다. 매우 서둘러 진행된 진료의 끝에 그녀는 잠을 도와줄 수 있는 것에 대한 요청을 하였고, 약물의 적절한 사용에 대한 주의 없이 벤조디아제핀계 약물을 처방받게 되었다. 약이 효과가 있어 밤마다 복용하게 되었고, 의존성, 내성, 우울증, 그리고 경도의 인지결함도 동반이 되었다. 가족들은 이러한 문제를 발견하고는 꺼려하는 환자를 데리고 정신과 상담을 방문하였다. 지지적 정신치료, 수면 위생 교육, 그리고 조심스러운 약물 감량 및 중단을 통해 환자는 호전되었고, 그녀의 원래 기능을 되찾을 수 있었다.

SE71.2 행위 중독(Behavioral addictions)

SE71.2.1 도박 장애(Gambling disorder)

DSM-5에서 도박 장애는 '물질관련 및 중독 장애'라는 새로운 항목에 포함되었다. 이러한 변화의 근거는 도박이 약물 남용에 의한 것과 유사하게 뇌의 보상 회로를 자극하고, 물질 사용 장애(substance use disorders)로 인해 나타난 것과 비교할 만한 행동 증상들을 유발한다는 데에 있다. 개인, 가족, 그리고/혹은 직업을 파괴할 정도의 지속적이고, 반복적이며, 비적응적인 도박 행동이 도박 장애의 필수 요소이다.

이 영역에 대한 연구는 그동안 거의 이루어지지 않았다. DSM-5에 따르면, "일반 인구의 평생 유병율은 0.4-1.0%"라고 한다(American Psychiatric Association, 2013, p. 587). 도박 장애의 유병률은 노인에 비해 젊은 사람에서 높으며, 여성에 비해 남성이 높다. 도박 장애를 가진 사람은 주로 혼자이거나, 이혼했거나, 별거 중이거나, 사별한 경우가 흔하다. 문화 간 연구(Cross-cultural studies)에서는 문화 집단 간에 도박의 경과, 행동, 그리고 개인의 선행요인들이 매우 다르다는 것을 보여주고 있다.

노인 도박 장애의 주관적 경험(The subjective experience of gambling disorder in the elderly)

정서 상태(Affective states)
정서상태에는 자기조절의 실패와 관련된 수치심, 죄책감, 그리고 짜증이 포함될 수 있고, 불안과 우울증상도 나타날 수 있다. 도박은 많은 위험부담을 안고 있다가 승리하였을 때 느낄 수 있는 '흥분' 때문에 초반에는 매력적으로 느껴진다. 노인들은 부정적 감정 상태를 호전시키려는 노력으로 도박을 할 수 있다; 다른 흥분되는 활동을 하는 데에 제약이 많기 때문에; 혹은 그들은 자신이 이전에 즐겼던 활동들에 더 이상 참여할 수 없기 때문에, 이러한 차이를 좁히기 위해 도박을 하는 것일 수 있다.

인지 패턴(Cognitive patterns)
도박은 의사-결정 능력의 문제와 관련이 있다.

신체적 유형(Somatic patterns)
심리에 관한 문헌들에서는 도박 장애의 신체적 관점에 대해 언급하지 않고 있다.

관계 패턴(Relationship patterns)

관계패턴은 물질관련 장애의 특징과 유사하다. 개인이 가족의 자금을 사용하고, 돈에 대해 거짓말을 하며, 자신과 타인을 파괴하는 비밀스러운 행동들을 하면서도 문제에 대해 부정함으로써 관계가 고통스러워진다.

SE71.2.2 성 중독(Sexual addiction)

흔하지는 않지만, 노인에서 성 중독은 존재한다. 여기서는 성 중독의 바탕이 기질적(organic)인지 혹은 심리적(psychological)인 것인지에 대한 중요한 감별진단에 대해 언급한다. 첫 번째는 전측두엽 치매(frontotemporal dementia)의 행동 양상의 변형 중 하나일 가능성이고; 두 번째는 흔히 스트레스 상황이나 일부 정신 장애의 증상(경조증 삽화 등)과 관련된 성적 욕구(sexual needs)의 증가의 가능성이다.

3장에서는 성 중독이 반드시 높은 수준의 성욕(sexual drive)와 연결되어 있을 필요는 없다는 점을 언급했다. 다시 말해, 문제는 중독이지 성적 욕구(sexual urge) 그 자체가 아니라는 이야기이다. 이는 노인의 경우에도 적용이 되는데, 성 중독은 성적 활동의 감소와 함께 나타나기도 하고, 때로는 성욕의 상대적 감소와 함께 나타나기도 한다. 보통 수준의 욕구만이 동반된 경우, 강박적 행동은 영영 사라질까봐 두려워 욕구를 반복해서 깨우는 데에 목표를 두고 있다. 그러므로 이는 흔히 성 매매나 잡지 혹은 인터넷을 통한 포르노에 의존하는 경우들이 흔하다. 욕구와 수행의 능력이 양호한 경우, 성 중독은 상대방을 유혹하고 만족시키는 자신의 능력을 확인함으로써 자신의 성적 자존감(sexual self-esteem)을 보호하려는 동기를 가진다. 성 중독을 가진 노인들은 자신의 건강, 안전, 혹은 자원을 위협할 수 있는 역기능적 행동들을 보이는 경우가 흔하다. 수치심과 가족들의 반감, 비난을 두려워해 중독으로 인한 어려운 문제들이 생기더라도 도움을 요청하는 일은 드물다. 이러한 경우, 두 가지 종류의 문화적으로 결정된 불쾌감이 일어난다: 하나는 성생활을 포함한 것이고, 하나는 노화와 관련된 것이다. 이 조합은 고통이 뚜렷하더라도 이를 못나 보이고 형언하기 어렵도록 만든다.

SE13 신경인지 장애(Neurocognitive disorders)

SE131 섬망(Delirium)

DSM-5에서는 '섬망'을 주의력의 장애와 의식의 장애로 정의를 한다- 이미 존재하거나, 확진되었거나, 진행중인 치매로 설명되지 않는 인지의 변화이다. 이 장애는 단기간에 걸쳐 발생하고, 하루 경과 중 심각도가 변동하는 경향이 있다. 일반적 의학적 상태, 약물 혹은 기타 물질, 혹은 이들의 조합이 장애를 일으켰다는 증거가 존재한다. 섬망은 복합적 증후군으로, 하나의 구별되는 질환이 아니다. 증상은 과활동성- 혹은 저활동성, 정신병적 증상(환청 그리고/혹은 망상 그리고/혹은 착각), 혹은 의식상태(consciousness)의 심각한 변화 등 다양한 방향으로 나타날 수 있다. 발병률도 조건에 따라 다르다: 노인들은 일부 유형의 수술 이후 15%에서 섬망이 나타났고, 집중치료실(ICU; intensive care unit)의 80% 정도가 섬망 증상을 경험하였다. 섬망은 과거엔 연구가 잘 이루어지지 않았지만, 최근 몇 년간 연구들이 진행되었다. 이전에는 원래의 기능을 회복하며 자연적으로 좋아지는 줄 알았지만(self-limiting), 현재는 섬망이 장기간 증상을 보일 수 있으며 좋지 않은 결과로 이어질 수 있다는 것이 알려져 있다.

노인 섬망의 주관적 경험(The subjective experience of delirium in the elderly)

정서 상태(Affective states)

섬망은 공포, 불안, 두려움, 그리고 통제 상실감과 관련이 있다. 반대로, 이는 때로는 꿈 상태와 유사하고 즐거운 감정을 포함할 수도 있다. 때로는 이러한 다른 정서적 상태가 공존하거나 교대하여 바뀔 수 있다.

인지 패턴(Cognitive patterns)

어느 정도의 인지 기능 결함이 이미 있는 사람들의 경우, 섬망은 인지 기능의 감소를 더 가속화하는 방향으로 나타난다. 두드러지는 인지기능 결함이 없는 사람의 경우, 인지기능 감소의 위험이 높아지게 된다. 최근의 연구들에서는 섬망에 중요한 인지 자원의 표식(markers of cognitive resources)은 치매에서 중요한 것과는 다르다고 이야기 한다.

신체적 상태(Somatic states)

섬망은 그 정의에 있어서 공존하는 내과적 혹은 외과적 질환과 연관이 있다. 노인들은 생리적 자원이 젊은 사람들에 비해 적기 때문에, 스트레스를 직면하였을 때 항상성을 유지할 수 있는 능력도 떨어져 있다. 섬망 증후군에는 신경염증(neuroinflammation)도 역할을 하는 것으로 보이는데, 이는 아마도 혈액뇌장벽(Blood-brain barrier)의 변화와 연관이 있는 것으로 보인다.

관계 패턴(Relationship patterns)

관계는 일반적으로 스트레스가 가해지고 손상된다. 자신이 사랑하는 사람이 망상이나 착각에 기반한 이야기들을 하는 등의 변해버린 모습을 보는 것은 가족과 친구들에게 매우 고통스러운 일일 수 있다.

임상적 사례(Clinical illustration)

경도의 인지 장애를 겪고 있는 85세의 사별한 남성이 무릎 수술을 받았다. 수술 후 회복 기간 동안 그는 치료진에게 협조하지 못하고 초조감을 보이는 등의 증상을 동반한 섬망을 겪게 되었다. 그의 주관적 경험은 어느 순간에는 굉장히 당혹스럽고 짜증스러워 보이다가도 이후에는 다시 타인을 편안하게 대하고 안정된 모습을 보이는 등 극단적으로 변화를 하였다. 성인이 된 자녀의 잦은 방문과, 치료진의 격려 및 지남력(orientation)에 대한 교육, 그리고 소량의 항정신병 약물을 통해 섬망은 회복이 되었고, 그는 신체적으로 뿐만 아니라 심리적으로도 회복할 수 있었다.

SE132 경도 신경인지 장애(경도 인지 장애)(Mild neurocognitive disorder(mild cognitive impairment))

DSM-5의 신경인지 장애에 대한 새로운 분류에서는 경도의 기능부전과 심각한 기능부전을 모두 포함하고 있다. 주요 신경인지 장애는 '치매(dementia)'라는 용어를 대체했고, 경도 신경인지 장애는 흔히 문헌에서 사용을 하였던 '경도 인지 장애(mild cognitive impairment)' (혹은 DSM-IV의 기타 분류되지 않은 인지 장애(cognitive disorder not otherwise specified))를 대체하였다. 이러한 혼란스러운 변화는 신경인지장애가 "기저의 병리와 흔히 병인까지도 잠재적으로 밝혀질 수 있는 증후군이라는 점에서 다른 DSM-5 범주들에 비해 특별하다 "(American Psychiatric Association, 2013, p. 591)라고 하는 DSM-5의 주장으로 인해 더욱 더 복잡해진다. 이러한 주장은 현실적 임상적 상황의 지지를 받고 있지 못하다. 실제로는, 주요 혹은 경도의 신경인지 장애의 진단은 살아 있는 환자들을 대상으로 혈액 검사, 유전 검사, 영상 검사를 통해 확정지을 수 없기 때문에, 임상 양상에 따르고 있다. 더 나아가, 이러한 진단적 고려에는 종적인 추적관찰(longitudinal follow-up)이 필요하다. 현재 추정되는 생물학적 표지에 대한 집중적인 연구가 이루어지고 있지만, 아직 임상에서 이용할 수 있는 단계는 아니다.

진단적 명명법에 관계없이, 경도 신경인지 장애 증후군(경도 인지 장애)은 노화와 구별되는 미묘한 결함의 양상들을 보이지만, 기능의 저하를 일으키거나 치매에 해당할 정도의 모습을 보여주지는 않는다. 많은 수의 노인들(비교적 젊은 나이의 노인에서 최고령의 노인들까지)이 주관적 그리고/혹은 객관적 경도 인지 장애를 경험하고 그 중 대다수가 주요 신경인지 장애(알츠하이머병 혹은 다른 원인으로 인한 치매)가 생기지는 않을까 두려워하는 것은 그리 놀랍지 않은 일이다. 유병율은 11-42% 범위로 알려져 있으며, 평균은 19% 정도이다. 경도 신경인지 장애의 경과는 다양하다: 안정화되기도 하고, 호전되기도 하고, 기복을 보이기도 하며 주요 신경인지 장애로 진행되는 경우도 있다. 일차 의료 환경에서는 경도 신경인지 장애의 진단을 받은 사람의 4분의 1 정도가 3개월 이내에 주요 신경인지 장애(혹은 치매)로 발전한다. 현재 경도 신경인지 장애를 진단받은 사람들은 몸과 마음을 단련하도록 상담을 받고 때로는 주요 신경인지 장애 치료에 쓰이는 약물들을 처방받기도 하지만, 아직 경도 신경인지 장애에 대한 승인된 치료법은 없다.

경도 인지 장애가 기억상실성(amnestic; 일차적으로 기억력에 문제가 발생)인지, 비기억상실성인지(non-amnestic; 실행, 언어, 시각-공간 능력에 일차적 문제 발생)인지에 대한 이전의 분류는 별 의미를 가지지 못했다.

스스로의 기억력에 대한 지각은 기분증상(불안과 우울)뿐 아니라 성격이나 병식의 수준에 따라서도 좌우된다. 주관적인 기억에 대한 불평과 주위 사람들(예를 들어, 가족 구성원들)의 관찰을 통한 평가와 기억력 및 인지기능을 평가하는 객관적 도구의 수행 사이에는 복잡한 관계가 있다. 기억력에 대한 주관적 지각의 변화는 기억 수행의 변화와 관계가 있지만, 결함의 수준(level of impairment)과 주관적 기억력 및 수행(subjective memory and performance) 사이의 연관성의 정도는 성격 특성과 우울 증상에 의해 달라질 수 있다. 전반적 건강 상태를 포함한 기억력 이외의 요소들은 모두 기억 지각(memory perception)과 밀접한 연관이 있다.

노인 경도 신경인지 장애의 주관적 경험(The subjective experience of Mild Neurocognitive Disorder in the elderly)

정서 상태(Affective states)
불안, 걱정, 강박적 공포, 그리고 두려움이 경도 신경인지 장애에 동반될 수 있다. 주관적 경험은 흔히 개인이 불확실성을 어떻게 다루느냐와 관련이 있다. 부정(denial)이 흔하고, 이는 진짜 치매 질환이 발생하고 있다는 믿을 만한 신호로 여겨지는 경향이 있었다. 비록 이 신호는 더 이상 믿을만한 것으로 받아들여지지 않지만, 여전히 유용한 척도가 될 수 있다. 반면에, 명백히 경도의 결함을 가진 환자들이 자신이 더 심각한 결함을 가지고 있는 것처럼 표현을 하는 경우도 흔하다.-흔히 다른 사람들에게 과장으로 받아들여지는 경향이 있다.

인지 패턴(Cognitive patterns)
인지 유형은 장애 별로 고유하며, 위에서 논의 되었다.

신체적 상태(Somatic states)
이 증후군은 다양한 만성 의학적 문제들을 흔히 가지고 있는 노년에 나타나기 때문에, 거의 항상 잠재적 원인과 상호 작용에 대한 고려를 해야 한다.

이러한 문제들은 종종 양 쪽의 당혹감과 함께 가족과 친구들에게 부담을 유발한다. 이 문제는 가까운 가족과 친구, 특히 환자 및/혹은 사회에 대한 책임감을 느끼고 있는 사람들에게 큰 영향을 준다(운전에 대한 강렬한 걱정 등..).

임상적 사례(Clinical illustration)

82세 기혼 여성이 다양한 만성적 의학적 상태의 호소와 함께 사람들의 이름을 까먹고 일상 대화에서 단어를 쉽게 떠올릴 수 없다며 불평했다. 그녀는 그녀의 조부모님 중 한 분이 나이가 듦에 따라 "노망이 났던"것을 기억해냈고, 자신에게도 그런 일이 생길까봐 상당한 걱정을 경험하게 되었다. 그녀는 비록 이전에 비해 더 노력이 필요하고 때로는 보호자나 조력자의 도움이 필요하기도 했지만, 일상 생활에서 양호하게 기능을 유지하였다. 그녀는 십수 가지의 약을 복용하고 있었고, 그 중 일부는 인지 기능에 영향을 미칠 수 있다고 알려진 약물들이었다(불안과 불면을 돕는 벤조디아제핀계 약물, 그리고 방광 기능에 복용하는 항콜린성 약물 등). 그녀의 가족들은 과장되어 보이는 불평들을 무시하다가도, 그녀가 급격히 나빠지고 있지는 않은지에 대한 (과도한) 우려를 하는 등 갈팡질팡하였다. 평가와 치료는 환자, 가족, 그리고 그녀의 주치의까지 포함하였다. 근접한 추적관찰 및 한 번에 한 가지 치료만 시행하는 조심스러운 과정과 함께 그녀의 약 처방은 단순화되었고, 개인 치료와 가족치료를 병행하여 그녀는 안정을 찾고 인지 결함에서도 약간의 호전을 경험할 수 있었다.

SE133 주요 신경인지 장애(치매)(Major neurocognitive disorder(dementia))

DSM-5의 발간은 치매의 개념화에 중요한 변화들을 가져왔다. 새로운 체계에서는 알츠하이머 형의 치매(dementia of Alzheimer's type), 파킨슨 병으로 인한 치매(dementia due to Parkinson's disease)와 같은 DSM-IV 진단들은 주요 신경인지 장애라는 포괄적인 진단으로 대체되었다. 주요 신경인지 장애는 정보 등록 및 회상(encoding, recall of information), 혹은 실행 기능과 같이 정의에서 핵심적인 신경인지 및 행동 증상들을 포함하고 있다. 진단이 확정되면, 추정되는 원인에 따라 혈관성 혹은 전두측두엽성 등의 명시를 통해 재정의 된다. 앞에서도 언급하였듯이, DSM-5에서는 인지 문제가 존재하지만 주요 신경인지 장애의 수준에 비해 가볍고, 주요 신경인지 장애와 같은 기능의 결함을 가져 오지 않는 군에 대해서 경도 신경인지 장애라는 새로운 진단을 만들어냈다.

주요 신경인지 장애를 가진 환자들의 주관적 경험은 병전 과거력, 장애의 원인, 그리고 병의 단계에 따라 다양하게 나타날 수 있다. 하지만 이 장애는 그 자체로 임상가가 환자 특유의 현실에 대한 실질적인 감각을 발달시키도록 하는 데에 어려움을 준다. 환자는 병식에 대한 능력을 잃어버릴 수 있고, 내적으로 정신적 삶을 개념화하기 위한 언어 능력을 잃어버릴 수 있다. 그럼에도, 환자들은 치료가 필요한 정도의 중요한 감정적 그리고 행동적 우려를 경험할 수 있다. 이러한 사례들에 대해서 오로지 향정신성 약품에만 의지하는 것을 반대하는 현재의 임상적 그리고 규정적 표준에 더불어, 환자의 고통을 개념화하고 대체적 중재를 설계하는 것에 대한 추가적인 체계가 명백히 필요하다. 임상가들에게는 더 이상 스스로에게 이야기할 수 없는 사람들의 고통을 이해할 수 있는 방법이 필요하다.

주요 신경인지 장애의 정서적, 행동적 증상들은 단순한 질병의 현상에 그치지 않는다; 이 증상들은 환자의 정신내적인 지각과 반응을 변화시킬 뿐 아니라 사회적, 환경적 맥락도 변화시킬 수 있다. 현재의 기능과 증상은 환자 개인의 서사의 맥락에서 이해되어야 한다. 환자의 주관적인 경험에 대한 공감은 전통적 의학적 평가를 더 진행할 수 있도록 할 수 있고, 그냥 지나칠 수도 있었던 문제들에 대해 치료를 받게 하는 기회를 만들어 줄 수 있다.

노인 주요 신경인지 장애의 주관적 경험(The subjective experience of Major Neurocognitive Disorder in the elderly)

정서 상태(Affective states)

아마도 인간이 느끼는 공포 중 가장 큰 공포가 무엇인지는 주요 신경인지 장애에서 깨달을 수 있을 것 같다; 자기감의 붕괴(disintegration of one's sense of self). 질병의 초기 단계에는 분노, 우울, 그리고 공포와 같은 감정들이 흔하다. 이러한 반응들은 종종 인지 능력, 독립성, 숙련도, 그리고 통제감 상실에 대한 반응으로 나타난다. 질병으로 인해 사랑하는 사람들에게 미칠 영향에 대한 죄책감과 함께 공황에 대한 솔직한 느낌들이 나타날 수도 있다. 타인에게 지적을 받거나 판단을 받는 것에 대해 상당히 민감해지면서 자기-존중이 상실될 뿐 아니라, 이러한 질병의 영향을 받지 않는 사람들에 대한 좌절감(Frustration)과 분개(Resentment)를 느낄 수 있다. 통틀어서, 주요 신경인지 장애는 안에서부터 시작되는 자기애적 상처이지만 스스로 통제할 수 없다; 이는 자기 일관성(self-coherence)에 대한 우리의 가장 깊은 곳에 자리잡고 있는 인간적 가정에 위해를 가하는 것이라 할 수 있다.

질병의 초기에, 개인의 자아는 여전히 존재하며, 스스로 정신적 통합과 관계있는 대상과의 연결에 대한 위협을 받고 있다는 것을 느낀다. 개인은 자아 이상(ego ideal)으로부터 통합을 유지하라는 압박을 받는다. 초기 단계에 흔히 마주하는 방어기제는 분노와 투사('투쟁') 혹은 부정과 철수('도피')이다. 균형에 대한 불편한 느낌이 한동안 지속될 수 있다. 개인은 자아와 자아 이상 사이의 일관성을 유지할 정도의 적절한 인지 기능을 가지고 있고, 인지 오류가 발생하고 기저 질환이 드러났을 때 대처하기 위해 위에서 언급된 방어기제들을 사용할 수 있다.

초기 단계에서 진단된 자들의 경우 적응을 위한 두 가지 과정이 이루어질 수 있다. 첫째로 진단 그 자체에 적응을 하는 것이다; 둘째는 질병의 영향이 나타날 때마다 지속적으로 발전하여 적응해 나가는 것이다. 삶의 말기(end-of-life processing) 과정은 개인이 이러한 변화가 일어날 것을 상상한 적이 없을 정도로 빠른 시기로 당겨질 수 있다. 주요 신경인지 장애의 유형에 따라, 환자들은 아직은 이르다고 느껴질 수 있는 에릭슨의 후기 생의 발달 단계 과제(통합 vs. 절망)를 달성하려고 한다. 이러한 노력에는 죄책감, 후회뿐 아니라 자부심, 감사, 그리고 만족감과 같은 복잡한 감정들이 동반된다. 비록 진단 그 자체는 개인의 삶의 서사에 통합되어야 하지만, 그렇다고 해서 긍정적인 발달의 감정적 경험마저 없앨 필요는 없다.

주요 신경인지 장애 환자 중 일부는 "난국에 대처하는" 모습을 보인다. 이는, 그들이 사회적 지원을 활용하고, 정보와 지식을 모으고, 유머를 사용하며, 어릴적 경험한 주요한 스트레스들에 대처하며 얻은 회복탄력성을 활성화 시키고, 철학적 관점을 취하는 등 다양한 긍정적인 체계를 통해 극복해 나가는 것을 말한다. 상실에 대한 슬픔의 기간('상실 지향(loss orientation)')을 보상적 노력('회복 지향(restoration orientation)')으로 대체하려는 모습은 드물지 않게 볼 수 있다. 스스로가 준비가 되었을 때 나타나는 슬픔에 회피와 포용은 모두 건강하고 적응적인 것일 수 있다.

주요 신경인지 장애에서는, 초기에서 중기로 넘어 감에 따라 개인의 자아가 점진적으로 약해진다. 자아의 존재는 유지되지만, 개인은 비공식적으로 '병식은 유지된 치매(dementia with preserved insight)'라고 불리는 위기를 경험하게 된다. 다시 말해, 개인은 무슨 일이 일어나는지에 대한 부분적인 이해가 가능하지만, 이에 대응할 만한 충분한 자아의 힘은 가지고 있지 못하다. 게다가, 중요한 대상(외적 대상 및 내적 대상 모두)과의 연결이 약해지고, 이에 따라 대상들이 표상하는 자연적인 감정조절 체계에 결함이 생긴다. 안정을 유지하는 능력의 상실과 함께 내적 대상의 표상(representation), 일관되어 있다는 느낌, 안정된 자기(self) 역시 흔들리게 된다. 개인은 자기감을 유지하고 자아의 힘의 외적 자원을 얻기 위해 점점 더 타인에게 의지하게 된다.

질병의 더 후반부에서조차 자아 기능은 계속 감소하며, 개인은 현실 검증력을 유지하고 경계의 온전함을 유지하는 능력을 잃어 원초적 의식으로 퇴행하게 된다. '자전적 자기(auto-biographical self)'는 사라지고, 존재는 순간에서 순간으로 이어질 뿐인 상태가 된다. 질병이 진행되면서, 대상 항상성(object constancy)이 완전히 소실되고, 개인화(individuation)의 반전이 일어나며 의존성이 강해진다. 성숙한 방어기제를 사용할 수 있는 능력이 붕괴되고 퇴행하여 점점 더 원초적인 방어기제를 사용하게 된다.

인지 패턴(Cognitive patterns)

신경계의 변화로 인해 주요 신경인지 장애 환자들은 '자아 기능(ego function)'이라고 불리는 것의 상실을 경험한다. 이는 신경학적 변화를 통해 이루어지며 신경심리학적으로 전두엽 실행 기능(frontal executive functions)과 일치한다. 여기엔 다음의 항목들이 포함된다.

- **현실 검증력(Reality testing):** 이 용어는 한 사람의 마음에서 일어나는 것과 외부 세계에서 일어나는 것을 구별할 줄 아는 능력을 뜻한다. 이는 외부 세계와의 협상을 하는 데에 필요하기 때문에 아마도 가장 중요한 단 하나의 자아 기능일 것이다. 주요 신경인지 장애에서 현실 검증력의 저하가 나타났을 때 매우 흔한 증상은 피해 망상의 존재이다.
- **충동 조절(Impulse control):** 이는 공격성 그리고/혹은 리비도의 소망(libidinal wishes)을 즉각적인 행동이나 증상의 표출 없이 다루는 능력을 말한다.
- **정서 조절(Affect regulation):** 기분에 압도되지 않고 조절하는 능력을 이야기 한다.
- **판단(Judgment):** 이 과정은 행동의 방향을 탐색하고, 가능한 결과를 예측하고 평가하며, 상황에 맞추어 적절한 의사 결정을 내리는 것을 포함한다.
- **사고 과정(Thought processes):** 논리적인, 일관된, 그리고 추상적 사고를 하는 능력을 말한다.
- **통합(Synthesis):** 통합 기능은 성격을 구성하고 있는 여러 기능들을 조직화하고 통합하는 능력을 뜻한다. 이는 개인이 일관적으로 생각하고, 느끼고, 행동할 수 있게 해준다. 여기에는 잠재적으로 모순되는 경험, 생각, 느낌들을 통합하는 능력도 포함된다; 예를 들어, "한 소녀가 그녀의 어머니를 사랑한다, 또한 가끔은 어머니에게 분노의 감정을 느끼기도 한다". 이러한 생각과 느낌을 합치는 능력은 발달로 인한 성취의 중요한 부분에 해당한다.

신체적 상태(Somatic states)

비록 주요 신경인지 장애만의 특징적인 신체 증상은 존재하지 않지만, 인지 장애를 가진 사람들에게는 동반된 의학적 상태의 증상들이 당혹스럽게 느껴질 수 있다. 기억회상, 병식, 그리고 자기-일관성의 변화를 겪는 사람들은 통증(관절염 등)과 같은 증상들을 이해하고 다루는 데에 어려움을 느낀다. 게다가, 그들은 증상에 대한 의료진의 설명을 기억하지 못하거나, 자신에게 어떤 처치가 이루어졌는지 기억하지 못할 수 있다.

관계 패턴(Relationship patterns)

주요 신경인지 장애는 핵심적인 인간관계에서의 중요한 역할 변화를 유발한다. 병이 진행됨에 따라 배우자, 자녀, 그 외의 가족 구성원 및 친구들은 환자가 자신의 역할을 포기해야 한다고 생각한다. 여기에는 도움이 되는 역할들(직업을 유지하거나 집안 일에 참여하는 등)과 감정적 역할들(배우자의 동반자 혹은 자녀들의 부모로서의 역할)이 모두 포함된다. 사랑하는 사람과의 신체적 친밀감은 감소하겠지만, 재조정된 감정적 친밀감으로 대체된다. 가장 근본적으로, 주요 신경인지 장애를 앓고 있는 사람의 배우자로 지내는 것과 사별을 한 것 사이의 경계가 모호해진다.

주요 신경인지 장애가 진행됨에 따라, 환자는 점점 더 타인에게 의존하게 된다. 다행히도, 병이 깊어져도 애착을 형성하는 능력은(비록 원초적인 수준이라 할지라도) 유지된다. 의존성의 증가로 인해 환자는 자신이 의지하는 사람(배우자, 가족, 친구 혹은 전문 간병인 등)을 잃는다는 느낌을 받을 때 불안이 증가하는 것을 경험한다. 병전에 병리적 성격 요소가 있거나 애착 붕괴의 과거력이 있는 경우, 이러한 전환은 특히 더 받아들이기 어려울 수 있다. 주요 신경인지 장애를 겪는 사람의 일부는 병이 진행됨에 따라 무감동증(apathy)을 겪게 되어 사랑하는 사람이 이를 이해하기 힘들어하는 경우들이 발생할 수 있다. 주요 신경인지 장애 환자가 더 이상 사랑하는 사람을 알아보지 못하거나, 사랑하는 사람에 대해 공격성, 의심 등으로 반응하는 등 더 힘든 상황들이 나타날 수도 있다. 주요 신경인지 장애를 앓는 환자를 돌본다는 것은 연이은 이행(successive transition)과 사별(loss)의 오랜 과정이라고 타협하게 되거나, 사랑하는 사람의 죽음을 최소 두 번 지켜 보는 것으로 받아들이게 된다.

그렇더라도, 주요 신경인지 장애 환자들은 연결(connection)과 돌봄(nurturance)에 대한 기본적인 인간적 욕구를 유지한다. 필수적으로, 타인을 위한 돌봄의 원천(source of nurturance)으로서의 역할은 잘 유지된다. 다시 말해서, 주요 신경인지 장애 환자들은 병의 과정 중에도 일정 수준의 상호작용을 위한 중요한 시간들을 가지는 능력을 유지한다. 병의 진행 정도와 상관 없이, 주요 신경인지 장애 환자로부터 대인관계 접촉과 지원을 철수하는 것은 중대한 실수이다. 배우자, 사랑하는 사람, 친구, 전문가와 같은 사람들과의 연결을 유지하는 것이 상당한 시간동안 환자가 자기(selfhood)를 잃지 않는 데에 도움을 줄 수 있다.

부록 임상적 주의를 요하는 심리적 경험(Appendix: Psychological experiences that may require clinical attention)

SEApp1 인구학적 소수 집단(민족적, 문화적, 언어적, 종교적, 정치적)

3장에도 언급이 되어 있듯이, 민족적, 문화적, 언어적, 종교적, 정치적 다양성과 관련된 주제는 개인의 삶에 영향을 미친다. 그러므로 인구학적 소수 집단에 대한 주제는 진단 과정에서 고려해야 할 필수적인 차원이라고 할 수 있다. 미국 정신의학 협회(The American Psychiatric Association)(1994)에서는 진단에서의 문화적 역할에 대한 의식이 높아지면서 DSM-IV에 문화 형성과 문화관련 증후군(culture-bound syndrome)에 대한 내용을 포함하였다. 미국 심리학회(The American Psychological Association)는 민족적, 언어적, 그리고 문화적 다양성을 가지는 내담자들을 대상으로 서비스를 제공하는 사람들을 위한 가이드라인을 만들었고; 이후에는 다문화 교육, 훈련, 연구, 실습 및 조직적 변화에 대한 가이드라인도 만들어졌다(www.apa.org/pi/oema/resources/policy/multicultural-guidelines.aspx). 정신치료의 효과를 높이기 위해서는 문화에 대한 능숙함과 다문화 훈련이 임상 훈련 과정에서부터 강조되어야 한다 (Hayes, Owen, & Bieschke, 2015; Tummala-Narra, 2015).

3장에서 언급되었듯이, 정확한 진단적 평가를 하기 위해서는 정신 질환이 형성되고 정의되는 것에 대한 문화적, 사회적, 그리고 가족의 가치뿐 아니라 개인적 다양성과 개인의 규범까지 복잡한 상호작용을 함께 고려하여야 한다. 특히 노인 환자들의 경우, 노화에 대한 믿음이 특정한 사회 및 사회적 실제의 맥락에서 형성되기 때문에 소수 민족의 주제를 노화와 분리해서 생각하는 것은 위험한 일이다(Miville & Ferguson, 2014). 노인의 민족적 배경은 가치, 역할, 정서 상태, 인지 내용, 그리고 관계 패턴과 밀접하게 연결되어 있다.

또한, 노인이 가족 및 사회적 지원 체계와의 관계를 맺는 방식에도 중요한 민족관련 차이들이 존재한다. 예를 들어, Miville 과 Ferguson(2014)의 보고에 따르면 나이든 히스패닉계 미국인(Hispanic Americans)들은 가족과 문화 속에서 중심적인 역할을 차지하고, 상호의존과 세대 상호간의 접촉에 초점을 둔다. 나이 든 아메리카 원주민(Native Americans)의 경우, 상호의존과 연결성에 높은 가치를 두는 부족의 정체성이 개인의 정체성의 중심을 차지하며, 노인의 경우 특히 더 그렇다. 아메리카 원주민에게 '어른(elder)'의 표현은 시간적 연령만을 뜻하는 것이 아니다; 따라서 '나이 든(older)'라는 표현은 '어른(elder)'와 동의어라고 할 수 없다.

민족성은 건강, 건강과 관련된 믿음과 행동, 건강 전문가와의 상호작용의 방식에 영향을 미쳐 노화 과정의 필터와 같은 역할을 한다. 많은 민족 집단에서는 질병에 대한 과학에 기반한 이해의 요소를 발견하고 결합하면서도, 건강과 질병에 대한 더 전통적인 인식 체계를 고수하거나 특정한 전통적 믿음((서양의)주류 개념에서 벗어나는)을 건강 관련 믿음이나 행동들과 연관시킨다.

문화적 이슈 역시 증상 표현의 형태와 내용에 영향을 미친다. 이러한 관점에서, 문화적 기능은 적절한 정신 건강 서비스에 접근하도록 보장하는 등의 사회적 정의와도 관련이 있다(Sue, 2001). 연구자들에 따르면 정신 질환을 가진 노인 중 거의 3분의 2는 필요한 치료를 받지 못하고 있다고 한다. 이러한 문제는 특히 시골에 살거나, 가난하거나, 일부 민족, 일부 인종 집단과 같이 충분한 도움을 받지 못하는 집단에서 심하다. McClelland, Khanam, 그리고 Furnham 등은(2014) 영국의 방글라데시 사람들과 영국의 백인들을 대상으로 우울증에 관한 믿음의 문화별, 연령별 차이를 연구하였다. 나이든 영국의 방글라데시인들은 우울증을 수치스럽고 개인과 가족 내에서 위엄을 잃게되는 질병으로 보았다. 그들은 고통받는 사람들에 대한 lay referral system(아픈 곳이 생기면 의료진에게 가기보다는 주위 사람들에게 물어 해결하는 체계 -역자주)을 선호하고, 젊은 영국 방글라데시인이나 영국의 백인들에 비해 우울증에 관한 미신을 더 많이 믿고 있었다. 두 집단 모두 노인들은 우울증에는 심리적 중재가 도움이 되지 않는다고 느끼는 경향이 있었다. 우울증에 대한 젊은 사람들의 태도는 두 민족이 서로 비슷하였다(그리고 일반적으로 긍정적이었다).

Lawrence와 동료들은 캐리비언 흑인, 남 아시아인, 그리고 영국의 백인 노인들의 관점을 포함하는 다문화적 접근을 통해 자연에 대한 믿음과 우울증의 원인에 대한 믿음을 확인하고 서로 비교해 보았다. 결과 상 우울증은 흔히 개인과 사회 환경의 부정적인 점들이 축적되어 노인의 시기에 나타난다고 보았다. 영국 백인과 캐리비언 흑인 참가자들은 우울증을 기분 저하와 절망(low mood and hopelessness)으로 표현했고; 남 아시아인과 캐리비언 흑인 참가자들은 흔히 걱정(worry)이라는 단어로 정의하기도 했다. 이러한 결과는 노인이 치료를 희망하게 되는 데에 문화적 요인이 긍정적인 영향을 미칠 수도 있고, 부정적인 영향을 미칠 수도 있다는 것을 강조한다.

노인이 다른 나라로 이주하는 등의 사건을 경험하는 경우, 진단과정은 서로 정체성의 차이, 경험의 차이, 다른 인종과 민족 집단의 구성원들의 차이로 인한 복잡한 상호 교차의 임상적 영향에 대해 고려해야 한다. 시간과 공간은 노인의 우여곡절의 수준을 결정하는 차원들에 해당한다. 이주와 같은 사건에 대해서, 임상가는 원래 있었던 나라에 대한 주관적 경험(환자가 자라난 나라인지 여부는 관계 없다), 새로 정착한 나라에 대한 주관적 경험, 그리고 이주를 하게 된 역사적 기간 동안의 주관적 경험에 대해 고려해야할 필요가 있다. Tummala-Narra(2015)는 정신분석 학자들이 이민의 경험에 대해 발달의 더 전 단계로의 퇴행, '문화 충격', 그리고 정체성의 비연속성(Akhtar, 2011)뿐 아니라 누적된 정신적 외상(cumulative trauma), 혼란(disorganization), 고통(pain), 그리고 당혹감(frustration)(Grinberg & Grinberg, 1989)도 동반할 수 있다고 한 점을 언급했다. Akhtar는 다른 사람들이 이민과 문화 적응에서 오는 대인관계의 상실과 정신적 트라우마에 대해 집중할 때 "3차 개인화(third individuation)"이라는 용어를 이민 과정에서 오는 정체성의 변화를 설명하기 위해 사용하였다(Ainslie, 2011; Boulanger, 2004; Foster, 2003). 이러한 발견은 이민 공동체에, 특히 공동체 내의 노인들에게 문화적으로 더 섬세하고 접근 가능한 서비스를 제공해야 할 필요성이 있다는 것을 강조한다.

임상적 사례(Clinical illustration)

작은 시골 마을의 65세 남성이 탈진, 에너지 부족, 죽음에 대한 빈번한 생각, 그리고 식욕 부진 때문에 주치의를 찾았다. 전반적인 의학적 검사 후, 주치의는 환자가 정신 상태와 감정을 검사 받기 위해 심리사 상담을 받아본 적이 있는지 물었다. 환자는 스스로 자신의 신체적 안녕이 마음의 상태에 의해 변할 수 있다는 생각을 해본 적이 없다고 이야기 하였다. 그는 만약 자신이 'A shrink(정신과 의사; 심리학자를 부르는 속어)'를 찾아가게 된다면 그의 친척들과 친구들이 어떻게 생각할지를 우려했다. 그는 "난 미치지 않았으니까요. 난 내 삶에서 원하는 건 모두 얻었어요: 아내, 아름다운 자녀들, 그리고 직장. 왜 내가 심리사를 만나야 하나요?"라며 자신이 상담이 필요 없다고 믿었다. 그럼에도 주치의는 그의 문화적 배경과 심리적 문제에 대한 의심과 믿음을 인정하는 방법과 환자의 내적 감정을 깨어나게 할 수 있는 섬세한 방법을 찾아냈다. 그는 마침내 상담 받는 것을 수긍하였다.

3장에서도 언급하였듯이, 낙인을 찍는 환경에 사는 레즈비언, 게이 남성, 그리고 양성애자들은 소수자 스트레스의 대상이 되며, 여기에는 그들의 심리적, 관계적 행복을 위협하는 내면화된 동성애 공포증(internalized homophobia)도 포함된다. 하지만 레즈비언, 게이, 그리고 양성애 노인들에 대한 연구는 매우 드물다(Fredriksen-Goldsen et al., 2011; for a comprehensive approach, see Harley & Teaster, 2016).

편견으로 인해, 레즈비언, 게이, 그리고 양성애 노인들은 다른 노인들에게 거절당하거나, 노인들을 위한 시설에서 거절되기도 한다. 많은 레즈비언, 게이, 그리고 양성애 노인들이 아이가 없고, 그에 따라 이성애자들에 비해 자신들의 자손에게 지원과 도움을 의지할 수 있는 경우가 적다. 미국 정신의학 협회에서 출간한 "동성 간 시민 결혼의 법적 인정 지지에 대한 의견 개진(Position Statement on Support of Legal Recognition of Same-Sex Civil Marriage)"에서는 "이들을 시민 결혼으로 인한 생존권 보호와 상속의 권리, 경제적 이득, 그리고 커플에 대한 건강 관리 체계에서의 법적 인정에서 제외한다는 것은 노화에 따른 심리적 부담을 증가시키는 일이다"라고 이야기하고 있다.

레즈비언, 게이, 그리고 양성애 노인들에게 특정한 위험 요소는 그들의 건강 관리이다. 차별에 대한 그들의 두려움, 동성애자에 대한 차별주의자(heterosexist)같은 의사 및 준의료인들의 태도는 위험성을 높일 수 있다. 많은 사람들이 건강 점검과 치료를 피한다(McFarland & Sanders, 2003). '선택받은 가족(Chosen family)'-생물학적으로, 법적으로 관련이 없지만 서로를 가족 구성원으로 여기는 사람들-은 성적 소수자들에게 지지의 중요한 근원이 된다. 생의 후기에는 이러한 "선택받은(chosen)" 관계가 더욱 더 중요할 수 있다. 그럼에도 불구하고, 종종 건강관리 시설에서는 그들을 잘 알아채지 못한다.

임상가들은 평소보다 더 광범위한 접근을 해야할 필요가 있다- 예를 들어, 레즈비언, 게이, 양성애 내담자를 도울 때에는 현실적인 문제들도 다루어야 한다(그들의 법적 권리를 주장하는 것. 사회적 지원망을 알아보는 것 등). 커밍 아웃(동성애자임을 공식적으로 밝힘; coming-out)의 과정과 성공의 발자취를 따라가는 것이 유용한 방법이 될 수 있다: 내면화된 동성애 공포증이 덜하고 성 정체성이 잘 통합된 사람은 노화와 같은 다른 도전적인 상황에 대한 '역량(competence)'(Berger, 1980; Kimmel, 1978)이 발달되어 있다.

임상적 사례(Clinical illustration)

75세 남성이 우울한 기분 때문에 상담을 찾았다. 그는 상담 의사에게 자신이 아끼는 친구가 6개월 전 죽었다는 것을 이야기 했다. 상담의 이후 회차에서, 상담가에게 더 편안함을 느끼며 그는 죽은 친구가 자신의 파트너(애인)이었다는 점을 명확히 이야기 했다. 그들은 15년간 함께 했고, 그는 현재 매우 외로워하고 있었다. 그는 많은 친구들이 있었지만, 그 중 많은 이들이 죽었고, 일부는 AIDS로 사망하였다. 게다가, 그가 사는 아파트는 애인의 소유였고, 애인의 상속인은 그가 수년간 살았던 집에서 떠나주길 바라고 있었다. 그의 애인이 잘 통합된 게이의 정체성을 가지고 있었던 반면에 그는 중등도 수준의 내면화된 동성애 공포증을 가지고 있었고, 애인의 사망 후 더 심해졌다. 이는 그의 삶의 많은 영역에 영향을 미쳤다; 예를 들어, 이로 인해 그는 다른 게이들을 만나길 꺼려했고, 그의 애인의 가족들에게 스스로의 권리를 주장하지 못했다.

SEApp3 성별 불일치(Gender incongruence)

성별 불일치는 개인의 성 정체성(gender identity)과 태어나면서 결정된 성 사이의 불일치 때문에 발생하는 심각한 고통을 특징으로 한다. DSM-5에서는 젠더 불쾌감(Gender dysphoria)을 진단에 포함하였지만, 3장에서도 명확히 하였듯이 PDM-2에서는 더 이상 젠더 부조화를 장애로 분류하지 않는다. 후발성(성인기에 발생하는) 성별 불일치는 흔하지 않다; 노인의 대부분의 사례는 소아기 혹은 청소년기에 시작된 것이다(Lawrence, 2010). 소아기의 성별 불일치가 해결되지 않고 청소년기로 넘어가는 경우('persisters'), 개개인은 어른들로부터 그들의 트랜스젠더의 정체성을 억누르고, 기대되는 성의 틀에서 살도록 억압 받는 것을 느낀다. 나이 든 성 소수자가 스스로 트랜스젠더임을 알아챈 시대가 언제인지, 그들이 공개적으로 이야기를 한 시대가 언제인지, 그들의 세대 간 집단(generational cohort), 그리고 그들이 사회적 그리고/혹은 의학적 전환을 취한 시대가 언제인지가 그들의 태어날 때의 성에 기반한 (성 역할 행동과 기대에 맞는) 사회화에 영향을 미칠 수 있다(American Psychological Association, 2015). 예를 들어, 1980년대 이전에 성 전환을 한 노인은 치료진에게 사회에서는 시스젠더와 이성애자처럼 "넘어가고" 다른 성적 소수자들과 어울리는 것은 피하도록 독려받았다.

성 정체성에 대한 고민은 그들의 삶 전체에서 그들을 지배할 수 있다. 노년은 자신의 성 정체성을 되돌아보고, 때로는 극적인 방식을 떠올리기도 하지만 자신이 스스로를 어떻게 표현하고 싶은지 되돌아볼 수 있는 시기가 될 수 있다(van Wagenen, Driskell, & Bradford, 2013). 여러 요소들이 성인의 후반기에 성 정체성의 위기를 초래할 수 있다: 부모의 죽음, 직장에서의 은퇴, 애인(배우자)의 상실, 혹은 자신의 죽음에 대해 촉박함을 느끼는 경우 갑자기 "난 정말로 누구지(Who really am I)?", "내가 지금까지 얼마나 다른 사람들에게 좌우되며 살아왔지(How have I been conditioned by others until now)?", 그리고 "나는 남은 삶을 어떻게 살기를 원하지(How do I want to live my remaining time)?" 등의 질문들에 대한 생각을 할 기회가 생기게 된다.

이러한 정신으로, 사람들은 삶의 후기 단계를 자신의 성 정체성을 발견하고, 자신이 편안하게 느끼는 성 역할을 찾으며, 자신이 주관적으로 경험하는 성별로 받아들여지고 살아갈 수 있는 기회로 느끼기도 한다. 하지만 신체의 노화로 인해 자신이 선호하는 성별로 변화할 가능성이 줄어들기도 하며, 이는 개인적인 그리고 내적인 고통을 유발할 수 있다. 노인들은 성별-불일치와 관련된 고통에 대처하는 여러 방법들을 가지고 있다: 부분적으로 자신이 원하는 역할을 하며 살아간다거나; 호르몬 치료와/혹은 수술을 찾는다거나; 색다른 성 역할을 채택하기도 한다(Fabbre, 2015). 성적 소수자에 속하는 노인들은 젊은 시절에는 이러한 문제들이 없었다 하더라도 자신의 정체성을 밝히는 것을 더 두려워한다. 폭력과 차별의 실제 경험 뿐 아니라, 폭력과 차별에 대한 공포 역시 건강 검진과 치료를 거절할 위험성을 높일 수 있다. 그들은 주거와 고용 차별을 포함하는 과거와 현재의 차별을 다룰 수 있는 지지적인 사회적 서비스를 필요로 한다. 레즈비언, 게이, 양성애자들과 마찬가지로, 노인 트랜스젠더는 부정적인 상황에 대해 효과적으로 대처할 수 있는 방법과 회복탄력성을 개발하였을 수 있다(Fruhauf & Orel, 2015).

성별의 수술적 재지정(Gender surgical reassignment)은 종종 성인기에 발생한 성별 불일치의 최우선 치료가 될 수 있다. 노인들은 성전환 수술을 찾아가기를 단념되기도 하지만, 그들은 노화로 인한 호르몬 변화 때문에 더 원활한 성 전환을 이룰 수 있다(Witten & Eyler, 2012). 비록 서양 국가들에서의 최근 변화들에 의해 노인의 트랜스젠더 현상에 대한 언급이 늘어나고 있지만, 이러한 현상은 아직 일관된 연구가 이루어지지 않았다(Fredriksen-Goldsen & Muraco, 2010).

노인 성별 불일치의 주관적 경험(The subjective experience of Gender incongruence in the elderly)

성별 불일치로 고통을 받는 노인들은 개인의 특성과 자신의 삶의 성별-관련 이야기들 모두에서 큰 이질감을 느낀다고 한다(Stoller, 1980). 성 정체성이 오랫동안 외부에 의해 강요되었다는 것에 대한 늦은 인식은 종종 우울한 느낌과 당혹감, "많은 시간을 잃어버렸다"는 실패의 느낌이나 살아온 삶에 대한 후회로 나타난다(Ettner & Wylie, 2013). 스스로의 성 정체성을 깨닫고 수용하는 성취의 과정은 종종 노인들이 스스로에 대한 새로운 기대를 가지고 전적으로 자신이 원하는 방향의 삶을 살게 되면서 긴 과정을 거친다. '정체성의 전환(trans identity)'을 감당하는 일이 어떤 노인들에게는 별 문제가 되지 않지만, 어떤 노인들은 높은 수준의 불안, 분노, 긴장, 그리고 압박감과 같은 주요한 결과들을 동반하는 힘든 경험들을 견뎌내야 한다(Hodgkiss, Denman, & Watson, 1991; Kremer & den Daas, 1990; Lothstein, 1979; Siverskog, 2014). 레즈비언, 게이, 그리고 양성애 노인들과 비교하였을 때, 트랜스젠더나 트랜스섹슈얼 노인들은 우울증과 자살 사고에 대한 위험이 더 높다(Auldridge, Tamar-Mattis, Kennedy, Ames, & Tobin, 2012; Fredriksen-Goldsen et al., 2011; for a comprehensive discussion, see Harley & Teaster, 2016).

생의 후기에 성 전환을 고려하는 노인들은 시간이 지나가는 것에 대한 급박함을 느낄 수 있다; 그들은 정체성 변화, 특히 성별 재지정 수술(sex reassignment surgery)이 빨리 이루어져야 한다고 느낀다. 그들은 현재가 스스로를 표현할 수 있는 마지막 기회라고 여긴다. 새로운 삶을 이루기 위해 환자들은 요구가 늘어나고, 타인을 조종하려고 하고, 통제적이고, 강압적이며, 심지어 편집증적인 모습을 보이기도 한다.

정서 상태(Affective states)

정서상태는 불안, 혼란, 흥분, 그리고 평생의 성별 갈등을 해결할 마지막 기회라는 희망을 포함한다. 환자는 스스로의 크로스 드레싱(cross-dressing; 남자가 여성 옷을 입는다든지, 여자가 남성 옷을 입는 것)이 조롱을 받을 경우 수치심, 비웃음, 그리고 자기 의식(self consciousness)에 어떠한 느낌을 받을 수 있다. 노인 성별 불일치 환자는 우울, 고립, 철수로 표현되어 왔으며, 의존과 관련된 극심한 갈등에 사로잡힐 수 있다.

인지 패턴(Cognitive patterns)

인지 패턴은 가상의 성전환 이후의 삶이 어떨지에 대한 굉장한 기대와 우려의 혼재뿐 아니라, 신체 외형에 대한 걱정도 포함한다. 일부 노인 남성 환자들은 아버지로서의 역할에도 극심한 어려움을 경험한다.

신체적 상태(Somatic states)

신체적 긴장과 신체형 증상들은 성 정체성의 위기로 인한 짜증, 혼란, 불안과 같은 느낌을 끌어내기도 하고, 때로는 앞으로 기대하던 새로운 삶에 대한 흥분과 각성이 번갈아가며 나타나기도 한다.

관계 패턴(Relationship patterns)

관계패턴은 성 정체성을 바꾸는 선택이나 수술 이후에도 애인이 생기지 않는 것에 대한 외로움과 고립이 특징이라고 할 수 있다.

임상적 사례(Clinical illustration)

73세 남성이 성 정체성 클리닉에 성별 재지정 수술을 위해 내원하였다. 보험회사에서 퇴직하였고, 28년간의 결혼 생활을 유지하며 2명의 자녀를 두었다. 퇴직 3년 후, 그는 가족들에게 사실을 밝히고; 그 후 그는 아내를 떠나 혼자 살기로 결심했다. 결혼 생활동안, 그는 반복적이고 침투적인 여성이 되고 싶다는 생각과 함께 간헐적으로 성관계에서 불만족스러운 경험들을 했었다. 분리 이후, 그는 젊은 여성과 새로운 관계를 시작하였지만, 6개월 이후 갑작스럽게 관계를 끝내고는 자기 무시(self-neglect)로 인해 자살까지 계획할 정도의 깊은 위기에 처했다. 위기는 그가 여자로 살기로 결정함으로써 끝낼 수 있었다. 심리 상담에서, 그가 자신의 성적 선호도에 대한 의심 때문에 매우 불안정한 소아기와 청소년기를 보냈다는 것을 기억해냈다. 때로는, 그는 남 몰래 여자의 옷을 입어보기도 했다. 환자는 감정의 불안정성, 우려, 그리고 '남은 시간'에 대한 긴박감을 호소했다.

표 7.2. Concordance of PDM-2 and ICD-10/DSM-5 Diagnostic Categories for the Elderly

PDM-2	
SE1 뚜렷한 정신병적 장애(Predominantly psychotic disorders) SE 15 후발성 정신병(Late-onset psychosis)	
ICD-10	DSM-5
F20-29 조현병, 분열 및 망상 장애 　F23. 급성 및 일과성 정신병적 장애 　F28/29. 기타/상세불명의 비기질적 정신병	조현병 스펙트럼 및 기타 정신병적 장애 　F23. 단기 정신병적 장애 　F28/29. 달리 명시된/명시되지 않는 조현병 스펙트럼 및 기타 정신병적 장애 *NB: 물질/약물 유발 정신병적 장애는 SE71.1. 물질 관련장애 참조.* *다른 의학적 상태에 의한 정신병적 장애는 표 3.2(S axis), S72 참조. 다른 의학적 상태에 의한 정신 장애.*

PDM-2
SE2 기분 장애(Mood disorders)
SE22 우울 장애(Depressive disorders)
SE23 순환기분장애(Cyclothymic disorder)
SE24 양극성 장애(Bipolar disorders)

ICD-10	DSM-5
FE30-39. 기분(정동)장애	양극성 및 관련 장애
F30. 조병 에피소드	F31. 제I형 양극성 장애
F31. 양극성 정동 장애	현재 또는 가장 최근 조증 삽화
.0. 현존 경조병	.11/.12/.13. 경도/중등도/고도
.1/.2. 현존 정신병적 증상이 없는/있는 조병	.2 정신병적 양상 동반
.3. 현존 경증 또는 중등도의 우울병	.73/.74. 부분/완전 관해 상태
.4/.5. 현존 정신병적 증상이 없는/있는 심한	.0. 현재 또는 가장 최근 경조증 삽화
우울병	.73/.74. 부분/완전 관해 상태
.6. 현존 혼합형	현재 또는 가장 최근 우울증 삽화
.7. 현존 관해 상태	.31/.32. 경도/중등도
.8/.9. 기타/상세불명의 양극성 정동장애	.4. 고도
	.5. 정신병적 양상 동반
	.75/.76. 부분/완전 관해 상태
	F31.81. 제II형 양극성 장애
	F34.0. 순환성 장애
	F31.89/.9. 달리 명시된/명시되지 않는 양극성 및
	관련 장애
	우울장애
F32. 우울병 에피소드	F32. 주요우울장애(단일 삽화)
.0/.1. 경도의/중등도의 우울병 에피소드	.0/.1/.2. 경도/중등도/고도
.2/.3. 정신병적 증상이 없는/있는 중증의 우울	.3. 정신병적 양상 동반
병 에피소드	.4/.5. 부분/완전 관해 상태
.8/.9. 기타/상세불명의 우울병 에피소드	F33. 주요우울장애(재발성 삽화)
F33. 재발성 우울병장애	.0/.1/.2. 경도/중등도/고도
.0/.1. 현존 경도/중등도	.3. 정신병적 양상 동반
.2/.3. 현존 정신병적 증상이 없는/있는 중증	.41/.42. 부분/완전 관해 상태
.4. 현존 관해 상태	F34.1. 지속성 우울장애(기분저하증)
.8/.9. 기타/상세불명의 재발성 우울병장애	N94.3. 월경전 불쾌 장애
F34. 지속성 기분장애	F32.89/.9. 달리 명시된/명시되지 않는 우울장애
.0. 순환성 기분장애	
.1. 기분이상증	
.8/.9. 기타/상세불명의 지속성 기분장애	
F38/39. 기타/상세불명의 기분장애	

PDM-2	
SE3 일차적으로 불안과 관련 장애(Disorders related primarily to anxiety)	
SE31 불안장애(Anxiety disorders)	
SE32 강박 및 관련 장애(Obsessive-compulsive and related disorders)	
SE32.1 강박장애(Obsessive-compulsive disorder)	
SE32.2 신체이형장애(Body dysmorphic disorder)	
SE32.3 저장장애(Hoarding disorder)	
SE32.4 발모광과 피부뜯기 장애(Trichotillomania and excoriation disorder)	

ICD-10	DSM-5
F40-48. 신경증적, 스트레스 관련 및 신체형 장애	
F40. 공포성 불안장애	불안장애
.0. 광장공포증(공황장애 병력이 있는/없는)	F40.2x. 특정 공포증
.1. 사회공포증	F40.1. 사회불안장애(사회공포증)
.2. 특수한(고립된) 공포증	F41.0. 공황장애
F41. 기타 불안장애	F40.00. 광장공포증
.0. 공황 장애	F41.1. 범불안장애
.1. 전신불안장애	물질/치료약물로 유발된 불안장애
.2. 혼합형 불안 및 우울병장애	다음의 경우 명시할 것: 중독 중 발병, 금단 중 발병,
.3. 기타 혼합형 불안장애	치료약물 사용 후 발병.
.8/.9. 기타 명시된/상세불명의 불안장애	F06.4. 다른 의학적 상태로 인한 불안장애
	강박 및 관련 장애
F42. 강박장애	F42. 강박장애
.0. 강박성 사고 또는 되새김	F45.22. 신체이형장애
.1. 현저한 강박행위	F42. 수집광
.2. 혼합형 강박성 사고와 행위	F63.3. 발모광(털뽑기장애)
F63. 습관 및 충동 장애	L98.1. 피부뜯기장애
.3. 발보벽	

PDM-2

SE4 사건 및 스트레스 관련 장애(Event- and stressor- related disorders)
    SE41 외상 및 스트레스 관련 장애(Trauma- and Stressor-related disorders)
        SE41.2 급성 및 외상 후 스트레스 장애(Acute and posttraumatic stress disorders)
    SE42 해리장애(Dissociative disorders)
    SE43 전환장애(Conversion disorders)
    SE45 지속성 복합 사별장애(복합적 애도) (Persistent complex bereavement disorder; complicated grief)

ICD-10	DSM-5

F40-48. 신경증적, 스트레스 관련 및 신체형 장애
  F43. 심한 스트레스에 대한 반응 및 적응장애
    .0. 급성 스트레스반응
    .1. 외상후 스트레스장애
    .2. 적응장애
    .20. 단기 우울병 반응
    .21. 지연 우울병 반응
    .22. 혼합형 불안 및 우울병 반응
    .23. 기타 감정의 현저한 장애
    .24. 혼합형 감정 및 행실 장애
  F44. 해리(전환) 장애
  F44.0. 해리성 기억상실
  F44.1. 해리성 둔주
  F44.3. 몽환상태와 빙의증
  F44.7. 혼합형 해리(전환)장애
  F44.8. 기타 해리(전환)장애
    .80. 간저 증후군
    .81. 다중 인격 장애
    .88. 기타 명시된 해리(전환)장애
  F44.9. 상세불명의 해리(전환)장애
  F44. 해리(전환) 장애
    .2. 해리성 혼미
    .4. 해리성 운동 장애
    .5. 해리성 경련
	외상 및 스트레스 관련 장애
	  F43.10. 외상후 스트레스장애
	  F43.0. 급성 스트레스장애
	  F43.2. 적응장애
	    .21. 우울 기분 동반
	    .22. 불안동반
	    .23. 불안 및 우울 기분 함께 동반
	    .24. 품행 장애 동반
	    .25. 정서 및 품행 장애 함께 동반
	해리장애
	  F44.81. 해리성 정체성장애
	  F44.0. 해리성 기억상실. 다음의 경우 명시할 것:
	  F44.1. 해리성 둔주 동반
	  F48.1. 이인성/비현실감 장애
	  F44.88. 달리 명시된 해리장애(OSDD)
	  F44.81. OSDD-1, 만성적이고 반복적인 혼합된 해
	       리증상
	  F44.88. OSDD-2, 지속적이고 강력한 강압적인 설
	       득에 의한 정체성 장애
	  F44.88. OSDD-3, 스트레스성 사건에 대한 급성
	       해리성 반응
	  F44.3. OSDD-4, 해리성 황홀경
	신체증상 및 관련 장애
	  F44. 전환장애
	    .4. 쇠약감이나 마비 동반
	    .4. 이상 운동 동반
	    .4. 삼키기 증상 동반
	    .4. 언어 증상 동반
	    .5. 발작 동반
	    .6. 무감각증이나 감각 손실 동반
	    .6. 특정 감각 증상 동반
	    .7. 혼합 증상 동반

PDM-2
SE5 신체 증상 및 관련 장애(Somatic symptom and related disorders) 　　SE51 신체증상장애(Somatic symptom disorder) 　　SE52 질병불안장애(Illness anxiety disorder) 　　SE53 인위성 장애(Factitious disorder) 　　SE54 기타 의학적 상태에 영향을 주는 심리적 요인(Psychological factors affecting other medical conditions

ICD-10	DSM-5
F45. 신체형장애 　.0. 신체화장애 　.1. 미분화형 신체형장애 　.2. 건강염려증성 장애 　.3. 신체형 자율신경기능장애 　.4. 지속성 신체형 통증장애 　.8/.9. 기타/상세불명의 신체형장애 F68. 기타 성인의 인격과 행동의 장애 　.1. 신체적 또는 심리학적인 증상 또는 불구의 가 　　장이나 고의적 유발(인위적장애)	신체증상 및 관련 장애 　F45.1. 신체증상장애 　F45.21. 질병불안장애 　F68.10. 인위성장애 　F45.8/.9. 달리 명시된/명시되지 않는 신체증상 및 　　관련 장애

PDM-2
SE6 특정 증상 장애(Specific symptom disorders) 　　SE61 급식 및 섭식장애(Feeding and eating disorders) 　　SE62 수면-각성 장애(Sleep-wake disorders) 　　SE63 성기능 부전(Sexual dysfunction) 　　SE64 변태성욕 장애(Paraphilic disorders)

ICD-10	DSM-5
F50-59 생리적 교란 및 물리적 요인과 관련된 행동 증후군 　F50. 섭식장애 　　.0. 신경성 식욕부진 　　.2. 신경성 폭식증 　　.8/.9. 기타/상세불명의 섭식장애 　F51. 비기질성 수면장애 　F51.0. 비기질성 불면증 　F51.1. 비기질성 과다수면 　F51.2. 수면-각성 주기의 비기질성 장애 　F51.3. 몽유병 　F51.4. 야경증 　F51.5. 악몽 　F51.8/.9. 기타/상세불명의 수면장애 *NB: 우측 DSM-5의 G 코드는 ICD-10에서는 정신과 적 질환으로 분류되지 않아 ICD-10의 다른 분류 어 딘가에 존재한다는 것을 뜻한다.*	F50. 급식 및 섭식 장애 　.01. 신경성 식욕부진증, 제한형 　.02. 신경성 식욕부진증, 폭식/제거형 　.2. 신경성 폭식증 　.8. 폭식장애 　.8/.9. 달리 명시된/명시되지 않는 급식 또는 섭식 장애 수면-각성장애 　G47.00. 불면장애 　G47.10. 과다수면장애 　G47.4x. 기면증 호흡관련 수면장애 　G47.3x. 폐쇄성 수면 무호흡 저호흡, 중추성 수면 무호흡증, 수면관련 환기저하 　G47.2x. 일주기리듬 수면-각성장애 사건수면 　F51.3. NREM수면 각성장애, 수면보행증형 　F51.4. NREM수면 각성장애, 야경증형 　F51.5. 악몽장애 　G47.52. REM수면 행동장애 　G47.8/.9. 달리 명시된/명시되지 않는 수면-각성 장애
F52. 기질적 장애 또는 질병에 의하지 않은 성기능 이상 　　.0. 성욕감퇴 혹은 상실 　　.1. 성혐오와 성적 쾌감결핍 　　.2. 생식기반응의 부전 　　.3. 성극치감 기능이상 　　.4. 조루 　　.5. 비기질성 질경련 　　.6. 비기질성 성교통 　　.7. 성욕과다 　　.8/.9. 기타/상세불명의 기질적 장애 또는 질병 에 의하지 않은 성기능이상 　F65. 성선호장애 　　.0. 여성물건애 　　.1. 여성물건애적 의상도착증 　　.2. 노출증 　　.3. 관음증 　　.4. 소아성애증 　　.5. 가학-피학증 　　.6. 성선호의 다발성 장애 　　.8/.9. 기타/상세불명의 성선호장애	F52. 성기능부전 　.32. 사정지연 　.21. 발기장애 　.31. 여성극치감장애 　.22. 여성 성적 관심/흥분장애 　.6. 성기-골반통증/삽입장애 　.0. 남성성욕감퇴장애 　.4. 조기사정 　.8/.9. 달리 명시된/명시되지 않는 성기능부전 F65. 변태성욕장애 　.3. 관음장애 　.2. 노출장애 　.81. 마찰도착장애 　.51. 성적피학장애 　.52. 성적가학장애 　.4. 소아성애장애 　.0. 물품음란장애 　.1. 복장도착장애 　.89. 달리 명시된 변태성욕장애 　.9. 명시되지 않는 변태성욕장애

PDM-2	
SE7 중독 관련 장애(Disorders related to addiction)	
SE71 중독(Addictions)	
SE71.1 물질관련장애(Substance-related disorders)	
SE71.2 행위 중독(Behavioral addictions)	
SE71.2.1 도박 장애(Gambling disorder)	
SE71.2.2 성 중독(Sexual addiction)	

ICD-10	DSM-5
IF10-19. 향정신성의약품 사용으로 인한 정신 및 행동 장애 : x 사용에 의한 정신 및 행동 장애	물질관련 및 중독 장애

F10. 알코올   임상적 상태에 따른 표시
F11. 아편유사제   x.0. 급성 중독
F12. 카나비노이드   x.1. 유해한 사용
F13. 진정제 또는 최면제 x.2. 의존증후군
    (수면제)   x.3. 금단상태
F14. 코카인   x.4. 섬망을 동반한 금단상
F15. 카페인을 포함하는   태
    기타 흥분제   x.5. 정신병적 장애
F16. 환각제   x.6. 기억상실증후군
F17. 담배   x.7. 잔류 및 만기-발병 정
F18. 휘발용제   신병적 장애
F19. 여러 약물 사용 및 기 x.8/.9. 기타/상세불명의
    타 정신활성 물질의   정신 및 행동장애
    사용
	물질관련장애
	NB: 좌측의 요약된 ICD-10 항목 참조. 진단의 전체적인 기술에 대해서는 DSM-5의 p.483-485 참조.
	비물질관련장애
	  F63.0. 도박장애
	NB: ICD-10에서 도박은 F60-69. 성인 인격 및행동 장애에 해당한다; F63. 습관 및 충동장애, F63.0. 병적 도박.
	
	NB: 섹스 중독 그 자체는 ICD-10과 DSM-5 어디에도 수록되지 않았다.

PDM-2	
SE13 신경인지 장애(Neurocognitive disorders)	
SE131 섬망(Delirium)	
SE132 경도 신경인지 장애(경도 인지 장애) (Mild neurocognitive disorder(mild cognitive impairment))	
SE133 주요 경도인지 장애(치매) (Major neurocognitive disorder(dementia))	

ICD-10	DSM-5
F00-09. 기질성 또는 증상성 정신장애	F06. 다른 의학적 상태로 인한 정신질환(AMC) (각자
F00. 알츠하이머병에서의 치매	각각의 진단 그룹에 들어감):
F01. 혈관성 치매	.2. AMC에 의한 정신병적 망상장애
F02. 기타 명시된 질환에서의 치매	.0. AMC에 의한 정신병적 환각 장애
F03. 상세불명의 치매	.1. AMC에 의한/와 동반된 긴장증
F04. 알코올 및 기타 정신활성 물질에 의해 유발된	.3. AMC에 의한 우울 혹은 양극성 및 관련 장애
것이 아닌 기질성 기억상실증후군	.4. AMC에 의한 불안장애
F05. 알코올 및 기타 정신활성 물질에 의해 유발된	.8. AMC에 의한 강박 및 관련 장애
것이 아닌 섬망	신경인지장애
F06. 기타 뇌손상, 뇌기능이상 및 신체질환에 의한	섬망:
정신장애	물질 중독 섬망
.0. 기질적 환각증	물질 금단 섬망
.1. 기질적 긴장성 장애	약물치료로 유발된 섬망
.2. 기질성 망상성 장애	다른 의학적 상태로 인한 섬망
.3. 기질성 기분장애	주요 및 경도 신경인지장애(각각의 소분류를 가지
.4. 기질성 불안 장애	는 여러 유형이 있다):
.5. 기질성 해리장애	알츠하이머병으로 인한; 전두측두엽; 혈관성;
.6. 기질성 정서불안정 장애	외상성 뇌손상으로 인한; 물질/치료약물로 유
.7. 경도인지장애	발된; HIV 감염으로 인한/ 프라이온병으로 인
.8/.9. 기타 명시된/상세불명의 정신장애	한; 파킨슨병으로 인한; 헌팅턴병으로 인한; 다
F07. 뇌질환, 뇌손상 및 뇌기능 이상에 의한 기질성	른 의학적 상태로 인한; 다중 병인으로 인한
인격 및 행동 장애	
F09. 상세불명의 기질성 또는 증상성 정신장애	*NB: 전체적인 내용은 DSM-5의 p.591-643 참조*

PDM-2	
SEApp 부록: 임상적 주의를 요하는 심리적 경험(Psychological experiences that may require clinical attention)	
SEApp1 인구학적 소수 집단(민족적, 문화적, 언어적, 종교적, 정치적)	
SEApp2 레즈비언, 게이, 및 양성애자	
SEApp3 성별 불일치(Gender incongruence)	

ICD-10	DSM-5
F64. 성주체성 장애	F64. 젠더 불쾌감
F64.0. 성전환증	F64.1. 청소년과 성인에서의 젠더 불쾌감
F64.1. 이중역할 의상도착증	
F64.8. 기타 성주체성 장애	
F64.9. 상세불명의 성주체성 장애	

■■■■ 참고문헌

General Bibliography

American Psychiatric Association. (2013). *Diagnostic and statistical manual of mental disorders* (5th ed.). Arlington, VA: Author.

Booth, R. (2000). Loneliness as a component of psychiatric disorders. *Medscape General Medicine, 2*(2), 1−7.

Cacioppo, J. T., Hawkley, L. C., & Thisted, R. A. (2010). Perceived social isolation makes me sad: Five year crosslagged analyses of loneliness and depressive symptomatology in the Chicago Health, Aging, and Social Relations Study. *Psychology and Aging, 25*(2), 453−463.

Eloranta, S., Arve, S., Isoaho, H., Lehtonen, A., & Viitanen, M. (2015). Loneliness of older people aged 70: A comparison of two Finnish cohorts born 20 years apart. *Archives of Gerontology and Geriatrics, 61*(2), 254−260.

Masi, C. M., Chen, H. Y., Hawkley, L. C., & Cacioppo, J. T. (2011). A metaanalysis of interventions to reduce loneliness. *Personality and Social Psychology Review, 15*(3), 219−266.

Sheikh, J. D. (Ed.). (1996). *Treating the elderly.* San Francisco: Jossey-Bass.

Steptoe, A., Shankar, A., Demakakos, P., & Wardle, J. (2013). *Social isolation, loneliness, and allcause mortality in older men and women. Proceedings of the National Academy of Sciences USA , 110*(15), 5797−5801.

Tilvis, R. S., Laitala, V., Routasalo, P. E., & Pitkälä, K. H. (2011). Suffering from loneliness indicates significant mortality risk of older people. *Journal of Aging Research,* 534−781.

Tornstam, L. (1992). Loneliness in marriage. *Journal of Social and Personal Relationships, 9*(2), 197−217.

Weiss, R. S. (1973). *Loneliness: The experience of emotional and social isolation.* Cambridge, MA: MIT Press.

World Health Organization. (1992). *The ICD 10 classification of mental and behavioural disorders.* Geneva: Author.

SE1   Predominantly Psychotic Disorders

Giblin, S., Clare, L., Livingston, G., & Howard, R. (2004). Psychosocial correlates of lateonset psychosis: Life experiences, cognitive schemas, and attitudes to ageing. *International Journal of Geriatric Psychiatry, 19*(7), 611−623.

Maglione, J. E., AncoliIsrael, S., Peters, K. W., Paudel, M. L., Yaffe, K., Ensrud, K. E., & Stone, K. L. (2014). Study of Osteoporotic Fractures Research Group: Subjective and objective sleep disturbance and longitudinal risk of depression in a cohort of older women. *Sleep, 37*(7), 1179−1187.

Meesters, P. D., Comijs, H. C., Dröes, R. M., de Haan, L., Smit, J. H., Eikelenboom, P., . . . Stek, M. L. (2013). The care needs of elderly patients with schizophrenia spectrum disorders. *American Journal of Geriatric Psychiatry, 21*(2), 129−137.

Meesters, P. D., de Haan, L., Comijs, H. C., Stek, M. L., SmeetsJanssen, M. M., Weeda, M. R., . . . Beekman, A. T. (2012). Schizophrenia spectrum disorders in later life: Prevalence and distribution of age at onset and sex in a Dutch catchment area. *American Journal of Geriatric Psychiatry, 20*(1), 18−28.

Quin, R. C., Clare, L., Ryan, P., & Jackson, M. (2009). "Not of this world": The subjective experience of lateonset psychosis. *Aging and Mental Health, 13*(6), 779−787.

Smeets Janssen, M. M., Meesters, P. D., Comijs, H.C., Eikelenboom, P., Smit, J. H., de Haan, L., . . . Stek, M. L. (2013). Theory of mind differences in older patients with earlyonset and late onset paranoid schizophrenia. *International Journal of Geriatric Psychiatry, 28*(11), 1141−1146.

SE2   Mood Disorders

Arts, B., Jabben, N., Krabbendam, L., & van Os, J. (2008). Metaanalyses of cognitive functioning in euthymic bipolar patients and their firstdegree relatives. *Psychological Medicine, 38*(6), 771−785. Azorin, J. M., Kaladjian, A., Adida, M., & Fakra, E. (2012). Lateonset bipolar illness: The geriatric bipolar type V I. *CNS Neuroscience and Therapeutics, 18*(3), 208−213.

Berk, M., Kapczinski, F., Andreazza, A. C., Dean, O., Giorlando, F., Maes, M., . . . Dean, B. (2011). Pathways underlying neuroprogression in bipolar disorder: Focus on inflammation, oxidative stress and neurotrophic factors. *Neuroscience and Biobehavioral Reviews, 35,* 804−817.

Bourne, C., Aydemir, O., BalanzaMartinez, V., Bora, E., Brissos, S., Cavanagh, J. T., . . . Goodwin, G. M. (2013). Neuropsychological testing of cognitive impairment in euthymic bipolar disorder: An individual patient data metaanalysis. *Acta Psychiatrica Scandinavica, 128*(3), 149−162.

Butler, R. N., Lewis, M. I., & Sunderland, T. (1998). *Aging and mental health: Positive psychosocial and biomedical approaches* (5th ed.). Boston: Allyn & Bacon.

Camus, V., Kraehenbuhl, H., Preisig, M., Bula, C.J., & Waeber, G. (2004). Geriatric depression and vascular diseases: What are the links? *Journal of Affective Disorders, 81,* 1 – 16.

Dautzenberg, G., Lans, L., Meesters, P. D., Kupka, R., Beekman, A., Stek, M. L., & Dols, A. (2015). The care needs of older patients with bipolar disorder. *Aging and Mental Health, 5,* 1 – 9.

Depp, C. A., & Jeste, D. V. (2004). Bipolar disorder in older adults: A critical review. *Bipolar Disorders,6*(5), 343 – 367.

Dols, A., Kupka, R. W., van Lammeren, A., Beekman, A. T., Sajatovic, M., & Stek, M. L. (2014). The prevalence of latelife mania: A review. *Bipolar Disorders, 16*(2), 113 – 138.

Gallo, J. J., & Lebowitz, B. D. (1999). The epidemiology of common latelife mental disorders in the community: Themes for the new century. *Psychiatric Services, 59,* 1158 – 1166.

Kessing, L. V., Vradi, E., & Andersen, P. K. (2015). Life expectancy in bipolar disorder. *Bipolar Disorders, 17*(5), 543 – 548.

Kiloh, L. G. (1961). Pseudodementia. *Acta Psychiatrica Scandinavica, 37,* 336 – 351.

Kim, J. E., & Moen, P. (2001). Is retirement good or bad for subjective wellbeing? *Current Directions in Psychological Science, 10*(3), 83 – 86.

Korczyn, A. D., Halperin, I. (2009) Depression and dementia. *Journal of the Neurological Sciences,283,* 139 – 142.

Krauthammer, C., & Klerman, G. L. (1978). Secondary mania: Manic syndromes associated with antecedent physical illness or drugs. *Archives of General Psychiatry, 35*(11), 1333 – 1339.

Kring, A. N., Davison, G. C., Neale, J. M., & Johnson, S. L. (2007). *Abnormal psychology* (10th ed.). Hoboken, NJ: Wiley.

Lala, S. V., & Sajatovic, M. (2012). Medical and psychiatric comorbidities among elderly individuals with bipolar disorder: A literature review. *Journal of Geriatric Psychiatry and Neurology, 25*(1),20 – 25.

LaRue, A. (1992). *Aging and neuropsychological assessment.* New York: Plenum Press.

LaRue, A., D'Elia, L. F., Clark, E. O., Spar, J. E., & Jarvik, L. F. (1986). Clinical tests of memory in dementia, depression and healthy aging. *Journal of Psychology and Aging, 1,* 69 – 77.

Lockwood, K. A., Alexoppulos, G. S., Kakuma, T.,& van Gorp, W. G. (2000). Subtypes of cognitive impairment in depressed older adults. *American Journal of Geriatric Psychiatry, 8,* 201 – 208.

Marengo, J., & Westermeyer, J. F. (1996). Schizophrenia and delusional disorders. In L. L. Carstensen, B. A. Edelstein, & L. Dornbrand (Eds.), *The practical handbook of clinical gerontology* (pp. 255 – 273). Thousand Oaks, CA: SAGE.

Rosenblatt, A., Mehta, K. M., Romanoski, A., Eaton, W., & Lyketsos, C. (2003). Major depression and cognitive decline after 11.5 years: Findings from the ECA study. *Journal of Nervous and Mental Disease, 191,* 827 – 830.

Sajatovic, M., Forester, B. P., Gildengers, A., & Mulsant, B. H. (2013). Aging changes and medical complexity in latelife bipolar disorder: Emerging research findings that may help advance care. *Neuropsychiatry, 3*(6), 621 – 633.

Schouws, S. N., Paans, N. P., Comijs, H. C., Dols, A., & Stek, M. L. (2015). Coping and personality in older patients with bipolar disorder. *Journal of Affective Disorders, 184,* 67 – 71.

Storand, M., & VandenBos, G. N. (Eds.). (1997). *Neuropsychological assessment of dementia and depression in older adults: A clinician's guide.* Washington, DC: American Psychological Association.

Swainson, R., Hodges, J. R., Galton, C. J., Semple, J., Michael, A., Dunn, B. D., . . . Sahakian, B. J. (2001). Early detection and differential diagnosis of Alzheimer's disease and depression with neuropsychological tasks. *Dementia and Geriatric Cognitive Disorders, 12,* 265 – 280.

Teri, L., & Reifler, B. V. (1987). Depression and dementia. In L. L. Carstensen & B. A. Edelstein (Eds.), *Handbook of clinical gerontology* (pp. 112 – 119). New York: Pergamon Press.

Wilcox, S., Evenson, K. R., Aragaki, A. Wassertheil Smoller, S., Mouton, C. P., & Loevinger, B. L.(2003). The effects of widowhood on physical and mental health, health behavior and health outcomes: The Women's Health Initiative. *Health Psychology, 22 ,* 513 – 522.

SE3 Disorders Related Primarily to Anxiety

Ayers, C. L. (2010). Age at onset and clinical features of late life compulsive hoarding. *International Journal of Geriatric Psychiatry, 25*(2), 142 – 149.

Barrett, A. E., & Robbins, C. (2008). The multiple sources of women's aging anxiety and their relationship with psychological distress. *Journal of Aging and Health, 20*(1), 32–65.

Beekman, A. T. F., de Beurs, E., van Balkom, A. J. L .M., Deeg, D. J. H., van Dyck, R., & van Tilburg, W. (2000). Anxiety and depression in later life: Cooccurrence and communality of risk factors. *American Journal of Psychiatry, 157,* 89–95.

Beekman, A. W. (1998). Anxiety disorders in later life: A report from the Longitudinal Aging Study Amsterdam. *International Journal of Geriatric Psychiatry, 13*(10), 717–726.

Bryant, C., Jackson, H., & Ames, D. (2008). The prevalence of anxiety in older adults: Methodological issues and a review of the literature. *Journal of Affective Disorders, 109,* 233–250.

Bryant, C., Mohlman, J., Gum, A., Stanley, M., Beekman, A. T. F., Loebach Wetherell, J., . . . Lenze, E . J. (2013). Anxiety disorders in older adults: Looking to DSM5 and beyond. *American Journal of Geriatric Psychiatry, 21*(9), 872–876.

Byrne, G. J. & Pachana, N. A. (2011). Development and validation of a short form of the Geriatric Anxiety Inventory—the GAISF. *International Psychogeriatrics, 23*(1), 125–131.

Carmin, C. L . (2002). Treatment of lateonset OCD following basal ganglia infarct. *Depression and Anxiety, 15*(2), 87–90.

Colvin, C. A. (1997). Behaviour therapy for obsessive compulsive disorder in a 78yearold woman. *International Journal of Geriatric Psychiatry, 12*(4), 488–491.

Cullen, B. G. (2008). Demographic and clinical characteristics associated with treatment status in family members with obsessive–compulsive disorder. *Depression and Anxiety, 25*(3), 218–224.

Diefenbach, G. J., Stanley, M. A., & Beck, J. G. (2001). Worry content reported by older adults with and without generalized anxiety disorder. *Aging and Mental Health, 5,* 269–274.

Gagnon, N., Flint, A. J., Naglie, G., & Devins, G.M. (2005) Affective correlates of fear of falling in elderly persons. *American Journal of Geriatric Psychiatry, 13,* 7–14.

Gum, A. M., KingKallimanis, B., & Kohn, R. (2009).Prevalence of mood, anxiety, and substanceabuse disorders for older Americans in the National Comorbidity SurveyReplication. *American Journal of Geriatric Psychiatry, 17*(9), 769–781.

Kim, H. J., Steketee, G. H., & Frost, R. O. (2001). Hoarding by elderly people. *Health and Social Work, 26*(3), 176–184.

Kirmizioglu, Y. G. (2009). Prevalence of anxiety disorders among elderly people. *International Journal of Geriatric Psychiatry, 24*(9), 1026–1033.

Kogan, J. N., Edelstein, B. A., & McKee, D. R. (2008). Assessment of anxiety in older adults: Current status. *Journal of Anxiety Disorders, 14*(2), 109–132. Krasucki, C. A. (1998). The relationship between anxiety disorders and age. *International Journal of Geriatric Psychiatry, 13*(2), 79–99.

Kumar, T. S. (2000). Obsessive–compulsive disorder with onset in old age. *Canadian Journal of Psychiatry, 45*(2), 196–197.

Le Roux, H., Gatz, M., & Wetherell, J. L . (2005). Age at onset of generalized anxiety disorder in older adults. *American Journal of Geriatric Psychiatry, 13,* 23–30.

Lenze, E . J., & Loebach Wetherell, J. (2011). Anxiety disorders: New developments in old age. *Journal of Anxiety Disorders, 14*(2), 109–132.

Lowe, P. A., & Reynolds, C. R. (2006). Examination of the psychometric properties of the Adult Manifest Anxiety Scale—Elderly Version scores. *Educational and Psychological Measurement, 66*(1),93–115.

Lynch, S. (2000). Measurement and prediction of aging anxiety. *Research on Aging, 22,* 533–558. Michel, B. (2003). Use of paroxetine for the treatment of depression and anxiety disorders in the elderly: A review. *Human Psychopharmacology: Clinical and Experimental, 18*(3), 185.

Quinodoz, D. (2009). Growing old: A psychoanalyst's point of view. *International Journal of Psychoanalysis, 90,* 773–793.

Segal, D. L ., June, A., Payne, M., Coolidge, F. L ., & Yochim, B. (2010). Development and initial validation of a selfreport assessment tool for anxiety among older adults: The Geriatric Anxiety Scale. *Journal of Anxiety Disorders, 24,* 709–714.

Wijeratne, C., & Manicavasagar, V. (2003). Separation anxiety in the elderly. *Anxiety Disorders, 17,* 695–702.

WolitzkyTaylor, K. B., Castriotta, N., Lenze, E . J., Stanley, M. A., & Craske, M. G. (2010). Anxiety disorders in older adults: A comprehensive review. *Depression and Anxiety, 27,* 190–211.

SE4 Eventand StressorRelated Disorders

Acierno, R., Lawyer, S. R., Rheingold, A., Kilpatrick, D. G., Resnick, H. S., & Saunders, B. E . (2007). Current psychopathology in previously assaulted older adults. *Journal of Interpersonal Violence, 22* , 250 – 258.

Allen, J. Y., Haley, W. E ., Small, B. J., Schonwetter, R.S., & McMillan, S. C. (2013). Bereavement among hospice care-givers of cancer patients one year following loss: Predictors of grief, complicated grief, and symptoms of depression. *Journal of Palliative Medicine, 16*, 745 – 751.

American Psychiatric Association. (1980). *Diagnostic and statistical manual of mental disorders* (3rd ed.). Washington, DC: Author.

Böttche, M., Kuwert, P., & Knaevelsrud, C. (2012). Posttraumatic stress disorder in older adults: An overview of charac-teristics and treatment approaches. *International Journal of Geriatric Psychiatry, 27*(3), 230 – 239.

Böttche, M., Pietrzak, R. H., Kuwert, P., & Knaevelsrud, C. (2015). Typologies of posttraumatic stress disorder in treat-mentseeking older adults. *International Psychogeriatrics, 27*(3), 501 – 509.

Buckley, T., Sunari, D., Marshall, A., Bartrop, R., McKinley, S., & Tofler, G. (2012). Physiological correlates of bereave-ment and the impact of bereavement interventions. *Dialogues in Clinical Neuroscience, 14*, 129 – 139.

Burton, C. L ., Yan, O. H., PatHorenczyk, R., Chan, I. S. F, Ho, S., & Bonanno, G. A. (2012). Coping flexibility and complicated grief: A comparison of American and Chinese samples. *Depression and Anxiety, 29*(1), 16 – 22.

Carr, R. B. (2011). Combat and human existence: Toward an intersubjective approach to combatrelated PTSD. *Psychoana-lytic Psychology, 28,*471 – 496.

Charles, E ., Garand, L ., Ducrocq, F., & Clément, J.P. (2005). [Posttraumatic stress disorder in the elderly]. *Psychologie et NeuroPsychiatrie du Vieillissement, 3*(4), 291 – 300.

Cheng, B., Huang, X., Li, S., Hu, S., Luo, Y., Wang, X., . . . Gong, Q. (2015). Gray matter alterations in posttraumatic stress disorder, obsessive – compulsive disorder, and social anxiety disorder. *Frontiers in Behavioral Neuroscience, 9,* 219.

Chu, J. A. (2010). Posttraumatic stress disorder: Beyond DSMI V. *American Journal of Psychiatry, 167*(6), 615 – 617.

Cloitre, M., Stolbach, B. C., Herman, J. L ., van der Kolk, B., Pynoos, R., Wang, J., & Petkova, E . (2009). A develop-mental approach to complex PTSD: Childhood and adult cumulative trauma as predictors of symptom complexity. *Journal of Traumatic Stress, 22*(5), 399 – 408.

Cook, J. M., & Niederehe, G. (2007). Trauma in older adults. In M. J. Friedman, T. M. Keane, & P. A. Resick (Eds.), *Handbook of P T SD: Science and practice* (pp. 252 – 276). New York: Guilford Press.

Cook, J. M., & O'Donnell, C. (2005). Assessment and psychological treatment of posttraumatic stress disorder in older adults. *Journal of Geriatric Psychiatry and Neurology, 18*(2), 61 – 71.

Cook, J. M., O'Donnell, C. O., Dinnen, S., Bernardy, N., Rosenheck, R., & Desai, R. (2013). A formative evaluation of two evidencebased psychotherapies for PTSD in VA residential treatment programs. *Journal of Traumatic Stress, 26*, 56 – 63.

Creamer, M., & Parslow, R. (2008). Trauma exposure and posttraumatic stress disorder in the elderly: A community prev-alence study. *American Journal of Geriatric Psychiatry, 16*, 853 – 856.

Dinnen, S., Simiola, V., & Cook, J. M. (2015). Posttraumatic stress disorder in older adults: A systematic review of the psychotherapy treatment literature. *Aging and Mental Health, 19*(2), 144 – 150.

Fohn, A., & Heenen Wolff, S. (2011). The destiny of an unacknowledged trauma: The deferred retroactive effect of apres-coup in the hidden Jewish children of Wartime Belgium. *International Journal of Psychoanalysis, 92*, 5 – 20.

Freud, S. (1915 – 1917). Introductory lectures on psychoanalysis. *Standard Edition, 15 – 16*.

Glaesmer, H., Gunzelmann, T., Braehler, E ., Forstmeier, S., & Maercker, A. (2010). Traumatic experiences and post-traumatic stress disorder among elderly Germans: Results of a representative populationbased survey. *International Psychogeriatrics, 22*(4), 661 – 670.

Goenjian, A. K., Najarian, L . M., Pynoos, R. S., Steinberg, A. M., Manoukian, G., Tavosian, A., & Fairbanks, L . A. (1994). Posttraumatic stress disorder in elderly and younger adults after the 1988 earthquake in Armenia. *American Journal of Psychiatry, 151*, 895 – 901.

Golier, J. A., Harvey, P. D., Legge, J., & Yehuda, R. (2006). Memory performance in older trauma survivors: Implications for the longitudinal course of PTSD. *Annals of the New York Academy of Sciences, 1071*, 54 – 66.

Guldin, M. B., O'Connor, M., Sokolowski, I., Jensen, A. B., & Vedsted, P. (2011). Identifying bereaved subjects at risk of complicated grief: Predictive value of questionnaire items in a cohort study. *BMC Palliative Care, 10,* 9 – 9.

Gupta, S., & Bonanno, G. A. (2011). Complicated grief and deficits in emotional expressive flexibility. *Journal of Abnor-mal Psychology, 120,* 635 – 643.

Hall, C. A., Reynolds, C. F. III, Butters, M., Zisook, S., Simon, N., CoreyBloom, J., . . . Shear, M. K. (2014). Cognitive functioning in complicated grief. *Journal of Psychiatric Research, 58,* 20 – 25.

He, L ., Tang, S., Yu, W., Xu, W., Xie, Q., & Wang, J. (2014). The prevalence, comorbidity and risks of prolonged grief disorder among bereaved Chinese adults. *Psychiatry Research, 219,* 347‒352.

Herman, J. L . (1992). Complex PTSD: A syndrome in survivors of prolonged and repeated trauma. *Journal of Traumatic Stress, 5,* 377‒391.

Holland, J. M, Neimeyer, R. A., Boelen, P. A., & Prigerson, H. G. (2009). The underlying structure of grief: A taxometric investigation of prolonged and normal reactions to loss. *Journal of Psychopathology and Behavioral Assessment, 31,* 190‒201.

Kersting, A., Brahler, E ., Glaesmer, H., & Wagner, B. (2011). Prevalence of complicated grief in a representative populationbased sample. *Journal of Affective Disorders, 131,* 339‒343.

Kessler, R. C., Berglund, P. A., Demler, O., Jin, R., Merikangas, K. R., & Walters, E . E . (2005). Lifetime prevalence and age of onset distributions of DSM-I V disorders in the National Comorbidity Survey Replication. *Archives of General Psychiatry, 62,* 593‒602.

Khouzam, H. R. (2008). Posttraumatic stress disorder and aging. *Postgraduate Medicine, 120*(3),122‒129.

Kiphuth, I. C., Utz, K. S., Noble, A. J., Köhrmann, M., Schenk, T., . . . Schenk, T. (2014). Increased prevalence of posttraumatic stress disorder in patients after transient ischemic attack. *Stroke,45*(11), 3360‒3366.

Kluft, R. P. (2007). The older female patient with a complex chronic dissociative disorder. *Journal of Women Aging, 19*(1‒2), 119‒137.

Konnert, C., & Wong, M. (2014). Age differences in PTSD among Canadian veterans: Age and health as predictors of PTSD severity. *International Psychogeriatrics, 2,* 1‒8.

Kuwert, P., Knaevelsrud, C., & Pietrzak, R. H. (2014). Loneliness among older veterans in the United States: Results from the National Health and Resilience in Veterans Study. *American Journal of Geriatric Psychiatry, 22*(6), 564‒569.

Kuwert, P., Pietrzak, R. H., & Glaesmer, H. (2013). Trauma and posttraumatic stress disorder in older adults. *Canadian Medical Association Journal,185*(8), 685.

Lamoureux Lamarche, C., Vasiliadis, H. M., Prêville, M., & Berbiche, D. (2015). Posttraumatic stress syndrome in a large sample of older adults: Determinants and quality of life. *Aging and Mental Health, 24,* 1‒6.

Levy, R. B., Pilver, C., Chung, P. H., & Slade, S. (2014). Subliminal strengthening: Improving older individuals' physical function over time with an implicitagestereotype intervention. *Psychological Science, 25,* 2127‒2135.

Lunney, C. A., Schnurr, P. P., & Cook, J. M. (2014). Comparison of clinicianand self-assessments of posttraumatic stress symptoms in older versus younger veterans. *Journal of Traumatic Stress,27*(2), 1444‒1451.

Meert, K. L ., Shear, K., Newth, C. J. L ., Harrison, R., Berger, J., Zimmerman, J., . . . Nicholson, C. (2011). Follow-up study of complicated grief among parents eighteen months after a child's death in the pediatric intensive care unit. *Journal of Palliative Medicine, 14,* 207‒214.

Miller, M. D. (2012). Complicated grief in late life. *Dialogues in Clinical Neuroscience, 14*(2), 195‒202.

Mills, J. (2008). Attachment deficits, personality structure, and PTSD. *Psychoanalytic Psychology,25,* 380‒385.

Mitchell, A. M., Kim, Y., Prigerson, H. G., & Mortimer, M. K. (2005). Complicated grief and suicidal ideation in adult survivors of suicide. *Suicide and Life-Threatening Behavior, 35,* 498‒506.

Moye, J., & Rouse, S. J. (2015). Posttraumatic stress in older adults: When medical diagnoses or treatments cause traumatic stress. *Psychiatric Clinics of North America, 38*(1), 45‒57.

Nakajima, S., Ito, M., Shirai, A., & Konishi, T. (2012). Complicated grief in those bereaved by violent death: The effects of posttraumatic stress disorder on complicated grief. *Dialogues in Clinical Neuroscience, 14,* 210‒214.

Norris, F. H. (1992). Epidemiology of trauma: Frequency and impact of different potentially traumatic events on different demographic groups. *Journal of Consulting and Clinical Psychology,60*(3), 409‒418.

O'Connor, M. F., & Arizmendi, B. J. (2014). Neuropsychological correlates of complicated grief in older spousally bereaved adults. *Journals of Gerontology: Series B, Psychological Sciences and Social Sciences, 69,* 12‒18.

O'Connor, M. F., Wellisch, D. K., Stanton, A. L., Eisenberger, N. I., Irwin, M. R., & Lieberman, M. D. (2008). Craving love?: Enduring grief activates brain's reward center. *NeuroImage, 42,* 969‒972.

Palgi, Y., Gelkopf, M., & Berger, R. (2015). The inoculating role of previous exposure to potentially traumatic life events on coping with prolonged exposure to rocket attacks: A lifespan perspective. *Psychiatry Research, 227*(2‒3), 296‒301.

Pietrzak, R. H., & Cook J. M. (2013). Psychological resilience in older U.S. veterans: Results from the National Health and Resilience in Veterans Study. *Depression and Anxiety, 30*(5), 432‒443.

Prigerson, H. G., Horowitz, M. J., Jacobs, S. C., Parkes, C. M., Aslan, M., Goodkin, K., . . . Maciejewski, P. K. (2009). Prolonged grief disorder: Psychometric validation of criteria proposed for DSMV and ICD11. *PLoS Medicine, 6*(8), e1000121.

Richardson, L., Frueh, C., & Acierno, R. (2010). Prevalence estimates of combatrelated posttraumatic stress disorder: Critical review. *Australian and New Zealand Journal of Psychiatry, 44,* 4–19.

Robinaugh, D. J., & McNally, R. J. (2013). Remembering the past and envisioning the future in bereaved adults with and without complicated grief. *Clinical Psychological Science, 1,* 290–290.

Rosellini, A. J., Stein, M. B., Colpe, L. J., Heeringa, S.G., Petukhova, M. V., Sampson, N. A., . . . Army STARRS Collaborators. (2015). Approximating a DSM5 diagnosis of PTSD using DSMI V criteria. *Depression and Anxiety, 32*(7), 493–501.

Schnurr, P. P., Spiro, A., Vielhauer, M. J., Findler, M. N., & Hamblen, J. L. (2002). Trauma in the lives of older men: Findings from the Normative Aging Study. *Journal of Clinical Geropsychology,8,* 175–187.

Shear, M. K. (2015). Complicated grief. *New England Journal of Medicine, 372,* 153–160.

Shear, M. K., Simon, N., Wall, M., Zisook, S., Neimeyer, R., Duan, N., . . . Keshaviah, A. (2011). Complicated grief and related bereavement issues for DSM5. *Depression and Anxiety, 28,* 103–117.

Smith, N. B., Cook, J. M., Pietrzak, R., Hoff, R., & HarpazRotem I. (2016). Mental health treatment for older veterans newly diagnosed with PTSD: A national investigation. *American Journal of Geriatric Psychiatry, 24*(3), 201–212.

Tal Young, I., Iglewicz, A., Glorioso, D., Lanouette, N., Seay, K., Ilapakurti, M., & Zisook, S. (2012). Suicide bereavement and complicated grief. *Dialogues in Clinical Neuroscience, 14*(2), 177–186.

Tsutsui, T., Hasegawa, Y., Hiraga, M., Ishiki, M., & Asukai, N. (2014). Distinctiveness of prolonged grief disorder symptoms among survivors of the great east Japan earthquake and tsunami. *Psychiatry Research, 217*(1–2), 67–71.

van Denderen, M., de Keijser, J., Kleen, M., & Boelen, P. A. (2015). Psychopathology among homicidally bereaved individuals: A systematic review. *Trauma, Violence and Abuse, 16*(1), 70–80.

van Zelst, W. H., de Beurs, E., Beekman, A. T. F.,Deeg, D. J. H., & van Dyck, R. (2003). Prevalence and risk factors of posttraumatic stress disorder in older adults. *Psychotherapy and Psychosomatics,72,* 333–342.

Verhaeghe, P., & Vanheule, S. (2005). Actual neurosis and PTSD: The impact of the other. *Psychoanalytic Psychology, 22,* 493–507.

Walker, R., Gregory, J., Oakley, S., Jr, Bloch, R., & Gardner, M. (1996). Reduction in dissociation due to aging and cognitive deficit. *Comprensive Psychiatry, 37*(1), 31–36.

Weintraub, D., & Ruskin, P. E. (1999). Posttraumatic stress disorder in the elderly: A review. *Harvard Review of Psychiatry, 7*(3), 144–152.

Wilke, D. J., & Vinton, L. (2005). The nature and impact of domestic violence across age cohorts. *Affilia, 20,* 316–328.

Zisook, S., Reynolds, C. F., Pies, R., Simon, N., Lebowitz, B., Madowitz, J., . . . Shear, M. K. (2010a). Bereavement, complicated grief, and DSM: Part 1. Depression. *Journal of Clinical Psychiatry, 71*(7), 955–956.

Zisook, S., Simon, N. M., Reynolds, C. F., Pies, R., Lebowitz, B., Young, I. T., Madowitz, J., & Shear, M. K. (2010b). Bereavement, complicated grief, and DSM: Part 2. Complicated grief. *Journal of Clinical Psychiatry, 71*(8), 1097–1098.

SE5　Somatic Symptom and Related Disorders

Frances, A. (2013). *Essentials of psychiatric diagnosis.* New York: Guilford Press.

Jerant, A., Chapman, B., Duberstein, P., Robbins, J.,& Franks, P. (2011). Personality and medication nonadherence among older adults enrolled in a sixyear trial. *British Journal of Health Psychology, 16*(1), 151–169.

McClintock Greenberg, T. (2009). *Psychodynamic perspectives on aging and illness.* New York: Springer.

Nussbaum, A. M. (2013). *The pocket guide to the DSM5 diagnostic exam.* Arlington, VA: American Psychiatric Publishing.

U.S. Department of Health and Human Services. (2006). *Summary health statistics for U. S. adults, National Health Interview Survey, 2005* (Series 10, No. 232). Hyattsville, MD: Author.

Zinberg, N. E. (1964). Psychoanalytic consideration of aging. *Journal of the American Psychoanalytic Association, 12,* 151–159.

SE6　Specific Symptom Disorders

Bauer, M., McAuliffe, L., & Nay, R. (2007). Sexuality, health care and the older person: An overview of the literature. *International Journal of Older People Nursing, 2,* 63–68.

Brandsma, L. (2007). Eating disorders across the lifespan. *Journal of Women and Aging, 19*(1–2), 155–172. Camacho, M. E., & ReyesOrtiz, C. A., (2005). Sexual dysfunction in the elderly: Age or disease? *International Journal of Impotence Research, 17,* S52–S56.

Du Mello Kenyon, M. (1989). The management of exhibitionism in the elderly: A case study. *Sexual and Marital Therapy, 4*(1), 93–100.

Duggal, A., & Lawrence, R. M. (2001). Aspects of food refusal in the elderly: The "hunger strike." *International Journal of Eating Disorders, 30*(2),213–216.

Edwards, B. A., Wellman, A., Sands, S. A., Owens, R. L., Eckert, D. J., White, D. P., & Malhotra, A. (2014). Obstructive sleep apnea in older adults is a distinctly different physiological phenotype. *Sleep,37*(7), 1227–1236.

Gelfand, M. M. (2000). Sexuality among older women. *Journal of Women's Health and GenderBased Medicine, 9*(Suppl. 1), S15–S20.

Gott, M., & Hinchliff, S. (2003). How important is sex in later life?: The views of older people. *Social Science and Medicine, 56,* 1617–1628.

Harris, M., & Cumella, E. J. (2006). Eating disorders across the life span. *Journal of Psychosocial Nursing, 4 4,* 21–26.

Huffmann, G. B. (2002). Evaluating and treating unintentional weight loss in the elderly. *American Family Physician, 65*(4), 640–651.

Kay, D. B., Buysse, D. J., Germain, A., Hall, M., & Monk, T. H. (2015). Subjective–objective sleep discrepancy among older adults: Associations with insomnia diagnosis and insomnia treatment. *Journal of Sleep Research, 24*(1), 32–39.

Kleinplatz, P. J. (2008). Editorial: Sexuality and older people: Doctors should ask patients, regardless of age, about sexuality. *British Medical Journal, 337,*121–122.

Lapid, M., Prom, M., Burton, M., McAlpine, D., Sutor, B., & Rummans, T. (2010). Eating disorders in the elderly. *International Psychogeriatrics,22*(4), 523–536.

Laumann, E . O., Nicolosi, A., Glasser, D. B., Gingell, C., Moreira, E ., Wang, T., & GSSAB Investigators'Group. (2005). Sexual problems among women and men aged 40–80 y: Prevalence and correlates identified in the Global Study of Sexual Attitudes and Behaviors. *International Journal of Impotence Research, 17,* 39–57.

Leblanc, M. F., Desjardins, S., & Desgagné, A. (2015). Sleep problems in anxious and depressive older adults. *Psychology Research and Behavior Management, 11*(8), 161–169.

Lemieux, L ., Kaiser, S., Pereira, J. & Meadows, L .M. (2004). Sexuality in palliative care: Patient perspectives. *Palliative Medicine, 18,* 630–637.

Lewis, D., & Cachelin, F. (2001). Body image, body dissatisfaction, and eating attitudes in midlife and elderly women. *Eating Disorders, 9,* 29–39.

Maglione, J. E ., Thomas, S. E ., & Jeste, D. V. (2014). Lateonset schizophrenia: Do recent studies support categorizing LOS as a subtype of schizophrenia? *Current Opinion in Psychiatry, 7*(3), 173–178. MangwethMatzek, B., Rupp, C. I., Hausmann, A., Assmayr, K., Mariacher, E ., Kemmler, G., . . . Biebl, W. (2006). Never too old for eating disorders or body dissatisfaction: A community study of elderly women. *International Journal of Eating Disorders, 39,* 583–586.

Nicolosi, A., Buvat, J., Glasser, D. B., Hartmann, U., Laumann, E . O., Gingell, C., & GSSAB Investigators' Group. (2006). Sexual behaviour, sexual dysfunctions and related help seeking patterns in middleaged and elderly Europeans: The Global Study of Sexual Attitudes and Behaviors. *World Journal of Urology, 24,* 423–428.

Peat, C. M., Peyerl, N. L ., & Muehlenkamp, J. J. (2008). Body image and eating disorders in older adults: A review. *Journal of General Psychology,135,* 343–358.

Rodriguez, J. C., Dzierzewski, J. M., & Alessi, C. A. (2015). Sleep problems in the elderly. *Medical Clinics of North America, 99*(2), 431–439.

Scholtz, S., Hill, L . S., & Lacey, H. (2010). Eating disorders in older women: Does late onset anorexia nervosa exist? *International Journal of Eating Disorders, 43,* 393–397.

Smink, F. R., van Hoeken, D., & Hoek, H. W. (2012). Epidemiology of eating disorders: Incidence, prevalence and mortality rates. *Current Psychiatry Reports, 14,* 406–414.

Zimmerman, M. E ., & Aloia M. S. (2012). Sleepdisordered breathing and cognition in older adults. *Current Neurology and Neuroscience Reports,12*(5), 537–546.

SE7 Disorders Related to Addiction

Folkman, S., Bernstein, L ., & Lazarus, R. S. (1987).

Stress processes and the misuse of drugs in older adults. *Psychological Aging, 4,* 366–374.

Gfroerer, J., Penne, M., Pemberton, M., Folsom, R. (2003). Substance abuse treatment need among older adults in 2020: The impact of the aging babyboom cohort. *Drug and Alcohol Dependence,69*(2), 127–135.

Kuerbis, A., Sacco, P., Blazer, D. G., & Moore, A. A. (2014). Substance abuse among older adults. *Clinics in Geriatric Medicine, 30*(3), 629–654.

Medeiros, G. C., Leppink, E., Yaemi, A., Mariani, M., Tavares, H., & Grant, J. (2015). Gambling disorder in older adults: A crosscultural perspective. *Comprensive Psychiatry, 58,* 116–121.

Mendez, M. F., & Shapira, J. S. (2013). Hypersexual behavior in frontotemporal dementia: A comparison with earlyonset Alzheimer's disease. *Archives of Sexual Behavior, 42*(3), 501–509.

Pilver, C. E., Libby, D. J., Hoff, R. A., & Potenza, M. N. (2013). Problem gambling severity and the incidence of Axis I psychopathology among older adults in the general population. *Journal of Psychiatric Research, 47*(4), 534–541.

Shahpesandy, H., Pristắsová, J., Janíková, Z., Mojzisová, R., Kasanickắ, V., & Supalová, O. (2006). Alcoholism in the elderly: A study of elderly alcoholics compared with healthy elderly and young alcoholics. *Neuroendocrinology Letters, 27*(5), 651–657.

Subramaniam, M., Wang, P., Soh, P., Vaingankar, J.A., Chong, S. A., Browning, C. J., & Thomas, S. A.(2015). Prevalence and determinants of gambling disorder among older adults: A systematic review. *Addictive Behaviors, 41,* 199–209.

Tse, S., Hong, S. I., Wang, C. W., & CunninghamWilliams, R. M. (2012). Gambling behavior and problems among older adults: A systematic review of empirical studies. *Journals of Gerontology: Series B. Psychological Sciences and Social Sciences, 67*(5), 639–652.

Vaillant, G. E. (2003). A 60 year followup of alco holic men. *Addiction, 98*(8), 1043–1051.

SE13 Neurocognitive Disorders

AGS/ NIA Delirium Conference Writing Group, Planning Committee and Faculty. (2015). The American Geriatrics Society/ National Institute on Aging BedsidetoBench Conference: Research agenda on delirium in older adults. *Journal of the American Geriatrics Society, 63,* 843–852.

Crammer, J. L. (2002). Subjective experience of a confusional state. *British Journal of Psychiatry, 180,*71–75.

Evans, D., & Lee, E. (2014). Impact of dementia on marriage: A qualitative systematic review. *Dementia, 13*(3), 330–349.

Evans, S. (2008). Beyond forgetfulness: How psychoanalytic ideas can help us to understand the experience of patients with dementia. *Psychoanalytic Psychotherapy, 22*(3), 155–176.

Fang, M. L., Coatta, K., Badger, M., Wu, S., Easton, M., Nygård, L., . . . Sixsmith, A. (2015). Informing understandings of mild cognitive impairment for older adults: Implications from a scoping review. *Journal of Applied Gerontology.* [Epub ahead of print]

Feinberg, T. E., & Keenan, J. P. (Eds.). (2005). *The lost self: Pathologies of the brain and identity.* New York: Oxford University Press.

Hülür, G., & Gerstorf, D. (2015). Editorial: Subjective perceptions of memory functioning in old age—nature, correlates, and developmental trajectories. *Gerontology, 61*(3), 218–222.

Hülür, G., Hertzog, C., Pearman, A. M., & Gerstorf, D. (2015). Correlates and moderators of change in subjective memory and memory performance: Findings from the Health and Retirement Study. *Gerontology, 61*(3), 232–240.

Kaduszkiewicz, H., Eisele, M., Wiese, B., Prokein, J., Luppa, M., Luck, T., . . . The Study on Aging, Cognition, and Dementia in Primary Care Patients (AgeCoDe) Study Group. (2014). Prognosis of mild cognitive impairment in general practice: Results of the German AgeCoDe Study. *Annals of Family Medicine, 12*(2), 158–165.

KaslGodley, J., & Gatz, M. (2000). Psychosocial interventions for individuals with dementia: An integration of theory, therapy, and a clinical understanding of dementia. *Clinical Psychology Review,20*(6), 755–782.

Langa, K. M., & Levine, D. A. (2014). The diagnosis and management of mild cognitive impairment: A clinical review. *Journal of the American Medical Association, 312*(23), 2551–2561.

Lee, S. M., Roen, K., & Thornton, A. (2014). The psychological impact of a diagnosis of Alzheimer's disease. *Dementia, 13*(3), 289–305.

Loboprabhu, S., Molinari, V., & Lomax, J. (2007). The transitional object in dementia: Clinical implications. *International Journal of Applied Psychoanalytic Studies, 4*(2), 144–169.

Luszcz, M. A., Anstey, K. J., & Ghisletta, P. (2015). Subjective beliefs, memory and functional health: Change and associations over 12 years in the Australian Longitudinal Study of Ageing. *Gerontology, 61*(3), 241–250.

Petersen, R. C. (2004). Mild cognitive impairment as a diagnostic entity. *Journal of Internal Medicine,256 ,* 183–194.

Petersen, R. C., Caracciolo, B., Brayne, C., Gauthier, S., Jelic, V., & Fratiglioni, L . (2014). Mild cognitive impairment: A concept in evolution. *Journal of Internal Medicine, 275*(3), 214–228.

SachsEricsson, N., & Blazer, D. G. (2015). The new DSM5 diagnosis of mild neurocognitive disorder and its relation to research in mild cognitive impairment. *Aging and Mental Health, 19*(1),2–12.

Saczynski, J. S., Inouye, S. K., Kosar, C., Tommet, D., Marcantonio, E. R., Fong, T., . . . Jones, R. N. (2014). Cognitive and brain reserve and the risk of postoperative delirium in older patients. *Lancet Psychiatry, 1*(6), 437–443.

Simpson, J. R. (2014). DSM5 and neurocognitive disorders. *Journal of the American Academy of Psychiatry and Law, 42*(2), 159–164.

Thompson, C. L ., Henry, J. D., Rendell, P. G., Withall, A., & Brodaty, H. (2015). How valid are subjective ratings of prospective memory in mild cognitive impairment and early dementia? *Gerontology, 61*(3), 251–257.

Westhoff, D., Witlox, J., Koenderman, L ., Kalisvaart, K. J., de Jonghem, J. F., van Stijn, M. F., . . . van Gool, W. A. (2013). Preoperative cerebrospinal fluid cytokine levels and the risk of postoperative delirium in elderly hip fracture patients. *Journal of Neuroinflammation, 10,* 122.

Winblad, B., Palmer, K., Kivipelto, M., Jelic, V., Fratiglioni, L., Wahlund, L . O., . . . Petersen, R. C. (2004). Mild cognitive impairment—beyond controversies, towards a consensus: Report of the International Working Group on Mild Cognitive Impairment. *Journal of Internal Medicine, 256*(3),240–246.

SEApp Appendix: Psychological Experiences That May Require Clinical Attention

Ainslie, R. C. (2011). Immigration and the psychodynamics of class. *Psychoanalytic Psychology, 28,*560–568.

Akhtar, S. (2011). *Immigration and acculturation: Mourning, adaptation, and the next generation.* Lanham, MD: Aronson.

American Psychiatric Association. (1994). *Diagnostic and statistical manual of mental disorders* (4th ed.). Washington, DC: Author.

American Psychiatric Association. (2005, May). Position statement on support of legal recognition of samesex civil marriage. Available at *www.psych. org/public_ info/libr_ publ/resource.cfm:13.*

American Psychological Association. (2003). Multicultural guidelines: Education, research, and practice. *American Psychologist, 58,* 377–402.

American Psychological Association. (2014). Guidelines for psychological practice with older adults. Retrieved from *www. apa.org/practice/guidelines/ olderadults.pdf.*

American Psychological Association. (2015). Guidelines for psychological practice with transgender and gender nonconforming people. Retrieved from *www.apa.org/practice/guidelines/transgender.pdf.* Auldridge, A., Tamar Mattis, A., Kennedy, S., Ames, E ., & Tobin, H. J. (2012). *Improving the lives of transgender older adults: Services and advocacy.* New York: Services and Advocacy for LGBT Elders/ Washington, DC: National Center for Transgender Equality. Retrieved from *www.lgbtagingcenter.org/resources/resource.cfm?r=520.*

Averill, J. B. (2012). Priorities for action in a rural older adults study. *Family and Community Health,35*(4), 358–372.

Berger, R. M. (1980). Psychological adaptation of the older homosexual male. *Journal of Homosexuality, 5*(3), 161–175.

Boulanger, G. (2004). Lot's wife, Cary Grant, and the American dream: Psychoanalysis with immigrants. *Contemporary Psychoanalysis, 40,* 353–372.

Coburn, A., & Bolda, E . (1999). The rural elderly and longterm care. In T. C. Ricketts (Ed.), *Rural health in the United States* (pp. 179–189). New York: Oxford University Press.

Ettner, R., & Wylie, K. (2013). Psychological and social adjustment in older transsexual people. *Maturitas, 74,* 226–229.

Fabbre, V. D. (2015). Gender transitions in later life: A queer perspective on successful aging. *The Gerontologist, 55*(1), 144–153.

Foster, R. P. (2003). Considering a multicultural perspective for psychoanalysis. In A. Roland, B. Ulanov, & C. Barbre (Eds.), *Creative dissent: Psychoanalysis in evolution* (pp. 173–185). Westport, CT: Praeger.

FredriksenGoldsen, K. I., Kim, H. J., Emlet, C. A., Muraco, A., Erosheva, E . A., HoyEllis, C. P., . . .Petry, H. (2011). *The aging and health report: Disparities and resilience among lesbian, gay, bisexual, and transgender older adults.* Seattle, WA: Institute for Multigenerational Health.

Fredriksen-Goldsen, K. I., & Muraco, A. (2010). Aging and sexual orientation: A 25 year review of the literature. *Research* on Aging, *32*(3), 372‒413.

Fruhauf, C. A., & Orel, N. A. (2015). Fostering resilience in LGBT aging individuals and families. In N. A. Orel & C. A. Fruhauf (Eds.), *The lives of LGBT older adults: Understanding challenges and resilience* (pp. 217‒227). Washington, DC: American Psychological Association.

Grinberg, L., & Grinberg, R. (1989). *Psychoanalytic perspectives on migration and exile.* New Haven, CT: Yale University Press.

Harley, D. A., & Teaster, P. B. (Eds.). (2016). *Handbook of LGBT elders: An interdisciplinary approach to principles, practices, and policies.* Cham, Switzerland: Springer International.

Hayes, J. A., Owen, J., & Bieschke, K. J. (2015). Therapist differences in symptom change with racial/ethnic minority clients. *Psychotherapy, 52*(3),308‒314.

Hodgkiss, A., Denman, C., & Watson, J. P. (1991). Gender dysphoria in old age: A single case study. *International Journal of Geriatric Psychiatry, 6,*819‒822.

Institute of Medicine. (2011). *The health of lesbian, gay, bisexual, and transgender people: Building a foundation for better understanding.* Washington, DC: National Academies Press.

Jenkins, D., Walker, C., Cohen, H., & Curry L. (2010). A lesbian older adult managing identity disclosure: A case study. *Journal of Gerontological Social Work, 53,* 402‒420.

Kimmel, D. C. (1978). Adult development and aging: A gay perspective. *Journal of Social Issues, 34*(3),113‒130.

Kremer, J., & den Daas, H. P. (1990). Case report: A man with breast dysphoria. *Archives of Sexual Behavior, 19*(2), 179‒181.

Lawrence, A. A. (2010). Sexual orientation versus age of onset as bases for typologies (subtypes) for gender identity disorder in adolescents and adults. *Archives of Sexual Behavior, 39,* 514‒545.

Lawrence, V., Murray, J., Banerjee, S., Turner, S., Sangha, K., Byng, R., . . . Macdonald, A. (2006). Concepts and causation of depression: A crosscultural study of the beliefs of older adults. *Gerontologist, 1,* 23‒32.

Lothstein, L. M. (1979) The aging gender dysphoria(transsexual) patient. *Archives of Sexual Behavior,8,* 431‒444.

McClelland, A., Khanam, S., & Furnham, A. (2014). Cultural and age differences in beliefs about depression: British Bangladeshis vs. British whites. *Mental Health, Religion and Culture, 17*(3), 225‒238.

McFarland, P. L., & Sanders, S. (2003). A pilot study about the needs of older gays and lesbians: What social workers need to know. *Journal of Gerontological Social Work, 40*(3), 67‒80.

Miville, M. L., & Ferguson, A. D. (2014). *Handbook of race‒ethnicity and gender in psychology.* New York: Springer.

Orel, N. A. (2004). Gay, lesbian, and bisexual elders: Expressed needs and concerns across focus groups. *Journal of Gerontological Social Work, 43*(2‒3),57‒77.

Siverskog, A. (2014). "They just don't have a clue": Transgender aging and implications for social work. *Journal of Gerontological Social Work, 57,*386‒406.

Stoller, R. J. (1980). Gender identity disorders. In H.I. Kaplan, A. M. Freedman, & B. J. Sadock (Eds.),*Comprehensive textbook of psychiatry* (3rd ed., Vol. 2, pp. 1695‒1705). Baltimore: Williams & Wilkins.

Stryker, S. (2008). Transgender history, homonormativity, and disciplinarity. *Radical History Review,10 0,* 144‒157.

Sue, D. W. (2001). Multidimensional facets of cultural competence. *The Counseling Psychologist,29,* 790‒821.

Tummala Narra, P. (2015). Cultural competence as a core emphasis of psychoanalytic psychotherapy. *Psychoanalytic Psychology, 32*(2), 275‒292.

van Wagenen, A., Driskell, J., & Bradford, J. (2013). "I'm still raring to go": Successful aging among lesbian, gay, bisexual, and transgender older adults. *Journal of Aging Studies, 27,* 1‒14.

Witten, T. M., & Eyler, A. E. (2012). *Gay, lesbian, bisexual, and transgender aging: Challenges in research, practice, and policy.* Baltimore: Johns Hopkins University Press.

PART III

Assessment and Clinical Illustrations

PDM-2 체계 안에서의 평가

| 려원기 |

서론

이번 챕터의 목표는 PDM-2 평가를 위해 특별히 고안된 도구들을 소개하는 것과, 임상가들이 진단에 대해 기술하고 임상 보고서를 꾸미고 치료계획을 세우고 연구를 수행함에 있어 PDM-2의 유용성을 향상시켜줄, 경험적으로 입증된 다양한 평가도구들을 살펴보는 것에 있다. 아울러 이렇게 다양한 도구들이 이미 정신병리 기술이나 정신치료에 적합하다고 결론이 났음을 여러 가지 방식으로 설명하겠다.

첫째, 우리는 PDM-2로부터 파생된 특정 평가 도구 몇 가지: 즉 정신진단 차트-2 (Psychodiagnositic Chart-2, PDC-2) 및 PDM-2 전 연령군을 위한 PDCs (PDCs for all the PDM-2 age groups) ; 그리고 정신역동적 진단 원형-2 (Psychodynamic Diagnostic Prototototypes-2, PDP-2)를 소개하겠다. PDC-2는 전체 PDM-2 진단 체계: 즉 인격 구성, 인격 증후군이나 인격 장애, 정신 기능, 증상에 관한 주관적 경험, 발현되는 증상 및 불평의 호소, 그리고 문화적, 맥락적 및 그 밖에 연관된 고려사항들을 훑어 내려가며 임상가들이 판단을 내리는데 지침을 주게끔 만들어졌다. 정신진단차트의 초판은 (PDC; Gordon & Bornstein, 2012) PDM 1판에서 파생되었으며, 미국과 유럽의 공공 치료 환경 및 시설 환경 두 군데에서 공히 쓰였으며 타당성을 인정받아 왔다.

정신역동적 진단 원형의 초판(PDP; Gazzillo, Lingiardi, & Del Corno, 2012)에는 다양한 수준의 인격 구성, 의존적 anaclitic 심리나 내사적 introjective 심리 및 인격 장애의 주된 양상에 대한 원형적 기술과 더불어 PDM 1판의 P 축(성인)에 포함된 다양한 인격 유형이나 인격

CHAPTER 8 | PDM-2 체계 안에서의 평가   439

장애의 원형적 예시가 수록되어 있다. PDP-2 (Gazzillo, Genova, & Lingiardi, 2016)에서는 P-축 차원에 따라 좀 더 정밀한 환자 평가가 가능해졌다.

이러한 특정한 PDM-2 도구들을 소개한 다음, PDM-2 분류 (인격 구성, 인격 패턴이나 장애, 그리고 정신 기능들)에 맞춰 환자 평가를 도와줄 추가적인 도구들에 대해 논의하겠다. 인격 역동의 범위를 넘어서 특정 증상이나 증후군을 살펴보는 검사들에 대해서는 대체로 논의하지 않겠다.

임상가-평가 도구들 가운데 몇몇은 두 가지 판본의 PDM을 펴내는데 공히 직접적으로 영향을 끼쳤다. 이러한 것들에는 Shedler-Westen 평가법 Shedler-Westen Assessment Procedure (SWAP; Westen & Shedler, 1999a,1999b; Westen, Shedler, Bradley, & DeFife, 2012; Westen, Shedler, Durrett, Glass, & Martens, 2003); 인격 구성에 관한 구조적 면담 Structural Interview for Personality Organization (STIPO; Stern et al., 2010); Karolinska 정신역동 프로파일 Karolinska Psychodynamic Profile (KAPP; Weinryb, Rossel, & Asberg, 1991a, 1991b); 방어기제 평가 척도 Defense Mechanism Rating Scales (DMRS; Perry, 1990); 사회적 인지 및 대상관계 척도 Social Cognition and Object Relations Scale (SCORS; Stein, Hilsenroth, Slaven- Mulford, & Pinsker, 2011; Westen, 1991a, 1991b); 그리고 대상관계 설문지 Object Relations Inventory (ORI; Blatt & Auerbach, 2001)가 포함된다.

본 챕터에서 살펴볼 또 다른 도구들로는, 이를테면 자가-보고식의 미네소타 다면적 인성 검사 Minnesota Multiphasic Personality Inventory–2 [MMPI-2; Butcher, Dahlstrom, Graham, Tellegen, & Kaemmer, 1989]) 및 수행 기반 평가도구들 (예, 로샤 잉크 반점 검사 Rorschach Inkblot Test [Rorschach, 1921/1942] 또는 주제 통각 검사 Thematic Apperception Test [TAT; Murray, 1943]) 이 있는데, 이것들은 평가를 수행하거나 (Bram & Peebles, 2014) 정신역동적 연구를 수행함에 있어서 (Bornstein, 2010) 널리 사용되는 것들이다. 이 도구들은 환자가 가진 심리적 역량과 인격 양상, 그리고 전반적 기능 수준 및 안녕감에 대해 기술하거나 이해하는데 PDM-2 체계의 유용한 보조 도구가 될 수 있을 것이다. 아울러 임상가들이 치료 상황 – 즉 종합적인 평가에 있어 적합한 직접적 정보를 얻을 수 있는 또 다른 출처 - 에서 직접 관찰함으로써 환자의 기능을 평가하는 데 도움이 될 평가 도구들을 간략히 소개하겠다. 마지막으로 이번 챕터에서 소개한 다양한 도구들의 유용성을 보이기 위해 도구들을 어떤 식으로 적용하는지 자세한 설명을 곁들인 임상 증례를 보여주겠다.

일반적으로 고려할 점들

인격의 평가는 다양한 관점에서 살펴볼 수 있다. 이 가운데 하나는 데이터가 도출된 방식에서부터 살펴보는 관점이다: (1) 임상가의 보고 (예, SWAP이나 STIPO); (2) 환자의 자가보고

(예, MMPI-2); (3) 환자에 대한 지인의 보고 ; (4) 환자와 무관한 사람이 행한 판단이나 관찰; (5) 앞서 "투사적"이라고 묘사한, 대게 구조화되어 있지 않거나 최소한으로 구조화된 검사를 수행하는 환자의 능력을 관찰한 것이 이에 해당한다.

평가에 관한 또 다른 관점은 평가가 이루어지는 내용이나 평가의 초점에 관한 것이다: (1) 환자의 내적 인격 구조; (2) 일상의 관계 중 환자에게서 보이는 외향적 행동, 환자 자신의 인격 양상에 관한 생각, 행복하다고 느끼는 정도 및 기능하는 역량; (3) 상담실 내에서 환자가 보이는 행동. 이와 더불어 더 추가해야 할 것이 있는데: (4) 정신치료 과정에서 환자가 기여하는 바가 바로 그것이다.

연구에 따르면 이러한 관점 및 방법론 사이에는 상당한 차이가 있다고 한다. (Bornstein, 2002, 2009; Hunsley & Mash, 2014). 다양한 관점과 방법들 (임상가 보고, 자가 보고, 타인 보고, 혹은 수행 기반)로 고안된 평가 결과간의 유사점 및 차이점들은 임상적인 측면에서, 즉 진단적 체계화 diagnostic formulation 와 관련하여 그리고 인격 역동이나 대인관계 기능의 개념화와 관련하여 공히 상당한 정보를 담고 있을 수 있다. (Bram & Peebles, 2014; Bram & Yalof, 2014) (Bornstein, 2010) 예를 들어 환자가 스스로 보고한 것과 수행 기반 검사 결과 사이의 차이가 클 경우, 이는 정신화의 어려움, 자기 인식을 막는 방어 과정, 또는 환자 측의 은폐와 같은 영향이 존재함을 시사하는 것일지도 모른다. 수행 기반 도구들을 통해 접근하기가 더 용이한 무의식적 동기들은, 자가 보고를 통해 접근할 수 있는 의식적 동기들에 비해 장기적인 삶의 선택을 좀 더 잘 예측하게끔 해준다고 알려져 있다. (Shedler, Mayman, & Manis, 1993; Westen, 1999)

임상가는 환자를 관찰하고 환자와 소통한다; 환자 자신, 환자의 삶, 대인관계, 그리고 평가나 치료에 임하게 된 계기에 대해 이야기해 보도록 청한다; 아울러 환자가 임상가 자신의 내면에 불러일으키는 감정들에 대해서 민감하다. 이것들은 임상가 측에서 해석이 필요한 독특한 데이터라 하겠다. 비록 그러한 해석이 대단히 가변적인 경향을 띄기는 하지만 말이다. (예, Seitz, 1966) 이러한 기술들이 아래에 소개할 믿을만한 경험적 도구들을 통해 체계화될 경우 가변성은 줄어든다. 검증된 임상가 보고 도구들은 임상적인 인상을 뒷받침하거나 증폭시키거나 수정함으로써 임상가들이 이러한 작업을 수행하는데 도움을 주며, 상호적 강화 과정을 통해 자가-보고 및 수행 기반 자료를 보완해준다. (Meehl, 1996; Westen & Weinberger, 2004) 평가 타당도 및 임상적 유용성은 다른 관점의 평가도구 배터리를 사용함으로써 향상된다. (Bornstein, 2010; Hopwood & Bornstein, 2014) 서로 다른 관점이나 방법 사이의 수렴점과 차이점을 보이기 위해서는 가급적 대비되는 방법론을 가진 도구들을 적용하여야 할 것이다. (Bornstein, 2009; Cogswell, 2008; De Fife, Drill, Nakash, & Westen, 2010).

아울러 우리가 논하려는 도구들 가운데 일부는 시간이 많이 소요되며, 따라서 실제 임상 상황에서 일상적으로 사용하기에는 힘든 면이 있다. 그럼에도 불구하고 이 도구들이 담고 있는 풍부한 정보 및 방법론적, 이론적 건실함은 다양한 경험수준의 임상가들 모두에게서 유용하다는 것이 입증될 수 있다; 그러므로 특히나 복잡한 임상 문제로 고심하게 될 경우, 좀 더 많은 시간이 소요되고 수고로움이 집중되는 평가를 시행하는 것이 타당할지도 모른다.

Bram과 Yaloff (2014)는 특히나 검사로부터 이득을 얻는 유용한 임상 주제 세 가지에 관해 논의하는데, 그 주제는: (1) 치료 적합성 여부를 평가; (2) 잘 진행되지 않는 치료에 대한 평가; (3) 치료의 성공 가능성에 긍정적, 혹은 부정적 영향을 끼치는 인격 측면 (한계점을 포함)을 고려한 치료 방식의 수정이다.

우리가 선택한 대부분의 측정법들은 단순히 증상의 패턴이나 심각성을 평가하기 위한 것이 아니라 인격 구성, 핵심적인 정신 기능들, 전반적인 적응 및 안녕감을 평가하기 위한 것이다. 수면이나 식사 형태의 변화, 우울한 기분, 설명이 어려운 통증, 성적인 어려움, 공포증 또는 공황 발작과 같은 증상들은 임상가들이 쉽게 알아 볼 수 있거나, 환자들이 분명하게 보고하는 것이기 때문에 (혹은 둘 다) 우리는 그런 식의 결정을 내렸다. 반면에, 인격 양상들 및 암시적, 무의식적 정신 과정들은 그렇지가 않다. 더욱이 정신역동적 관점에서 보자면 인격의 구성 및 양상을 평가하는 일은 다양한 증후군과 증상들이 지닌 의미, 기능, 병인 및 예후를 이해하는데 적절한 것이다. (Gazzillo et al., 2013; Thompson- Brenner, Eddy, Satir, Boisseau, & Westen, 2008; Thompson- Brenner & Westen, 2005a, 2005b; Westen, Gabbard, & Blagov, 2006; Westen & Harnden- Fisher, 2001).

이 챕터의 1부 (아래를 보라)에서는 인격 구성 및 정신 기능에 관한 PDM-2 진단을 보조하는, 임상가들이 사용하기에 가장 간편한 임상 보고 척도들을 소개하겠다. 우리는 앞서 간략히 언급한 PDM-2에서 파생된 도구들에 대해 논하는 것으로 시작할까 한다. 그 다음으로 임상가나 임상가-연구가들이 사용하기에 좀 더 훈련을 요하지만, 임상 작업에 적합하다는 경험적 결과물들이 풍부하기에 임상가들이 알아두는 것이 중요한 추가적인 도구들에 대해 논의하겠다. 이 챕터의 2부는 자가-보고에 할당하여, 먼저 인격 구조의 수준에 대해 결정하고 그 다음으로 인격 양상을 살펴보고 마지막으로 정신 기능을 다루는 PDM-2의 작업에 상응하게끔 순차적으로 도구들을 묘사하겠다.

1부. PDM-2 진단 체계를 위한 도구들

우리는 PDM/PDM-2에 알맞게 특별히 고안된 도구들을 먼저 살펴본 다음 PDM-2 진단적 체계화 과정에 도움이 될 수 있는 다른 평가방법들을 알아보겠다.

A. PDM-2에서 파생된 평가 도구들

정신진단적 차트 Psychodiagnostic Charts
2011년 Robert M. Gordon과 Robert F. Bornstein는 초판의 PDM에 대해 간략하고 사용자 친

화적인 도구가 필요하다고 하였는데, 이는 (1) PDM식 분류법의 섹션을 통해 빠짐없이 임상의들에게 지침을 제공하고; (2) 임상가들이 어떠한 이론적 배경을 갖고 있든지 간에 개별적 사례들을 반영해야 하며, 유연하며, 실용적이어야 하며; (3) PDM이 정신장애 진단 통계 편람 (DSM) 또는 국제 질병 분류 (ICD)와 통합될 수 있는 도구이어야만 했다.

　Gordon 및 Bornstein은 이러한 취지에서 PDC를 개발하였다. The PDC-2는 PDM-2와 모순되지 않는, PDC의 개정판이며, PDM 개정 과정에서 도입된 변화들을 포함하고 있다. 수정이 있었으나 PDC-2의 신뢰도와 타당도에는 영향이 없을 것으로 추정된다. PDC-2의 목표는 사람을 근거로 한 질병분류학을 제공하는 것으로 인격이나 정신병리 및 치료에 관한 경험적 연구에도 유용할 뿐만 아니라 PDM-2를 가르치고, 지도하고, 진단을 내리고, 치료 계획을 짜고, 예후를 보고하고, 결과를 평가하는데 쓰일 수 있을 것이다. 대단히 중요한 목표는, '증상에 초점을 둔 ICD나 DSM'을 'PDM이나 PDM-2에서 다루는 인간 정신 기능의 범위 및 깊이 전체'와 합침으로써 정신진단적 체계화를 임상가들에게 더 유용하게 만드는 것이다. (예를 들어 Bornstein, 2011; Lingiardi, McWilliams, Bornstein, Gazzillo, & Gordon, 2015a를 보라). PDC-2는 성인 환자를 대상으로 한 것이지만, PDC-2를 위한 기본 서식 및 연구는 PDM-2에서 다루어진 다양한 연령군을 대상으로 한 정신진단 차트를 위해 수정되었다: 정신역동 차트-청소년 Psychodynamic Chart-Adolescent (PDC-A), 정신역동 차트-아동기Psychodynamic Chart-Childhood (PDC-C), 정신역동 차트-영아 및 초기 아동기 Psychodynamic Chart-Infancy and Early Childhood (PDC-IEC), 그리고 정신역동 차트-노년 Psychodynamic Chart-Elderly (PDC-E). 하지만 이러한 연령대를 대상으로 한 PDC들은 각각의 타당도 및 신뢰도 연구가 시행되어야 할 것이다. 최적의 PDC-2 평가를 도출하기 위해 임상가는 진단적 면담 자료 및 심리 평가 자료를 수행 (혹은 확인)해야만 한다. 우리는 언제나 그렇게 할 수는 없음을 알고 있으며, 많은 경우 임상가는 추가적인 정보가 쌓임에 따라 다시 평가하기 보다는, 초기 인상에 근거하여 판단할 것임을 알고 있다. 만일 경과 기록지를 작성할 때 PDC-2를 이용한다면, 그 사람의 진단을 재평가하고 수정할 수 있는 기회도 생길 것이다. 본 챕터에서 제시하는 적절한 심리학적 검사들과 함께 사용한다면 이 차트의 타당도는 향상될 수 있을 것이다. 다섯 가지 PDC 버전 전체의 빈 서식은 본 매뉴얼 부록에서 찾아볼 수 있으며, 구매자들은 또한 이 서식의 확대된 버전을 다운로드하여 임상 실제에서 쓸 수 있을 것이다. (내용의 표 마지막 부분에 있는 박스를 보라) Qianna Snooks는 PDC-2 버전 8.1 뿐만 아니라 컴퓨터에서 쓸 수 있는 디지털 형식을 포맷하는데도 도움을 주었는데, 디지털 형식에서는 반복 사용을 위한 리셋 버튼과 주된 인격 양상에 대한 드롭-다운 메뉴가 존재하고, 개별적인 M-축 점수를 자동적으로 합산할 수 있으며, 더 많은 맥락적 정보를 기입할 수 있는 커다란 대화 박스가 있다. 또한 디지털 형식에서는 점수 매김이 엑셀로 추출될 수 있게 되어 연구 목적으로 자료를 수집하고 통계분석을 할 수 있게 되었다.

정신역동 차트 - 2 (Psychodynamic Chart-2)

PDC-2는 섹션 I: 인격 구성의 수준으로 시작한다. 첫째, 임상의는 네 가지 정신 기능에 대해 1(심하게 손상)에서부터 10(건강함)까지의 척도 가운데에서 점수를 매긴다.: (1) 정체성 혹은 다양한 방면에서 안정적이고, 적절한 방식으로 자신을 바라보는 능력; (2) 대상관계 혹은 친밀하고 안정적이고 만족스러운 관계를 유지하는 능력; (3) 방어의 수준; (4) 현실 검증 혹은 현실적인 것의 통상적인 개념을 인식하는 능력. 그 다음으로 임상의는 네 가지 구성 요소 척도 및 전반적 임상적 판단에 따라 자신이 내린 평가 점수를 근거로 하여 환자의 전반적인 인격 구성 (정신증적, 경계성, 신경증적, 혹은 건강함)에 대해 점수를 매긴다.

섹션 II: 인격 증후군들 (P 축)에서는 적용할 수 있는 가능한 모든 타당한 인격 양식에 체크를 하여 환자의 인격 양식이나 장애를 결정 내려야 한다. 그 다음으로 임상가는 한두 가지의 가장 주된 양식을 표기한다. 연구를 목적으로 할 때에는 각 양식에 1 (심각)에서 5 (고 기능)까지 점수를 매길 수 있다.

섹션 III: 정신 기능 (M 축)은 환자의 다양한 강점과 한계점들을 네 가지 주된 영역, 즉 인지 및 정동적 과정; 정체성과 대인관계; 방어 및 대처; 자기-인식 및 자기-방향성에 포함된 12가지 차원에 따라 자세히 고려하는 것이다. 12가지 정신 기능을 합산하여 총체적인 인격의 심각도 수준의 점수를 도출한다. 디지털 형식의 PDC-2의 경우 자동적으로 이 점수가 계산되어 나온다.

섹션 IV: 증상 패턴 (S 축)에서 임상의는 정신병적 장애, 기분 장애, 일차적으로 불안과 관련된 장애들, 사건 및 스트레스와 관련된 장애들 등에 현저히 연관된 환자의 주된 증상 패턴을 기술한다. 필요하다면 임상의는 DSM이나 ICD의 증상이나 코드를 사용할 수 있다. 주된 증상들은 1(심각)에서 5(경도)까지 5점 척도로 평가한다.

섹션 V, 즉 문화, 맥락 및 기타 적절히 고려해야 할 점들에서 임상의는 환자의 주변 환경에 관한 타당한 정보를 추가할 수 있다. PDC-2 디지털 형식에서는 대화 박스가 있어서 좀 더 자세하게 기술할 여지를 제공해 준다. 마지막으로 임상의는 모든 섹션들을 통합하여 한 사람의 모든 것을 미묘한 부분까지 이해할 수 있게끔, 응집력 있는 하나의 임상적 그림으로 나타내어야 한다.

정신진단 차트 - 영아 및 초기 아동기 (Psychodiagnostic Chart—Infancy and Early Childhood)

챕터 10 (영아 및 초기 아동기 챕터)의 챕터 에디터인 Anna Maria Speranza는 성인 PDC-2를 바탕으로 하여, 챕터 10에 제시한 바와 같이 영아 및 어린이들을 평가하는데 임상가들에 지침이 되어줄 사용자 친화적인 도구의 일환으로서 PDC-IEC를 개발하였다. 특이하게도 PDC-IEC에서는 영아나 어린이에게서 보이는 문제점 및 증상군들; 즉 기능적 정서적 발달상의 역량; 조절적-감각 처리에 있어서 소인 및 성숙 상에서의 변이; 관계 양식 및 장애; 기타 의학적 및 신경학적 진단을 임상가로 하여금 평가할 것을 요구한다. 이러한 차원들 각각은 아동의 기능을 바라보는 전체적인 관점을 만드는데 기여할 뿐만 아니라, 병인론적으로 각 영역이 끼친 영향력을 시사하기도 한다. PDC-IEC의 섹션들은 다음과 같다:

- 섹션 I: (IEC 분류의 I축에 따른) 일차 진단들. 주된 IEC 진단들이 표시되며, 각 진단은 1(심각)에서 5(경증)점까지 점수를 줄 수 있다.
- 섹션 II: (II축 분류에 따른) 기능적 정서적 발달상의 여력. 이러한 능력들은 예상되는 여섯 가지 정서적 기능이라는 측면에서 1(심각한 결손)부터 5(건강함)점까지 점수를 줄 수 있다,
- 섹션 III: (III축 분류에 따른) 조절적-감각 처리 능력. 아동의 감각 조절 측면, 감각 구분 및 감각에 근거한 운동 기능을 1 (심각한 문제 혹은 거의 항상 문제를 일으킴)부터 4(징후 없음; 전혀 또는 거의 문제가 되지 않음)점까지 점수를 매긴다. 전체 조절적 감각 프로파일은 1(심각한 결손)부터 5(건강함)점까지 점수를 매긴다.
- 섹션 IV: (IV 축 분류에 따른) 관계 패턴 및 장애들. 영아/아동이 중요한 양육자 둘과 각각 관계를 맺는 측면을 여덟 개의 차원에서 평가를 한다. 그 후 각각의 양육자에 대한 종합적인 관계 패턴 및 애착 패턴 수준을 평가한다.
- 섹션 V: (V축 분류에 따른) 기타 의학적 및 신경학적 진단들. 이 섹션에서는 이 영역에서 아동의 진단과 관련된 적절한 정보 어떠한 것이라도 기록하는 것이 가능하다.

정신진단 차트-아동(Psychodiagnostic Chart—Child)

III부 (소아기) 챕터들의 챕터 에디터들인 Norka Malberg, Larry Rosenberg, 그리고 Johanna C. Malone는 성인 PDC-2를 바탕으로 하여 III부에 소개한 어린이를 평가하는데 임상가들의 지침이 되는 사용자 친화적 도구로서 PDC-C를 개발하였다. PDC-C는 섹션 I: 정신 기능 (MC 축)으로 시작하는데, 임상의로 하여금 11가지 정신 기능에 대해 환자가 지닌 강점이나 약점을 1(심각히 결손)에서 5(건강함)점까지의 척도에서 점수 매기도록 하고 있다. 그런 다음 인격 심각도의 종합적 수준을 이 11가지 점수의 합계로 평가하여 제시하도록 한다. 섹션 II: 인격 패턴 및 어려움이 야기된 수준에서는, PDC-2에서와 유사하게 정체성, 대상관계 및 현실검증력에 대해 평가하는 것이 요구된다. 아울러 임상가는 발현되는 인격 패턴을 "정상"(건강함), 경하게 역기능적 (신경증적), 역기능적 (경계성), 또는 심각하게 역기능적 (정신증적)으로 전체적으로 평가하여 제시해야 한다. 섹션 III: 증상 패턴 (SC 축)에서 임상가는 증상이나 염려사항을 1(심각함)에서 5(경함)점까지의 척도 상에서 평가할 수 있다. 마지막으로 섹션 IV: 진단에 정보를 제공하는 영향력 있는 요소나 관련된 임상적 관찰에서는 임상가가 관련된 기타 정보를 기록할 수 있다.

정신진단 차트- 청소년(Psychodiagnostic Chart—Adolescent (PDC-A))

II부 (청소년) 챕터들의 챕터 에디터들인 Norka Malberg, Johanna C. Malone, Nick Midgley,

및 Mario Speranza는 성인 PDC-2를 바탕으로, II부에 기술한 바와 같이 청소년을 평가하는데 있어 임상가들에 지침이 될 사용자-친화적인 도구로서 PDC-A를 개발하였다. PDC-A는 섹션 I: 정신 기능 (MC 축)으로 시작하는데, 임상의로 하여금 12가지 정신 기능 각각에 대해 환자의 강점이나 약점 수준에 대해 1(심각히 결손)에서 5(건강함)점까지의 척도에서 평가하게끔 한다. 그 다음으로 인격 심각도의 종합적 수준을 이 12가지 점수의 합계로 평가하여 제시하도록 한다. 섹션 II: 인격 구성에서는, PDC-2에서와 유사하게 정체성, 대상관계, 방어의 수준 및 현실 검증력에 대해 평가하는 것이 요구된다. 아울러 임상가는 나타나는 인격 패턴을 "정상"(건강함), 경하게 역기능적 (신경증적), 역기능적 (경계성), 또는 심각하게 역기능적으로 나타나는 인격 패턴 (정신증적)으로 전체적으로 평가하여 제시해야 한다. 섹션 III: 나타나는 청소년 인격 스타일/증후군 (PA 축)에서 임상의는 환자가 내보이는 인격 패턴들에 대해 적용가능한 적절한 패턴들을 가능한 빠짐없이 체크함으로써 결정해야 한다; 그 다음으로 임상의는 한두 가지 가장 주된 패턴들을 기록한다. 연구 목적을 위해서라면 각각의 패턴은 1(심각함)에서 5 (고 기능)점까지에서 점수를 매길 수 있다. 섹션 IV: 증상 패턴 (SA 축) 및 섹션 V: 문화, 맥락 및 기타 적절히 고려할 점은 PDC-2에서 상응하는 부분과 유사하다.

정신진단 차트–노년(Psychodiagnostic Chart—Elderly)

PDM-2 V부 (노년기)의 챕터 에디터들인 Franco Del Corno와 Daniel Plotkin은 성인 PDC-2를 바탕으로, V부에 기술한 바와 같이 노인들을 평가하는데 있어 임상가들에 지침이 될 사용자-친화적인 도구로서 PDC-E를 개발하였다. 이는 섹션 I: 정신 기능 (ME 축)으로 시작하는데, 임상의는 12가지 정신 기능 각각에 대해 환자의 강점이나 약점을 평가해야 한다. 그 후 12가지 점수의 합으로서 인격 심각도 수준을 전반적으로 평가하여 제시해야 한다. 비록 대부분의 노인들이 심각한 인지 저하를 겪는 것은 아니나, 정신 기능에 영향을 끼칠 수 있는 인지 저하나 신경인지 장애의 존재에 대해 평가하는 것은 중요하다. 마찬가지로 섹션 II: 인격 구성의 수준에서는 "인격 구성의 수준을 판정함에 있어서 환자의 정신기능을 고려하십시오"라고 되어 있다. PDC-2가 그러하였듯, PDC-E는 효율적으로 인격 구성 수준을 가늠하기 위해 정체성, 대상관계, 방어 수준 및 현실 검증력을 평가한다. (1=심각함, 10=건강함); 또한 "...당신은 다음 중 한 가지 연령군에 속하는 노인을 평가하고 있음을 잊지 마십시오, 중기-노년 (65-74세), 후기-노년 (75-84세), 최후기-노년 (85세 이상)"이라고 되어 있다. 섹션 III: 인격 증후군 (PE 축); 섹션 IV: 증상 패턴들 (SE 축); 그리고 섹션 V: 문화, 맥락 및 기타 관련된 고려할 점들은 PDC-2의 상응하는 부분들과 모두 유사하다.

PDC들의 강점들

성인용 PDC-2는 높은 신뢰도 및 타당도를 보인다. 이는 모든 축을 활용하는 PDM-2 진단 모형을 통해 임상의에게 지침이 된다. 단지 3 페이지 분량이며 사용자 친화적이다. 이는 PDM-

2 성인 축에 대해 광범위한 개요를 제공해주며, ICD나 DSM 진단과 통합될 수 있다. 예비적인 결과는 오리지널판 PDM 분류의 타당성을 강하게 뒷받침해주고 있으며, 숙련자들뿐만 아니라 다양한 이론적 배경을 가진 "전형적인"임상의들이 초판 PDM을 사용하는 데에도 역시 유용하다는 것을 강하게 뒷받침해준다. (Bornstein & Gordon, 2012; Gordon & Stoffey, 2014; Gordon, Blake, et al., 2016). 또한 PDC는 인격 조사에 있어 유용한 도구임이 증명되었다. (Gordon, Stoffey, & Perkins, 2013; Huprich et al., 2015). 이같은 모든 결과들은 PDC-2에도 일반화될 수 있다. 앞서 언급하였듯, PDC-2에서 파생된 네 가지 PDC들은 각각의 타당도 및 신뢰도 연구가 수행되어야 할 것이다.

PDC들의 한계점들

PDC들은 임상가의 통찰 없이는 데이터를 산출할 수 없다는 점에서 검사라 할 수 없다. 반면에 그것들은 임상의들이 완전한 PDM-2 모형을 구조화하고 차팅하고 맥락화시키는데 도움을 주기 위해 지침을 제시한다. 즉 그것들은 진단을 체계화하고 치료 계획을 세우는 데 도움을 주기 위한, 다양한 영역에서 환자를 기술하는 방법인 것이다.

정신역동적 진단 원형-2 (Psychodynamic Diagnostic Prototypes-2)

최초 형태의 정신역동적 진단 원형 (PDP; Gazzillo, Lingiardi, & Del Corno, 2012)은 로마 Sapienza 대학의 Francesco Gazzillo와 Vittorio Lingiardi가 정신치료 연구 협회의 이탈리아 지역 그룹 전 회장이었던 Franco Del Corno와 함께 개발한 임상가 보고 도구이다. 그것은 인격 장애에 대한 19개의 원형적 기술로 이루어져 있으며, 그 각각은 PDM 초판의 P 축에 해당하는 각각의 장애를 나타낸다.

PDP는 심지어 PDM에 관한 기존의 지식이 없더라도, 임상가들이나 연구자들이 P 축을 완성하는데 도움이 되게끔 고안되었다. 이러한 이유로 Gazzillo 등은 (2012)는 모든 P축 패턴/장애에 관해 PDM에 기술된 바를 택하고, 매뉴얼 내에 명시된 참고문헌들을 삭제했으며, 환자를 평가하는데 있어 필요 이상으로 복잡하거나 추론이 필요한 PDM 인격 기술들을 간략히 만들었다. 타당성이 잘 입증된 여타의 역동적 평가들 내의 기술에 대해 세심히 연구한 바를 통해 기술들은 또한 풍부해졌다.

PDP를 사용하기 위해, 임상가나 평가자는 환자가 하나 또는 그 이상의 PDP 원형들과 얼마나 유사한지를 5점 척도 상에서 점수를 매긴다. 1점은 유사점이 없다는 것인 반면 5점은 환자가 임상적으로 보이는 양상과 원형이 완벽히 합치됨을 뜻한다. 점수가 4 내지 5점일 경우 그 장애에 관한 카테고리적 진단이 필요하다. 정확한 평가를 내리기 위해 임상가가 환자에 대한 충분한 지식을 얻기 위해서는 보통 세 번 내지 다섯 번의 세션이 필요하다.

PDP 2판인 PDP-2(Gazzillo, Genova, & Lingiardi, 2016)는 PDM-2의 P 축에 맞게 PDP를 수정한 것이다. 도구의 기본적인 구조는 동일하나, PDP-2는 PDM-2의 P 축에 묘사된 인격

패턴을 고려한다. 또한 임상가들이 환자의 '인격 구성 수준' 및 '의존 혹은 내사적 주제와의 연관성'을 평가하는데 도움을 준다.

인격 구성 수준을 평가하는데 있어서, 임상가나 평가자는 PDM-2의 P축에서 유래한 인격 구성의 각 수준에 대한 원형적 기술 (건강, 신경증적, 경계성, 정신증적)을 읽어내어야 하며, 그 후 환자를 Likert 척도 8점 가운데 점수를 매겨야 한다.

의존 혹은 내사적 지향성이 존재하는 정도를 식별하기 위해, 임상가나 평가자는 '환자를 좀 더 잘 나타내는 양식인 식별된 인격 패턴' 및 '심리적 지향성 두 가지가 보이는 주된 양상에 대한 짧은 기술' 둘 다를 고려해야 하며, 이후 환자를 두 가지 5점짜리 Likert 척도에 맞게 평가해야 한다.

PDP 및 PDP-2의 강점들

대부분의 PDP 인격 패턴 혹은 장애들은 평가자간 신뢰도, 동시 타당도 및 변별 타당도, 그리고 구성 타당도가 좋은 것으로 나타났다 (Gazzillo et al., 2012). PDP 기술은 사용하기 용이하다. 특정 장애를 가진 환자에 대한 공통된 감정 반응 역시 기술되어 있다. 환자를 평가하는데 도움이 될 수 있기 때문이다. 이는 교육적인 가치 또한 제공해준다.

PDP 및 PDP-2의 한계점들

다른 모든 임상가 보고 평가들과 마찬가지로 PDP나 PDP-2의 정확도는 인격 구성 및 인격 패턴 수준에 대해 명확한 기술이 뒷받침된 임상가의 판단과 같은 정도일 수밖에 없다. 몇몇 PDP 장애들에 대해서는 수렴 타당도나 변별 타당도를 평가하는 것이 불가능하다. 다른 진단 매뉴얼에 기술된 동일한 장애를 평가할 수 있는 경험적인 도구가 존재하지 않기 때문이다.

B. PDM-2 평가를 위한 다른 임상가-평가 도구들

본 섹션에서는 인격 기능의 핵심 차원에 관해 가용한 다른 임상가-근거 평가 도구에 대해 살펴보고자 한다.

인격 구성에 관한 구조화된 면담(Structured Interview for Personality Organization)

New York, White Plains의 인격 장애 연구소 소속인 Otto Kernberg와 그의 동료들은 컨버그가 개발한 (1984) 구조적 면담을 활용하기 위해 인격 구성에 대한 구조화된 면담 Structured Interview for Personality Organization (STIPO)을 개발했다. STIPO는 인격 기능에서 다음의 영역을 평가하는데 사용되는 97 문항의 구조화된 인터뷰로 구성되어 있다.: 정체성, 대상 관계, 방어, 현실 검증, 적응 및 완고성, 공격성 및 도덕적 가치. 각 문항에 대한 환자의 답은 Likert 척도 3점 상에서, 0 (병리가 없음)부터 3(병리가 존재함)점까지 점수를 매길 수 있으며, 각

아이템마다 기술적인 점수 앵커를 달 수 있다.

나아가, 평가자는 7가지 영역마다 각각 1(건강함)부터 5(병적)점까지 5점 척도 상에서 전체적인 추정치를 매길 수 있다.

이탈리아와 미국 출신의 조사자 그룹은 청소년 버전의 STIPO인 C청소년의 인격 구성 과정에 관한 인터뷰 Interview of Personality Organization Processes in Adolescence (IPOP-A)를 개발했으며, 초기 타당성 자료는 유망하다. (Ammaniti et al., 2014).

STIPO의 강점들

STIPO와 IPOP-A는 각각 PDM-2의 P축과 PA축에 의거한 인격 구성의 수준을 평가하는데 유용할 수 있다. 5가지 영역들: 정체성, 대상 관계, 도덕적 가치/초자아의 통합, 현실검증, 그리고 적응 및 완고함/회복력은 대단히 비슷하다. 아울러 PDM-2의 P축과 M축은 좀 더 일반적인 감정적 역량 및 관계 역량들을 평가하는 데 비해, STIPO는 공격성 영역을 평가한다.

STIPO의 두 가지 가장 중요한 영역 (정체성과 대상 관계)의 내적 합치도는 높지만, 현실검증 영역에서는 겨우 납득할 정도이며, 기타 영역에 대해서는 알려져있지 않다. 평가자 간의 신뢰도는 받아들일 수 있는 정도이며, 유사한 구성의 다른 도구들과 비교했을 때 STIPO가 보이는 주요 영역의 수렴 타당도 및 변별 타당도 값은 유망하다.

STIPO의 한계점들

납득할 만한 신뢰도를 달성하기 위해 STIPO와 IPOP-A는 평가자들에게 정신역동 이론 및 컨버그의 인격 구성 모델에 대한 올바른 지식과 더불어 별도의 훈련을 요구한다. 또한 시간을 많이 필요로 한다. (STIPO에는 평균 3-4시간, IPOP-A에는 2시간)

Karolinska 정신역동 프로파일(Karolinska Psychodynamic Profile)

The Karolinska Psychodynamic Profile (KAPP)은 정신분석 이론을 근간으로 한 평가 도구이며 25년 전 스웨덴, Karolinska 연구소의 Weinryb, Rössel, 및 Åsberg (1991a, 1991b)에 의해 개발되었다. KAPP 평가를 위해서 임상가는 STIPO (위를 보라)와 같은 구조화된 진단적 면담 자료를 사용한다. 임상가의 평가는 임상적으로 관찰되는 현상들에 가까운 자세한 점수 체계를 바탕으로 이루어진다. 점수 체계는 18개의 부수척도에서 5개의 점수 (1, 1.5, 2, 2.5, 3)를 창출한다.

KAPP는 인격과 정신 기능에 있어 상대적으로 정적인 양상들, 이를테면 대상관계 (친밀도 및 상호작용, 의존 및 분리); 자아 강도 및 유연성 (좌절 내성, 충동 조절, 자아의 도움 하에 퇴행할 수 있는 역량, 공격적 정동에 대처하는 정도); 신체 상 및 신체 외양에 관한 개념; 성적 생활 (성 기능 및 성적 만족); 사회적지지 (소속감, 필요한 사람이라는 느낌, 조언과 도움을 청할 기회); 감정표현불능, 지나치게 사회적 규범을 따르려는 경향 및 지배적인 인격 특성; 그리고 인격 구성의 전반적 수준을 평가한다.

KAPP의 강점들

STIPO와 마찬가지로 KAPP는 인격 구성 수준과 그 핵심 기능들 (P축)과 정신기능의 다양한 측면들 (M축), 이를테면 대인관계와 친밀도의 역량, 충동 조절에 대한 역량, 그리고 적응, 회복력 및 강도에 대한 역량을 평가하는데 도움이 될 수 있다. KAPP는 심리검사적으로 온당하면서 최소한의 훈련만을 요구하며, 정신분석적 관점에서 인격과 정신 기능을 평가하는 일을 가능하게 해준다. KAPP 척도들은 최소한에서 중등도 정도의 훈련으로 양호한 타당도와 높은 신뢰도를 보여준다. 그 척도들은 서로 다른 임상적 장애를 가진 환자들을 구분하는 인격 양상들을 알아내고, 동일한 임상 장애를 가진 환자들의 인격 아형을 구분하고, 정신 분석이나 정신치료 과정에서 환자의 인격 변화를 평가하는데 사용될 수 있다. (Charitat, 1996; Turrina et al., 1996; Weinryb, Gustavsson, & Barber, 2003; Weinryb & Rössel, 1991; Weinryb et al., 1991a, 1991b; Weinryb, Rössel, Gustavsson, Åsberg, & Barber 1997; Wilczek, Barber, Gustavsson, Asberg, & Weinryb, 2004).

KAPP의 한계점들

KAPP를 통해서 신뢰할만한 평가를 수행하기 위해서는 기저의 정신 역동 개념에 친숙할 필요가 있다. 경험적으로 도출된 규준은 현재까지 없는 상태이다.

Shedler - Westen 평가법(Shedler–Westen Assessment Procedure)

SWAP의 첫 번째 버전인 SWAP-200 (Shedler, 2015; Westen & Shedler, 1999a, 1999b; Shedler, Westen, & Lingiardi, 2014)은 Q-분류 방법 (아래에 설명하겠다)을 사용하여 인격 스타일 및 장애들을 살펴보는 임상가-평가 도구이다. SWAP-200 항목들은 인격 장애를 치료하는데 숙련된 임상가들을 대상으로 미국 내에서 광범위하게 조사한 것을 바탕으로 개발되었다. 수많은 반복 끝에, 임상적으로 환자의 인격을 관찰하고 추론한 바를 조직화하고, 환자의 심리적 기능에 대한 심층적 초상을 제공하기 위한 200 항목의 풀이 개발되었다.

SWAP은 (1)DSM-IV 및 DSM-5의 인격 장애 진단; (2) DSM의 인격 장애 진단들보다 좀 더 임상적으로 정확하면서도 정보적인 (Q 요소들이라 불리는) 경험적으로 확인된 인격 증후군들에 관한 대안적 세트; 및 (3) 인격 기능에 관한 특정 영역들을 강조한 12 가지 특성 차원 (특별한 정보적 절차 요함)을 평가하는 세 가지 점수 프로파일 그래프들을 제공한다.

SWAP의 개정판, SWAP –II는 연구용으로 개발되었다 (Westen et al., 2012; Westen & Shedler, 2007). SWAP-II는 SWAP-200과 세 가지 측면에서 구분된다. 첫째, SWAP-II는 약간 수정된 항목 세트를 가지고 있다. 둘째, 신판에서는 경험적으로 도출된, 색다른 분류법을 제시하는데, 이는 성인의 인격 장애 분류를 네 가지 범주로 나눈다: (1) 내재화 (우울, 불안-회피, 의존-희생양화, 그리고 분열성-분열형 장애) internalizing (depressive, anxious– avoidant, dependent– victimized, and schizoid– schizotypal disorders); (2) 외재화 (반사회성-정신병질적, 자기애적, 편집증적) externalizing (antisocial– psychopathic, narcissistic, paranoid); (3) 경계성-조절이 어려운 (경계성-조절부전 장애) borderline– dysregulated (borderline– dysregulated disorder); 그리고 (4) 신경증적 (강박적 및 히스테리적-연극적 장애) neurotic (obsessional and hysteric– histrionic disorder) 셋째, SWAP-200의 타당도 표본은 단지 인격 장애를 가진 환자들만을 포함한 반면, SWAP-II에서는 더 많은 수의 표본을 통해 타당도가 확인되었고, 임상적 실제에서 일반적으로 보이는 인구를 좀 더 잘 나타내어준다.

아울러 SWAP-II의 청소년 버전인 Shedler-Westen의 청소년을 위한 평가법 Shedler– Westen Assessment Procedure for Adolescents (SWAP-II-A; Westen, Dutra, & Shedler, 2005)도 존재한다. 그것은 성인편 SWAP과 유사한 형식을 따른다(5장 PA축). 그것은 수정된 항목 세트를 사용하며, 두 가지 인격 스타일 (건강한 기능 및 억제성-자기-비판적) 및 다섯 가지 인격 장애 (회피-위축, 반사회성-정신병질적, 연극성, 자기애성, 그리고 감정 조절부전성)를 표현하는 경험적으로 도출된 청소년 인격 분류를 사용한다. 신뢰도와 타당도는 인상적이다. (DeFife, Malone, DiLallo, & Westen, 2013).

어떤 버전의 SWAP이든지, 평가자는 200 항목 각각에 대해 환자의 인격과 기능을 얼마나 잘 묘사하는지에 따라 점수를 0(묘사하지 못함)에서 7(가장 잘 묘사함)점 사이에서 할당한다. SWAP의 모든 버전에서 임상가는 고정된 점수 분포를 사용해야만 한다. (즉 평가자는 각 점수에다 사전에 명시된 회수를 부여해야만 한다.) 고정된 점수 분포를 사용하며 평가자 바이어스를 최소로 줄이고, 신뢰도와 타당도를 최대로 하게 된다 (Block, 1961/1978).

SWAP 항목들은 웹-기반 채점 프로그램 (www.swapassessment.org에서 사용가능)을 통해 가장 편리하게 분류된다. 사용자는 세 가지 진단적 보고서를 선택할 수 있는데, 이에는 인격 진단, 임상 증례 체계화 및 권고되는 치료법뿐만 아니라 모든 검사 점수들을 종합적으로 해석한 것이 담긴 임상 해석 보고서가 포함되어 있다.

병리적인 인격 양상을 기술하는 것 이외에도, SWAP은 또한 긍정적인 정신 건강에 관한 기술도 제공하는데, 이는 200 항목 가운데 24개에서 나타난다. 그리고 건강한, 고-기능 개인에 대한 프로파일도 생성한다.

200개의 SWAP 항목 및 각 항목에 할당된 특징에 관한 7가지 단계는 복잡한 인격 패턴을 다룰 수 있는 거의 무수한 조합을 생성해 낸다 (Shedler, 2015). 이어진 연구들 (Lingiardi, Shedler, & Gazzillo, 2006; Waldron et al., 2011) 에서 가장 높은 점수를 받은 30 항목이 환자의 기능에 관한 유용한 요약을 제공한다고 밝혀졌으며 따라서 그것들은 증례를 체계화함에 있어 핵심적으로 이용될 수 있다.

환자의 건강-질환 수준 및 건강 및 질환의 영역들을 평가하는데 SWAP의 유용성을 향상시키기 위해서, 뉴욕의 연구자 그룹은 두 가지 보조적인 점수 색인들이 만들어, 타당도에 관한 증거를 제시하며 설명하였다. (Waldron et al., 2011). 첫 번째 색인, 즉 인격 건강 색인 Personality Health Index (PHI)은 200개의 SWAP 항목 점수들을 사용하여 인격 건강을 전반적으로 평가할 수 있게 하며, 다음으로 정신분석 치료 중인 환자들과 비교하여 정신 건강 점수의 퍼센타일로 전환된다. (Cogan & Porcerelli, 2004, 2005). 퍼센타일의 지표가 총체적인 심리적 건강 또는 질환을 즉각적으로, 이해할 수 있게끔 해주는 척도가 된다.

SWAP에서 파생된 두 번째 지표, RADIO는 인격 기능을 나타내는 다섯 가지 중심 영역 내에서 개인의 특정 강점과 어려움을 묘사한다: 즉 다섯가지 독립적인 차트 내의 현실 검증 Reality testing, 정동 조절 및 인내력 Affect regulation and tolerance, 방어적 구성 Defensive organization, 정체성 통합 Identity integration, 그리고 대상 관계 Object relations (따라서 머릿글자를 따 RADIO)가 그것이다. 이 영역들은 인격 기능 수준을 묘사하는 점에서 PDM-2 에서 쓰이는 영역들과 유사하다. 발간된 두 가지 증례에서 SWAP 지수들이 임상적으로 유용할 수 있음이 드러났다. 이러한 지수들은 명백히 정신치료적 연구 및 정신분석적 연구에 적용할 수 있을 뿐만 아니라 임상 작업이나 수련에도 또한 유용한 자원의 일환이 된다. (Gazzillo et al., 2014; Waldron, Gazzillo, Genova, & Lingiardi, 2013).

SWAP의 강점들

PHI와 RADIO가 PDM-2의 M축과 MA축을 평가하는데 도움이 될 수 있는 반면, SWAP의 또 다른 버전들은 PDM-2의 P축과 PA 축의 평가에 유용할 수 있다. SWAP은 임상가로 하여금 임상적 관찰을 체계적으로 기록할 수 있게끔 해주며, 이후 진단이나 임상 증례 기술을 최적화시키기 위한 방편으로 도출된 데이터를 통계적 및 심리검사적 방법을 적용함으로써 인격의 진단을 체계적으로 해주며 증례의 체계화를 제공해준다. (Lingiardi, Gazzillo, & Waldron, 2010; Lingiardi et al., 2006). 효과적인 치료적 개입에 지침이 될 수 있는, 임상적으로 풍부한 증례 체계들을 임상가들이 개발하는데 이러한 정보가 도움이 된다. 훌륭한 타당도와 신뢰도가 확인되었다 (Shedler, 2015). 임상가 및 연구자들은 치료상 서로 다른 시점에서 환자의 총체적 건강-질환 정도를 비교하는데 SWAP을 이용할 수 있는데, 이는 정신치료 과정을 통해 일어나는 변화를 보여주는데 유용한 방법이 된다 (Gazzillo et al., 2014; Waldron et al., 2013). 항목들은 평가되는 개개인에 대한, 단순하고 전문용어가 없는 임상적 문장들로 이루어져 있다. SWAP의 신뢰도 및 타당도는 지난 10년 넘게 보고되고 확장되어 오고 있다 (Shedler, 2015; Shedler & Westen, 2006; Westen & Muderrisoglu, 2006).

SWAP의 한계점들

(평가자가 도구에 친숙한 정도에 따라) SWAP을 통해 점수를 매기는데는 25분에서 40분이 소요된다; 임상 상황에서 이만큼의 시간을 쓸 수 있는 곳은 많지 않다. 더욱이 신뢰할 만한 SWAP 평가를 위해서는 임상가나 평가자가 그 환자를 잘 알고 있어야만 한다. SWAP의 제

작자들은 치료를 받는 환자의 경우, 최소 여섯 번의 임상 세션을 가질 것을 추천하였다. - 단지 평가만을 받기 위한 개인의 경우에는 인격 평가를 위한 체계적 면담, 즉 임상적 진단 면담 Clinical Diagnostic Interview을 권하는데, 이는 대략 2시간 반 내에 실시될 수 있다.

작업화된 정신역동 진단(Operationalized Psychodynamic Diagnosis)

작업화된 정신역동 진단 Operationalized Psychodynamic Diagnosis (OPD) 개발 위원회는 1992년 독일에서 일군의 정신분석가들, 정신신체 의학 분야의 전문가들, 그리고 정신치료 연구에 배경을 둔 정신과 의사들로 결성되었다. 이들이 품은 목표는 핵심적인 정신역동적인 차원을, 기술적이고 증상-중심적인 ICD-10 분류 체계에 포함시켜 영역을 넓히는 것이었다. 이 개발 위원회는 숙련된 치료자를 대상으로 수련을 위한 목적 및 임상적 목적을 위해 고안된 진단 일람 및 핸드북을 개발하였다 (Arbeitskreis OPD, 1996). 이후로 그 매뉴얼은 11개의 언어로 번역되었고 더 많은 번역판이 준비 중이다.

두 번째 판인 OPD-2 (Arbeitskreis OPD, 2006; OPD Task Force, 2008)에서는 개개인에 맞춘 치료 계획을 위해 초점을 선택하는 법을 매뉴얼화한 교과서가 포함되어 있다. 치료적 초점을 바탕으로 하여, 치료 결과 및 추적관찰에 대해 평가하는 것이 가능하다. 추가적으로 하이델베르그 구조 변화 척도 Heidelberg Structure Change Scale를 이용하여 임상적 변화를 평가할 수 있다 (Grande, Rudolf, Oberbracht, & Pauli- Magnus, 2003).

최근, 독일어로 된 아동 및 청소년 정신치료자를 대상으로 한 OPD 매뉴얼 2판이 출간되었다 (Arbeitskreis OPD-KJ, 2014). 환자의 구조적 통합 수준을 측정하는 자가 보고 도구 역시 이용할 수 있다 (Ehrenthal et al., 2012). 추가적인 자원, 이를테면 물질 남용, 법의학적 환자 및 외상에 관한 모듈들이 개발 중에 있다.

임상가는 OPD에서 5가지 축을 완성하도록 되어 있다:

● *I 축*: 질병의 경험 및 치료의 선행 조건. 질병의 심각도; 고통의 정도; 주관적으로 여기는 질병의 귀인점 (환자가 생각하는, 질병을 일으킨 원인); 변화의 모델 (치료가 어떤 식으로 도움이 될지 환자가 생각하는 바); 그리고 자원 (자아 강도, 유머, 지능, 가족 친구 동료들로부터 받는 정신사회적 지지)에 대해 임상가는 기술한다.

● *II 축*: 대인 관계. 환자의 역기능적 습관적 관계 경험을 기술하고, 치료자와의 관계 또한 묘사한다.

● *III 축*: 갈등. 임상가는 일곱 가지의 내면적 갈등에 따라 환자를 기술한다: 개별화 대 의존성; 의존성 대 자기 충족감; 통제 대 복종; 자기 가치 대 타인 가치; 죄책 갈등; 오이디푸스 갈등; 그리고 정체성 갈등.

● *IV 축*: 구조. 임상가는 여덟 가지 차원에 대해 평가하는데, 그 각각에는 3가지 국면이 존재한다. (a) 자기-지각 (스스로를 반추하고 정체감을 느끼는 환자의 능력과 관련); (b) 대상 지

각 (자기와 대상을 구분하는 환자의 능력과 관련); (c) 자기-조절 (예. 충동 조절); (d) 대상관계 및 관심의 조절; (e) 내적 소통 (판타지, 신체 인식); (f) 타인과의 소통 (접촉, 공감); (g) 내적 대상과 애착을 맺는 능력 (내사의 사용, 내사물의 다양성); 그리고 (h) 타인과 애착을 맺는 능력 (분리될 수 있는 능력 포함) 평가 점수는 전체 점수와 짝지어진다.

- V축: (ICD-10의 챕터 V (F) 또는 DSM-IV/DSM-5와 더불어) 정신 장애, 인격 장애 및 정신 신체 장애.

최초의 한 두 시간에 걸친 면담 이후, 임상가 (또는 임상적 관찰자)는 OPD-2 축 및 카테고리에 의거하여 환자의 정신역동적 프로파일을 평가한다. 면담 기술은 상대적으로 구조화되지 않은 자유로운 탐색과 좀 더 구조화된 질문들 사이를 오고 간다. 면담은 피면담자의 비적응적 관계 패턴, 지속되는 동기적 갈등, 구조적 역량들에 대해 평가하기 위해 관련된 모든 정보를 유도해 내도록 고안되었다. 면담을 어떤 식으로 수행하여야 하는지에 관한 가이드라인에는 충분한 융통성이 있어, 면담은 여전히 개방적인 정신역동적인 면담처럼 진행될 수 있다. 숙련된 평가자가 수행할 경우 OPD는 상대적으로 양호한 신뢰도를 보일 수 있으며, 교육 목적으로 추천될 수 있다.

OPD의 강점들

OPD는 PDM-2의 P, M, S, PA, MA, 및 SA 축을 평가하는 목적으로 대단히 유용할 수 있다. 훈련받고 숙련된 임상가들은 임상적 면담 자료에 신뢰할 수 있을 정도로 OPD를 적용하여 평가할 수 있다 (Cierpka, Rudolf, Grande, & Stasch, 2007). 그리고 타당도를 잘 뒷받침하는 17개의 표본이 있는데, 그 중에는 2,000명 이상의 참가자로부터 얻은 데이터도 포함되었다 (Zimmermann et al., 2012). OPD 전문가의 합의 연구에 따르면 OPD의 IV축 (구조 축)이 인격 장애의 대안적 DSM-5 모델을 위해 제안된 인격 기능 수준 척도 Level of Personality Functioning Scale for the alternative DSM-5 model for personality disorders과 대단히 유사함이 확인되었다 (Zimmermann et al., 2012). OPD는 정신역동적 정신치료에 있어서 "문제-치료-결과의 일치"가 필요하다고 한 Strupp의 권고를 충족시킨다 (Strupp, Schacht, & Henry, 1988). 아울러 이 체계는 정신역동적 치료 전-후-추적 평가에 적용될 수 있다(Rudolf et al., 2002).

OPD의 한계점들

OPD 체계는 일종의 광범위한 접근법이다. 이 도구의 기본적인 사용법을 배우기 위해서는 최소한 60시간의 훈련이 필요하다. 평가지의 5가지 OPD 축 전체를 완성하기 위해서는 약 30분이 소요된다. 아울러, OPD는 이제껏 치료 계획을 세우는데에만 국한되어 사용되었으며, 치료 과정을 매뉴얼화하려는 시도는 없었다. 하지만 다양한 장애들을 위한 작업화된 정신역동 치료들이 현재 OPD 그룹에 의해 개발되고 있다.

정신역동 기능 척도(Psychodynamic Functioning Scales)

주로 노르웨이를 거점으로 한 Per Høglend 및 그의 동료들은 역동적 정신치료들의 과정과 결과에 관해 광범위한 체계적 연구를 수행하고 있다. 결과 연구들을 좀 더 개량할 필요가 있음을 인식하였기에 그들은 25년여 년 전부터 이와 같은 요구에 관한 응답으로 도구들을 개발하기 시작했다 (Høglend, 1995; Høglend et al., 2000).

정신역동 기능 척도 Psychodynamic Functioning Scales (PFS) 도구는 지난 3개월간의 심리 기능을 측정하기 위해, DSM-IV의 전반적 기능 평가 Global Assessment of Functioning (GAF)와 마찬가지로, 0-100 포맷을 가진 여섯 가지 척도를 사용한다. 이 척도 가운데 세 가지는 대인관계의 양상을 측정한다: 가족 관계의 질, 교우 관계의 질, 연애/성적 관계의 질. 또 다른 세 가지 척도들은 대인관계의 기능: 정동을 견디는 힘(tolerance for affects), 병식, 및 문제 해결 역량을 측정한다. 평가는 면담 자료를 근거로 한다. (면담에는 1-2 시간이 소요된다.) 이 척도들은 독일어, 불어 및 포르투갈어로 변역되어 있다.

PFS의 강점들

PFS는 PDM-2의 M-축 기능 (예, 관계 및 친밀감의 역량; 정동의 범위, 소통 및 이해; 심리적 마음자세) 및 전반적 정신 기능을 평가하는 목적으로 유용할 수 있다. 증상 측정으로부터 도출된 내용 타당도, 내적 영역 구성 타당도, 변별 타당도의 측면 및 역동적 치료에서의 변화를 측정하는 감수성은 다양한 환자/평가자 표본들에서 정립된 바 있다 (Bøgwald & Dahlbender, 2004; Hagtvet & Høglend, 2008; Høglend, 2004; Høglend et al., 2000). 이 도구는 간략하며, 변화 감도를 증가시키기 위한 다양한 수준이 있다. 전이 및 전이 해석의 역할에 대한 연구 결과들이 임상적 이해에 더불어 추가되었다 (Høglend et al., 2008, 2011).

PFS의 한계점들

지금까지 신뢰도는 수년간의 역동적 훈련을 받은 임상가들의 경우에 한해서만 평가되었다.

심리적 역량 척도(Scales of Psychological Capacities)

심리적 역량 척도 Scales of Psychological Capacities (SPC) 측정법은 샌프란시스코, 캘리포니아 대학 University of California, San Francisco 의 Robert S. Wallerstein과 그 동료들에 의해 개발된 면담 기반 도구이다. 이 도구는 기저의 인격 구성 내에서 치료와 관련되어 일어난 변화를 반영하기 위해 고안되었다.

SPC는 36개의 Likert형 척도로 구성되어 있으며, 훈련받은 평가자가 반구조화된 semistructured 임상 면담이나 기록된 치료 세션들에 임하여 17개의 긍정적 "역량"을 측정한다. "역량"은 적응적 기능을 달성하고 삶의 만족을 얻는데 필요한 심리적 자원으로 정의된다. 각 17개 차원의 건강한 쪽 말단에는 제목 및 정의가 달려있다. 각 차원은 자기 응집성; 자존감; 삶에 대한 열정; 희망; 유연성; 책임감; 지속성; 표준과 가치; 정동 조절; 충동 조절; 성적 조절; 주장; 공감; 신뢰; 타인에 대한 신뢰; 관계 전념; 그리고 상호 관계이다. 각 차원에는 하나에서 세 가지 사이의 건강하지 못한 대극점들 (예. 자존감 대 과대감 및 자기 비하)이 있어 36개의 부수적인 차원이 만들어지는데, 그 각각은 4점 Likert 척도로 (0)점 '완벽히 적응적으로 기능함'에서부터 (3)점 '심각하게 혹은 명백하게 손상됨'까지 점수를 매긴다.

Wallerstein은 역량 세트를 개발함에 있어 다양한 국적, 다양한 이론적 배경을 가진 임상가들의 도움을 받았다. 이 척도는 이론적으로 중립적이게끔 고안되어 광범위한 치료법 및 환자군을 대상으로 할 수 있게 적용가능성을 높였다. 모호함을 줄이고 사용 편이 및 타언어로의 번역성을 최적화시키기 위해 SPC는 일반적인 영어로 쓰였다. 스페인어 및 이스라엘어 번역판과 청소년 버전과 더불어 반구조화된 "탐색 질문들"이 포함된 매뉴얼이 출간되어 있다.

SPC의 강점들

SPC는 (증상 변화를 넘어서) 개인이 전반적으로 긍정적으로 기능하는데 중요한 영역들 및 정신과 외래 환자들에게서 전형적으로 장애가 나타나는 영역들을 다룬다. 이 측정법은 PDM-2의 M 축 및 MA 축 능력들 (특히 분화와 통합 [정체성]; 자존감 조절 및 내적 경험의 질; 적응, 회복력 및 강도; 그리고 대인관계 및 친밀감에 관한 능력들)을 평가하는데 도움이 될 수 있다. 이 도구는 캘리포니아의 그룹 (DeWitt, Milbrath, & Wallerstein, 1999)과 독일 그룹 (Huber, Henrich, & Klug, 2013; Leuzinger- Bohleber & Fischmann, 2007)이 수행한 연구들에서 평가자간 신뢰도 및 검사-재검사 신뢰도, 내용 타당도 및 구성 타당도, 그리고 치료와 관련된 변화를 반영하는 능력이 양호한 것으로 나타났다.

SPC의 한계점들

평가자들이 신뢰할 수준에 이르기 위해서는 4-6시간의 훈련이 필요하다. 이 평가도구는 치료와 관련된 변화를 반영하는 잠재력을 완벽히 평가하기 위한, 충분한 수의 환자들에 적용되지 못하였다.

사회적 인지 및 대상관계 척도(Social Cognition and Object Relations Scale)

사회적 인지 및 대상관계 척도 (SCORS)는 본디 환자가 명시적으로 드러내는 양상을 넘어서 대인 관계적 기능을 매개하는 다양한 차원의 인지적, 정동적 과정들을 체계적으로 평가하기 위해 Westen (1991a, 1991b)에 의해 개발되었다. 이는 임상에 기반한 대상관계 이론을 실험적으로 창출된 사회적 인지 이론 (Stein, Slavin- Mulford, Sinclair, Siefert, & Blais, 2012)과 통합한 것이다. SCORS는 세 가지 버전이 존재한다. 본 논고는 SCORS 전반적 평가법 Global Rating Method (SCORS-G; Westen, 1995)에 초점을 맞추겠다.

SCORS-G는 7점의 고정 척도 상에서 점수를 매기는 여덟 가지 변수로 구성되어 있다; 점수가 낮을수록 더 병리적인 반응을 의미하며, 점수가 높을수록 대상 관계의 측면에서 더 건강하고 더 성숙함을 뜻한다. 여덟 가지 변수들은 다음과 같다:

1. 인물 표상들의 복잡성 Complexity of representations of people (COM), 이는 내적 상태 및 관계 범위의 존재, 정도 및 분화를 평가하는 것이다.
2. 표상들의 정동적 질 Affective quality of representations (AFF), 이는 한 사람이 자신을 둘러싼 환경을 바라보는데 쓰이는 감정이라는 렌즈를 조사하는 것이다.
3. 대인관계 상의 감정적 투자 Emotional investment in relationships (EIR), 이는 친밀도 수준 및 감정적 공유 수준을 평가하는 것이다.
4. 도덕적 기준들에 있어서의 감정적 투자 Emotional investment in moral standards (EIM), 이는 한 사람이 타인을 바라보는 방식 및 타인에 대한 도덕심과 동정심과 연관되어 행동하는 방식을 측정하는 것이다.
5. 사회적 인과 관계에 대한 이해도 Understanding of social causality (SC), 이는 한 사람에 있어 이야기의 일관성, 논리 및 추론력 뿐만 아니라 인간 행동을 이해하는 정도를 평가하는 것이다.
6. 공격적 충동들의 경험 및 처리 Experience and management of aggressive impulses (AGG), 이는 한 사람이 공격성을 참고 처리하는 능력을 탐색하는 것이다.
7. 자존감 Self- esteem (SE).
8. 자기 정체성 및 응집성 Identity and coherence of self (ICS), 이는 한 사람이 자신이 누구인지 통합된 느낌을 가진 정도를 말한다.

SCORS-G는 다양한 형태의 서술 자료에, 이를테면 정신치료 세션들, 초기 기억에 대한 묘사, 관계 일화 양식 면담 Relationship Anecdotes Paradigm (RAP) interview 및 임상 면담에 적용될 수 있다.

SCORS-G에서는 정신병리적 측면과 인격적 측면을 구분한다 (Ackerman, Clemence, Weatherill, & Hilsenroth, 1999; DeFife, Goldberg, & Westen, 2015; Stein et al., 2012). 다른 연구들에서는 SCORS-G가 애착이나 외상적 측면과 연관된 것으로 조사되었다 (Calabrese, Farber, & Westen, 2005; Ortigo, Westen, DeFife, & Bradley, 2013). 정신치료의 과정 및 결과 연구라는 측면에서 여러 연구들은 SCORS-G를 사용한 바 있다. (Fowler 등을 보라, 2004).

SCORS의 강점들

SCORS-G는 PDM-2의 M축 및 MA 축, 이를테면 내적 기준과 가치를 구성하고 사용하는 능력뿐 아니라 분화 및 통합 능력, 자존감 조절 및 내적 경험의 질, 그리고 대인관계 및 친밀도를 평가하는 목적으로 대단히 유용하다. SCORS-G는 서술자료를 평가하는데 가장 흔히 사용되는 정신역동적 측정법 가운데 하나이다. 고정점들은 다양한 입장을 지닌 임상가들에게 유용하게끔, 경험에 가까운 방식으로 기술되어 있다. 과거 연구에서 평가자 간 신뢰도 및 수렴 타당도와 변별 타당도는 일관되게 입증된 바 있다 (Stein et al., 2014).

SCORS의 한계점들

SCORS-G가 가진 가장 심각한 약점은 규범적 자료(normative data)에 한정되어 있다는 점이다. 아울러 여덟가지 변수들 간에는 중등도에서 고도의 급간상관성이 있다 (Stein 등, 2012).

정신역동적 갈등 평가 척도(Psychodynamic Conflict Rating Scales)

1980년 J. Christopher Perry가 개발한 정신역동적 갈등 평가 척도(Psychodynamic Conflict Rating Scales , PCRS)의 첫 번째 버전은 정신내적 혹은 심리적 갈등을 이해하는 전통으로부터 파생되었다; 그 후로 자기 심리학이나 대상관계와 같은 좀 더 근래에 나온 진보적 이론들을 포함하는 것으로 확장되었다. 각 척도는 동기들 (소망들과 두려움들) 가운데 몇 가지 갈등적 측면을 반영하는 일련의 문장들로 구성되어 있다. 갈등의 결과물이 증상을 형성하거나 타협을 형성하게 만들 수 있음 역시 명시되었다. 하지만 갈등은 내적인 것이며 부분적으로 또는 전적으로 무의식적이기에, 이상이나 장애의 형태로 관찰될 수 있는 것을 통해 간접적으로 추론할 수밖에 없다.

PCRS는 14가지 정의된 갈등들을 평가한다. 이들은 7가지 초점 갈등들 (발달학적으로 기원이 좀 더 늦은 것으로 추정되며, 오이디푸스 수준의 갈등과 대체로 같은 뜻이라 할 수 있는 갈등들)과 7가지 전반적 갈등들 (발달학적 기원이 더 이른 시기의 것으로 추정되며 구강기 수준의 갈등들과 대체로 같은 뜻이라 할 수 있는 갈등들)로 나뉜다.

초점 갈등에는 (1) 지배적인 타인(dominant other), (2) 지배적인 목표(dominant goal), (3) 역의존(counterdependency), (4) 아첨-실망(ingratiation– disappointment), (5) 야망-달성(ambition– achievement), (6) 경쟁-적개심(competition– hostility), 및 (7) 성적 쾌락 대 죄책감 (sexual pleasure versus guilt)이 포함된다. 전반적 갈등에는 (8) 전체적 만족 억제(overall gratification inhibition), (9) 분리-유기(separation– abandonment), (10) 감정적 욕구 및 분노의 경험과 표현(experience and expression of emotional needs and anger), (11) 대상-갈망(object-hunger), (12) 융합에 대한 두려움(fear of fusion), (13) 타인들의 거절(rejection of others), 및 (14) 타인들에 대해 좌절된 것에 대한 원한(resentment over being thwarted by others)이 포함된다. 또한 PCRS에는 각각의 갈등에 대해 건강히 적응하는 정도를 평가하는 14가지 부속 척도가 있어, 병리적 적응과 건강한 적응이 독립적으로 표현되어 있다 (Perry, 1997, 2006; Perry & Cooper, 1986).

임상적으로 사용할 경우, 역동적 면담 또는 치료 세션 내에서 이루어지는 면밀한 병력으로 충분하다. 연구 목적일 경우, 두 가지 자료 출처가 권고된다: (1) 역동적 초진 혹은 추시형 면담 및 (2) 대인관계 이야기에 초점을 둔 면담, 이를테면 RAP 인터뷰 (Beck & Perry, 2008).

최초의 PCRS 버전은 각각의 갈등에 대한 정의 및 그 갈등을 인접 갈등으로부터 구분하는 것에 관한 섹션으로 구성되어 있었다. 평가자는 쉽게 사용가능한 4점의 패턴 인식 점수를 채워 넣어야 했다. 현재의 버전은 각각의 갈등을 8-15개의 일련의 항목들로 평가하는데, 그 각각의 항목은 갈등의 몇몇 측면에 관한 덜 추정적인 문구로 (0) '없음', (1) '어느 정도는 사실', 혹은 (2) '확실히 존재하거나 사실임'으로 점수를 매기게 되어있어, 정신계측적인 면에서 향상이 있었다. 문구들은 갈등의 정동적, 행동적, 혹은 인지적 양상을 나타내며 비전문적 영어의 일반적인 단어들로 되어 있다. 각 갈등에 해당하는 점수는 최고 점수에 대한 비율을 반영할 수 있게 변환된다. (0부터 1.00까지의 조정값을 가진다.)

초기 버전을 대상으로 한 평가자간 신뢰도는 충분에서 양호한 것으로 결론이 났다 (Perry & Cooper, 1986; Perry & Perry, 2004); 더 최근의 연구에서는 내적 합치도 및 평가자간 신뢰도가 전반적으로 양호하거나 훌륭한 것으로 드러났다 (Perry, Constantinides, & Simmons, 2017). 절단점은 갈등이나 건강한 적응의 명백한 유무를 정의하다. 추가적인 독립 척도들은 각 갈등의 (1) 정동적 (2) 행동적 그리고 (3) 인지적 양상을 요약한다. 다음으로 초점 갈등, 전반적 갈등, 전체 병리적 갈등, 그리고 갈등에 대한 적응을 평가하는 척도들의 평균 요약 점수가 계산된다. 장, 단기 치료에 동반된 변화를 조사한 두 연구에서 수렴 타당도와 변별 타당도가 입증되었다 (Perry 등, 2017).

PCRS의 강점들

PCRS는 PDM-2의 P축과 PA 축을 평가하고, M축 및 MA축에서 대인관계와 친밀감의 역량을 평가하는데 유용한 자료를 제공해 줄수 있다. 임상가들은 평가에 요구되는 최소한의 시간을 들여, 최초의 패턴 인식 버전을 사용할 수 있다. 갈등들은 직관적으로 이해가능하며, 문장들은 임상가들이 다루고 있는 갈등 문제뿐만이 아니라 임상적으로 관찰한 바 역시 쉽게 반영한다. 이 방법은 시간에 따른 변화를 측정하는데 유용하다는 것이 입증되었으며, 개개인이 역동적인 면에서 회복되었다는 것을 판정하게 해 준다.

PCRS의 한계점들

훈련에는 세 가지 내지 다섯 가지의 훈련 증례들을 평가하는 것을 요하며, 의견일치 평가를 통한 간헐적 보정이 있어야 한다. 비록 PCRS는 한 차례의 역동적 면담만으로 평가는 가능하나, 자료를 적절히 반영하기 위해서는 여러 번의 면담을 거치는 것이 바람직하다. 연구 용도를 위해서는 면담의 녹음이 필요하다. 평가에는 세션 당 90-120분이 소요된다.

대상관계 설문지(Object Relations Inventory)

대상 관계 설문지 The Object Relations Inventory (ORI) 는 Blatt과 동료들이 사람의 자기 표

상 및 중요한 인물들 – 즉 한 사람의 대상 세계 – 를 평가하기 위해 개발한 구조화되지 않은 평가법이다. 이것은 애초에 대상 표상을 평가하기 위한 방법으로서 부모의 묘사를 사용하는 것에 관한 작업으로부터 유래했다. (Blatt, Wein, Chevron, & Quinlan, 1979); 이 작업은 결국 1970년대의 정신분석 내의 인지 발달 이론 및 발달적 대상 관계의 현대적 이론들에 기인한 것이었다. (예, Fraiberg, Anna Freud, Jacobson, Kernberg, Kohut, Mahler, 그리고 Winnicott의 작업). 1980년대 이래로 헤겔식 철학 (예, Aron, Benjamin, Fonagy 등)으로부터 기인한 상호 주관성 이론뿐만 아니라 더 많은 발달 이론들 (예, Stern, Beebe, 그리고 Lachmann의 이론)의 영향으로 ORI는 자기 및 그 상호주관적 대인관계 틀 모두를 이해하는 한 사람으로서의 능력을 평가하기 위해 개인이 자신에게 중요한 인물을 묘사하는 바를 이용하기에 이르렀다.

지금과 같은 형식의 ORI는 Sugarman에 의해 면담의 형태로 개발되었다. (2014.8.29., J. S. Auerbach와의 개인적인 교류에 근거함) 응답자는 면담자로부터 부모, (애완동물을 포함한) 중요한 타자, 자기 자신 및 치료자에 대해 기술하도록 질문지를 통해 요구받는다.

기술한 바의 내용 및 인지 구조적 구성이 평가되는데, 이를 위해 수많은 방법이 고안되었다. 가장 잘 알려진 것으로는 피아제식 발달 진행을 기술하는 (1) 개념적 수준 척도 conceptual level (CL) scale (Blatt, Chevron, Quinlan, Schaffer, & Wein, 1988)와 (2) 현대의 관계이론에 영향을 받은 분화-관련성 척도 differentiation– relatedness (D-R) scale 가 있는데 (Diamond, Blatt, Stayner, & Kaslow, 1991; Diamond, Kaslow, Coonerty, & Blatt, 1990), 분화 관련성 척도는 경계 붕괴에서부터 양극화를 거쳐 대상 영속성 및 궁극적으로 상호 주관성에 이르는 10 단계의 발달상을 묘사하고 있다. 아울러 Blatt과 동료들은 (Blatt 등, 1979, 1988; Quinlan, Blatt, Chevron, & Wein, 1992) CL의 기술들을 세 가지의 질적 혹은 주제적 요소들: 자비심, 가혹성, 및 갈망에 관해 평가하였다. 이후의 요인 분석 연구들에서는 (예, Heck & Pincus, 2001; Huprich, Auerbach, Porcerelli, & Bupp, 2016a) 주체감, 친교 및 가혹성이라는 요인들을 고안하였다.

Blatt과 동료들은 (Blatt, Bers, & Schaffer, 1993) 또한 자기를 묘사하는데 연루된 구조적 복잡성을 다루기 위한 평가 매뉴얼을 고안하였다. CL을 포함한, 신뢰할만한 18가지 차원들은 5가지 요인들로 분류된다: 주체감, 반영성, 분화도, 관련성 및 검사자와의 관련성이 그것이다. (Blatt, Bers, & Schaffer, 1993)

다양한 ORI 방법들로 도출된 연구 결과를 살펴보자면 CL이나 D-R과 같은 변인들은 구성적인 차원들 즉 한 사람의 기저에 깔린 조직화 수준을 반영하는 것으로 간주될 수 있었다. 이는 질적-주제적 요인 상에서 중요한 인물들이 대체로 긍정적 용어로 묘사되든 부정적으로 묘사되든 상관이 없었다. 예를 들어, 주요 인물에 대한 묘사가 내용면에서는 대단히 부정적일지라도 동시에 여전히 고도로 발달된 조직화 수준을 보일 수 있는 것이다.

ORI의 강점들

ORI는 PDM-2의 P축 상의 내사 또는 의존적 성향의 우세 정도를 평가하는데 유용할 수 있을 뿐만 아니라, 여러 M-축 역량들을 평가하는 데에도 마찬가지이다. (이를테면 분화와 통합, 자존감 조절과 내적 경험의 질, 대인관계와 친밀도). ORI는 적용하기가 쉽다. 이것은 한 사람이 자신의 삶 속에서 중요한 인물들을 이해하는 방식에 관한 정보를 수집하여 준다. 동시에 이것은 즉각적으로 드러나지는 않으며 기저의 인격 구성 수준을 반영하는 대상관계의 구조적 차원을 평가할 수 있게 해준다. 정신역동적이거나 정신분석적 배경이 없는 일부 평가자들은, 벨기에와 이스라엘에서 2일 내에 신뢰할 수 있을 만큼 성공적으로 훈련을 받은 바 있다. (Luyten, J. S. Auerbach와의 개인적 교신, 2014.11.14) 하지만 Diamond는 (J. S. Auerbach와의 개인적 교신, 2015.5.3.) D-R을 코딩할 능력을 갖추기 위해서는 석사학위, 정신역동 이론에 대한 임상적 경험, 그리고 이틀간의 훈련 세션이 필수적이라고 생각한다.

ORI의 한계점들

ORI 척도는 정신분석적 대상 관계 이론들과 강하게 결부되어 있으며, 이러한 결부점들이 이 이론에 친숙하지 않는 임상가들에 있어 측정도구의 일반화도와 이해도는 제한이 될 수도 있다. 아울러, ORI의 변천사와 채점의 복잡함은 바쁜 임상의들의 입맛에 맞지 않는다. 점수를 매기기 위해서는 30분 내지 60분의 면담이 반드시 버바팀 그대로 옮겨져야 하며 그 이후 믿을만한 평가자에 의해 평가되어야 하는데 – 이와 같은 방법은 일상적인 진료에서 거의 찾아볼 수 없다. 결과물을 임상적으로 이해하기 위해서는 중요 인물을 기술한 정동적 내용과 그 심리 구성 수준 간의 구분값을 이해하는 일이 필수적이다.

성인 애착 면담(Adult Attachment Interview)

Mary Main과 동료들 (George, Kaplan, & Main, 1984, 1985, 1996; Main, Hesse, & Goldwyn, 2008)에 의해 개발된 성인 애착 면담 Adult Attachment Interview (AAI) 분류 체계는 애착 경험과 대인관계에 관한 성인의 자전적 이야기에 담긴 구조적, 담화적 특징들에 대해 조사한다. AAI는 개인의 애착 표상 (즉, 내재화된 대상 관계) 및 초기 애착 관계나 경험과 관련된 현재의 마음상태를 명료화하기 위한 목적으로 초기 애착 경험에 관한 생각, 느낌, 그리고 기억을 떠올리도록 고안된 반구조화된 임상 면담이다.

면담은 정해진 순서로 질문하도록 된 표준화된 탐색문항들 20개로 구성되어 있다. 개개인은 자신의 유년기 시절 아버지와의 관계, 어머니와의 관계를 반영하는 단어 다섯 가지를 각각 제시해야 하며, 그 다음 의미론적 기술을 뒷받침하는 삽화 기억들을 표현해야 한다. 또한 자신이 육체적 또는 감정적 고통에 빠져있을 때 양친이 어떤 식으로 반응했는지, 그리고 거부당한 경험이 있었는지 답해야 한다. 추가적으로는 상실, 신체적 또는 성적 학대, 기타의 압도당하거나 위협당한 경험들에 대한 질문들이 있다. 그 밖의 질문들은 개인으로 하여금 어린 시절 부모와의 경험들이 성인기 인격에 어떤 식의 영향을 주었는지 반영하도록 격려한다. 이 테크

닉은 "무의식을 놀라게 만드는"효과가 있다고 묘사된 바 있으며, 앞서 한 말과 상충되거나 앞뒤가 맞지 않는 것에 대해 피면담자가 고민해 볼 많은 기회를 제공한다.

AAI에서는 환자의 말을 그대로 글로 옮기며, 묘사된 경험이나 관계의 속성을 평가하기 위해 숙련된 채점자가 그 필사본에 점수를 매긴다. 채점자는 어린 시절 부모와의 경험; 이야기하는 스타일 및 애착과 관련된 전반적인 마음 상태; 상실이나 외상에 대해 해결되지 않은 정도에 관해 평가자가 한 추론을 살펴보기 위해 하위척도를 사용한다. (Main & Goldwyn, 1998) 하위척도는 질문에서의 차원에 따라 1(없거나 매우 낮다)에서 9(높다)까지 점수가 매겨진다.

평가 패턴은 개개인이 주된 애착 형태 다섯 종류 가운데 하나에 해당하도록 분류하는데, 앞의 세 종류는 "조직화형"으로 간주하고 뒤의 두 종류는 "혼란형"으로 간주한다:

1. *안정-자율형*, 애착과 연관된 기억들에 쉽게 접근할 수 있고, 기억들은 일관되고, 잘 조직화되어 있으며, 생생하며, 자발적인 방식으로 표현되며, 내면적으로 조화롭고 통합된 애착 관계의 초상과 함께 하는 것이 특징이다.
2. *일축형*, 애착과 연관된 마음 상태가 평가절하되어 있거나 이상화되어 있으며, 확증적 증거가 희박하거나 애착 관련 기억 및 경험을 기억할 수 없는 것이 특징이다.
3. *몰두형*, 현재에 수반된 분노, 그리고/혹은 개인이 현재까지도 감정적으로 얽매여 있는 애착 인물에 대해 긍정적 평가와 부정적 평가가 오락가락하는 것이 특징이다.
4. *상실이나 학대 경험의 미해소형(unresolved)*, 추론이나 이야기에 있어서 자신도 모르게 탈선이 생기는 것이 특징이다. (예, 외상적 애착 관련 사건의 원인과 결과에 관해 극히 믿기 어려운 이야기; 애착 관련 외상에 관한 기억의 상실; 혹은 초기 애착의 외상이나 상실에 관한 특정 질문에 대해 침묵으로 반응하거나 뒤죽박죽 대답하는 것)
5. *분류 불가형*, 두 가지 혹은 그 이상의 상반되는 심적 애착 상태 (이를 테면 일축형과 몰두형) 또는 인터뷰 도중 애착 전략이 바뀌거나 서로 다른 애착 인물들에 대해 전략이 바뀌는 것. (Main & Goldwyn, 1998).

앞의 세 가지 성인 애착 카테고리 (안정, 일축, 몰두형)은 Ainsworth, Blehar, Waters 및 Wall (1978)가 애인스워드 낯선 상황 검사를 통해 양육자-영아 교류를 관찰함으로써 1세 아동에게서 처음 확인한 애착 유형과 상응한다. 면담자가 어머니와 아이를 만난 후, 어머니는 영아를 홀로 남겨두고 면담자와 함께 짧은 시간동안 떠나 있는다. 그리고 분리된 동안 아이가 보인 반응과 어머니와 다시 만났을 때의 반응에 근거하여 영아는 이같은 스트레스에 대한 반응에 있어 안정형, 회피형, 혹은 불안형으로 분류된다. 이같은 영아 카테고리는 애착 관계의 맥락에서 감정을 조절하는 확인할 수 있는 지속적인 특정 전략을 수반하는 면에 있어 성인 애착 분류와 상응하는 것이 밝혀졌다. 반면에 두 가지 혼란형 분류 (미해소형 및 분류 불가형) -

둘은 모두 면담 속 상당 부분이 조직화형의 카테고리에 분류될 수 없기에 Main과 그녀의 동료들 (예, Hesse, 2008를 보라)이 나중에서야 확인한 것으로, 애착 체계가 통합되어 있지 않은 것이 특징이며, 애인스워드 낯선 상황에서 혼란/혼돈형 영아 애착 행동과 연관되어 있다.

Main과 동료들 (2008)은 AAI 면담 및 분류체계가, 개인이 말하는 것, 말하는 방식, 빼먹고 있는 것에 집중한다는 점에서 분석적 청취 과정과 궤를 같이한다고 말했다. AAI 분류 체계는 또한 방어 과정 및 정동을 표현하고 조절하는 양식을 추적하는 언어적 지표를 제공해주는데, 이는 공식적으로 AAI 훈련을 받지 않은 임상가일지라도 유용한 것이다.

AAI의 강점들

AAI는 PDM2 M축 상의 여러 가지 관련 능력, 이를테면 자기 관찰 (심리학적 마음가짐)이나 관계 및 친밀함에 대한 능력을 평가하는 목적에 유용할 수 있다. 기존의 연구들은 AAI이 지닌 현저한 안정성 및 예측 타당도를 보여준 바 있다. (Hesse, 2008; Waters & Hamilton, 2000). 18개 이상의 국제 연구들의 메타 분석 결과 아동 출산 전후 애착에 관한 부모의 정신적 표상이 향후 영아의 애착 상태를 예측할 수 있는 것으로 밝혀졌다. (van IJzendoorn, 1995) 따라서 AAI 상에서 나타난 애착 패턴들은 초기 부모-아동 관계의 속성을 엿볼 수 있는 창이 된다. 아울러 수년 뒤에 나타날 적응적 측면을 강력히 예측할 수 있는, 정상적 또는 장애가 생긴 내재화된 대상관계 (내적으로 작동하는 모델) 가 행동으로 발현하는 모습을 활용할 수 있게 해준다.

AAI 분류는 사실상 치료적 담화 및 과정에 영향을 끼칠 수 있으며, 다양한 형태의 정신병리 뿐만 아니라 치료적 동맹, 전이-역전이 및 치료 결과와 연관된 것으로 밝혀졌다. (리뷰를 위해서는 Slade, 2008를 보라) 예를 들어 여러 연구들에서, 경계성 인격 장애는 주로 몰두형 및 미해소형(혼란형) 애착 카테고리들과 연관된다. (Bakersman- Kranenburg & van IJzendoorn, 2009; Diamond, Stovall- McClough, Clarkin, & Levy, 2003; Fonagy et al., 1996; Levy et al., 2006). 아울러, AAI는 정신분석적 정신치료 과정동안 경계성 환자의 애착 표상 상태가 불안정에서 안정형으로, 혼란형에서 조직화형으로 변화하는 것을 평가하는데 유용한 도구이다. (예, Diamond et al., 2003; Levy et al., 2006)

AAI의 한계점들

AAI 평가자가 되기 위한 공식적인 수련은 긴 과정이다. 면담은 반드시 녹음되어야 하며, 언어적인 발성과 진행상의 침묵을 나타낼 수 있는 일련의 규칙에 맞춰 주의 깊게 글로 옮겨져야 한다. AAI를 수련 받기위해서는 공인된 AAI 수련가가 진행하는 2주간의 긴 워크샵이 필요하다; 이 워크샵은 면담을 진행하는 방법을 배우고 분류 체계의 기본적인 구조 및 그 연구적 이론적 토대를 이해할 수 있게끔 한 이후, 신뢰도를 얻기 위한 목적으로 여러 AAI 대본을 개별적으로 평가해 보는 것으로 진행된다. 이 평가 체계에도 역시 한계가 존재하는데, 하나의 전체적인 애착 분류를 제공할 뿐, 다양한 인물 (예, 어머니와 아버지)에 대한 애착 표상의 다양성은 고려하지 않는다. 마지막으로 AAI 분류 체계는 안정 혹은 비안정형 애착에 대해 차원적인 측정은 불가능하다.

성인 애착 투사적 그림 체계(Adult Attachment Projective Picture System)

성인 애착 투사적 그림 체계 Adult Attachment Projective (AAP) Picture System (George & West, 2012)는 성인 애착 상태에 관한 자유로운 반응을 평가하는 것이다. 평가는 애착 장면을 반영하는 일련의 7가지 그림에 대한 "이야기"반응들을 분석하는데 근거한다. (개인이 홀로 있는 네 장면과 애착을 보이는 2인이 함께 있는 세 장면). 개개인은 인물들에 대한 생각 및 느낌과 더불어 사건에 대한 이야기를 만들도록 유도하는 표준적 세트에 맞춰, 각 자극에 대해 표현한다. 내용과 방어 과정 전략에 근거하여 서술에 기초한 표상 통합 및 애착 관계 감수성에 대해 조사한다. 한 사람만이 있는 그림에 대한 반응의 내용은 "자기 효능감"및 "연결감"에 대해 평가하는데 사용된다. 두 사람 그림은 "동조성 synchrony"관계를 평가하는데 사용된다.

모든 반응에서 보이는 방어 과정을 코드화된다. 이렇게 코드화된 양상은 분류군 간 차이점에 대해 통찰할 수 있게 해준다. 애착 이론에서는 3가지 형태의 방어가 기술되는데 (Bowlby, 1980; George & West, 2012), 이는 AAP 상에서도 평가된다: "탈활성화(deactivation)", "인지적 분리(cognitive disconnection)" 및 "격리된 체계(segregated system)". 탈활성화는 사건이나 사람, 혹은 감정 (예, 거절)으로부터 주의를 딴 데로 옮기는 것이다. 인지적 분리는 애착의 세세한 면 및 혼란이나 모순을 초래하는 감정에 대해 주의를 단절시키는 것이다. 격리된 체계는 고통, 공포 및 무기력감으로부터 주의를 차단하는 것이다. 마지막으로, "기인적 경험"에 대해 반응을 평가한다; 이와 같은 평가는 개개인이 자타 경계를 유지할 수 있는지, 고통이나 외상에 사로잡힌 증거가 있는지 여부를 평가한다.

AAP는 네 가지 성인 애착군 표준형(안정형, 일축형, 몰두형, 미-해소형) 뿐만 아니라 병적 애도에 대해서도 표시한다; 안정 애착은 표상 통합 및 애착 관계를 중히 여기는 실질적 증거를 보이는 것이 특징이다. 일축형 및 몰두형 애착은 통합에 있어 방어적 간섭이 존재하는 것이 특징이다; 하지만, 이러한 표상들은 개인으로 하여금 일상 활동이나 인간관계를 유지하는데 도움이 된다. 미해소형 애착은 뚜렷한 애착 외상의 존재로 통합적 기능이 결핍된 모습으로 나타난다. 병적 애도는 AAP 반응 상 외상 표지자의 존재로부터 평가되며 애도 과정을 완료하지 못할 위험을 보인다; 이러한 실패는 심리적 고통 및 관계에서의 고통이 증가하는 것과 연관된다. (Bowlby, 1980)

AAP는 AAI와 비교하여 동시 타당도 및 신뢰도가 확인되었으며 (예, George & West, 2012를 보라), 조사 및 임상 용도로의 유용성 역시 확립되었다. 아울러 성인 장애의 신경심리학적 애착 토대를 조사함에 있어서도 유용한 자원임을 보여준 바 있으며 (예, Buchheim et al., 2009), 13세 이상의 청소년에게 사용하는 데에도 타당도가 확인되었다. (예, Aikins, Howes,

& Hamilton, 2009).

AAP의 강점들

AAP는 PDM-2의 다양한 M 및 MA 축 기능을 평가하는데 유용할 수 있는데, 특히나 방어 기능 및 관계의 역량과 결부된 것들에 그러하다. AAP는 발달상의 애착 패턴을 알아보는데 있어서 타당도가 확인되었고, 사용자 친화적이며, 경제적인 방법이다. 임상적으로는 치료 상의 진전과 시간 경과에 따른 변화를 평가하는데 쓰일 수 있다. 작업이 전기적인 속성을 띠고 있지 않으므로, 면담에 비해 외상에 관한 부분에서 좀 더 조심스럽게 접근할 수 있는데, 외상적 주제들은 거북하게 만들거나 그렇지 않다면 문제를 유발할 수 있다. (Spieker, Nelson, DeKlyen, Jolley, & Mennet, 2011). 자유롭게 반응하도록 하는 방법론은 간단하며, 시행법을 배우기 용이하다. 시행자는 신뢰할만한 평가자가 될 필요가 없다. 지금껏 유럽계 표본에서 밝혀진 바 있듯 AAP는 비영어권 피면담자에게도 쉽게 사용될 수 있다. 아시아어 및 아프리카어 사용자들에 대한 AAP의 유용성에 관한 연구는 진행 중이다.

AAP의 한계점들

AAP는 30-45분가량이 소요되며, 개인화된 (즉 사적인) 환경에서 시행되어야만 한다. 자극들은 코드화 및 분류법을 수련 받는 과정에서만 가용하다. 신뢰도 달성에 요하는 시간은, 증례들을 코드화하고 분류할 수 있는 신뢰할 수 있는 숙달된 판정가를 만들어내는 시간에 맞먹는다.

반영적 기능 척도(Reflective Functioning Scale)

애착 이론, 정신분석, 철학 및 발달의 정동 신경과학으로부터의 통합적 공헌으로, "반영적 기능"이나 "정신화"라는 개념은 생각, 느낌, 및 욕구와 같은 의도적 정신 상태의 측면에서 자신과 타인을 돌아보는 능력을 말하게 되었다. (Allen, Fonagy, & Bateman, 2008; Fonagy, Gergely, Jurist, & Target, 2002). 정신화 능력은 정동의 우발성 및 양육자들을 현저히 모방하는 것을 특징으로 하는 안정적 애착 경험들로 발달한다고 개념화되어 있다; 적응적 관계 역량 및 정동 조절에 있어 이는 결정적 영향을 끼친다. (Fonagy et al., 2002) 영국의 임상가-조사자들은 이러한 개념을 만들고, 지난 20년간 반영적 기능 척도 Reflective Functioning Scale (RFS)라고하는 측정 도구를 개발해왔다. (Fonagy, Target, Steele, & Steele, 1998)

정신화를 평가하는데 있어서 RFS는 AAI나 부모 발달 면담 Parent Development Interview (PDI; Slade, Aber, Bresgi, Berger, & Kaplan, 2004) 만큼이나 유력히 사용되어 왔다. RFS에서는 특히 애착 인물들과의 관계에 관한, AAI나 PDI에서와는 다른 측면의 필기본이 사용된다. 코드화하는 사람은 피면담자가 애착 관련 경험을 정신 상태의 측면으로 이해하는 정도를 평가한다. 부호화 과정은 "요구"질문과 "허용"질문을 구분하는 것에 근거하는데, 요구 질문을 좀 더 중요하게 판단한다. 요구 질문은 반영적 기능을 직접적으로 조사하는 반면 허용 질문은 그렇지 않다.

AAI에서 가져온 각 질문에 대한 답은 –1(반영을 위한 어떠한 시도도 고의적으로 묵살, 폄하하거나 적의를 보임)에서 9 (복잡한 정신 상태의 이해가 이례적으로 세련됨; 이례적인 정신화)까지 11점 척도로 평가된다. 5점은 정상적인 정신화 수준으로 제안되며, 마음의 모델이 일관성이 있다는 설득력있는 징후가 보일 경우 줄 수 있다. 전체 점수는 요구 질문과 허용 질문의 평가 점수를 각각 가중하고 합산하여 얻어지며, 면담 전체를 고찰할 수 있게 해준다.

광범위한 조사에서 전체 RFS 점수는 평가자간 신뢰도가 양호하고 시간에 따른 안정성이 좋은 것으로 나타났다. RFS를 사용한 연구들에서 이 측정법은 영아 및 성인 애착 상태와 연관성을 보였다. 나아가, RFS는 경계성 인격 장애, 우울증, 섭식 장애, 공황장애 및 정신증을 포함한 광범위한 정신병리와 연관이 있었다. 또한 RFS는 트라우마 (특히 결핍) 및 외상후 스트레스 장애와 연관이 있었다. 마지막으로, RFS를 통해 측정되는 반영적 기능은 다양한 정신치료 형태에 있어 치료 결과를 말해주거나 매개할 수도 있음을 연구들은 또한 말해주고 있다. (리뷰는 Katznelson, 2014; Luyten, Fonagy, Lowyck, & Vermote, 2012를 보라)

RFS의 강점들

RFS는 PDM-2의 M축 및 MA 축 상에서 정신화/반영 기능 및 자기 관찰에 대한 역량을 평가하고, 기본적인 인격 기능을 평가하는데 도움이 될 수 있다. 지난 20여 년 동안, 정신분석에 있어 가장 생산적인 새로운 개념은 아마 정신화의 개념이었을 것이다. 예를 들어 반영적 기능은 치료 결과에 직접적인 효과를 미친다는 것이 입증되었다. (Gullestad et al., 2013). RFS나 여타의 방식으로 반영적 기능을 측정한 연구들 (Luyten et al., 2012)은 인격 발달이나 치료 과정에서 핵심 요소로 작용하는 것이 무엇인지 실마리를 던져줄 것이다. RFS를 기반으로 한 연구는 잘 정립이 되어 있고, 빠른 속도로 성장 중이다.

RFS의 한계점들

RFS를 신뢰할 수 있을 정도로 사용하기 위한 훈련 프로그램은 광범위하며 상당한 시간과 연습이 필요하다. 그 결과 RFS는 일상의 임상 적용에서 그다지 사용되지는 않았다.

대상관계의 질(Quality of Object Relations)

대상관계의 질 Quality of Object Relations (QOR) 척도는 Piper와 동료들이 고안하였으며 (Azim, Piper, Segal, Nixon, & Duncan, 1991; Piper, McCallum, & Joyce, 1993), Høglend가 수정하였다 (1993). 한 회기의 평가 면담을 통해 대상관계의 질은 원초적에서부터 성숙함에 이르기까지의 스펙트럼 상에 놓인다. 대게 정신역동적인 측면에 초점을 맞추고 있으며, 발달 단계 및 현재 삶에서 반복되는 대인관계 패턴을 강조한다.

QOR 평가는 표준화되어 있고 1시간 내지 두 시간의 면담에 기초하는데, 면담에서 평가자는 환자의 유의한 관계에 대한 과거력을 질문하여 자발적인 방식으로 보고를 받으며, 그후 8점 척도 상에서 대상관계의 질을 평가한다. 척도 점수의 설명은 아래와 같다. (Høglend, 1993):

8–7: 관계에 관한 과거력이 대체로 안정적이고, 만족스러우며 성숙한 것이 특징이다. 타인들을 온전하고 독립적인 사람들로 바라본다.

6–5: 최근에 대인관계 기능이 더 나빠졌을지는 모르나, 환자는 성인기, 시춘기 혹은 아동기에 있어 이전에 있었던 중요한 양질의 관계를 최소한 한 가지 자세히 예시할 수 있다. 갈등이 되는 감정들은 동성의 인물을 향해 있을 수 있으며, 상실에 대한 두려움은 이성의 인물에 대해 존재할 수 있다.

4–3: 대게의 중요한 관계가 안정적이지만 덜 만족스러우며 덜 성숙한 편이다. 수동성, 의존성, 타인을 조절하려는 욕구, 또는 분리 불안이 지배적이다. 타인을 독특한 개개인으로 묘사하는데 어려움을 보인다.

2–1: 중요하다고 생각하지 않는 인물들과 대게 불안정한 관계이다. 타인들을 욕구 충족 대상으로 간주한다. 오로지 부모 대상에게만 안정적이고 지나치게 의존적인 관계를 보인다.

QOR의 두 가지 부수적인 척도에서는 앞서 정의한 점수를 통해 친밀한 성적인 관계 및 교우 관계의 과거력을 평가한다.

QOR의 타당성은 Piper와 Duncan (1999)가 보고한 바 있다. 최근의 연구에서는 자기-개념과 관련된 치료 결과상에서 대상관계 질에 대한 수정효과를 보였다. (Lindfors, Knekt, & Virtala, 2013). 이러한 결과는 Høglend과 동료들이 확인한, 대상관계 수준에 맞춰 전이 해석을 한 효과가 보이는 차이점과 일맥상통하다(앞선 PFS에 관한 논의를 보라).

QOR의 강점들

QOR은 PDM-2의 M축 상에서 대인관계 및 친밀감의 역량을 평가하는데 유용할 수 있으며, P축을 평가하는데도 유용한 정보를 제공해 줄 수 있다. 앞서 척도 점수를 설명한 것에서 확인할 수 있듯, QOR은 SCORS나 ORI와 겹치는 부분이 많다. (후자의 두 도구에 관한 앞선 논의를 참조하라.) SCORS 및 ORI는 좀 더 엄밀히 고안되었다; 하지만 QOR에는 한번의 반구조화된 임상 면담에 기초한다는 굉장한 이점이 있으며 임상가-평가자에게 매뉴얼을 세심히 숙지하는 것 이상의 특별한 훈련을 요구하지 않는 장점이 있다.

QOR의 한계점들

QOR은 대인관계 및 대상관계 기능을 강조하기에 종종 그 밖의 정신역동적 이해 측면들, 이를테면 방어의 운용, 정체성, 반영적 기능 및 가치와 통합될 필요가 있다. 더욱이, 다른 도구들이 더 잘 만들어지고 연구되었다. 대인관계를 측정하는 여타 도구들과의 수렴 타당도를 조사하는 것이 바람직할 것이다.

계획 체계화 방법(Plan Formulation Method)

계획 체계화 방법 Plan Formulation Method (PFM; Curtis & Silberschatz, 2005, 2007; Curtis, Silberschatz, Sampson, & Weiss, 1994)은 Sampson과 Weiss의 조절-숙달 이론에 근거한 정신역동적 체계화 방법이다. 계획 체계화에는 다섯 가지 연관 요소들이 있다.

- 환자가 가진 적응적인 의식적 및 무의식적, 장단기 목표.
- (쇼크나 전해내려오는 외상에 의한 결과로서 발전한) 무의식상의 병리적 신념이나 스키마로서 목표 달성을 방해하는 것.
- 병리적 신념이나 스키마들을 유발한, 해롭거나 외상적이었던 아동기 경험.
- 병리적 신념이나 예상을 거부하기 위한 목적으로 환자가 무의식적으로 치료자를 시험하는 것
- 환자가 자신의 병리적 신념이나 스키마, 그리고 그로 인한 결과를 극복하는데 도움이 될 수 있는 새로운 정보나 통찰.

PFM의 신뢰도 및 타당도 자료는 훌륭한 것으로 보고되어 왔다. 숙달된 임상가들은 환자의 무의식적 목표나 병리적 신념과 같은 모델 차원과 관련하여 높은 수준의 평가자간 신뢰도를 보인다. (Curtis & Silberschatz, 2005, 2007) 오디오 녹음을 자세히 연구한 조사에 따르면 계획 체계화는 환자에게 치료자가 어떤 반응을 보이거나 개입하는 것이 유용하며 어떤 것이 그렇지 않은지 예측하는데 쓰여질 수 있음이 또한 밝혀졌다(예: Silberschatz & Curtis, 1993; 리뷰를 위해서는 Silberschatz, 2005를 보라).

PFM의 강점들

PFM은 PDM-2의 P축 상에서의 병리적 신념을 평가하고 M 축의 대인관계 및 친밀도에 관한 역량을 평가하는데 유용한 도움을 줄 수 있다. 이 방법은 역동을 체계화하기 위해 체계적 평가를 할 수 있게 해준다. PFM이 가진 주된 강점은 신뢰도 및 타당도가 높다는 것이다. 이 방법은 정신분석적 증례들, 단기 역동 정신치료, 인지 치료 및 위기 중재에 있어 탄탄한 신뢰도를 보여주고 있다. (Silberschatz, 2005) 또한 연구에 따르면 PFM으로부터 도출된 체계화 자료는 치료자의 개입이 적절한지, 반응성은 어떠한지를 평가하는데 이용될 수 있다고 한다. (Silberschatz, 2005).

PFM의 한계점들

체계화를 위한 다른 복잡한 접근법들과 마찬가지로, PFM을 숙달하기 위해서는 일정 시간을 투자하고 지도를 받아야만 한다. 대부분의 임상가들 및 많은 연구자들은 이 방법을 배울만한 여력이 없을지 모르며, 이러한 문제점은 당연히 연구나 수련 목적에 있어 이를 널리 사용할 수 없게끔 만든다.

핵심 갈등 관계 주제(Core Conflictual Relationship Theme)

핵심 갈등 관계 주제 Core Conflictual Relationship Theme (CCRT) 측정법이란, 한 개인이 타인과 관계하는 방식을 이해하고 이러한 관계 양식이 정신치료자와의 관계에서 어떤 식으로 펼쳐지는지 이해하는 방법이라고 Luborsky와 Crits- Christoph (1990)는 정의 내렸다. 이 방법은 우선 녹음된 원문 상에서 "관계 삽화 relationship episodes"(REs)를 확인하는 것이 필요하다. Luborsky는 환자들이 종종 한 가지 경우 이상의 핵심 소망 core wish (W); 전형적으로 예측되거나 실제로 있었던 "타인의 반응 response from other persons"(RO); 그리고 RO에 이어지는 "자신의 반응 response from the self"(RS)을 표현할 경우 이야기가 상당히 장황해진다는 점에 주목하였다.

애초에 Luborsky는 임상적 검진을 통해 주어진 관계 삽화에서 이러한 세 가지 요소를 확인하였다. W, RO, RS라는 특정한 항목들은 개별 사례의 기술로서 - 기존에 확립된 어떠한 카테고리와도 무관하며 평가자들이 보기에 가장 적절하게 말로써 묘사된 것이다. 다양한 판단기준을 사용하였을 경우, 그 사이에서 동의의 정도를 사정하는 데 어려움이 있었다. 이를 해결하기 위해, 동의된 판단기준만이 사용되었다. 이러한 절차를 통해 의견 일치된 체계를 확립하는 것이 가능해졌다. 하지만 이런 식의 체계화는 절차가 복잡하고 결과의 타당성을 가늠하기가 어렵다는 문제점이 있었다. 따라서 Luborsky의 연구진들은 세 가지 구성요소 (W, RO, and RS) 각각에 대해 표준적 카테고리 (약 30개)를 고안하였다. 이후, 독일어권의 연구진들은 CCRT 요소들을 또 다른 방식으로 카테고리화시켜 핵심 갈등 관계 주제 – 라이프지히/울름 Core Conflictual Relational Theme— Leipzig/ Ulm (CCRT-LU; Albani 등, 2002)을 만들어 내었다.

전형적으로, 치료 초기부터 일찍이 두세 세션이 녹음되며, 10가지 RE가 얻어질 때까지 RE를 확인한다. 각 RE는 생각 유닛들로 세분화되는데, 이것들은 본질적으로 문장으로 되어 있으며, 각 문장은 W, RO, 또는 RS로 구분된다. 각 RE에서 (만일 존재한다면) 가장 흔히 나타나는 W, RO 및 RS를 설정하고, 10개의 각 RE들에서 개수를 센다. 환자에 관한 CCRT, CCRT for the patient는 10가지 RE를 통틀어 가장 흔히 나타나는 W, RO, 및 RS를 단순히 합산한 것으로 정의된다.

Luborsky와 Crits- Christoph (1990)는 반응이 긍정적이냐 부정적이냐에 따라 RO와 RS를 분류하였다. 심리적 갈등은 자신이나 타인으로부터 부정적인 반응을 유발시키게끔 위협을 가하는 소망들에 의해 촉발되기에 이는 타당하다. 더욱이, 자신이 품은 소망에 대해 긍정적인 반응을 조정해나갈 수 있는 정도는 자신이 삶을 영위해 나감에 있어 충분하다고 느끼는 정도를 직접적으로 반영하는 것이다. 33명의 Penn 정신치료 표본 증례의 연구에서 저자들은 치료 초기에, 자타에 관해 부정적 태도 (RO와 RS)를 보이는 경우가 긍정적인 태도에 비해 훨씬 더 흔하다는 것을 발견했다. 두 가지 독립적인 호전 정도 측정을 통하여 좋은 결과 낸 것으로 판단된 치료에서는, 그 경과 상 부정적인 태도들은 상당히 줄어들고 긍정적인 태도들은 상당히 증가하는 것으로 나타났으나, 소망에는 유의한 변화가 없었다.

CCRT의 강점들

CCRT는 PDM-2의 P축 상에서 자신 및 타인에 대한 병리적 신념을 평가하고, M 축 상 인간 관계 및 친밀감에 대한 역량을 평가하는데 유용할 수 있다. 긍정적, 부정적 반응들을 평가하는 것은 환자가 무엇을 경험하는지, 치료의 진행에 따라 어떤 종류의 변화가 일어나는지 체계적으로 평가하는 방법이 된다. 해석의 정확도 역시 얼마나 많은 W, RO, RS가 개입 중에 특징화되는지에 근거하여 평가가 된다. 환자의 자기 인식 상의 변화 또한 CCRT 요소들에 대해 그들이 인식하는 정도를 반영할 수 있다. 이러한 지표들은 치료 기록시 적용할 수 있는 대략의 눈금이 되고, 따라서 체계적인 평가가 이루어지게끔 해준다.

CCRT의 한계점들

첫째, CCRT는 점수를 매기는데 상당한 시간과 수련을 요한다. 둘째, Luborksy와 동료들은 환자(나 타인이) 보이는 순서화된 패턴의 반응이라는 측면에서 CCRT를 이해했다. 그럼에도 실제 운용되는 면에서 정의된 CCRT는 환자가 가진 관심사의 패턴을 반드시 반영해주지는 못한다. (Waldron의 예, 1995, p. 400를 보라)

방어기제 평가 척도(Defense Mechanism Rating Scales)

J. Christopher Perry와 동료들은 증례를 체계화하는 조직적 방법을 고안하고, 경계성 환자군 및 비 환자군의 기능상 차이를 확인하려는 노력의 부산물로서 방어 기제를 설명하기에 이르렀다. 기능과 일반적 적응 수준에 따라 방어를 분류함으로써, Perry는 전반적 방어기능 지표, 즉 방어 기제 평가 척도 Defense Mechanisms Rating Scales (DMRS; 챕터 2의 M축을 보라) 를 개발할 수 있었다.

DMRS 매뉴얼 (Perry, 1990)에는 비디오나 오디오로 기록된 세션이나 사본에서 30가지 방어 기제 각각을 어떤 식으로 식별하는지 설명된다. 매뉴얼에는 각 방어에 대한 정의, 방어가 어떤 식으로 기능하는지에 대한 설명, 각 방어를 감별 진단하기 위한 지침, 그리고 3점 척도가 나와 있다. 각 척도는 (0) 사용하지 않음, (1) 사용할 가능성이 있음, 그리고 (2) 방어를 확실히 사용함이라는 구체적인 예로서 명확히 확인된다. 예들로서 공식적인 정의를 확장하거나 보충해주는, 방어의 원형적 사례가 제시된다.

DMRS에서는 위계적으로 배열된 일곱 가지 방어 수준이 있으며, 각각의 방어는 각각 특정 수준에 짝지어져 있다. 방어 수준은 건강한 순서에 따라 내림차순으로, 다음과 같이 특징이 묘사된다:

7. *고도로 적응적인 수준 (또는 성숙한 방어):* 친화, 이타주의, 예견, 유머, 자기주장, 자기관찰, 승화, 억제

6. *강박적:* 격리, 지식화, 취소

5. *기타 신경증적:* 억압, 해리, 반동형성, 전치

4. *부수적인 이미지 왜곡 (또는 자기애성):* 전능, (자신이나 타인을) 이상화, (자신이나 타인을) 평가절하.

3. *부인:* 부정, 투사, 합리화, 자폐적 환상

2. *주된 이미지 왜곡 (또는 경계성):* 타인의 이미지를 분리, 자기 이미지를 분리, 투사적 동일시

1. *행동:* 행동화, 수동 공격성, 도움을 거절하는 불평

이러한 순서는 일련의 경험적 연구들에 근거한 것이다. 정신증적 방어들은 매뉴얼에는 포함되어 있지 않지만, 부록에는 포함되어 있다.

방어가 사용되는 것이 나타나면, 평가자는 본문에서 그것이 운용되는 부분을 명확히 한정하면서 이를 식별한다. 평가가 끝나면 본문 상에 보인 각각의 방어의 횟수로부터 모든 방어의 총 횟수를 나누어, 각 방어별로 퍼센트 점수를 산출한다. 그러면 각각 수준에 놓인 방어의 총 퍼센트는 "방어 프로파일"에 대한 근거가 되는데, 이는 환자가 보이는 기능의 속성을 나타내고, 치료가 경과함에 따라 초기 및 후기의 기능을 비교하는데 이용될 수 있다.

모든 방어 점수들은 "전체 방어 기능 overall defensive functioning"(ODF) 점수, 즉 모든 방어 점수에 대한 평균 점수로 요약된다. (Perry, 2014) 전체 면담에 근거한 임상 표본에서 점수는 보통 2.5에서 6.5점 범위 사이에 있었다. 대략의 ODF 참고점은 다음과 같다:

1. 5.0 미만의 점수는 인격장애, 심한 우울증, 또는 경계성 상태와 연관된다.
2. 5.0에서 5.5 사이의 점수는 신경증적 성격 및 증상 장애와 연관된다.
3. 5.5에서 6.0 사이의 점수는 평균적으로 건강한 신경증적 기능과 연관된다.
4. 6.0을 초과하는 점수는 뛰어난 기능과 연관된다.

Q-기법 버전의 도구가 최근 개발되어 타당도가 조사되었다. (Di Giuseppe, Perry, Petraglia, Janzen, & Lingiardi, 2014).

DMRS는 DSM-IV 방어 기능 척도 Defensive Functioning Scale (DFS; American Psychiatric Association, 1994; Porcerelli, Kogan, Kamoo, & Miller, 2010)를 뒷받침해준다. 여러 연구에서 DFS의 신뢰도와 타당도가 보고되었다. (리뷰를 위해서는 Perry & Bond, 2012를 보라) 인격, 정신병리 및 방어기제에 관한 연구뿐 아니라 정신치료 과정에서의 방어기제 변화에 관한 대규모 연구에서도 이 도구가 사용되었다.

DMRS의 강점들

DMRS는 PDM-2의 M 및 MA 축에 의거하여 방어 기능을 평가하는데 적합하며, 인격 구성 수준을 (P축) 평가하는데에도 유용하다. DMRS가 지닌 심리척도적 신뢰도 및 서로 다른 장애를 구분하고 기능 수준을 구분하는 능력 덕분에 정신역동적 정신치료를 받는 환자를 평가하는데 DMRS는 훌륭한 도구가 되었다. (Perry, 2014; Perry & Bond, 2012) 또한 건강-질병에 관해 전반적으로 측정할 수 있게 해주며, 치료 경과 도중 이러한 차원의 변화를 반영할 수 있게 해 준다. 정신치료에서 방어에 대해 작업하는 것이 유익한 효과가 있음을 뒷받침해주는 흥미로운 결과를 다양한 연구들이 보여준다. (Perry & Bond, 2012)

DMRS의 제한점들

DMRS를 신뢰할 수 있을 만큼 사용하려면 수일에 걸쳐 특별한 훈련이 필요하다. 그리고 비록 Q-기법 버전을 사용할 경우 필요한 시간이 상당히 줄어들긴 하지만, 평가에는 많은 시간 (50분 세션 기준 대략 2-3시간 정도)이 소요된다. 더욱이 몇몇 방어 (예, 해리)에 대해서는 완벽히 일치된 정의나 카테고리 분류가 존재하지 않는다. DFS는 DMRS에 비해 환자의 기능에 대해 덜 자세하고, 덜 정밀하며, 덜 신뢰할만한 그림을 제공해준다.

방어 기제 매뉴얼(Defense Mechanisms Manual)

방어기제 매뉴얼 Defense Mechanisms Manual (DMM)에서는 TAT 이야기에 적용되는, 발달학적으로 뿌리내린 방어들 – 부정, 투사 및 동일시를 평가한다. 방어들은 하나의 이야기 내에서 나타날 때마다 매번 코드화되는 일곱 가지 국면에 의해 표시된다. 총점이나 상대 점수는 임상적 목적이나 연구 목적으로 사용될 수 있다.

DMM의 평가자간 신뢰도는 0.80으로 보고되었으며 (Meyer, 2004), 3년 기간 동안 충분한 안정도를 보인 바 있다. DMM의 타당도는 아동, 청소년 및 초기 성인기 발달에 관한 횡단 연구 및 종단 연구들을 통해 뒷받침되었는데, 이 연구들에서는 진단군, 인격 구성 수준 및 정신역동 치료 이후의 변화에 있어서 차이가 보였다. 방어를 사용함에 있어 스트레스의 영향 또한 연구가 이루어져 왔다. (Cramer, 2006; Porcerelli et al., 2010)

DMM의 강점들

DMM은 TAT 자료를 활용할 수 있는 경우 MC 축 상에서의 방어 기능을 평가하는데 유용한 도움이 될 수 있다. DMM은 신뢰할만한 평가도구이며, 횡단적 연구, 종단적 연구 및 실험적 연구에서 그 타당성이 뒷받침되고 있다.

DMM의 한계점들

DMM은 단지 세 가지 방어기제만을 포함하며, 성인을 평가함에 있어 동일시 방어는 다른 방어들보다 덜 유용할 수 있다. 후기 청소년기 이후에는 동일시 방어의 사용이 줄어들기 때문이다. TAT를 시행하고, TAT 이야기로부터 사본을 만들고, DMM 평가 체계를 사용하는 일은 일상적 실제 상황에서는 수 시간이 소요될 수 있다.

2부. PDM-2 평가 과정에 유용한 부수적인 도구들

A. 자가 보고

미네소타 다면적 인성검사-2 (Minnesota Multiphasic Personality Inventory-2)

Hathaway와 McKinley (1943)는 환자 기록 및 기타 자료들에서 얻은 진술들의 모음으로 부터 경험에 근거한 자가 보고식 도구로서 미네소타 다면적 인성검사 Minnesota Multiphasic Personality Inventory (MMPI)를 개발하였다. 해가 지나며 많은 개선점들이 있었는데, 이에는 다양한 카테고리에서 환자들이 얻은 점수 차이를 기반으로 하는 다양한 척도들이 포함되었다. 1989년, MMPI-2 (Butcher et al., 1989)가 발표되었다; 이것은 초판 MMPI를 구성할 때 사용되었던 것과 동일한 경험적인 방법론에 기반을 둔 것이었으나, 최초의 대조군에서 비임상적 참가자의 대다수가 1930년대 미네소타의 의학적 외래 환자들이었던 것에 비해 좀 더 대표성이 있는 정상적인 표본이 사용되었다. 또한 청소년 버전의 검사, 즉 MMPI-A (Butcher et al., 1989)가 등장했는데, 이는 14세에서 18세 사이 연령의 사람들을 대상으로 한 규준으로 고안되었다.

    Hathaway와 McKinley (1943)는 임상군 또는 척도군들을 비임상군과 비교했을 때 신뢰할 수 있을 만큼 구분 지을 수 있는 항목들을 바탕으로 척도들을 개발하였다. 예를 들어, 건강염려증으로 진단받은 사람들을 의학적 환자나 비임상적인 개개인들과 구분짓는 항목들은 건강염려 척도 내의 항목들이 되었다. (척도 1). 이런 식으로 우울 (척도 2), 히스테리아 (척도 3), 정신병질적 일탈 (척도 4), 남성성-여성성 (척도 5), 편집성 (척도 6), 정신쇠약 (척도 7), 조현증 (척도 8), 그리고 경조증 (척도 9)에 관한 척도들이 고안되었다. 또한 타당도 및 편향성을 측정하는 척도 역시 만들어졌다: 거짓말 척도 (L), 희소 반응 척도 (F)는 드문 정신병리 및 과장하는 정도를 측정한다. Meehl이 고안한 K 척도는 기능이 좋다고 주장하는 정도를 측정하는데, 이러한 정도는 방어적 경향을 나타내는 징후일 수 있다. 이 척도는 낮게 보고할 가능성이 높은 심리적 경향을 보이는 특정 척도들 (이를테면 척도 8)에 부분적으로, 혹은 전반적으로 덧붙여진다. 이후 Drake (1946)는 사회적 내향성 척도 (척도 0)을 고안했다.

비록 MMPI-2가 정신역동적 측면을 지향하는 검사로서 만들어진 것은 아니지만, PDM-2 진단을 내릴 때 보조적으로 유용할 수 있다. L 척도는 부정이나 분리와 같은 원초적인 방어들을 나타낼 수 있는데 (Gordon, Stoffey, & Bottinelli, 2008), 이는 경계성 인격이나 정신병적 인격 구성과 관련되는 것이다. MMPI-2의 기본적인 임상 척도들은 PDM-2 인격 증후군들을 평가하는데 도움이 되는 특징들을 측정해 낼 수 있다: 예를 들어, 척도 2 (우울)은 우울성 인격을, 척도 3 (히스테리아)는 연극성 인격을 시사할 지도 모른다. 임상 척도들을 두 가지 혹은 세 가지 쌍의 코드 형태로 해석하는 것이 가장 적절하다. 예를 들어 척도 1과 3의 상승은 "1–3/3–1"프로파일로 간주되며, 신체적인 염려가 높다는 것을 나타낸다; 이와 더불어 척도 2의 점수가 낮을 경우, 이는 흔히 전환 장애나 고전적인 히스테리에서 발견되는 프로파일을 구성한다.

MMPI-2의 강점들

MMPI-2의 기본적인 임상 척도들은 PDM-2의 인격 증후군을 평가하는 데 도움이 되는 특징들을 측정한다. 세계적으로 이 도구는 다양한 환경에서 사용되고 있다. 인격 특성 및 방어 정도를 평가함에 있어 이 도구는 80-90%의 정확성을 보인다(Butcher et al., 1989, p. 102). Bram과 Peebles (2014) 은 MMPI-2, TAT, Rorschach, 그리고 Wechsler Adult Intelligence Scale (WAIS)를 가리켜 인격을 평가하는 핵심적인 검사들을 구성한다고 간주하였다. 최소 6학년 수준의 독해 능력이 있는 사람이라면 누구나 MMPI-2 검사를 받을 수 있다.

MMPI-2는 정적인 정신병리를 측정하는 편이라 하겠다. 단편적인 치료를 반영하는 것에는 둔감하기에, 치료 결과 연구에 관한 측정법으로는 거의 사용되지 않는다. 하지만 Gordon (2001)에 따르면 평균 3년의 정신분석 치료 이후, 임상척도 점수 대부분이 유의미하게 감소하며, 자아 강도 (Es) 척도 점수가 유의미하게 증가하였다고 한다.

MMPI-2의 한계점들

MMPI-2는 그 방법론에 있어 제한점이 있는데, - 특히나 인쇄된 질문들에 대해 개개인이 답하는 "참"또는 "거짓"반응에 의존하고 있다는 점에서 그러하다. 이 검사에서는 어떤 증상이나 방어의 단서에 대해 더 이상 탐색하지 않으며, 연관된 정보를 얻어내어 특정 진단을 배재할 수 있는 가지치기 논리를 사용하지 않는다. 예를 들어, 이 검사에서는 "얼마 동안 우울한 채로 계셨나요?"혹은 "우울해지기 전에 뭔가 나쁜 일을 겪으셨나요?"또는 "우울감 이후 굉장히 에너지가 넘치는 기간이 있었나요?"와 같은 질문을 하지 않는다. 이러한 추가적인 질문들은 흔히 기분부전증, 외상 후 스트레스 장애 혹은 양극성 장애로부터 주요 우울증을 구분하는 데 유용하다.

더군다나 MMPI는 긴 검사이다: 370 문항 형식을 완전히 답하는 데에는 대략 45-60분이, 567 문항 형식을 완수하는 데에는 60-90 분이 소요된다. 마지막으로 이 검사는 적절히 훈련 받은 심리학자에 의해 시행되고 해석되어야만 한다.

인격 평가 설문(Personality Assessment Inventory)

인격 평가 설문 Personality Assessment Inventory (PAI)은 334개 문항의 자가 보고식 정신병리 측정법으로, 치료 계획 수립, 수행 및 평가에 있어 핵심이 되는 심상들 constructs을 측정할 수 있도록 고안되었다. (Morey, 1991, 1996). 문항들은 ("거짓"에서부터 "매우 참"까지) 4점 리케르트 척도로 점수가 매겨진다. 청소년 버전인 PAI-A 역시 존재한다. 두 버전 모두 4학년 수준의 독해 능력을 요한다.

스물두개의 중첩되지 않는 척도를 통해 광범위한 심리학적 심상들이 측정된다: 4개의 타당도 척도 (비일관성, 이례성, 부정적 인상 처리 및 긍정적 인상 처리); 11개의 임상 척도 (신체화, 불안, 불안 관련 장애, 우울, 조증, 편집증, 조현증, 경계성 양상, 반사회적 양상, 알코올 사용 및 약물 사용); 5개의 치료적 고려 척도 (공격성, 자살 사고, 스트레스, 비-지지 및 치료 거부); 그리고 2개의 대인관계 척도 (지배성 및 따뜻함). 전체 척도 가운데 10개 척도에는 "개념적으로 도출된 하위척도들"이 포함되어 있다. (Morey, 1996, p. 3).

또한 추가적인 색인들이 존재하는데, 그 가운데 일부에는 평균적 임상 평가 (일반적 정신의학적 고통), 자살이나 폭력 가능성, 그리고 치료 과정 색인 (치료 순응도를 예측하는 종합 점수)이 포함되어 있다. 컴퓨터 채점으로 해석적인 보고 및 진단적 고려가 가능하다. 기준이 되는 데이터 속에는 인구 조사 자료에 따라 나이별로 분포된 1000명의 비 환자들, 입원 환자 및 외래 환자가 혼합된 광범위한 표본, 그리고 대규모의 대학생 표본이 포함되어 있다. 결과는 인구 조사 표본과 비교하여 T 점수로서 프로파일화 된다. PAI 프로파일에는 환자들로 이루어진 참고 표본에서 나온 자료들을 바탕으로 한 일반적이지 않은 평가 적응증이 포함되어 있다. 광범위한 타당도 및 신뢰도 자료를 여러 문헌에서 찾아볼 수 있는데, 다수는 시험 매뉴얼 개정판 (Morey, 2007) 및 여타 해석 및 개괄 서적 두 가지에 요약되어 있다 (Blais, Baity, & Hopwood, 2010; Morey, 1996).

PAI의 강점들

PAI는 시행하기 용이하며 비교적 낮은 수준의 읽기 능력만 있으면 된다. 이는 "여타의 잘 알려진 자가보고식 다중 척도 설문지들과 여러 가지 중요한 방식에서 구분이 되는데, 이는 구성개념 타당화적인 접근을 하여 검사를 구성한 것에 상당부분 기인한다."(Hopwood, Blais, & Baity, 2010, p. 1) 이 검사에서는 카테고리적 척도 (참-거짓) 대신에 (4점 리케르트) 차원적 반응 척도를 사용한다. 항목들은 중첩되지 않는다. 인적 자원 선발이나 법의학을 포함한 특수한 인구에 대한 기준 데이터가 존재한다. 여러 표본에 걸쳐 내적 합치도는 높은 수준이다; 결과는 2-4주 기간 동안 안정적이었다. 타당도 연구를 통해 50가지 이상의 다른 정신병리 측정 도구들과 견주어 수렴 타당도 및 변별 타당도를 증명하였다. 22개 전체 척도 가운데 20개 척도만을 계산하는 축약 형태, 즉 쉽게 지치는 환자나 빠른 훑어보기를 원하는 임상가를 위해 첫 160 항목을 근거로 한 형태도 포함되어 있다. 축약형은 심리검사가 갖추어야 할 속성을 훌륭히 충족시킨다. (Morey, 1991; Siefert et al., 2012; Sinclair et al., 2009, 2010).

PAI는 상태 (즉 우울이나 불안, 조증 등) 및 특질 (즉 경계성이나 반사회적 양상) 현상 두 가지 모두를 평가한다; 따라서 PDM-2 인격 양상 (P 축) 및 명백한 증상 (S 축)을 평가하는데 유용하다. 또한 PAI는 M 축을 평가하는 데에도 도움이 될 수 있다. (Blais & Hopwood, 2010)

PAI의 한계점들

PAI는 심리 기능을 광범위하게 측정하는 방법으로 널리 사용되었으나, 여타의 자가 보고 방식과 마찬가지로, 순전히 환자의 주관에 기반을 두고 있다. 또한 다루는 범위가 넓으면서 깊기에, 축약 버전이라 할지라도 긴 편이다.

밀런 임상 다축 설문(Millon Clinical Multiaxial Inventory) 및 그 밖의 밀런 설문들(Other Millon Inventories)

다양한 버전의 밀런 임상 다축 설문들은 Theodore Millon의 (2011) 인격 및 정신병리에 관한 진화 이론에 뿌리를 내리고 있다. 최초의 MCMI는 DSM-III의 I축 및 II축 장애들을 평가하고, 환자의 인격 특성 및 적응 행동을 고려하여 진단을 정하고 치료 계획을 세움에 있어 임상가들에게 도움이 되게끔 고안되었다. MCMI-III는 1994년에 처음 출간되었으며 (개정판이 이후에 나왔다 ; Millon, Millon, Davis, & Grossman, 2006a) DSM-IV에서의 변화를 반영하였다. 175개의 참-거짓 문항이 있으며, 완료하는데 대게 30분이 소요된다. 18세 이상의 환자를 대상으로 할 수 있으며 중학교 2학년 수준의 독해 능력을 요한다. 또한 합쳐진 성별 규준을 사용한다. MCMI-IV에서는 규준이 새로 정해졌으며, 몇몇 척도들은 구성이 개선되었다; 새로 만들어진 임상 척도는 한 가지 뿐이다.

MCMI-III는 15가지 인격 유형 및 아형에 대해 평가한다: 내향적/분열성, 소심한/회피적, 염세적/우울성, 협동적/의존적, 원기 왕성한/경조증, 사교적/연극적, 자신만만한/자기애성, 비순응성/반사회적, 독단적/가학적, 양심적/강박적, 회의적/부정적, 학대당한/피학적, 괴상한/분열형, 변덕스러운/경계성 그리고 의심 많은/편집증적. 아울러 MCMI-IV에는 교란 척도가 포함된다.

10개의 임상 증후군 척도 (MCMI-III에서는 DSM-IV의 I축 장애와 일치)는 불안, 신체형, 양극성 조증, 기분부전증, 알코올 의존, 약물 의존, 외상후 스트레스 장애, 사고 장애, 주요 우울증 및 망상장애이다. 5가지 타당도 척도 및 바이어스 척도가 존재한다.

MCMI-III 와 IV 둘 모두, 척도를 합리적으로 구성한 후 (각 항목들이 안면 타당도를 갖추었다는 의미), 척도 상 각 장애가 있는 것으로 진단된 개인들을 대상으로 검사가 시행되었고, 참여자들 중 특정 장애에 이환된 개인들의 수에 맞춰 각 척도에 대해 다양한 수준의 절단점이 결정되었다. MCMI는 MMPI 다음으로 가장 흔히 쓰이는 자가 보고 도구이다; 이렇게 널리 쓰이게 된 이유로는 아마 컴퓨터에 의해 생성된 이야기 형식의 서술이 읽기 용이하고, 임상적으로 적용가능하며, 평이한 영어로 환자를 묘사한다는 점이 일부 작용했을 것이다. 또 다른 장점으로는 상투적인 퍼센타일이나 표준화 점수를 사용하는 대신 기본 구성 비율 점수 (base rate scores, BRs)을 사용한다는 점으로, 이는 각 장애들이 진단적 역치에 이를 가능성에 기반한 것이다.

MCMI는 청소년을 평가하기 위해 Milon 청소년기 임상 설문 Millon Adolescent Clinical Inventory (MACI; Millon, Millon, Davis, & Grossman, 2006b)이라는 이름으로 수정되었다. MACI의 구성은 항목 및 연령에 적절한 규준에서 변화가 있었고 척도 이름이 개정되었다. 아울러 해석하는 방법에 있어서도 차이가 있다. 이를테면 척도들의 전체 윤곽을 살피기보다는 개개의 척도를 해석하는데 좀 더 비중을 둔다. 비슷하게 MCMI는 Millon 전-청소년기 임상 설문 Millon Pre- Adolescent Clinical Inventory (M-PACI; Millon, Tringone, Millon, & Grossman, 2005) 라는 이름으로, 청소년기 이전을 대상으로 한 수정 역시 이루어졌다.

밀런 설문지 Millon Inventories 의 강점들

MCMI, MACI 및 M-PACI는 사실상 성인, 청소년 그리고 어린이들을 대상으로 한 모든 PDM-2 축을 평가하는데 유용한 도움이 될 수 있다. MCMI의 강점 중 하나는 병적인 인구를 기준으로 맞췄다는 것으로, BR 점수는 진단의 가능성이나 신뢰성을 나타낸다. 각각의 밀런 설문은 훌륭한 타당도 및 신뢰도를 지녔다. 몇 가지 자가 보고 척도 가 인격상의 병리 (예를 들자면 경계성)를 탄탄히 잡아내는 능력은 인상적이다.

밀런 설문지의 Millon Inventories의 한계점들

밀런 설문지는 단기간에는 대단히 안정적이다; 하지만, 장기간 추적한 자료는 존재하지 않는다. MMPI나 PAI와 마찬가지로 MCMI-III는 자가 보고 방식이며, 병식이 없는 것에 영향을 받을 수 있다. 아울러 MMPI에 비해 타당도 척도를 연구한 바가 적고, 잘된 연구 역시 부족하다. MCMI-III는 임상 표본을 기반으로 하고 있으므로 감정이나 대인관계에서 문제적인 증상을 보인다는 증거가 있거나 치료 또는 정신진단적 평가를 받고 있는 사람들에 한해 적용할 수 있다.

인격 문제 심각도 지표-118 (Severity Indices of Personality Problems–118)

인격 문제 심각도 지표-118 Severity Indices of Personality Problems–118 (SIPP-118; Verheul et al., 2008)는 인격 기능의 주요 요소들을 다루는 자가보고 설문지이다. SIPP-118이 근거로 하고 있는 가정은 인격병리란 인간의 적응 능력이 변한 결과로서 이해할 수 있다는 것으로, 이 도구가 목표하는 바는 이러한 능력을 평가하는데 있다.

118개의 항목은 16개의 영역: 즉 감정 조절, 노력적 조절, 안정적인 자기상, 자기 존중, 목적성, 즐거움 향유, 느낌 인지, 친밀감, 대인관계 유지, 책임 있는 근면성, 신용, 존중 및 협동 영역에서 각각 1점 (전혀 동의하지 않는다)에서 4점 (완전히 동의한다)까지 4점으로 된 리케르트 척도로 답하게 되어있다. 이 영역들은 5가지 임상적으로 유의한 상위 영역: 즉 자기-조절, 정체성 통합, 관계 역량, 사회적 조화, 책임감이라는 영역들에 잘 맞아떨어지는 일관된 항목군들 (즉 항목군들은 동일한 차원에 놓여 있으며, 내적으로 일치됨)로 구성되어 있다. 이 영역들은 여러 인구를 대상으로 동시 타당도가 양호하였으며, 인격 병리의 심각성에 대해 평가한 면담 점수와 관련하여 수렴 타당도가 양호하였다. 아울러 특성-기반 인격 장애 영역과 관련하여 변별 타당도 역시 양호하였다.

영역 점수는 학생 표본을 대상으로 14-21일 사이의 시간 간격 동안 안정적이었으나, 치료 받은 환자 군에 있어서 2년간의 추시 기간 동안에는 변화에 민감하였다. 그러므로 SIPP-118은 (비)적응적 인격 기능의 주요 요소에 대해 신뢰할 수 있고, 타당하며, 효과적인 5가지 지표들의 집합을 제시해준다. 초기 연구에 따르면 이 도구가 국가 간 비교에서도 타당도를 보여주는 것으로 나타났다. (Arnevik, Wilberg, Monsen, Andrea, & Karterud, 2009).

SIPP-118의 강점들

SIPP-118은 청소년 및 성인 모두에게서 기본 정신적 역량을 PDM-2로 평가하는데 (M축 및 MA축) 유용한 도움이 될 수 있다. 이는 임상적으로 유의미하고, 심리검사적으로 탄탄하며, 사용자 친화적인 도구이다. 7가지 언어로 번역된 버전이 존재하며, 정신치료에 있어 임상 평가 및 연구용으로 모두 사용 가능하다.

SIPP-118의 한계점들

SIPP-118은 환자의 인격에 대한 진단이나 임상적 진단을 제공해주지는 않는다. 그러므로 지금껏 이 도구를 이용한 연구 사례는 제한적이다. 이 도구는 본 챕터의 이번 섹션에서 살펴본 여타의 자가보고 도구들에 비해 지명도가 낮고 사용빈도가 떨어진다. 현재까지 대인간 문제 설문 (아래를 보라)과 같은 다른 대인관계 측정법들과 중복되는 정도는 알려지지 않았다.

대인간 문제 설문(Inventory of Interpersonal Problems)

대인간 문제 설문 Inventory of Interpersonal Problems (IIP)은 관계 기능에서의 문제 영역을 알아내기 위해 고안된 자가 보고식 설문이다. (Horowitz, Alden, Wiggins, & Pincus, 2000; Horowitz, Rosenberg, Baer, Ureño, & Villaseñor, 1988). 풍부한 이론적, 경험적 문헌에서 도

출된 대인관계 행동의 원형이론 모델에 기반한 것이다. (리뷰를 위해서는 Alden, Wiggins, & Pincus, 1990를 보라) 이 모델은 대인관계 유형: 즉 지배 대 복종, 사랑 대 미움을 두 가지 직각 축 및 양극 축 상에서 정의내리는 2-차원 원형 모델이다. 원형 공간은 여덟 개의 8분할원으로 나누어져, 지배 및 사랑의 차원이 혼합된 둥근 배열을 형성하며, 다양한 대인관계 문제들을 반영할 수 있게 된다.

최초의 IIP (Horowitz et al., 1988)는 127 항목으로 구성되었으나, 가장 널리 사용되는 본 도구의 버전은 64 항목으로 구성된 대인간 문제 설문-원형 Inventory of Interpersonal Problems— Circumplex (IIP-C; Alden et al., 1990; Horowitz et al., 2000)이다. 많은 부가적인 축약형 (이를테면 IIP-32를 보라; Barkham, Hardy, & Startup, 1996) 및 특정 목적 (예, 인격 장애 선별)을 달성하기 위해 고안된 항목 세트를 담고 있는 파생 도구 역시 사용가능하다. 아울러 IIP의 점수를 매기는 다양한 방법이 존재한다. (Hughes & Barkham, 2005; Gurtman, 2006) 이번 논의에서 우리는 IIP-C에 초점을 맞춘다.

IIP-C의 64 항목은 개인이 과도히 나타내는 대인관계 행동이나 (예, "나는 다른 사람과 너무 많이 싸운다.") 어려워하는 영역 (예, "나는 사람들 무리에 끼는 것이 어렵다.")을 평가한다. 각 항목은 1 (전혀 아니다)에서 7 (극도로 그렇다)까지의 범위 내에서 7점의 리케르트 척도로 점수가 매겨진다. IIP-C의 총점은 전반적인 대인관계 문제의 지표로서 사용되나, 또한 IIP-C 는 특정 어려움을 나타내는 8개의 하위척도: 즉 오만함, 복수심, 차가움, 사회적 억제, 자기주장 없음, 피착취성, 지나친 배려성, 침습성에 대해 점수를 산출해낸다.

IIP-C는 강력한 심리검사적 속성을 지녔다. 하위 척도들의 내적 합치도 알파 계수는 0.76에서 0.88 내에 있었으며, 척도들의 검사-재검사 신뢰도는 0.58에서 0.84 내에 속했다. (Horowitz et al., 2000) IIP-C의 하위척도들은 임상 (Gurtman, 2006; Haggerty, Hilsenroth, & Vala- Stewart, 2009) 및 비임상 (Alden et al., 1990; Horowitz et al., 2000) 표본들에서 유사한 구성을 이용한 측정법들과 비슷한 결과를 보였다. 또한 이 측정법은 변화에 민감하였고 따라서 정신치료 결과 연구에 흔히 적용되고 있다. (예, Ruiz et al., 2004).

IIP의 강점들

IIP는 PDM-2에서 일부 인격 특성 (P축) 및 M축 상의 관계 역량 및 친밀도를 평가하는데 유용할 수 있다. 시행하기가 용이하며 최소한의 훈련만을 요구한다. 훌륭한 심리평가적 속성을 지녔다; 특히나 시간이 지남에도 신뢰할 수 있으며, 변화에 민감하며 유사한 도구들과 결과가 비슷하게 수렴하며, 치료 결과를 예측하게끔 해준다. 임상 및 비임상 표본에 효과적으로 적용할 수 있다. 마지막으로 특정 관계 영역뿐만 아니라 전반적인 대인관계 기능을 평가할 수 있게 해준다.

IIP의 한계점들

IIP-C는 여타의 자가 보고 측정법과 마찬가지로 바이어스가 나타날 수 있는 점이 문제이다; 허위 보고가 가능하며, 환자가 인정하거나 정신화시키거나 소통하는데 문제가 있을 때 그 한계에 의해 영향 받을 수 있다. 더군다나 이 측정법에는 타당도 척도가 포함되어 있지 않다. 규준적인 자료나 임상적 절단점이 대규모 대표 표본을 통해 명확히 정립되지 않았다.

중심 관계 설문지(Central Relationship Questionnaire)

1998년, Barber, Foltz, 및 Weinryb은 대인관계 패턴을 측정하기 위해 중심 관계 설문지 Central Relationship Questionnaire (CRQ) 초판을 만들었다. 101 항목 중심 관계 설문지 개정판 (CRQ-R; McCarthy, Connolly Gibbons, & Barber, 2008)은 앞서 설명한 CCRT 측정법의 자가 보고식 버전이다 (Luborsky & Crits- Christoph, 1990). 이는 초판 CRQ이 잡아내는 대인관계 차원을 향상시키고, 길이를 줄이고, 고차 순위 요소 구조 형태를 만들기 위해 개정이 이루어진 것이다. (McCarthy et al., 2008).

　　CRQ-R는 대인관계에 있어서 환자가 품은 소망을 드러내는 방식, 자신의 소망에 대한 타인의 반응을 인지하는 방식, 그리고 타인에 대해 환자 자신이 반응하는 방식을 평가하는데 이용된다. 참여자들은 자신들의 네 가지 중심적 관계 (교제하는 배우자, 어머니, 아버지, 그리고 가장 친한 친구와의 관계) 각각에 대해 3가지 주요 관계 주제라는 측면: 소망들 wishes (W), 타인이 보이는 반응들 responses from others (RO), 자신의 반응들 responses of self (RS) 에서 점수를 매기도록 지시 받는다. 참여자들은 7점 리케르트 척도 기준으로 특정한 대인관계 주제가 자신들의 중심 관계 각각에 존재할 가능성을 평가한다. 각 대인관계 주제를 반영하는 점수는 여러 관계들에 걸쳐 뭉쳐져 있을 수 있는데, 환자의 전반적인 대인관계상을 나타내는 16가지 각 주제: 즉 W의 다섯 유형 (독립적인, 친밀한, 상처받기 쉬운, 성적인, 순종적인); RO의 다섯 유형 (상처받기 쉬운, 독립적인, 사랑하는, 성적인, 순종적인); RS의 여섯 유형 (자발적인, 회피적인, 횡포한, 친밀한, 부딪히려하지 않는, 성적인) 에서 각 환자가 하나의 점수를 가질 수도 있다는 식이다.

CRQ의 강점들

두 CRQ 버전은 PDM-2의 P축과 M축 모두에서 대상관계를 평가하는데 유용한 도움이 될 수 있다. 초판 CRQ의 심리검사적 속성은 적합한 것으로 판명되었다. (Barber et al., 1998). 많은 연구들에서 CRQ-R이 정신치료 조사에 기여하는 바와 그 타당성을 보여준 바 있다. 예를 들어 여러 대인관계들에 두루 견고함이 클 경우 증상과 대인관계 문제가 더 적었다. (McCarthy et al., 2008). 아울러 환자가 치료 전 중요한 타인들에 보인 양상들은 치료 과정에서의 치료적 동맹을 상당부분 예측하게 해주었다. (Zilcha- Mano, McCarthy, Dinger, & Barber, 2014).

CRQ의 한계점들

비록 CRQ-R은 초판 CRQ에 비해 짧다고 할지라도, 여전히 많은 시간이 소요된다. 특히나 환자가 자신의 삶에서 중요한 타자 여러 명을 각각 101 항목 상에서 평가할 필요가 있을 때 그러하다. 본 도구의 어떤 버전이든 개발자 이상으로 연구를 수행하거나 임상적으로 사용한 경우는 없다.

토론토 감정표현불능증 척도 - 20 (Toronto Alexithymia Scale-20)

감정표현불능증이란 감정을 인지적으로 처리하는데 결손을 보이는 다면적인 인격 개념을 뜻한다. 이는 두 가지 더 고위 요소들: 즉 정동을 인식하는데 있어서의 결손 (느낌을 식별하고 묘사하는 것의 어려움) 및 조작적 사고의 결손 (외부 지향성 사고 및 빈약한 상상 과정)으로 구성된다(Taylor & Bagby, 2012). 이는 초기 양육자와의 상호작용에 의해 강한 영향을 받는데, 아동이 지닌 감정에 대해 반응이 불충분하였을 경우, 성인기에 이르러 감정 상태 및 신경생물학적 상태 둘 모두에 있어 자기-조절력이 지대한 영향을 받기 때문이다. (Taylor, Bagby, & Parker, 1997). 개념은 자가보고식 20문항 버전의 토론토 감정표현불능증 척도 (TAS-20; Bagby, Parker, & Taylor, 1994a, 1994b)를 통해 가장 많이 평가되는데, 이는 감정표현불능증이 지닌 세 측면: 즉 느낌 식별의 어려움, 느낌 묘사의 어려움, 외부 지향성 사고를 평가하는 자가 보고식 설문지이다. 비록 감정표현불능증이 차원적인 개념이기는 하지만, 임상에서 정한 >60점의 점수는 더 높은 감정표현불능증 범주에 속하는 응답자들을 식별해낸다.

TAS-20의 강점들

TAS-20은 정동 조절, 정동 상태 정신화에 있어서의 결손, 상징적 표현 사용 불능 및 심리적 의미로부터 해리된 감정적 각성을 PDM-2의 P축 및 M축 상에서 평가하는데 유용한 도움이 될 수 있다. (Taylor, 2010) 광범위하게 타당성이 입증된 점, 많은 국가에서 다양한 언어로 요인 구조가 번역된 점, 수행 시간이 짧다는 점, 그리고 손쉽게 사용할 수 있다는 점 등으로 인해 TAS-20은 수많은 정신과 및 의학적 환경에서 감정표현불능증을 평가하는데 표준적인 참고 자료가 되었다. (Lumley, Neely, & Burger, 2007).

TAS-20의 한계점들

감정표현불능증이 자기 보고 척도로 타당하게 평가될 수 있는지에 대한 의문들이 있다. 정의상 김정표현불능증이란 개인의 심리 상태를 표현할 능력이 없는 것이기 때문이다. 따라서 다른 방법을 통해 감정표현불능증을 측정하고자 하는 필요성이 최근 수년간 반복적으로 강조되고 있다.

정례적 평가에서의 임상 결과(Clinical Outcomes in Routine Evaluation)

정례적 평가에서의 임상 결과 Clinical Outcomes in Routine Evaluation (CORE)라는 자기보고식 방법 (CORE Outcome Measure, 또는 CORE-OM으로도 알려져 있다)는 온갖 이론을 아우르는 관점에서, 영국의 Chris Evans, Michael Barkham 및 그 동료들에 의해 고안되었다. 34 문항은 모두 최근의 7일에 대해 다루는데, 안녕감, 문제점들, 기능 및 위험에 관한 영역을 포함한다. 각 항목은 0점(전혀 그렇지 않다)에서 5점 (거의 혹은 항상 그렇다)에 이르기까지 5점의 빈도 척도 상에서 평가된다. 여덟 항목은 항목들 간에 몇 가지 변수를 보장하기 위해 거꾸로 점수를 매긴다.

다양한 접근법을 가진 정신치료자들과 상담자들, 다양한 핵심 전문가들 (심리학, 정신의학 등), 그리고 다양한 직장 환경을 대상으로 한 광범위한 설문 결과 CORE 항목들을 식별해 내었다. 심리검사로서의 최초 조사에서 용인성과 유용성; 양호한 내적 신뢰도 및 검사-재검사 신뢰도; 연령이나 성별이 미치는 영향력이 적음; 정립된 우울증의 자가 보고 방식과 비교하여 양호한 수렴 타당도; 양호한 변화 민감도; 그리고 임상 및 비임상 군들 간을 잘 식별한다는 것이 입증되었다. (Evans et al., 2002). 이러한 심리검사적 속성은 원래의 영어 버전 및 늘어가는 다른 언어 번역판을 사용한 임상 표본들에서 거듭 확인되어왔다. Jacobson과 Truax의 (1991) 신뢰할만한 변화 색인 및 임상적으로 유의한 변화를 판별하는 절단점은 영어판에 적용되었고, 점차 번역판에서 쓸 수 있게끔 되고 있다.

자가 보고식 버전은 치료 평가 서식 Therapy Assessment Form (TAF) 및 치료 종료 서식 End of Therapy (EoT)을 포함하는 수행자 완성 CORE 평가 (CORE-A)를 통해 보완된다. TAF에서는 사회적 상황, 초점이 되는 문제, 과거의 정신 건강 관리, 약물, 그리고 진단 (선택사항), 그리고 계획된 치료에 관한 부분에 대해 질문한다. EoT에서는 실제로 받은 치료에 관해 세부사항을 다룬다.

CORE의 축약본은 일반 인구를 대상으로, 비임상적 설문 작업에 쓸 수 있게 고안되었다. (CORE-GP). 심지어 더 축약된 형태인 CORE-10 역시 만들어졌고, 특정한 목적을 띤 수많은 다른 버전들이 존재한다.

최근의 개정판에는 여섯 가지 CORE-OM 항목 상의 점수를 사용하는, 실용적 "질적 등가치 quality equivalence"를 주는 점수체계가 포함되어있어, 질-보정 생애 년수 (Mavranezouli, Brazier, Rowen, & Barkham, 2013); 젊은이들을 대상으로 한 YP-CORE (11-17세; Twigg et al., 2009); 그리고 가족 체계 치료에서 (가족 내 개개인이 아닌) 가족들의 자가보고 평가인 Systemic CORE (SCORE) 상의 증가로서 변화를 표현한다. 요약물은 무료로 다운로드가 가능하며, CORE 웹사이트(www.coresystemtrust.org.uk)에서도 모든 정보를 열람할 수 있다.

CORE의 강점들

모든 CORE 도구들은 완전히 무료이다. CORE-OM은 번역판을 포함한 모든 평가에서 훌륭한 심리검사적 속성을 보여주었으며, 굉장히 광범위한 갖가지 치료법들과 더불어 사용되어 왔다. 축약된 도구가 존재한다. 학습 장애를 지닌 이들, 젊은이들, 그리고 가족들을 평가하기 위해 개작과 확장이 있었다. 또한 웹사이트에서는 CORE 체계 및 CORE 도구나 CORE 체계의 요소들을 사용한 출간물들의 색인에 관해 축적되고 있는 정보를 수집하여 제공하고 있다.

CORE의 한계점들

CORE 체계는 치료에서 일어나는 변화상을 완전한 그림으로 보여주지 못하며, 모든 자가 보고 방식에는 조작의 여지가 열려있다.

결과 설문-45(Outcome Questionnaire-45)

결과 설문-45 Outcome Questionnaire-45 (OQ-45; Lambert et al., 1996a, 1996b; Lambert, Kahler, Harmon, Burlingame, & Shimokawa, 2013)는 초진 및 치료가 진행되는 과정에서 환자의 장애 정도를 추정하기 위해 쓰이는 45문항의 자가보고 척도이다. 이 척도는 18세 이상의 성인을 대상으로 정신 및 대인관계 상의 건강함이나 안녕감에 대한 색인을 제공한다. 피검자는 입원환자, 외래환자 및 비임상 인구와 비교된다. 척도의 점수는 미국 내에서 치료받은 개개인들 11,000명의 경과에 근거한, 예측된 치료 반응을 참조로 한다. 이러한 데이터를 통해 치료에 반응하지 않는 자들이나 부정적 결과가 초래될 위험이 큰 사람들을 식별하여 성공에 대한 기준점을 마련할 수 있다. 아울러 OQ-45는 치료 성공 및 치료 종결 여부를 판단하는 표지자로서 신뢰할만한 변화나 회복을 나타내는 절단 점수를 제공해 준다. 영어 이외에도 30개 국어 이상으로 번역이 되어있다. 6학년 수준의 읽기 능력이 필요하다.

치료에 임하게 되는 거의 대부분의 성인이 불안과 우울 증상을 경험하기에, OQ-45의 항목들 가운데 절반은 증상적인 고통이나 주관적인 불편감의 핵심 측면에 대해 측정한다. 만족스러운 삶의 질과 안녕감은 긍정적인 대인관계 기능에 달려있기에 1/4 항목들은 친밀한 타인들과의 대인관계 장애를 측정한다. 나머지 1/4 항목들은 사회적 역할, 이를테면 직장, 학교, 가정일, 그리고 레저 활동에서의 기능을 평가한다.

OQ-45는 정신치료의 종류, 정신치료의 형식 혹은 약물 처방 여부와 무관하게 적용될 수 있다. 이는 그 속성상 특정 이론을 배경으로 하지 않으며, 환자의 현재 정신 건강 기능을 수량화시킴으로써 임상가들이 질환을 다룰 때 사용할 수 있는 일종의 정신 건강 활력징후 내지 실험실 검사 역할을 한다. 전적으로 증상만을 기반으로 하는 측정법들과는 대조적으로, OQ-45는 특히나 환자에게 중요하고 정신역동적 배경의 임상가들이 추구하는 목표 – 즉 대인관계와 사회적 역할 기능 -인 삶의 질에 대한 요소를 측정하고자 한다.

오늘날, 이상적으로 OQ-45는 휴대용 단말기나 퍼스널 컴퓨터를 통해 온라인상에서 시행된다. (인쇄된 출력물로도 시행 및 채점이 가능하다.) 전형적으로 치료 세션에 앞서, 환자가

45문항 전부를 평가하는데 5-10분가량이 소요된다. 각 항목 (예를 들어 "나는 미래에 대해 절망적이라 느낀다.")은 환자가 지난주를 돌이켜 본 것을 바탕으로 "거의 언제나 그렇다"에서 "전혀 아니다"까지 5정 척도 상에서 답하게 된다. 소프트웨어(OQ-Analyst)가 채점을 하고, 앞선 검사 시행 시의 결과 및 기준 기능, 그리고 동일한 최초 장애 수준을 가진 타인의 예상되는 치료 반응과 비교하여 결과를 그래프로 보여준다.

OQ-45는 OQ-Analyst라고 하는 더 큰 결과 측정 체계의 일부분으로, OQ-Analyst에는 아동 기능 측정, 간략한 정신의학 평가 척도(Brief Psychiatric Rating Scale), 및 전조 징후 내담자 평가(Assessment for Signal Clients) (난해한 증례들의 문제 해결에 길잡이로 사용되는 임상적 지원 도구)가 포함된다. OQ-Analyst는 각자가 또한 특정 환자와 작업하고 있는 다직군 팀의 구성원들에게 임상 정보를 제공하게끔 설정될 수도 있다. 이렇게 정보를 공유함으로써 모든 팀 구성원들은 치료 반응이 없거나 부정적으로 나타나는 상황을 인식할 수 있고, 긍정적인 방향으로 치료 경과를 돌리도록 함께 노력을 기울일 수 있다.

OQ-45가 지닌 심리검사적 속성에 대한 수십 개의 연구가 출간되어 있다. 이는 높은 내척 합치도; 양호한 검사-재검사 신뢰도; 그리고 Symptom Checklist-90이나 Beck 우울 설문 같은 척도들과 동시 타당도를 보인다. 요인-분석 연구들이 전반적 고통 요인의 존재를 뒷받침해주고 있으며, 세 가지 종속 요인들은 하위척도들에 상응하였다. 대부분의 항목들, 하위척도들, 그리고 총점은 중재의 효과에 민감히 반응한 반면, 치료받지 않은 개개인에 있어서는 변동 없이 남아있었다.

OQ-45는 Schwartz 결과 척도-10 Schwartz Outcome Scale–10 (Blais et al., 1999; 아래를 보라) 이라고 하는, 결과를 살펴보기 위해 고안된 간략한 측정법과 개인별 수준 및 단체 수준에서 모두 유의하게 일치하였다.

OQ-45의 강점들

OQ-45는 전반적인 정신 기능 수준, 특히나 환자의 주관적인 안녕감과 적응 수준을 PDM-2 M축 상에서 평가하는데 유용한 도움이 될 수 있다. 이는 전반적인 심리적 고통, 대인관계 기능 및 역할 기능을 평가한다. 젊은이, 성인 및 심지어 그룹 치료 중인 환자를 대상으로 한 버전들을 이용할 수 있다.

OQ-45는 환자의 치료 결과를 극대화시키고 치료 실패를 감소시켜주는 OQ-45 경보 체계를 바탕으로 임상가들과 환자들에게 피드백을 제공해 줄 정도로 폭넓은, 출간된 증거들에 의해 뒷받침된다. 치료자들에게 전달된 피드백과 문제 해결 도구들이 다양한 일상 진료 현장에서 쓰인다는 것을 보여주는 11개의 무작위 대조 실험들이 완료되었다. OQ-45는 미국 국립 증거 기반 프로그램 및 진료 등록원 U.S. National Registry of Evidence- Based Programs and Practices에서 증거 기반 진료 여부를 평가받고 있다.

OQ-45의 한계점들

OQ-45는 자가 보고식 측정법으로 여타의 자가 보고식 측정도구들과 동일한 한계점을 가지고 있다. 환자가 마음먹기에 따라 이런 저런 식으로 점수를 조작하기가 용이하다. 만약 자신이 어떠한 특정 방식으로 응답할 경우 (예를 들어 치료자를 질책하려는 의도로 자신의 점수를 과장할 경우) 치료자가 어떻게 나올 것인지 시험하기 위해 환자가 악용할 수 있다. 도구 값과 채점비용이 비싸며 특별히 컴퓨터를 사용하여야 한다. 추가적으로, 이 측정법은 정신 역동적 이론으로부터 발전된 것이 아니므로, 정신분석적 정신치료자들에게 특히 중요한 개념들에 새로운 정보를 제공해주지 못한다; 또한 진단을 내리는 작업에 있어 아무런 역할도 하지 못한다. 마지막으로, 본 도구를 뒷받침하는 대부분의 연구는 20세션을 넘기지 않는 단기 치료를 바탕으로 하고 있다.

슈와르츠 결과 척도-10(Schwartz Outcome Scale-10 (SOS-10))

슈와르츠 결과 척도-10 Schwartz Outcome Scale-10 (SOS-10; Blais et al., 1999) 은 개인 및 집단 수준 모두에 있어 결과를 살펴보기 위해 고안된 독특하면서도, 덜 번거로운 측정법이다. SOS-10의 구성은 수많은 숙련된 임상가들과 환자군들로부터 얻어진 통찰을 참조하였다. 성공적 치료와 함께 일어난 변화 (증상 포함)를 찾아내기 위해 숙련된 심리사, 정신과의사 및 신경외과 의사 뿐 아니라 환자를 주시하는 집단들을 대상으로 면담이 시행되었다. 면담 및 주시 집단이 토의한 것은 기록되어 공통 주제를 찾기 위해 검토되었다. 공통 주제들은 최초의 항목 풀을 만들기 위해 사용되었다. 경험적 평가 및 개정을 통해 20개의 잘 들어맞는 항목을 골랐고, 최종 10개의 항목 버전으로 척도를 추려내기 위해 Rasch 분석이 적용되었다. (Blais et al., 1999). 비록 애초의 척도는 성인 (17세 이상)을 대상으로 사용하기 위해 고안되었으나, 최근의 연구를 통해 청소년 인구를 대상으로도 그 유용성이 확장되었다.

SOS-10은 10개 항목으로 0 (전혀 그렇지 않다)에서 6 (항상 혹은 거의 항상 그렇다) 까지의 척도 상에서 점수를 매긴다. 점수가 더 높을수록 심리적으로 더 건강하고 안녕하다는 것을 나타낸다; 낮은 점수는 감정적 고통 및 더 취약한 심리적 건강을 표현한다. SOS-10은 전통적 서면 양식이나 전자 양식으로 시행될 수 있다. 치료 약속을 잡기 이전에 환자가 척도 작성을 완수하는 것이 추천된다. 이를 통해 임상가는 SOS-10이 완료되었음을 확실히 할 수 있고, 세션 이전에 임상적 적응증에 관한 총점을 살펴볼 수 있다.

Owen과 Imel (2010)은 진행되는 임상 치료에 SOS-10을 포함하기 위한 합리적 근거 및 진료 친화적 절차에 대해 그 개요를 서술하였다. 비환자군을 참고 자료로 사용할 수 있기에, 신뢰할만한 변화 색인 및 임상적으로 유의한 호전 둘 다에 대해서 계산 할 수 있다. (Blais et al., 2011). 더 복잡한 치료 유용성 분석에도 적용할 수 있다는 점은 통상적인 치료 결과 모니터 프로그램으로부터 얻어진 정보를 향상시키고, 연구들 간의 결과물 비교를 용이하게 한다.

SOS-10의 점수들은 또한 환자의 정신적 고통이나 심리적 역기능 수준을 살펴보는데 사용될 수도 있다. 10000명이상의 외래 환자로부터 도출된 자료인, 다음의 고통 범위는 유용한 표지자가 될 수 있을지 모른다: 최소 (59-40), 경도 (39-33), 중등도 (32-23), 심각 (22-1). 치료 시작 시에 환자의 고통 수준이 정확히 파악된다면 필요한 서비스의 강도를 명확히 하는데 도움이 될 것이다. (이를테면, 주 간격 개인 정신치료, 주간 다 세션, 혹은 다양한 형태의 치료). 마지막으로 SOS-10 항목들은 정신의학적 증상과 직접적으로 연관된 것이 아니기에, 환자와 더불어 각 항목에 대한 반응을 살펴봄으로써 개인의 강점과 약점을 논의하는데 있어 온건한 방향을 제시해 줄 수가 있다.

SOS-10은 탄탄한 심리검사적 속성을 지녔으며, 강한 내적 일관성 및 검사-재검사 신뢰도를 보인다. 원판 영어 버전 및 번역본을 대상으로 한 여러 연구들에서 SOS-10은 단일 인자성임이 드러났다. 또한 축적된 연구들이 광범위한 심리 기능 평가도구로서의 SOS-10가 지닌 구성 타당도를 뒷받침해준다. (Blais et al., 1999; Haggerty, Blake, Naraine, Siefert, & Blais, 2010; Young et al., 2003). SOS-10은 OQ-45와 유의하게 일치하며, 앞서 논의하였다. (Lambert et al., 1996a, 1996b).

SOS-10의 강점들

SOS-10은 PDM-2의 M, MC, 그리고 MA 축 상에서 환자를 평가함에 있어서, 특히나 환자의 주관적인 안녕감에 대한 전반적 정신 건강의 영향에 대해 평가할 때 임상가들에게 도움이 될 수 있다. 이 도구는 신뢰할 만하며 신속히 환자의 의식적 고통 수준을 평가한다. SOS-10은 또한 굉장히 다양한 치료 양식에 대해서, 치료 초기 변화를 포함하여, 변화에 민감함을 보여주었다. (Hilsenroth, Ackerman, & Blagys, 2001). SOS-10은 정신역동적 정신치료, 변증법적 행동 치료, 난치성 강박 장애에 대한 거주 치료, 보통의 정신과 입원치료 및 보통의 물질 남용 입원 치료 연구에서 결과를 측정하는 도구로 활용되어 왔다. (Blais et al., 2011, 2013). 비록 SOS-10은 상표 등록된 도구이기는 하지만, 본 척도는 임상가나 연구자, 비영리적 건강 돌봄 조직에서 무료로 사용할 수 있다.

SOS-10의 한계점들

SOS-10은 짧은 자가 보고 도구로 인격 장애나 대인관계 기능을 평가하지는 못한다. 이러한 도구들에 필연적인 응답 양식 조작 가능성에 대한 염려로부터 자유로울 수 없으며, 응답 양식을 잡아내는 타당도 척도가 포함되어 있지도 않다. 비록 이 도구는 OQ-45 (위를 보라)에 비해 완료하기 용이한 편이나, 개발 시 참조한 범위가 그에 미치지 못한다.

B. 수행 기반 도구들

로샤 잉크 얼룩 검사(Rorschach Inkblot Test)

로샤 잉크 얼룩 검사에서는 연상들을 불러일으키는 모호한 자극들로 이루어진 10개의 잉크 얼룩 카드 세트를 순차적으로 보여준다. 참가자는 검사자와 나란히 앉아 각 카드에서 보이는 바를 묘사하도록 (이것은 무엇처럼 보이나요?) 지시받는다. 응답자가 자유롭게 답한 각 응답들은 적절한 질문 후, 피험자가 타당하다고 선택한 특징들에 의거해 점수가 매겨진다. 이같은 주된 특징들은 지각적 구성 및 통합 (위치, 발달적 질, 그리고 통합 과정); 카드에 실제로 포함된 특성 (이를테면 형태, 색깔 및 음영); 또는 주관적으로 더한 특성 (이를테면 동작 지각)과 연관된다. 자극들에 주어진 반응의 지각적 적절성 (형태의 질); 표상 내용 (동물, 사람 형상, 해부학적 지각, 성적 양상 등); 및 생각 (반응이 주어질 때의 사고 과정) 역시 평가된다. 각각의 개별적인 양상을 코드화하는 신뢰할만한 채점 기준이 제공된다.

비록 Hermann Rorschach (1921/1942)는 애초에 인격 역동을 평가하고 정신과적 진단을 가다듬기 위해잉크 얼룩 검사를 개발하였으나, 그는 이러한 자극들이 일차적으로 지각 양식 및 인지적 조직화를 측정하는 도구 - 즉 사람들이 정보를 지각하고 가공하는 방식을 평가하는 수단이라고 개념화시켰다.

로샤가 측정하였던 구성 개념들의 범위는 1922년 로샤의 죽음 이후 더 확장되었다. Beck (1937)은 로샤가 애초에 강조했던 지각과 인지 과정에서 크게 벗어나지는 않았으나 다양한 지각 및 정보 처리 점수들을 추가하였다. Klopfer (1937)는 잉크 얼룩 반응의 개별적 및 정신 역동적 측면을 강조하면서 주제적 내용을 해석하고 채점하는 기준을 마련하였다. (예, 의존성, 공격성, 통제력에 집착) Rapaport, Gill 및 Schafer (1945–1946, 1968)는 검사에 대한 체계적인 정신분석적 접근법을 공식화시켰고 사고 장애라는 적응증을 대상으로 검사 언어표현을 분석하는 방법을 개발하였다. 같은 시기, Frank (1939)는 이제는 유명해진 "투사 가설"을 제안했는데, 로샤가 응답자에게 사적인 관심사들을 모호한 자극들 위에 투사함으로써 숨겨진 바람, 욕구, 공포 및 동기를 드러내도록 (따라서 "투사 검사"라 일컫는다) 종용했던 것과 유사하게 그는 구조화되지 않은 절차들을 생각해내었다. 초기 역사를 감안하면, 시간이 흐름에 따라 로샤가 다양한 방식으로 – 즉 지각 과제, 문제 해결 과제, 연상 패턴을 나타내는 지표, 대인관계 과제 (반응들이 시험자에게 주어져야 하기 때문) 및 인격 역동의 측정법으로 보이게 된 것이 놀랍지 않다.

수 십 년 동안 로샤를 갖가지 방식으로 채점하고 해석하는 체계들이 발전되어 나왔다. 1960년대 말에 이르러, 다양한 채점법에 기인한 점수들의 임상적 유용성이나 타당성에 상당한 차이가 발생하게 되자 Exner (1969, 2003)은 이 분야의 문헌들을 조사하고, 가장 확실히 경험적인 뒷받침이 되는 로샤 변수들을 확인하고, 이러한 변수들을 그가 종합 체계 Comprehensive System (CS)라고 명명한, 단일한 지배적 채점 및 해석 체계 속에 합치기에 이른다. 이후 수 십 년간 CS는 가장 널리 사용되고 연구되는 로샤 채점 및 해석 체계가 되어, 인격 및 정신 병리를 평가하는데 폭 넓은 영향을 가지고, 심리 검사 배터리들 중 표준적인 한 부분이 되었다. (Bornstein, 2010).

비록 많은 임상가들과 연구자들이 여전히 CS를 사용하고 있지만, 2011년에는 CS에 대해 붉어져 나온 몇몇 비판 (예, Wood, Nezworski, Lilienfeld, & Garb, 2003)에 대한 응답으로 로샤의 심리검사적 토대를 강화한 대안적 로샤 채점 및 해석 체계가 만들어졌다. 로샤 수행 평가 체계 Rorschach Performance Assessment System (RPAS; Meyer, Viglione, Mihura, Erard, & Erdberg, 2011)는 가장 예측이 큰 점수들을 식별해낸 CS 변수들을 종합적으로 메타 분석한 결과에 일부 근거하고 있다. (Mihura, Meyer, Dumitrascu, & Bombel, 2013). 비록 CS와 RPAS가 가장 영향력 있는 총괄적 로샤 채점 및 해석 체계로 나와 있으나, 더 좁은 범위의 로샤 지표들을 (이를테면, 사고 장애, 방어 양식, 일차 사고 과정, 대상관계들; Bornstein & Masling, 2005; Huprich, 2006) 산출해 낼 수 있는 기타의 여러 가지 타당도를 인정받고 임상적으로 유용한 방법들이 존재한다.

때로 로샤의 변수들은 두가지 넓은 카테고리 하에 분류된다: 주제 (내용) 변수 (예, 프로토콜 내 구강기 의존적 심상의 비율) 및 구조적 (지각적) 변수 (예, 잉크 얼룩을 해석함에 있어서 응답자가 흔한 세부사항 대 이례적인 세부사항을 강조하는 정도). 하지만, 이러한 두가지 카테고리 사이의 구분은 한때 생각했던 것보다 뚜렷하지 않으며, 임상에서나 법의학적인 예측은 전형적으로 두 가지 점수 유형들에 걸쳐져 있다. (Exner & Erdberg, 2005; Hilsenroth & Stricker, 2004). CS나 RPAS 모두에서 이러한 변수들은 흔히 "구조적 요약"이라고 불리는 표준화된 요약판 위에 요약된다; 대부분의 로샤 해석은 CS나 RPAS 구조적 요약판으로부터의 점수 조합을 분석하는데 근거하고 있다.

로샤 검사를 채점하고 해석하는 일은 복잡하고, 상당 시간의 공식적 수련과 경험을 필요로 한다. 개별적 점수와 더불어, 다양한 비율, 퍼센트 및 기타 산출된 수치들이 로샤 해석에 사용된다. 주어진 평가 상황에서 가장 주목해야하는 특정 결과 변수들은 환자의 특성, 평가 목적, 그리고 의뢰 질문에 의해 결정된다.

로샤 검사는 검사 세션 동안 응답자에게 검사의 목적이나 창출되는 결과물의 유형과 관련하여 최소한의 설명과 피드백만을 제공한 채 친숙하지 않은 작업에 몰두하게끔 요구하기에, 이 검사법은 의식적 인지나 의도적 자가 보고로는 접근이 불가능할지도 모르는 환자의 인격 및 기능적 측면을 평가하는데 유용한 수단이라고 오랫동안 간주되어 왔다. 이를 염두에 둘 때, 심리 평가에서 로샤를 최적으로 이용하기 위해서는 다른 양식의 검사들 상 환자가 수행한 것의 맥락 속에서 점수를 해석할 필요가 있다. 내성법을 통해 접근 가능한 정보와 무의식적이나 암묵적, 또는 반사적으로 행동을 만들어내는 정보들 간의 차이를 조사함으로써 기저의 인격 구조, 대처 방식 및 방어들에 관한 중요한 정보를 이끌어낼 수 있다.

로샤의 강점들

로샤는 PDM-2의 M 및 MA 축 능력을 평가하는데 유용한 도움이 될 수 있다. 적절히 시행되고 점수가 매겨진다면, 로샤는 인격 기능, 무의식적 갈등 및 치료 계획에 연관된 광범위한 심리 영역에 정보를 제공해준다. 아동, 청소년, 성인, 고령의 성인을 평가하는데 유용하다. 또한 정신치료로 인한 변화를 잡아내는데 민감하다. 상당한 임상적, 메타 분석적 증거들이 (Mihura et al., 2013; Weiner, 2003) 아래의 M 축 기능들을 평가하는데 로샤 변수를 사용하는 것이 유용하다고 뒷받침해준다:

- 인지적, 정동적 과정: 자극을 조직화하는 과정 (Z 점수), 현실 검증 (XA%와 WDA%), 사고 과정 (WSum6), 정신증적 양상 (PTI), 우울 양상 (DEPI, MOR), 그리고 정신화 활동 (M).
- 정체성 및 관계: 의존적 성향 (ROD), 대상 표상 (GHR:PHR), 대인 관계 (CDI, SumH, COP, AG), 그리고 친밀 욕구 (SumT).
- 방어 및 대처: 안정 및 상황적 스트레스 조절 및 인내력 (D 점수), 적응 자원 (EA), 불쾌한 느낌 (SumShading), 몇몇 방어적 기능 (람다 지수 및 건강염려적 우려), 충동 및 감정 조절 (WSumC, color ratio, Afr), 그리고 자아 기능 (EII2).
- 자기 인식 및 자기 방향성: 자격에 관한 자기애성양 감각 및 성숙 대 비성숙적 동일시 (H ratio).

증거에 따르면 로샤는, 특히나 언어적 보고로는 대체로 접근이 어려운 심리 과정에 중점을 둔 영역 (예, 현실 검증력, 스트레스 내성, 충동 조절)에 대해 임상 환경에서 예측을 할 때 굉장한 값어치를 지닐 수 있다고 한다. (Meyer & Handler, 1997). 따라서 로샤 점수는 진단적, 치료적 환경에서 타당도 (독특한 예측값)를 더해주는 것으로 나타났다. (Bram & Peebles, 2014; Meyer, 2000; Perry, Minassian, Cadenhead, & Braff, 2003). 더욱이, 로샤 검사에서 도출된 점수들의 심리검사적 속성들은 상당히 탄탄하다. (Bornstein, 2012): 다양한 CS 및 비-CS 로샤 채점방식을 대상으로 재검사 신뢰도를 추정하기 위해 메타 분석 과정을 거쳤고, 로샤 점수의 단기 및 장기 재검사 신뢰도는 양호한 것으로 나타났다. (Grønnerød, 2003, 2006). 다른 연구들에서는 로샤 점수들의 수렴 및 변별 타당도가 입증되었다. (Mihura et al., 2013).

로샤의 한계점들

로샤를 능숙하게 시행하고 채점하고 해석하기 위해서는 (최소한 100시간의) 지도 감독하의 훈련과 경험이 필요하다. 게다가 로샤는 보통 시행에 있어 긴 시간이 걸린다. 검사자 뿐 아니라 환자에 있어서도 노동 집약적이다; 또한 로샤는 매우 기능이 낮은 환자나 검사 시점에 조절력이 부족한 이들에게는 적합하지 않을 수 있다. 이러한 이유와 더불어, 검사 채점이나 해석의 복잡성, 정신역동 이론과 역사적으로 강하게 결부되어 있는 방법론으로 인하여, 로샤는 근래에 이르러 쓰임새가 줄어들고 있다; 설문에 따르면 과거에 비해 수련 프로그램에서의 교육도 덜 한 실정이다.

　　로샤의 또 다른 한계점으로는 그 해석에 관한 것과 이따금씩 오용되거나 잘못 낙인을 찍는 방법과 관련된다. 비평가들의 주장과는 달리 (예, Wood et al., 2003) 로샤는 진단 도구가 아니다; 검사 점수는 단지 PDM/PDM-2 나 DSM의 증상 및 진단과 간접적으로 연관된 기저의 심리 과정들을 묘사할 뿐이다. 로샤 점수는 감별 진단들을 한정하는데 쓰일 수 있는데, 표면적으로만 유사한 특정 장애들은 대조적인 기저 역동들을 가지고 있기 때문이다. 하지만, 점수들은 (기껏해야) 좀 더 전통적인 진단 선별검사 도구에 부가적인 역할을 할 뿐이며, 그 자체로는 진단 분류를 결정하는데 적절하지 못하다.

주제 통각 검사(Thematic Apperception Test)

주제 통각 검사는 예술가 Christiana Morgan과 정신과 의사 Henry Murray (Morgan & Murray, 1935)에 의해 만들어졌다. Murray (1943, p. 3)는 TAT를 "몇 가지 주된 욕동, 감정, 정서, 컴플렉스 및 인격의 갈등 을 밝혀내는 방법"이라고 표현했다. TAT는 애초에 응답자의 성별과 연령에 맞춰 선별되게끔 의도한 31가지 자극 카드로 구성되어 있다. 하지만, 검사가 개발된 이래로 카드의 유형과 수 모두에 있어서 그 선택에 관한 유연성이 늘어났다. 일부 임상가들은 환자에 무관하게 표준적인 TAT 카드 세트를 고수하기도 하지만, 환자에 대한 임상적 질문에 따라 카드를 선택하는 것은 달라질 수 있다. TAT 프로토콜의 구성에 관한 특정한 규칙 세트는 존재하지 않기에 TAT로부터 도출된 점수의 타당성을 조사하고 그 임상적 유용성을 경험적으로 입증하고자 하는 연구자들은 애를 먹을 수밖에 없었다.

　　카드는 다양한 대인관계 상황 속에 놓인 한명 내지 여러 명의 인물들로 이루어져 있는데, 그 모두는 자기나 대인 관계 주제의 감정적 교착 상태를 유발하며, "차등적으로 각성"시킨다. (Ehrenreich, 1990). 개개인은 각 그림에 근거하여 시작, 중간, 끝으로 된 이야기를 만들어내도록 지시받는다. 또한 개인들은 등장 인물(들)이 어떻게 생각하고 느끼는지 말하도록 지시받는다.

　　TAT 해석법에는 두 가지가 있다: 보편적 (경험적으로 검증된 채점 체계를 사용하고 규준 자료와 반응을 비교하는 것) 및 개별 사례적 방법 (개인의 반응을 검사하고, 기저의 인격 구조에 대해 이 반응들이 표현하는 바는 무엇인지 의미를 찾아내는 것). TAT 프로토콜을 해석할 때 두 가지 접근법을 혼합해 사용하는 방식이 임상가들에게 권장된다. (Aronow, Weiss, & Reznikoff, 2001).

　　TAT 이야기를 평가할 때 가장 흔히 쓰이는 방법 두 가지는 SCORS (Westen, 1991a, 1991b, 1995; 위를 보라) 와 DMM (Cramer, 1991, 2006; 위를 보라)이다. 주요 기여자들이 TAT에 대해 역사적으로 설명한 문헌은 Gieser와 Stein (1999)에게서 찾을 수 있다. Jenkins (2008)는 문헌에서 쓰였던 TAT 척도의 종합적인 핸드북을 만들었다.

　　임상가들은 이야기 자료를 코드화 시키는 특정 점수 체계 보다는 주제의 내용에 보다 더 주목한다; 일반적으로 임상가들은 카드가 지닌 자극에 의해 반응이 편향된 정도와 더불어 주된 주제에 초점을 맞춘다. (Stein et al., 2014). 반응이 특이하면 특이할수록, TAT 이야기는 좀 더 심한 정신병리나 인격 병리적 양상을 반영하는 것일 수 있다. 또한, 환자가 TAT에 접근하는 방식 (즉 모호하고, 감정적으로 각성시키는 대인 관계 상황에 대한 반응) 및 검사 시 환자가 보이는 행동이 환자의 내부 세계를 이해하는데 유용할 수 있다. (Aronow et al., 2001).

TAT의 강점들

TAT는 쉽사리 관찰되거나 명백히 표현되는 것이 아닌 암묵적인 과정들, 이를테면 사고 과정, 대인관계나 대상관계적 주제들, 주된 정동 및 감정, 방어적 기능 및 심리적 갈등을 평가하는데 유용한 도구가 될 수 있다. PDM-2의 많은 M 및 MA 축 역량들이 TAT를 통해 평가될 수 있다; 하지만, 이러한 역량 중 일부는 다른 것들보다 좀 더 평가가 수월하다. 예를 들어 TAT 이야기의 SCORS-G 평가법은 (방어적 기능만 제외한다면) M 및 MA 축 내에서 다루어지는 대부분의 정신 기능들에 관련한 정보를 얻을 수 있게 해준다. 방어적 기능에 대한 역량은 공식적으로는 DMM (위를 보라)를 통해, 혹은 그러한 기능에 친숙한 임상가에 의해 재량껏 평가될 수 있다. 정동 범위, 대화 및 이해에 대한 역량을 평가하는 일은 상대적으로 쉽게 할 수 있으며 공식적인 코딩 체계가 필요하지 않다. 주제를 확인하기만 하면 여타의 검사 결과 자료들과 기꺼이 비교할 수 있다. 정신치료 과정 및 결과 문헌 속에서 TAT의 임상적 유용성과 값어치를 보여주는 수많은 연구들이 존재하는데 (이를테면, Fowler et al., 2004) 특히나 정신 역동적 치료에서 그러하다.

연구에 따르면 여러 진단군들 (Cramer & Kelly, 2004) 및 다른 성별 간 (Cramer, 2002)에서, 장기적 맥락 (Cramer, 2012)에서 방어 기제를 평가하는 TAT의 유용성은 입증되었다.

TAT의 한계점들

TAT를 시행하는 일은 많은 시간이 소요되며 흔히 어려울 수 있는데, 특히나 참가자가 그림들을 바탕으로 이야기를 구성하고 표현하는데 어려움이 있을 때 그러하다. TAT 카드의 표준 세트가 정해져 있지 않기에, 그리고 널리 받아들여지는 TAT 채점 체계 역시 존재하지 않기에 임상 연구에서 일반화 시키는 데에는 한계가 있다. TAT를 사용하고 해석하는 대다수의 임상가들은 부수적인 장점과 잘 알려진 한계점을 감안한 채 자신의 임상적 판단에 의존한다. 종합적인 채점 체계를 TAT 해석에 사용할 경우, 이는 시간이 많이 소요되며 상당한 수련 과정이 필요하다. 아울러 문화적 감수성이나 구식의 카드 내용에 관한 의문점들이 있어왔다. 이러한 이유와 투사적 기법이 정신 역동 이론에 강하게 결부되어 있다는 이유로, 과거에 비해 심리사들이 TAT를 사용하는 빈도는 줄어들었고, 수련 프로그램에서 교육하는 빈도 역시 줄어든 것으로 설문조사 결과 나타났다.

지금까지 본 챕터에서 소개한 도구들에 대해 PDM-2 평가의 적용성을 표 8.1에 요약하였다.

표 8.1. PDM-2 평가에 대한 다양한 도구들의 적용성

임상가 보고 도구	자가 보고 도구	수행 기반 도구
P축		
PDC-2 및 기타 PDC PDP-2 KAPP OPD-2 (P축 기능 및 인격 구성 수준) PCRS CCRT (인격 양식의 갈등/관계 측면)	MMPI-2 (인격 구성 및 SWAP 인격 양식 측면) PAI MCMI (인격 양식) CRQ (인격 구조의 P축 기능 및 수준)	
M축		
PDC-2 and other PDCs SWAP (PHI and RADIO) PFS SPC SCORS ORI AAI AAP RFS QOR PCRS CCRT DMRS DMM (위의 모든 도구들은 다양한 M-축 역량을 평가하는데 유용할 수 있다)	SIPP-118 IIP TAS-20 (특정 M-축 역량들) CORE-OM OQ-45 SOS-10 (종합적 M-축 수준)	로샤 TAT

C. 치료 받는 환자를 평가하는 도구들

다음에 나오는 도구들은 치료를 평가하고, 환자가 특정 치료자와 어떤 식으로 기능하는지 결정하고, 특정 환경 속에서 환자의 심리 기능 및 건강은 어떤지 직접적으로 평가하는데 유용한 것들이다. 아울러 치료가 진행되며 환자와 치료자가 기능하는 방식의 변화는 심리적 건강 내의 변화를 반영하고 대인관계 기능을 측정하는데 한 축을 이루는 것일 지도 모른다. 물론 치료에 참여하는 두 사람 사이의 기능은 또한 치료자의 전반적인 기술 및 관계 역량, 그리고 특정 환자 개인에게 보이는 기술 및 관계 역량을 반영하는 것이기도 하다. 그럼에도 불구하고, 다양한 연구들은 환자의 특성이 치료 관계 및 결과에 차이가 나는 중요한 역할을 한다는 증거를 보여준다. (Norcross, 2011).

작업 동맹 설문(Working Alliance Inventory)

작업 동맹 설문 Working Alliance Inventory (WAI; Horvath, 1982; Horvath & Greenberg, 1986, 1989, 1994)은 치료적 동맹을 평가하는 목적으로 널리 이용되는 도구이다. 이는 동맹이라는 것이 치료 목표 및 목표 달성에 필요한 작업에 있어 내담자와 임상가 상호간 동의에 수반되는 것이며 참여자들 (환자와 치료자) 사이의 협력을 유지시키는 유대를 형성하는 것과 함께한다고 보는 전(全)-이론적 모델에 기초하고 있다. 이 설문지는 1 (전혀 아니다)에서부터 7 (항상 그러하다)에 이르는 범위를 가지는 7점 리케르트 형 척도로 점수 매겨지는 36 가지 항목으로 이루어져 있다. 설문지는 (1) 목표, (2) 작업, (3) 유대에 대하여 12 항목의 하위 척도 셋을 만들어낸다.

Horvath와 동료들은 3가지 버전의 WAI를 고안하였다: 내담자용 형식 (WAI-P), 치료자용 형식 (WAI-T), 그리고 관찰자용 형식 (WAI-O). 비록 WAI-P나 WAI-T는 치료 세션 마지막에 시행되지만, WAI-O는 정신치료 세션 채록본을 대상으로 채점한다. 여러 가지 축약된 형태 역시 고안되어왔다. 짧은 형식의 WAI-S (Tracey & Kokotovic, 1989)는 12 항목으로 구성되며 두 가지 버전 (내담자 및 치료자)이 이용가능하다. WAI의 짧은 버전은 또한 Hatcher와 Gillapsy (2006)에 의해 만들어져 타당도가 평가되었으며, 널리 사용된다.

WAI-P나 WAI-T의 3가지 하위 척도가 보이는 내적 일관성은 높은 편이며, WAI-O 하위 척도들의 내적 일관성 및 평가자간 신뢰도 값 역시 그러하다. (Horvath & Greenberg, 1986, 1989, 1994).일반적으로 3가지 차원 (유대, 작업, 목표)는 강하게 연관되어 있다. (Horvath & Greenberg, 1989, 1994). 높은 상관관계에도 불구하고 부분적으로 겹치는 차원을 제외하고는 이들은 별개의 것들이다. (Tracey & Kokotovic, 1989)

WAI의 강점들

WAI는 작업 동맹을 측정하는데 있어 내담자나 치료자 또는 참여하지 않는 관찰자가 쉽게 수행하고 빠르게 마무리할 수 있는 타당하고 신뢰할 수 있는 도구이다. 이는 어떤 식으로 동맹이 상호작용하는지 그리고 치료 과정 및 결과에 영향을 미치는지 탐구하는데 흥미를 가진, 모든 이론적 바탕을 지닌 연구자들과 임상가들에 의해 이용되어 왔다. 다양한 연구결과들은 작업동맹과 치료로부터 얻는 이득 사이에 강한 연관관계가 있음을 보여준다. (예, Horvath & Bedi, 2002; Norcross, 2011); 진실로, 환자가 바라보는 동맹 및 초기 세션에서 측정된 동맹은 평가되는 모든 종류의 정신치료에 있어 치료 결과를 예측하는 강력한 인자이자 치료 결과에 기여하는 요소이다.

WAI의 한계점들

모든 버전의 WAI는 거시적 수준에서 치료적 동맹의 질을 측정하며 따라서 환자와 치료자가 함께 관계를 형성해 나가는 방식을 미세하게 분석적으로 조사하여 세션 내에서 치료적 동맹이 요동하는 것을 (이를 테면 동맹이 깨어지고 회복하는 것) 평가하는 데에는 유용하지 않을지 모른다. WAI 점수는 대게의 자가보고 측정법들이 그러하듯 환자가 쉽게 조작하거나 가장할 수 있다.

치료자 반응 설문지(Therapist Response Questionnaire)

이전에는 역전이 설문지 Countertransference Questionnaire로 불렸던 치료자 반응 설문지 Therapist Response Questionnaire (TRQ; Betan, Heim, Zittel Conklin, & Westen, 2005)는 정신치료 중 환자를 향한 임상가의 감정 반응을 평가하기 위해 고안된 79 항목의 임상가 보고이다.

항목들은 상대적으로 구체적인 느낌 (예, "나는 그/그녀와 함께하는 세션들이 지루하다")에서부터 좀 더 복잡한 개념 (예, "대부분의 환자들과 있을 때보다 더, 나는 세션이 끝난 후에야 내가 말려들었다는 것을 깨닫는 느낌이다)에 이르기까지, 치료자가 환자를 향해 표하는 생각, 느낌 및 행동에 관한 광범위한 스펙트럼을 측정한다. 그것들은 역전이 및 관련 변수들에 관한 임상적, 이론적, 실제적 문헌들을 살펴본 것으로부터 도출되었고, 모호한 표현 없이 임상적 경험과 밀접한 명쾌한 용어로 쓰여져, 어떠한 이론적 배경을 지닌 임상가들이라 할지라도 쉽게 이해할 수 있다. 치료자는 1 (사실이 아니다)에서부터 5 (대단히 사실이다)에 이르는 5점 리케르트 척도 상에서 각 항목을 평가하게끔 되어 있다.

TRQ의 요인 구조는 임상적으로 민감하고 개념적으로 통일성이 있는 여덟 개의 감정적 차원으로 이루어져 있다: 압도된/지리멸렬한, 무력한/부적절한, 긍정적인, 특별한/과도히 연루된, 성性화된, 철수된, 어버이같은/보호하는, 그리고 비난받는/학대된. 이러한 척도들은 훌륭한 내적 일관성 및 양호한 기준 타당도를 보인다. 여러 연구들 (예, Colli, Tanzilli, Dimaggio, & Lingiardi, 2014; Gazzillo et al., 2015; Tanzilli, Colli, Del Corno, & Lingiardi, 2016를 보라)은 치료자의 감정적 반응 양식들이 치료적 접근 전반에 걸쳐 환자의 인격 병리와 예측 가능한 방식으로 관련됨을 보여주었으며, 치료적 배경이 어떤 것이든 무관하게 임상가들은 환자에 대한 자신의 감정적 반응을 진단적으로 그리고 치료적으로 사용할 수 있음을 보여주었다.

청소년 버전 TRQ (Satir, Thompson- Brenner, Boisseau, & Crisafulli, 2009)는 86개의 항목으로 이루어져 있으며, 그 요인 구조는 성인 TRQ와 유사하게 6가지 감정 반응 차원으로 구성 된다: 화난/혼란스러운, 따뜻한/충분한, 공격적인/성적인, 실패하는/무력한, 지루한/부모에 화가 난, 그리고 과도히 투자된/ 걱정스러운.

TRQ의 강점들

TRQ는 PDM-2의 P축 및 PA 축 평가에 유용한 도움이 될 수 있다. 이는 임상가들의 감정 반응을 평가하는데 타당하고 신뢰할만한 도구이다. 채점이 쉬우며 임상용도 및 연구용도 둘 다로 사용할 수 있다.

TRQ의 한계점들

TRQ의 주된 한계는 자가 보고 측정법이라면 어떤 것이든 영향을 받을 수 있는, 사회적으로 바람직한 방향으로 치우치게 되는 바이어스나 암묵적인 방어 과정에 영향을 받을 수 있다는 것이다. 임상가들의 감정 반응에 관한 경험적 조사를 시행할 때에는 연구 설계에 있어 다른 측정법이나 다른 관점을 포함한 연구 설계를 포함함으로써 도움을 받을 수 있을 것이다. (이를테면, 외부 관찰자나 지도 감독인의 관점).

정신치료 관계 설문(Psychotherapy Relationship Questionnaire)

정신치료 관계 설문 Psychotherapy Relationship Questionnaire (PRQ; Bradley, Heim, & Westen, 2005)은 치료자와의 관계 속에서 환자의 대인관계 양식을 평가하는 90항목의 임상가 설문지이다. PRQ 항목들은 환자가 치료자를 향해 노출하는 광범위한 생각, 느낌, 동기, 갈등 및 행동들을 측정한다. 항목들은 전이, 치료적 동맹이나 작업 동맹 및 관련된 구성 개념들에 관한 임상적, 이론적 및 경험적 문헌을 살펴봄으로써 도출되었고, 전문 용어 없이 일상의 언어로 쓰여져 어떠한 이론적 접근법을 가진 임상가라 할지라도 사용할 수 있다. 치료자는 각 항목을 1 (사실이 아님)에서 5 (정말로 사실임)의 범위에 이르기까지 5점 리케르트 척도 상에서 평가한다.

PRQ 요인 구조는 임상적 및 이론적으로 응집력 있는 다섯 가지 전이 차원으로 이루어져 있다: 화난/자격을 부여받은, 불안한/집착하는, 안전한/몰두된, 회피적인/반의존적인 및 성성化된. PRQ 척도는 훌륭한 내적 타당도 및 양호한 기준 타당도를 보여주었다. (즉 그것들은 체계적으로 인격 병리와 연관되어 있다.) 아울러 PRQ의 다섯 가지 관계 양식 가운데 네 가지는 AAI에서 식별된 성인 애착 양식과 유사하다. (위의 AAI 논의 부분을 보라)

PRQ의 강점들

PRQ는 PDM-2의 P, PA, M 및 MA 축의 평가 (특히나 M 및 MA 축의 관계와 친밀도에 대한 역량)에 유용한 도움이 될 수 있다. 이는 치료적 관계 속에서 떠오르는 환자의 관계 양식을 평가하는데 있어서 심리검사적으로 탄탄한 도구이다; 이는 직접적인 관찰을 통해 환자의 인격 및 전반적인 관계 역량을 살펴보는 창구를 제공해준다. 시행하기 용이하며 상대적으로 간략한 편이다.

PRQ의 한계점들

PRQ는 임상가 측의 온갖 피치 못할 바이어스들 (역전이)에 영향을 받기 쉽다. 따라서 어떠한 결과물이든 외부의 관찰자가 중복해서 평가를 할 때에 보강될 수 있다.

문제적 경험 연쇄의 동화(Assimilation of Problematic Experiences Sequence)

문제적 경험 연쇄의 동화 Assimilation of Problematic Experiences Sequence (APES)는 동화 모델에 따라 성공적인 정신치료 속에서 문제점들을 극복해 나가는 환자의 경험이라는 발달적 진전을 요약해준다. (Stiles, 2005, 2011; Stiles et al., 1991). 구체적으로 이야기하자면, 이는 문제적 경험들이, 이를테면 외상이나 역기능적 관계들이 환자의 정상적 스키마들 속으로 동화되는 것을 묘사한다. 경험들이 동화되고 나면, 그것들은 더 이상 문제적이지 않으며 삶의 도전 또는 기회와 맞닥뜨리기를 요구할 수 있는 자원이 된다. 예를 들어, 조절되지 못한 채 말이 터져 나오는 경험은 자기주장이라는 역량으로 동화될 수 있다. (Stiles, 1999).

APES는 0-7이라는 숫자가 붙은 8가지 단계에 의해 나눠지는 하나의 연속체로 해석되는데, 이는 자기의 나머지로부터 애초에 문제가 되는 경험이 변화하는 관계로 특징지어진다: (0) 도망쳐진/해리된, (1) 원치 않는 생각/적극적 회피, (2) 어렴풋한 인지/떠오름, (3) 문제 진술/명료화, (4) 이해/통찰, (5)적용/훈습, (6)풍부함/문제 해결, 그리고 (7)통합/숙달. 성공적인 정신치료에서 문제적 경험들은 이러한 연쇄 가운데 어느 지점을 통과한다.

APES의 단계들은 오디오나 비디오 기록물, 채록본, 세션 요약집, 혹은 환자가 만들어낸 자료 등 그 어떠한 임상 자료를 통해서도 평가될 수 있다. 평가자 선별 및 훈련 과정들은 연구들 마다 상당히 달랐으며, 본 도구의 버전은 양적으로나 질적으로나 여러 가지가 존재한다. (일례로는 Tikkanen, Stiles, & Leiman, 2013를 보라)

APES와 증상 강도 측정과의 관계가 연구되어 왔다. 이론적으로 고통의 정도와 증상 강도는 APES 단계에 있어 체계적으로 다양하나, 그 상관관계가 선형적인 것은 아니다. (Stiles, Osatuke, Glick, & Mackay, 2004). 도망쳐지거나 회피하게 되는 문제적 경험들 (APES 0 또는 1 단계)을 안고 치료를 시작하는 환자들은, 그 경험들이 떠오르고 이를 인정하거나 직면함에 따라 기분이 나아지기 전에 더 악화되는 경우가 많다. 가장 강렬하면서 지속되는 감정적 고통은 APES 2단계 (어렴풋한 인지/떠오름)에서 예상된다. APES의 2-6 단계를 거치는 동안의 진전은 고통이 감소하고 (2-4 단계), 그 다음 긍정적인 정동이 증가 (4-6단계)하는 것으로 특징지어진다. 가장 신속한 변화는 3-5단계를 거치는 동안 환자가 문제를 알아차리고, 문제에 이름표를 붙이고, 문제를 명확히 공식화하고; 이해하기 위해 애쓰며; 매일의 일상에서 그 이해를 적용하여 탐구해 나감에 따라 일어난다. APES 6-7단계에서의 공고화 과정은 통합과 정상화와 관련될 것으로 보이며, 문제 해결과 연관된 유쾌한 기분이 감소하는 것과 결부되어 있을지 모른다.

정신역동적 치료에서 뿐만 아니라 여러 이론적 접근법을 아우르면서 알려진 바와 같이, 통찰과 이해는 증상 강도의 감소로서 평가된 정신치료의 결과와 밀접히 연관되어 있다. (Castonguay & Hill, 2007). 따라서 동화 모델을 통해 통상적인 결과 규준을 이해해 본다면 APES 4단계 (이해/통찰)가 고통 및 증상 강도에 있어 가장 큰 감소를 보이는 지점을 나타낸다는 것을 시사한다. 이러한 분석과 일치하게, APES 4단계는 통상적으로 평가할 때 좋은 결과와 나쁜 결과 증례를 구분할 때 중심축이 되는 것으로 보인다. (Detert, Llewelyn, Hardy, Barkham, & Stiles, 2006).

APES의 강점들

APES는 정신화 및 반영적 기능; 자기 관찰 (심리적 마음가짐); 적응, 회복성, 그리고 강도에 대한 역량으로서 PDM-2의 M, MA 및 MC 차원을 평가할 때 유용할 수 있다. 이는 넓은 범위의 환자군이나 치료 환경에 적용할 수 있다. APES는 OPD 그룹의 관점에서 때로 구조적 변화라고 묘사되는 심리적 변화의 내적 역동을 평가하며 (앞선 OPD 및 OPD-2의 논의를 보라; 또한 Grande, Rudolf, Oberbracht, & Jakobsen, 2001; Grande, Rudolf, Oberbracht, & Pauli-Magnus, 2003를 보라), 통상적인 증상 강도에 기반한 결과 측정법을 능가한다. 이는 심리가 변화하는 과정을 묘사해나가는 것과 결부되며, 광범위한 임상자료에 적용할 수 있다. APES와 본 챕터에서 이미 묘사한 인격 측정법들, 이를테면 SCORS, ORI, 그리고 RFS 사이에는 잠재적 관심사가 많은 부분 중첩된다. APES는 또한 치료 시간 내 환자의 기능을 측정하는 분석적 과정 척도 Analytic Process Scales 와도 중첩된다. (아래를 보라)

APES의 한계점들

일반적인 임상적 용례로는 잘 사용되지 않았던 APES에 맞추어 임상 자료를 평가하기 위해서는 상당 수준의 임상 경험이 요구된다. 실제로 APES는 심리 검사나 도구 그 자체가 아니다. 이 도구에 관한 대부분의 연구는 소규모의 질적 연구들로 이루어져 있다. APES는 발전하고 있는 도구이며, 적용하는 절차에 관한 많은 버전이 존재한다. 비록 모든 버전이 동일한 발달의 연쇄를 묘사하는 것에 목표를 두고 있으나, 한 가지 표준화된 절차는 존재하지 않는다.

정신치료 과정 Q-세트(Psychotherapy Process Q-Set)

정신치료 과정 Q-세트 Psychotherapy Process Q-Set (PQS; Jones, 2000)는 Q-분류법 (Block, 1961/1978)을 통해 평가된 100 문항으로 이루어져 있다. PQS 항목들은 광범위한 정신치료 과정의 차원을 다루는데, 관계적 측면과 기술적 측면 둘 다가 포함된다. 더욱이 PQS 항목들은 환자가 정신치료 과정에서 기여하는 바 (예, Q97: 환자는 자기 관찰을 하며, 기꺼이 내면의 생각과 느낌을 탐구하려 한다); 치료자가 기여하는 바 (예, Q50: 치료자는 환자가 수용할 수 없다고 여기는 감정들, 이를테면 분노, 질투, 흥분에 주의를 기울인다); 그리고 환자-치료자의 상호작용 (예, Q39: 관계에 경쟁적인 질감이 존재한다)을 기술한다.

PQS는 비교나 질적 분석에 적합하게끔 (Jones, 2000) 성인 및 청소년 치료 둘 다의 정신치료 과정을 기술하게 해 준다. 치료 시간의 채록본을 검토한 다음, 100항목의 순서에 따라 임상적 판단이 진행된다. 항목들은 본디 쉽게 조합 및 재조합이 가능하게끔 카드 위에 각각 인쇄되었으며, 최소 (카테고리 1)에서부터 최대 (카테고리 9)까지의 연속선 위에 9가지로 분류하여 쌓아올린다. 이러한 분류는 이제 컴퓨터 프로그램을 통해 좀 더 쉽게 이루어진다. PQS 의 점수 매김은, 다른 Q-분류법과 마찬가지로, 선택에 있어서 규칙이 존재하여, 따라서 각 수준에서 점수 매겨지는 항목의 수는 고정되어 있으며 (극단에 위치하는 5 항목에서부터 중간 카테고리를 가지는 18 항목에 이른다.), 대략적으로 정상적 분포를 따른다.

본 도구의 신뢰도는 다양한 이론적 배경을 가진 평가자들 사이에서도 강력한 것으로 나타났다. (Jones, Hall, & Parke, 1991; Jones & Pulos, 1993). PQS 결과는 다양한 배경을 지닌 치료 세션의 채록본을 평가하는데 신뢰할 만 하였으며 치료 형태를 구분하는데도 성공적이었다. 이러한 작업의 예비 결과물에 따르면 정신역동적 치료와 인지행동 치료 표본들에 있어서 더 나은 결과는 인지행동적 측면에 비해 정신역동적 측면들과 연관되어 있었음을 보여주었다. (Ablon & Jones, 1998)

PQS의 강점들

PQS에서 떠오르는 환자-치료자 관계의 초상은 연결됨에 관한 환자의 역량을 평가한다; 이는 PDM-2의 P축 및 PA 축의 평가에 있어 도움이 될 수 있으며, 좀 더 특징적으로는 M이나 MA 축 상에서의 관계나 친밀도에 관한 역량을 평가하는데 도움이 될 수 있다. PQS는 정신치료 과정을 질적, 양적으로 평가할 수 있게끔 해주며, 한 세션이나 일정 치료 시기동안의 전반적인 그림 및 세부적인 그림을 이끌어낸다.

다른 Q-분류법들과 마찬가지로, PQS는 기질에 따라 상방이나 하방으로 점수의 오차가 발생하는 것을 방지해 주며, 환자나 치료자가 치료 과정에 기여하는 바에 대해 다양한 차원으로 평가하는데 근거하고 있다.

PSQ는 정신치료의 풍부함과 복잡성 뿐만 아니라 환자 치료자 관계의 특정한 속성을 잡아내는 데에도 유용할 수 있다. 이러한 반복되는 상호작용을 주의 깊게 알아차리고 이해하는 일은 실제 임상에서 유용한데, 이러한 양상들은 긍정적이거나 부정적인 치료 결과와 결부되어 있을 수 있기 때문이다. (Josephs, Sanders, & Gorman, 2014)

PQS의 한계점들

PQS는 치료를 체계적으로 평가하기 위해, 채록본이 만들어진, 세션의 녹음이 필요하다. 또한 PQS 평가에는 많은 시간이 소요된다. (일반적으로 채록본을 읽고 포함된 세션을 청취하는 것을 포함하여 50분 세션을 평가하는데 90분이 필요하다.) 그리고 긴 수련 기간 (평균 25시간) 이 필요하다. 아울러, 몇몇 치료 형태에 관한 프로파일들은 이제 시대에 뒤떨어진 특정 정신분석적 개념들, 이를테면 중립성, 절제 및 자신의 주관성 표현을 금하는 것을 반영한다고 간주된다. 그 결과, PQS를 이용하여 얻어진 실제의 다양한 프로파일의 효용성에 관한 결과들은 오인될 수 있다.

분석적 과정 척도(Analytic Process Scales)

분석적 과정 척도 Analytic Process Scales (APS; Waldron et al., 2004a) 도구는 1985년 이 작업을 시작한 숙련된 정신분석가들로 이루어진 연구 그룹에 의해 개발되었다. 오디오 녹음 및 채록된 정신치료 세션에 근거, 치료 과정에 대해 각기 다른 차원을 평가하기 위한 32개 척도(0-4점)가 있다. 환자가 치료에 기여한 바는 14개의 척도에 의해, 치료자의 기여도는 18개 척도를 통해 평가된다. 이 척도들 각각에 대한 정의 및 예시는 81 페이지에 달하는 코딩 매뉴얼 속에 종합되어 있다. (Scharf, Waldron, Firestein, Goldberger, & Burton, 2010). APS 코딩 매뉴얼을 통해 지침이 마련된 덕분에 측정은 좀 더 신뢰할 수 있게 된다; 또한 정신치료를 공부하는 학생들에게도 유용한데, 핵심 정신분석적 구성개념의 정의를 임상 증례와 합쳐놓았기 때문이다.

환자 척도는 환자가 자신의 경험을 전달할 수 있는지, 그것들에 관해 반추할 수 있는지, 그리고 치료자나 치료적 관계, 기타 관계에 관련하여 자신의 느낌을 전달할 수 있는지; 애정적 주제나 성적 주제에 관해 의사 표현이 폭 넓은지, 자기 주장이나 공격성, 적개심, 자존감 및 발달상의 경험; 환자가 치료자에게 유용한 태도로 반응할 수 있는지; 그리고 대화에 있어 종합적인 생산성은 어떠한지 그 정도를 평가한다. 즉, 이 척도는 환자의 대화가 얼마만큼 자기 인식 속에서 심화됨을 보이는지, 자신의 감정과 접하는지, 그리고 치료자와 협력할 수 있는지 그 정도에 초점을 맞추는 것이다.

치료자 척도는 다양한 종류의 중재(격려하며 살피기, 명료화, 해석 및 지지); 이러한 중재가 향한 다양한 목표(방어나 저항, 전이 및 갈등); 다양한 주제 영역(애정적 내지 성적인 삶, 자존감 및 발달)에 대해 평가한다. 이러한 척도들은 환자의 감정에 의해 치료자의 대화가 다듬어지는 정도 및 그것이 직면적인지, 우호적인지 혹은 적대적인지 그 정도에 대해 평가할 수 있게 한다. 마지막으로 한가지 척도는 치료자의 중재가 전반적으로 훌륭하였는지 정도를 ‒ 즉 종류, 내용, 언어 및 시기에 있어서 그 적절성을 평가한다

애초에 APS 변수는 각 세션 속 일부분에 적용되던 것이었으나, 주어진 시간에 더 많은 수의 세션들이 연구될 수 있도록 각 세션 전체에 적용되게끔 방식이 확장되었다. 신뢰도는 세션 일부를 평가한 것(Lingiardi et al., 2010; Waldron, Scharf, Hurst, Firestein, & Burton, 2004b) 및 전체 세션을 평가한 것(Waldron et al., 2013)에서 입증된 바 있다. 전체 세션 평가 방식에서는, 측정자가 주어진 변수 상 그 세션 내에 도달한 가장 높은 수준 및 평균 수준 둘 다를 판단한다.

반복적으로 도출된 결론에 따르면 치료자가 한 대화의 전반적인 질 점수가 대화의 특정 속성과 무관하게 이득을 예측하는 가장 강력한 요소였다. (Gazzillo et al., 2014; Lingiardi et al., 2010; Waldron et al., 2004a; Waldron & Helm, 2004).

APS의 강점들

APS는 환자가 치료자와 생산적인 관계를 맺는 능력 및 자신의 정신생활에 대해 숙고하는 능력을 측정하는 수단을 제공한다; 이런 방식으로 M 축 상에서, 이를테면 정동적 범위, 대화 및 이해나 자기 관찰 (심리적 마음가짐)에 대한 역량에 대해 PDM-2 평가를 보조할 수 있다. APS는 환자나 치료자가 정신치료의 역동적 과정에 기여하는 바에 대해, 특히나 치료자가 기여하는 바의 질에 대해 핵심적 차원을 평가할 수 있다. (이는 정신치료에 적용되는 도구들 가운데 드문 특징이다.) 각 세션의 토막을 평가함으로서 시시각각 치료자가 환자에게 하는 대화나 그 역순의 대화에 대한 영향력을 탐구할 수 있다. 이 도구는 가장 직접적으로 치료자의 정신역동적 활동 (격려하며 살피기, 명료화, 해석, 방어에 대해 언급하기 등)을 다루기 때문에, 평가는 치료적 활동 및 환자의 변화 사이에 놓인 연결고리를 탐구하는 일을 촉진시킨다. 따라서 APS 치료자 척도는 연관된 기술적 기여도 및 치료 결과와의 상관관계에 대한 질문에 답을 할 수 있게 돕는다. (Waldron et al., 2013).

APS의 한계점들

APS의 세션 일부 평가에는 시간이 많이 소요되며 (50분 세션에 대해, 부분적 코딩을 하려면 대략 네 시간이 소요된다) 따라서 집중적인 연구를 위해 남겨두는 방식이다. 전체 세션 평가는 시간이 덜 소요되지만 (채록본을 읽는 동시에 듣는 과정을 포함, 50분 세션을 평가하는데 60분이 소요된다.) 치료자의 대화와 환자의 반응 사이의 관계를 세세히 살펴보는데 동등한 수준에 이르지 못한다. APS는 PQS에 비해 널리 사용되지 않고 있다.

역동적 관계 척도(Dynamic Interaction Scales)

역동적 관계 척도 Dynamic Interaction Scales (DIS; Waldron et al., 2013)라는 도구는 오디오로 녹음되고 대본으로 기록된 세션을 바탕으로 하여, 치료 과정의 전반적 관계 측면을 평가하기 위한 12 리케르트 척도 (각각은 0-4점까지 점수가 매겨진다)로 구성되어 있다. 척도는 APS (위를 보라)로 탐색하는 것 보다 좀 더 전반적이면서 관계적인 측면을 기술하기 위해 고안되었는데, APS가 처음 만들어지던 이후로 이 영역이 좀 더 관계적인 방향으로 변화되어 왔고, APS를 이용한 주요 연구 결과에서 치료자의 의사소통 질이 단기간의 이득을 얻는데 강력한 역할을 한다는 것이 밝혀졌기 때문이다. 본 도구의 항목들은 항목을 묘사하는 매뉴얼과 함께 한다.

DIS는 치료자 척도, 환자 척도, 그리고 관계 척도로 나뉜다. 치료자 척도는 치료자가 직설적인지; 따뜻하게 반응하는지; 환자의 대화나 감정 상태에 따라 즉각 반응하는지; 치료자 자신의 주관적 경험 측면을 환자에게 전달하는지; 치료자 자신의 전형적인 관계 및 느낌 패턴과 더불어 원만히 작업하는지, 그리고 환자가 이에 원만히 임하게 돕는지 그 정도를 평가한다. 환자 척도는 환자가 경험함과 반추함을 유연하게 오가는지, 의식적 각성 생활과 꿈 사이에서 유연한 상호작용을 보이는지; 그리고 자신의 전형적인 관계맺음 및 느낌의 양상과 더불어 잘

해나가는지 정도를 평가한다. 관계척도는 환자가 치료자를 공감적이라 느끼는 정도; 환자가 자각을 점차 발전시켜 나가게끔 치료자가 기여하는 정도; 치료자와의 관계를 이해하여 다른 이들과의 관계와 통합하는 정도; 양측이 치료적 관계로 맺어지는 일이 정서적으로 유의한 방식으로 진전되거나 경험되는 정도를 평가한다.

DIS의 강점들

DIS는 정신치료에서 일부 관련된 상호작용적, 대인관계적 측면을 적절하게 평가할 수 있게 해준다. 이에는 PDM-2의 M축과 P 축의 평가에 연관된 문항들이 포함되어 있다. (이를테면, 환자가 경험함과 반추함을 오갈 수 있는 능력의 정도라든지, 좀 더 폭 넓게 자기를 이해하게끔 만들어줄 수 있는 가까운 실제 관계에 참여하는 정도 등) 이 도구는 환자와 치료자 사이의 여러 가지 다양한 실제 관계적 측면을 평가하는데 이점이 있으므로, WAI (위를 참조할 것)에서 배운 바를 확장시켜준다. 이러한 종류의 변수를 측정하는 것은 흔치 않으나, 그 중요성을 시사하는 임상적 증거들은 많다. DIS는 적용하기가 용이하다; (포함된 사본을 듣고 읽으며) 50분 세션을 평가하는 데 55분가량이 소요된다.

DIS의 제한점들

DIS는 새로운 도구이며, 다른 조사자들이 사용하면서 좀 더 광범위한 신뢰도 검사와 수렴 타당도 연구를 한다면 소득이 클 것이다. 사본에 기초한 다른 도구들과 마찬가지로, 시간이 소요되며 믿을 만한 평가능력을 얻기 위해서는 수련이 필요하다.

종합적 정신치료 과정 척도(Comprehensive Psychotherapy Process Scales)

종합적 정신치료 과정 척도 Comprehensive Psychotherapy Process Scales (CPPS; Hilsenroth, Blagys, Ackerman, Bonge, & Blais, 2005)는 20개 문항, 10개의 정신 역동-대인관계적 항목 및 10개의 인지-행동적 항목, 즉 두 가지 일반적 치료 양식 간 경험적으로 구분된다고 알려진 항목들로 이루어져 있다. 치료자나 연구자들은 각 문항을 7점 리케르트 척도 상에서 0 (전혀 특징적이지 않음)에서 6 (극도로 특징적임)까지, 치료 세션의 사본이나 오디오, 혹은 비디오 기록물을 근거로 하여 점수 매긴다.

CPPS의 강점들

CPPS는 다른 치료 방법들을 분간하거나 정신치료에서 사용되는 다양한 기술적 개입을 평가하는데 신뢰할 만하고 쉽게 사용할 수 있는 도구이다.

CPPS의 약점들

CPPS는 환자가 치료 과정에 기여하는 바를 평가하지 않으며, 이를 잘 적용하기 위해서는 특별한 훈련을 요한다.

3부. 임상적 예시: 도구 기반 평가 [1]

배경 정보 및 의뢰 질문들

샬럿은 기본적인 자기 관리나 위생 관리를 못 할 정도의 심한 우울 삽화 이후 휴학한 19세의 대학교 1학년으로, 수업에 출석할 수 없었으며, 자신의 기숙사 방에 틀어박힌 채 동료들과는 최소한으로 교류하고 있었다. 이 삽화는 친숙치 않은 대학 및 사회적 압박과 맞닥뜨리는 동안 장기간 집을 떠나온 일로 인해 처음으로 촉발된 것처럼 보였다. 또한 그녀는 캠퍼스 내에서 필요한 도움을 찾는 것을 내키지 않게 느꼈거나, 도움을 찾을 수가 없었다. 한 학기의 끝 무렵 - 그녀가 낙제를 하고 학점을 이수 못했다는 사실을 가족들이 알게 되고, 학교 행정처에서 그녀의 감정적 위기 상황이 심각함을 가족들에게 알리자, (그녀는 매주 통화에서 이를 감추고 최소화했다) - 그녀는 건강상 휴학을 하고 치료를 위해 집으로 돌아오게끔 도움을 받을 수 있었다.

치료는 다양한 항우울제 및 항불안제 투약과 더불어 매주 내지 격주간의 인지-행동 치료 (CBT)로 이루어졌는데, 인지행동 치료의 목표는 행동 활성화 (예를 들자면, 대인관계상의 고립으로 인해 만들어진 우울 고리에 대항할 일상적인 구조 및 활동을 만드는 것) 및 샬럿이 절망감과 무력감을 느끼도록 만들었던 비적응적 생각을 바꾸는 것이었다. 하지만 거의 6개월간의 이런 외래 치료 계획에도 불구하고 그녀의 증상이나 떨어진 기능 수준은 대게 큰 변화가 없었다. 샬럿은 당혹스러운 약물 부작용들로 인해 갖가지 약에 견딜 수 없다고 토로했다; 한편 부작용이 없을 때면, 그 약은 아무런 도움이 안 될 것이라 확신했다. 비슷한 방식으로 그녀는 치료에 대해 계속해서 "의미 없고... 시간 낭비일 뿐"이라 말했고, 치료자(존경받는, 숙련된 고령의 임상가로서 CBT의 전문가)에 대해 "무능하다"고 주장했다. 그녀는 빈번히 늦잠을 잤고 치료 세션을 빼먹거나 지각을 했다. (아침 일찍 약속 시간이 잡힌 것도 아니었다); 그녀는 치료자와 소통하지 않는 것으로 일관했다; 그리고 세션과 세션 사이의 숙제를 해오는 일이 드물었다. 마지못해 숙제를 하겠다고 동의했음에도 불구하고 말이다. 치료가 교착 상태에 빠지자, 그녀를 치료하던 정신과의사와 치료사 둘 다로부터 심리 검사를 통한 평가 요청이 있었고, 그녀의 부모들 역시 이를 지지했다. 평가 목표는 샬럿에게 증상을 유발하게 만든 요인과 기저에 깔린 요인들을 좀 더 완벽히 이해하는 것뿐만 아니라 건설적인 치료 동맹을 맺는데 걸

1 Anthony Bram이 제공. 식별 정보는 출간 증례 자료에 관한 현대적 기준에 맞추어 각색되었다. Bram 박사는 본 임상 사례 평가에 Michelle Stein 박사 (SCORS-G), Kevin Meehan 박사 (ORI), 그리고 Joseph Reynoso 박사 (ORI), 아울러 Kiley Gottschalk 씨와 Oren Lee- Parritz 씨가 기여하였음을 밝혔다.

림돌이 되는 요인들을 이해하는 것에 있었다.

샬럿은 두 자매 중 첫째로, 친부모 슬하에서 성장했는데, 부모는 둘 다 고급 학위를 가진 성공적인 전문직 종사자였다. 우울증, (공황장애를 포함한) 불안증 및 알코올 의존증의 가족력이 있었다. 샬럿은 미세 운동 기능에 있어 경한 발달 지연이 있었고, 지나친 감각 과민성(특히나 촉각 및 청각)이 있었다. 발달 지연이 있다는 것은 학령 전기 및 초등학교 저학년 기간 동안의 작업 치료가 말해주었다. 인지, 발성이나 기타 언어 발달상의 지연은 없었으며, 외상의 과거력도 없었다고 했다. 기질적으로 그녀는 이른 나이 때부터 수줍음이 많고, 내성적이며, 억제되어 있고, 불안하며, 쉽게 과도히 자극받는 것처럼 보였다. 그녀가 3세 무렵, 좀 더 순한 기질을 타고나 부모나 타인과 어우러져 유쾌하고 애정 넘치는 교류를 좀 더 쉽게 하는 여동생이 태어나자, - 샬럿은 "애교를 덜 부리고"애정을 갈구하거나 표현하는 일이 점점 줄어들었다. 아기인 동생에게 두드러지게 적대적이거나 거절적으로 행동한 것은 아니었지만, 샬럿은 자신의 삶에 동생이 출현한 일을 "미적지근"하게 보는 듯 했다고 부모는 기억했다. 돌이켜 생각할 때, 샬럿이 대인 관계에서 더 위축이 되고 감정을 닫아버린 것이 그 무렵이 아니었을까 하고 부모들은 추측했다.

학령기 아동 및 청소년 시절, 샬럿은 비슷한 흥미를 공유하는 몇 안 되는 친구들과 사귀었으나, 적극적으로 새로운 친구들을 찾거나 사귀지는 않았다. 그녀는 춤과 체육 활동에 두각을 나타내고 즐겼다. 중학교 입학 전까지 샬럿은 강하지만 목표의식이 높지는 않은 학생으로 보였는데, 중학교에 들어가면서 그녀는 좀 더 와해되었고, 제때 과제를 마무리하거나 다루는 일에 문제를 보이고, 종종 그렇게 하기를 거부하였다. 그 무렵 시행한 신경심리학적, 심리교육적 검사에서 그녀는 비록 균등하지는 않았을지라도 전반적으로 우수한 지적 능력들을 보여주었다. (아동 웩슬러 지능 척도 Wechsler Intelligence Scale for Children [WISC-IV]의 전반적인 능력 지표는 95 퍼센타일이었으며, 작업 기억 및 처리 속도는 좀 더 평균적인 수준이었다.) 완벽주의와 연관된 실행 기능상의 약점과 불안/회피는 학교 과제를 끈기 있게 조직화하고 완수하는 것을 어렵게 하는데 일조하였을 것으로 나타났다. 그녀가 거부했음에도 불구하고 그녀의 부모는 샬럿을 자그마한 사립학교에 보내 남아있는 중 고등학교 과정을 마치도록 하였다. 새로운 학교는 교과목이나 체육에 대한 압박이 적은 곳이었다; 사교적인 요구는 좀 더 대처해 나갈 만 했다; 그리고 그녀의 실행 기능에 알맞은 도움과 배려를 받을 수 있었다. 그녀의 부모는 샬럿의 인지적 약점이나 도움의 필요성에 관한 주제가 뚜렷이 화제에 오르면 그녀는 줄곧 발끈했다고 말했다. 고등학교 시절, 샬럿의 불안감을 정신치료적인 방식으로 도우려는 갖은 노력들은 오래가지 못했다. 그녀는 "거지같은 토닥토닥 나부랭이 전부 all the touchy-feely crap"를 증오한다며 세션에 참석하기를 두려워하였고 종종 세션을 거부하였다. 그녀의 부모가 다른 치료자나 치료 방법을 찾아보자고 권고했을 때 역시 샬럿은 비슷한 반응을 보였다. 결국 그녀의 부모는 두 손을 들고 이 이상으로 몰아붙이지 않기로 했다. 그녀는 자신의 숙제를 다 해갔고, 탄탄한 점수를 받았으며, 댄스와 체육 수업에 참석했다; 또한 그녀는 고등학교 친구를 여럿 사귀었다. 이러한 사실들로 인해 그녀에게 급히 치료를 찾게 할 명분이 생기지 않았다. 앞서 언급하였듯, 현재의 평가는 샬럿이 대학교에서 학문적, 사교적 요구사항들에 적응하지 못한 것과 연관된 요인들에 대해 좀 더 나은 이해를 얻고자 권고된 것이다. 일견 정확해 보이는 DSM-5 진단 - 주요 우울 장애 및 사회 불안 장애 -을 기반으로 하고 그에 맞춰 개념화시킨 치료들은 그녀를 끌어들이지 못했고 증상을 경감시키지 못했으며 기능을 향상시키지 못하고 있었다. 따라서 평가에 임함에 있어, 현존하는 DSM-5의 증상 기반 관점을 보안할 수 있도록 진단적 관점을 옮기는 것이 중요했다. 특히나 PDM-2식의 접근과 치료 중심 진단 접근 (Bram & Peebles, 2014; Peebles, 2012)을 통하여 대안적이고 보완적인 값어치 있는 토대가 마련되었다. 그러한 접근법을 통해 샬럿의 증상을 만들어내고 이끄는, 기저에 놓인 암묵적인 요인들 - 다시 말해 인격 스타일과 구조, 자아 기능 (즉 구조적인 장단점을 가진 영역들) 및 정신내적 갈등이 존재할만한 영역들 - 을 명확히 하는 것에 진단적 초점이 옮겨졌다. 또한 작업은 샬럿으로 하여금 치료적 동맹을 맺지 못하게끔 작용하는 요인들을 이해하기 위한 것이기도 했다.

측정 및 방법들

평가는 수행 기반 방식, 자가 보고 측정법 및 주변인 보고 측정법을 합친 것으로 이루어졌다.

- 수행 기반 측정법: 웩슬러 성인 지능 척도 3판 Wechsler Adult Intelligence Scale—Third Edition (WAIS-III) 가운데 선택된 일부 하위 검사; 로르샤흐 Rorschach (종합적 체계와 함께 시행되고 채점됨); 주제 통각 검사 Thematic Apperception Test (TAT, 사회적 인지 및 대상관계 척도 전반적 평가 방법 Social Cognition and Object Relations Scale Global Rating Method [SCORS-G] 및 Symons, Peterson, Slaughter, Roche, Doyle의 [2005] 정신 상태 담화 평가법 mental state discourse measure과 함께 채점됨); 그리고 대상관계 설문 Object Relations Inventory (ORI, 분화-관련성 척도 상 채점됨).
- 자가 보고식 측정법: 미네소타 다면적 인성검사-2 Minnesota Multiphasic Personality Inventory–2 (MMPI-2); 토론토 감정표현불능증 척도-20 Toronto Alexithymia Scale–20 (TAS-20); 외상 과거력 설문지 Trauma History Questionnaire (Hooper, Stockton, Krupnick 및 Green, 2011); 벡 우울 설문-II Beck Depression Inventory– II (BDI-II; Beck, Steer 및 Brown, 1996); 그리고 우울 경험 설문지 Depressive Experiences Questionnaire (DEQ; Blatt, D'Afflitti 및 Quinlan, 1976).
- 주변인 보고식 측정법: 발달 설문 Developmental questionnaire (부모에 의해 완성); Shedler-Westen 평가법-200 Shedler-Westen Assessment Procedure-200 (SWAP-200; 의뢰한 치료자에 의해 완성).

평가에 근거한 진단적 개요

구조적 약점들과 방어들

샬럿은 자신에 대해 심하게 취약하거나 고통을 겪고 있다고 표현하거나 내색하지 않았고, 오히려 건강하고, 밝고, 활발한 젊은 여자라고 내세웠기에, 그녀가 휴학을 할 수밖에 없도록 만든 기능상의 난제들이 지닌 심각성이나 그 속성에 대해 가족이나 치료자가 납득하기는 어려웠을지도 모른다. 평가 자료들에 따르면 그녀의 감정 및 행동 상의 어려움들은 기저에 놓인 특정한 미발달 심리 역량들(즉 구조적 약점들이나 결손들)의 총체에 기인한 것이었으며, 아울러 비적응적 성격 양상의 일부가 되어버린 방법들로 그것들을 벌충하고 그럭저럭 처리하려 학습해온 점에 기인한 것이었다.

샬럿이 보인 가장 심각한 구조적 약점 영역은 정동의 조절과 관련되어 있었다. 이는 그녀가 참을 수 없는 것으로 느껴지는 감정들에 쉽게 압도되어, 생각하기가 힘들어지고 무력해지는 상황으로 잘 나타났다. 이러한 감정 반응의 강도는 지적인 측면으로나 신체/운동 능력상으로나 대단히 유능한 젊은 여자에게는 분명 혼란스럽고 이질적인 것으로 느껴졌을 것이다. 중요한 점으로, 정동 조절에 있어서 그녀의 취약점은 감정을 잘 인지하지 못하거나 느낌을 말로 표현하지 못하는 부분에서는 덜한 편이었고, 감정을 오롯하게 느끼는 능력, 그 감정에 견디는 능력, 그리고 그 감정을 다루기 위해 어떻게 해야 하는지를 아는 능력에 좀 더 치우쳐져 있었다. 그녀는 감정에 대해 생각하거나 이야기하는 일 (이를테면 감정을 전후사정에 맞춰 헤아리고, 감정에 대해 새로운 관점을 얻고, 타인이 어떤 식으로 도와줄 수 있을지 신호를 보내는 일)이 감정을 처리하고 조절하는 잠재적인 방법이라 생각하지 않은 반면, 자신에게 휘몰아치는 불쾌한 경험이나 무력감을 불필요하게 다시 자아내는 위험성이 있는 것으로 느꼈다. 그녀는 끊임없이 감정들을 차단하고 최소화하려 노력했으나, 현재의 자료에 따르면 그녀가 계속해서 불안, 분노 및 다양한 기분들과 씨름하고 있음이 드러났다.

그 밖에 심리적인 약점으로 확인된 주요 영역은 대인 관계에 있어 기본적인 신뢰감의 미발달과 관련되어 있었다. 타인과의 관계 및 상호작용이 만족을 주고 일상을 유지해 나가게 하는 근원이 된다는 안정된 느낌을 그녀는 아직 내재화시키지 못한 채로 있었다. 그녀는 타인과 가까워지는 일을 경계했고, 타인이 가지고 있을지도 모르는 적대적 의도에 마음을 놓지 않았으며, 타인의 말이나 행동을 그런 식으로 잘못 인지하거나 해석하는 경향이 어느 정도 있었다. 아울러 그녀는 사람들과 가까워지는 일을 막고 있는 것으로 추정하는 것이 합당해 보였는데, 이는 감정적 취약성을 공유하는 것과 연관되어 있었기 때문인데, 앞서 설명한 바와 같이 그녀는 그것을 위협으로 느끼고 있었다.

평가로부터 얻어진 자료들에 따르면 샬럿은 구조적으로 취약한 이런 영역들을 다루는, 고착되고 습관적인 방식들을 고안해 왔던 것으로 보였다. 이러한 방식들은 (1) 자신의 인지 밖으로 감정을 몰아낸 채 머물고, 자신이 취약하다는 경험을 최소화시켜 말하려 하며 (2) 조심스럽게 그녀 자신에게 안전하다고 보이는 대인관계의 거리를 유지하며 개인적인 경계를 보호하려는 지속되고 자동적/반사적인 노력을 수반하였다. 특히나 그녀는 위축, 최소화, 합리화 (감정에 대해 고려하고 논의하는 것에 대해 "그게 필요하다고 느끼지 않아"), 외재화 (고통이 타인에게 있거나 타인으로 인해 초래되는 것으로 바라봄) 및 잠재적인 위협으로 보이는 타인 (아마도 그녀는 그들에 대해, 긍정적이건 부정적이건 강한 감정적 연루 가능성을 품은 것으로 느꼈기 때문일 것이다)에 대한 무시/평가절하로 두드러지는 방어 양식을 만들어왔다. 이러한 양식은 자기 보호, 일정 부분 유능감, 조절감 및 안정감을 보존하는 목적을 띠었다. 그럼에도 불구하고 이는 부적응적이었는데, 왜냐하면 다른 것들 사이에서 이는 그녀의 창조성이나 자발성, 문제 해결 선택권, 필요함의 표현 및 깊은 대인관계/감정적 몰입에서 따라오는 만족을 제한하였기 때문이다.

감정 조절

현 자료에 의하면 샬럿의 감정적 위축 및 대화가 힘든 양상은 (1) 감정 조절의 핵심 능력이 덜 개발되었거나 빈약한 것 및 (2) 아마도 자기 보호에 대한 보정적인 노력을 넘어 형성되었을 뿌리 깊은 인격 양상의 복잡한 혼합물로 개념화될 수 있다. 전자는 샬럿이 내면에서 강렬하거나 복잡한 감정들로 넘쳐나게 되어버리는 경향으로 나타난다. 즉 그녀는 감정들에 휘저어질 때, 대처하거나 문제를 해결하려 애를 쓰면서 자신의 상위 인지 기능에 접근하는 일이 힘들었고, 더욱 혼란스러워하거나 비논리적 사고에 빠지기 쉬웠으며, 상황이나 사람에 대해 오해해버리기가 더 쉬웠다. (아래의 "추론 및 현실 검증력"을 보라) 그녀가 인지하였든 그렇지 못하였든 간에 분노는 불안의 원천이었으며 특히나 인지 능력들을 붕괴시켜버리는 것이었다. 심각하게도, 샬럿은 불안 및 고통을 느끼는 상태나 불쾌감이 건설적으로 해결될 수 있다는 내적 감각이 거의 없었다. 평가 동안 이는 그녀의 TAT 이야기에서 가장 명백히 드러났는데, 그녀는 감정적 긴장 상태를 해소하기 힘들어 하였다; 대신 그녀는 캐릭터들이 쓸모없음을 토로하거나 무기력함, 우유부단함, 혹은 중단해 버리는 것을 표현함으로써 이야기를 끝맺었다: "... 어째서 내가 심지어 노력을 하고 있지?", "이제 뭘 해야 할까?", "... 앞으로 그녀가 뭘 해야만 할지 의문인데...", 그리고 "그녀는 자러 갈 것이야."

비록 샬럿이 자신에게 영향을 끼치는 감정에 대해 때때로 알아차리지 못하고, 따라서 그 감정들에 이름을 붙이는 일에 어려움을 겪는다는 몇 가지 증거들이 존재하기는 하지만, 다행스러운 점은 아마도 그녀가 살아온 삶으로부터 나왔을 법한 감정적 어휘들을 그녀는 실제로 훨씬 더 풍부하게 마련해 놓고 있었다. 가장 주목할 만한 점으로, 그녀의 TAT 반응 중에서 (대부분은 자발적으로 표현되었으며, 부가적인 암시가 필요치 않았다) 그녀는 고통스러운 감정 상태 (이를테면, 슬픔, 혼란, 실망, 공포, 외로움) 뿐만 아니라 유쾌한 범위에 속하는 것들 (이를테면, 행복, 즐거움, 사랑, 만족)도 표현할 수 있다는 것을 보여주었다. 이는 그녀가 TAS-20의 설문에서 보인 반응, 즉 놀랍게도 그녀가 "나는 나의 감정을 쉽게 묘사할 수 있다."는 항목에 그렇다고 답한 일과 일치하는 것이었다. 그녀는: "나는 그렇게 할 수는 있다... 많은 상황 속에서... 그저 그러길 원치 않을 뿐... 왜냐하면, 그럴 필요를 느끼지 못 하기 때문이다."라고 덧붙였다. 이는 중요한 단서였다: 그에 따르면 그녀가 감정 조절에 어려움을 겪는 일은 (비록 감정 강도가 고조된 순간에는 그리 하기가 훨씬 더 힘들어질지는 몰라도) 대게 감정 상태를 느끼지 못하거나 식별하지 못한다는 점에 기인하는 것이 아니었다. 오히려 이러한 능력이 있음에도 불구하고, 그녀는 감정에 의해 놀라게 되는 쪽이었으며, (McCullough et al., 2003의 용어로는 "정동 공포") 실제로 감정들은 휘몰아쳐 그녀를 불안정하게 만들 수 있었다.

감정들로 인해 불안정해지기 쉬운 샬럿의 취약성으로 미루어 볼 때, 그녀가 느끼는 바를 자신의 인식이나 말로부터 강하게, 습관적으로 몰아내는 방식을 만들어내었다는 것이 납득이 간다. 감정을 회피할 때 실제로 그녀의 인지적 기능이 더 나아졌다는 사실을 검사 자료들은 확증해 주었다. 따라서 그녀가 위축, 최소화, 합리화, 외재화 및 해산/평가절하를 통해 감정의 인식과 표현을 밀어내려는 목적의 이러한 양식을 고안해내어 왔다는 것은 심리적으로 그럴 듯 해 보인다. 감정을 몰아내려는 노력은 그녀로 하여금 더 큰 조절감, 유능감, 그리고 안전한 대인간의 거리를 경험할 수 있게 하였다. 하지만 이렇게 고착된 자기 보호 패턴은 그녀의 창조성, 자발성, 큰 그림을 보는 능력, 욕구를 표현하는 일, 그리고 인간관계 맺음의 깊이를 반대 급부로 내어놓아야 하는 한 결과적으로 또한 비적응적이었다.

자기와 타인들에 대한 경험

"가면", "갑옷", "헬멧"그리고 "방패"로 지각한 로샤 그림들은 그녀가 자기 보호를 중요시하고 자신 내부의 경험 및 취약성을 남들로부터 감추려는 것을 우선시함을 말해준다. 물론 샬럿이 다른 사람들에 무관심한 것은 아니었을지라도, 그녀는 타인과 감정적으로 가까워지는 것을 고도로 경계했다. 그녀가 몰두하는 어떤 주제가 있을 경우 그녀는 특별한 관계로 가는 "지점"이 된다고 믿었다. 그럴 때면, 그녀는 압력을 받거나 위협 받는 것처럼 느끼지 않았고, 일부 상호간의 소통, 균형 잡힌 조망, 생각을 나누는 즐거움, 그리고 유머 감각을 보일 수 있었다. 하지만 그녀는 자신이 진심으로 받아들이고 신뢰하는 이에 대해 경계했다. 샬럿은 타인들을 침습적이라 느끼는데 역치가 낮았으며, 주의깊게 자신의 대인관계 경계를 지켰다. 이러한 경계심이야 말로 그녀가 대학에서 학문적으로 필요한 도움이나 집행 기능에 있어 필요한 도움을 구하는데 머뭇거리게 만들었을 뿐 아니라 치료자를 이용하는데 어려움을 겪게 만드는 핵심이었다.

추론 및 현실 검증력

검사 결과 샬럿은 논리적으로 추론하고 상황을 정확히 지각하는 능력에 심각한 약점이나 만연한 약점은 보이지 않았다. 상황이 좀 더 잘 구조화되어 있을 경우 (예컨대, 예상이 명백하거나 예측 가능할 경우, 외부로부터의 모니터링과 피드백이 제공될 경우, 그리고 그녀가 손수

무언가를 이해하고 조직화해야할 필요가 적을 경우), 감정적으로 덜 성가시고 격하지 않을 경우, 사람을 상대해야할 요소가 적을 경우 그녀의 추론과 현실감은 좀 더 탄탄한 바탕 위에 놓여있었다. 앞서 시사한 바와 같이 ("감정 조절"을 보라), 상황이 좀 더 복잡하고 감정이 실릴 경우 – 특히나 그녀가 화가 나거나, 불안하거나, 어떤 방식으로든 위협을 받는다고 느낄 경우 – 이러한 심리적 역량들은 일시적으로 악화될 수 있었다. 특별히, 그러한 상황 하에서 그녀의 추론능력은 좀 더 혼란에 빠지거나 비논리적이 될 수 있었는데, 어떤 상황에서 지나치게 적대적인 의미를 읽어낸다든지, 이치에 맞지 않는 방식으로 자신의 생각을 연결시켜 불안정한 결론을 도출시킨다든지 하는 식이었다. 유사한 경우들에서 그녀가 상황이나 사람을 지각하고 경험하는 것은 더 왜곡될 수 있었고, 타인이라면 동일한 상황에서 그리 느끼지 않았을 위협을 찾아내는 방향으로 종종 향했다.

치료 적용

샬럿에 대한 주된 치료 작업은 그녀로 하여금 (1) 자신의 느낌을 견디고 말로 표현하는 능력을 개발하도록 돕고, 느낌의 강도를 줄이고 좀 더 성공적으로 다루기 위해 그녀가 할 수 있는 일들을 가르치며; (2) 친밀함을 좀 더 편하게 그리고 더 강하게 신뢰할 수 있는 느낌을 내재화시키고; (3) 위축되고, 불신하며, 회피하는 그녀의 방어 양식이 치르는 대가를 인지하고 이를 수정하게끔 돕는 것이다.

이러한 목표를 중심으로 하는 치료적 동맹은 쉽게 얻어지지 않으며 시간이 필요하다. 이전 외래 치료에서 그녀는 어려움을 겪었기에 – 기저의 불신과 정동 공포증에 기인했을 것이다 – 감정을 회피하고 대인관계에서 물러나려는 경향을 누그러뜨리기 위한 입원 치료가 처음에는 필요했다. 외래에서 한명의 전문가가 볼 때 그녀로 하여금 접근케 하고 수용케 하기가 어려웠던 것들을, 그녀가 치료적 환경 속에서 생활하고 참여함으로써 좀 더 인정하고 지지받고 피드백을 받을 수 있게 되리라는 바람 때문이었다.

입원 치료 프로그램 내의 정신치료적 접근 방식 및 이어지는 외래 치료의 접근법과 관련해서, 현재까지 평가된 바에 따라 샬럿과 그녀의 가족, 그리고 그녀의 치료 팀들이 고려해 볼 수 있는 여러 가지 (상호 배타적이지 않은) 선택지들이 제시되었다. 한 가지 선택지는 그녀로 하여금 특정한 감정이나 주제가 신체적인 긴장 상태와 연관됨을 알게 해주고, 긴장을 조절하고 해소하기 위해 그녀가 완고하게 세워놓은 전략들을 깨닫게끔 도와주는 바이오피드백을 포함하는 치료였다. 발상인 즉 그녀가 느끼는 바를 좀 더 견딜 수 있게 만든다면, 현재 그녀에게 결여되어있는 그 느낌들에 숙달되는 경험을 할 수 있으리라는 것이었다. 또 다른 선택지로는 안정된 구성원으로 이루어진 정신치료 집단 및 기술에 초점을 맞춘 방식과 과정에 초점을 맞춘 방식을 적절히 섞은 것을 들 수 있었는데, 이는 샬럿의 취약성을 잘 조율하고 그녀가 기대하는 바와 참여 속도를 조절하는데 능동적인 역할을 할 수 있는 숙련된 치료자가 이끌어나가야 한다. 입원 환경을 권고했던 것과 마찬가지로, 집단적 방식은 그녀가 타인을 대하는 관계 양식이 미치는 영향에 대해 피드백을 제공하고 직면 시킬 수 있을 뿐만 아니라 감정을 드러내고 문제를 해결함에 있어 동료를 모방할 수 있는 기회를 제공할 수 있다. 마지막으로, 그리고 아마도 그녀가 수락하기 가장 어려운 선택지로 장기간, 주 수회 빈도의 관계 집중적 정신치료 또는 정신분석이 있을 것이다. 이 또한 세심하게 속도를 조절하고, 때로는 천천히 진행해 나가야만 할 필요가 있으며, 특히나 치료자는 그녀가 위축되고 방어적이 되는데 이유가 있음을 인지하고 이를 존중해야 한다. 이 작업은 샬럿에게 서둘러 감정을 개방하라고 종용하지 않는 대신, 서서히 신뢰를 쌓고; 그녀의 강점이나 관심사를 알아내고, 논의하고, 긍정하며; 명랑하게 하고, 취약성에도 초연해질 수 있게 하며, 호기심을 느끼고, 스스로를 인식하게 하여 이를 북돋아나가는 것이다. 시간이 흐름에 따라 만남이 쌓이고 관계에 있어 안정감이 자라나면, 샬럿과 치료자 간에 지금-그리고-여기에서의 (긍정적이든 부정적이든) 감정들, 즉 견디고, 반영하고, 논의할 감정들이 교류할 기회가 늘어날 것이다. 다시 말하자면, 이는 그녀로 하여금 신뢰와 친밀함에 대한 불안과 씨름하는데 도움을 줄 뿐만 아니라, 좀 더 암묵적으로 실제 조건에서 감정을 다루고 표현하는 방법을 배우는 계기가 될 것이다.

PDC-2 및 기타 도구들을 이용한 증례 공식화에 대한 증거

샬럿에게 시행하여, 그녀의 모든 PDM-2 프로파일이 드러난 PDC-2의 완결본은 Figure 15.1에 실려있다. 이어지는 묘사들은 다른 검사 자료들로부터 얻은 점수들이 어떤 식으로 PDC-2의 일부 섹션에서 통합이 되는지 보여준다. 따라서 이는 PDC-2가 본 챕터에서 설명한, 샬럿의 내적 삶, 갈등 및 방어를 깊고 풍부하게 묘사해 주는, 다른 여러 가지 도구들에 의해 어떻게 보충될 수 있는지 설명할 것이다.

섹션 I: 인격 구조의 수준

1. **정체성**: 자기 자신을 복잡하고, 안정적이며, 정확한 방식들로 바라보는 능력 7
   - ORI, 분화-관련성, 자기-묘사 = 10점 척도 상 7점: 생각, 느낌 및 욕구가 분화되고 조율됨. 서로 다른 자기의 측면들을 통합하고 견디는 것이 증대됨.
   - SCORS-G, 정체성 및 자기-응집성 = 7점 척도 상 4.9점 (대학생 평균을 상회함): 정체성이나 자기-정의가 주된 관심사가 아님.

정신역동 진단 차트-2, 성인 버전 8.1
Copyright ©2015 Robert M. Gordon 및 Robert F. Bornstein

이름: **샬럿**　　　　　 나이: **19**　　　 성별: **여성**　　　 인종: **백인 북아메리카인**

평가일: **xx / xx / xx**　 평가자: **심리사**　　　　　　　

섹션 I: 인격 구성의 수준

인격 구성의 수준을 결정할 때에는 환자의 정신 기능을 고려하라. 다음의 네 가지 정신기능을 확인하여 효율적으로 인격 구성의 수준을 정하라. 각 정신 기능을 1점 (심각히 저하됨)에서 10점 (건강함)까지의 척도 상에서 평가하라.

심각함		중등도		건강함
1　2　3	4　5	6　7	8	9　10

1. **정체성:** 자신을 복합적이고, 안정적이며, 정확한 방식으로 바라보는 능력　　　　　 <u>7</u>
2. **대상관계:** 친밀하고 안정적이며 만족스러운 관계를 유지하는 능력　　　　　 <u>3</u>
3. **방어 수준** (아래의 지침을 이용하여, 한 가지 숫자를 고르시오):　　　　　 <u>4</u>
    1-2: 정신증적 수준 (망상적 투사, 정신증적 부정, 정신증적 왜곡)
    3-5: 경계성 수준 (분리, 투사적 동일시, 이상화/평가절하, 부정, 행동화)
    6-8: 신경증적 수준 (억압, 반동형성, 지식화, 전치, 취소)
    9-10: 건강한 수준 (예상, 자기 주장, 승화, 억제, 이타주의 및 유머)
4. **현실 검증력:** 무엇이 현실적인지 보편적인 개념을 인지하는 능력　　　　　 <u>7</u>

총체적인 인격 구성

평가 결과 및 당신의 임상적 판단에 따라, 환자의 총체적 인격 구성을 나타내는 점수에 동그라미를 치시오.

정신병적	경계성	신경증적	건강함
1　2　3	4　⑤　6	7　8	9　10

(계속)

표 8.1. 샬럿에 대한 완성된 PDC-2

건강한 인격: 대게 9–10점으로 나타남; 삶의 문제에 속수무책인 경우가 드물며, 도전적인 현실을 담아낼만한 충분한 유연성이 있음. (고기능 신경증적 수준에 있는 사람이라면 9점을 줄 것)

신경증적 수준: 대게 6–8점으로 나타남; 기본적으로 양호한 정체감, 양호한 현실 검증력, 대게 양호한 친밀감을 지님; 괜찮은 회복력, 괜찮은 정동 인내력 및 조절력; 방어 및 대응 기제가 경직되어 있거나 제한적인 범위에 있음; 억압, 반동형성, 지식화, 전치 및 취소와 같은 방어기제를 선호함. (경계성 및 신경증적 수준 사이를 지나는 사람이라면 6점을 줄 것)

경계성 수준: 대게 3–5점으로 나타남; 반복되는 관계 문제; 정동 인내력 및 조절 능력의 어려움; 불량한 충동 조절; 불량한 정체감. 불량한 회복성; 분리, 투사적 동일시, 이상화/평가절하, 부정, 전능적 조절 및 행동화와 같은 방어를 선호함.

정신증적 수준: 대게 1–2점으로 나타남; 망상적 사고; 불량한 현실 검증력 및 기분 조절; 일이나 인간관계의 기능이 극도로 어려움; 망상적 투사, 정신증적 부정 및 정신증적 왜곡과 같은 방어를 선호함 (정신증과 경계성 수준 사이를 지나는 사람일 경우 3점을 줄 것)
(카테고리들 간 뚜렷한 절단선은 없음. 임상적 판단에 따를 것)

섹션 II: 인격 증후군 (P 축)

이는 상대적으로 안정적인 사고, 느낌, 행동 및 대인 관계 양상을 뜻한다. 정상 수준의 인격 양상은 손상을 수반하지 않으나, 인격 증후군이나 장애의 경우 신경증, 경계성, 또는 정신증적 수준의 손상을 수반한다.

아래의 리스트로부터 적용할 수 있는 가능한 많은 인격 증후군을 체크하시오; 그리고 가장 주된 한 두 가지 인격 양상에 동그라미를 치시오. 없다면 비워두시오.
(연구 목적이라면, 모든 양상에 대해 1–5점 척도를 사용하여 심각성 수준을 체크할 수도 있다: 1= 심각한 수준; 3= 중등도 심각성; 5=고기능)

심각도 수준

☐ 우울성   ─
아형:
- 내사적
- 의존성 (아나클리시스의)
- 역전된 발현 양상: 경조증

☐ 의존적   ─
아형:
- 수동–공격적
- 역전된 발현 양상: 반의존적

(계속)

표 8.1. (계속)

	심각도 수준
☐ 불안-회피 및 공포증적	____
아형:	
• 역전된 발현 양상: 역공포증적	
☐ 강박증적	____
☑ 분열성	4
☐ 신체화성	____
☐ 히스테리-연극적	____
아형:	
• 억제된	
• 표현적인	
☐ 자기애적	____
아형:	
• 공공연한	
• 은밀한	
• 악성의	
☑ 편집증적	3
☐ 사이코패스적	____
아형:	
• 수동-기생적, "사기꾼"	
• 공격적	
☐ 가학적	____
☐ 경계성	____

섹션 III: 정신 기능 (M 축)

아래 12가지 정신 기능 각각에 대해 환자의 강점 또는 약점 수준을 1에서 5점 척도 (1=심각한 결손; 5=건강함) 상에 평가하시오. 그 다음 12가지 심각도 수준 평가 점수를 합하시오.

심각한 결손	주된 장애	중등도 장애	경한 장애	건강함
1	2	3	4	5

(계속)

표 8.1. (계속)

- **인지 및 정동 과정들**

  1. 조절, 주의 및 학습 역량   _3_

  2. 정동 범위, 의사소통 및 이해에 관한 역량   _2_

  3. 정신화 및 반영적 기능 역량   _3_

- **정체성 및 관계**

  4. 분화 및 통합 (정체성)에 관한 역량   _4_

  5. 관계 및 친밀도에 관한 역량   _2_

  6. 자존감 조절 및 내적 경험의 질   _3_

- **방어 및 대처**

  7. 충동 조절 및 통제   _4_

  8. 방어 기능   _2_

  9. 적응, 회복력 및 강도   _3_

- **자기 인식 및 자기 방향성**

  10. 자기 관찰 능력 (심리학적 마음가짐)   _2_

  11. 내적 규준 및 이상을 구성하고 사용하는 능력   _3_

  12. 의미와 목적   _3_

인격 심각도의 총체적 수준 (12 정신 기능의 합):   _34_

[건강한/최적의 정신 기능, 54 – 60; 몇몇 어려움을 겪는 영역이 있으나 적절한 정신 기능, 47 – 53; 정신 기능의 경한 장애, 40 – 46; 정신 기능의 중등도 장애, 33 – 39; 정신 기능의 주된 장애, 26 – 32; 기본적 정신 기능의 유의한 결손, 19 – 25; 기본적 정신 기능의 주된/심각한 결손, 12 – 18]

섹션 IV: 증상 양식 (S 축)

주된 PDM-2 증상 양식들 (정신증적 장애, 기분 장애, 일차적으로 불안과 연관된 장애, 사건 및 스트레스 요인과 연관된 장애 등)을 열거하시오.

(필요시 DSM이나 ICD 증상 및 코드를 여기에 사용할 수 있다.)

심각		중등도		건강
1	2	3	4	5

증상/염려: **우울** _____ 수준: _2_

증상/염려: **사회 불안** _____ 수준: _2_

증상/염려: _____ 수준: __

(계속)

표 8.1. (계속)

섹션 V: 문화적, 맥락적 고려점 및 기타 관련된 고려점들

실행 기능에 약점을 보인 병력: 높은 성취를 보이는 가족 구성원:

동생과의 경쟁적, 관계

———————————————————————————————

———————————————————————————————

———————————————————————————————

———————————————————————————————

———————————————————————————————

———————————————————————————————

———————————————————————————————

———————————————————————————————

표 8.1. (계속)

2. **대상관계:** 친밀하고 안정적이며 만족스러운 관계를 유지하는 능력   <u>3</u>
- SWAP-200: 수동 공격, 편집증 및 분열성 척도의 상승. 높은 점수를 받은 항목의 예로는 "타인들이 그녀에게 해를 끼치려 하거나 이용하려 든다고 쉽게 가정하는 경향", "이해받지 못하거나, 학대받거나, 피해자가 되었다고 느낌", "사회 기술의 결여". SWAP 특성 차원: 적개심 척도의 상승

3. **방어 수준** (아래의 지침을 이용하여 한 가지 숫자를 고르시오):   <u>4</u>
- SWAP-200: 편집증 척도의 상승. 높은 점수를 받은 항목으로는 "자신의 문제가 외적 요소에 의해 초래되었다고 믿는 경향" "강한 감정으로 휘저어질 경우 비이성적이 되는 경향; 평소의 기능 수준에서부터 눈에 띄게 감퇴가 나타날 수 있음"
- SWAP-200: 또한 높은 점수를 받은 항목으로는 "공격성을 수동적이고 간접적인 방식으로 표현하는 경향" "화를 인정하고 표현하는데 어려움," "감정을 마치 부적절하거나 대수롭지 않은 것인 양 취급하는 것을 선호함" "쉽게 억제되거나 위축되는 경향; 자신을 인정하거나 바람과 충동을 표현하게 허락하기가 어려움"
- ORI, 분화-관련성, 모친과 부친에 관한 묘사 = 10점 척도 중 5점: "반쯤 분화된 상태, 분리에 의해 표상들은 미약하게 응집되어 있음... 극적일 정도로 반대되는 성질 사이를 두드러지게 오락가락함."
- 로샤 및 TAT: 평가 절하 (예., "이게 무슨 의미가 있어요?").

4. 현실 검증력: 무엇이 현실적인지 보편적인 개념을 인지하는 능력   **7**

  ● 로샤: 형태의 질 비율은 모두 평균의 표준편차 이내에 놓여 있었으나, 현실 검증력은
    정동 상태가 고조될 경우 상실될 수 있음을 보여주는 증거가 있었음; 타인을 좀 더 악
    의적으로 보며 지각이 왜곡될 취약성이 일부 존재함

섹션 II: 인격 증후군 (P 축)

  ● 샬럿의 PDC-2 중 이 섹션에서 분열성 및 편집성 인격 양식이 확인된 것은 SWAP-
    200에서 상응하는 척도가 상승된 것을 다시금 보여주는 바였다. 이러한 카테고리들
    은 환자의 성격학적 불신, 고통을 외재화시키려는 경향, 감정적 위축 및 대인관계의
    소원함을 잘 나타낸다.

섹션 III: 정신 기능 (M 축)

● **인지 및 정동 과정들**

  1. 조절, 주의 및 학습 역량   **3**

  ● 주의 및 실행 기능의 약점에 대해 앞서 기술하였음.

  2. 정동 범위, 의사소통 및 이해에 관한 역량   **2**

  ● SWAP-200: 높은 점수를 받은 항목으로는 "쉽게 화가 나거나 적대적으로 되는 편",
    "배신당할까 두려워 타인에게 털어놓기를 피하는 경향", "강한 감정으로 휘저어질
    경우 비이성적이 되는 경향", "수치를 느끼거나 당혹감을 잘 느끼는 경향", "쉽게 불
    안해지는 경향", "쉽게 억제되거나 위축되는 경향; 자신을 인정하거나 바람과 충동을
    표현하게 허락하기가 어려움"

  ● 로샤: 정동의 위축을 보여줌.

  ● TAT: 등장인물들의 감정적 긴장을 해소하는데 어려움을 겪음.

  3. 정신화 및 반영적 기능 역량   **3**

  ● TAT: 정신 상태를 인식하고 이름붙일 수 있음. 정신상태 이야기 측정= .35 (대학-연
    령 규준에서 1 표준편차 이내).

  ● 로샤 및 TAT: 검사자에 맞추어 이야기의 흐름을 조절해나감.

  ● SWAP-200: 높은 점수를 받은 항목으로는 "자신의 동기나 행동 등에 심리적 통찰이
    거의 없음; 자신의 경험에 대해 대안적인 해석을 고려하지 못함""타인의 말이나 행동
    에서 악의적인 의도를 지각하는 경향", "화를 인정하고 표현하는데 어려움."

● **정체성 및 관계**

  4. 분화 및 통합 (정체성)에 관한 역량   **4**

  ● 위의 섹션 I, "정체성"이하를 보라.

5. 관계 및 친밀도에 관한 역량　　　　　　2

- 위의 섹션 I, "대상 관계"이하를 보라.

6. 자존감 조절 및 내적 경험의 질　　　　　3

- SCORS-G, 자존감= 3.9 (4 ="자존감이 밋밋하거나, 결여되어 있거나 제한적임.").
- SWAP-200: 높은 점수를 받은 항목으로는 "자기 비난적이 되기 쉬운 경향; 자신에 대해 비현실적으로 높은 기준을 설정하고, 자신의 인간적 결점에 못 견더함"
- 로샤: 과대성을 구조적으로 보여주는 바는 없었음.
- 방어 및 대처

7. 충동 조절 및 통제　　　　　　　　　4

- SWAP-200: 충동성과 관련해서는 높은 점수를 받은 항목이 없었음.
- 로샤와 TAT: 충동성 보다는 억제, 위축 및 회피성이 나타남.

8. 방어 기능　　　　　　　　　　　2

- 위의 섹션 I, "방어 수준"이하를 보라.

9. 적응, 회복력 및 강도　　　　　　　3

- 로샤: 위축과 회피를 통해 그녀는 감정적으로 불안정해지는 순간으로부터 회복할 수 있음을 보여주었으나 반대급부로 자발성과 창조성을 희생함.
- TAT: 등장인물들은 당혹스러워 했고, 감정적 긴장을 해소하지 못함.

- **자기 인식 및 자기 방향성**

10. 자기 관찰 능력 (심리학적 마음가짐)　　　2

- 평가동안 호기심 및 반추하는 모습이 제한적임

11. 내적 규준 및 이상을 구성하고 사용하는 능력　　3

- SCORS-G, 가치와 도덕적 규준에 감정적 투자를 할 수 있는 역량=4.1 (평균에서 1 표준 편차 이내); 도덕적 측면에서 주목할 점이 제기되지 않음
- SWAP-200: 높은 점수를 받은 항목으로는 "자기 비난적이 되기 쉬운 경향; 자신에 대해 비현실적으로 높은 기준을 설정하고, 자신의 인간적 결점에 못 견더함" "쉽게 타인 비난적이 되는 경향," 및 "권위와 관련한 갈등을 빚는 경향"

12. 의미와 목적　　　　　　　　　　3

- 로샤와 TAT: 여러모로 감정 및 대인관계의 위축을 보여줌

감사의 말

자문해주신 분들의 기여는 대단히 소중한 것이었습니다. 특히나 전 챕터에 걸쳐 광범위하게 기여해주신 John S. Auerbach에게 챕터 편집자들은 감사를 전하고 싶습니다.

참고문헌

Ablon, S., & Jones, E. E. (1998). How expert clinicians' prototypes of an ideal treatment correlate with outcome in psychodynamic and cognitive-behavioral therapy. *Psychotherapy Research, 8,* 71–83.

Ablon, S., & Jones, E. E. (2002). Validity of controlled clinical trials of psychotherapy: Findings from the NIMH Treatment of Depression Collaborative Research Program. *American Journal of Psychiatry, 159,* 775–783.

Ablon, S. J., & Jones, E. E. (2005). On analytic process. *Journal of the American Psychoanalytic Association, 53,* 541–568.

Ablon, J. S., Levy, R. A., & Katzenstein, T. (2006). Beyond brand names of psychotherapy: Identifying empirically supported change processes. *Psychotherapy: Theory, Research, Practice, Training, 43,* 216–231.

Ackerman, S., Clemence, A., Weatherill, R., & Hilsenroth, M. (1999). Use of the TAT in the assessment of DSM-I V Cluster B personality disorders. *Journal of Personality Assessment, 73,* 422–448.

Ackerman, S., Hilsenroth, M., Clemence, A., Weatherill, R., & Fowler, C. (2000). The effects of social cognition and object representation on psychotherapy continuation. *Bulletin of the Menninger Clinic, 6 4,* 386–408.

Aikins, J. W., Howes, C., & Hamilton, C. (2009). Attachment stability and the emergence of unresolved representations during adolescence. *Attachment and Human Development, 11,* 491–512.

Ainsworth, M. S., Blehar, M. C., Waters, E., & Wall, S. (1978). *Patterns of attachment: A psychological study of the Strange Situation.* Hillsdale, NJ: Erlbaum.

Albani, C., Benninghofen, D., Blaser, G., Cierpka, M., Dahlbender, R. W., Geyer, M., & Kächele, H. (1999). On the connection between affective evaluation of recollected relationship experiences and the severity of psychic impairment. *Psychotherapy Research, 9*(4), 452–467.

Albani, C., Pokorny, D., Blaser, G., Gruninger, S., Konig, S., Marschke, F., . . . Geyer, M. (2002). Reformulation of the Core Conflictual Relationship Theme (CCRT) categories: The CCRTLU category system. *Psychotherapy Research, 12* ,319–338.

Alden, L. E., Wiggins, J. S., & Pincus, A. L. (1990). Construction of circumplex scales for the Inventory of Interpersonal Problems. *Journal of Personality Assessment, 55,* 521–536.

Allen, J., Fonagy, P., & Bateman, A. (2008). *Mentalizing in clinical practice.* Washington, DC: American Psychiatric Press.

American Psychiatric Association. (1994). *Diagnostic and statistical manual of mental disorders* (4th ed.). Washington, DC: Author.

Ammaniti, M., Fontana, A., Clarkin, A., Clarkin, J.F., Nicolais, G., & Kernberg, O. F. (2014). Assessment of adolescent personality disorders through the Interview of Personality Organization Processes in Adolescence (IPOPA): Clinical and the oretical implications. *Adolescent Psychiatry, 2,* 36–45.

Arbeitskreis OPD (Hrsg.). (1996). *Operationalisierte Psychodynamische Diagnostik: Grundlagen und Manual.* Bern, Switzerland: Huber.

Arbeitskreis OPD (Hrsg.). (2006). *Operationalisierte Psychodynamische Diagnostik OPD -2: Das Manual für Diagnostik und Therapieplanung.* Bern, Switzerland: Huber.

Arbeitskreis OPDKJ (Hrsg.). (2014). *Operationalisierte Psychodynamische Diagnostik im Kindesund Jugendalter (OPD -KJ-2): Grundlagen und Manual.* Bern, Switzerland: Huber.

Archer, R. P., & Krishnamurthy, R. (1993a). Combining the Rorschach and MMPI in the assessment of adolescents. *Journal of Personality Assessment,60,* 132–140.

Archer, R. P., & Krishnamurthy, R. (1993b). A review of MMPI and Rorschach interrelationships in adult samples. *Journal of Personality Assessment, 61,* 277–293.

Arnevik, E., Wilberg, T., Monsen, J. T., Andrea, H.,& Karterud, S. (2009). A crossnational validity study of the Severity Indices of Personality Problems (SIPP-118). *Personality and Mental Health, 3,* 41–55.

Aronow, E., Weiss, K. A., & Reznikoff, M. (2001). *A practical guide to the Thematic Apperception Test: The TAT in clinical practice.* New York: Routledge.

Azim, H., Piper, W., Segal, P., Nixon, G., & Duncan, S. (1991). The Quality of Object Relations scale. *Bulletin of the Menninger Clinic, 55,* 323–343.

Bagby, R. M., Parker, J. D. A., & Taylor, G. J. (1994a). The twentyitem Toronto Alexithymia Scale: I. Item selection and crossvalidation of the factor structure. *Journal of Psychosomatic Research, 38,* 23–32.

Bagby, R. M., Parker, J. D. A., & Taylor, G. J. (1994b). The twentyitem Toronto Alexithymia Scale: II. Convergent, discriminant, and concurrent validity. *Journal of Psychosomatic Research, 38,* 33–40.

Bagby, R. M., Taylor, G. J., Parker, J. D., & Dickens, S. E. (2006). The development of the Toronto Structured Interview for Alexithymia: Item selection, factor structure, reliability and concurrent validity. *Psychotherapy and Psychosomatics, 75,* 25–39.

Bakermans-Kranenburg, M. J., & van IJzendoorn, M. (2009). The first 10,000 Adult Attachment Interviews: Distributions of adult attachment representations in clinical and nonclinical groups. *Attachment and Human Development, 11,* 223–263.

Barber, J. P., Foltz, C., & Weinryb, R. M. (1998). The Central Relationship Questionnaire: Initial report. *Journal of Counseling Psychology, 45,* 131–142.

Barkham, M., Hardy, G. E., & Startup, M. (1996). The IIP-32: A short version of the Inventory of Interpersonal Problems. *British Journal of Clinical Psychology, 35*(Pt. 1), 21–35.

Barkham, M., Rees, A., Stiles, W. B., Hardy, G. E., & Shapiro, D. A. (2002). Dose–effect relations for psychotherapy of mild depression: A quasiexperimental comparison of effects of 2, 8, and 16 sessions. *Psychotherapy Research, 12,* 263–274.

Barron, F. (1953). An egostrength scale which predicts response to psychotherapy. *Journal of Consulting Psychology, 17,* 327–333.

Beck, A. T., Steer, R. A., & Brown, G. K. (1996). *Beck Depression Inventory–II (BDI-II).* San Antonio, TX: Psychological Corporation.

Beck, S., & Perry, J. C. (2008). The measurement of interview structure in five types of psychiatric and psychotherapeutic interviews. *Psychiatry: Interpersonal and Biological Processes, 71,* 219–233.

Beck, S. J. (1937). *Introduction to the Rorschach method: A manual of personality study.* New York: American Orthopsychiatric Association.

Bender, D. S., Morey, L. C., & Skodol, A. E. (2011). Toward a model for assessing level of personality functioning in DSM-5: Part I. A review of theory and methods. *Journal of Personality Assessment, 93,* 332–346.

Benecke, C., Bock, A., Wieser, E., Tschiesner, R., Lockmann, M. Kuspert, F., . . . Steinmayr-Gensluckner, M. (2011). Reliabilität und Validität der OPDKJ-Achsen Struktur und Konflikt. *Praxis der Kinderpsychologie und Kinderpsychiatrie, 60,* 60–73.

Berant, E., Newborn, M., & Orgler, S. (2008). Convergence of Rorschach scales and selfreport indexes of psychological distress: The moderating role of selfdisclosure. *Journal of Personality Assessment, 90,* 36–743.

Bernecker, S. L., Levy, H. K., & Ellison, W. D. (2014). A metaanalysis of the relation between adult attachment style and the working alliance. *Psychotherapy Research, 24,* 12–24.

Berney, S., de Roten, Y., Beretta, V., Kramer, U., & Despland, J. N. (2014). Identifying psychotic defenses in a clinical interview. *Journal of Clinical Psychology, 70,* 428–439.

Besser, A., & Blatt, S. J. (2007). Identity consolidation and internalizing and externalizing problem behaviors in early adolescence. *Psychoanalytic Psychology, 24,* 126–149.

Betan, E., Heim, A. K., Zittel Conklin, C., & Westen, D. (2005). Countertransference phenomena and personality pathology in clinical practice: An empirical investigation. *American Journal of Psychiatry, 5,* 890–898.

Blagys, P. S., Bi, W., Shedler, J., & Westen, D. (2012). The Shedler–Westen Assessment Procedure (SWAP): Evaluating psychometric questions about its reliability, validity, and impact of its fixed score distribution. *Assessment, 19,* 370–382.

Blais, M. A., Baity, M. R., & Hopwood, C. J. (Eds.). (2010). *Clinical applications of the Personality Assessment Inventory.* New York: Routledge.

Blais, M. A., Conboy, C. A., Wilcox, N., & Norman, D. K. (1996). An empirical study of the DSMIV Defensive Functioning Scale in personality disordered patients. *Comprehensive Psychiatry, 37,* 435–440.

Blais, M. A., & Hopwood, C. J. (2010). Personality focused assessment with the PAI. In M. A. Blais, M. R. Baity, & C. J. Hopwood (Eds.), *Clinical applications of the Personality Assessment Inventory* (pp. 195–210). New York: Routledge.

Blais, M. A., Lenderking, W. R., Baer, L., deLorell, A., Peets, K., Leahy, L., & Burns, C. (1999). Development and initial validation of a brief mental health outcome measure. *Journal of Personality Assessment, 73,* 359–373.

Blais, M. A., Malone, J., Stein, M., Slavin-Mulford, J., Renna, M., & Sinclair, S. J. (2013). Treatment as usual (TAU) for depression: A comparison of psychotherapy, pharmacotherapy and combined treatment at a large academic medical center. *Journal of Psychotherapy, 50,* 110–118.

Blais, M. A., Sinclair, S., Baity, M., Worth, J., Weiss, A., Ball, L ., & Herman, J. (2011). Measuring outcomes in adult outpatient psychiatry, *Clinical Psychology and Psychotherapy, 19*(3), 203–213.

Blatt, S. J. (1974). Levels of object representation in anaclitic and introjective depression. *Psychoanalytic Study of the Child, 29,* 107–157.

Blatt, S. J. (2008). *Polarities of experience: Relatedness and selfdefinition in personality development, psychopathology, and the therapeutic process.* Washington, DC: American Psychological Association.

Blatt, S. J., & Auerbach, J. S. (2001). Mental representation, severe psychopathology, and the therapeutic process: Affect and selfreflexivity in borderline and schizophrenic patients. *Journal of the American Psychoanalytic Association, 49,* 113–159.

Blatt, S. J., Auerbach, J. S., & Aryan, M. (1998). Representational structures and the therapeutic process. In R. F. Bornstein & J. M. Masling (Eds.), *Empirical studies of psychoanalytic theories: Vol.8, Empirical investigations of the therapeutic hour* (pp. 63–107). Washington, DC: American Psychological Association.

Blatt, S. J., Bers, S. A., & Schaffer, C. E . (1993). *The assessment of self.* Unpublished research manual, Yale University.

Blatt, S. J., & Blass, R. (1996). Relatedness and self definition: A dialectic model of personality development. In G. G. Noam & K. W. Fischer (Eds.), *Development and vulnerabilities in close relationships* (pp. 309–338). Hillsdale, NJ: Erlbaum.

Blatt, S. J., Chevron, E . S., Quinlan, D. M., Schaffer, C. E ., & Wein, S. (1988). *The assessment of qualitative and structural dimensions of object representations* (rev. ed.). Unpublished research manual, Yale University.

Blatt, S. J., D'Afflitti, J. P., & Quinlan, D. M. (1976). Experiences of depression in normal young adults. *Journal of Personality Assessment, 85,* 383–389. Blatt, S. J., & Shichman, S. (1983). Two primary configurations of psychopathology. *Psychoanalysis and Contemporary Thought, 6,* 187–254.

Blatt, S. J., Wein, S. J., Chevron, E . S., & Quinlan, D. M. (1979). Parental representations and depression in normal young adults. *Journal of Abnormal Psychology, 88,* 388–397.

Block, J. (1978). *The Q sort method in personality assessment and psychiatric research.* Palo Alto, CA: Consulting Psychologists Press. (Original work published 1961)

Bøgwald, K.P., & Dahlbender, R. W. (2004). Procedures for testing some aspects of the content validity of the Psychodynamic Functioning Scale and the Global Assessment of Functioning Scale. *Psychotherapy Research, 14,* 453–468.

Bond, M., & Perry, C. J. (2004). Longterm changes in defense styles with psychodynamic psychotherapy for depressive, anxiety, and personality disorders. *American Journal of Psychiatry, 161,* 1665–1671.

Bornstein, R. F. (2002). A process dissociation approach to objective–projective test score interrelationships. *Journal of Personality Assessment,78,* 47–68.

Bornstein, R. F. (2009). Heisenberg, Kandinsky, and the heteromethod convergence problem: Lessons from within and beyond psychology. *Journal of Personality Assessment, 91,* 1–8.

Bornstein, R. F. (2010). Psychoanalytic theory as a unifying framework for 21st century personality assessment. *Psychoanalytic Psychology, 27,* 133–152.

Bornstein, R. F. (2011). From symptom to process: How the PDM alters goals and strategies in psychological assessment. *Journal of Personality Assessment, 93,* 142–150.

Bornstein, R. F. (2012). Rorschach score validation as a model for 21st century personality assessment. *Journal of Personality Assessment, 94,* 26–38.

Bornstein, R. F., & Gordon, R. M. (2012). What do practitioners want in a diagnostic taxonomy?: Comparing the PDM with DSM and ICD. *Division/ Review: Quarterly Psychoanalytic Forum, 6,* 35.

Bornstein, R. F., & Masling, J. M. (Eds.). (2005). *Scoring the Rorschach: Seven validated systems.* Mahwah, NJ: Erlbaum.

Bowlby, J. (1977). The making and breaking of affectional bonds: I. Aetiology and psychopathology in the light of attachment theory. *British Journal of Psychiatry, 130,* 201–210.

Bowlby, J. (1980). *Attachment and loss: Vol. 3. Loss: Sadness and depression.* New York: Basic Books.

Bradley, R., Heim, A. K., & Westen, D. (2005). Transference patterns in the psychotherapy of personality disorders: empirical investigation. *British Journal of Psychiatry, 186 ,* 342–349.

Bram, A. D., & Peebles, M. J. (2014). *Psychological testing that matters: Creating a road map for effective treatment.* Washington, DC: American Psychological Association.

Bram, A. D., & Yalof, J. (2014). Quantifying complexity: Personality assessment and its relationship with psychoanalysis. *Psychoanalytic Inquiry, 35,74–97.*

Buchheim, A., Erk, S., George, C., Kaechele, H., Ruchsow, M., Spitzer, M., & Walter, H. (2006). Measuring attachment representation in an fMRI environment: A pilot study. *Psychopathology, 39,* 144–152.

Buchheim, A., & George, C. (2011). Attachment disorganization in borderline personality disorder and anxiety disorder. In J. Solomon & C. George (Eds.), *Disorganized attachment and caregiving* (pp. 343–382). New York: Guilford Press.

Buchheim, A., George, C., Gündel, H., Heinrichs, M., Koops, E., O'Connor, M.F., & Pokorny, D. (2009). Oxytocin enhances the experience of attachment security. *Psychoneuroendochronology, 34,* 1417–1422.

Buchheim, A., Labek, K., Walter, S., & Viviani, R. (2013). A clinical case study of a psychoanalytic psychotherapy monitored with functional neuroimaging. *Frontiers in Human Neuroscience, 7,* 677.

Butcher, J. N., Dahlstrom, W. G., Graham, J. R., Tellegen, A., & Kaemmer, B. (1989). *M M PI2: Manual for administration and scoring.* Minneapolis: University of Minnesota Press.

Butcher, J. N., & Williams, C. L. (2009). Personality assessment with the MMPI2: Historical roots, international adaptations, and current challenges. *Applied Psychology: Health and Well-Being, 1*(1), 105–135.

Butcher, J. N., Williams, C. L., Graham, J. R., Tellegen, A., Ben-Porath, Y. S., Archer, R. P., & Kaemmer, B. (1992). *Manual for administration, scoring, and interpretation of the Minnesota Multiphasic Personality Inventory for Adolescents: M M PIA.* Minneapolis: University of Minnesota Press.

Calabrese, M. L., Farber, B. A., & Westen, D. (2005). The relationship of adult attachment constructs to object relational patterns of representing the self and others. *Journal of the American Academy of Psychoanalysis and Dynamic Psychiatry, 33,* 513–530.

Castonguay, L. G., & Hill, C. E. (Eds.). (2007). *Insight in psychotherapy.* Washington, DC: American Psychological Association.

Charitat, H. (1996). *Evaluation de lapersonnalite. Traduction et validation du K A PP: Profd Psychodynamique de Karolinska.* Unpublished doctoral dissertation, Universite Paul Sabatier, Toulouse, France.

Cierpka, M., Rudolf, G., Grande, T., & Stasch, M. (2007). Operationalized Psychodynamic Diagnostics (OPD): Clinical relevance, reliability and validity. *Psychopathology, 40,* 209–220.

Cogan, R., & Porcerelli, J. H. (2004). Personality pathology, adaptive functioning, and strengths at the beginning and end of psychoanalysis. *Journal of the American Psychoanalytic Association, 52,* 1229–1230.

Cogan, R., & Porcerelli, J. H. (2005). Clinician reports of personality pathology of patients beginning and patients ending psychoanalysis. *Psychology and Psychotherapy: Theory, Research and Practice, 78,* 235–248.

Cogswell, A. (2008). Explicitly rejecting an implicit dichotomy: Integrating two approaches to assessing dependency. *Journal of Personality Assessment, 90,* 26–35.

Colli, A., & Lingiardi, V. (2009). The Collaborative Interactions Scale: A new transcriptbased method for the assessment of therapeutic alliance ruptures and resolutions in psychotherapy. *Psychotherapy Research, 19*(6), 718–734.

Colli, A., Tanzilli, A., Dimaggio, G., & Lingiardi, V. (2014). Patient personality and therapist response: An empirical investigation. *American Journal of Psychiatry, 171,* 102–108.

Colli, A., Tanzilli, A., Gualco, I., & Lingiardi, V. (2016). Empirically derived relational pattern prototypes in the treatment of personality disorders. *Psychopathology, 49*(5), 364–373.

Connolly, M. B., & Strupp, H. H. (1996). Cluster analysis of patient reported psychotherapy outcomes. *Psychotherapy Research, 6,* 30–42.

Cramer, P. (1991). *The development of defense mechanisms: Theory, research, and assessment.* New York: Springer-Verlag.

Cramer, P. (1998). Freshman to senior year: A follow up study of identity, narcissism and defense mechanisms. *Journal of Research in Personality, 32,* 156–172.

Cramer, P. (2000). Defense mechanisms in psychology today: Mechanisms for adaptation. *American Psychologist, 55,* 637–646.

Cramer, P. (2002). The study of defense mechanisms: Gender implications. In R. F. Bornstein & J. M. E. Masling (Eds.), *The psychodynamics of gender and gender role* (pp. 81–127). Washington, DC: American Psychological Association.

Cramer, P. (2006). *Protecting the self: Defense mechanisms in action.* New York: Guilford Press.

Cramer, P. (2012). Psychological maturity and change in adult defense mechanisms. *Journal of Research in Personality, 46,* 306–316.

Cramer, P., & Blatt, S. J. (1990). Use of the TAT to measure change in defense mechanisms following intensive psychotherapy. *Journal of Personality Assessment, 54,* 236–251.

Cramer, P., & Kelly, F. D. (2004). Defense mechanisms in adolescent conduct disorder and adjustment reaction. *Journal of*

Nervous and Mental Disease, 192(2), 139–145.

Curtis, J. T., & Silberschatz, G. (2005). The assessment of pathogenic beliefs. In G. Silberschatz (Ed.), *Transformative relationships* (pp. 69–92). New York: Routledge.

Curtis, J. T., & Silberschatz, G. (2007). Plan Formulation Method. In T. D. Eells (Ed.), *Handbook of psychotherapy case formulation* (2nd ed., pp. 198–220). New York: Guilford Press.

Curtis, J. T., Silberschatz, G., Sampson, H., & Weiss, J. (1994). The Plan Formulation Method. *Psychotherapy Research, 4,* 197–207.

Cogswell, A. (2008). Explicitly rejecting an implicit dichotomy: Integrating two approaches to assessing dependency. *Journal of Personality Assessment, 90,* 26–35.

DeFife, J. A., Drill, R., Nakash, O., & Westen, D. (2010). Agreement between clinician and patient ratings of adaptive functioning and developmental history. *American Journal of Psychiatry, 167,* 1472–1478.

DeFife, J. A., Goldberg, M., & Westen, D. (2015).
Dimensional assessment of self and interpersonal functioning in adolescents: Implications for DSM 5's general definition of personality disorder. *Journal of Personality Disorders, 29*(2), 248–260.

DeFife, J. A., & Hilsenroth, M. J. (2005). Clinical utility of the Defensive Functioning Scale in the assessment of depression. *Journal of Nervous and Mental Disease, 193,* 176–182.

DeFife, J. A., Malone, J. C., DiLallo, J., & Westen, D. (2013). Assessing adolescent personality disorders with the Shedler–Westen Assessment Procedure for Adolescents. *Clinical Psychology: Science and Practice, 20,* 393–407.

Detert, N. B., Llewelyn, S. P., Hardy, G. E., Barkham, M., & Stiles, W. B. (2006). Assimilation in good-and pooroutcome cases of very brief psychotherapy for mild depression: An initial comparison. *Psychotherapy Research, 16,* 393–407.

DeWitt, K. N., Hartley, D. E., Rosenberg, S. E., Zilberg, N. J., & Wallerstein, R. S. (1991). Scales of Psychological Capacities: Development of an assessment approach. *Psychoanalysis and Contemporary Thought, 14,* 343–361.

DeWitt, K. N., Milbrath, C., & Wallerstein, R. S. (1999). Scales of Psychological Capacities: Support for a measure of structural change. *Psychoanalysis and Contemporary Thought, 22,* 453–480.

Di Giuseppe, M. G., Perry, J. C., Petraglia, J., Janzen, J., & Lingiardi, V. (2014). Development of a Qsort version of the Defense Mechanism Rating Scales (DMRSQ) for clinical use. *Journal of Clinical Psychology, 70,* 452–465.

Diamond, D., Blatt, S. J., Stayner, D., & Kaslow, N. (1991). *Self–other differentiation of object representations.* Unpublished research manual, Yale University.

Diamond, D., Clarkin, J. F., Levine, H., Levy, K., Foelsch, P., & Yeomans, F. (1999). Borderline conditions and attachment: A preliminary report. *Psychoanalytic Inquiry, 19,* 831–884.

Diamond, D., & Dozier, M. (1990). Attachment organization and treatment use for adults with serious psychopathological disorders. *Development and Psychopathology, 2,* 47–60.

Diamond, D., Kaslow, N., Coonerty, S. & Blatt, S.J. (1990). Change in separation–individuation and intersubjectivity in longterm treatment. *Psychoanalytic Psychology, 7,* 363–397.

Diamond, D., Stovall-McClough, C., Clarkin, J., & Levy, K. N. (2003). Patient–therapist attachment in the treatment of borderline personality disorder. *Bulletin of the Menninger Clinic, 67,* 227–259.

Doering, S., Burgmer, M., Heuft, G., Menke, D., Bäumer, B., Lübking, M., . . . Schneider, G. (2014) Diagnosing personality functioning: Validity of the Operationalized Psychodynamic Diagnosis (OPD2) Axis I V: Structure. *Psychopathology, 47,* 185–193.

Dozier, M., Cue, K. L., & Barnett, L. (1994). Clinicians as caregivers: The role of attachment organization in treatment. *Journal of Consulting and Clinical Psychology, 62,* 793–800.

Drake, L. E. (1946). A social I.E. scale for the MMPI. *Journal of Applied Psychology, 30,* 51–54. Drapeau, M., & Perry, J. C. (2009). The Core Conflictual Relationship Themes (CCRT) in borderline personality disorder. *Journal of Personality Disorders, 23,* 425–431.

Eagle, M. (2003). Clinical implications of attachment theory. *Psychoanalytic Inquiry, 23,* 12–27.

Eames, V., & Roth, A. (2000). Patient attachment orientation and the early working alliance: A study of patient and therapist reports of alliance quality and ruptures. *Psychotherapy Research, 10,* 421–434.

Eells, T. D. (Ed.). (2007). *Handbook of psychotherapy case formulation* (2nd ed.). New York: Guilford Press.

Eells, T. D. (2009). Contemporary themes in case formulation. In P. Sturmey (Ed.), *Clinical case formulation: Varieties of approaches* (pp. 293–315). Hoboken, NJ: Wiley.

Ehrenreich, J. H. (1990). Quantitative studies of responses elicited by selected TAT cards. *Psychological Reports, 67,* 15–18.

Ehrenthal, J. C., Dinger, U., Horsch, L ., KomoLang, M., Klinkerfuß, M., Grande, T., & Schauenburg, H. (2012). Der OPD-Strukturfragebogen (OPD-SF): Erste Ergebnisse zu Reliabilität und Validität. *Psychotherapie Psychosomatik Medizinische Psychologie, 62*, 25–32.

Erdelyi, M. H. (2006). The unified theory of repression. *Behavioral and Brain Sciences, 29*, 499–511. Evans, C. (2012). The COREOM (Clinical Out-comes in Routine Evaluation) and its derivatives. *Integrating Science and Practice, 2*(2). Retrieved from *www.ordrepsy.qc.ca/pdf/2012_11_01_Integrating_SandP_Dossier_02_Evans_En.pdf*.

Evans, C., Connel, J., Barkham, M., Margison, F., McGrath, G., Mellor-Clark, J., & Audin, K. (2002). Towards a standardised brief outcome measure: Psychometric properties and utility of the COREOM. *British Journal of Psychiatry, 180*, 51–60.

Exner, J. E . (1969). *The Rorschach systems*. New York: Grune & Stratton.

Exner, J. E . (2003). *The Rorschach: A comprehensive system: Vol. 1. Basic foundations and principles of interpretation* (4th ed.). New York: Wiley.

Exner, J. E ., & Erdberg, P. (2005). *The Rorschach: A comprehensive system: Vol. 2. Advanced interpretation* (3rd ed.). Hoboken, NJ: Wiley.

Falkenstrom, F., Solbakken, O. A., Moller, C., Lech, B., Sandell, R., & Holmqvist, R. (2014). Reflective functioning, affect consciousness, and mindfulness: Are these different functions? *Psychoanalytic Psychology, 31*, 26–40.

Feenstra, D. J., Hutsebaut, J., Verheul, R., & Busschbach, J. J. V. (2011). Severity Index of Personality Problems (SIPP-118) in adolescents: Reliability and validity. *Psychological Assessment, 23*, 646–655.

Finn, S. (2011). Use of the Adult Attachment Projective Picture System (A AP) in the middle of a longterm psychotherapy. *Journal of Personality Assessment, 93*, 427–433.

Fonagy, P., Gergely, G., Jurist, E . L ., & Target, M. (2002). *Affect regulation, mentalization, and the development of the self*. New York: Other Press.

Fonagy, P., Gergely, G., & Target, M. (2007). The parent–infant dyad and the construction of the subjective self. *Journal of Child Psychology and Psychiatry, 48*, 288–328.

Fonagy, P., Leigh, T., Steele, M., Steele, H., Kennedy, R., Mattoon, G., . . . Gerber, A. (1996). The relation of attachment status, psychiatric classification, and response to psychotherapy. *Journal of Consulting and Clinical Psychology, 64*, 22–31.

Fonagy, P., Target, M., Steele, H., & Steele, M. (1998). *Reflective functioning manual: Version 5 for application to the Adult Attachment Interview*. Unpublished manual, University College London.

Fowler, C., Ackerman, S., Speanburg, S., Bailey, A., Blagys, M., & Conklin, A. C. (2004). Personality and symptom change in treatment-refractory inpatients: Evaluation of the phase model of change using the phase model of change using Rorschach, TAT and DSMI V Axis V. *Journal of Personality Assessment, 83*, 306–322.

Fowler, J. C., & DeFife, J. A. (2012). Quality of object representations related to service utilization in a longterm residential treatment center. *Psychotherapy, 49*(3), 418–422.

Frank, L . K. (1939). Projective methods for the study of personality. *Journal of Psychology, 8*, 389–413. Gazzillo, F., Genova, F., & Lingiardi, V. (2016). *Psychodynamic Diagnostic Prototypes–2 (PDP2)*. Unpublished manuscript, Sapienza University of Rome.

Gazzillo, F., Lingiardi, V., & Del Corno, F. (2012). Towards the validation of three assessment instruments derived from the PDM Axis P: The Psychodynamic Diagnostic Prototypes, the Core Preoccupations Questionnaire and the Pathogenic Beliefs Questionnaire. *Bollettino di Psicologia Applicata, 265*, 1–16.

Gazzillo, F., Lingiardi, V., Del Corno, F., Genova, F., Bornstein, R., Gordon, R., & McWilliams, N. (2015). Clinicians' emotional responses and PDM2 personality disorders: A clinically relevant empirical study. *Psychotherapy, 52*(2), 238–246.

Gazzillo, F., Lingiardi, V., Peloso, A., Giordani, S., Vesco, S., Zanna V., Filippucci, L ., & Vicari, S. (2013). Personality subtypes in adolescents with eating disorders. *Comprehensive Psychiatry, 54*, 702–712.

Gazzillo, F., Waldron, S., Genova, F., Angeloni, F., Ristucci, C. & Lingiardi, V. (2014). An empirical investigation of analytic process: Contrasting a good and poor outcome case. *Psychotherapy, 51*, 270–282.

George, C., & Buchheim, A. (2014). Use of the Adult Attachment Projective Picture System with a severely traumatized patient: A psychodynamic perspective. *Frontiers in Psychology, 5*, 865.

George, C., Kaplan, N., & Main, M. (1984, 1985,1996). *The Adult Attachment Interview*. Unpublished manual, University of California, Berkeley.

George, C., & West, M. (2001). The development and preliminary validation of a new measure of adult attachment: The

Adult Attachment Projective. *Attachment and Human Development, 3,* 30－61. George, C., & West, M. (2012). *The Adult Attachment Projective Picture System: Attachment theory and assessment in adults.* New York: Guilford Press.

Gieser, L ., & Stein, M. I. (Eds.). (1999). *Evocative images: The Thematic Apperception Test and the art of projection.* Washington, DC: American Psychological Association.

Goldberg, L . R. (1965). Diagnosticians versus diagnostic signs: The diagnosis of psychosis versus neurosis from the MMPI. *Psychological Monographs, 79,* 1－28.

Gordon, R. M. (2001). MMPI /MMPI2 changes in longterm psychoanalytic psychotherapy. *Issues in Psychoanalytic Psychology, 23*(1－2), 59－79.

Gordon, R. M. (2006). False assumptions about psychopathology, hysteria and the MMPI2 restructured clinical scales. *Psychological Reports, 98,* 870－872.

Gordon, R. M. (2007, Spring). The powerful combination of the MMPI2 and the Psychodynamic Diagnostic Manual. *Independent Practitioner,* pp. 84－85.

Gordon, R. M. (n.d.). Brief manual for the Psychodiagnostic Chart－2 (PDC-2). Available at *https:// sites.google.com/site/ psychodiagnosticchart.*

Gordon, R. M., Blake, A., Bornstein, R. F., Gazzillo, F., Etzi, J., Lingiardi, V., . . . Tasso, A. F. (2016). What do practitioners consider the most helpful personality taxa in understanding their patients? *Division Review: Quarterly Psychoanalytic Forum.* Retrieved from *https://divisionreview. com / u n c a te g o r i z e d / w h a t -d o -p r a c t i t i o n e r s-c o n si d er -the -m ost -helpf ul -perso n alit y -ta x a-i n -understanding-their-patients.*

Gordon, R. M., & Bornstein, R. F. (2012). The Psy

chodiagnostic Chart (PDC): A practical tool to integrate and operationalize the PDM with the ICD or DSM. Retrieved from *www.mmpiinfo. com / p d m -bl og / 78 / t he -ps ycho d i ag no s t ic -cha r t -pdc-free-download.*

Gordon, R. M., Gazzillo, F., Blake, A., Bornstein, R.F., Etzi, J., Lingiardi, V., . . . Tasso, A. F. (2016). The relationship between theoretical orientation and countertransference awareness: Implications for ethical dilemmas and risk management. *Clinical Psychology and Psychotherapy, 23*(3), 236－245.

Gordon, R. M., & Stoffey, R. W. (2014). Operationalizing the Psychodynamic Diagnostic Manual: A preliminary study of the Psychodiagnostic Chart (PDC). *Bulletin of the Menninger Clinic, 78,* 1－15. Gordon, R. M., Stoffey, R., & Bottinelli, J. (2008). MMPI2 findings of primitive defenses in alienating parents. *American Journal of Family Therapy, 36*(3), 211－228.

Gordon, R. M., Stoffey, R. W., & Perkins, B. L . (2013). Comparing the sensitivity of the MMPI2 clinical scales and the MMPIRC scales to clients rated as psychotic, borderline or neurotic on the Psychodiagnostic Chart. *Psychology, 4,* 12－16.

Graham, J. R., BenPorath, Y. S., & McNulty, J. (1999). *Using the M M PI2 in outpatient mental health settings.* Minneapolis: University of Minnesota Press.

Grande, T., Rudolf, G., Oberbracht, C., & Jakobsen,

T. (2001). Therapeutic changes beyond the symptoms: Effects of inpatient treatment in the view of the Heidelberg Structural Change Scale. *Zeitschrift f ü r Psychosomatische Medizin und Psychotherapie, 47,* 213－233.

Grande, T., Rudolf, G., Oberbracht, C., & Pauli-Magnus, C. (2003). Progressive changes in patients' lives after psychotherapy: Which treatment effects support them? *Psychotherapy Research, 13*(1), 43－58.

Grønnerød, C. (2003). Temporal stability in the Rorschach method: A metaanalytic review. *Journal of Personality Assessment, 80*(3), 272－293.

Grønnerød, C. (2006). Reanalysis of the Grønnerød (2003) Rorschach temporal stability metaanalysis data set. *Journal of Personality Assessment, 86*(2), 222－225.

Gullestad, F. S., Johansen, M. S., Høglend, P., Karterud, S., & Wilberg, T. (2013). Mentalization as a moderator of treatment effects: Findings from a randomized clinical trial for personality disorders. *Psychotherapy Research, 23,* 674－689.

Gurtman, M. B. (2006). Interpersonal problems and the psychotherapy context: The construct validity of the Inventory of Interpersonal Problems. *Psychological Assessment, 8,* 241－255.

Gynther, M. D. (1979). Aging and personality. In J.N. Butcher (Ed.), *New developments in the use of the M M PI* (pp. 39－68). Minneapolis: University of Minnesota Press.

Haggerty, G., Blake, M., Naraine, M., Siefert, C., & Blais, M. (2010). Construct validity of the Schwartz Outcome Scale－10: Comparisons to interpersonal distress, adult attachment, alexithymia, the five factor model, romantic relationship length and ratings of childhood memories. *Clinical Psychology and Psychotherapy, 17*(1), 44－50.

Haggerty, G., Hilsenroth, M. J., & Vala-Stewart, R. (2009). Attachment and interpersonal distress: Examining the relationship between attachment styles and interpersonal problems in a clinical population. *Clinical Psychology and Psychotherapy,16*, 1–9.

Hagtvet, K. A., & Høglend, P. (2008). Assessing precision of change scores in psychodynamic psychotherapy: A generalizability theory approach. *Measurement and Evaluation in Counseling and Development, 41*, 162–177.

Hannan, C., Lambert, M. J., Harmon, C., Nielsen, S. L., Smart, D. M., Shimokawa, K., & Sutton, S. W. (2005). A lab test and algorithms for identifying patients at risk for treatment failure. *Journal of Clinical Psychology, 61*(2), 155–163.

Hatcher, R. L., & Gillaspy, J. A. (2006). Development and validation of a revised short version of the Working Alliance Inventory (WAISR). *Psychotherapy Research, 16*, 12–25.

Hathaway, J. C., & McKinley, S. R. (1943). *Manual for the Minnesota Multiphasic Personality Inventory*. New York: Psychological Corporation.

Haviland, M. G., Warren, W. L., & Riggs, M. L. (2000). An observer scale to measure alexithymia. *Psychosomatics, 41*, 385–392.

Heck, S. A., & Pincus, A. L. (2001). Agency and communion in the structure of parental representations. *Journal of Personality Assessment, 76*,180–184.

Hersoug, A. G., Ulberg, R., & Høglend, P. (2014). When is transference work useful in psychodynamic psychotherapy?: Main results of the First Experimental Study of Transference (FEST). *Contemporary Psychoanalysis, 50*, 156–174.

Hesse, E. (1996). Discourse, memory, and the Adult Attachment Interview: A note with emphasis on the emerging cannot classify category. *Infant Mental Health Journal, 17*, 4–11.

Hesse, E. (2008). The Adult Attachment Interview: Protocol, methods of analysis, and empirical studies. In J. Cassidy & P. R. Shaver (Eds.), *Handbook of attachment: Theory, research, and clinical applications* (2nd ed., pp. 552–598). New York: Guilford Press.

Hilsenroth, M. J., Ackerman, S., & Blagys, M. (2001). Evaluating the phase model of change during shortterm psychodynamic psychotherapy. *Psychotherapy Research, 11*, 29–47.

Hilsenroth, M. J., Blagys, M. D., Ackerman, S. J., Bonge, D. R., & Blais, M. D. (2005). Measuring psychodynamicinterpersonal and cognitive behavioral techniques: Development of a comparative psychotherapy process scale. *Psychotherapy: Theory, Research, Practice, Training, 42*, 340–356.

Hilsenroth, M. J., & Stricker, G. (2004). A consideration of challenges to psychological assessment instruments used in forensic settings: Rorschach as exemplar. *Journal of Personality Assessment, 83*,141–152.

Høglend, P. (1993). Transference interpretations and longterm change after dynamic psychotherapy of brief to moderate length. *American Journal of Psychotherapy, 47*, 494–507.

Høglend, P. (1995). *Dynamic Scales: Manual*. Oslo: Department of Psychiatry, University of Oslo.

Høglend, P. (2004). Analysis of transference in dynamic psychotherapy: A review of empirical research. *Canadian Journal of Psychoanalysis, 12*,280–300.

Høglend, P., Amlo, S., Marble, A., Bøgwald, K. P., Sorbye, O., Sjaastad, M. C., & Heyerdahl, O. (2006). Analysis of the patient–therapist relationship in dynamic psychotherapy: An experimental study of transference interpretations. *American Journal of Psychiatry, 163*, 1739–1746.

Høglend, P., Bøgwald, K. P., Amlo, S., Heyerdahl, O., Sørbye, Ø., Marble, A., . . . Bentsen, H. (2000).Assessment of change in dynamic psychotherapy. *Journal of Psychotherapy Practice and Research,9*, 190–199.

Høglend, P., Bøgwald, K. P., Amlo, S., Marble, A., Sjaastad, M. C., Sørbye, Ø., . . . Ulberg, R. (2008). Transference interpretations in dynamic psychotherapy: Do they really yield sustained effects? *American Journal of Psychiatry, 165*, 763–771.

Høglend, P., Hersoug, A. G., Bøgwald, K. P., Amlo, S., Marble, A., Sørbye, Ø., . . . Crits Christoph, P. (2011). Effects of transference work in the context of therapeutic alliance and quality of object relations. *Journal of Consulting and Clinical Psychology, 79*, 697–706.

Honos-Webb, L., Stiles, W. B., & Greenberg, L. S. (2003). A method of rating assimilation in psychotherapy based on markers of change. *Journal of Counseling Psychology, 50*, 189–198.

Hooper, L., Stockton, P., Krupnick, J., & Green, B. (2011). Development, use, and psychometric properties of the Trauma History Questionnaire. *Journal of Loss and Trauma, 16*, 258–283.

Hopwood, C. J., Blais, M. A., & Baity, M. R. (2010). Introduction. In M. A. Blais, M. R. Baity, & C. J. Hopwood (Eds.), *Clinical applications of the Personality Assessment Inventory* (pp. 1–12). New York: Routledge.

Hopwood, C. J., & Bornstein, R. F. (Eds.). (2014). *Multimethod clinical assessment*. New York: Guilford Press.

Horowitz, L. M., Alden, L. E., Wiggins, J. S., & Pincus, A. L. (2000). *Inventory of Interpersonal Problems manual*. San

Antonio, TX: Psychological Corporation.

Horowitz, L. M., Rosenberg, S. E., Baer, B. A., Ureño, G., & Villaseñor, V.S. (1988). Inventory of Interpersonal Problems: Psychometric properties and clinical applications. *Journal of Consulting and Clinical Psychology, 56,* 885–892.

Horvath, A. O. (1982). *Working Alliance Inventory (Revised).* Unpublished manuscript, Simon Fraser University, Burnaby, British Columbia, Canada.

Horvath, A. O., & Bedi, R. P. (2002). The alliance. In J. Norcross (Ed.), *Psychotherapy relations that work.* Oxford, U K: Oxford University Press.

Horvath, A. O., & Greenberg, L. S. (1989). Development and validation of the Working Alliance Inventory. *Journal of Counseling Psychology, 36,* 223–233.

Horvath, A. O., & Greenberg, L. S. (1986). Development of the Working Alliance Inventory. In L. S. Greenberg & W. M. Pinsoff (Eds.), *The psychotherapeutic process: A research handbook* (pp. 529–556). New York: Guilford Press.

Horvath, A. O., & Greenberg, L. S. (Eds.). (1994). *The working alliance: Theory, research, and practice.* New York: Wiley.

Horvath, A. O., & Symonds, B. D. (1991). Relation between working alliance and outcome in psychotherapy: A metaanalysis. *Journal of Counseling Psychology, 38,* 139–149.

Hörz, S., Clarkin, J. F., Stern, B. L., & Caligor, E. (2012). The Structured Interview of Personality Organisation (STIPO): An instrument to assess severity and change of personality pathology. In R. Levy, S. Ablon, & H. Kächele (Eds.), *Psychodynamic psychotherapy research* (pp. 571–592). New York: Humana Press.

Huber, D., Brandl, T., & Klug, G. (2004). The Scales of Psychological Capacities (SPC): Measuring beyond symptoms. *Psychotherapy Research, 14,* 89–106.

Huber, D., Henrich, G., & Klug, G. (2005). The Scales of Psychological Capacities: Measuring change in psychic structure. *Psychotherapy Research, 15,* 445–456.

Huber, D., Henrich, G., & Klug, G. (2013). Moderators of change in psychoanalytic, psychodynamic and cognitive behavioral therapy. *Journal of the American Psychoanalytic Association, 61*(3), 585–589.

Hughes, J., & Barkham, M. (2005). Scoping the inventory of interpersonal problems, its derivatives and short forms: 1988–2004. *Clinical Psychology and Psychotherapy, 12,* 475–496.

Hunsley, J., & Mash, E. J. (2008). *A guide to assessments that work.* New York: Oxford University Press.

Hunsley, J., & Mash, E. J. (2014). Evidence based assessment. In D. H. Barlow (Ed.), *The Oxford handbook of clinical psychology* (pp. 76–97). New York: Oxford University Press.

Huprich, S. K. (Ed.). (2006). *Rorschach assessment of the personality disorders.* Mahwah, NJ: Erlbaum.

Huprich, S. K., Auerbach, J. S., Porcerelli, J. H., & Bupp, L. L. (2016a). Sidney Blatt's Object Relations Inventory: Contributions and future directions. *Journal of Personality Assessment, 98,* 30–43.

Huprich, S. K., & Greenberg, R. P. (2003). Advances in the assessment of object relations in the 1990s. *Clinical Psychology Review, 23,* 665–698.

Huprich, S., Lingiardi, V., McWilliams, N., Bornstein, R. F., Gazzillo, F., & Gordon, R. M. (2015). The *Psychodynamic Diagnostic Manual (PDM)* and the *PDM2:* Opportunities to significantly affect the profession. *Psychoanalytic Inquiry, 35,* 60–73.

Huprich, S. K., Pouliot, G. S., Nelson, S. M., Pouliot, S. K., Porcerelli, J. H., Cawood, C. D., & Albright, J. J. (2016b). Factor structure of the Assessment of Qualitative and Structural Dimensions of Object Representations (AOR) scale. *Journal of Personality Assessment, 97,* 605–615.

Jacobson, N. S., & Truax, P. (1991). Clinical significance: A statistical approach to defining meaningful change in psychotherapy research. *Journal of Consulting and Clinical Psychology, 59,* 12–19.

Jenkins, S. R. (2008). *A handbook of clinical scoring systems for the thematic apperceptive techniques.* New York: Taylor & Francis.

Jones, E. E. (2000). *Therapeutic action: A guide to psychoanalytic therapy.* Northvale, NJ: Aronson.

Jones, E. E., Hall, S. A., & Parke, L. A. (1991). The process of change: The Berkeley psychotherapy research group. In L. Beutler & M. Crago (Eds.), *Psychotherapy research: An international review of programmatic studies* (pp. 98–107). Washington, DC: American Psychological Association.

Jones, E. E., & Pulos, S. M. (1993). Comparing the process in psychodynamic and cognitivebehavioral therapies. *Journal of Consulting and Clinical Psychology, 61*(2), 306–316.

Jones, E. E., & Windholz, M. (1990). The psychoanalytic case study: Toward a method for systematic inquiry. *Journal of the American Psychoanalytic Association, 39,* 985–1016.

Josephs, L., Sanders, A., & Gorman, B. S. (2014). Therapeutic interaction with an older personality disordered patient. *Psychodynamic Psychiatry, 42*, 151–172.

Katznelson, H. (2014). Reflective functioning: A review. *Clinical Psychology Review, 34*(2), 107–117.

Kernberg, O. F. (1984). *Severe personality disorders: Psychotherapeutic strategies.* New Haven, CT: Yale University Press.

Klopfer, B. (1937). The present status of the theoretical developments of the Rorschach method. *Rorschach Research Exchange, 1,* 142–147.

Kopta, S. M., Howard, K. I., Lowry, J. L., & Beutler, L. E. (1994). Patterns of symptomatic recovery in psychotherapy. *Journal of Consulting and Clinical Psychology, 62,* 1009–1016.

Lambert, M. J. (2010). *Prevention of treatment failure: The use of measuring, monitoring, and feedback in clinical practice.* Washington, DC: American Psychological Association.

Lambert, M. J., Burlingame, G. M., Umphress, V., Hansen, N. B., Vermeersch, D. A., Clouse, G. C., & Yanchar, S. C. (1996a). The reliability and validity of the Outcome Questionnaire. *Clinical Psychology and Psychotherapy, 3,* 249–258.

Lambert, M. J., Hansen, N. B., & Harmon, S. C. (2010). The OQ45 system: Development and practical applications in health care settings. In M. Barkham, G. Hardy, & J. MellorClark (Eds.), *Developing and delivering practice-based evidence: A guide for the psychological therapies* (pp. 141–154). Chichester, UK: Wiley-Blackwell.

Lambert, M., Hansen, N., Umphress, V., Lunnen, K., Okiishi, J., Burlingame, G., . . . Reisinger, C. (1996b). *Administration and scoring manual for the Outcome Questionnaire (OQ -45, 2).* Wilmington, DE: American Professional Credentialing Services.

Lambert, M. J., Kahler, M., Harmon, C., Burlingame, G. M., & Shimokawa, K. (2013). *Administration and scoring manual for the Outcome Questionnaire -45, 2.* Salt Lake City, UT: OQMeasures.

Leuzinger-Bohleber, M., & Fischmann, T. (2007). Application of the Scales of Psychological Capacities in a multiperspective, representative followup. In W. Bucci & N. Freedman (Eds.), *From impression to inquiry: A tribute to the work of Robert Wallerstein* (pp. 82–96). London: International Psychoanalytic Association.

Levy, K. N., Meehan, K. B., Kelly, K. M., Reynoso, J. S., Weber, M., Clarkin, J. F., & Kernberg, O. F. (2006). Change in attachment patterns and reflective function in a randomized control trial of transference focused psychotherapy for borderline personality disorder. *Journal of Consulting and Clinical Psychology, 74,* 1027–1040.

Levy, R., Ablon, J., Thomä, H., Kächele, H., Ackerman, J., Erhardt, I., & Seybert, C. (2012). A specimen session of psychoanalytic therapy under the lens of the Psychotherapy Process Q-Set. In R. Levy, S. Ablon, & H. Kächele (Eds.), *Psychodynamic psychotherapy research* (pp. 509–528). New York: Humana Press.

Lindfors, O., Knekt, P., & Virtala, E. (2013). Quality of object relations modifies the effectiveness of shortand longterm psychotherapy on selfconcept. *Open Journal of Psychiatry, 3,* 345–350.

Lingiardi, V., Gazzillo, F., & Waldron, S. (2010). An empirically supported psychoanalysis: The case of Giovanna. *Psychoanalytic Psychology, 27,* 190–218.

Lingiardi, V., Lonati, C., Delucchi, F., Fossati, A., Vanzulli, L., & Maffei, C. (1999). Defense mechanisms and personality disorders. *Journal of Nervous and Mental Disease, 187,* 224–228.

Lingiardi, V., McWilliams, N., Bornstein, R. F., Gazzillo, F., & Gordon, R. M. (2015a). The *Psychodynamic Diagnostic Manual* Version 2 (PDM2): Assessing patients for improved clinical practice and research. *Psychoanalytic Psychology, 32,* 94–115.

Lingiardi, V., Shedler, J., & Gazzillo, F. (2006). Assessing personality change in psychotherapy with the SWAP-200: A case study. *Journal of Personality Assessment, 86,* 23–32.

Lingiardi, V., Tanzilli, A., & Colli, A. (2015b). Does the severity of psychopathological symptoms mediate the relationship between patient personality and therapist response? *Psychotherapy, 52*(2), 228–237.

Lowyck, B., Luyten, P., Verhaest, Y., Vandeneede, B., & Vermote, R. (2013). Levels of personality functioning in patients with personality disorders. *Journal of Personality Disorders, 27,* 320–336.

Luborsky, L., & Crits-Christoph, P. (1990). *Understanding transference: The CCRT method.* New York: Basic Books.

Luborsky, L., Crits-Christoph, P., Mintz, J., & Auerbach, A. (1988). *Who will benefit from psychotherapy?: Predicting therapeutic outcomes.* New York: Basic Books.

Lumley, M. A., Gustavson, B. J., Partridge, R. T., & Labouvie-Vief, G. (2005). Assessing alexithymia and related emotional ability constructs using multiple methods: Interrelationships among measures. *Emotion, 5,* 329–342.

Lumley, M. A., Neely, L. C., & Burger, A. J. (2007). The assessment of alexithymia in medical settings: Implications for understanding and treating health problems. *Journal of Personality Assessment, 89,* 230–246.

Luyten, P., Fonagy, P., Lowyck, B., & Vermote, R. (2012). The assessment of mentalization. In A. Bateman & P. Fonagy (Eds.), *Handbook of mentalizing in mental health practice* (pp. 43–65). Washington, DC: American Psychiatric Association.

Main, M., & Goldwyn, R. (1998). *Adult attachment scoring and classification system.* Unpublished scoring manual, University of California, Berkeley.

Main, M., Goldwyn, R., & Hesse, E. (2003). *Adult attachment scoring and classification system* (Version 7.2). Unpublished scoring manual, University of California, Berkeley.

Main, M., Hesse, E., & Goldwyn, R. (2008). Studying differences in language usage in recounting attachment history: An introduction to the A AI. In H. Steele & M. Steele (Eds.), *Clinical applications of the Adult Attachment Interview* (pp. 31–68). New York: Guilford Press.

Main, M., Kaplan, N., & Cassidy, J. (1985). Security in infancy, childhood, and adulthood: A move to the level of representation. In I. Bretherton & E. Waters (Eds.), Growing points of attachment theory and research. *Monographs of the Society for Research in Child Development, 50*(1–2, Serial No. 209), 66–104.

Main, M., & Weston, D. R. (1981). The quality of the toddler's relationship to mother and to father: Related to conflict behavior and the readiness to establish new relationships. *Child Development, 52,* 932–940.

Mavranezouli, I., Brazier, J. E., Rowen, D., & Barkham, M. (2013). Estimating a preference-based index from the Clinical Outcomes in Routine Evaluation— Outcome Measure (COREOM): Valuation of CORE-6D. *Medical Decision Making, 33*(3), 321–333.

Mavranezouli, I., Brazier, J. E., Young, T. A., & Barkham, M. (2011). Using Rasch analysis to form plausible health states amenable to valuation: The development of CORE-6D from a measure of common mental health problems (COREOM). *Quality of Life Research, 20*(3), 321–333.

McCann, J. T. (1999). *Assessing adolescents with the M ACI: Using the Millon Adolescent Clinical Inventory.* New York: Wiley.

McCarthy, K. S., Connolly Gibbons, M. B., & Barber, J. P. (2008). The relation of consistency in interpersonal patterns to symptoms and functioning: An investigation using the Central Relationship Questionnaire. *Journal of Counseling Psychology, 55,* 346–358.

McClelland, D. C., Koestner, R., & Weinberger, J. (1989). How do selfattributed and implicit motives differ? *Psychological Review, 96,* 690–702.

McCullough, L., Kuhn, N., Andrews, S., Kaplan, A., Wolf, J., & Hurley, C. L. (2003). *Treating affect phobia: A manual of shortterm dynamic psychotherapy.* New York: Guilford Press.

McKinley, J. C., Hathaway, S. R., & Meehl, P. E. (1948). The Minnesota Multiphasic Personality Inventory: V I. The K scale. *Journal of Consulting Psychology, 12,* 20–31.

Meehl, P. E. (1996). Comparative efficiency of informal (subjective, impressionistic) and formal (mechanical, algorithmic) prediction procedures: The clinical–statistical controversy. *Psychology, Public Policy, and Law, 2,* 293–323.

Meyer, G. J. (2000). The incremental validity of the Rorschach Prognostic Rating Scale over the MMPI Ego Strength Scale and IQ. *Journal of Personality Assessment, 74,* 356–370.

Meyer, G. J. (2004). The reliability of the Rorschach and TAT compared to other psychological and medical procedures: An analysis of systematically gathered evidence. In M. Hersen (Series Ed.) & M. J. Hilsenroth & D. L. Segal (Vol. Eds.), *Comprehensive handbook of psychological assessment: Vol. 2. Personality assessment* (pp. 315–342). Hoboken, NJ: Wiley.

Meyer, G. J., & Handler, L. (1997). The ability of the Rorschach to predict subsequent outcome: A metaanalysis of the Rorschach Prognostic Rating Scale. *Journal of Personality Assessment, 69,* 1–38.

Meyer, G. J., Viglione, D. J., Mihura, J. L., Erard, R.E., & Erdberg, P. (2011). *Rorschach Performance Assessment System: Administration, coding, interpretation, and technical manual.* Toledo, OH: Rorschach Performance Assessment System.

Mihura, J. L., Meyer, G. J., Dumitrascu, N., & Bombel, G. (2013). The validity of individual Rorschach variables: Systematic reviews and metaanalyses of the Comprehensive System. *Psychological Bulletin, 139,* 548–605.

Millon, T. (2011). *Disorders of personality: Introducing a DSM / ICD spectrum from normal to abnormal* (3rd ed.). Hoboken, NJ: Wiley.

Millon, T., Grossman, S., & Millon, C. (2015). *Millon Clinical Multiaxial Inventory–IV (MCM I-IV).* Minneapolis, MN: Pearson Assessments.

Millon, T., Millon, C., Davis, R., & Grossman, S. (2006a). *MCM I-III manual* (rev. ed.). Minneapolis, MN: Pearson Assesments.

Millon, T., Millon, C., Davis, R., & Grossman, S. (2006b). The Millon Adolescent Clinical Inventory (MACI). Minneapolis, MN: Pearson Assessments.

Millon, T., Tringone, R., Millon, C., & Grossman, S. (2005). *Millon Pre-Adolescent Clinical Inventory manual*. Minneapolis, MN: Pearson Assessments.

Morey, L . C. (1991, 1996). *An interpretive guide to the Personality Assessment Inventory (PA I)*. Odessa, FL: Psychological Assessment Resources.

Morey, L . C. (2007). *The Personality Assessment Inventory professional manual*. Lutz, FL: Psychological Assessment Resources.

Morey, L. C., & Ambwani, S. (2008). The Personality Assessment Inventory. In G. Boyle, G. Matthews,& D. H. Saklofske (Eds.), *The Sage handbook of personality theory and assessment : Vol. 2 . Personality measurement and testing* (pp. 626 – 645). Thousand Oaks, CA: SAGE .

Morey, L . C., & Hopwood, C. J. (2007). *Casebook for the Personality Assessment Inventory.* Lutz, FL: Psychological Assessment Resources.

Morgan, C. D., & Murray, H. A. (1935). A method of investigating fantasies: The Thematic Apperception Test. *Archives of Neurology and Psychiatry,34,* 289 – 306.

Murray, H. A. (1943). *Thematic Apperception Test.* Cambridge, MA: Harvard University Press. Norcross, J. C. (2011). *Psychotherapy relationships that work : Evidencebased responsiveness* (2nd ed.). New York: Oxford University Press.

Okiishi, J., Lambert, M. J., Eggett, D., Nielsen, S.L ., Dayton, D. D., & Vermeersch, D. A. (2006). An analysis of therapist treatment effects: Toward providing feedback to individual therapists on their clients' psychotherapy outcome. *Journal of Clinical Psychology, 62,* 1157 – 1172.

OPD Task Force. (Ed.). (2008). *Operationalized Psychodynamic Diagnosis (OPD -2): Manual of diagnostics and treatment planning.* Göttingen, Germany: Hogrefe & Huber.

Ortigo, K. M., Westen, D., DeFife, J. A., & Bradley, B. (2013). Attachment, social cognition, and posttraumatic stress symptoms in a traumatized, urban population: Evidence for the mediating role of object relations. *Journal of Traumatic Stress, 26,*361 – 368.

Owen, J., & Imel, Z. (2010). Rating scales in psychotherapy practice. In L . Baer & M. Blais (Eds.), *Handbook of clinical rating scales and assessment in psychiatry and mental health* (pp. 257 – 270). New York: Humana Press.

Paul, L . K., Schieffer, B., & Brown, W. S. (2004). Social processing deficits in agenesis of the corpus callosum: Narratives from the Thematic Apperception Test. *Archives of Clinical Neuropsychology,19,* 215 – 225.

Peebles, M. J. (2012). *Beginnings: The art and science of planning psychotherapy* (2nd ed.). New York: Routledge.

Perry, J. C. (1990). *Defense Mechanism Rating Scales (DM R S)* (5th ed.). Cambridge, MA: Author.

Perry, J. C. (1994). Assessing psychodynamic patterns using the Idiographic Conflict Formulation Method. *Psychotherapy Research, 4,* 239 – 252.

Perry, J. C. (1997). The idiographic conflict formulation method. In T. D. Eells (Ed.), *Handbook of psychotherapy case formulation* (pp. 137 – 165). New York: Guilford Press.

Perry, J. C. (2006). *The Psychodynamic Conflict Rating Scales (PCR S)* (3rd ed.). Available from the author.

Perry, J. C. (2014). Anomalies and specific functions in the clinical identification of defense mechanisms. *Journal of Clinical Psychology, 70,* 406 – 418.

Perry, J. C., & Bond, M. (2012). Change in defense mechanisms during longterm dynamic psychotherapy and fiveyear outcome. *American Journal of Psychiatry, 169,* 916 – 925.

Perry, J. C., Constantinides, P., & Simmonds, J. (2017). Psychoanalytic dynamic conflicts in recurrent major depression: Does combined shortterm psychotherapy and medications lead to healthy dynamic functioning? *Psychology, 34*(1), 3 – 12.

Perry, J. C., & Cooper, S. H. (1986). A preliminary report on defenses and conflicts associated with borderline personality disorder. *Journal of the American Psychoanalytic Association, 34,* 865 – 895.

Perry, J. C., & Høglend, P. (1998). Convergent and discriminant validity of overall defensive functioning. *Journal of Nervous and Mental Disease, 186,*529 – 535.

Perry, J. C., Høglend, P., Shear, K., Vaillant, G. E ., Horowitz, M., Kardos, M. E ., & Kagen, D. (1998). Field trial of a diagnostic axis for defense mechanisms for DSMI V. *Journal of Personality Disorders, 12,* 56 – 68.

Perry, J. C., Metzger, J., & Sigal, J. J. (2015). Defensive functioning in women with breast cancer and community controls. *Psychiatry : Interpersonal and Biological Processes, 78,* 156 – 169.

Perry, J. D., & Perry, J. C. (2004). Conflicts, defenses and the stability of narcissistic personality features. *Psychiatry, 67,* 310–330.

Perry, W., Minassian, A., Cadenhead, K., & Braff, D. (2003). Use of the Ego Impairment Index across the schizophrenia spectrum. *Journal of Personality Disorders, 80,* 50–57.

Piper, W. E., & Duncan, S. C. (1999). Object relations theory and shortterm dynamic psychotherapy: Findings from the Quality of Object Relations scale. *Clinical Psychology Review, 19,* 669–685.

Piper, W. E., McCallum, M., & Joyce, A. S. (1993). *Manual for assessment of quality of object relations.* Unpublished manuscript.

Porcelli, P., & De Carne, M. (2001). Criterion-related validity of the Diagnostic Criteria for Psychosomatic Research for alexithymia in patients with functional gastrointestinal disorders. *Psychotherapy and Psychosomatics, 70,* 184–188.

Porcelli, P., & Mihura, J. L. (2010). Assessment of alexithymia with the Rorschach Comprehensive System: The Rorschach Alexithymia Scale (R AS). *Journal of Personality Assessment, 92,* 128–136.

Porcerelli, J. H., Cogan, R., Kamoo, R., & Miller, K. (2010). Convergent validity of the Defense Mechanisms Manual and the Defensive Functioning Scale. *Journal of Personality Assessment, 92*(5),432–438.

Porcerelli, J. H., Cogan, R., Markova, T., Miller, K.,& Mickens, L . (2011). The *Diagnostic and Statistical Manual of Mental Disorders,* fourth edition Defensive Functioning Scale: A validity study. *Comprehensive Psychiatry, 52',* 225–230.

Porcerelli, J. H., Huth-Bocks, A., Huprich, S. K., & Richardson, L . (2016). Defense mechanisms of pregnant mothers predict attachmentsecurity, social-emotional competence, and behavior problems in their toddlers. *American Journal of Psychiatry, 73*(2), 138–146.

Priel, B. (2005). Representations in childhood: A dialogical perspective. In J. S. Auerbach, K. N. Levy, & C. E . Schaffer (Eds.), *Relatedness, selfdefinition, and mental representation: Essays in honor of Sidney J. Blatt* (pp. 43–57). London: Routledge.

Quinlan, D. M., Blatt, S. J., Chevron, E . S., & Wein, S. J. (1992). The analysis of descriptions of parents: Identification of a more differentiated factor structure. *Journal of Personality Assessment, 59,*340–351.

Rapaport, D., Gill, M. M., & Schafer, R. (1945–1946). *Diagnostic psychological testing.* Chicago: Year Book Medical.

Rapaport, D., Gill, M. M., & Schafer, R. (1968). *Diagnostic psychological testing* (2nd ed., R. R. Holt, Ed.). New York: International Universities Press.

Reid, M., & Osatuke, K. (2006) Acknowledging problematic voices: Processes occurring at early stages of conflict assimilation in patients with functional somatic disorder. *Psychology and Psychotherapy: Theory, Research and Practice, 79,* 539–555.

Rorschach, H. (1942). *Psychodiagnostics: A diagnostic test based on perception* (P. Lemkau & B. Kronenberg, Trans.). Bern: Huber. (Original work published 1921)

Rudolf, G., Grande, T., Dilg, R., Jakobsen, T., Keller, W., Oberbracht, C., . . . Wilke, S. (2002). Structural changes in psychoanalytic therapies: The Heidelberg–Berlin study on longterm psychoanalytic therapies (PAL). In M. Leuzinger-Bohleber & M. Target (Eds.), *Outcomes of psychoanalytic treatment: Perspectives for therapists and researchers* (pp. 201–222). London: Whurr.

Rudolf, G., Grande, T., & Oberbracht, C. (2000). The Heidelberg Restructuring Scale: A model of changes in psychoanalytic therapies and its operationalization on an estimating scale. *Psychotherapeut, 45,* 237–246.

Ruiz, M. A., Pincus, A. L., Borkovec, T. D., Echemendia, R. J., Castonguay, L . G., & Ragusea, S. A. (2004). Validity of the Inventory of Interpersonal Problems for predicting treatment outcome: An investigation with the Pennsylvania Practice Research Network. *Journal of Personality Assessment, 83*(3), 213–222.

Satir, D. A., Thompson-Brenner, H., Boisseau, C.L ., & Crisafulli, M. A. (2009). Countertransference reactions to adolescents with eating disorders: Relationships to clinician and patient factors. *International Journal of Eating Disorders, 42*(6),511–521.

Schafer, R. (1958). How was this story told? *Journal of Projective Techniques, 22,* 181–210.

Scharf, R. D., Waldron, S., Firestein, S. K., Goldberger, M., & Burton, A. (2010). *The Analytic Process Scales (A PS) coding manual.* Unpublished manual. Available from *woodywald@earthlink. net.*

Seitz, P. (1966). The consensus problem in psychoanalytic research. In L . A. Gottschalk & A. H. Auerbach (Eds.), *Methods of research in psychotherapy* (pp. 209–225). New York: Appleton-Century-Crofts.

Shedler, J. (2000). A new language for psychoanalytic diagnosis. *Psychologist–Psychoanalyst, 20,* 30–37. Shedler, J. (2015). Integrating clinical and empirical perspectives on personality: The Shedler–Westen Assessment Procedure

(SWAP). In S. K. Huprich (Ed.), *Personality disorders: Toward theoretical and empirical integration in diagnosis and assessment* (pp. 225–252). Washington, DC: American Psychological Association.

Shedler, J., Mayman, M., & Manis, M. (1993). The illusion of mental health. *American Psychologist, 48,* 1117–1131.

Shedler, J., & Westen, D. (2006). Personality diagnosis with the Shedler–Westen Assessment Procedure (SWAP): Bridging the gulf between science and practice. In *Psychodynamic diagnostic manual (PDM)* (pp. 573–613). Silver Spring, MD: Alliance of Psychoanalytic Organizations.

Shedler, J., & Westen, D. (2007). The Shedler-Westen Assessment Procedure (SWAP): Making personality diagnosis clinically meaningful. *Journal of Personality Assessment, 89*(1), 41–55.

Shedler, J., Westen, D., & Lingiardi, V. (2014). *La valutazione della personalità con la SWA P-20 0.* Milan, Italy: Raffaello Cortina.

Shimokawa, K., Lambert, M. J., & Smart, D. (2010). Enhancing treatment outcome of patients at risk of treatment failure: Metaanalytic and megaanalytic review of a psychotherapy quality assurance program. *Journal of Consulting and Clinical Psychology, 78,* 298–311.

Siefert, C. J., Stein, M., Sinclair, S. J., Antonius, D., Shiva, A., & Blais, M. A. (2012). Development and initial validation of a scale for detecting inconsistent responding on the Personality Assessment Inventory— Short Form. *Journal of Personality Assessment, 94*(6), 601–606.

Silberschatz, G. (2005). An overview of research on control–mastery theory. In G. Silberschatz (Ed.), *Transformative relationships* (pp. 189–218). New York: Routledge.

Silberschatz, G., & Curtis, J. T. (1993). Measuring the therapist's impact on the patient's therapeutic progress. *Journal of Consulting and Clinical Psychology, 61,* 403–411.

Silberschatz, G., Fretter, P. B., & Curtis, J. T. (1986). How do interpretations influence the process of psychotherapy? *Journal of Consulting and Clinical Psychology, 54,* 646–652.

Sinclair, S. J., Antonius, D., Shiva, A., Siefert, C. J., KehlFie, K., Lama, S., & Blais, M. A. (2010). The psychometric properties of the Personality Assessment Inventory— Short Form (PAISF) in inpatient forensic and civil samples. *Journal of Psychopathology and Behavioral Assessment, 32,* 406–415.

Sinclair, S. J., Siefert, C. J., Shorey, H., Antonius, D., Shiva, A., KehlFie, K., & Blais, M. A. (2009). A psychometric evaluation of the Personality Assessment Inventory— Short Form (PAISF) clinical scales in an inpatient psychiatric sample. *Psychiatry Research, 170,* 262–266.

Slade, A. (2008). The implications of attachment theory and research for adult psychotherapy: Research and clinical perspectives. In J. Cassidy & P. R. Shaver (Eds.), *Handbook of attachment: Theory, research, and clinical applications* (2nd ed., pp. 762–783). New York: Guilford Press.

Slade, A., Aber, J. L., Bresgi, I., Berger, B., & Kaplan, C. A. (2004). *The Parent Development Interview — Revised.* Unpublished protocol, City University of New York.

Smith, J. D., & George, C. (2012). Therapeutic assessment case study: Treatment of a woman diagnosed with metastatic cancer and attachment trauma. *Journal of Personality Assessment, 94,* 1–14.

Spieker, S., Nelson, E . M., DeKlyen, M., Jolley, S.N., & Mennet, L . (2011). Continuity and change in unresolved classifications of Adult Attachment Interviews with lowincome mothers. In J. Solomon & C. George (Eds.), *Disorganized attachment and caregiving* (pp. 80–109). New York: Guilford Press. Spiro, A., III, Butcher, J. N., Levenson, R. M., Aldwin, C. M., & Bosse, R. (2000). Change and stability in personality: A five year study of the MMPI-2 in older men. In J. E . Butcher (Ed.), *Basic sources on the M M PI-2* (pp. 443–462). Minneapolis: University of Minnesota Press.

Steele, H., & Steele, M. (2008). Ten clinical uses of the Adult Attachment Interview. In H. Steele & M. Steele (Eds.), *Clinical applications of the Adult Attachment Interview* (pp. 3–30). New York: Guilford Press.

Stein, M. B., Hilsenroth, M., Slavin-Mulford, J., & Pinsker, J. (2011). *Social Cognition and Object Relations Scale: Global Rating Method* (4th ed.). Unpublished manuscript, Massachusetts General Hospital and Harvard Medical School.

Stein, M. B., Slavin-Mulford, J., Siefert, C. J., Sinclair, S. J., Renna, M., Malone, J., . . . Blais, M. A. (2014). SCORSG stimulus characteristics of select Thematic Apperception Test cards. *Journal of Personality Assessment, 96*(3), 339–349.

Stein, M. B., Slavin-Mulford, J., Siefert, C. J., Sinclair, S. J., Smith, M., Chung, W. J., . . . Blais, M. A. (2015). External validity of SCORSG ratings of Thematic Apperception Test narratives in a sample of outpatients and inpatients. *Rorschachiana, 36,* 58–81.

Stein, M. B., Slavin-Mulford, J., Sinclair, S. J., Siefert, C. J., & Blais, M. A. (2012). Exploring the construct validity of the Social Cognition and Object Relations Scale in a clinical sample. *Journal of Personality Assessment, 94*(5), 533–540.

Stern, B. L ., Caligor, E ., Clarkin, J. F., Critchfield, K. L ., MacCornack, V., Lenzenweger, M. F., & Kernberg, O. F.

(2010). The Structured Interview of Personality Organization (STIPO): Preliminary psychometrics in a clinical sample. *Journal of Psychological Assessment, 91,* 35-44.

Stiles, W. B. (1999). *Signs, voices, meaning bridges, and shared experience: How talking helps* (Visiting Scholar Series No. 10). Palmerston North, New Zealand: School of Psychology, Massey University.

Stiles, W. B. (2002). Assimilation of problematic experiences. In J. C. Norcross (Ed.), *Psychotherapy relationships that work: Therapist contributions and responsiveness to patients* (pp. 357-365). New York: Oxford University Press.

Stiles, W. B. (2005). Extending the Assimilation of Problematic Experiences Scale: Commentary on the special issue. *Counselling Psychology Quarterly, 18,* 85-93.

Stiles, W. B. (2011). Coming to terms. *Psychotherapy Research, 21,* 367-384.

Stiles, W. B., Morrison, L. A., Haw, S. K., Harper, H., Shapiro, D. A., & Firth-Cozens, J. (1991). Longitudinal study of assimilation in exploratory psychotherapy. *Psychotherapy, 28,* 195-206.

Stiles, W. B., Osatuke, K., Glick, M. J., & Mackay, H.C. (2004). Encounters between internal voices generate emotion: An elaboration of the assimilation model. In H. H. Hermans & G. Dimaggio (Eds.), *The dialogical self in psychotherapy* (pp. 91-107). New York: Brunner-Routledge.

Stratton, P., Lask, J., Bland, J., & Janes, E . (2010). Developing an indicator of family function and a practicable outcome measure for systemic family and couple therapy: The SCORE . *Journal of Family Therapy, 32*(3), 232-258.

Stratton, P., Lask, J., Bland, J., Nowotny, E ., Evans, C., Singh, R., . . . Peppiatt, A. (2014). Detecting therapeutic improvement early in therapy: Validation of the SCORE15 index of family functioning and change. *Journal of Family Therapy, 36*(1),3-19.

Strupp, H. H., Schacht, T. E ., & Henry, W. P. (1988). Problem-treatment-outcome congruence: A principle whose time has come. In H. Dahl, H. Kächele, & H. Thomä (Eds.), *Psychoanalytic process research strategies* (pp. 1-14). New York: Springer. Symons, D., Peterson, C., Slaughter, V., Roche, J., & Doyle, E . (2005). Theory of mind and mental state discourse during book reading and storytelling tasks. *British Journal of Developmental Psychology, 23,* 81-102.

Tanzilli, A., Colli, A., Del Corno, F., & Lingiardi, V. (2016). Factor structure, reliability, and validity of the Therapist Response Questionnaire. *Personality Disorders: Theory, Research, and Treatment, 7*(2),147-158.

Tanzilli, A., Colli, A., Gualco, I., & Lingiardi, V. (in press). Patient personality and relational patterns in psychotherapy: Factor structure, reliability, and validity of the Psychotherapy Relationship Questionnaire. *Journal of Personality Assessment.*

Taubner, S., Horz, S., Fischer-Kern, M., Doering, S., Buchheim, A., & Zimmermann, J. (2013). Internal structure of the Reflective Functioning Scale. *Psychological Assessment, 25*(1), 127-135.

Taylor, G. J. (2010). Affects, trauma, and mechanisms of symptom formation: A tribute to John C. Nemiah, MD (1918-2009). *Psychotherapy and Psychosomatics, 79,* 339-349.

Taylor, G. J., & Bagby, R. M. (2012). The alexithymia personality dimension. In T. A. Widiger (Ed.), *The Oxford handbook of personality disorders* (pp. 648-676). New York: Oxford University Press.

Taylor, G. J., Bagby, R. M., & Parker, J. D. A. (1997). *Disorders of affect regulation*. Cambridge, U K: Cambridge University Press.

Tellegen, A., Ben-Porath, Y. S., McNulty, J. L ., Arbisi, P. A., Graham, J. R., & Kaemmer, B. (2003). *The M M PI-2 restructured clinical scales: Development, validation, and interpretation*. Minneapolis: University of Minnesota Press.

Thompson-Brenner, H., Eddy, K. T., Satir, D. A., Boisseau, C. L ., & Westen, D. A. (2008). Personality subtypes in adolescents with eating disorders: Validation of a classification approach. *Journal of Child Psychology and Psychiatry, 49,*170-180.

Thompson-Brenner, H., & Westen, D. A. (2005a). A naturalistic study of psychotherapy for bulimia nervosa. *Journal of Nervous and Mental Disease,193,* 573-595.

Thompson-Brenner, H., & Westen, D. A. (2005b). Personality subtypes in eating disorders: Validation of a classification in a naturalistic sample. *British Journal of Psychiatry, 186,* 516-524.

Tikkanen, S., Stiles, W. B., & Leiman, M. (2013). Achieving an empathic stance: Dialogical sequence analysis of a change episode. *Psychotherapy Research, 23,* 178-189.

Tracey, T. J., & Kokotovic, A. M. (1989). Factor structure of the Working Alliance Inventory. *Psychological Assessment: Journal of Consulting and Clinical Psychology, 1,* 207-210.

Turrina, C., Siani, R., Regini, C., Campana, A., Bologna, R., & Siciliani, O. (1996). Interobserver and test-retest reliability of the Italian version of the Karolinska Psychodynamic Profile (KAPP) in two groups of psychiatric patients. *Acta*

Psychiatrica Scandinavica, 93, 292–287.

Twigg, E ., Barkham, M., Bewick, B. M., Mulhern, B., Connell, J., & Cooper, M. (2009). The Young Person's CORE: Development of a brief outcome measure for young people. Counselling and Psychotherapy Research, 9, 160–168.

Tyrrell, C. L ., Dozier, M., Teague, G. B., & Fallot, R.D. (1999). Effective treatment relationships for persons with serious psychiatric disorders: The importance of attachment states of mind. Journal of Consulting and Clinical Psychology, 67, 725–733. van IJzendoorn, M. H. (1995). Adult attachment representations, parental responsiveness, and infant attachment: A metaanalysis on the predictive validity of the Adult Attachment Interview. Psychological Bulletin, 117, 387–403.

van IJzendoorn, M. H., & Bakersman-Kranenburg, M. J. (2008). The distribution of Adult Attachment representations in clinical groups: A metaanalytic search for patterns of attachment in 105 A AI studies. In H. Steele & M. Steele (Eds.), Clinical applications of the Adult Attachment Interview (pp. 399–426). New York: Guilford Press.

Varvin, S. (2003). Mental survival strategies after extreme traumatisation. Copenhagen: Multivers APS.

Verheul, R., Berghout, C. C., Busschbach, J. J. V., Bateman, A., Helene, A., Dolan, C., . . . Fonagy, P. (2008). Severity Indices of Personality Problems (SIPP-118): Development, factor structure, reliability, and validity. Psychologic al Assessment, 20, 23–34.

Vermeersch, D. A., Whipple, J. L ., Lambert, M. J., Hawkins, E . J., Burchfield, C. M., & Okiishi, J. C. (2004). Outcome Questionnaire: Item sensitivity to changes in counseling center clients. Journal of Counseling Psychology, 51, 38–49.

Vermote, R., Lowyck, B., Luyten, P., Verhaest, Y., Vertommen, H., Vandeneede, B., . . . Peuskens, J. (2011). Patterns of inner change and their relation with patient characteristics and outcome in a psychoanalytic hospitalization-based treatment for personality disordered patients. Clinical Psychology and Psychotherapy, 18, 303–313.

Waldron, S. (1995). [Book review: Understanding Transference: The CCRT Method by Lester Luborsky and Paul Crits-Christoph. New York, Basic Books, 1990.] Psychoanalytic Quarterly, 6 4, 398–402.

Waldron, S., Gazzillo, F., Genova, F., & Lingiardi, V. (2013). Relational and classical elements in psychoanalyses: An empirical study with case illustrations. Psychoanalytic Psychology, 30, 567–600.

Waldron, S., & Helm, F. (2004). Psychodynamic features of two cognitive/behavioural and one psychodynamic treatment compared using the Analytic Process Scales. Canadian Journal of Psychoanalysis, 12 , 346–368.

Waldron, S., Moscovitz, S., Lundin, J., Helm, F. L., Jemerin, J., & Gorman, B. (2011). Evaluating the outcome of psychotherapies: The Personality Health Index. Psychoanalytic Psychology, 28, 363–388.

Waldron, S., Scharf, R. D., Crouse, J., Firestein, S. K., Burton, A., & Hurst, D. (2004a). Saying the right thing at the right time: A view through the lens of the Analytic Process Scales (APS). Psychoanalytic Quarterly, 73, 1079–1125.

Waldron, S., Scharf, R. D., Hurst, D., Firestein, S. K.,& Burton, A. (2004b). What happens in a psychoanalysis: A view through the lens of the Analytic Process Scales (APS). International Journal of Psychoanalysis, 85, 443–466.

Wallerstein, R. S., DeWitt, K., Hartley, D., Rosenberg, S. E ., & Zilberg, N. (1996). The Scales of Psychological Capacities (Version 1). Unpublished manuscript.

Waters, E ., & Hamilton, C. E . (2000). The stability of attachment security from infancy to adolescence and early adulthood: General introduction. Child Development, 71, 678–683.

Waters, E ., Treboux, D., Fyffe, C., & Crowell, J. (2001). Secure versus insecure and dismissing versus preoccupied attachment representation scored as continuous variables from A A I state of mind scales. Unpublished manuscript, Stony Brook University, State University of New York.

Watkins, R., Cheston, R., Jones, K., & Gilliard, J.(2006). "Coming out" with Alzheimer's disease: Changes in awareness during a psychotherapy group for people with dementia. Aging and Mental Health, 10, 166–176.

Webster, L., & Hackett, R. K. (2007). A comparison of unresolved and resolved status and its relationship to behavior in maltreated adolescents. School Psychology International, 28, 365–378.

Weiner, I. B. (2000). Making Rorschach interpretation as good as it can be. Journal of Personality Assessment, 74, 164–174.

Weiner, I. B. (2003). Principles of Rorschach interpretation (2nd ed.). Mahwah, NJ: Erlbaum.

Weinryb, R. M., Gustavsson, J. P., & Barber, J. P. (2003). Personality traits predicting longterm adjustment after surgery for ulcerative colitis. Journal of Clinical Psychology, 59, 1015–1029.

Weinryb, R. M., & Rössel, R. J. (1991). Karolinska Psychodynamic Profile— KAPP. Acta Psychiatrica Scandinavica, 85, 153–162.

Weinryb, R. M., Rössel, R. J., & Åsberg, M. (1991a). The Karolinska Psychodynamic Profile: I. Validity and dimensionality. Acta Psychiatrica Scandinavica, 83, 64–72.

Weinryb, R. M., Rössel, R. J., & Åsberg, M. (1991b).

The Karolinska Psychodynamic Profile: II. Interdisciplinary and crosscultural reliability. *Acta Psychiatrica Scandinavica*, *83*, 73–76.

Weinryb, R. M., Rössel, R. J., Gustavsson, J., Åsberg, M., & Barber, J. P. (1997). The Karolinska Psychodynamic Profile (KAPP): Studies of character and wellbeing. *Psychoanalytic Psychology*, *14*(4),495–515.

Weiss, J., Sampson, H., & the Mount Zion Psychotherapy Research Group. (1986). *The psychoanalytic process*. New York: Guilford Press.

Westen, D. (1991a). Clinical assessment of object relations using the TAT. *Journal of Personality Assessment, 56*, 56–74.

Westen, D. (1991b). Social cognition and object relations. *Psychological Bulletin, 109*, 429–455.

Westen, D. (1995). *Social Cognition and Object Relations Scale: Q sort for Projective Stories (SCOR S -Q)*. Unpublished manuscript, Cambridge Hospital and Harvard Medical School, Cambridge, MA.

Westen, D. (1999). The scientific status of unconscious processes: Is Freud really dead? *Journal of the American Psychoanalytic Association, 47,*1061–1106.

Westen, D., DeFife, J. A., Malone, J. C., & DiLallo, J. (2014). An empirically derived classification of adolescent personality disorders. *Journal of the American Academy of Child and Adolescent Psychiatry, 53,* 528–549.

Westen, D., Dutra, L., & Shedler, J. (2005). Assessing adolescent personality pathology. *British Journal of Psychiatry, 186*, 227–238.

Westen, D., Gabbard, G. O., & Blagov, P. (2006). Back to the future: Personality structure as a context for psychopathology. In R. F. Krueger & J. L. Tackett (Eds.), *Personality and psychopathology* (pp. 335–384). New York: Guilford Press.

Westen, D., & Harnden-Fischer, J. (2001). Personality profiles in eating disorders. In M. R. Leary & J. P. Tangney (Eds.), *Handbook of self and identity* (pp. 643–664). New York: Guilford Press.

Westen, D., & Muderrisoglu, S. (2006). Clinical assessment of pathological personality traits. *American Journal of Psychiatry, 163*, 1285–1287. Westen, D., & Shedler, J. (1999a). Revising and assessing Axis II: Part I. Developing a clinically and empirically valid assessment method. *American Journal of Psychiatry, 156*, 258–272.

Westen, D., & Shedler, J. (1999b). Revising and assessing Axis II: Part II. Toward an empirically based and clinically useful classification of personality disorders. *American Journal of Psychiatry, 156*,273–285.

Westen, D., Shedler, J., Bradley, B., & DeFife, J. A. (2012). An empirically derived taxonomy for personality diagnosis: Bridging science and practice in conceptualizing personality. *American Journal of Psychiatry, 169*, 273–284.

Westen, D., Shedler, J., Durrett, C., Glass, S., & Martens, A. (2003). Personality diagnosis in adolescence: DSM-I V Axis II diagnoses and an empirically derived alternative. *American Journal of Psychiatry, 160*, 952–966.

Westen, D., & Weinberger, J. (2004). When clinical description becomes statistical prediction. *American Psychologist, 59*, 595–613.

Wilczek, A., Barber, J. P., Gustavsson, J. P., Asberg, M., & Weinryb, R. M. (2004). Change after longterm psychoanalytic psychotherapy. *Journal of the American Psychoanalytic Association, 52*, 1163–1184.

Wilczek, A., Weinryb, R. M., Gustavsson, P. J., Barber, J. P., Schubert, J., & Asberg, M. (1998). Symptoms and character traits in patients selected for longterm psychodynamic psychotherapy. *Journal of Psychotherapy Practice and Research,7*, 23–34.

Wood, J. M., Nezworski, M. T., Lilienfeld, S. O., & Garb, H. N. (2003). *What's wrong with the Rorschach?* San Francisco: Jossey-Bass.

Young, J. L., Waehler, C. A., Laux, J. M., McDaniel, P. S., & Hilsenroth, M. J. (2003). Four studies extending the utility of the Schwartz Outcome Scale (SOS-10). *Journal of Personality Assessment,80*, 130–138.

Zilberg, N. J., Wallerstein, R. S., DeWitt, K. N., Hartley, D. E ., & Rosenberg, S. E . (1991). A conceptual analysis and strategy for assessing structural change. *Psychoanalysis and Contemporary Thought, 14*, 317–342.

Zilcha-Mano, S., Chui, H., McCarthy, K., Dinger, D., & Barber, J. P. (2016). *Examining mechanisms underlying the dodo bird effect in depression: Changes in general attributions and relationship representations*. Manuscript in preparation.

Zilcha-Mano, S., McCarthy, K. S., Dinger, U., & Barber, J. P. (2014). To what extent is the alliance affected by transference?: Some empirical findings. *Psychotherapy, 51*, 424–433.

Zimmermann, J., Ehrenthal, J. C., Cierpka, M., Schauenburg, H., Doering, S., & Benecke, C. (2012). Assessing the level of structural integration using Operationalized Psychodynamic Diagnosis (OPD): Implications for DSM-5. *Journal of Personality Assessment, 94*(5), 522–532.

CHAPTER

PSYCHODYNAMIC DIAGNOSTIC MANUAL

임상 예시 및 PDM-2 프로파일

| 려원기 |

서론

본 챕터는 자연스러운 세팅 하에서 이루어진 진료로부터 가져온 임상 예시들로 구성되어 있다. PDM-2에서 다루고 있는 각 연령군들: 즉 성인, 청소년, 아동, 영아/초기 아동기, 그리고 노년기를 예시하기 위해 증례 한가지씩이 제공되었다. 몇몇은 이탈리아의 임상가들이 제공한 것이며, 또 다른 것들은 미국 임상가들의 것이다. 모든 임상 증례에 등장하는 개인의 세부 정보는 현대의 출판 증례 자료에 대한 기준을 준수하여 각색되었다. 추가적인 PDM-2 임상 사례들은 온라인에서 찾아볼 수 있다. (본문 표 말미의 박스를 보라.)

　우리의 목적에는 PDM-2 분류 체계를 통해 환자의 전체적인 기능을 이해하는 능력을 증진시키고; 다양한 종류의 병리적 기능을 철저히 설명할 수 있게끔 좀 더 고취시키며; 여러 가지 종류의 수많은 정신적 고통 및 감정적 고통 양상에 대해 더 명확히 묘사하고, 이에 기반하여 궁극적으로는 좀 더 적절한 연구 설계 방식을 만들어내기를 촉진시키는 일이 포함된다. 각 임상 사례들은 다음과 같이 구성되어 있다. (약간의 변용이 있을 수는 있다.):

- 문제 제시
- 인구학적 자료 및 개인적 자료 (연령, 성별, 성적 지향성, 교육, 직업, 사회적 상태, 결혼 여부, 아울러 가족력 및 양육자나 형제와의 관계에 있어서 특수한 양상)
- 이전의 심리적 그리고/혹은 생물학적 치료와 더불어, 문제가 되는 점의 과거력에 관한 정보

- 기타 중요한 정보, 이를테면 문제와 관련될 가능성이 있는 생활 속 사건, 그리고 기타 중요한 요소들. 이를테면 문화적, 인종적, 종교적 배경.
- 정신 병리적 양상, 이를테면, 관련된 정동, 방어, 주된 염려 및 병리를 일으키는 믿음.
- 강점과 자원
- 환자에 대한 임상가의 주관적인 반응 (즉 역전이 반응)
- 치료적 가설 및 치료 적응

이와 같은 요소들의 총체야 말로 본 챕터에 실린 임상 사례들이 다른 챕터에 수록된 간략한 증례들과 구분되는 점이다. 다른 챕터들의 증례들은 특정 장애나 인격 양식의 특징 일부를 강조하기 위해 묘사된 것이기 때문이다. 증례들은 여러 다양한 임상가들로부터 기여를 받은 것이기에 어느 정도 서로 다른 스타일로 기술되어 있다.

PDM-2가 "질병의 분류"가 아니라 "사람의 분류"라고 천명한 것에 발맞추어, 본 증례들에서는 총체적인 묘사를 담고자 하였다. 보편적 이해와 사례 개별적인 이해가 잘 통합되게끔, 증례들은 DSM-5 및 ICD-10 진단 기준들과 합쳐졌다. 각 환자들은 자기 연령대에 맞는 정신역동 차트 Psychodynamic Chart (PDC)로 평가되었다. 새 PDC 서식이 본 매뉴얼 부록에 첨부되어 있으며, 확장판 형태는 역시 다운로드가 가능하다. (거듭 언급하건데, 본문 표 말미의 박스를 보라.)

성인기

마틴(Martin)

개인적 자료, 가족력 및 가족 구성원들 관계에서의 특징적인 양상

마틴은 보통 체격, 일반적인 생김새의 39세의 이성애자 미혼 남으로, 4년간 주 1회 정신치료를 했던 심리사가 정신약물 치료를 함께 받는 것이 좋을 것이라 권고하여 12년 전 의학적 자문을 구하였다.

마틴은 사회경제적 상태가 높은 집안의 맏이로 태어났으며 2살 터울의 여동생이 있었다. 그의 아버지는 성공한 변호사로, 견문이 넓고, 의지가 굳세며 이성적인 사람으로, 자식들에 대한 자신의 역할은, 놀이에 있어서까지 조언을 주고 귀감이 되는 모습을 보여야 한다고 생각하는 인물이었다. 어머니는 세심하고, 의욕적이며, 참견이 많았고, 아버지의 의견에 동조하는 편이었으며, 진심으로 감정적 연결을 만드는 데는 서툰 인물이라고 하였다.

마틴은 자신을 일컬어 침착하고 융통성 있는 아이라고 하며, 어머니와 외할아버지에 친밀감을 느꼈고 붙임성이 있었지만 그렇다고 특별히 호기심이 많지는 않았다고 했다. 그는 다소 고통스러워하며 청소년 시절 자신이 겪었던 감정적 불안정감과 정체성 문제, 외로움, 그리고 부모에게 이해받지 못한다고 느꼈던 느낌을 회상하였다. 그는 독서나 문화/행정적 발의에 참여하는 일과 같이 지적인 활동들을 선호하는 편이었으나, 다른 사람들이 어떻게 생각할까 두려워, 타인과 어울릴 때면 막연한 불안감을 느꼈고, 그로 인하여 종종 틀어박히게 되었다. 그는 연애 경험에서 어려움이 있었다고 말했고, 성적 욕구 및 성공에 대한 갈망과 더불어 박살이 난 극심한 자존감 결여에 대해 이야기 하였다. 그가 감정을 투자할 수 있는 여력은 조절력을 잃지는 않을까 하는 두려움으로 인해 억눌러졌다. 학업은 평균 정도였으며 의무감이나 선생님에 대한 꼼짝할 수 없는 복종심으로 내몰렸다. 그는 경험한 바에서 감정적인 면을 표현하지 않으려는 경향이 있었지만, 자아 동조적인 반추와 함께 그것들은 자신의 마음속에서 되살아났다고 말했다.

문제의 과거력

청소년기 후반 무렵 마틴은 중대사, 이를테면 다가올 고등학교 졸업 시험과 같은 중대사와 연관된 불안으로 힘들어했다. 그는 긴장, 부적절하다는 느낌이나 실패할 것 같은 느낌, 집중의 어려움, 약간의 손떨림과 발한이 있었다고 했다. 그는 또한 근래에 본 공포영화 장면이라든지, 자신의 미래에 대한 "강박적인 생각들"이 저절로 떠오르는 경험을 했다. 어떠한 치료도 받지는 않았으나, 증상들은 한 달 반 정도 이후 그가 일단 시험을 통과하자 잦아들었다. 약 2년 후 그는 젊은 여성과 진지하고 지속적인 만남을 갖기 시작했다. 약 1년 가량 교제를 하던 무렵, "다툼이 있었고", 그는 기차에서 20-30분간 지속되는 공황발작(과 더불어 강렬한 고통, 혼돈, 마음을 잃어버릴 것 같은 공포, 빈맥, 무력감, 전신의 불편감)을 경험했다. 이후로 그는 대중 교통이나 폐쇄된 공간에 대해 광장공포증적 경향과 회피 행동, 그리고 또 다른 발작으로부터 어떻게 하면 자신을 보호할 수 있을까라는 주제의 강박사고가 생겨났다. 이러한 증상은 2-3개월 후 사라졌다.

예기불안은 그가 정치학 학사 학위를 마무리 지어야 하는 시기 6개월 전부터 되살아났는데, 이는 시험 준비가 안 되어 있거나 시험 도중 얼어붙으면 어쩌나 하는 공포와 같은, 순전히 부적절감과 연관된 주제에 집중된 반추적인 사고를 수반하였다. 이런 증상들은 졸업 후 호전되긴 했으나, 그의 정신치료자가 정신과 의사를 만나야 한다고 결정할 정도 수준으로 남아있었다. 초기에 사회적 위축, 불안과 불면이 식별되었으며, 뒤늦게 (만연한 의구심, 지속적인 반복사고, 그릇되며 불안정하게 만드는 것이라고 간주된 정서들을 설명하고 통제하려 드는 형태의) 강박 사고가 존재함이 밝혀졌다. 과도한 정서성을 제외하고라도, 마틴은 이러한 경향들을 문제라고 충분히 인정하고 있지 않았다; 그는 또한 지나치게 졸리게 만든다며 불평하며 진정제를 복용하기를 완강히 거부했다.

치료자가 불안한 사고를 줄이는데 필요함을 설명한 후, 플루복사민이 처방되어 중등도에서 고 용량 수준으로 증량되었고 9-10개월간 유지되었다. 마틴은 머릿속이 더 명료해지고 불안 수준이 상당히 줄어들었다고 말하며, 증상적 수준에서 호전이 있었음을 깨달았다. 하지만 그는 여전히 "만사를 이해하기 위해"세상에 접근하는 수단으로 지식화하고 의심하는 경향을 고수하고 있었다. 이는 그 스스로를 10년 동안 정신분석 (주 3회 카우치 세션)으로 임하게 만들었던 것이었다. 반면 약물 치료는 유지 수준으로 지속하면서, 정신과 의사를 만나는 일은 년 1~2회로 줄여나갔으며, 결국에는 "분석만이 도움이 된다", 약은 성생활에 부작용을 끼친다고 말하며 약물을 중단하기에 이르렀다.

5년 전 그는 정신과 의사에게 자신이 손쓰기 어려울 정도의 무력감을 느끼며 반추 사고가 눈에 띄게 되돌아왔다고 토로하였다. 특히나 무력감은 분석을 통해 그것들을 충분히 조절할 수 있으리라 기대했었기에 그러하였다. 그는 일상의 다양한 일들, 이를테면 자신의 기술에 적합한 일자리를 찾는 것, 친구들을 종종 만나고 데이트를 하는 것을 회피하였다. 그의 이러한 행동 양상에서는 무기력함보다 오히려 자기연민의 자세가 느껴졌다. 정신과의사는 그에게 이전의 약물 치료를 소량부터 재개할 것을 권고했다; 마틴은 이 권고에 대해 양가감정적으로 받아들였는데 이유인 즉 "그건 마치 퇴보해서, 예전으로 돌아가는 것처럼 느껴진단 말입니다."고 했다. 이 이후 그는 정신과 의사에게 드물게 전화로만 연락을 취했고 자신만의 방식으로 치료가 행해지기 원한다고 밝혔으며, 3년 후 중단해 버렸다.

1년 전 마틴은 "모든 것에 대한 고통과 의구심"에 떠는 상태로 정신과 의사에게 다시 연락을 해왔다. 그는 집에 틀어박혀 외부세계와 거의 모든 접촉을 끊었고, 때로는 기괴한 주제의 (이를테면 나쁜 것으로 느껴져 읽지 않을 수밖에 없었던 문자 A에 관한 강박) 손쓸 수 없는 강박 사고, 그리고 자기 언급적 해석 (이를테면 자신이 이웃을 불쾌하게 했을지 모르고, 따라서 외출을 최소로 삼가야만 한다)에 사로 잡혀 있었다. 또한 그는 정신 착란이 생길까 두렵다고 표현했으며, 심지어 가족들 사이에서조차 "모든 것에서 기준 미달이라며"토로하였다. 이는 환자가 자신의 분석이 교착 상태에 이르렀으며 더 이상 호전의 기미가 보이지 않는다고 점점 더 느끼게 되면서 수개월동안 떠올랐다; 구체적으로 더 이상 그는 "더 깊이 이해할 수 있다는"자신의 능력을 믿지 않게 되었고, 여태껏 정신분석적 치료를 실제적인 수준에서조차 자신의 삶을 다뤄나가는데 필요한 유일한 도구로 바라봐왔음을 자각하기 시작했다. 그는 점점 더 아무 것도 계획할 수 없게 되었고, 낙담은 늘어갔다.

치료자는 마틴의 증상이 재발한 것 기저의 실존적 위기 상태뿐만 아니라, 환자가 비록 어느 정도는 양가감정을 가졌으나 그(치료자)에게 구세주 역할을 부여하고 치료의 책임감을 전적으로 위임하려는 경향에 대해서도 주목했다. 그리하여 그는 마틴으로 하여금 함께 문제를 살펴보고 약물치료나 기타 치료와 같은 취할 수 있는 방편들을 찾아보자고 제안했다. 이와 같이 최소한 부분적으로나마 진단적 동맹을 유지하면서, 그는 불안과 강박 사고를 줄이기 위한 약물 치료를 제안한 동시에 마틴으로 하여금 점차적으로 외부 세계와 접촉하게끔 만드는 일에 염두한 정신치료적 지지요법(월 2-3회 세션)을 제안하였다.

치료자는 때때로 치료의 진전 전체를 책임지는 구세주로서의 무거운 역할을 부여받는 느낌이 든다고 했다. 아울러 또 다른 때에는 마틴이 지식화를 사용하거나 상징적 상태에 제한적으로만 접근함으로 인해 종종 그의 내적 기능에 접근하기가 불가능하였고 단순한 실용성에만 주목하도록 강요받았기에 무력감을 느꼈다고 했다.

증상의 심각함에도 불구하고, 마틴은 자신의 인지적 자원을 잘 사용하는 듯 보였고, 그리하여 (수료한 것은 아니었으나) 자신의 학업을 계속해 나갈 수 있었다. 심지어 그의 친밀감이나 관계를 맺는 역량은 낮은 수준에 머물러 있기는 했으나, 호혜성이나 상호성을 고려할 수 있기 시작했다.

현재 상황

마틴은 약물 치료를 지속하고 있으나, 현재는 유지 용량을 줄인 상태이다. 또한 그는 지지 요법 (현재 주 1회 빈도)을 계속해 나가고 있으며, 타인과 만나거나 다양한 상황에 대처할 기회를 늘려나가며 기꺼이 자신의 감정 반응을 실험하고 있다.

DSM-5/ICD-10 진단

강박 장애 (ICD-10-CM 코드: F42)

PDM-2 진단

P축

마틴의 삶에 있어 중심이 되는 긴장은 안전 대 위험에 관한 것으로 보인다. 타인들은 그가 어쨌든 피해나가야만 하는 상상치도 못한 위험의 근원으로 보여진다. 회피와 더불어 그의 주된 방어기제는 상징화, 전치, 지식화 및 합리화이다. 심한 불안감이 현존한다. 강박 사고와 강박 행동 (S축을 보라)은 외부 세계에 대한 상징적 조절의 형태를 띄게 함으로써 불안감을 줄이려는 노력으로 볼 수 있겠다.
인격 증후군: 불안-회피 및 공포증적 인격 (주됨); 강박적 인격

M축

마틴은 자기-대상 분화 및 통합에 어려움을 겪었으며, 대부분의 정신 기능 영역에 있어 유의한 결손을 보였다.
M06. 기본적 정신기능들의 유의한 결손 (범위-19-25)

S축

S32.1. 강박장애

PDC-2 상의 PDM-2 프로파일

마틴의 PDM-2 프로파일 전체를 보여주는 완결된 PDC-2는 Figure 16.1에 제시되어 있다.

정신진단 차트-2 (PDC-2)

정신역동 진단 차트-2, 성인 버전 8.1
Copyright ©2015 Robert M. Gordon 및 Robert F. Bornstein

이름: **마틴**_____ 나이: **39**_____ 성별: **남성**_____ 인종: **백인 북아메리카인**_____

평가일: **XX / XX / XX** 평가자: **정신치료자**_____

섹션 I: 인격 구성의 수준

인격 구성의 수준을 결정할 때에는 환자의 정신 기능을 고려하라. 다음의 네 가지 정신기능을 이용하여 효율적으로 인격 구성의 수준을 정하라. 각 정신 기능을 1점 (심각히 저하됨)에서 10점 (건강함)까지의 척도 상에서 평가하시오.

	심각함				중등도				건강함	
	1	2	3	4	5	6	7	8	9	10

1. **정체성:** 자신을 복합적이고, 안정적이며, 정확한 방식으로 바라보는 능력 <u>3</u>
2. **대상관계:** 친밀하고 안정적이며 만족스러운 관계를 유지하는 능력 <u>5</u>
3. **방어 수준** (아래의 지침을 이용하여, 한 가지 숫자를 고르시오): <u>6</u>
   1-2: 정신증적 수준 (망상적 투사, 정신증적 부정, 정신증적 왜곡)
   3-5: 경계성 수준 (분리, 투사적 동일시, 이상화/평가절하, 부정, 행동화)
   6-8: 신경증적 수준 (억압, 반동형성, 지식화, 전치, 취소)
   9-10: 건강한 수준 (예상, 자기 주장, 승화, 억제, 이타주의 및 유머)
4. **현실 검증력:** 무엇이 현실적인지 보편적인 개념을 인지하는 능력 <u>7</u>

총체적인 인격 구성

평가 결과 및 당신의 임상적 판단에 따라, 환자의 총체적 인격 구성을 나타내는 점수에 동그라미를 치시오.

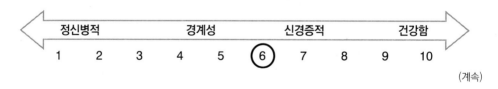

	정신병적			경계성		신경증적		건강함	
1	2	3	4	5	⑥	7	8	9	10

(계속)

표 9.1. 마틴에 대한 완성된 PDC-2

건강한 인격: 대게 9-10점으로 나타남; 삶의 문제에 속수무책인 경우가 드물며, 도전적인 현실을 담아낼만한 충분한 유연성이 있음. (고기능 신경증적 수준에 있는 사람이라면 9점을 줄 것)

신경증적 수준: 대게 6-8점으로 나타남; 기본적으로 양호한 정체감, 양호한 현실 검증력, 대게 양호한 친밀감을 지님; 괜찮은 회복력, 괜찮은 정동 인내력 및 조절력; 방어 및 대응 기제가 경직되어 있거나 제한적인 범위에 있음; 억압, 반동형성, 지식화, 전치 및 취소와 같은 방어기제를 선호함. (경계성 및 신경증적 수준 사이를 지나는 사람이라면 6점을 줄 것)

경계성 수준: 대게 3-5점으로 나타남; 반복되는 관계 문제; 정동 인내력 및 조절 능력의 어려움; 불량한 충동 조절; 불량한 정체감. 불량한 회복성; 분리, 투사적 동일시, 이상화/평가절하, 부정, 전능적 조절 및 행동화와 같은 방어를 선호함.

정신증적 수준: 대게 1-2점으로 나타남; 망상적 사고; 불량한 현실 검증력 및 기분 조절; 일이나 인간관계의 기능이 극도로 어려움; 망상적 투사, 정신증적 부정 및 정신증적 왜곡과 같은 방어를 선호함 (정신증과 경계성 수준 사이를 지나는 사람일 경우 3점을 줄 것)
(카테고리들 간 뚜렷한 절단선은 없음. 임상적 판단에 따를 것)

섹션 II: 인격 증후군 (P 축)

이는 상대적으로 안정적인 사고, 느낌, 행동 및 대인 관계 양상을 뜻한다. 정상 수준의 인격 양상은 손상을 수반하지 않으나, 인격 증후군이나 장애의 경우 신경증, 경계성, 또는 정신증적 수준의 손상을 수반한다.

아래의 리스트로부터 적용할 수 있는 가능한 많은 인격 증후군을 체크하시오; 그리고 가장 주된 한 두 가지 인격 양상에 동그라미를 치시오. 없다면 비워두시오.
(연구 목적이라면, 모든 양상에 대해 1-5점 척도를 사용하여 심각성 수준을 체크할 수도 있다: 1= 심각한 수준; 3= 중등도 심각성; 5=고기능)

심각도 수준

☐ 우울성 ——
아형:
- 내사적
- 의존성 (아나클리시스의)
- 역전된 발현 양상: 경조증

☐ 의존적 ——
아형:
- 수동-공격적
- 역전된 발현 양상: 반의존적

(계속)

표 9.1. (계속)

	심각도 수준

☑ 불안-회피 및 공포증적   __2__
    아형:
- 역전된 발현 양상: 역공포증적

☑ 강박증적   __3__

☐ 분열성   ——

☐ 신체화성   ——

☐ 히스테리-연극적   ——
    아형:
- 억제된
- 표현적인

☐ 자기애적   ——
    아형:
- 공공연한
- 은밀한
- 악성의

☐ 편집증적   ——

☐ 사이코패스적   ——
    아형:
- 수동-기생적, "사기꾼"
- 공격적

☐ 가학적   ——

☐ 경계성   ——

섹션 III: 정신 기능 (M 축)

아래 12가지 정신 기능 각각에 대해 환자의 강점 또는 약점 수준을 1에서 5점 척도 (1=심각한 결손; 5=건강함) 상에 평가하시오. 그 다음 12가지 심각도 수준 평가 점수를 합하시오.

심각한 결손	주된 장애	중등도 장애	경한 장애	건강함
1	2	3	4	5

(계속)

표 9.1. (계속)

- **인지 및 정동 과정들**

  1. 조절, 주의 및 학습 역량   <u>2</u>

  2. 정동 범위, 의사소통 및 이해에 관한 역량   <u>2</u>

  3. 정신화 및 반영적 기능 역량   <u>2</u>

- **정체성 및 관계**

  4. 분화 및 통합 (정체성)에 관한 역량   <u>2</u>

  5. 관계 및 친밀도에 관한 역량   <u>2</u>

  6. 자존감 조절 및 내적 경험의 질   <u>2</u>

- **방어 및 대처**

  7. 충동 조절 및 통제   <u>2</u>

  8. 방어 기능   <u>2</u>

  9. 적응, 회복력 및 강도   <u>2</u>

- **자기 인식 및 자기 방향성**

  10. 자기 관찰 능력 (심리학적 마음가짐)   <u>2</u>

  11. 내적 규준 및 이상을 구성하고 사용하는 능력   <u>2</u>

  12. 의미와 목적   <u>2</u>

인격 심각도의 총체적 수준 (12 정신 기능의 합):   <u>**24**</u>

[건강한/최적의 정신 기능, 54–60; 몇몇 어려움을 겪는 영역이 있으나 적절한 정신 기능, 47–53; 정신 기능의 경한 장애, 40–46; 정신 기능의 중등도 장애, 33–39; 정신 기능의 주된 장애, 26–32; 기본적 정신 기능의 유의한 결손, 19–25; 기본적 정신 기능의 주된/심각한 결손, 12–18]

섹션 IV: 증상 양식 (S 축)

주된 PDM-2 증상 양식들 (정신증적 장애, 기분 장애, 일차적으로 불안과 연관된 장애, 사건 및 스트레스 요인과 연관된 장애 등)을 열거하시오.

(필요시 DSM이나 ICD 증상 및 코드를 여기에 사용할 수 있다.)

심각		중등도		건강
1	2	3	4	5

증상/염려: **강박 장애**   수준: <u>2</u>

증상/염려: **강박 장애**   수준: <u>2</u>

증상/염려: **강박 장애**   수준: <u>2</u>

(계속)

표 9.1. (계속)

마련은 백인, 이성애자 남성으로 유복한 가정에서 자랐으며, 가족들로부터 높은 수준으로 성공할 것을 기대받았다. 그의 내적, 경험은 전문직을 지향하는 가족들이 바라는 전통적인 권력 및 성취상과 극명히 대조를 이루었다. 상류층 가정에서 태어난 많은 사람들처럼, 유복한 정도로 미루어 볼 때, 그는 "불평거리가 아무것도 없다"고 느꼈을 지도 모른다: 이로 인해 그는 원가족이 감정적으로 메말랐음을 인정하는 느낌에 접근하기가 더 어려웠을 지도 모른다.

표 9.1. (계속)

노년기

에밀리아(Emilia)

현재 문제

몇 년 전 에밀리아는 그녀의 담당 일반의에 의해 지역의 심리 센터로 의뢰된 적이 있었는데, 그녀가 자신의 기억이나 다른 정신 능력이 없어진다며 걱정을 하고, 홀로 살아갈 수 없게 되고 있다며 두려워하였기 때문이다. 일반의는 그러한 공포를 일으킬만한 근거를 찾을 수 없었으나 심리사에게 가볼 것을 권했다.

개인적 자료, 가족력 및 가족 구성원들 관계에서의 특징적인 양상

에밀리아는 84세의 친절하고 마음씨 좋으며 잘 차려 입는 여성이었다. 그녀의 모습에서 젊은 시절에는 아름다운 여인이었을 것임을 알 수 있었다. 그녀는 약간 살집이 있었고 지팡이에 기대어 천천히 걸었다. 지팡이를 짚는 이유가 자신감의 결여 때문인지 정말로 지팡이가 필요해서인지는 알 수 없었다.

그녀는 좋은 수준의 교육을 받았고 또박또박하지만 신중하게 말했다. 그녀는 말뿐만이 아니라 움직임 또한 느릿느릿했다. 그녀가 생각하는 방식은, 비록 확실치 않다고 하는 경우가 있기는 했으나, 일관적이었다. 그녀는 자신이 살아온 일에 대해 이야기하기를 좋아했으며 흘러간 일들에 대해 쉽게 회상할 수 있어서 스스로가 거의 놀라는 모습이었다. 그녀는 자신이 관련된 사건에 대해 심리사가 연관 짓고 어구를 바꾸어 돌려주자 흥미를 보였다. 그녀는 그에게 견해를 물었고, 그녀가 처음에 "좋은 충고"라고 칭했던 것에 대해 감사를 표했다.

에밀리아는 비록 조금 전에 읽은 것조차도 기억해 낼 수 없다고 불평했으나, 계속해서 책을 읽고 낱말 맞추기 퍼즐을 했다. 세션 전 대기실에서 그녀는 "너무 멍청이가 되지는 않기 위해" 낱말 맞추기 퍼즐을 하고 있었다.

에밀리아는 이성애자였으며 15년 전에 남편과 사별했다. 그녀의 남편 지오바니는 70세경 심장 마비로 죽었다. 그녀는 홀로 살고 있었으며 꽤나 독립적이었다. 힘이 드는 일에는 이웃 사람들이 도와 주고 있었다.

외동딸 안젤라는 에밀리아가 검진을 받으러 왔을 때 60대로 넘어가고 있었는데, 은퇴한 회계사와 결혼한 주부였다. 그녀의 손자는 31세이며 아이가 하나 있었다. 그녀의 손녀는 대학교 연구자로 27세이며 미혼이었다. 에밀리아는 자신의 손주들을 매우 자랑스러워했다.

에밀리아는 두 자매 중 언니였다. 그녀의 여동생 바바라와는 10살 터울이었다. 둘의 관계는 언제나 좋았다고 말했으며, 친구들과 함께 카드 게임을 하며 여전히 1주에 한 번씩 만나고 있다고 했다. 그녀의 부모님은 20세기가 시작할 무렵 결혼을 하였다. 그들은 중하위 계층에 속했는데, 그 계층에서는 당시 이탈리아의 권위주의 정권을 욕하는 일이 잦았다; 하지만 그들은 안전과 편의를 위해 적대적인 태도를 대놓고 드러내지 않았다.

에밀리아는 향수에 젖어 자신의 어린 시절을 회상했다. 그녀의 부모님은 납득이 갈 정도로 서로 행복했던 것 같았다. 그녀는 자신의 어머니를 부드러운 여성으로, 가족들에 헌신하고 지방 공무원이었던 남편이 벌어오는 수입을 잘 관리했다고 묘사했다. 에밀리아는 아버지에 대해 특별한 존경심을 품고 있었다. 그녀는 그를 엄격한 남성, 근엄하지만 올바르고 가정을 책임질 줄 아는 사람이라고 기억했다. 그의 행동은 가치관 - 특히 부부간의 신뢰 및 딸들에게 가르친 책임 의식 - 에 비추어 일관되었다. 에밀리아의 부모는 2차 세계 대전이 끝난 한참 후 세상을 떠났다. 부모의 죽음 이후, 에밀리아는 어릴 때부터 해 왔듯 그녀의 여동생을 계속해서 돌보았다.

아버지의 격려로 에밀리아는 비서학 학위를 취득했다. 그녀는 유쾌한 학창 시절의 기억들을 가지고 있었다. 당시 여자가 공부하는 것은 흔치 않은 일이었으며, 이런 이유로 그녀는 부모님에 감사하고 있었다. 그녀는 공장에 취직을 했는데, 그곳에서 진보적인 정치적 견해를 가지고 나치 치하에서 이탈리아를 독립시키고자 게릴라와 함께 싸우는 매력적인 남성, 지오바니를 만났다. 그들은 사랑에 빠졌고 이후 곧 동거를 결심했다. 심지어 지오바니는 상류 사회 출신의 여성과 혼인한 상태였음에도 말이다. 지오바니는 결혼한 가정을 버렸는데, 그 때문에 경제적으로 부담스러울 정도의 비용을 떠안았고 유력한 처가로부터 강한 압박이 있었다. 이러한 선택은 당시의 도덕관과 완전히 배치되는 것으로, 그들은 다른 도시로 떠나 다른 일자리를 찾아야만 했다. 비슷한 생활이 몇 년 동안 흘렀고, 그들은 외동딸 안젤라를 낳았다. 지오바니는 기독교 재판소를 통해 자신의 결혼을 무효화하기 위해 수년 동안을 헛되이 씨름했다. 하지만 결국 오직 이탈리아 이혼 법이라는 방법을 통한 끝에 그는 자신이 사랑에 빠진 여인과 혼인할 수 있었고 그들의 꿈을 실현시킬 수 있었다.

그러나 그 때에 이르기까지 꿈은 이미 일상 현실의 구체적인 어려움들 - 무엇보다도 혼인 당사자들 양측의 약점, 모순점 그리고 견해의 차이가 있음을 깨닫게 됨으로 인해 무리가 생기기 시작했다.

둘 사이의 첫 번째 중대한 갈등은 에밀리아가 그들이 이주한 도시의 노동자 계층 이웃을 대상으로 서점을 열기로 결심했을 때 시작되었다. 이는 그녀의 아버지가 그녀에게 물려준 문화 애호적 성향에서 비롯되었을 법하며, 여성으로서 그녀가 가진 해방의 욕구에 부합하는 것으로 오랫동안 품어왔던 바람을 실현하는 것이었다. 이는 확실히 시대를 앞서 나갔고 이탈리아의 페미니스트 운동을 선행한 것이었다. 에밀리아는 독서의 즐거움이 퍼져나가고 노동 계층 이웃들에 문화를 촉진시키기를 바랐다. 그녀의 서점은 그녀가 특별히 애정을 가진 아동 섹션이 있는 지역 내 최초의 서점이었다.

서점은 성공적이었으나, 이러한 성공은 가정에서 터놓고 인정받지 못했다; 그녀가 벌어들이는 수입은 처음부터 좋았고, 그녀의 수입은 곧 남편의 수입보다 많아졌다. 둘 사이 수입의 차이는 이미 존재하던 갈등을 더욱 두드러지게 만들었다. 에밀리아는 저녁 무렵 "서점의 셔터를 닫는 순간, 집 안에는 적막이 느껴졌어요, [그리고] 저는 저기압이 되었죠."라고 회상했다.

지오바니는 진보적 관점을 가졌음에도 불구하고, 그에게는 전-게릴라와 관련하여 공공연히 알려진 역할이 있었고, 목표 달성에 명백히 실패하였기에, 아내의 활동을 탐탁지 않게 여겼다. 몇 년 동안 그는 끊임없이 이를 힐난하고, 그러한 선택으로 인해 자신들에게 벌어진 많은 문제들을 비난했다. 그가 아내에게 던진 가장 심한 비난은, 그녀가 자애로운 어머니가 아니며, 딸보다 사업에 더 치중한다는 것이었다. 이와 같은 비난은 에밀리아에게 열린 상처를 남겼다.

에밀리아와 지오바니를 갈라놓는 거리는 점점 커져갔다; 에밀리아는 안젤라가 가정 내의 불화 기운에 영향을 받는 듯 느꼈다. 안젤라는 또한 학위를 받았으나, 어머니와는 달리 일단 결혼하자 두 아이의 엄마가 되었고, 가정주부가 되기를 선택했다. 비록 남편과의 사이에서는 어려움을 겪었지만 에밀리아는 고객들과의 의미 있는 관계를 발전시킬 수 있는 곳인 자신의 일터에서 성취감을 계속 찾고자 했다. 이러한 것 가운데에는 고아 병원의 수녀와의 사이에서 싹틔운 우정도 있었는데, 그녀는 남편에게 알리지 않은 채 종종 아이들을 위해 돈을 기부했다. 어느 성탄절, 한번은 자신이 신용하는 재단사가 각각의 아이를 위해 만들곤 한 겨울 외투를 몇 벌 샀다.

매번 이따금씩 에밀리아는 자신을 위해 몇 가지 조그마한 귀금속을 샀는데, 마치 자신의 남편이 인정해주지 않는 것에 대한 보상이라도 받으려는 듯 했다.

남편과의 사이에서 특히 다툼이 있었던 어느 순간에, 에밀리아는 자살을 시도했다. 그녀는 알약 몇 개를 삼켰고 며칠 동안 입원을 했다. 그녀를 이미 서점의 "너그러운 부인"으로 알고 있던 정신과 주치의는 그녀에게 각별한 관심을 보였다. 그녀는 그를 대단히 신뢰하였고, 자신이 간절히 원했던 결혼 생활의 실망과 고통에 대해 처음으로 표현했다. 의사는 그녀의 남편에게 이야기했다; 아내에게 좀 더 살갑게 대하고 그녀의 개인적 자질을 좀 더 기꺼이 받아드리라고 조언했다. 지오바니는 의사가 권한 내용을 열심히 지키려 노력하며 변했다. 이후로둘은 그 일에 대해 단 한 번도 이야기하지 않았다. 그들의 대화에서 갈등은 줄어들었으나, 일상의 구체적 측면에 국한되어 남아 있었다.

나이가 들어감에 따라, 그리고 남편이 재촉함에 따라, 에밀리아는 서점 문을 닫아야만 한다고 느꼈다. 폐업에 대해 그녀가 느낀 슬픔은 단 한 번도 제대로 다루어지지 못했다. 그녀가심리사와의 세션에서 이에 대해 이야기하는 동안 고통스러운 향수가 비춰졌는데, 이는 이웃에 사는 사람들과 우연히 마주쳤을 때 이웃이 아이들에게 어린 시절 서점 주인이었다고 소개하는 것으로 얻는 위안으로 어느 정도 중화되는 듯 보였다. 이는 그녀를 기쁘게 만들었다.

서점 폐업에 더해, 에밀리아는 남편의 사망으로 비탄에 빠졌다. 그는 15년 전 갑자기 죽었다. 에밀리아는 그의 죽음을 생생히 기억했다. 그 무렵 그는 자신의 관계자들을 위해 책을 출간하고자 하는 뜻으로, 전쟁 중 게릴라들의 역할에 대해 글을 쓰고 있었다. 그의 작업물은 그가 심장 마비를 일으킬 무렵 상당히 진척되어 있었다. 에밀리아는 그녀의 남편이 시작한 작업을 계속해야만 한다고 느꼈으나, 서서히, 거의 알아차리지도 못한 채, 포기해 버렸다. 이는 그녀로 하여금 죄책감을 가지게 만들었으나, - 때로는 그녀의 문화적 한계를 핑계 삼아, 때로는그에 대해 여전히 품고 있는 미움으로 - 그녀는 자신의 결정을 방어적으로 정당화시켰다. 그녀는 남편이 오래전 자신이 좋은 어머니 노릇을 못 한다고 했던 비난으로 인해, 그리고 자신이 배재되었다고 느껴지는 부녀 간의 각별한 결속으로 인해 여전히 상처가 남아있었다. 에밀리아는 남편의 말에 "살을 맞대고... 껴안기 보다는 책에 더 파묻혀 지냈다"라는 식으로 동의하며 여전히 자신을 비난하고 있었다.

부가적인 관찰

심리적 중재

에밀리아에게는 특별한 신체적 건강 문제가 뚜렷이 보이지 않았다. 그녀의 인생 전반기에 정신적 문제가 있었는지는 분명치 않다. 자살 시도는 가장 심각한 사건이었는데 – 개인 및 가족의 위기가 오랫동안 지속되고 있었음을 보여주는 표식이었다. 비록 그녀는 지지를 받고 도움을 얻었지만, 계속해서 불행하고, 안절부절 못하고, 남편에게 은근히 분노하고 있었다. 하지만 또한 죄책감에 시달리고 있었는데, 그녀는 자신의 꿈들: "불가능한"결혼 생활, 서점, 그리고 모성을 실현시킴으로써 만족감을 느껴야만 한다고 생각했기 때문이다. 그녀는 그 대신에 자신의 불편감이나 그녀에게 만족을 주는 삶의 일부 (이른바 상업 활동) 와 더불어 사는 법을 배워야만 했다. 하지만 그녀는 자신의 사적인 감정을 인정하고 배출할 공간을 찾지 못했다. 그녀가 살던 곳의 사회문화적 배경이나 제도적 배경 하에서는 심리사를 만나보는 일이 거의 불가능했다. 불안-우울 장애를 염두에 두고 심리적 치료가 필요하다고 생각한 그녀의 담당의 덕분에 그녀는 나이가 들어서야 비로소 공공 심리 서비스를 접할 수 있었다. 그는 약물학적 접근을 일단 생각하지 않고, 만일 필요한 경우라면 상담 이후로 미루게 했다.

에밀리아는 내적인 성찰을 잘 하는 편이었고 인지 기능이 온전했기에, 짧은 심리적 지지를 잘 이용할 수 있었다. 그녀가 가진 진짜 문제는 역설적으로 기억의 저하에 의한 것이라기보다 그녀가 잃어버릴까봐 걱정하는 바로 그 기억들과 그와 관련된 정동들: 분노, 죄책감, 실망감, 질투, 그리고 수치스러움에 의해 일어난 것이었다. 그녀의 남편과 마찬가지로, 에밀리아는 곱씹고 자신의 "회고록들"을 이야기하는 강박이 있었는데, 그것들은 "죽은 글자들"로 남아있을 위험이 있었다. 지지 세션들 동안, 그녀는 자신의 분노, 실망감, 그리고 자신의 생애 짝이 자신에게 덧씌웠던 비난, 특히나 나쁜 어머니였다는 힐난에 대해 다루었다. 또한 그녀는 스스로를 힐난하는 것이 얼마나 남편이 했던 것과 맞닿아 있는지 결국 직면하게 되었다. 그녀는 딸이 아버지하고만 특별한 관계였던 것이 자신이 실패했음을 말해주는 것이라고 믿었다; 그녀의 시각에서는 "그들 둘"이 자신을 따돌렸다. 똑같은 이유로, 그녀의 딸 안젤라는 추정컨대 여전히 자신에게 화가 나 있을 것이며, 자신을 사랑하지 않을 것이며, 함께 살고 있는 시어머니, 즉 에밀리아보다 더 늙고 병들고 힘이 없는 시어머니를 더 좋아할 것이었다.

치료 초기, 에밀리아와 딸의 관계는 양가감정으로 가득한 듯 보였다. 한편으로 앤젤라는 아플 경우 도울 수 있게끔 그녀의 어머니 또한 시어머니처럼 자신과 함께 살아야한다고 주장하고 있었다; 또 다른 한편으로 모녀간의 잦은 언쟁은 진실로 가까워지지 못하게 만들었다. 게다가 에밀리아는 자신의 딸이 한 제안이 공격적으로 들렸는데, 그것은 자신의 독립성, 자신의 집, 그리고 이웃과 만들어온 친교를 포기하라는 뜻이었기 때문이었다. 하지만 세션들 동안, 에밀리아는 서서히 딸의 시어머니를 질투하고 있음을 깨닫고, 그녀의 딸이 (더 이상은) 그녀에게 화가 나있지 않음을 인정하게 되었다; 그렇지 않다면 딸은 분명 어머니가 자신의 집에 함께 사는 일을 원치 않았을 것이다.

지지 과정 중 어느 시점, 에밀리아는 종종 자신을 지역의 사회 부조 시설로 데려다주는 그녀의 딸과 심리사가 이야기하도록 내버려 두었다. 안젤라는 어머니가 느꼈을 죄책감에 대해 잘 이해했지만, 그것이 비이성적인 것이라 생각했다. 사실, 그녀는 에밀리아가 좋은 어머니였으며, 자신에게 부드럽고 애정이 넘쳤다고 말했다. ("안아주셨던 일들이 기억나요, 정말로...")

추가적으로 안젤라는 그녀의 부모 사이에 있었던 갈등에 대해 잘 알고 있었다. 그녀는 그녀의 아버지에 대해 자신이 대단히 밀착했던 매력적인 남성이었다고 기억했다. 그녀 생각에 양친 할 것 없이 저지른 실수들에도 불구하고, 그녀는 "두 분 모두 제게 부족한 게 없게 해주셨어요. 물질적으로나 감정적으로나."라고 말했다. 그 결과 그녀의 어머니에게 그녀는 깊은 애정과 진실된 보호심을 표했다. 비록 그녀는 어머니가 자신과 살자는 제안을 거부하는 것을 납득하는데 어려움이 있었지만 말이다.

안젤라와 심리사의 만남 이후, 에밀리아는 훨씬 안도한 듯 보였다. 그녀가 자신의 기억을 잃어버리고 "바보"가 되고 있다는 주제는 희미해졌다. 그녀가 홀로 지내기를 선택한 것은 여전히 보루로 남았다. 그녀는 거의 매일 자신의 딸과 사위와 만나기로 합의에 도달하였다.

6개월간 매주마다의 심리적 지지 이후, 에밀리아와 심리사는 치료가 성공적이었다는데 동의하고 매 3개월 마다 추시 세션을 갖기로 했다. 추시 세션들 동안 에밀리는 딸이 도우미를 고용하자고 한 제안을 수락했다. 이를 통해 그녀는 어느 정도의 독립생활을 보장받는 동시에 층계를 오르거나 이웃을 산책하는데 도움을 얻을 수도 있었다.

그녀가 86세 즈음 되었을 때, 즉 심리 서비스를 처음 접한지 2년이 되었을 무렵, 에밀리아는 뇌졸중을 앓았고 발성과 움직임에 힘이 빠졌으나, 웃음과 유머 감각은 그대로였다. 그녀는 재활에서 부분적으로만 자신의 능력을 회복했으며, 그리하여 독립적인 생활은 어렵게 되었다. 재활 치료가 끝났을 때, 그리고 딸의 집에서 잠시 머문 후, 그녀는 고집스레 도우미와 함께 집으로 돌아가겠다고 했다. 그녀는 심리사와 두 차례 더 만났다. 그런 다음 몇 가지 신체적 합병증이 생겨 딸은 에밀리아를 자신의 집으로 데려 와야만 했고, 몇 달 후 그 곳에서 그녀는 생을 마감했다.

고통과 생애 속 슬픈 사건들에도 불구하고, 끊임없는 도움의 갈구, 굳센 마음, 미래의 변화를 갈망하는 마음을 간직하는 능력은 에밀리아의 값진 자원이었다. 정신치료는 그녀에게 유연성과 적응력을 강화시켜 줄 수 있었다. 그녀가 심리사의 내면에 불러 일으켰던 따스한 감정적 친밀감은 치료적 동맹을 강화하는데 일조하였다.

DSM-5/ICD-10 진단
범불안 장애 (ICD-10-CM 코드: F41.1)

PDM-2 진단
ME 축
고령에도 불구하고 에밀리아의 전반적인 인지 능력은 잘 보존되어 있었다. 이해력과 설명하는 능력은 훌륭했다. 작업으로 시간이 갈수록 강화된 총체적인 건강 정도는 유지되었다. 기억력에서는 어떠한 병리도 발견되지 않았으며, 단지 연령에 관련된 생리적 머뭇거림과 지연이 보일 뿐이었다. 하지만 에밀리아는 몇몇 정신 기능 영역, 이를테면 자존감 조절, 방어 기능, 그리고 심리적 마음가짐에서 유연하지 못한 부분과 약간의 제약이 있었다.

M03. 경도의 정신 기능 장애 (범위 = 40-46)

PE 축

에밀리아의 삶은 지속적은 슬픔, 죄책감, 질투, 분노와 수치심으로 점철되었는데, 그녀는 이를 억압, 내재화, 스스로에 대한 평가절하, 타인에 대한 이상화, 유머, 그리고 이타주의라는 방어를 통해 다루고 있었다.

에밀리아의 주된 염려와 병원적 믿음은 선과 악 사이의 이분법에 관한 것이었다; 이를테면 "타인 [수녀들, 서점 고객 등]은 저를 멋진 사람이라 믿었어요,"대 "저는 나쁜 어머니였죠." 그 결과 에밀리아는 자신 안에 뭔가 선천적으로 악하거나 부적절한 무엇인가가 존재한다고 계속해서 믿었고, 만일 사람들이 그녀를 좀 더 잘 알았다면, 분명 거절당할 것이라고 믿었다.

인격 증후군: 우울성 인격
인격 구성의 수준: 신경증적

SE 축
SE31. 불안 장애

PDC-E 상의 PDM-2 프로파일
에밀리아의 PDM-2 프로파일 전체를 보여주는 완결된 PDC-E는 Figure 16.5에 제시되어 있다.

III. Assessment and Clinical Illustrations

정신진단 차트-노년 (PDC-E)

이름: **에밀리아**　　　　나이: **84**　　　성별: **여성**　　인종: **유럽인**

평가일: **XX / XX / XX**　평가자: **정신치료자**

섹션 I: 정신 기능 (ME 축)

아래 12가지 정신 기능 각각에 대해 환자의 강점 또는 약점 수준을 1에서 5점 척도 (1=심각한 결손; 5=건강함) 상에 평가하시오. 그 다음 12가지 심각도 수준 평가 점수를 합하시오.

심각한 결손	주된 장애	중등도 장애	경한 장애	건강함
1	2	3	4	5

- **인지 및 정동 과정들**
  1. 조절, 주의 및 학습 역량　　　　　　　　　　　　　　**4**
  2. 정동 범위, 의사소통 및 이해에 관한 역량　　　　　　**4**
  3. 정신화 및 반영적 기능 역량　　　　　　　　　　　　**4**
- **정체성 및 관계**
  4. 분화 및 통합 (정체성)에 관한 역량　　　　　　　　　**4**
  5. 관계 및 친밀도에 관한 역량　　　　　　　　　　　　**3**
  6. 자존감 조절 및 내적 경험의 질　　　　　　　　　　　**3**
- **방어 및 대처**
  7. 충동 조절 및 통제에 관한 역량　　　　　　　　　　　**4**
  8. 방어 기능에 관한 역량　　　　　　　　　　　　　　**3**
  9. 적응, 회복력 및 강도에 관한 역량　　　　　　　　　　**4**
- **자기 인식 및 자기 방향성**
  10. 자기 관찰 능력 (심리학적 마음가짐)　　　　　　　**3**
  11. 내적 규준 및 이상을 구성하고 사용하는 능력　　　　**4**
  12. 의미와 목적　　　　　　　　　　　　　　　　　　　**4**

인격 심각도의 총체적 수준 (12 정신 기능의 합):　　　　　　**44**

[건강한/최적의 정신 기능, 54–60; 몇몇 어려움을 겪는 영역이 있으나 적절한 정신 기능, 47–53; 정신 기능의 경한 장애, 40–46; 정신 기능의 중등도 장애, 33–39; 정신 기능의 주된 장애, 26–32; 기본적 정신 기능의 유의한 결손, 19–25; 기본적 정신 기능의 주된/심각한 결손, 12–18]

(계속)

표 9.5. 완성된 에밀리아의 PDC-E

섹션 II: 인격 구성의 수준

인격 구성의 수준을 결정할 때에는 환자의 정신 기능을 고려하라. 다음의 네 가지 정신기능을 확인하여 효율적으로 인격 구성의 수준을 정하라, 이때 다음 연령군 가운데 하나에 해당할 고령자를 평가하고 있음을 간과하지 말라: 초기-고령 (55-64세), 중기-고령 (65-74세), 후기-고령 (75-84세), 말기-고령 (85세 이상). 각 정신 기능을 1점 (심각히 저하됨)에서 10점 (건강함)까지의 척도 상에서 평가하라.

심각함				중등도				건강함	
1	2	3	4	5	6	7	8	9	10

1. **정체성:** 정체성: 자신을 복합적이고, 안정적이며, 정확한 방식으로 바라보는 능력 _7_
2. **대상관계:** 친밀하고 안정적이며 만족스러운 관계를 유지하는 능력 _7_
3. 방어 수준 (아래의 지침을 이용하여, 한 가지 숫자를 고르시오): _7_
    1-2: 정신증적 수준 (망상적 투사, 정신증적 부정, 정신증적 왜곡)
    3-5: 경계성 수준 (분리, 투사적 동일시, 이상화/평가절하, 부정, 행동화)
    6-8: 신경증적 수준 (억압, 반동형성, 지식화, 전치, 취소)
    9-10: 건강한 수준 (예상, 자기 주장, 승화, 억제, 이타주의 및 유머)
4. **현실 검증력:** 무엇이 현실적인지 보편적인 개념을 인지하는 능력 _8_

총체적인 인격 구성

평가 결과 및 당신의 임상적 판단에 따라, 환자의 총체적 인격 구성을 나타내는 점수에 동그라미를 치시오.

정신병적			경계성		신경증적		건강함		
1	2	3	4	5	6	7	⑧	9	10

> **건강한 인격:** 대게 9-10점으로 나타남; 삶의 문제에 속수무책인 경우가 드물며, 도전적인 현실을 담아낼만한 충분한 유연성이 있음. (고기능 신경증적 수준에 있는 사람이라면 9점을 줄 것)
>
> **신경증적 수준:** 대게 6-8점으로 나타남; 기본적으로 양호한 정체감, 양호한 현실 검증력, 대게 양호한 친밀감, 괜찮은 회복력, 괜찮은 정동 인내력 및 조절력; 방어 및 대응 기제가 경직되어 있거나 제한적인 범위에 있음; 억압, 반동형성, 지식화, 전치 및 취소와 같은 방어기제를 선호함. (경계성 및 신경증적 수준 사이를 지나는 사람이라면 6점을 줄 것)

표 9.5. (계속)

경계성 수준: 대게 3–5점으로 나타남; 반복되는 관계 문제; 정동 인내력 및 조절 능력의 어려움; 불량한 충동 조절; 불량한 정체감. 불량한 회복성; 분리, 투사적 동일시, 이상화/평가절하, 부정, 전능적 조절 및 행동화와 같은 방어를 선호함.

정신증적 수준: 대게 1–2점으로 나타남; 망상적 사고; 불량한 현실 검증력 및 기분 조절; 일이나 인간관계에서의 기능이 극도로 어려움; 망상적 투사, 정신증적 부정 및 정신증적 왜곡과 같은 방어를 선호함 (정신증과 경계성 수준 사이를 지나는 사람일 경우 3점을 줄 것)

(카테고리들 간 뚜렷한 절단선은 없음. 임상적 판단에 따를 것)

섹션 III: 인격 증후군 (PE 축)

이는 상대적으로 안정적인 사고, 느낌, 행동 및 대인 관계 양상을 뜻한다. 정상 수준의 인격 양상은 손상을 수반하지 않으나, 인격 증후군이나 장애의 경우 신경증, 경계성, 또는 정신증적 수준의 손상을 수반한다. 고령자를 평가하고 있음을 망각하지 말 것이며, 다음을 고려하라:

- 인격 증후군이나 인격 장애 진단을 교란시킬 가능성이 있는 연령 관련 행동 양상
- 기존의 인격 증후군에 노화 과정이 끼칠 수 있는 영향
- 노화 과정에 인격 증후군이 끼칠 수 있는 영향

아래의 리스트로부터 적용할 수 있는 가능한 많은 인격 증후군을 체크하시오; 그리고 가장 주된 한 두 가지 인격 양상에 동그라미를 치시오. 없다면 비워두시오.
(연구 목적이라면, 모든 양상에 대해 1–5점 척도를 사용하여 심각성 수준을 체크할 수도 있다: 1= 심각한 수준; 3= 중등도 심각성; 5=고기능)

심각도 수준

☑ 우울성   **3**
  아형:
- 내사적
- 의존성 (아나클리시스의)
- 역전된 발현 양상: 경조증

☐ 의존적   ___
  아형:
- 수동–공격적
- 역전된 발현 양상: 반의존적

☐ 불안-회피 및 공포증적   ___

☐ 강박증적   ___

☐ 분열성   ___

(계속)

표 9.5. (계속)

	심각도 수준
☐ 신체화성	___
☐ 히스테리-연극적	___
☐ 자기애적	___
☐ 편집증적	___
☐ 사이코패스적	___
☐ 가학적	___
☐ 경계성	___

섹션 IV: 증상 양식 (S 축)

주된 PDM 증상 양식들 (정신증적 장애, 기분 장애, 일차적으로 불안과 연관된 장애, 사건 및 스트레스 요인과 연관된 장애 등과 주로 연관된 것들)을 열거하시오.

(필요시 DSM이나 ICD 증상 및 코드를 여기에 사용할 수 있다.)

← 심각	중등도	건강 →
1　2	3	4　5

증상/염려: **불안 장애** _____ 수준: **3**

증상/염려: _____ 수준: __

증상/염려: _____ 수준: __

섹션 V: 문화적, 맥락적 고려점 및 기타 관련된 고려점들

에밀리아는 중하층 계급에 속했고, 비서학 학위를 취득했으며, 사랑하는 남자와 결혼하려는 소망과 노동자 계층의 이웃에 자신의 서정을 열어 (아버지가 싫어함) 문화 애호적, 삶에 전념하려는 소망을 충족시키기 위해 자신이 가진 자원을 썼다. 그녀가 살던 시대와 배경을 생각하면, 그녀가 자기실현을 위해 일을 선택한 점은 주목할 만하다.

_____

_____

_____

_____

_____

표 9.5.

Index

ㅈ

ㅊ

ㅌ

영문 찾아보기